Lehrbuch Dermatologie und Venerologie

Mit Beiträgen von

J. Auböck, J. Brasch, E. Bröcker,
E. Christophers, B. Czarnetzki,
G. Goerz, G. Gross, H. Hamm,
E. Haneke, R. Happle, H. Hintner,
S. Hödl, H. Hönigsmann, R. Kaufmann,
P. C. M. van de Kerkhof, H. Kerl,
H.-Ch. Korting, Th. Krieg, H. Lindemayr,
A. Luger, H. H. Merk, M. Meurer,
H. Partsch, C. M. Perret, S. A. Qadripur,
E. Rieger, Ch. Schubert, B. Schütte,
Th. Schwarz, J. Smolle, H. P. Soyer, R. Stadler,
W. Sterry, V. Wienert, H. Zaun

Dermatologie und Venerologie

mit Repetitorium

Herausgegeben von
B. Czarnetzki, H. Kerl und W. Sterry

Walter de Gruyter
Berlin · New York 1992

Prof. Dr. med. B. Czarnetzki
Univ.-Klinikum Rudolf Virchow
Freie Universität
Dermatologie
Augustenburger Platz 1
D-1000 Berlin 65

Prof. Dr. med. H. Kerl
Univ.-Klinik f. Dermatologie
und Venerologie
Auenbruggerplatz 8
A-8036 Graz

Prof. Dr. med. W. Sterry
Univ.-Hautklinik
Oberer Eselsberg 40
D-7900 Ulm

Dieses Buch enthält 241 Abbildungen und 85 Tabellen

Die Deutsche Bibliothek – CIP Einheitsaufnahme

Dermatologie und Venerologie mit Repetitorium / hrsg. von B. Czarnetzki . . .
[Mit Beitr. von J. Auböck . . .]. – Berlin ; New York : de Gruyter, 1992
(De-Gruyter-Lehrbuch)
ISBN 3-11-011026-1
NE: Czarnetzki, Beate M. [Hrsg.]

Printed in Germany
Didaktisches Konzept: Dr. U. Herzfeld, Gaiberg
Typografie: D. Plake, Berlin
Zeichnungen: H. R. Giering-Jänsch, Berlin
Reproduktionen: Haußmann-Reprotechnik GmbH, Darmstadt
Umschlagentwurf: Rudolf Hübler, Berlin
Satz und Druck: Appl, Wemding
Papier: Terraprint glänzend plus – ein Feldmühle-Erzeugnis
Bindung: Lüderitz & Bauer GmbH, Berlin

Vorwort

Die Haut ist infolge ihrer augenfälligen Grenzlage ein jedem Betrachter zugängliches Organ und gestattet meist ohne großen Aufwand die Erfassung krankhafter Veränderungen. Man könnte demnach erwarten, daß Hautkrankheiten relativ leicht zu diagnostizieren und jedem Arzt geläufig und vertraut sein müßten. Tatsächlich trifft aber eher wohl das Gegenteil zu. Hierfür ist sicherlich einerseits die große Vielfalt krankhafter Hautveränderungen verantwortlich. Andererseits ist aber nicht ganz von der Hand zu weisen, daß dafür auch gewisse Defizite in der Ausbildung durch bestimmte Mängel seitens des Lehr- oder des Lernangebotes in Betracht kommen könnten.

Das vorliegende Buch soll in mehrfacher Hinsicht etwas Besonderes sein. Von der Form her steht es in der Reihe einer Serie des Gruyter-Verlages, in der auch schon in anderen Fachgebieten durch Marginalen der Text dem Studenten so übersichtlich wie möglich dargestellt wird.

Der thematische Inhalt umfaßt das im Gegenstandskatalog geforderte Lehrprogramm, geht aber darüber hinaus. So sind z.B. „Grundlagen der Dermatologie“ sowie „Haut und Psyche“ als zusätzliche Kapitel hinzugefügt worden. Auch von der inhaltlichen Gestaltung her geht der Text in vielen Kapiteln über die Erfordernisse des Gegenstandkataloges hinaus. Dies ist mit der Zielsetzung geschehen, dem interessierten Studenten das Verständnis der Haut und ihrer pathologischen Veränderungen zu erleichtern und ihm auch über die Studienzeit hinaus einen Referenztext zum Nachlesen und Nachschlagen zur Verfügung zu stellen.

Das Buch ist auch deswegen von besonderer Art, weil es das Resultat der Bemühungen von drei Herausgebern und zahlreichen Autoren des deutschsprachigen Raumes ist. Die Auswahl der Autoren erfolgte auf der Basis der speziellen Interessen dieser zum großen Teil international anerkannten Dermatologen. Dadurch ist gewährleistet, daß der Text inhaltlich und sachlich modern und fundiert ist. Ein Risiko solcher Vielautorenschaft ist eine gewisse Heterogenität im Stil und in der Schwerpunktsetzung. Die Herausgeber haben sich bemüht, dies soweit wie möglich auszugleichen. Leider mußte dabei auch wegen der Vorgaben des Verlages bisweilen gekürzt werden, was den Herausgebern nicht leicht fiel und wofür sie die Autoren um Verständnis bitten. Dennoch sind die Herausgeber über die Qualität der Beiträge außerordentlich erfreut und möchten an dieser Stelle nochmals allen Autoren für ihre Sorgfalt und Mühewaltung danken. Dieser Dank gilt ebenfalls Frau Dr. K. Prepeneit, Frau U. Wellenreuther und Herrn Dr. E. Rieger für die Hilfe bei der Korrektur der Druckfahnen und der Erstellung des Sachregisters.

Die Herausgeber hoffen, daß dieses Buch dem Studenten beim Studium des interessanten und breitgefächerten Faches „Dermatologie und Venerologie“ ein treuer und wertvoller Begleiter sein wird. Möge der Student sich bei der Beschäftigung mit unserem Fach nicht nur in seiner eigenen Haut wohlfühlen, sondern sich auch mit der seiner Patienten sachkundig und nutzbringend vertraut machen.

Berlin, Graz, Ulm, im Mai 1991

Beate M. Czarnetzki
Helmut Kerl
Wolfram Sterry

Anschriftenverzeichnis der Autoren

Auböck, J., Univ.-Doz. Dr. med.
A. ö. Krankenhaus Linz
Krankenhausstr. 9, A-4020 Linz

Brasch, J., Dr. med.
Universitäts-Hautklinik Kiel
Schittenhelmstr. 7, D-2300 Kiel 1

Bröcker, E., Prof. Dr. med.
Universitäts-Hautklinik Münster
von Esmarch-Str. 56, D-4400 Münster

Christophers, E., Prof. Dr. med.
Universitäts-Hautklinik Kiel
Schittenhelmstr. 7, D-2300 Kiel 1

Czarnetzki, B., Prof. Dr. med.
Univ.-Klinikum Rudolf Virchow
Freie Universität
Dermatologie
Augustenburger Platz 1, D-1000 Berlin 65

Goerz, G., Prof. Dr. med.
Univ.-Hautklinik Düsseldorf
Moorenstr. 5, D-4000 Düsseldorf 1

Gross, G., Prof. Dr. med.
Universitäts-Hautklinik
Martinistraße, D-2000 Hamburg

Hamm, H., Priv.-Doz. Dr. med.
Universitäts-Hautklinik Münster
von Esmarch-Str. 56, D-4400 Münster

Haneke, E., Prof. Dr. med.
Hautklinik
Ferdinand-Sauerbruch-Klinikum
Arrenberger Str. 20–56, D-5600 Wuppertal 1

Happle, R., Prof. Dr. med.
Univ.-Hautklinik
Deutschherrnstr. 9, D-3550 Marburg

Hintner, H., Prof. Dr. med.
Universitäts-Hautklinik
Anichstr. 35, A-6020 Innsbruck

Hödl, S., Prof. Dr. med.
Universitäts-Hautklinik Graz
Auenbruggerplatz 8, A-8036 Graz

Hönigsmann, H., Prof. Dr. med.
I. Universitäts-Hautklinik Wien
Alserstr. 4, A-1090 Wien

Kaufmann, R., Priv.-Doz. Dr. med.
Universitäts-Hautklinik
Oberer Eselsberg, D-7900 Ulm

van de Kerkhof, P. C. M., Dr.
Sint Radboudziekenhuis
Afdeling Huidziekten
Javastraat 104, NL-6524 MJ Nijmegen

Kerl, H., Prof. Dr. med.
Universitäts-Hautklinik Graz
Auenbruggerplatz 8, A-8036 Graz

Korting, H.-Ch., PD Dr. med.
Universitäts-Hautklinik München
Frauenlobstr. 9–11, D-8000 München 2

Krieg, Th., Prof. Dr. med.
Universitäts-Hautklinik
Joseph-Stelzmann-Str. 9, D-5000 Köln 41

Lindemayr, H., Univ.-Doz. Dr. med.
II. Universitäts-Hautklinik
Alserstr. 4, A-1090 Wien

Luger, A., Hofrat Prof. Dr. med.
Ludwig Boltzmann Institut
f. Dermato-Venerologische Serodiagnostik
Wolkersbergenstr. 1, A-1130 Wien

Merk, H. H., Prof. Dr. med.
Universitäts-Hautklinik Köln
Joseph-Stelzmann-Str. 9, D-5000 Köln 41

Meurer, M., Prof. Dr. med.
Universitäts-Hautklinik München
Frauenlobstr. 9–11, D-8000 München 1

Partsch, H., Prof. Dr. med.
Dermatolog. Abt. des Wilhelminenspitals
Montlearstr. 37, A-1160 Wien

Perret, C. M., Dr.
Sint Radboudziekenhuis
Afdeling Huidziekten
Javastraat 104, NL-6524 MJ Nijmegen

Qadripur, S. A., Dr. med.
Universitäts-Hautklinik
Göttingen
von-Siebold-Str. 3, D-3400 Göttingen

Rieger, E., Dr.
Universitäts-Hautklinik Graz
Auenbruggerplatz 8, A-8036 Graz

Schubert, Ch., Dr. med. Dr. rer. nat.
Universitäts-Hautklinik Kiel
Schittenhelmstr. 7, D-2300 Kiel 1

Schütte, B., Prof. Dr. med.
Universitäts-Hautklinik Münster
von-Esmarch-Str. 56, D-4400 Münster

Schwarz, Th., Prof. Dr. med.
Dermatologische Abteilung
Krankenhaus Wien-Lainz
Wolkersbergenstr. 1, A-1130 Wien

Smolle, J., Univ.-Doz. Dr. med.
Universitäts-Hautklinik Graz
Auenbruggerplatz 8, A-8036 Graz

Soyer, H. P., Univ.-Doz. Dr. med.
Universitäts-Hautklinik Graz
Auenbruggerplatz 8, A-8036 Graz

Stadler, R., Prof. Dr. med.
Hautklinik im Klinikum Minden
Portastraße 7–9, D-4950 Minden

Sterry, W., Prof. Dr. med.
Universitäts-Hautklinik Ulm
Oberer Eselsberg 40, D-7900 Ulm

Wienert, V., Prof. Dr. med.
Abt. Dermatologie des Klinikums der RWTH Aachen
Pauwelsstraße, D-5100 Aachen

Zaun, H., Prof. Dr. med.
Universitäts-Hautklinik
Homburg/Saar
Oscar-Orth-Straße, D-6650 Homburg/Saar

Inhaltsverzeichnis

1 Grundlagen der Dermatologie

J. Smolle

Grundlagen der Dermatologie

1.1 Funktionelle Morphologie der Haut

Funktionelle Morphologie der Haut

Ausdehnung
- 1,5–2 m^2
- 3,5–10 kg

Schichten
- Epidermis (Oberhaut)
- Dermis (Lederhaut)
- Subkutis (Unterhautfettgewebe)
- Leistenhaut (Handflächen und Fußsohlen)
- Felderhaut (übriger Körper)

Die Haut stellt mit einer Fläche von 1,5–2 m^2 und einem Gewicht von 3,5–10 kg ein großes Organ dar. Sie ist in erster Linie ein mechanisches, chemisches und immunologisches Schutzorgan, zusätzlich auch Sinnesorgan und Wärmeregulationsorgan. Nicht zuletzt ist die Haut ein Kommunikationsorgan und damit Ausdruck der Persönlichkeit.
Die Haut besteht von außen nach innen aus der Epidermis (Oberhaut), der Dermis (Lederhaut) und der Subkutis (Unterhautfettgewebe) (Abb. 1–1a). Als Hautanhangsgebilde werden Haare, Nägel, Talg- und Schweißdrüsen bezeichnet. Dic makroskopische Anatomie der Haut weist regionale Unterschiede auf, wobei insbesondere die Leistenhaut an Handflächen und Fußsohlen von der Felderhaut des übrigen Körpers abzugrenzen ist.

1.1.1 Epidermis

Epidermis

Epidermalzellen:
- Keratinozyten (Großteil der Epidermalzellen)
- Melanozyten
- Langerhanszellen
- Merkelzellen
- T-Lymphozyten

Schichten der Epidermis:
- Stratum basale
- Stratum spinosum
- Stratum granulosum
- Stratum corneum

Mechanische Widerstandsfähigkeit der Epidermis:
- Keratinmoleküle sind in Bündeln als Tonofilamente angeordnet, die funktionell Trajektorien bilden
- Desmosomen heften Keratinozyten aneinander
- Halbdesmosomen verankern Keratinozyten an der Basalmembran

Die Abgrenzung gegen die Umwelt wird durch die Epidermis gesichert. Den Hauptanteil der Epidermiszellen machen die *hornbildenden Keratinozyten* aus, zwischen denen aber noch Melanozyten (s. 1.1.4), Langerhanszellen (s. 1.1.6), Merkelzellen und T-Lymphozyten vorkommen (Abb. 1–1b). Die Keratinozyten sind in Form eines mehrschichtigen Plattenepithels angeordnet, in dem man ein *Stratum basale*, ein *Stratum spinosum*, ein *Stratum granulosum* und ein *Stratum corneum* unterscheidet. Die Keratinozyten sind für die mechanische Widerstandsfähigkeit der Hautoberfläche verantwortlich. Sie enthalten daher ein ausgeprägtes Zytoskelett, dessen Hauptkomponente die **Zytokeratine** darstellen. Diese sind fibrilläre Proteine, von denen jeweils ein basischer und ein saurer Subtyp paarweise vorkommen. In den oberen Epidermislagen sind längerkettige Keratinmoleküle zu finden als in der Basalzellschicht. Im Keratinozyten bilden die Keratine lichtmikroskopisch sichtbare Bündel (*Tonofibrillen*), die in Form von Trajektorien angeordnet sind und Druck- und Scherkräften standhalten. Die einzelnen Tonofibrillen sind zwar stets auf eine Zelle beschränkt und können den Interzellularraum nicht kreuzen, funktionell setzt sich das Trajektoriensystem jedoch in die Nachbarzellen fort. Dies ist auf Grund besonders fester Haftverbindungen (Desmosomen) der Keratinozyten untereinander möglich (Abb. 1–1c). Diese Desmosomen zeigen an der Innenseite der Zellmembran Verdichtungen, in denen die Tonofibrillen inserieren. Jeweils zwei derartige Verdichtungsbezirke liegen einander in benachbarten Zellen gegenüber und werden durch interzelluläre Kittsubstanzen (Desmogleine) miteinander verklebt. Die feste Haftung der basalen Keratinozyten an der Basalmembran wird durch analoge zytoplasmatische Strukturen bewirkt (sog. Halbdesomosomen).

Aufbau der Hornschicht:
- kernlose Keratinozyten (Korneozyten); hygroskopische Substanzen im Inneren der Zelle; dicht gelagertes Keratin an der Innenseite der Zellmembran
- Interzelluläre Lipidschicht

Die Epidermis schützt den Körper auch gegen Austrocknung. Diese Funktion wird von der *Hornschicht* übernommen (die natürlich auch zur mechanischen Festigkeit beiträgt). Die Hornschicht (Stratum corneum) besteht aus kernlosen Keratinozyten (Korneozyten), deren Keratinfilamente in dichter Packung der Innenseite der Zellmembran angelagert sind (Abb 1–2a). Im Inneren der Korneozyten befinden sich hygroskopische Verbindungen, die den Hydratationszustand der Hornschicht aufrecht erhalten. Die Abdunstung von Wasser wird durch einen Lipidfilm verhindert, der zwi-

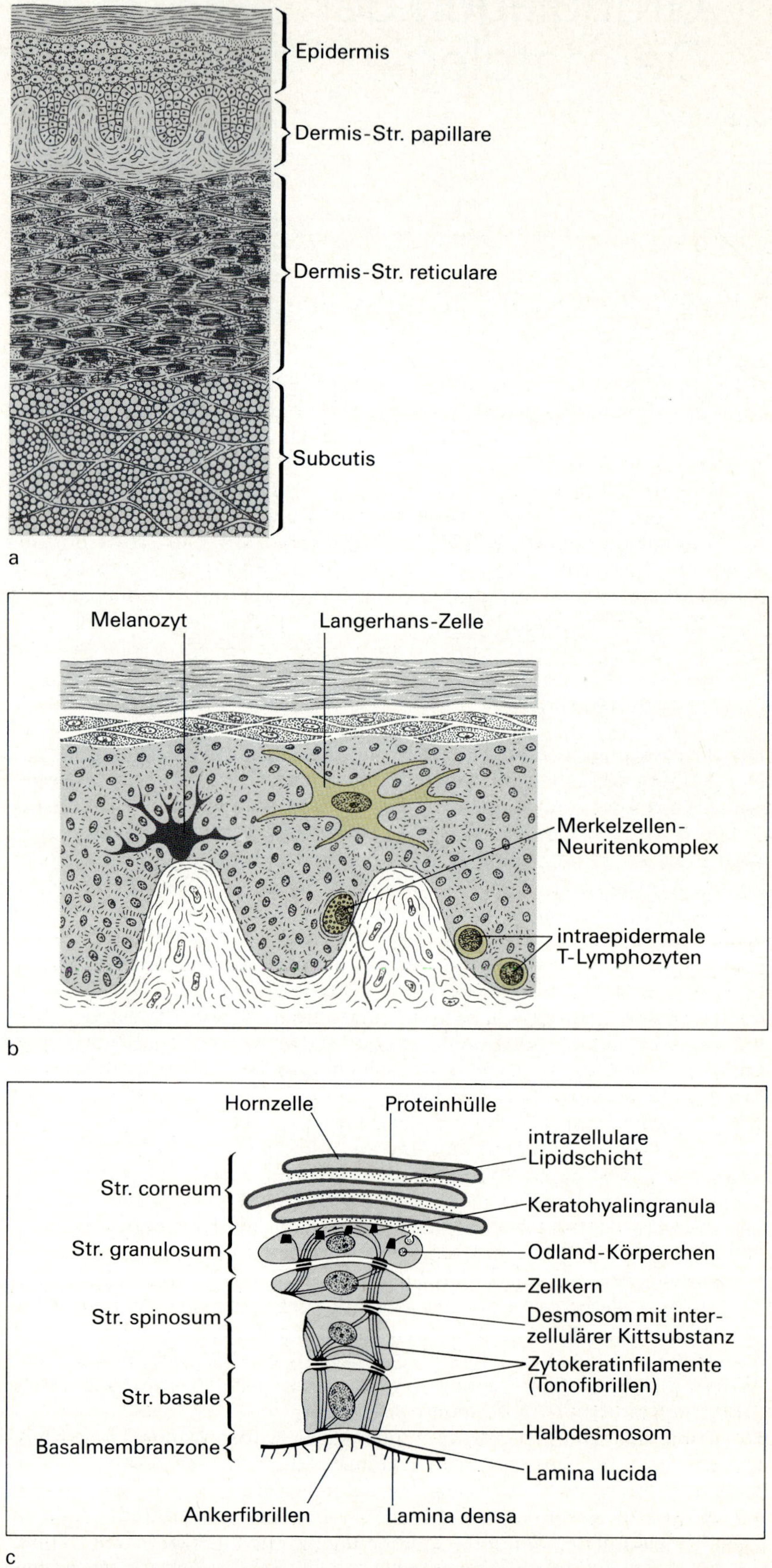

Abb. 1–1: Schematischer Aufbau der Haut. a) Übersicht; b) Epidermalzellen; c) Architektur der Keratinozyten

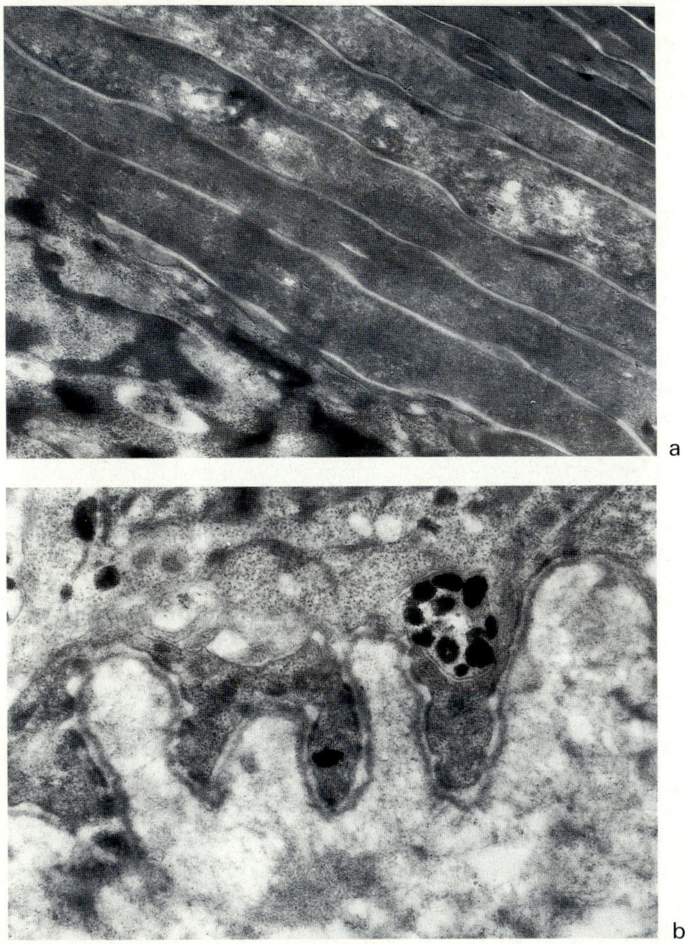

Abb. 1–2: Ultrastruktur der Haut. a) Stratum corneum: flache elektronendichte Hornzellen sind durch helle interzelluläre Lipidschichten getrennt; b) Junktionszone: Hemidesmosomen, Lamina lucida, Lamina densa, Ankerfibrillen. Rechts oben Melanozytenfortsatz mit Melanosomen

schen den Korneozyten liegt wie Mörtel zwischen den Ziegeln. Damit aus einem lebenden Keratinozyten der kernlose Korneozyt wird, ist ein tiefgreifender Umbau notwendig. Dieser erfolgt im Stratum granulosum: Hier werden die Keratinfilamente unter Einbeziehung von Filaggrin zu dichten Paketen geformt, wobei es lichtmikroskopisch zum Auftreten sog. Keratohyalingranula kommt. Außerdem entstehen lipidhaltige Vesikel (Odland-Körperchen, Keratinosomen), die in den Interzellularraum abgegeben werden und die interzelluläre Lipidschicht des Stratum corneum aufbauen.

An der Oberfläche der Haut kommt es spontan und mechanisch induziert laufend zum unmerklichen Abschuppen einzelner Korneozyten (*Desquamatio insensibilis*), so daß schon im Normalzustand eine dauernde Regeneration des Epithels notwendig ist. Die Proliferation der Keratinozyten erfolgt in der Basal- und Suprabasalschicht und wird durch Mediatoren geregelt.

Die **Merkelzelle** liegt in der Basalzellschicht der Epidermis und steht immer mit einem Neuriten in Verbindung (*Merkelzellen-Neuriten-Komplex*). Sie ist elektronenmikroskopisch durch neurosekretorische Granula gekennzeichnet. Ihre Aufgabe liegt in der Vermittlung von Tastempfindungen.

Die komplexe Struktur der Epidermis kann in verschiedener Weise gestört werden: Eine Auflösung der Desmosomen zwischen den Keratinozyten (z.B. durch Autoantikörper beim Pemphigus vulgaris) führt zu einer Spaltbildung in der Epidermis. Ein Fehlen der Filaggrine stört die regelrechte Bildung von Korneozyten, so daß es zu Hyperkeratosen und Schuppen kommt (Ichthyosis vulgaris). Im übrigen führt jede gesteigerte Epidermisprolifera-

Stratum granulosum
Aufgabe: Umbau des lebenden Keratinozyten zum toten Korneozyten
In den Keratohyalingranula werden die Zytokeratinfilamente dicht gepackt.
Die lipidhaltigen Odland-Körperchen werden in den Interzellularraum entleert
Regeneration der Epidermis:
- auf Grund der ständigen Abschuppung (Desquamatio insensibilis) notwendig
- erfolgt in der Basal- und Suprabasal-Zell-Schicht

Merkelzelle:
Mit einem Neuriten assoziiert, vermittelt Tastempfindungen
Pathologische Veränderungen der Epidermis
Auflösung der Desmosomen → intraepidermale Spaltbildung
Fehlen der Filaggrine → Schuppung (Ichthyosis vulgaris)
Gesteigerte Epidermisproliferation → Schuppung (Psoriasis)
Entfernung der hygroskopischen Substanzen und der Lipidschicht → Austrocknungsekzem

tion, wie z. B. bei Psoriasis vulgaris, zu einer makroskopisch sichtbaren Abschuppung. Der Wassergehalt der Hornschicht wird beeinträchtigt, wenn die hygroskopischen Substanzen der Korneozyten durch zu intensives Waschen entfernt werden oder die schützende interzelluläre Lipidschicht durch aggressive Detergentien herausgelöst wird (Austrocknungsekzem).

Dermis

Schichten:
- Stratum papillare (lockeres Fasergeflecht, zellreich)
- Stratum reticulare (straffes Fasergeflecht, zellarm)

Stratum papillare:
- dünne Kollagenfasern
- viele Fibroblasten
- viele Kapillaren
- viele Lymphgefäße
- Mastzellen
- Lymphozyten

Junktionszone (Verbindung von Epidermis und Dermis):
- Zellmembran der basalen Keratinozyten
- Lamina lucida
- Lamina densa
- Ankerfibrillen

Architektur des **Stratum reticulare**: straffes Scherengittergeflecht aus dicken Kollagenfaserbündeln, dazwischen Netz aus elastischen Fasern

Pathologische Veränderungen der Dermis
Verminderung der kollagenen Fasern →**Cutis hyperelastica**
Verminderung der elastischen Fasern →**Cutis laxa**

Kontinuitätstrennung in der Junktionszone →Spaltbildung

1.1.2 Dermis

Die Dermis (Kutis, Korium, Lederhaut) hat komplexe biologische Aufgaben (Ernährung der Epidermis, Bereitstellung von Abwehrzellen) und ist zudem für die mechanische Festigkeit der Haut verantwortlich. Sie gliedert sich in ein dünnes, zell- und gefäßreiches, subepidermales *Stratum papillare* und in ein dickes, faserreiches *Stratum reticulare*.

Das **Stratum papillare** streckt fingerförmige Ausläufer (Papillen) gegen die Epidermis vor. Eine regelmäßige Anordnung dieser Papillen stellt das mikroskopische Substrat der Leistenhaut an Handflächen und Fußsohlen dar. Das lockere Geflecht von dünnen Kollagenfasern und zahlreichen Fibroblasten enthält viele Kapillaren, wobei jede Papille von einer eigenen Kapillarschlinge versorgt wird, die aus einem subpapillären Plexus entspringt. Das Stratum papillare beherbergt weiter perivaskulär angeordnete Mastzellen und eine gewisse Zahl von perivaskulären Lymphozyten. Die Lymphgefäße der Dermis beginnen blind. Sie sind durch feine Bindegewebsfasern in der Umgebung verankert und tragen bei interzellulären Ödemen zum Abtransport bei.

Von besonderer Bedeutung ist die sichere Verbindung von Epidermis und Stratum papillare der Dermis in Form der sog. **Junktionszone**. Elektronenmikroskopisch folgen von außen nach innen (Abb. 1–2b) das Plasmalemm der Basalzellen, eine elektronenarme Zone (*Lamina lucida*), eine elektronendichte Zone (*Lamina densa*) und schließlich ein Geflecht aus feinen Kollagenfibrillen (*Ankerfibrillen*), die für die Verankerung in der Dermis verantwortlich sind.

Die Festigkeit des **Stratum reticulare** kommt durch dicke Bündel kollagener Fasern zustande, die in Form eines Scherengitters angeordnet sind und damit eine gewisse Dehnung der Haut gestatten, ohne selbst nennenswert gedehnt zu werden. Damit die Haut nach erfolgter Dehnung nicht in schlaffen Falten herabhängt, sind zwischen den Kollagenfaserbündeln elastische Fasern angeordnet, die gut dehnbar sind und aufgrund ihrer Elastizität die Kollagentextur wieder in ihren ursprünglichen Zustand zurückführen. Das Stratum reticulare der Dermis enthält außerdem Nerven und Gefäße, die den Plexus an der Grenze von Kutis und Subkutis mit dem subpapillären Plexus verbinden, sowie Hautanhangsgebilde (Haar-Talgdrüsenfollikel, Schweißdrüsenausführungsgänge).

Die Dermis ist an vielen pathologischen Prozessen der Haut beteiligt: Eine Synthesestörung der kollagenen Fasern führt zum Bild der *Cutis hyperelastica* (dünne, verletzliche, stark dehnbare Haut), ein Fehlen der elastischen Fasern zur *Cutis laxa* (schlaffe Falten). Die meisten kutanen Entzündungen spielen sich überwiegend im Stratum papillare ab, wobei die Endothelzellen ihre Adhäsivität für Lymphozyten und Granulozyten erhöhen und zur Extravasation dieser Entzündungszellen führen. Störungen im Aufbau der Junktionszone führen zur klinischen Blasenbildung: Die verschiedenen Krankheiten können durch elektronenmikroskopische Untersuchung der Spaltbildung voneinander abgegrenzt werden.

Subkutis

Aufbau:
- univakuoläre Fettzellen,
- in Läppchen angeordnet,
- durch Bindegewebssepten getrennt

1.1.3 Subkutis

Die Subkutis dient der Energiespeicherung, der Wärmeisolation und an manchen Stellen der mechanischen Polsterung (Ferse). Die Subkutis besteht aus Fettgewebsläppchen, die durch bindegewebige Septen getrennt sind. Die Fettzellen enthalten einen einzigen großen Tropfen von Triglyzeriden (univakuoläre Fettzellen). Die Zahl der Fettzellen bleibt beim Erwachsenen konstant, so daß die Ernährung lediglich den Lipidgehalt der vorhandenen Zellen beeinflußt. Der Fettumsatz steht unter hormoneller Kontrolle: Insulin und bestimmte Apolipoproteine fördern die Speicherung, Glukagon und Nebennierenhormone stimulieren die Freisetzung von Fetten aus der Subkutis. Unter pathologischen Bedingungen kann es zur fokalen Vermehrung von Fettgewebe kommen (Lipom, Lipomatose), aber auch zur Entzündung der Fettgewebsläppchen (lobuläre Pannikulitis) oder der Septen (septale Pannikulitis).

1.1.4 Melanozytäres System

Die Melanozyten haben die Aufgabe, die Epidermis mit einem Pigment (Melanin) auszustatten, das den Körper gegen schädliches UV-Licht schützt. Zu diesem Zweck wandern sie - von der Neuralleiste kommend - im Zuge der Embryonalentwicklung in der 8. Woche in die Epidermis ein. Dort sind sie regelmäßig in der Basalzellschicht verteilt, wobei 1 Melanozyt stets eine ganze Gruppe basaler Keratinozyten versorgt. Damit sie jeden von ihnen zu „betreuenden" Keratinozyten erreichen können, besitzen sie lange, verzweigte Dendriten. Das funktionelle System aus Melanozyt und den zugehörigen Keratinozyten wird als epidermale Melanineinheit bezeichnet.
Die *Pigmentbildung* erfolgt in spezialisierten Organellen, den sog. *Melanosomen*. Diese entstammen vermutlich dem Golgiapparat und enthalten Tyrosinase, die Tyrosin über DOPA in DOPAchinon umwandelt. Aus letzterem entsteht durch Polymerisation Melanin. Die Melanosomen werden entweder in Gruppen (Melanosomenkomplexe) oder als einzelne Melanosomen über die Dendriten an die basalen Keratinozyten herangebracht und von diesen aufgenommen. In stark pigmentierter Haut sieht man die Pigmentgranula kappenförmig über den Zellkernen der basalen Keratinozyten angeordnet. Unterschiede im Pigmentierungstyp sind genetisch bedingt: Einerseits spielen die Relation von Eumelanin (braun) und dem Schwefel-haltigen Phaeomelanin (gelbrötlich), andererseits die Größe der Melanosomen und deren Zahl und Gruppierung eine Rolle. Dunkle Rassen zeigen keine Vermehrung der Melanozyten, sondern lediglich eine gesteigerte Aktivität derselben mit großen Melanosomen, die im Zytoplasma der Keratinozyten einzeln verteilt vorliegen. Bei der weißen Rasse finden sich dagegen kleine Melanosomen, die in Form von Melanosomenkomplexen gruppiert sind. Abgesehen von der genetischen Determination wird die aktuelle Pigmentierung von der UV-Bestrahlung (Sofortpigmentierung durch UVA, verzögerte Pigmentierung durch UVB) und von hormonellen Einflüssen (z. B. Pigmentierungen im Gesicht in der Schwangerschaft) bestimmt.
Besondere klinische Bedeutung haben die Melanozyten im Rahmen verschiedener *Pigmentdermatosen* (Fehlen von Melanozyten, Inaktivität, Hyperaktivität) und bei maligner Entartung (Melanom). Insbesondere kommt es bei genetisch bedingtem Ausfall der Tyrosinase zur generalisierten Pigmentarmut (Albinismus). Den Melanozyten nahe verwandt sind die Nävuszellen, die das zelluläre Substrat des klassischen Muttermals, einer gutartigen, anlagebedingten oder erworbenen Zellvermehrung an der Junktionszone und/oder in der Dermis, darstellen.

Melanozytäres System

Melanozyten:
- stammen aus der Neuralleiste
- liegen in der Basalzellschicht
- sind dendritisch gebaut
- bilden Melanin in speziellen Zellorganellen (Melanosomen)
- geben Melanosomen an die umliegenden Keratinozyten ab

Melaninsynthese:
Tyrosin →DOPA →DOPAchinon →Melanin

Arten von Melanin:
- Eumelanin (braun)
- Phaeomelanin (gelbrötlich)

Verteilung der Melanosomen:
- große, einzeln liegende Melanosomen bei Dunkelhäutigen
- kleine, zu Melanosomenkomplexen gruppierte Melanosomen bei der hellhäutigen Rasse

Beeinflussung der Pigmentierung durch UV-Licht:
UVA →Sofortpigmentierung
UVB →Verzögerte Pigmentierung
Melanozyten können zum äußerst bösartigen malignen Melanom entarten

Nävuszellen
Ähneln den Melanozyten, stellen das Substrat der Nävuszellnävi (Muttermal) dar

1.1.5 Nervensystem

Die sensiblen Nerven der Haut leiten Empfindungen von den äußeren Hautschichten in die Tiefe und weiter zum zentralen Nervensystem. Die motorischen Nerven gehören zum sympathischen Nervensystem und vermitteln die Reaktion der Haut auf Änderungen der Umgebungsbedingungen. Die größeren Nervenstämme begleiten die Blutgefäße im Plexus an der Grenze von Kutis und Subkutis, durchziehen das Stratum reticulare und teilen sich im Stratum papillare in kleine Bündel und schließlich in einzelne Fasern auf.
Die **Tastempfindungen** werden durch spezifische Nervenendapparate ver-

Nervensystem

- **Sensorische Fasern**: zerebrospinales Nervensystem
- **Motorische Fasern**: sympathisches Nervensystem

Sinnesrezeptoren der Haut

Tastempfindung:
- Meissnersche Tastkörperchen
- Vater-Pacinische Lamellenkörperchen
- Merkelzell-Neuritenkomplex
- Nervengeflecht um Haarfollikel

Schmerz-, Kälte- und Wärmeempfindung:
- freie Nervenendigungen
  Juckreiz entsteht durch geringe Irritation von Schmerzfasern

Wirkungen der motorischen Fasern:
- Aufstellen der Haare (adrenerg)
- Vasokonstriktion (adrenerg)
- Schweiß-Sekretion (cholinerg)
- Entzündungsreaktion (z.B. Substanz P)

mittelt, zu denen die *Meissnerschen Tastkörperchen* in der papillären Dermis, die *Vater-Pacinischen Lamellenkörperchen* an der Dermis-Subkutis-Grenze, die *Merkelzell-Neuriten-Komplexe* in der Epidermis und die *Nervengeflechte um die Haarfollikel* zählen. **Schmerz-, Kälte- und Wärmeempfindungen** werden durch die sog. *freien Nervenendigungen* mediiert. Juckreiz kommt durch geringe Irritation von Schmerzfasern in einem bestimmten räumlichen Muster zustande.
Die motorischen autonomen Fasern des sympathischen Nervensystems sind für bestimmte Adaptationsphänomene der Haut verantwortlich: Unter Kältereiz werden die *Mm. arrectores pilorum* aktiviert, was einem atavistischen Relikt aus dem Tierreich entspricht (Sträuben des Fells) und die Blutgefäße verengt, wodurch die Wärmeabgabe verringert wird. Die Reizübertragung von der Nervenfaser zur glatten Muskelzelle erfolgt nicht über klassische Synapsen, sondern über Varikositäten im Verlauf der Nervenfaser. Diese enthalten Vesikel mit Neurotransmittern, die bei Reizung freigesetzt werden und auf die Zielzellen in der Nachbarschaft wirken. Die pilomotorische Reaktion und die Vasokonstriktion werden adrenerg mediiert. Bei Erwärmung kommt es zu vermehrter Schweiß-Sekretion, die cholinerg ausgelöst wird. Nicht zuletzt spielen neurale Reaktionen auch bei Entzündungen eine Rolle: Einerseits bestehen anatomische Beziehungen zwischen efferenten Nerven und Mastzellen, so daß neurale Reize über die Mastzellen Entzündungsmediatoren freisetzen können, andererseits können bestimmte Nervenfasern auch selbst vasoaktive Mediatoren (z.B. Substanz P) freisetzen und so direkt zu einer entzündlichen Reaktion beitragen. Neural vermittelte Hautreaktionen können nicht nur durch äußere Bedingungen, sondern auch emotionell über das Zentralnervensystem ausgelöst werden (z.B. emotionelles Schwitzen, Erröten und Erbleichen, pilomotorische Reaktion durch Angst).

Immunsystem

1.1.6 Immunsystem

Hauptbestandteile des Haut-assoziierten Immunsystems:
- **Langerhanszellen** (verzweigte Zellen in der Suprabasalschichte der Epidermis)
- **T-Lymphozyten** (vorwiegend perivaskulär in der papillären Dermis)

Im Rahmen der Schutzfunktion gegen Umwelteinflüsse wie Mikroorganismen oder chemische Substanzen ist die Haut in besonderem Maße zu immunologischen Abwehrreaktionen befähigt. Die immunologisch relevanten Zellen des Hautorgans werden als Haut-assoziiertes Immunsystem (englisch: SIS = skin immune system) bezeichnet. Vorposten des Immunsystems sind die **Langerhanszellen**: Sie befinden sich innerhalb der Epidermis in suprabasaler Lage und weisen weitverzweigte Ausläufer auf, wodurch ein rascher Kontakt mit einem eindringenden Allergen gewährleistet ist. Die Langerhanszellen nehmen die Allergene auf, wobei es zu charakteristischen, elektronenmikroskopisch an Tennisschläger erinnernden Granula (*Birbeck-Granula*) kommt. Auf Grund ihrer immunologischen Funktion zeigen Langerhanszellen eine spezifische Ausstattung mit Zellmembranmolekülen, die zum Teil jenen des Monozyten-Makrophagen-Systems entsprechen. Durch diese Oberflächenmarker können sie in der Epidermis selektiv immunhistologisch dargestellt werden. Als funktionelle Partner für die weitere Immunreaktion finden sich in der Haut **T-Lymphozyten**. Sie liegen vereinzelt in der Epidermis, vor allem aber perivaskulär in der papillären Dermis. Langerhanszellen und T-Lymphozyten spielen die entscheidende Rolle bei zellvermittelten Immunreaktionen der Haut, wobei aber zahlreiche andere anatomische Strukturen sekundär mit involviert werden.

Zelluläre Immunreaktion

1.1.6.1 Zelluläre Immunreaktionen

Sensibilisierungsphase:
Allergen dringt in die Epidermis ein
→Allergen wird von Langerhanszellen unter Bildung von Birbeck-Granula aufgenommen

Das klassische Modell hierfür ist das allergische Kontaktekzem der Haut: In der Sensibilisierungsphase dringt ein Allergen durch die Hornschicht ein und wird von Langerhanszellen über Endozytose mit Bildung der typischen Birbeck-Granula aufgenommen. Die Langerhanszellen verlassen die Epidermis, wandern über die Dermis in die Lymphgefäße und gelangen zu den regionären Lymphknoten. Im Zuge dieser Wanderung machen die

Langerhanszellen einen Reifungsprozeß durch und erlangen die Fähigkeit, das aufgenommene Antigen zusammen mit dem Oberflächenmarker HLA-DR naiven (d.h. noch nicht Antigen-getriggerten) T-Lymphozyten anzubieten. Die T-Lymphozyten werden zusätzlich durch einen von den Langerhanszellen gebildeten Mediator, das Interleukin 1, stimuliert. Jeder T-Lymphozyten-Klon exprimiert einen einmaligen T-Zell-Rezeptor, der durch Umgruppierung innerhalb des T-Zell-Genoms (T-Zell-Rezeptor-Rearrangement) geprägt wurde. Dieser T-Zell-Rezeptor ist spezifisch für ein bestimmtes Antigen oder einen Teil davon (Epitop). Wenn nun einer solchen T-Zelle das entsprechende Antigen präsentiert wird, wird sie zur Proliferation angeregt und reift zur T-Gedächtniszelle (T-Memory-Zelle). Die Gedächtniszellen rezirkulieren im Körper und besiedeln unter anderem auch die perivaskulären Zonen der papillären Dermis. Der gesamte Vorgang der Sensibilisierung läuft klinisch unbemerkt ab. Bei neuerlichem Kontakt kommt es zu einer Ekzemreaktion (**Auslösephase**): Das Allergen wird wiederum von den Langerhanszellen aufgenommen. Wenn eine Langerhanszelle nun in der papillären Dermis bereits eine passende T-Memory-Zelle trifft, vermag sie diese direkt - ohne Umweg über den Lymphknoten - zu stimulieren (Abb. 1–3). Einerseits kommt es nun zur Proliferation der T-Memory-Zelle, wodurch die Zahl der spezifisch sensibilisierten Zellen vermehrt wird. Andererseits setzen diese als Signal Interleukin 2 frei, das weitere (nicht für das schuldige Allergen spezifische) T-Lymphozyten anzieht, wodurch der Entzündungsprozeß unspezifisch perpetuiert wird. Die T-Lymphozyten treten zum Teil als Effektorzellen in die Epidermis über und attackieren das auslösende Allergen. Die Funktion der T-Lymphozyten ist nicht einheitlich: Am Entzündungsgeschehen sind Helfer-Inducer-T-Zellen, die über die Beeinflussung anderer Zellen indirekt eingreifen, und Suppressor-zytotoxische-T-Zellen, die die als fremd erkannten Strukturen direkt attackieren, beteiligt. Helfer-Inducer-T-Zellen wirken darüber hinaus auch noch stimulierend auf B-Zellen, Suppressor-zytotoxische-T-Zellen dagegen hemmend. Auf diese Weise ist das zelluläre mit dem humoralen Immunsystem eng verknüpft. Die Keratinozyten beteiligen sich am Entzündungsvorgang durch die Freisetzung einer Interleukin-1-artigen Substanz und durch die Bildung von Leukotrienen und Prostaglandinen (Entzündungsmediatoren aus dem Arachidonsäure-Stoffwechsel, die vor allem auf Blutgefäße und Leukozyten wirken). Über Mastzellen und Hautnervensystem kommt es zur Vasodilatation, durch die Expression von Leukozyten-Adhäsionsmolekülen auf den Gefäßendothe-

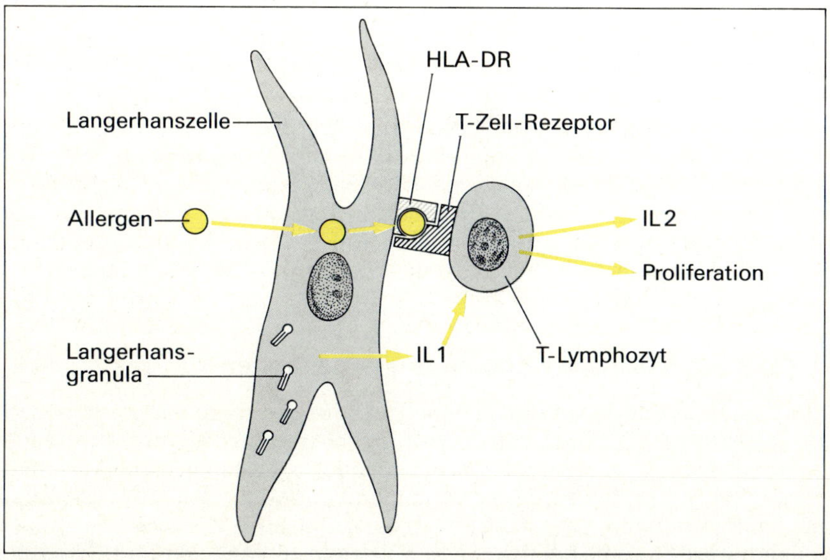

Abb. 1–3: Schematische Darstellung der Langerhanszellen – Lymphozyten – Interaktion

→ Allergen wird von den Langerhanszellen modifiziert
→ Langerhanszellen wandern über die Dermis und dermale Lymphgefäße in den Lymphknoten
→ Langerhanszellen präsentieren das Allergen einem T-Lymphozyten mit Allergen-spezifischem Rezeptor
→ der spezifische T-Lymphozyt proliferiert und bildet einen Klon
→ die aktivierten T-Lymphozyten reifen zu Gedächtniszellen und rezirkulieren in den peripheren Geweben

Auslösungsphase:
Allergen dringt in die Epidermis ein
→ wird von Langerhanszellen aufgenommen
→ Allergen wird von Langerhanszellen modifiziert
→ Langerhanszellen wandern in die Dermis
→ präsentieren das Allergen dermalen T-Lymphozyten (Gedächtniszellen)
→ T-Lymphozyten proliferieren
→ sie rekrutieren weitere Entzündungszellen
→ klinisch sichtbare Entzündung (Kontaktekzem)

Mikroskopisches Korrelat:
„Superfizielle T-Zell-Reaktion"
– Langerhanszellen
– T-Lymphozyten
(Kommt bei sehr vielen „klassischen" Dermatosen vor!)

T-Zell-Reaktionen können auch ohne spezifische Antigen-Rezeptor-Reaktion (z. B. toxisch) ausgelöst werden

Aufgaben der zellvermittelten Immunreaktion:
- Abwehr chemischer Noxen
- Elimination von Parasiten, Bakterien, Viren

Die Reaktion eines Individuums auf ein exogenes Allergen hängt vom **Gleichgewicht** der Helfer-Inducer-T-Zellen und der Suppressor-zytotoxischen-T-Zellen ab Bei einem Überwiegen der Suppressormechanismen bleibt die Reaktion aus (Immuntoleranz)

Humorale Immunreaktionen

Soforttyp-Reaktion:
- durch IgE vermittelt
- Mastzelldegranulation (Beispiel: Urticaria)

Zytotoxische Immunreaktion:
IgG und IgM gegen Hautbestandteile (Beispiele: Pemphigus vulgaris, bullöses Pemphigoid)

Immunkomplexreaktion:
- zirkulierende Immunkomplexe mit IgG oder IgA
- Ablagerung in der Haut, meist in Gefäßen (Beispiele: Vasculitis allergica superficialis, Panarteriitis nodosa)

Unspezifische Entzündungsreaktionen:
- laufen ohne spezifische Bindung eines Allergens an einen Rezeptor oder ein Immunglobulin ab
- werden durch Histamin, Interleukine, Leukotriene, Prostaglandine, Bradykinin und Komplementkomponenten mediiert

lien zur Ansammlung weiterer Lymphozyten und damit zur Verstärkung der Entzündung. Als morphologisches Korrelat dieses Entzündungstyps findet man mikroskopisch ein Infiltrat aus Lymphozyten und Langerhanszellen in der papillären Dermis, das als superfizielle T-Zell-Reaktion bei zahlreichen klassischen entzündlichen Dermatosen beobachtet wird. Nachdem lediglich der erste Schritt der komplexen Entzündungskaskade (Antigenpräsentation und -erkennung) antigenspezifisch ist, kann eine weitgehend ähnliche Reaktion auch durch andere Mechanismen (u.a. direkte toxische Einwirkung, Mediatorfreisetzung) ausgelöst werden. Bei lange bestehenden entzündlichen Prozessen kann die T-Zell-Reaktion durch die Ansammlung von Histiozyten zur *Granulombildung* oder zum Einwandern von B-Lymphozyten mit der Bildung eines sog. *Pseudolymphoms* führen. Die zellvermittelte Immunreaktion spielt in Form des Kontaktekzems bei der Abwehr chemischer Noxen, darüber hinaus aber auch bei der Elimination von Parasiten und Mikroorganismen eine entscheidende Rolle. Bei der Entwicklung maligner Hauttumoren stellen die immunologischen Mechanismen allerdings ein Sekundärphänomen dar.
Ob ein bestimmtes Individuum auf eine exogen zugeführte Substanz mit einem allergischen Kontaktekzem reagiert oder nicht, hängt unter anderem vom Gleichgewicht der Helfer-Inducer-T-Zellen und der Suppressor-zytotoxischen-T-Zellen ab. Während die epikutane Applikation über die Langerhanszellen gezielt die Helfer-Mechanismen stimuliert, kann eine Allergenzufuhr unter Umgehung der Langerhanszellen (experimentell z. B. über Langerhanszell-arme Hautareale oder durch systemische Gabe) zu einem Überwiegen der Suppressor-Mechanismen führen (*Phänomen der Immuntoleranz).*

1.1.6.2 Humorale Immunreaktionen

Humorale Immunreaktionen werden durch zirkulierende Antikörper hervorgerufen. Von den durch die Schwerketten charakterisierten Antikörpern spielen IgE, IgG, IgM und IgA bei Hautkrankheiten eine Rolle.
IgE-vermittelte Reaktionen stellen sich meist in Form von Mastzellenabhängigen urtikariellen Reaktionen dar (s. Kap. 9). Im Rahmen von Autoimmunprozessen (d.h. gegen körpereigene Strukturen gerichtete Immunreaktionen) können IgG-, IgM- und seltener IgA-Antikörper gegen Hautbestandteile entstehen (zytotoxische Immunreaktion). Durch Aktivierung von Komplement oder von anderen Enzymen kommt es zu Zerstörungen an der betroffenen Struktur. Handelt es sich dabei um Antigene im Bereich der dermo-epidermalen Junktion, kommt es zur Spaltbildung in diesem Bereich, die sich klinisch durch Blasen manifestiert (z. B. bullöses Pemphigoid).
Große praktische Bedeutung haben IgG- oder IgA-Moleküle, die mit zirkulierenden Antigenen Immunkomplexe bilden und in der Haut abgelagert werden. Auslösende Antigene können z. B. bakterielle Komponenten im Zuge eines Streptokokkeninfektes sein. Die Ablagerung von Immunkomplexen in der Gefäßwand führt über Komplementaktivierung zur Ansammlung von Granulozyten, Freisetzung lysosomaler Enzyme, Zerstörung der Gefäßwand und Extravasation von Erythrozyten und somit zum Bild der **Vaskulitis** (z. B. Vasculitis allergica superficialis, Panarteriitis nodosa.)

1.1.6.3 Unspezifische Entzündungsreaktionen

Unter diesem Begriff werden all jene Reaktionen zusammengefaßt, denen keine „spezifische" Antigen-Rezeptor- oder Antigen-Antikörper-Bindung zugrunde liegt. Es handelt sich um ein komplexes Zusammenspiel verschiedener Zelltypen, die durch ein Kommunikationsnetz von Entzündungsmediatoren untereinander funktionell verknüpft sind. Die Rolle der Interleukine wurde bereits bei der zell-vermittelten Immunreaktion behandelt. Neben den Interleukinen haben die *Produkte des Arachidonsäure-Stoffwechsels* besondere Bedeutung. Die Arachidonsäure ist ein besonders langkettiger Bestandteil von Zellmembran-Lipiden. Viele Zellen, darunter Monozyten und Keratinozyten, setzen durch das Enzym Phospholipase A2 Arachidonsäure frei. Diese wird dann entweder durch die Cyclooxygenase in Prostaglandine umgewandelt oder durch die Lipoxygenase in Leukotriene. Beide Substanzgruppen spielen bei Entzündungsvorgängen der Haut eine Rolle. Zahlreiche entzündungshemmende Medikamente greifen in diesen Arachidonsäurestoffwechsel ein: Glukokortikoide hemmen die Bildung der Phospolipase A2; nicht-steroidale Antiphlogistika hemmen die Cyclooxygenase. Weitere Mediatoren der nicht-spezifischen kutanen Entzündungsreaktionen sind Bradykinin, Plättchen-aktivierender Faktor, Interleukine, Komplementkomponenten, Histamin und Substanz P. Man nimmt an, daß entzündliche Dermatosen durch vermehrte Bildung oder verminderten Abbau dieser Mediatoren ausgelöst und unterhalten werden können.

Auch die **Mastzelldegranulation** kann nicht nur spezifisch immunologisch über IgE ausgelöst werden, sondern auch direkt durch Histamin-Liberatoren oder unbekannte Mechanismen (z. B. Aspirin, Röntgenkontrastmittel, Nahrungsmitteladditiva). Das Phänomen hat das gleiche klinische Erscheinungsbild wie IgE-vermittelte Reaktionen und wird deshalb als **pseudoallergische Reaktion** bezeichnet (s. Kap. 8).

Pseudoallergische anaphylaktoide Reaktion:
- Mastzelldegranulation durch
  a. direkte Einwirkung (z. B. Mellitin, Chlorpromazin)
  b. unbekannte Mechanismen (z. B. Röntgenkontrastmittel, Nahrungsmitteladditiva)

Die **eosinophilen Granulozyten**, die bei vielen entzündlichen Hautreaktionen beobachtet werden, wirken einerseits allgemein bremsend auf Entzündungsvorgänge, sind andererseits jedoch direkt toxisch für Parasiten und können unter bestimmten Bedingungen auch selbst pathogenetisch relevant sein (z. B. hypereosinophile Dermatitiden).

Eosinophile Granulozyten:
- wirken direkt toxisch auf Parasiten
- bremsen Entzündungsvorgänge
- können selbst pathogenetisch wirksam sein

1.1.7 Hautanhangsgebilde

Hautanhangsgebilde

Im Zuge der Embryonalentwicklung entstehen Sprossen des Oberflächenepithels, die in die Dermis vordringen und sich zu den Hautanhangsgebilden differenzieren. Zu diesen zählen die Haare, Talgdrüsen und apokrinen Schweißdrüsen, die aus einer gemeinsamen Anlage entstehen, weiterhin die ekkrinen Schweißdrüsen und die Nägel.

- Haare
- Talgdrüsen
- apokrine Schweißdrüsen
- ekkrine Schweißdrüsen
- Nägel

1.1.7.1 Haare

In der Fetalzeit entwickeln sich überall am Körper feine *Lanugo-Haare*, die postpartal großteils in etwas kräftigere *Vellushaare* umgewandelt werden. Im Bereich des Kapillitiums, der Augenbrauen und der Wimpern sowie hormonabhängig im Bart-, Axillar- und Genitalbereich bilden sich die starken *Terminalhaare* aus.

Haartypen:
- Lanugo-Haare (in der Fetalzeit am ganzen Körper)
- Vellushaare (Großteil der definitiven Körperbehaarung)
- Terminalhaare (Kopf, Bart, Wimpern, Augenbrauen, Achsel- und Genitalhaare)

Bei den Tieren dienen die dichtstehenden Haare in Form eines Fells vor allem dem Schutz vor Kälte. Beim Menschen ist diese Aufgabe weitgehend verloren gegangen. Die Haare haben aber auch beim Menschen bestimmte Funktionen: Das Kapillitium schützt vor Sonneneinstrahlung, was durch das Auftreten von lichtinduzierten Hauttumoren bei frühzeitiger Ausbildung einer Glatze deutlich wird. Die Augenbrauen verhindern, daß Schweiß von der Stirne in die Augen rinnt; die Wimpern halten kleine Fremdkörper ab; die Achsel- und Genitalhaare tragen dazu bei, daß das Sekret der apokrinen Schweißdrüsen in diesen Regionen einen besonders intensiven Geruch entfaltet – im Tierreich hat dieser Geruch eine wesentliche soziale Bedeutung. Schließlich tragen die Haare am gesamten Körper zusammen mit den Nerven des Haarfollikels zum Tastsinn bei.

Aufgaben der Haare:
- Kälteschutz (atavistisch)
- Sonnenschutz (am Kapillitium)
- Tastfunktion (am ganzen Körper)

Der mikroskopische Aufbau des Haares spiegelt die notwendige mechanische Festigkeit wider: Der Haarschaft zeigt im Zentrum das Mark, das ein Maschenwerk aus Keratinfasern darstellt. Die Rinde besteht aus kompakten Korneozyten. Die Haarwurzel wird von der inneren und äußeren Wurzelscheide umgeben und diese von einer dicken Basalmembran in Form einer Glashaut gegen das dermale Bindegewebe abgeschlossen. An der Basis ist die Haarwurzel zur Haarzwiebel erweitert, in die die bindegewebige Haarpapille eingestülpt ist. Diese ernährt die Haarmatrix mit ihren stark

Aufbau des Haares:
- Haarschaft: Teil des Haares außerhalb der Haut
- Haarwurzel: Teil des Haares innerhalb der Haut; basal erweitert zur
- Haarzwiebel: in diese eingestülpt die
- Haarpapille; die Haarwurzel ist umgeben von der Wurzelscheide und der Glashaut

Phasen des Haarwachstums (Haarzyklus):
- Anagen-Phase (Wachstumsphase)
- Katagen-Phase (Umwandlungsphase)
- Telogen-Phase (Ruhephase)

Musculus arrector pili:
Richtet unter Einfluß des sympathischen Nervensystem das Haar auf

teilungsaktiven Keratinozyten, die das Haar produzieren. Das Haarwachstum erfolgt in jedem Haarfollikel zyklisch: In der **Anagen- oder Wachstumsphase** (1.5 bis 3 Jahre) wird an der Haarzwiebel neue Haarsubstanz angelagert und das Haar damit sukzessive weiter nach außen geschoben. In der **Katagen- oder Übergangsphase** (wenige Wochen) erlischt die Synthese und die Haarzwiebel rückt hoch. In der **Telogen- oder Ruhephase** (3 Monate) wird das Haar mit der nun kolbenförmig abgerundeten Haarzwiebel durch das darunter bereits nachwachsende neue Haar ausgestoßen und fällt ab. Das quantitative Verhältnis von Anagen-, Katagen- und Telogenhaaren, das bei bestimmten Krankheiten verändert sein kann, wird durch die mikroskopische Untersuchung der Wurzeln eines mechanisch epilierten Haarbüschels (Haarwurzelstatus) erfaßt. An den Haarfollikeln inserieren die *Musculi arrectores pilorum*, die bei Erregung des sympathischen Nervensystems die Haare aufrichten.

Talgdrüsen

Vorkommen der Talgdrüsen:
In allen behaarten Körperregionen; besonders ausgeprägt im Gesicht und median an Brust und Rücken (seborrhoische Areale)
zusätzlich im Lippenrot, Genitoanalbereich, perimamillär und in 30% an der Wangenschleimhaut

1.1.7.2 Talgdrüsen

Die Talgdrüsen sprossen seitlich von den Haarfollikeln aus, so daß Haarfollikel und Talgdrüse einen gemeinsamen Ausführungsgang (Infundibulum) besitzen. Talgdrüsen finden sich dementsprechend am gesamten Integument mit Ausnahme der haarlosen Areale (Handflächen und Fußsohlen). Darüber hinaus gibt es freie Talgdrüsen ohne Assoziation zu Haaren im Lippenrot, im Genitoanalbereich, perimamillär und in 30% auch an der Wangenschleimhaut. Besonders dicht stehen die Talgdrüsen in den sog. seborrhoischen Arealen (Gesicht, vordere und hintere Schweißrinne). Die Talgzellen (Sebozyten) wandeln sich in toto in fettreiches Sekret (Talg, Sebum) um (*holokrine Sekretion*). Der Talg trägt zum natürlichen Fettfilm der Haut bei. Die Bildung der Hornschicht wird wiederum durch die Zusammensetzung des Lipidfilms beeinflußt. Das Ausmaß der Talgsekretion unterliegt einer hormonellen Regulation, so daß die Talgdrüsen mit der Pubertät ihre Aktivität massiv steigern.

Schweißdrüsen

Apokrine Schweißdrüsen:
- Vorkommen: Achseln, Genitoanalbereich, Lider, Ohr
- Aktivität ab der Pubertät
- Sekretion von Duftstoffen

Ekkrine Schweißdrüsen:
- Vorkommen: gesamtes Integument
- Wichtigste Aufgabe: Wärmeregulation

1.1.7.3 Schweißdrüsen

Die apokrinen Schweißdrüsen entwickeln sich ebenfalls durch seitliche Sprossung aus dem Haar-Talgdrüsenfollikel, bilden sich jedoch mit Ausnahme bestimmter Regionen (Achseln, Genitoanalberreich) bereits in der Fetalzeit wieder zurück. Mit der Geschlechtsreife werden die verbliebenen apokrinen Schweißdrüsen aktiv. Unter bakterieller Zersetzung ist ihr Sekret für den Körpergeruch verantwortlich, was ihrer atavistischen Funktion entspricht.
Die ekkrinen Schweißdrüsen dienen in erster Linie der Temperaturregulation. Sie entstehen unabhängig von den Haaren, kommen am gesamten Integument vor und sind gerade an den (unbehaarten) Handflächen und Fußsohlen besonders zahlreich. Die sekretorischen Endstücke liegen als Knäuel an der Kutis-Subkutisgrenze. Um die sekretorischen Zellen herum findet sich ein Geflecht aus Myoepithelzellen, die unter dem Einfluß des Sympathikus die Schweißsekretion steigern. Der Ausführungsgang zieht durch die Dermis zur Epidermis und durch diese korkenzieherartig gewunden zur Hautoberfläche. An der Innenseite des Ausführungsgangepithels befindet sich eine stark lichtbrechende Schicht (Kutikula), die sich in manchen Tumoren wiederfindet und auf deren Schweißdrüsen-Differenzierung schließen läßt. Eine gleichmäßige Basisaktivität (Perspiratio insensibilis) ist für den Wärme- und Wasserhaushalt des Körpers und für die Homöostase der Hornschicht notwendig. Fehlen die Schweißdrüsen wie z. B. bei einer bestimmten Form der ektodermalen Dysplasie, so kommt es schon bei geringer Erhöhung der Umgebungstemperatur oder bei leichter körperlicher Belastung zu einem Wärmestau, der tödlich sein kann.

1.1.7.4 Nägel

Die Nägel dienen einerseits als besonderes Werkzeug, andererseits stellen sie ein mechanisches Widerlager für die Finger- und Zehenkuppen dar und unterstützen damit die Tastfunktion. Die Finger- und Zehennägel werden von der Nagelmatrix gebildet. An der Unterseite haften sie am Nagelbett und am Hyponychium, seitlich und proximal befinden sich der Nagelwall sowie das Eponychium. Jede Störung der Matrix (z. B. Trauma, toxische Schädigung, Verhornungsstörung) führt zu einer Veränderung des Nagels, die diagnostisch hilfreich sein kann (z. B. Tüpfelnägel bei Psoriasis). Nachdem der Nagel langsam (ungefähr 1 mm pro Woche) nach außen wächst, kann aus der Lage einer Veränderung in der Nagelplatte auf den Zeitpunkt der Schädigung geschlossen werden. Der proximale Nagelwall besitzt feine Kapillarschlingen, die bei bestimmten Autoimmunkrankheiten (Kollagenosen) charakteristische Kaliberschwankungen und Rarefizierung erfahren.

Nägel

Aufbau des Nagelorgans:
- Nagelplatte
- Nagelmatrix
- Nagelbett
- Nagelwall
- Eponychium
- Hyponychium

Nägel:
- wachsen ungefähr 1 mm pro Woche
- dienen als Werkzeug und als Widerlager für die Finger- und Zehenkuppen (Tastsinn)

1.2. Klinische Reaktionsformen, Effloreszenzen

Klinische Reaktionsformen

Die Haut ist wie kein anderes Organ der direkten Betrachtung zugänglich. Aus diesem Grund fußt die praktische Diagnostik auch heute überwiegend auf einer exakten Analyse der krankhaften Hautveränderungen. Diese Hautveränderungen werden allein nach ihrer Morphologie – unabhängig von ihrer Ätiologie – systematisch in Effloreszenzentypen eingeteilt. Die Auseinandersetzung mit den Effloreszenzen zwingt den Arzt zum genauen Schauen und Beurteilen. Hat man einmal die vorhandenen Effloreszenzen erkannt und benannt, scheidet oft gleich ein ganzes Spektrum von Differentialdiagnosen aus und andere Diagnosen gewinnen an Wahrscheinlichkeit. Außerdem bieten die Effloreszenzen eine gut kommunizierbare Nomenklatur.

Effloreszenzen
Morphologisch klassifizierbare grundlegende Bestandteile von Hautveränderungen

Der **Fleck** (Macula) ist durch eine ausschließliche Farbveränderung der Haut gekennzeichnet (Abb. 1–4a). Es kann sich dabei um Hyperpigmentierungen (z. B. Epheliden), Hypo- und Depigmentierungen (z. B. Vitiligo), Erythem durch Vasodilatation (z. B. Arzneiexanthem) oder um eine Farbveränderung durch exogene Pigmente (z. B. Tätowierung) handeln. Viele Hautkrankheiten zeigen Flecke am Beginn der Entwicklung, andere wiederum heilen unter Hinterlassung von Flecken ab (z. B. postläsionelle Hyperpigmentierung nach Entzündungen). Jeder Fleck ist – wie jede andere Effloreszenz auch – durch Größe, Begrenzung (scharf oder unscharf; regelmäßig oder unregelmäßig), Farbe und Oberflächenbeschaffenheit weiter zu charakterisieren.

Fleck (Macula)
Farbveränderung ohne Gewebsvermehrung oder Konsistenzveränderung (Beispiel: Epheliden)

Der **Quaddel** (Urtica) liegt eine Flüssigkeitsansammlung in der Dermis zugrunde (Abb. 1–4b), die meist mit einer Vasodilatation einhergeht. Die Quaddel ist erhaben, weich, wegdrückbar und flüchtig (Bestandsdauer Stunden, selten wenige Tage). Sie kommt als klassische Effloreszenz im Rahmen des Nesselausschlags (Urticaria), aber auch z. B. in Folge von Insektenstichen vor.

Quaddel (Urtica)
Flüssigkeitsansammlung in der Dermis (Beispiele: Insektenstich, Nesselausschlag)

Die **Papel** (Papula, Knötchen) ist durch eine Vermehrung von Gewebsbestandteilen charakterisiert (Abb. 1–4c) und ist definitionsgemäß weniger als erbsgroß. Die Gewebsvermehrung kann durch die Einwanderung von Entzündungszellen, aber auch durch die Vermehrung ortsständiger Gewebekomponenten zustande kommen (reaktive oder neoplastische Proliferation von Epithel, Bindegewebe, Blutgefäßen etc.). Wenn erhabene Effloreszenzen etwa die Höhe einer Papel besitzen, aber flächenhaft ausgebreitet sind, spricht man von einem Plaque. Beete von dichtstehenden spitzen (akuminierten) Papeln werden als Vegetationen bezeichnet. Je nach der betroffenen Hautschicht unterscheidet man überwiegend *epidermale Papeln* (z. B. Verruca seborrhoica), überwiegend *dermale Papeln* (z. B. Dermatofibrom) und *gemischte Papeln* (z. B. Psoriasis). Eine sehr oberflächliche Gewebsvermehrung führt oft zu einer Plateau-artig abge-

Papel (Papula, Knötchen)
Gewebsvermehrung (weniger als erbsgroß) (Beispiele: Verruca vulgaris, Dermatofibrom)

Plaque
Niedrige, flächenhaft ausgebreitete Gewebsvermehrung (Beispiel: Psoriasis vulgaris)

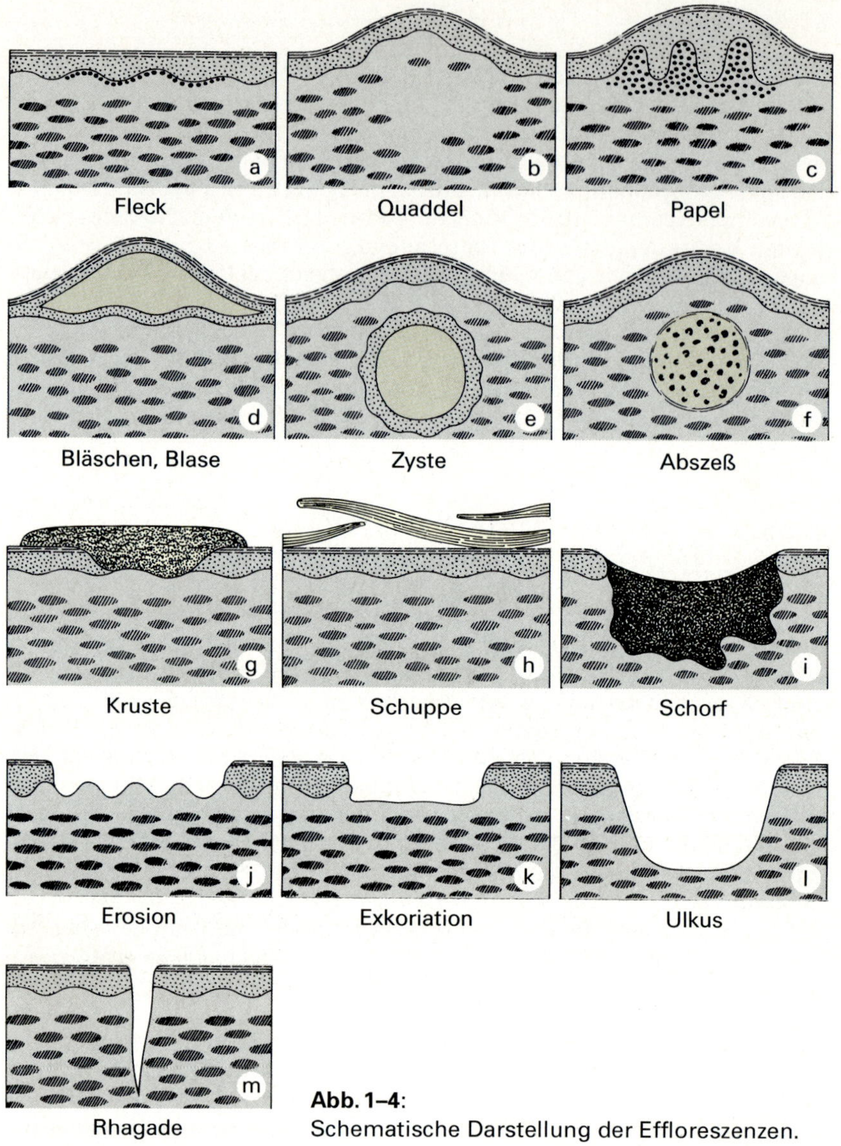

Abb. 1–4:
Schematische Darstellung der Effloreszenzen.

flachten Papel (lichenoide Papel, z. B. Lichen ruber planus), ein tiefer liegendes Knötchen zu einer kalottenförmigen Papel (z. B. Dermatofibrom), ein Infiltrat um den Haarfollikel zu einer spitzkegeligen Papel. Die Oberfläche kann verrukös (Verruca vulgaris), papillomatös (dermaler Nävuszellnävus) oder glatt sein (Lichen ruber planus).

Knoten (Nodus, Tumor, Tuber)
Gewebsvermehrung (über erbsgroß) (Beispiel: Lipom, Basaliom)

Der *Knoten* (Nodus, Tumor) stellt eine Gewebsvermehrung von mehr als Erbsgröße dar. Die Hautetage, in der der Knoten sitzt, wird durch Beurteilung der Oberfläche (bei tiefem Sitz unveränderte Oberfläche) und der Verschieblichkeit (bei oberflächlichem Sitz mit der Haut verbacken) abgeschätzt. Bei sehr oberflächlichem Sitz wird manchmal der Ausdruck *Tuber* verwendet. Wichtig sind auch die Konsistenz des Knotens (z. B. weich bei Lipom, hart bei subkutaner Metastase) und die palpatorische Abgrenzbarkeit (z. B. gut bei subkutaner Metastase, schlecht bei Fibrosarkom).

Vesikel (Vesicula, Bläschen)
Flüssigkeitsgefüllter oberflächlicher Hohlraum (weniger als erbsgroß) (Beispiel: Herpes simplex)

Blase (Vesica, Bulla)
Flüssigkeitsgefüllter oberflächlicher Hohlraum (über erbsgroß) (Beispiel: Pemphigus vulgaris)

Das **Bläschen** (Vesikula) stellt eine oberflächliche Spaltbildung der Haut mit Flüssigkeitsansammlung dar (Abb. 1–4d), die wiederum weniger als erbsgroß ist. Das Bläschen kann ein straff gespanntes, widerstandsfähiges Bläschendach haben, was auf eine tief sitzende (dermale oder junktionale) Spaltbildung hinweist, oder ein schlaffes, zerreißliches Bläschendach, was bei oberflächlicher (intraepidermaler) Spaltbildung beobachtet wird. Zentral genabelte Bläschen treten bei multilokulärer intraepidermaler Spaltbildung mit Zelluntergang auf und werden speziell bei Virusinfektionen

(z. B. Herpes simplex) beobachtet. Nach dem Inhalt unterscheidet man seröse und hämorrhagische Bläschen. Oft stehen Bläschen auf einer anderen Effloreszenz (z. B. auf einer roten Macula bei Herpes simplex oder auf einer Quaddel beim Strophulus infantum). Die Blase (Vesica, Bulla) unterscheidet sich vom Bläschen lediglich durch die Größe.

Die **Pustel** (Pustula, Eiterbläschen, -blase) ist durch einen eitrigen Inhalt gekennzeichnet. Sie kann einerseits durch sekundäre Vereiterung eines vorbestehenden Bläschens (sekundäre Pustel) oder durch direkte Leukozyteninfiltration mit Spaltbildung (primäre Pustel) zustande kommen. Pusteln können infektiös bedingt (z. B. Impetigo contagiosa) oder steril (z. B. palmoplantare Pustulosen) sein.

Pustel (Pustula, Eiterbläschen, -blase)
Eitergefüllter oberflächlicher Hohlraum (Beispiel: Impetigo contagiosa)

Eine **Zyste** stellt einen kutan-subkutan gelegenen, von Epithel ausgekleideten Hohlraum dar (Abb. 1–4e), der Sekret oder abgeschilferten Zelldetritus enthält. Bei der Betrachtung ist eine Zyste kaum von einem Knoten zu unterscheiden, zeigt aber palpatorisch eine weiche Konsistenz mit Fluktuation. Gelegentlich läßt sich eine zentrale Pore zur Hautoberfläche hin finden (z. B. Epidermiszyste).

Zyste
Epithel-ausgekleideter kutan-subkutaner Hohlraum mit Flüssigkeit oder Zelldetritus gefüllt (Beispiel: Epidermiszyste)

Ein **Abszeß** (Abb. 1–4f) ist eine kutan-subkutane Eiteransammlung in einem nicht präformierten Hohlraum. Ein reifer Abszeß ist von einer perifokalen Rötung umgeben, ist im Zentrum gelb oder gelbgrün gefärbt und zeigt deutliche Fluktuation. Oft gehen Abszesse von Hautanhangsgebilden aus (z. B. sog. Schweißdrüsenabszeß). Ein Empyem ist eine Eiteransammlung in einem vorgeformten, Epithel-ausgekleideten, kutan-subkutanen Hohlraum (z. B. sekundär infizierte Epidermiszyste).

Abszeß
Eiteransammlung in einem nicht präformierten kutan-subkutanen Hohlraum (Beispiel: Spritzenabszeß)
Empyem
Eiteransammlung in einem präformierten, epithelausgekleideten kutan-subkutanen Hohlraum (Beispiel: sekundär infizierte Epidermiszyste)

Eine **Kruste** (Crusta) stellt eingetrocknetes Sekret dar (Abb. 1–4g). Sie entsteht somit oft nach Platzen und Abtrocknen einer Vesikel oder einer Pustel und kann serös (zart gelb), eitrig (tief gelb bis braun) oder hämorrhagisch (rotbraun bis schwarz) sein. Voraussetzung ist eine Exsudation aus einem oberflächlichen Hautdefekt, so daß die Kruste praktisch immer über dem Niveau der umgebenden Haut liegt (sofern es sich nicht um Sekret auf einem tiefreichenden Substanzdefekt handelt).

Crusta (Kruste)
Eingetrocknetes Sekret auf einem Substanzdefekt, oft nach Platzen eines Bläschens oder einer Pustel (Beispiel: Impetigo contagiosa)

Die **Schuppe** (Squama) ist eine mechanisch abhebbare Hornvermehrung (Abb. 1–4h). Schuppen treten fast immer sekundär nach vorangegangenen Effloreszenzen (z. B. Papel, Fleck) auf. Nach der Größe unterscheidet man eine *feine pityriasiforme* (kleieförmige) Schuppung (z. B. Pityriasis versicolor), eine *größere psoriasiforme* Schuppung (z. B. Psoriasis vulgaris) und eine *groblamellöse* Schuppung (z. B. Abschuppen der Handflächen nach Scharlach). Nach Platzen eines Bläschens oder einer Blase bleibt am Rand oft ein Rest des Blasendachs in Form einer Schuppenkrause sichtbar. Derartige Schuppenkrausen an den Handflächen und Fußsohlen werden als dyshidrosiforme Schuppen bezeichnet. Rißförmige Schuppen werden beim Exsikkationsekzematoid beobachtet. Gelegentlich finden sich Schuppen, die mit Sekret durchtränkt sind (Schuppenkruste). Hornvermehrungen, die sich im Gegensatz zu Schuppen nicht ablösen lassen, heißen *Hyperkeratosen* (z. B. Schwiele).

Schuppe (Squama)
Makroskopisch abschilfernde Hornvermehrung (Beispiel: Psoriasis vulgaris)

Hyperkeratose
Nicht abschilfernde Hornvermehrung (Beispiel: Schwiele)

Ein **Schorf** (Abb. 1–4i) kommt durch einen Gewebsuntergang (Nekrose) zustande. Auslösend können trophische Störungen des Gewebes (z. B. arterielle Minderdurchblutung) und exogene Einflüsse (z. B. Erfrierung, Verätzung) sein. Die Farbe des Schorfes ist gelb, braun oder – bei härmorrhagischer Imbibition – schwarz. Der Schorf kann dünn und oberflächlich sein (z. B. oberflächliche III.-gradige Verbrennung), aber auch bis in die Subkutis reichen oder eine ganze Extremität betreffen (z. B. arterielle Verschlußkrankheit). Abgestorbenes Gewebe neigt zu Wasserverlust und damit zur Schrumpfung, so daß ein Schorf stets unter dem Niveau der Umgebung liegt.

Schorf
Gewebsuntergang (Nekrose) (Beispiele: Erfrierung, Gangrän bei arterieller Durchblutungsstörung)

Unter den Substanzdefekten der Haut unterscheidet man die *Erosion* (Defekt der Epidermis; Abb. 1–4j), die **Exkoriation** (Eröffnung der dermalen Papillen; Abb. 1–4k), das **Ulkus** (Defekt der Dermis und gegebenenfalls der Subkutis; Abb. 1–4l) und die *Fissur oder* **Rhagade** (schmaler, spaltförmiger, bis in das Korium reichender Defekt, Abb. 1–4m). In den Schleimhäuten findet sich als charakteristischer Substanzdefekt die **Aphthe**, die in der Tiefenausdehnung einem flachen Ulkus entspricht und immer von ei-

Erosion
Defekt der Epidermis, oft nach Platzen eines Bläschens oder einer Blase (Beispiel: Pemphigus vulgaris)
Exkoriation
Defekt der Epidermis und des Stratum papillare, oft mechanisch durch Kratzen bedingt (Beispiel: Prurigo)

Ulkus (Geschwür)
Defekt von Epidermis, Dermis und eventuell Subkutis (Beispiel: Ulcus cruris venosum)
Rhagade (Fissur)
Spaltförmiger, bis in die Dermis reichender Defekt (Beispiel: Mundwinkelrhagaden (Perleche))
Aphthe
Spezifischer Substanzdefekt an Schleimhäuten: oberflächliches Ulkus mit erythematösem Hof (Beispiel: Gingivostomatitis herpetica)

Narbe (Cicatrix)
Ungenügender Gewebsersatz nach Gewebsuntergang (Beispiel: Narbe nach einem Ulcus cruris)

Sklerose
Bindegewebsvermehrung in der Dermis und/oder in der Subkutis (Beispiel: Sklerodermie)
Atrophie
Gewebsschwund ohne vorangegangenem Defekt (Beispiel: senile Hautatrophie)
Poikilodermie
Nebeneinander von Atrophie, Hyperpigmentierung, Depigmentierung und Teleangiektasien (Beispiel: chronisches Radioderm)
Exanthem
Schubweises Auftreten gleichartiger Effloreszenzen in mehreren Hautregionen
Enanthem
Schubweises Auftreten gleichartiger Effloreszenzen an den Schleimhäuten
Erythem
Rote Macula, oft großflächig ausgebreitet
Erythrodermie
Generalisierte Rötung und Schuppung

nem rötlichen Hof umgeben ist (z.B. Gingivostomatitis herpetica). Die Erosion bleibt stets nach Platzen eines Bläschens oder einer Blase zurück (z.B. Pemphigus vulgaris) und läßt am Rand oft eine Schuppenkrause erkennen. Die Exkoriation ist meist mechanisch durch Kratzen bedingt (z.B. Prurigo simplex subacuta). Das Ulkus stellt immer einen Defekt in primär geschädigtem Gewebe (z.B. vaskulär minderversorgtes Gebiet, Tumorgewebe) dar, im Gegensatz zur Wunde, die traumatisch in gesundem Gewebe auftritt. Die Rhagade findet sich entweder in Körperfalten (z.B. Mundwinkelrhagaden) oder in Gebieten mit dicker, unelastischer Hornschicht (palmoplantares Ekzem). Erosionen heilen mit Restitutio ad integrum ab, Rhagaden und Aphthen hinterlassen meist ebenfalls keine sichtbaren Narben. Exkoriationen und Ulzera zeigen unterschiedlich tiefreichende Defektheilungen.
Die **Narbe** stellt einen funktionell ungenügenden Gewebsersatz nach vorangegangenem Gewebsuntergang dar. Im günstigsten Fall liegt sie im Niveau der umgebenden Haut, oft aber darüber (überschießende Narbenbildung, hypertrophische Narbe) oder darunter (mangelnde Narbenbildung, atrophische Narbe). Über einer bindegewebigen Narbe sind auch die epithelialen Strukturen betroffen: Die Epidermis ist dünn, durch Beeinträchtigung der Melanozyten kommt es zu Pigmentverschiebungen (Hyper- und Depigmentierungen) und die Hautanhangsgebilde können fehlen.
Die **Sklerose** stellt eine Bindegewebsvermehrung in der Dermis, seltener in der Subkutis, dar (z.B. Sklerodermie) und äußert sich durch eine straffe, verdickte, nicht in Falten abhebbare Haut mit deutlicher Konsistenzerhöhung. Unter **Atrophie** versteht man einen Gewebsschwund ohne vorangegangenen Gewebsdefekt (z.B. senile Hautatrophie). Der Gewebsschwund kann die Epidermis, das dermale Bindegewebe und die Hautanhangsgebilde betreffen. **Teleangiektasien** sind makroskopisch sichtbare Endgefäßerweiterungen, die u.a. beim Basaliom oder konstitutionell an der Wangenhaut auftreten können. Das Nebeneinander von Hyper- und Depigmentierungen, Atrophie und Teleangiektasien wird als **Poikilodermie** bezeichnet (z.B. Strahlenhaut, chronisches Radioderm).
Unter einem **Exanthem** versteht man das schubweise Auftreten gleichartiger entzündlicher Effloreszenzen auf verschiedenen Hautarealen, der analoge Vorgang an den Schleimhäuten wird als **Enanthem** bezeichnet. Der Ausdruck **Erythem** wird für rötliche, oft besonders ausgedehnte Maculae (großflächiges Erythem) verwendet. Eine Erythrodermie ist durch generalisierte Rötung und Schuppung der Haut charakterisiert.
Effloreszenzen können aggregiert, gruppiert oder disseminiert angeordnet sein. Bläschen in gruppierter Anordnung werden speziell als *herpetiforme Bläschen* bezeichnet, bei dicht aggregierten Papeln spricht man von *lichenoider Anordnung*. Durch Konfluenz, Ausbreitung und zentrale Abheilung können polyzyklische Figuren entstehen.

Dermatologische Untersuchungsverfahren

1.3 Dermatovenerologische Untersuchungstechniken

Klinische Untersuchung

Diagnostisches Vorgehen bei Hautkrankheiten:
Klinische Untersuchung → Anamnese → gezielt weiterführende Untersuchungen

Schematischer Ablauf der klinischen dermatologischen Untersuchung:
- Wo finden sich Hautveränderungen?
- Welche Effloreszenzen liegen vor?

1.3.1 Klinische Untersuchung

Die klinische Untersuchung des Hautpatienten stellt den entscheidenden diagnostischen Schritt dar. Hierbei muß man das in Frage kommende Spektrum von Krankheiten zumindest auf wenige klare differentialdiagnostische Fragen einengen, für die dann gezielt weiterführende Untersuchungen heranzuziehen sind. Andernfalls bestünde die Gefahr, daß ein ungezielter Schrotschuß von Laboruntersuchungen mehr Verwirrung als Klärung bringt.
In der Dermatologie soll man sich – im Gegensatz zu anderen medizinischen Disziplinen - angewöhnen, den Patienten zuerst unbeeinflußt morphologisch zu untersuchen und erst danach eine gezielte Anamnese zu erheben, da man sonst zu leicht auf eine falsche Fährte geführt wird. Stets ist

bei der Erstuntersuchung die gesamte Haut (einschließlich der behaarten Kopfhaut) zu betrachten – auf die Beteuerung, die Hautveränderungen fänden sich „ohnehin nur am Unterarm", darf man sich nicht verlassen. Oft finden sich die diagnostisch zielführenden Effloreszenzen gerade an jenen Stellen, die der Patient nicht spontan herzeigt. Durch die Betrachtung des gesamten Integuments verschafft man sich einen Überblick, welche Hautareale betroffen sind und ob die Krankheitsherde solitär oder multipel, und ob multiple Herde zirkumskript, regionär, generalisiert (weit verstreut) oder universell (Großteil des Integuments betreffend) vorkommen. Damit ergeben sich oft schon diagnostische Hinweise (z.B. Betonung lichtexponierter Areale, Bevorzugung der talgdrüsenreichen Regionen, Befall feuchter intertriginöser Räume, Auftreten in mechanisch belasteten Arealen). Von vielen Hautkrankheiten sind spezifische Prädilektionsstellen bekannt (z.B. Psoriasis: Streckseiten der Extremitäten und präsakral; Lichen ruber planus: Beugeseite der Handgelenke; Skabies: Fingerrücken, Achseln, Brust, Gesäß). Anschließend betrachtet man die Effloreszenzen aus der Nähe (ungefähr 20cm) und hält fest, welche Effloreszenzen vorliegen, welche Detailcharakteristika sie aufweisen und wie sie angeordnet sind. Abgesehen von der eigentlichen Hautkrankheit sind das allgemeine Erscheinungsbild der Haut (trocken, fett) sowie der Pigmentgehalt (dunkelhäutig, hellhäutig, „keltisch") zu beurteilen. Nach der Betrachtung der Haut folgen die Untersuchung der hautnahen Schleimhäute und Lymphknoten und gegebenenfalls der arteriellen Pulse. Manchmal finden sich charakteristische Veränderungen an der Schleimhaut (z.B. farnkrautartige Leukoplakien bei Lichen ruber planus an der Mundschleimhaut). Die Lymphknoten können im Zuge von entzündlichen und neoplastischen Hautkrankheiten betroffen sein oder einen Hinweis für eine Systemerkrankung (malignes Lymphom) geben. Die arteriellen Fußpulse sind für die Beurteilung von Unterschenkel- und Fuß-Läsionen, vor allem von Ulzera, wichtig. Die Reagibilität des Hautgefäßsystems wird durch Auslösung des Dermographismus mit einem harten Gegenstand am Rücken geprüft. Bei Normalpersonen entsteht nach einigen Sekunden ein roter, bei Patienten mit atopischer Diathese dagegen auf Grund einer neurovegetativen Dysregulation ein weißer Streifen.

- Wie sind die Effloreszenzen angeordnet?
- Welche Details weisen die Effloreszenzen auf?
- Sind die hautnahen Schleimhäute betroffen?
- Sind die Hautanhangsgebilde betroffen?
- Sind die hautnahen Lymphknoten vergrößert?
- Fallweise: Sind die arteriellen Pulse palpabel?

1.3.2 Anamnese

Die dermatologische Anamnese erfolgt im Anschluß an die klinische Untersuchung und soll klären, seit wann die gegenständlichen Hautveränderungen bestehen, an welcher Körperstelle sie begonnen haben und welche Dynamik die Krankheit zeigt (Ausbreitung, Remissionen und Exazerbationen, Zusammenhang mit äußeren Umständen, inneren Krankheiten, Jahreszeit, hormoneller Situation etc.). Dabei ist vor allem zu klären, ob die eigene klinisch-morphologische Verdachtsdiagnose mit den anamnestischen Angaben vereinbar ist. Anderenfalls sollten sowohl klinischer Befund als auch Anamnese einer neuerlichen kritischen (und selbstkritischen) Bewertung unterzogen werden. Weitere Punkte der Anamnese betreffen frühere Hautkrankheiten, innere Erkrankungen und familiäre Krankheiten. Einen besonderen Stellenwert hat die Anamnese bei Verdacht auf eine allergische Hautkrankheit. In der Allergiediagnostik ist intensiv und wiederholt nach allen in Frage kommenden topisch oder systemisch zugeführten Noxen und insbesondere auch nach derem zeitlichen Zusammenhang mit der Hautkrankheit zu fahnden.

Anamnese

Hinweise zur dermatologischen Anamnese:
- Zeitlicher Verlauf der Hautveränderungen: Zeitpunkt des ersten Auftretens; schubweiser Verlauf; Zusammenhang mit äußeren und inneren Umständen
- Sind die anamnestischen Angaben mit der klinisch-morphologischen Verdachtsdiagnose vereinbar?
- Bei Verdacht auf allergische Genese: Genaue, wiederholte Befragung nach äußerlichen und innerlichen Expositionsmöglichkeiten
- Frühere Hautkrankheiten
- Sonstige Krankheiten
- Krankheiten bei Familienmitgliedern

1.3.3 Hauttests

Hauttests spielen in der Allergiediagnostik eine große Rolle, sind aber nur nach gründlicher anamnestischer Einschränkung der in Betracht kommenden Allergene sinnvoll. Die Testung sollte außerdem erst 4 bis 6 Wochen nach Abheilung der Hautveränderungen angesetzt werden. Beim **Epiku-**

Hauttests

Epikutantest:
Testmodell zum Nachweis einer Kontaktallergie bei Verdacht auf allergisches Kontaktekzem

Intrakutanteste:
Meist zum Nachweis von Soforttyp-Allergien (Nahrungsmittel, Inhalationsallergene, Arzneimittel, Insektengifte)

tan-Test wird das mutmaßliche Allergen auf die intakte Rückenhaut aufgebracht, womit der Mechanismus des allergischen Kontaktekzems nachgeahmt wird. Bei **Intrakutantests** wird das Allergen durch einen kleinen Epidermisdefekt (Prick-Test, Scratch-Test) in die Dermis gebracht. Dieses Modell ist zum Nachweis IgE-vermittelter Reaktionen auf inhalative oder nutritive Allergene (Pollinose, Urtikaria) geeignet. Auf Einzelheiten der Testverfahren wird im Zusammenhang mit den entsprechenden Krankheiten eingegangen.

Mikroskopische Untersuchungverfahren

1.3.4 Mikroskopische Untersuchungsverfahren

Die mikroskopische Untersuchung von Hautbiopsien stellt die unmittelbare Ergänzung und Verfeinerung der klinisch-morphologischen Diagnostik dar. Die Histologie ist für die Differenzierung entzündlicher Dermatosen oft hilfreich und für die exakte Zuordnung von Tumoren praktisch unerläßlich. Es sollte heute jedes operativ entfernte Hautstück nicht zuletzt aus rechtlichen Gründen einer histologischen Untersuchung zugeführt werden. Einzige Voraussetzung dafür sind das Vorhandensein eines Fixierungsmittels (Formalin 10 %) und eines geeigneten Versandgefäßes.

Dermatohistologische Begriffe:

1.3.4.1 Dermatohistologische Grundbegriffe

Die praktische dermatohistologische Diagnostik stützt sich überwiegend auf Hämatoxylin-Eosin-gefärbte Paraffinschnitte. In der Beurteilung geht man systematisch die einzelnen Hautschichten vom Stratum corneum bis zur Subkutis durch.

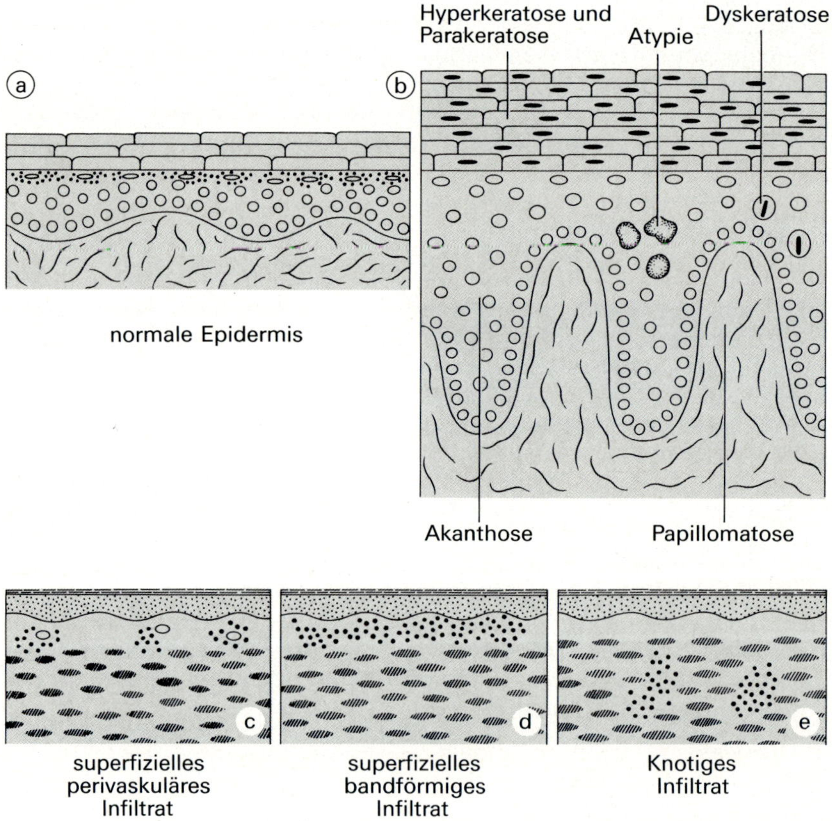

Abb. 1–5: Schematische Darstellung dermatohistologischer Begriffe. a) normale Epidermis; b) Hyperkeratose, Parakeratose, Akanthose, Papillomatose, Atypie und Dyskeratose; c) Superfizielles perivaskuläres Infiltrat; d) Superfizielles bandförmiges Infiltrat; e) Knotiges Infiltrat

Veränderungen der Hornschicht (Abb. 1–5a,b) sind *Hyperkeratose* (Vermehrung normaler, d.h. kernloser Hornzellen, z.B. Schwiele) und *Parakeratose* (Auftreten pathologischer kernhaltiger Hornzellen, z.B. Psoriasis vulgaris), darüber hinaus kann man auch Einlagerungen (Sekret: Parapsoriasis en plaques, Pilze: Epidermomykose, Bakterien: Impetigo contagiosa) finden. Das **Stratum granulosum** kann verbreitert sein (*Hypergranulose*; z.B. Lichen ruber planus) oder fehlen (Psoriasis vulgaris). Ein Fehlen des Stratum granulosum geht meist mit Parakeratose einher. Die **lebende Epidermis** kann verschmälert (*Atrophie*: Lichen sclerosus et atrophicus) oder verbreitert (Akanthose: Lichen ruber planus) sein. Eine *Akanthose* geht oft mit einer Verlängerung der dermalen Papillen einher (*Papillomatose*: z.B. chronisches Ekzem). Als *Dyskeratose* wird das Auftreten einzelner kernhaltiger verhornter Zellen in den unteren Epidermislagen bezeichnet (z.B. Carcinoma in situ). *Spongiose* bedeutet eine schwammige Auflockerung der Epidermis durch interzelluläres Ödem (z.B. akutes und subakutes Kontaktekzem). Bei der *Akantholyse* verlieren die Keratinozyten den desmosomalen Halt, wodurch es zur intraepidermalen Blasenbildung kommt (z.B. Pemphigus vulgaris).

In der **Dermis** sind vor allem die Architektur und die zelluläre Zusammensetzung entzündlicher Infiltrate zu beachten. Nach der Architektur werden superfizielle (auf die papilläre Dermis beschränkte) und tiefe (die retikuläre Dermis und die Subkutis betreffende) Infiltrate unterschieden. Superfizielle Infiltrate können perivaskulär (Arzneireaktion; Abb. 1–5c), interstitiell (Kontaktekzem) und bandförmig (= lichenoid; Lichen ruber planus; Abb. 1–5d) sein. Gelegentlich treten Entzündungszellen in die Epidermis über (epidermotropes Infiltrat: Kontaktekzem, kutanes T-Zell-Lymphom). In der retikulären Dermis können diffuse und knotige (Abb. 1–5e) Infiltrate unterschieden werden. Nach der Zusammensetzung findet man mononukleäre Infiltrate (Lymphozyten und Histiozyten), granulozytäre Infiltrate (polymorphkernige Granulozyten) und gemischte Infiltrate (Lymphozyten, Histiozyten, neutrophile Granulozyten, eosinophile Granulozyten) bis hin zu granulomatösen Infiltraten. Am häufigsten findet man superfizielle mononukleäre Infiltrate aus T-Lymphozyten, Histiozyten und Langerhanszellen (superfizielle T-Zell-Reaktion). Gefäßbetonte Infiltrate mit Zerstörung der Gefäßwand ergeben das Bild der Vaskulitis. Dabei können polymorphkernige Granulozyten zerfallen, wobei die Zellkernfragmente als Kernstaub nachweisbar bleiben (leukozytoklastische Vaskulitis). Weitere Phänomene in der Dermis sind Fibrose (Vermehrung von Kollagen und Fibroblasten), Sklerose (Vermehrung von Kollagen bei relativer Zellarmut) und Muzinose (vermehrte Einlagerung saurer Mukopolysaccharide).

Neben der konventionellen Histologie spielen auch *histologische Spezialmethoden* eine diagnostische Rolle: Immunfluoreszenzmikroskopisch werden routinemäßig Antikörperablagerungen in Gefrierschnitten nachgewiesen (direkte Immunfluoreszenz: z.B. Nachweis von Basalmembranantikörpern bei bullösem Pemphigoid). Die Methode ist auch zum Nachweis zirkulierender Antikörper nach Inkubation des Patientenserums mit einem spezifischen Testpräparat geeignet (indirekte Immunfluoreszenz: z.B. Nachweis zirkulierender antinukleärer Antikörper bei Lupus erythematodes). Die Immunhistochemie erlaubt durch die selektive Darstellung zellulärer Antigene vor allem eine Differenzierung kutaner Lymphome und Pseudolymphome. Elektronenmikroskopische Untersuchungen werden in der Diagnostik hereditärer, vor allem blasenbildender Dermatosen, aber auch zum Nachweis von Viruspartikeln verwendet. Die in-situ-Hybridisierung erlaubt das Auffinden von bestimmten DNS- und RNS-Sequenzen in der Tumor- und Virusdiagnostik.

- **Hyperkeratose**: Vermehrung normalen (kernlosen) Hornmaterials
- **Parakeratose**: Auftreten von Hornmaterial mit pyknotischen Zellkernen
- **Hypergranulose**: Verbreiterung des Stratum granulosum
- **Epidermisatrophie**: Verschmälerung der Epidermis
- **Akanthose**: Verbreiterung des Stratum spinosum
- **Papillomatose**: Verlängerung der dermalen Papillen
- **Dyskeratose**: einzelne verhornte Zellen in tieferen Epidermislagen
- **Spongiose**: schwammige Auflockerung der Epidermis durch interzelluläres Ödem
- **Akantholyse**: Intraepidermale Spaltbildung durch Auflösung der Desmosomen

Entzündliche Infiltrate in der Dermis:
- Architektur: superfiziell perivaskulär, interstitiell oder bandförmig; tief knotig oder diffus
- Zusammensetzung: mononukleär (Lymphozyten und Histiozyten); granulozytär (polymorphkernige Granulozyten); gemischt (Lymphozyten, Histiozyten, neutrophile und eosinophile Granulozyten)

Leukozytoklastische Vaskulitis:
- Gefäßbetonte leukozytäre Infiltrate
- Gefäßwandnekrose
- Kernstaub durch Zerfall von Granulozyten

Histologische Spezialmethoden:
- Direkte Immunfluoreszenzuntersuchung: Nachweis von Autoantikörpern im Gewebe des Patienten
- Indirekte Immunfluoreszenzuntersuchung: Nachweis von Autoantikörpern im Serum des Patienten
- Immunhistochemie: Nachweis von zellulären Markern zur Diagnose von Lymphomen und soliden Tumoren
- Elektronenmikroskopie: Virusnachweis (Negativkontrastverfahren); Diagnostik hereditärer Dermatosen
- In-situ-Hybridisierung: Nachweis von DNS- und RNS-Sequenzen zur Virus- und Tumordiagnostik

Mikrobiologische und serologische Untersuchungsverfahren:
- Objektträger-Ausstrich mit Gram-Färbung (Beispiel: Gram-negative Diplokokken bei Gonorrhoe)
- Bakteriologische Kultur (Beispiel: Thayer-Martin-Blutagar bei Gonorrhoe)
- Dunkelfelduntersuchung (Nachweis von lebenden Syphilisspirochäten)
- Direkter Pilzbefund im Mikroskop nach Auflösung des Hornmaterials durch Kalilauge (Nachweis von Hyphen und Sporen)
- Pilzkultur
- Überimpfung auf Gewebekulturen (Beispiele: Viren, Chlamydien)

Serologische Untersuchung auf zirkulierende Antikörper:
- Syphilis
- HIV-Infektion

1.3.5 Mikrobiologische und serologische Untersuchungsverfahren

Bei infektiösen Haut- und Geschlechtskrankheiten stellt der direkte mikroskopische Erregernachweis eine einfache und schlüssige diagnostische Maßnahme dar. Der bakteriologische Abstrichbefund hat in der Praxis vor allem für die Diagnose von Gonokokken im Urethral- und Zervikalsekret Bedeutung. Die Untersuchung kann direkt mikroskopisch im gefärbten Ausstrichpräparat oder in speziellen Kulturen erfolgen. Der direkte Nachweis von Syphilisspirochäten (Treponema pallidum) ist im Primär- und Sekundärstadium der Syphilis möglich. Da sich die Spirochäten allerdings kaum anfärben lassen (pallidum = blass), müssen sie lebend im Dunkelfeldmikroskop gesucht werden. Pilze können im Mikroskop ungefärbt untersucht werden, indem man verdächtiges Material (Hornschuppen, Nagelsplitter, Haare) auf einen Objektträger bringt und das optisch störende Hornmaterial mit Kalilauge auflöst. Die weitere Typisierung der Pilze bleibt der Kultur überlassen.
Der Virusnachweis kann mit dem elektronenmikroskopischen Negativkontrastverfahren oder durch Übertragung auf Gewebekulturen erfolgen. Viren und Chlamydien können zum Teil auch immunhistochemisch und immunfluoreszenzmikroskopisch erfaßt werden. Bei der Diagnose der Syphilis und der HIV-Infektion (humanes Immundefizienz-Virus, AIDS) spielt der serologische Nachweis zirkulierender Antikörper eine wichtige Rolle.

2 Erbkrankheiten und Fehlbildungen

Erbkrankheiten und Fehlbildungen

2.1 Hereditäre Verhornungsstörungen

Hereditäre Verhornungsstörungen

R. Happle

Die monogen erblichen Verhornungsstörungen sind relativ selten. Bei den Ichthyosen und Palmoplantarkeratosen besteht eine große Vielfalt verschiedener Phänotypen. Unter den polygen verursachten Verhornungsstörungen ist die Psoriasis die häufigste (s. Kap. 12.2), aber nicht die einzige; wahrscheinlich wird auch die Pityriasis rubra pilaris polygen vererbt.

Unterschied zwischen
- monogener Vererbung (Ichthyosis, Palmoplantarkeratosen) und
- polygener Vererbung (Psoriasis, Pityriasis rubra pilaris)

2.1.1 Ichthyosen

Ichthyosen

Definition: Als Ichthyosis bezeichnet man eine monogen erbliche Verhornungsstörung, die in flächenhafter Weise mehr oder weniger vollständig das gesamte Integument betrifft. Diese Definition macht deutlich, warum die folgenden Phänotypen keine Ichthyosen sind: Bei der Psoriasis fehlt die monogene Vererbung, bei den Palmoplantarkeratosen und den Erythrokeratodermien fehlt der Befall der gesamten Haut, und beim Morbus Darier fehlt die Flächenhaftigkeit der Verhornungsstörung.

Definition:
- monogen erblich (also nicht Psoriasis)
- mehr oder weniger flächenhaft (also nicht Morbus Darier)
- die gesamte Haut betreffend (also nicht Palmoplantarkeratosen)

Pathobiochemie der Verhornung: Das Stratum corneum hat eine wichtige Funktion als Grenzfläche gegenüber der Umwelt. Es ist aufgebaut nach dem *Backstein-Mörtel-Modell*, wobei die proteinreichen Korneozyten die Backsteine und die lipidreiche interzelluläre Substanz den Mörtel darstellen. Membranen lebender Zellen enthalten amphotere Lipidmoleküle (Phospholipide, Glykolipide); im Rahmen des Verhornungsprozesses werden diese umgewandelt in nichtpolare Moleküle (Ceramide, Cholesterin, freie Fettsäuren). Diese stark hydrophoben Lipide verleihen dem Stratum corneum seine Barrierefunktion. Die Umwandlung der polaren in nichtpolare Lipide wird induziert durch Enzyme, die im Stratum granulosum in den Keratinosomen (lamellar bodies) enthalten sind und beim Übergang zum Stratum corneum in den Interzellularraum ausgeschüttet werden. Bedeutsam für den normalen Verhornungsprozeß ist auch die membrangebundene Steroidsulfatase, welche die Metabolisierung des Cholesterins, das aus den Keratinosomen ausgeschüttet wird, steuert. Den meisten Ichthyosistypen liegt wahrscheinlich eine *Störung des epidermalen Lipidstoffwechsels* zugrunde.

Pathobiochemie der Verhornung
Backstein-Mörtel-Modell:
- Korneozyten = Backsteine
- interzelluläre Substanz = Mörtel

Normaler Verhornungsprozeß: Umwandlung polarer Lipidmoleküle in nichtpolare durch Enzyme der Keratinosomen (lamellar bodies)

Nichtpolare Lipide im „Mörtel" wichtig für Barrierefunktion des Stratum corneum

Die korrekte klinische Klassifikation einer Ichthyosis ist für die Erbberatung wichtig. Man sollte sich zunächst die Fragen stellen: Handelt es sich um eine vulgäre oder eine kongenitale Ichthyosis? Ist die Ichthyosis mit anderen Anomalien assoziiert oder nicht? Auch an sekundär induzierte ichthyosiforme Hautveränderungen (Paraneoplasien, Infektionen, Vitaminmangel, Medikamentenfolge) muß gedacht werden.

Steroidsulfatase: membrangebundenes Enzym zur Metabolisierung des Cholesterins
- Ichthyosen: meist Störungen des epidermalen Lipidstoffwechsels

Diagnostische Hauptkriterien:
- Vulgäre oder kongenitale Ichthyosis?
- Assoziierte Anomalien?

2.1.1.1 Vulgäre Ichthyosen

Vulgäre Ichthyosen

Die vulgären Ichthyosen sind bei Geburt noch nicht erkennbar und im Vergleich zu den kongenitalen Ichthyosen relativ milde.

Autosomal dominante Ichthyosis vulgaris: Dies ist die mildeste und zugleich häufigste Form (~1:250). Es besteht eine feine, helle Schuppung am ganzen Körper, mit Aussparung der Gelenkbeugen. Häufig bestehen folli-

Autosomal dominante Ichthyosis vulgaris

Klinik:
- variabel ausgeprägte Schuppung
- auch follikuläre Keratosen
- Aussparung der Beugen
- Betonte Handlinien
- abnorme Keratohyalingranula = Filaggrindefekt

Zugrundeliegendes Gen prädisponiert für atopisches Ekzem

kuläre Hyperkeratosen. In den betroffenen Familien wird die Dermatose oft lediglich als „trockene Haut" und nicht als Krankheit empfunden. Ein wichtiges Merkmal zur Abgrenzung gegenüber der X-chromosomal rezessiven Ichthyose sind betonte Handlinien. Elektronenmikroskopisch ist diese Ichthyose dadurch gekennzeichnet, daß sich die Keratohyalingranula buchstäblich „verkrümeln". Die Synthese von Profilaggrin und Filaggrin ist gestört. Histologisch besteht eine Orthohyperkeratose mit verschmälertem Stratum granulosum. Die zugrundeliegende Punktmutation ist eines jener Gene, die für das polygen bedingte atopische Ekzem (s. Kap. 8.1.2) prädisponieren. Die Betonung der Handlinien, die beim atopischen Ekzem häufig gefunden wird, ist meistens Ausdruck einer autosomal dominanten Ichthyosis vulgaris.

X-chromosomal rezessive Ichthyosis
- Konduktorinnen erscheinungsfrei (fehlender Lyon-Effekt!)

Klinik:
- Große braune Schuppen
- Handflächen frei

Histologie:
- Orthohyperkeratose, breites Strat. granulosum

Enzymdefekt:
- Steroidsulfatase-Defizienz bedingt auch Kryptorchismus und Geburtskomplikationen

Die **X-chromosomal rezessive Ichthyosis** kommt nur bei Männern vor (Inzidenz 1:6000). Konduktorinnen sind erscheinungsfrei, da die zugrundeliegende Mutation nicht der X-Inaktivierung unterliegt; bei diesen Frauen kann sich somit kein funktionelles X-chromosomales Mosaik manifestieren. Licht- und elektronenmikroskopisch bietet die Dermatose keine charakteristischen Merkmale. Klinisch ist dieser Typ durch relativ grobe, rautenförmige Schuppen von schmutzig-brauner Farbe gekennzeichnet. Die Beugen sind befallen, die Handflächen unauffällig. Der zugrundeliegende **Steroidsulfatasemangel** bewirkt nicht nur eine Ichthyosis, wobei in den Schuppen abnorme Mengen Cholesterinsulfat gefunden werden, sondern häufig auch einen **Kryptorchismus** (~25%). Schon während der Schwangerschaft manifestiert sich der **plazentare Sulfatasemangel** in einem abnorm niedrigen Östrogenspiegel, und dies kann zu **Geburtskomplikationen** führen.

Kongenitale Ichthyosen

2.1.1.2 Kongenitale Ichthyosen

Die kongenitalen Ichthyosen sind selten, aber schwerwiegend. Sie lassen sich einteilen in Ichthyosen ohne Begleitsymptome und solche mit assoziierten Anomalien. Die korrekte Klassifikation erfordert Spezialwissen.

Nichtbullöse Typen
Lamelläre Ichthyosen
- Kongenitale ichthyotische Erythrodermie (autosomal rezessiv)
- Nicht-erythrodermische lamelläre Ichthyosis (autosomal rezessiv)
- Autosomal-dominante lamelläre Ichthyosis

Klinik:
- grobe Schuppung
- Ektropion
- palmoplantare Hyperkeratose

Harlekin-Ichthyosis:
Retinoidbehandlung lebensrettend

Die erste Gruppe umfaßt nichtbullöse und bullöse Typen. Die **nichtbullösen Typen** nennt man wegen der groben Schuppung auch **lamelläre Ichthyosen** (Abb. 2–1). Hierbei läßt sich eine bei Geburt erythrodermische Form **(„kongenitale ichthyotische Erythrodermie")** von einer nicht-erythrodermischen Form **(„lamelläre Ichthyosis" im engeren Sinne)** unterscheiden. Die Vererbung ist meistens autosomal rezessiv; es gibt jedoch auch eine autosomal dominante Form. Die Unterscheidung und weitere Unterteilung dieser Typen aufgrund klinischer, elektronenmikroskopischer und biochemischer Kriterien hat in den letzten Jahren an Kontur gewonnen, ist jedoch noch im Fluß. Häufige klinische Probleme sind ein Ektropion sowie palmoplantare Hyperkeratosen. Die schwerste Form der kongenitalen Ichthyosis ist die **Harlekin-Ichthyosis** (panzerartige Haut), zu unterscheiden von der milder ausgeprägten „Kollodium-Haut". Ohne Behandlung sind die Neugeborenen mit Har-

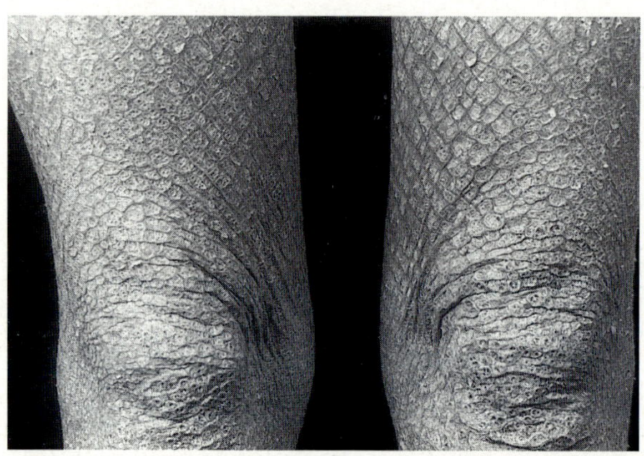

Abb. 2–1: Nichtbullöse ichthyotische Erythrodermie: grobe, lamelläre Schuppen

lekin-Ichthyosis nicht lebensfähig. Mit Retinoidbehandlung läßt sich eine entscheidende Besserung erzielen, welche die Kinder überleben läßt und auch nach Absetzen des Medikamentes anhält.
Eine kongenitale Ichthyosis kann den entscheidenden Hinweis geben zur Diagnose komplexer Syndrome; Beispiele sind das **Netherton-Syndrom** (Trichorrhexis invaginata = Bambushaare), die **Neutralfettspeicherkrankheit** (Lipidvakuolen in den Granulozyten, Hepatopathie) und das **Sjögren-Larsson-Syndrom** (Tetraplegie, geistige Retardierung).
Beim **Tay-Syndrom** geht eine kongenitale Ichthyosis einher mit einer charakteristischen, mikroskopisch erkennbaren Haarschaftanomalie (Querbänderung im polarisierten Licht, Schwefelmangelhaar = *Trichothiodystrophie*). Alle diese Phänotypen werden autosomal rezessiv vererbt, im Gegensatz zur **X-chromosomal dominanten Ichthyosis**, die nur bei Frauen auftritt, da der zugrundeliegende X-gebundene Gendefekt einen Letalfaktor für männliche Embryonen darstellt. Weibliche Embryonen überleben, da sie über den *Lyon-Effekt* ein funktionelles X-chromosomales Mosaik aufbauen können. Dieses Mosaik manifestiert sich an der Haut in einer fleck- und streifenförmigen Ichthyosis als kutanes Leitsymptom einer schwerwiegenden Skelettkrankheit, der **X-chromosomal dominanten Chondrodysplasia punctata**.
Bei verschiedenen kongenitalen Ichthyosen entwickelt sich eine fleckförmige, irreversible Alopezie *(Alopecia ichthyotica)*.
Die Gruppe der seltenen **bullösen kongenitalen Ichthyosen** ist durch das histologische Phänomen der **Akanthokeratolyse (epidermolytische Hyperkeratose, granuläre Degeneration)** gekennzeichnet. Bei der autosomal dominant erblichen **bullösen ichthyotischen Erythrodermie** hebt sich die Haut des Neugeborenen in Blasen ab, und später entwickeln sich mächtige hystrixartige Hyperkeratosen (hystrix = Stachelschwein). (Im Gegensatz hierzu fehlen bei der **Ichthyosis bullosa Siemens** die Erythrodermie und die hystrixartigen Hyperkeratosen.) Das zugrundeliegende Gen kann sich als somatische Mutation in Form eines streifenförmigen Epidermalnävus manifestieren. Der Patient kann die Mutation auch in den Gonaden in Form eines Mosaiks aufweisen und an die folgende Generation weitergeben. Bei dem betroffenen Kind ist die gesamte Haut diffus in Form einer bullösen kongenitalen ichthyotischen Erythrodermie befallen. Mit anderen Worten, vererbbar ist Akanthokeratolyse, nicht aber das Mosaik. Aus Gründen der Erbberatung sollte deshalb jeder verruköse Epidermalnävus histologisch klassifiziert werden. Umgekehrt müssen die Eltern eines Kindes mit bullöser kongenitaler ichthyotischer Erythrodermie stets sorgfältig auf das Vorhandensein eines **Epidermalnävus vom epidermolytischen Typ** untersucht werden, denn nur so ist eine korrekte Erbberatung möglich.

Kongenitale Ichthyosen als Symptom komplexer Syndrome:
- Netherton-Syndrom → Bambushaare
- Neutralfettspeicherkrankheit → Lipidvakuolen
- Sjögren-Larsson-Syndrom → Tetraplegie
- Tay-Syndrom → Trichothiodystrophie

Bei kongenitalen Ichthyosen kann die mikroskopische **Haarschaftuntersuchung** den entscheidenden Hinweis zur Klassifikation geben
X-chromosomal dominante Ichthyosis:
- Letalfaktor für männliche Embryonen
- Kutane Manifestation eines funktionellen Mosaiks (Lyon-Effekt)
- Kutanes Leitsymptom der X-chromosomal dominanten Chondrodysplasia punctata

Alopecia ichthyotica: irreversible, vernarbende, umschriebene Alopezie (Pseudopelade)

Bullöse Typen: → Akanthokeratolyse
- **Bullöse ichthyotische Erythrodermie**
- **Ichthyosis bullosa Siemens** (nicht erythrodermisch)

Beim **akanthokeratolytischen Epidermalnävus** kann ein gonadales Mosaik vorliegen:
- bullöse ichthyotische Erythrodermie in nächster Generation möglich
- Vererbbar ist die Akanthokeratolyse, nicht der Nävus
- Schlußfolgerung: bei Akanthokeratolyse im verrukösen Epidermalnävus → genetisches Risiko!

2.1.2 Hereditäre Palmoplantarkeratosen

Eine übermäßige Verhornung der Handteller und Fußsohlen kann eine erhebliche Behinderung darstellen, zumal das Gehen und Stehen auf Plantarkeratosen schmerzhaft sein kann. Die korrekte Klassifikation erfordert zumeist Spezialwissen. Eine *Biopsie* ist nicht nur im Rahmen der Erbberatung, sondern auch zur Vermeidung unnützer Therapieversuche mit Retinoiden sinnvoll.

Hereditäre Palmoplantarkeratosen

Biopsie wichtig für Klassifikation, Erbberatung und Therapie

2.1.2.1 Diffuse, nicht transgrediente Palmoplantarkeratosen ohne assoziierte Anomalien

Die häufigste Form ist der **Typ Vörner**, der histologisch durch *Akanthokeratolyse* gekennzeichnet ist. Bei diesem Typ ist eine Retinoidbehandlung nicht sinnvoll, denn nach Abstoßung der Hyperkeratosen bleibt eine nässende, empfindliche Greiffläche zurück, die eine noch größere Behinderung darstellt. Ob der **Typ Unna-Thost** (diffuse, nicht transgrediente Palmoplantarkeratose ohne Akanthokeratolyse und ohne Begleitsymptome) überhaupt existiert, ist heute zweifelhaft geworden.

Diffuse, nicht transgrediente Palmoplantarkeratosen ohne assoziierte Anomalien

- **Typ Vörner** am häufigsten. Histologie: Akanthokeratolyse („granuläre Degeneration", „epidermolytische Hyperkeratose"). Orale Retinoidbehandlung nicht sinnvoll
- **Typ Unna-Thost:** Existenz nicht zweifelsfrei erwiesen

Figurierte Palmoplantarkeratosen ohne assoziierte Anomalien:

- Keratodermia palmoplantaris areata, punctata, striata

2.1.2.2 Figurierte Palmoplantarkeratosen ohne assoziierte Anomalien

Von den diffusen hereditären Palmoplantarkeratosen abzugrenzen sind die figurierten Formen (Keratodermia palmoplantaris areata, punctata (Abb. 2–2) und striata). Alle diese Typen werden autosomal-dominant vererbt.

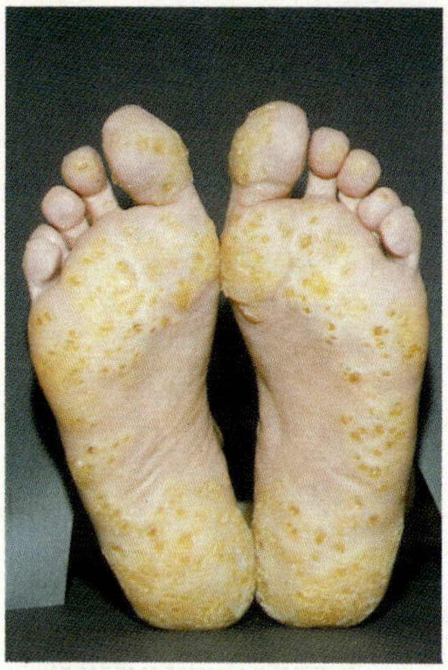

Abb. 2–2:
Keratodermia palmoplantaris punctata

Transgrediente Palmoplantarkeratosen:

- **Mal de Meleda** (autosomal rezessiv)
- **Typ Greither** (autosomal dominant)
- **Papillon-Lefèvre-Syndrom** (autosomal rezessiv): Periodontopathie mit Zahnverlust

2.1.2.3 Transgrediente Palmoplantarkeratosen

Beim **Mal de Meleda** greifen die Hyperkeratosen auch auf die Dorsalseite der Hände und Füße über (transgredi = überschreiten). Die autosomal-rezessiv erbliche Krankheit wird benannt nach der jugoslawischen Insel Mljet (italienisch Meleda), auf der dieser Phänotyp besonders häufig vorkommt. Eine ebenfalls transgrediente, aber weniger scharf umrissene Palmoplantarkeratose mit autosomal-dominanter Vererbung wird als **Typ Greither** bezeichnet.
Beim **Papillon-Lefèvre-Syndrom** ist eine transgrediente Palmoplantarkeratose assoziiert mit frühzeitigem Verlust aller Zähne. Verschiedene Arbeitsgruppen haben berichtet, daß eine früh einsetzende orale Retinoidbehandlung nicht nur die Hauterscheinungen bessern, sondern auch den Verlust der Zähne zumindest hinauszögern kann.

Dyskeratosis follicularis (Morbus Darier)

- autosomal dominante Vererbung
- in seborrhoischen Arealen und großen Beugen
- braunrote Papeln → Konfluenz zu verrukösen, nässenden Flächen
- unterbrochene Papillarleisten an den Händen
- Längsriffelung der Nägel (Onychorrhexis)

Histologie:
- Akantholyse mit Dyskeratose („corps ronds", „grains")

Therapie: Orale Retinoide

2.1.3 Dyskeratosis follicularis (Morbus Darier)

Dieser autosomal dominant erbliche Phänotyp ist gekennzeichnet durch multiple braunrote Papeln mit festhaftender Schuppung, die zu verrukösen, unscharf begrenzten, nässenden Flächen konfluieren (Abb. 2–3). Bevorzugt werden behaarter Kopf sowie vordere und hintere Schweißrinne befallen, mitunter auch die großen Körperfalten. Die Nägel weisen eine charakteristische Längsriffelung auf (Onychorrhexis), die Palmae und Plantae hyperkeratotische Papeln und unterbrochene Papillarleisten. Zudem neigen die Patienten zu generalisiertem Herpes simplex und zu bakteriellen Infektionen. Öfter wird auch geistige Retardierung beobachtet. Histologisch ist die Krankheit durch **Akantholyse** und **Dyskeratose** gekennzeichnet: Die Stachelzellen lösen ihren Verbund und bilden dabei dyskeratotische Degenerationsformen (**'corps ronds'** = doppelte Zellkonturen, **'grains'** = kornähnliche Strukturen). Die Krankheit stellt wegen der Neigung zu Mazeration und fötidem Geruch eine schwerwiegende Behinderung dar.

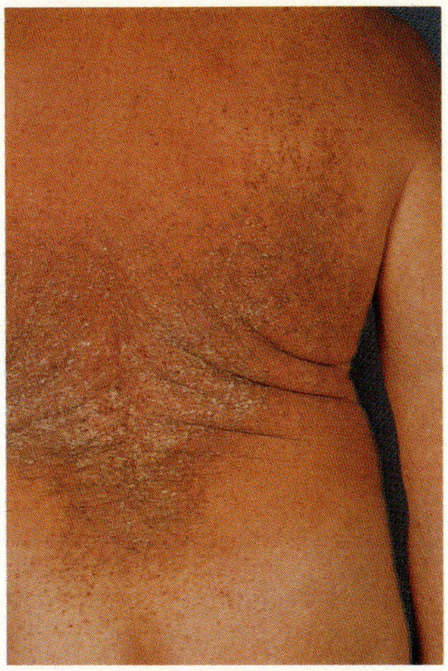

Abb. 2–3:
Dyskeratosis follicularis (Morbus Darier)

2.1.4 Erythrokeratodermien

Die selten auftretenden Erythrokeratodermien sind durch scharf begrenzte Plaques gekennzeichnet, die bei der **Erythrokeratodermia figurata variabilis** in rasch wechselnder Lokalisation kommen und gehen, bei der **Erythrokeratodermia progressiva symmetrica** dagegen stabil und symmetrisch sind. Beide Formen werden autosomal dominant vererbt.
Eine Erythrokeratodermie mit assoziierten Anomalien ist das **KID-Syndrom** (keratitis, ichthyosis-like hyperkeratosis, deafness), mit hartnäckigen Dermatophyten- oder Hefepilzinfektionen und mit wahrscheinlich autosomal-dominanter Vererbung.

Erythrokeratodermien

- **Erythrokeratodermia figurata variabilis**
- **Erythrokeratodermia progressiva symmetrica**
- **KID-Syndrom** („**k**eratitis, **i**chthyosis-like hyperkeratosis, **d**eafness")

2.1.5 CHILD-Syndrom

Das Wort CHILD bedeutet „congenital hemidysplasia with ichthyosiform nevus and limb defects". Die Krankheit ist durch einen teils flächen-, teils streifenförmig angeordneten entzündlichen ichthyosiformen, halbseitigen Epidermalnävus mit ipsilateralen Gliedmaßendefekten und möglichen weiteren ipsilateralen Anomalien (Hirn, Herz, Niere) gekennzeichnet. Die Vererbung ist X-chromosomal-dominant mit Letalwirkung für männliche Embryonen.

CHILD-Syndrom = **c**ongenital **h**emidysplasia, **i**chthyosiform nevus, **l**imb **d**efects

Vererbung: X-chromosomal dominant mit Letalwirkung für männliche Embryonen

2.1.6 Nichthereditäre Mosaikphänotypen

Das Konzept der **Letalmutationen, die im Mosaik überleben**, bietet eine Erklärung für einige genetisch bedingte Differenzierungsstörungen der Oberhaut, die nur sporadisch auftreten. Das **Proteus-Syndrom** (asymmetrische Makrozephalie, Makrodaktylie, subkutane mesodermale Hamartome) ist durch einen **systematisierten Epidermalnävus** vom weichen, nichtorganoiden Typ charakterisiert. Die zugrundeliegende Mutation kann auch in den Keimzellen vorhanden sein, aber eine hieraus entstehende Zygote kann nicht überleben, da nun alle Zellen von der Mutation betroffen sind. Dasselbe Konzept gilt für das **Schimmelpenning-Syndrom** (Naevus sebaceus mit Hirnanomalien und Kolobom).

Nichthereditäre Mosaikphänotypen

Letalmutationen, die im Mosaik überleben:
Proteus-Syndrom
weicher, papillomatöser Epidermalnävus

Schimmelpenning-Syndrom
Naevus sebaceus

2.1.7 Polygen vererbte Verhornungsstörungen

Das klassische Beispiel einer polygen bedingten Verhornungsstörung ist die **Psoriasis** (s. Kap. 12–2). Auch die **Pityriasis rubra pilaris**, die durch konfluierende follikuläre Hyperkeratosen sowie eine gelbliche diffuse Hyper-

Polygen vererbte Verhornungsstörungen

- **Psoriasis**
- **Pityriasis rubra pilaris(?)**

keratose der Handteller und Fußsohlen gekennzeichnet ist, wird wahrscheinlich nicht monogen, sondern polygen vererbt.

Therapie der hereditären Verhornungsstörungen

Äußerliche Behandlung
- Harnstoff
- Milchsäure
- Propylenglykol
- Kochsalz

Orale Behandlung
Retinoide bei schwerwiegenden Krankheitsbildern
- Nebenwirkungen beachten (Teratogenität, Knochentoxizität!)
- Bei Morbus Darier vorsichtig dosieren: Gefahr der Exazerbation

2.1.8 Therapie der hereditären Verhornungsstörungen

Zur äußerlichen Behandlung der Ichthyosen eignen sich Cremes oder Salben, die **Harnstoff, Milchsäure** oder **Propylenglykol** enthalten. Auch **Kochsalz** in einer Konzentration von 5–10% wird von vielen Patienten als lindernd erfahren.
Bei schwerwiegenden kongenitalen Ichthyosen und hereditären Palmoplantarkeratosen läßt sich durch orale Gabe von aromatischen Retinoiden eine Besserung erzielen. Dieser günstige Effekt muß gegenüber den Nebenwirkungen einer Retinoid-Dauertherapie (Teratogenität, Knochentoxizität!) sorgfältig abgewogen werden. Beim Morbus Darier bringt eine vorsichtige, einschleichende Dosierung ausgezeichnete Ergebnisse; eine zu hohe Dosis kann jedoch zur Exazerbation der Krankheit führen.

Hereditäre blasenbildende Erkrankungen

2.2 Hereditäre blasenbildende Erkrankungen

H. Hintner

Definition
Blasenbildung an Haut (Schleimhaut) nach trivialen Traumen
Synonyme:
mechanobullöse Erkrankung
Epidermolysis bullosa
Klassifikation:
3 Hauptgruppen:

Definition: Die heterogene Gruppe der vererblichen, blasenbildenden Erkrankungen (Synonym: mechanobullöse Erkrankungen) ist durch das Auftreten von Blasen an der Haut und, bei manchen Formen, an den Schleimhäuten in der Folge von minimalen Traumen gekennzeichnet.
Klassifikation (Tab. 2–1): Nach dem Sitz der Blasenbildung in der dermoepidermalen Junktionszone (Basalmembranzone, BMZ: Der ultrastrukturelle Aufbau der Basalmembranzone ist auf Seite 25 genau beschrieben; Abb. 2–4) kann man drei Hauptgruppen der mechanobullösen Erkrankungen unterscheiden (Abb. 2–4, 2–5):

Tab. 2–1 Vereinfachte Klassifikation der hereditären, blasenbildenden Erkrankungen

Hauptgruppe	Erbgang	Untergruppe
EB simplex	autosomal dominant	Generalisierte EB simplex, Typ Koebner
	autosomal dominant	Lokalisierte EB simplex, Typ Weber-Cockayne
	autosomal dominant	EB herpetiformis, Typ Dowling-Meara
	autosomal dominant	EB simplex, Typ Ogna
EB junctionalis	autosomal rezessiv	EB junctionalis, Typ Herlitz
	autosomal rezessiv	Generalisierte, atrophisierende, benigne EB
EB dystrophicans	autosomal dominant	Hyperplastische EB dystrophicans, Typ Cockayne-Touraine
	autosomal dominant	EB dystrophicans albopapuloidea, Typ Pasini
	autosomal rezessiv	EB dystrophicans, Typ Hallopeau-Siemens

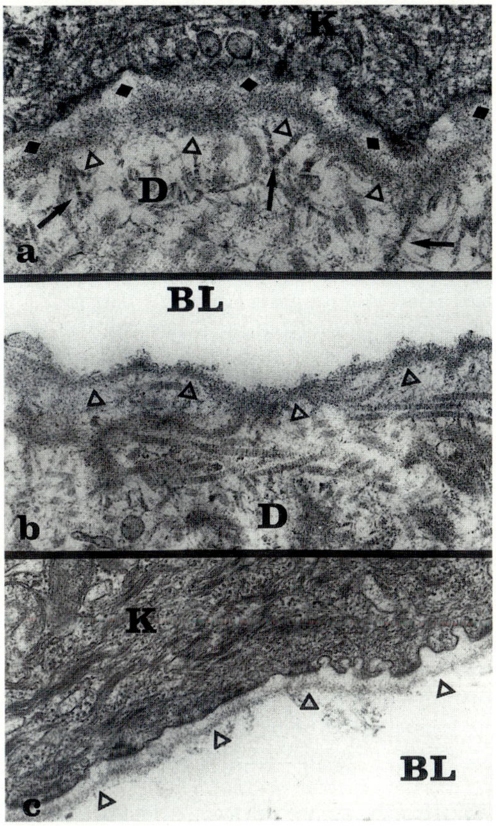

Abb. 2–4
a) Basalmembranzone normaler menschlicher Haut
b) Probeexzision bei einem Patienten mit generalisierter, atrophisierender, benigner EB: die Lamina densa der Basalmembranzone findet sich bei junktionaler Spaltbildung am Blasenboden der Dermis aufsitzend
c) Probeexzision bei einem Patienten mit rezessiv vererbter, dystropher EB: die Lamina densa der Basalmembranzone findet sich bei dermolytischer Spaltbildung am Blasendach an der Unterseite basaler Keratinozyten. K: Keratinozyt; BL: Blasenlumen; D: Dermis; Rauten: Lamina lucida. Offene Pfeilspitzen: Lamina densa; Pfeile: Ankerfibrillen

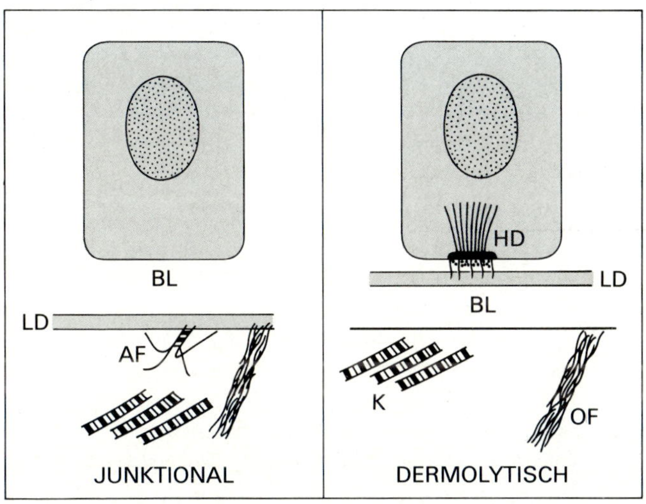

Abb. 2–5
Schematische Darstellung der junktionalen und dermolytischen Spaltbildung in der kutanen Basalmembranzone. Bei der junktionalen Spaltbildung findet sich die Lamina densa (LD) am Blasenboden, das Blasendach wird von den Plasmamembranen der Basalzellen gebildet. Die dermolytische Spaltbildung ist durch die Lokalisation der Lamina densa am Blasendach gekennzeichnet.
AF: Ankerfibrillen BL: Blasenlumen HD: Hemidesmosomen.
K: Kollagen OF: Oxytalanfasern

- Epidermolysis bullosa simplex-Gruppe mit **epidermolytischer** Spaltbildung durch Zytolyse von Keratinozyten.
- Epidermolysis bullosa junctionalis-Gruppe mit **junktionaler** Spaltbildung (Kohärenztrennung in der Lamina lucida der Basalmembranzone, Abb. 2–4b).
- Epidermolysis bullosa dystrophicans-Gruppe mit **dermolytischer** Spaltbildung (Kohärenztrennung in der papillären Dermis unter der Lamina densa der Basalmembranzone, Abb. 2–4c).

Entsprechend der Ausprägung (lokalisiert – generalisiert) und dem Erbgang (autosomal dominant, autosomal rezessiv) läßt sich eine weitere Untereinteilung (Tab. 2–1) treffen.

- EB simplex (Zytolyse von Keratinozyten)
- EB junctionalis (Spaltbildung in Lamina lucida)
- EB dystrophicans (Spaltbildung unter Lamina densa)

Untergruppen gemäß
- Ausprägung (lokalisiert – generalisiert)
- Erbgang (autosomal dominant, autosomal rezessiv)
- spezieller klinischer Symptome

Ätiologie
Genodermatosen
Pathogenese

Diskussion zweier **Pathomechanismen**:
- Überproduktion einer Protease mit Zerstörung eines Strukturproteins der Basalmembranzone **und/oder**
- Produktion eines defekten Strukturproteins

Ergebnisse von **Laboruntersuchungen**:
Quantitativer und/oder qualitativer Defekt von Hemidesmosomen (EB junctionalis-Varianten) oder Ankerfibrillen (EB dystrophicans-Formen)
Erhöhung der Kollagenaseaktivität in Haut und Fibroblastenkultur von Pat. mit EB dystrophicans
Defizienz der Galactosylhydroxylglycosyltransferase
Verminderung der Gelatinase
Anhäufung sulfatierter Glykosaminoglykane

Ätiologie: Genodermatosen (Mutation wichtiger Strukturgene der Haut).
Pathogenese: Da die mechanobullösen Erkrankungen eine heterogene Gruppe von Genodermatosen darstellen, ist auch bei den einzelnen Epidermolysis bullosa-Varianten eine unterschiedliche Pathogenese anzunehmen. Prinzipiell werden zwei Pathomechanismen diskutiert:
- Die Destruktion von Strukturproteinen (basalen Keratinozyten) in der dermo-epidermalen Junktionszone durch die Überproduktion einer Protease (zytolytische Enzyme) **und/oder**
- die Bildung eines (mutanten) defekten Strukturproteins, das für die Integration der Basalmembranzone essentiell ist. Die Gültigkeit dieses Konzeptes unterstreichen folgende Beobachtungen: Eine reduzierte Zahl und/oder abnorme Hemidesmosomen bei Epidermolysis bullosa-Formen mit junktionaler Spaltbildung. Die quantitative Reduktion und/oder die Ausbildung defekter Ankerfibrillen in normaler und/oder läsionaler Haut von Patienten mit Epidermolysis bullosa-Varianten mit dermolytischer Spaltbildung. Die Erhöhung der Kollagenaseaktivität in läsionaler und normaler Haut und die vermehrte Biosynthese von Kollagenase in Fibroblastenkulturen von Patienten mit rezessiv vererbter Epidermolysis bullosa dystrophicans.

Weitere Laboruntersuchungen zeigten eine Defizienz der Galactosylhydroxylglycosyltransferase in Haut, Serum und kultivierten Fibroblasten von Patienten mit generalisierter Epidermolysis bullosa simplex sowie eine Verminderung der Gelatinase in Fibroblastenkulturen von Patienten mit lokalisierter Epidermolysis bullosa simplex. In Fibroblastenkulturen von Patienten mit dystropher Epidermolysis bullosa Typ Pasini wurde eine Akkumulation von sulfatierten Glykosaminoglykanen nachgewiesen.

EB simplex-Gruppe

Abheilung ohne Narben
Vererbung autosomal dominant

2.2.1 Epidermolysis bullosa simplex-Gruppe

Die Blasenbildung findet in der Epidermis durch Zytolyse von basalen Keratinozyten statt; die Abheilung erfolgt ohne Vernarbung. Der Erbgang ist bei allen Formen der Epidermolysis bullosa simplex autosomal dominant.

EB simplex, Typ Koebner

Generalisierte Blasenbildung, insbesondere bei erhöhter Außentemperatur

2.2.1.1 Generalisierte Epidermolysis bullosa simplex, Typ Koebner

Auftreten bei der Geburt oder in der frühen Kindheit. Generalisierte Blasenbildung, die bei erhöhter Außentemperatur noch zunimmt. Die Nägel sind selten betroffen, bei Nagelverlust kommt es zu einem normalen Wiederwachstum. Eine Mitbeteiligung der Mundschleimhaut ist möglich, die Zähne sind normal. Als wesentliche Komplikation können Sekundärinfektionen der Blasen auftreten.

EB simplex, Typ Weber-Cockayne
recurrent bullous eruption of the hands and feet

Lokalisierte Blasenbildung

Zunahme der Blasenbildung im Sommer

2.2.1.2 Lokalisierte Epidermolysis bullosa simplex, Typ Weber-Cockayne (recurrent bullous eruption of the hands and feet)

Beginn der Blasenbildung in der frühen Kindheit, manchmal erst im Erwachsenenalter (unverhältnismäßig starke Blasenbildung nach einem Marsch beim Militär). Lokalisation hauptsächlich an Händen und Füßen. Die Assoziation mit einer Hyperhidrose ist möglich. In den Sommermonaten nimmt die Blasenbildung zu. Nägel, Mundschleimhaut und Zähne sind unauffällig.

EB simplex, Typ Ogna

Norwegische Familien

2.2.1.3 Epidermolysis bullosa simplex, Typ Ogna

Es handelt sich um eine seltene bei norwegischen Familien beschriebene Erkrankung.

2.2.1.4 Epidermolysis bullosa herpetiformis, Typ Dowling-Meara

Erstes Auftreten der Blasen mit Entzündungszeichen bei der Geburt. Charakteristisch sind Blasen in herpetiformer Anordnung an den Extremitäten und am Stamm. Ein Nagelverlust ist möglich, allerdings kommt es zum Wiederwachstum ohne Dystrophie. Nach dem 6. Lebensjahr können palmoplantare Hyperkeratosen auftreten. Ultrastrukturell läßt sich vor der Zytolyse eine Verklumpung von Tonofilamenten in basalen Keratinozyten nachweisen.

EB herpetiformis, Typ Dowling-Meara

- herpetiforme Anordnung der Blasen
- palmoplantare Hyperkeratosen
- Verklumpung von Tonofilamenten

2.2.2 Epidermolysis bullosa junctionalis-Gruppe

Die Spaltbildung findet in der Lamina lucida der Basalmembranzone zwischen der Plasmamembran der basalen Keratinozyten und der Lamina densa statt (junktionale Spaltbildung). Elektronenoptisch zeigt sich eine numerische Reduktion oder eine abnorme Struktur der Hemidesmosomen. Nach Abheilung der Blasen sieht man atrophische Hautveränderungen. Der Erbgang der beiden Hauptvertreter der Epidermolysis bullosa junctionalis ist autosomal rezessiv.

EB junctionalis Gruppe

- junktionale Blasenbildung mit Kohärenztrennung in der Lamina lucida der Basalmembranzone
- quantitativer und qualitativer Defekt der Hemidesmosomen

Abheilung der Blasen unter Atrophie
Erbgang autosomal rezessiv

2.2.2.1 Epidermolysis bullosa junctionalis, Typ Herlitz

Diese Form der junktionalen Epidermolysis bullosa wird auch Epidermolysis bullosa „letalis" genannt, da die Mehrheit der Patienten in den ersten beiden Lebensjahren verstirbt. Allerdings wurden auch Patienten beschrieben, die das Erwachsenenalter erreichten. Die Blasenbildung beginnt mit der Geburt und ist bereits zu Anfang sehr stark ausgeprägt. Hände und Füße sind oft ausgespart. Eine Mitbeteiligung der Nägel ist möglich (Paronychie, Dystrophie). Häufig entwickeln sich Plaques von schlecht heilendem Granulationsgewebe, besonders perioral. Das Kapillitium ist oft mitbeteiligt, an der Mundschleimhaut können ausgedehnte Ulzera entstehen. Die Zähne sind dysplastisch. Patienten, die das Säuglingsalter überleben, entwickeln einen sekundären Wachstumsrückstand und eine teils ausgeprägte Anämie. Bei manchen Patienten wurde eine Pylorusatrophie beschrieben.

EB junctionalis, Typ Herlitz

Mehrzahl der Pat. stirbt in den ersten beiden Lebensjahren („EB letalis")

perioral Plaques von schlecht heilendem Granulationsgewebe

2.2.2.2 Generalisierte, atrophisierende, benigne Epidermolysis bullosa

Beginn der Blasenbildung ebenfalls bei der Geburt. Sämtliche Körperstellen können betroffen sein, allerdings sind die Extremitäten Prädilektionsstellen (Abb. 2–6). Bei längerem Bestehen entsteht eine Dystrophie der

Generalisierte, atrophisierende, benigne EB

atrophisierende Alopezie

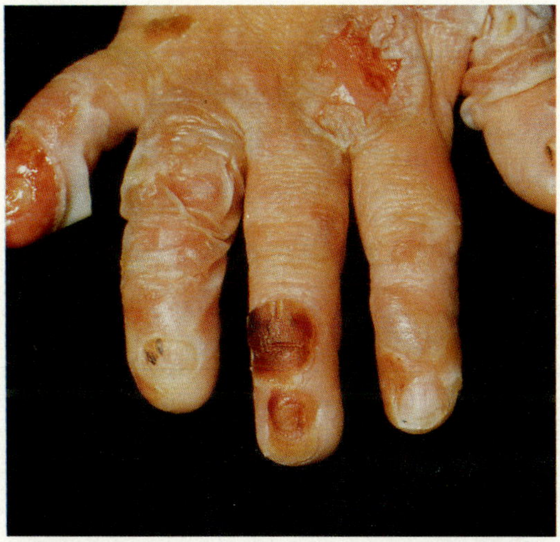

Abb. 2–6
Ausgeprägte Blasenbildung und teilweiser Nagelverlust an der Hand einer 3jährigen Patientin mit generalisierter atrophisierender benigner EB

Zahnschmelzdefekte
Entwicklung großer Nävuszellnävi

Nägel, Anonychie und eine atrophisierende Alopezie. Eine Mitbeteiligung der Mundschleimhaut ist meist mild ausgeprägt, die Entwicklung von Ösophagusstrikturen ist möglich. Zahnschmelzdefekte und das Auftreten von großen Nävuszellnävi wurden beschrieben. Das Wachstum ist normal, eine Anämie entwickelt sich selten. Die Lebenserwartung ist nicht herabgesetzt. Manche Patienten berichten über eine Besserung ihrer Erkrankung mit zunehmendem Lebensalter.

EB dystrophicans-Gruppe

2.2.3 Epidermolysis bullosa dystrophicans-Gruppe

dermolytische Blasenbildung mit Kohärenztrennung unter der Lamina densa der Basalmembranzone
Abheilung der Blasen unter Vernarbung und Milienbildung
Quantitativer und qualitativer Defekt der Ankerfibrillen

Bei den dystrophen Formen der Epidermolysis bullosa kommt es zur dermolytischen Spaltbildung, das heißt, die Kohärenztrennung liegt unter der Lamina densa der Basalmembranzone im Stratum papillare der Dermis. Die Abheilung der Blase erfolgt dementsprechend unter Vernarbung und Milienbildung. Elektronenoptisch läßt sich bei den verschiedenen Varianten der dystrophen Epidermolysis bullosa eine zahlenmäßige Reduktion bzw. eine rudimentäre Ausbildung von Ankerfibrillen in gesunder und/oder klinisch läsionaler Haut nachweisen. Der Erbgang ist bei der Epidermolysis bullosa dystrophicans Cockayne-Touraine und der Epidermolysis bullosa dystrophicans Pasini autosomal dominant, bei den anderen dystrophen Formen autosomal rezessiv.

EB dystrophicans, Typ Cockayne-Touraine

2.2.3.1 Epidermolysis bullosa dystrophicans, Typ Cockayne-Touraine

Ausbildung hypertropher Narben

Beginn der Erkrankung im Säuglings- oder frühen Kindesalter. Blasenbildung meist auf Extremitäten beschränkt. Die aus der Blasenbildung resultierenden Narben können hypertroph sein. Die Nägel sind häufig dystroph oder fehlen vollständig. Eine Mundschleimhautbeteiligung ist möglich, aber meist mild; die Zähne sind normal.

EB dystrophicans, Typ Pasini

2.2.3.2 Epidermolysis bullosa dystrophicans, Typ Pasini

Auftreten hautfarbener bis weißlicher Papeln am Stamm (EB albopapuloidea)

Erstes Auftreten von Blasen meist bei der Geburt. Prädilektionsstellen Hände, Füße, Ellbogen und Knie; Generalisation möglich. Nägel dystroph oder fehlend. Eine Mundschleimhautbeteiligung ist selten, die Zähne sind normal. Charakteristisch für die dystrophe Epidermolysis bullosa Typ Pasini ist das spontane Auftreten von hautfarbenen bis weißlichen Papeln, meist am Stamm lokalisiert, in der Pubertät (Epidermolysis bullosa albopapuloidea).

EB dystrophicans recessiva, Typ Hallopeau-Siemens

2.2.3.3 Epidermolysis bullosa dystrophicans recessiva, Typ Hallopeau-Siemens

- Vernarbung und Milienbildung
- Nageldystrophie
- Anonychie

Synechienbildung an Fingern und Zehen (Abb. 2-7:), Beugekontrakturen

Strikturen (Ösophagus)

akutes Harnverhalten

Bei den lokalisierten Formen beginnt die Blasenbildung bei der Geburt oder im Säuglingsalter. Die Blasen treten hauptsächlich an Händen, Ellbogen, Knien und Füßen auf; die Mundschleimhautbeteiligung ist mild, die Zähne sind normal. Die Nägel sind dystroph oder können fehlen.

Bei den schweren Formen der dystrophen Epidermolysis bullosa tritt bereits bei der Geburt eine ausgeprägte Blasenbildung an Haut und Schleimhäuten auf. Die resultierenden Erosionen heilen nur langsam unter Vernarbung und Milienbildung ab. Die Nägel sind dystroph, bleibender Nagelverlust bereits im Kindesalter. Charakteristisch ist bei häufiger Blasenbildung im Finger- und Zehenbereich die Ausbildung von Synechien (Abb. 2–7) und die Entstehung von Beugekontrakturen der Ellbogen-, Knie-, Hand- und Sprunggelenke. Die Beteiligung der Schleimhäute der Mundhöhle, des Pharynx, Ösophagus, Colon und Anus kann zur Ausbildung von Strikturen führen und trägt damit letztendlich zum sekundären Wachstumsrückstand bei. Eine Beteiligung der Harnröhre kann ein akutes Harnverhalten zur Folge haben. Es besteht meist eine Anämie (Blutver-

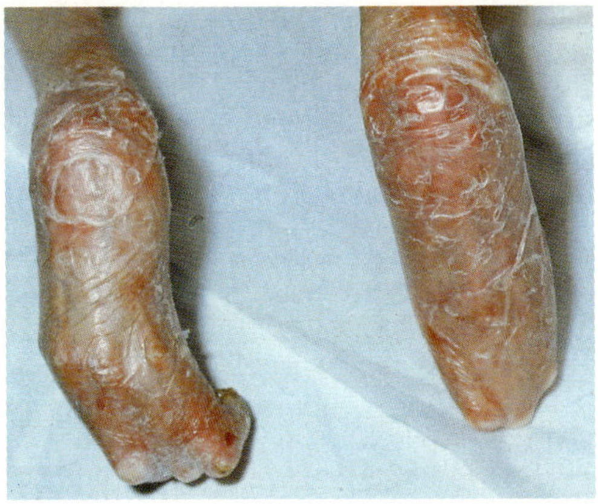

Abb. 2–7
Die Synechienbildung zwischen sämtlichen Fingern beider Hände eines 16jährigen Patienten mit dystropher EB führt zur Ausbildung von Kontrakturen und einer massiven Bewegungseinschränkung

lust, Infektionen, Unterernährung). Ein Befall der Konjunktiven und der Hornhäute der Augen ist selten. Sekundärerkrankungen (Plattenepithelkarzinome, system. Amyloidose, etc.) sind möglich, Zahndefekte häufig.

Diagnose
Die Zuordnung zu einer bestimmten Form der Epidermolysis bullosa ist für die genetische Beratung und prognostische Beurteilung sehr wichtig. Nach Erheben der Anamnese wird in einem ersten Schritt der Sitz der Blasenbildung bestimmt. Die lichtmikroskopische Untersuchung erlaubt ein Abtrennen der Epidermolysis bullosa simplex-Formen von den Varianten mit junktionaler oder dermolytischer Spaltbildung, die lichtmikroskopisch eine „subepidermale" Spaltbildung zeigen und so nicht voneinander unterschieden werden können. Letztere Formen können durch eine elektronenoptische Untersuchung voneinander getrennt werden, da sich bei der junktionalen Spaltbildung die Lamina densa der Basalmembranzone am Blasenboden, bei der dermolytischen Spaltbildung am Blasendach befindet. Zudem lassen sich durch ultrastrukturelle Untersuchungen zusätzliche Besonderheiten, wie ein Verklumpen von Tonofilamenten (Epidermolysis bullosa simplex, Typ Dowling-Meara), ein Defekt der Hemidesmosomen (junktionale Epidermolysis bullosa) oder Ankerfibrillen (dystrophe Epidermolysis bullosa) und eine Degeneration von Kollagenfasern (dystrophe Epidermolysis bullosa) nachweisen.
Die „Kollagen-Mapping-Methode" stellt eine rasche und wenig aufwendige Methode zur Bestimmung der Spaltbildung bei bullösen Dermatosen dar. Mit Hilfe der Immunfluoreszenz-Technik wird die Lokalisation von Strukturproteinen (Typ-IV-Kollagen: Sitz in der Lamina densa; Laminin: Lokalisation in der Lamina lucida; bullöses Pemphigoid-Antigen: Sitz in der Zellmembran der Basalzelle) in Probeexzisionen von Blasen festgestellt. Findet sich in der Blase z.B. Typ-IV-Kollagen am Blasendach, handelt es sich um eine dermolytische Spaltbildung, läßt sich das Protein am Blasenboden nachweisen, liegt eine junktionale Spaltbildung vor. Bei Epidermolysis bullosa-Familien kann bei einer erneuten Schwangerschaft durch eine Fetoskopie (mit Probeexzision) in der 17. bis 20. Schwangerschaftswoche die pränatale Diagnose einer Epidermolysis bullosa gestellt oder ausgeschlossen und gegebenenfalls ein Abbruch der Schwangerschaft in die Wege geleitet werden.

Diagnose
Klassifikation wichtig für Prognose und genetische Beratung

Anamnese

„subepidermale" Blasenbildung

Elektronenmikroskopie:
Genaue Feststellung des Sitzes der Spaltbildung (junktional, dermolytisch)

Nachweis der
- Verklumpung von Tonofilamenten
- eines Defektes der Hemidesmosomen
- eines Defektes der Ankerfibrillen
- einer Degeneration der Kollagenfasern

„Kollagen-Mapping-Methode"
Rasche Methode zur genauen Bestimmung des Sitzes der Spaltbildung
Immunfluoreszenzoptischer Nachweis der Lokalisation von Typ-IV-Kollagen (Sitz in Lamina densa) in Bezug auf die Blase: Typ-IV-Kollagen am Blasendach → dermolytische Spaltbildung, am Blasenboden → junktionale Spaltbildung

pränatale Diagnose

Behandlung
Vorbeugend sollten, soweit möglich, Traumen und Hitzeexposition vermieden werden (Berufsberatung!). Eine besondere Zahnhygiene ist konsequent durchzuführen. Bei Beteiligung des oberen Verdauungstraktes sind breiige Kost bzw. bei Mangelzuständen (Protein, Vitamin, Eisen) entsprechende Diäten zu verabreichen. Weil eine kausale Therapie fehlt, steht bei allen Formen der Epidermolysis bullosa eine symptomatische Behandlung (Eröffnen der Blasen, desinfizierende oder entzündungshemmende Lokalbehandlung mit Kortikosteroid- oder Antibiotikapräparaten) im Vorder-

Behandlung:
- Meiden von Traumen und Hitze
- Berufsberatung, Zahnhygiene
- Breiige Kost, Behebung von Mangelzuständen

symptomatische Behandlung (Eröffnen der Blasen, desinfizierende und entzündungshemmende Medikamente)

Kortikosteroide systemisch in lebensbedrohlichen Situationen

Antibiotika systemisch bei schweren Sekundärinfektionen

Lösen von Strikturen und Synechien

grund. In lebensbedrohlichen Situationen können systemisch verabreichte Kortikosteroide eine Besserung bewirken; eine langzeitige Anwendung ist allerdings wegen der bekannten Nebenwirkungen nicht möglich. Die Gabe von systemischen Antibiotika kann bei schweren Sekundärinfektionen notwendig sein. Der Wert einer systemischen Verabreichung von Vitamin E ist noch nicht gesichert. Therapieerfolge sind mit dem Antiepileptikum Phenytoin, das möglicherweise über eine Drosselung der Kollagenasesynthese wirkt, beschrieben worden. Das Lösen von Strikturen im Ösophagus bzw. die operative Behebung von Synechien bringt in der Regel nur einen kurzzeitigen Erfolg.

Hereditäre Erkrankungen des Bindegewebes

2.3 Hereditäre Erkrankungen des Bindegewebes

Th. Krieg

Bindegewebserkrankungen zeigen Symptome an mehreren Organen

Bindegewebe kommt in den meisten Organen des Körpers vor. Seine einzelnen strukturellen Bestandteile, z. B. die Kollagene, sind aber doch in gewissem Grade gewebespezifisch verteilt. Daraus ergibt sich, daß Erkrankungen, die durch einen molekularen Defekt eines dieser Proteine charakterisiert sind, mit Symptomen an mehreren Organen einhergehen, dabei aber Hauptmanifestationsorte erkennen lassen.

Osteogenesis imperfecta

> 4 Formen
Vererbung
autosomal-rezessiv oder dominant
Klinik:
- Frakturen
- blaue Skleren
- Überdehnbarkeit der Haut

Defekt:
Typ-I-Kollagen

2.3.1 Osteogenesis imperfecta

Hier handelt es sich um eine heterogene Gruppe von Erkrankungen, die alle durch eine ausgeprägte Brüchigkeit der Knochen gekennzeichnet sind *(Glasknochenkrankheit)*. Nach den Symptomen und dem Erbmodus lassen sich mindestens *vier Formen* differenzieren. Diese sind *autosomal-rezessiv oder dominant erblich*. Die Patienten können lediglich wenige Frakturen sowie blaue Skleren und eine geringe Überdehnbarkeit der Haut aufweisen, sie können aber auch eine so große Fragilität der Knochen zeigen, daß die Erkrankung letal verläuft. Gemeinsam ist allen diesen Formen, daß Typ-I-Kollagen entweder primär oder sekundär betroffen ist. So wurden insbesondere Mutationen (Deletion, Insertion, Substitution) beschrieben, die die Stabilität der Moleküle beeinflussen, zu vermehrtem Abbau oder einer gestörten Sekretion führen.

Marfan Syndrom

Vererbung
autosomal dominant
Klinik:
- Hochwuchs
- Arachnodaktylie
- Augenveränderungen
- Gefäßveränderungen

Defekt
Typ-I-Kollagen

2.3.2 Marfan-Syndrom

Diese Erkrankung wird dominant vererbt, die Patienten sind durch einen Hochwuchs, eine Arachnodaktylie sowie Augenveränderungen (Linsenluxation) gekennzeichnet. Entscheidend für die Prognose des Marfan-Syndroms sind jedoch die Manifestationen an den großen Gefäßen. Hier kommt es zur Ausbildung von *Aneurysmen* und *Aortenrupturen*. Als molekulare Ursache dieser Erkrankung wurde eine *Mutation im Typ I-Kollagen* beschrieben, die zu einer gestörten Quervernetzung der Moleküle führt.

Ehlers-Danlos-Syndrom

9 Subtypen (S. Tab. 2–2)
Klinik:
- Überdehnbarkeit der Haut
- Fragilität der Haut
- Überstreckbarkeit der Gelenke

2.3.3 Ehlers-Danlos-Syndrom

Noch ausgeprägter als die anderen bisher besprochenen Erkrankungen stellt das Ehlers-Danlos-Syndrom ein heterogenes Krankheitsbild dar, das nach den klinischen Symptomen, dem Erbmodus und teilweise auch dem molekularen Defekt in mindestens neun verschiedene Typen unterteilt werden kann (Tab. 2–2). Den meisten gemeinsam sind die dermatologischen Symptome, wie die Überdehnbarkeit, sowie die leichte Zerreißbarkeit der

Tab. 2–2 Differentialdiagnosen der Ehlers-Danlos-Syndrome

Typ	Vererbungsmodus	Gelenke und Knochen	Haut	Andere Organe	Molekularer Defekt	Nachweismethoden
I	Dominant	Überstreckbarkeit, Dislokation, frühes Einsetzen von Osteoarthrose	Überdehnbarkeit, Neigung zu Blutungen, Pseudotumoren, zigarettenpapierartig gefältelte Narben	Frühzeitige Ruptur fetaler Membranen, Aneurysmen, Ruptur großer Gefäße	unbekannt	–
II	Dominant	weniger stark ausgeprägt als Typ I				
III	Dominant	Deutliche Überstreckbarkeit	Geringe Überdehnbarkeit	–	–	–
IV	Dominant/ rezessiv	Überstreckbarkeit auf Fingerendglieder beschränkt	Blasse, dünne Haut, hervortretendes venöses Gefäßsystem, Überdehnbarkeit, übermäßige Neigung zu Blutungen nach geringsten Traumen mit Ekchymosen, dunkel pigmentierte Narben	Ruptur von Hohlorganen und großen Gefäßen, häufig Hernien	Fehlen von Typ-III-Kollagen	Biochemischer und immunologischer Nachweis von Typ-III-Kollagen
V	X-chromosomal	Geringe Überstreckbarkeit	Auffällige Überdehnbarkeit	–	–	–
VI	Rezessiv	Überstreckbarkeit, angeborene Hüftdislokation, Klumpfuß	Überdehnbarkeit, Neigung zu Blutergüssen, typische Narben	Schwere Kyphoskoliose, muskuläre Hypotonie, Augenveränderungen: Ruptur der Skleren und Kornea nach minimalen Traumen, Mikrokornea, Keratokonus, Glaukom	Defekte Lysinhydroxylase	Nachweis von Hydroxylysin. Nachweis der Lysinhydroxylaseaktivität
VII	Rezessiv	Überstreckbarkeit	Geringe Symptome	–	Gestörte Abspaltung der Prokollagenpeptide	Nachweis von PN–Kollagen (aminoterminale Prokollagenmoleküle)
VIII	Dominant	–	Zigarettenpapierartige Narben, langsame Wundheilung	Schwere Peridontitis mit frühem Zahnausfall	unbekannt	
IX	X-chromosomal	Skelettveränderungen, okzipitales Horn	Cutis laxa-ähnlich	Blasendivertikel mit spontaner Ruptur, inguinale Hernien, zerebrale Störungen	Störungen des Kupferstoffwechsels	Lysinoxidaseaktivität, Cu-Nachweis im Serum

Haut und eine Überstreckbarkeit der Gelenke. Wesentliche Unterschiede aber gibt es vor allem in der Ausprägung der internen Manifestationen.

2.3.3.1 Ehlers-Danlos-Syndrome Typ I, II, III

Ehlers-Danlos-Syndrome Typ I, II, III

Diese Erkrankungen sind die häufigsten Formen und werden alle *autosomal-dominant vererbt.* Patienten mit Ehlers-Danlos-Syndrom Typ I zeigen die ausgeprägtesten klinischen Symptome. Sie sind durch eine eindrucks-

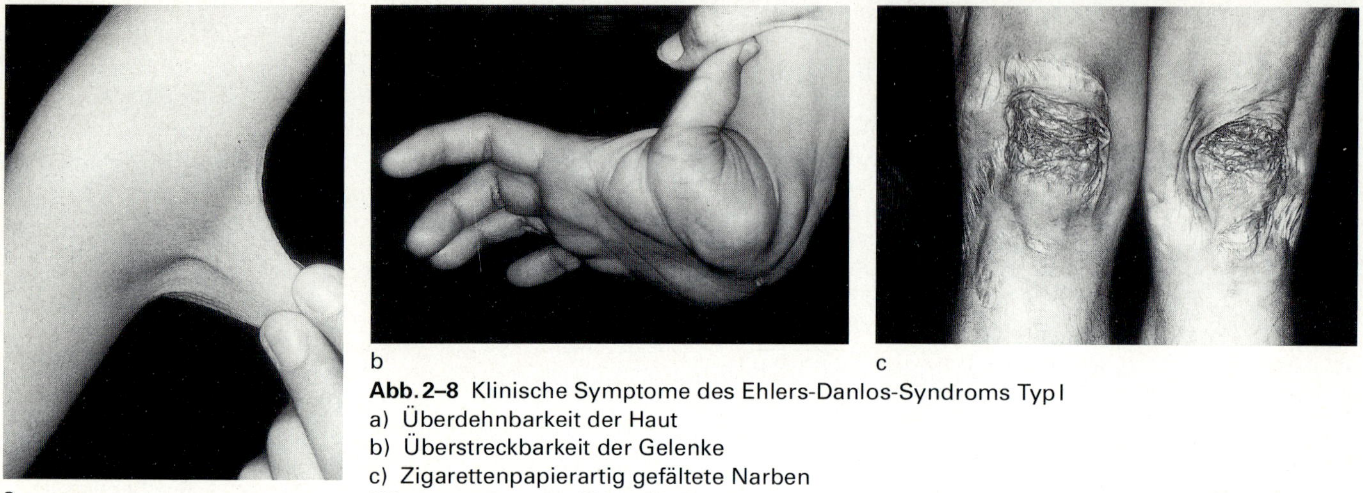

a b c

Abb. 2–8 Klinische Symptome des Ehlers-Danlos-Syndroms Typ I
a) Überdehnbarkeit der Haut
b) Überstreckbarkeit der Gelenke
c) Zigarettenpapierartig gefältete Narben
(übernommen aus: Krieg, T., Ihme, A., Kirsch, E., Müller P.K. Molecular defects of collagen metabolism in the Ehlers-Danlos-syndrome. In: Int. J. Dermatol. 20, 415–425, 1981)

volle Überdehnbarkeit der Haut, eine leichte Verletzbarkeit, viele atrophische Narben sowie durch eine ausgedehnte Überstreckbarkeit der Gelenke gekennzeichnet (Abb. 2–8a,b,c). Dazu weisen sie häufig Hernien auf und oft versterben die Patienten an Aneurysmen und Rupturen der großen Gefäße.

Patienten mit *Ehlers-Danlos-Syndrom Typ II* weisen eine ähnliche Symptomatik auf, jedoch sind die Beschwerden viel geringer ausgeprägt. Beim Ehlers-Danlos-Syndrom Typ III dagegen steht die Überstreckbarkeit der Gelenke im Vordergrund, die Haut fühlt sich nur insgesamt weicher an. Molekulare Defekte konnten bei allen diesen Ehlers-Danlos-Typen bisher nicht nachgewiesen werden.

Ehlers-Danlos-Syndrom Typ IV

2.3.3.2 Ehlers-Danlos-Syndrom Typ IV

Bei Patienten mit *Ehlers-Danlos-Syndrom Typ IV* ist die Überstreckbarkeit auf die kleinen Fingergelenke beschränkt. Eine Überdehnbarkeit der Haut fehlt weitgehend. Vielmehr ist die Haut sehr dünn, läßt ein durchscheinendes Venengeflecht erkennen und ist sehr leicht zerreißbar. Ähnliche Veränderungen wie an der Haut gibt es auch an inneren Organen; so kommt es bei diesen Patienten oft zu *Rupturen großer Gefäße*, die zu massiven Blutungen führen. Für das Ehlers-Danlos-Syndrom Typ IV sind sowohl autosomal-dominante wie autosomal-rezessive Erbgänge beschrieben. Unterstützt wird die Heterogenität der Erkrankung weiterhin durch den Nachweis unterschiedlicher molekularer Defekte.

Störungen der Typ-III-Kollagensynthese beim Ehlers-Danlos-Syndrom Typ IV

Gemeinsam ist allen untersuchten Patienten lediglich, daß Störungen in der Synthese von Typ-III-Kollagen vorliegen. Hier konnten Mutationen der Kollagenketten (z.B. Insertion) identifiziert werden, die zu einer verzögerten Stabilität der Moleküle führen oder aber eine gestörte Sekretion bedingen. Schließlich gibt es Patienten, bei denen die Synthese von Typ-III-Kollagen abgeschaltet ist. In allen Fällen kommt es zu einer deutlichen Verringerung von Typ-III-Kollagen im Gewebe, die man für die verminderte Stabilität und Elastizität verantwortlich macht.

Ehlers-Danlos-Syndrom Typ V

2.3.3.3 Ehlers-Danlos-Syndrom Typ V

Herausragendes klinisches Zeichen dieser Patienten ist die ausgeprägte Überdehnbarkeit der Haut, die anderen für das Ehlers-Danlos-Syndrom typischen Symptome sind viel weniger deutlich. Das Ehlers-Danlos-Syndrom Typ V wird X-gebunden vererbt. Wahrscheinlich liegt ihm eine Störung der Quervernetzung der Kollagenmoleküle zugrunde.

2.3.3.4 Ehlers-Danlos-Syndrom Typ VI

Ehlers-Danlos-Syndrom Typ VI

Skoliose und Augenveränderungen bei Ehlers-Danlos-Syndrom Typ VI

Diese Patienten zeigen alle eine *Überdehnbarkeit der Haut*, eine *Überstreckbarkeit der Gelenke*, die charakteristische *Verletzlichkeit der Haut*, sowie *fischmaulartige Narben* an mechanisch belasteten Körperregionen. Sie weisen eine *Skoliose* auf und sind durch *Augenveränderungen* gekennzeichnet. Oft findet man darüberhinaus Hernien, Divertikel und Veränderungen an dem Gefäßsystem. Die Erkrankung wird rezessiv vererbt, und es konnte eine Störung der Aktivität der Lysinhydroxylase als molekularer Defekt identifiziert werden. Die dadurch fehlende Hydroxylierung der Lysinreste der Kollagenmoleküle resultiert dann in einer Störung der Quervernetzung.

2.3.3.5 Ehlers-Danlos-Syndrom Typ VII

Ehlers-Danlos-Syndrom Typ VII

Störung der Abspaltung von Prokollagenpeptiden als molekulare Ursache des Ehlers-Danlos-Syndroms Typ VII

Diese Form sieht klinisch dem Typ III sehr ähnlich. Auch beim Typ VII steht die Überstreckbarkeit der Gelenke ganz im Vordergrund, während die anderen Symptome nur gering ausgeprägt sind. In der Literatur werden sowohl rezessive wie auch dominante Erbgänge beschrieben. Diese klinische Heterogenität wird durch die Aufklärung unterschiedlicher molekularer Defekte gestützt. Zwar ist bei allen Patienten mit Ehlers-Danlos-Syndrom Typ VII die Abspaltung der N-terminalen Prokollagenpeptide gestört, doch beruht dieses in einem Fall auf einer fehlenden Enzymaktivität, während bei anderen Patienten das Enzym intakt ist, eine Mutation der Spaltstelle aber die Wirkung verhindert. Da Kollagenmoleküle, die noch die N-terminalen Prokollagenpeptide tragen, keine regelrechte makromolekulare Organisation eingehen können, ist die Fibrillenbildung gestört und die mechanische Stabilität des Bindegewebes herabgesetzt.

2.3.3.6 Ehlers-Danlos-Syndrom Typ VIII

Ehlers-Danlos-Syndrome Typ VIII

Peridontitis und Zahnverlust beim Ehlers-Danlos-Syndrom Typ VIII

Diese Erkrankung wird autosomal-dominant vererbt. Die Patienten leiden an einer langsamen Wundheilung, am Auftreten von zigarettenpapierartig gefältelten Narben sowie an einer charakteristischen schweren *Peridontitis* und *frühem Zahnausfall*. Ein molekularer Defekt ist bisher nicht bekannt.

2.3.3.7 Andere Ehlers-Danlos-Syndrome

Andere Ehlers-Danlos-Syndrome

Klinik:
- Blasendivertikel
- Hernien
- Haarveränderungen
- ZNS-Störungen
- selten Skelettveränderungen

Defekt:
- gestörter Kupferstoffwechsel
- sekundär defekte Quervernetzung der Kollagenmoleküle

Patienten, die dem **Ehlers-Danlos-Syndrom Typ IX** zugeordnet werden, zeigen klinisch mehrere Eigentümlichkeiten. Die Symptome sind teilweise Cutis laxa-ähnlich, es treten Blasendivertikel, oft inguinale Hernien, Haarveränderungen und zerebrale Störungen auf. Bei einigen Patienten wurden Skelettveränderungen sowie ein okzipitales Horn beschrieben. Diesen Symptomen liegt eine gestörte Quervernetzung der Kollagenmoleküle zugrunde, die auf einer verminderten Aktivität der Lysinoxidase beruht. Dieses Enzym ist von Kupfer als Kofaktor abhängig, und es konnte gezeigt werden, daß bei Patienten mit Ehlers-Danlos Syndrom Typ IX der Kupferstoffwechsel gestört und sekundär die Lysinoxidase betroffen sein kann. Oft werden diese Patienten jedoch nicht dem Ehlers-Danlos-Syndrom sondern der Gruppe der Cutis laxa zugerechnet.
Daneben gibt es noch andere Patienten, die nicht klar den einzelnen Formen der Ehlers-Danlos-Syndrome zugeordnet werden können. Bei einigen wurden bereits im Einzelfall unterschiedliche molekulare Defekte beschrieben, die bisher jedoch noch keine Allgemeingültigkeit erlangt haben.

2.3.4 Cutis laxa

Cutis laxa

Vererbung:
autosomal-dominant, autosomal-rezessiv oder X-gekoppelt

Bei Patienten mit Cutis laxa ist im Gegensatz zum Ehlers-Danlos-Syndrom die Haut nicht elastisch überdehnbar, sondern für den Körper zu groß, ist schlaff und hängt in großen Falten herab. Während Cutis laxa-artige Hautveränderungen bei einer großen Zahl von Erkrankungen erworben vor-

Klinik:
- Haut zu groß, faltig
- Internistisch:
  - Lungenemphyseme
  - Cor pulmonale
  - Aortenaneurysmen
  - Hernien

Defekt:
Elastinstoffwechsel

kommen können, gibt es autosomal-dominante, autosomal-rezessive sowie X-gebundene angeborene Cutis laxa-Syndrome. Bei den autosomal-dominanten Formen sind die Symptome im wesentlichen auf das Integument beschränkt. Im Gegensatz dazu finden sich bei den autosomal-rezessiven Cutis laxa-Formen oft neben der schlaffen Haut auch Manifestationen an internen Organen wie Lungenemphysem, Cor pulmonale, Aortenaneurysmen und Hernien. Hier ist also in jedem Fall eine genaue internistische Untersuchung erforderlich. Wahrscheinlich ist der molekulare Defekt bei all diesen Patienten im Stoffwechsel des Elastins zu suchen, allerdings konnten bisher noch keine Störungen eindeutig identifiziert werden.

Pseudoxanthoma elasticum

Vererbung:
autosomal-dominant oder autosomal-rezessiv

Klinik:
- Haut: weiß-gelbe Papeln
- Augenveränderungen
- kardiovaskuläre Veränderungen

Defekt:
Degeneration der elastischen Fasern

2.3.5 Pseudoxanthoma elasticum

Auch das Pseudoxanthoma elasticum ist nach der Ausprägung der klinischen Symptome und des Erbganges ein heterogenes Krankheitsbild. So kann man autosomal-dominante wie auch autosomal-rezessive Erbgänge unterscheiden. An der Haut finden sich weißliche bis gelbliche Papeln, die zu größeren Arealen konfluieren können und insbesondere an den Gelenkbeugen, dem Hals und im Nabelbereich auftreten. Diese Veränderungen können sehr diskret sein, bei anderen Patienten, vor allem in zunehmendem Alter, jedoch auch weite Hautareale betreffen, die dann in schlaffen Falten herabhängen. Wichtig ist, daß es vor allem bei den rezessiven Formen des Pseudoxanthoma elasticum zu charakteristischen Augenveränderungen sowie zu kardiovaskulären Komplikationen kommen kann, die in den meisten Fällen die Prognose der Erkrankung bestimmen. Pathophysiologisch liegt der Erkrankung eine Degeneration der elastischen Fasern zugrunde, die dann ausgeprägte Kalziumeinlagerungen aufweisen. Die molekulare Ursache hierfür ist jedoch nicht klar.

Epidermolysis bullosa dystrophica

Vererbung:
autosomal-rezessiv

Klinik:
Blasen im oberen Korium

Defekt:
Typ-VII-Kollagen/Kollagenase

2.3.6 Epidermolysis bullosa dystrophica Typ Hallopeau-Siemens

Auch hier handelt es sich um eine rezessiv erbliche Bindegewebserkrankung, bei der es zu einer Blasenbildung im oberen Korium unterhalb der Lamina densa der Basalmembran kommt. Als molekulare Ursache wurde eine gestörte Aktivität der Kollagenase sowie ein Defekt in der Synthese oder der makromolekularen Organisation von Typ-VII-Kollagen als Bestandteil der Verankerungsfibrillen identifiziert. Die klinischen Bilder dieser Erkrankung werden jedoch an anderer Stelle besprochen (s. Kap. 2.2).

Phakomatosen

sind genetisch bedingte Krankheitsbilder mit bevorzugter Beteiligung des Nervensystems und der Haut
speziell dazu zählen:
- Syndrome mit Neurofibromen
- Tuberöse Sklerose
- Sturge-Weber-Syndrom
- Klippel-Trenaunay-Syndrom

2.4 Phakomatosen

W. Sterry

Mit dem historischen Begriff „Phakomatosen" werden einige autosomal dominant vererbte oder durch Neumutationen bedingte Krankheitsbilder zusammengefaßt, bei denen Veränderungen des Nervensystems und der Haut besonders im Vordergrund stehen. Speziell werden hierzu gezählt:
- Syndrome mit Neurofibromen: Neurofibromatosen
- Tuberöse Sklerose
- Sturge-Weber-Syndrom
- Klippel-Trenaunay-Syndrom.

Neurofibromatosen

Neurofibromatosen
Krankheitsbilder, deren klinisches Leitsymptom die Entwicklung von Neurofibromen ist, können durch Mutationen von mindestens zwei verschiedenen Genen entstehen. Die Lokalisation dieser Gene ist heute bekannt; die

Krankheitsbilder werden als Neurofibromatose 1 und Neurofibromatose 2 bezeichnet.

2.4.1 Neurofibromatose 1

Neurofibromatose 1

50% der Krankheitsfälle entstehen durch Neumutation
Häufigkeit: 1 : 3000
Vererbung: autosomal dominant

Epidemiologie/Ätiologie: Das Krankheitsbild entsteht durch Mutation eines im Perizentromerbereich des Chromosoms 17 gelegenen Gens. Die Häufigkeit beträgt in der Bevölkerung 1 : 3000, 50% der Krankheitsfälle sind durch Neumutation bedingt. Das defekte Gen wird autosomal dominant vererbt.

Leitsymptome
- Pigmentierungsstörungen – Café-au-lait-Flecken
- Neurofibrome
- Irishamartome: Lisch-Knötchen

Leitsymptome
- Café-au-lait Flecken: Hell- bis mittelbraune, scharf und unregelmäßig begrenzte Flecken (Abb.1a), die spätestens bis zum ersten Lebensjahr vorhanden sind. Mehr als 6 Café-au-lait Flecken sind ein sicherer Hinweis auf das Vorliegen einer Neurofibromatose 1.
- Multiple Lentigines in Achseln und Leisten.
- Multiple Neurofibrome: Weiche, auf Palpation in die Haut eindrückbare (Klingelknopf-Phänomen) Knoten (Abb.2–9). Histologisch finden sich vermehrte Zellen der kutanen Nervenscheiden. Eine maligne Transformation ist möglich. Gelegentlich finden sich große subkutane Vermehrungen von Nerven, die zu monströsen Wammenbildungen führen können (plexiforme Neurofibrome).
- Lisch-Knötchen sind pigmentierte Hamartome der Iris, die ab dem Kindesalter bei fast allen Patienten nachweisbar sind. Obwohl die Lisch-Knötchen keine Beschwerden verursachen, sind sie ein wichtiger klinischer Marker für die Neurofibromatose 1.

Weitere Symptome
- Skelettanomalien
- ZNS-Tumoren
- erhöhte Tumorinzidenz

Weitere klinische Manifestationen der Neurofibromatose 1
- Skelettanomalien: Besonders typisch sind geringe Körpergröße, Makrozephalie, angeborene Pseudarthrosen sowie Kyphoskoliosen.
- Tumoren des ZNS: 5–10% aller Neurofibromatose-1-Patienten entwickeln benigne und maligne ZNS-Tumoren.
- Gering erhöhte Tumorneigung: Gehäuft treten bei Neurofibromatose auf: Willms-Tumor, Rhabdomyosarkom, Leukämien und Phaeochromozytom.
- Oft mentale Retardierung.

Diagnostik
Spezielles Untersuchungsprogramm; jede Untersuchung ist für mindestens 10% der Patienten bedeutsam

Diagnostik: Folgende Untersuchungen müssen bei Erstdiagnose durchgeführt werden:

> EEG, Audiographie, Spaltlampenuntersuchung, Skelett-Röntgenaufnahmen (Schädel, Orbita, Wirbelsäule), Schädel-CT, Adrenalin und Noradrenalin-Ausscheidung im Urin, Intelligenztests und psychologische Untersuchungen.

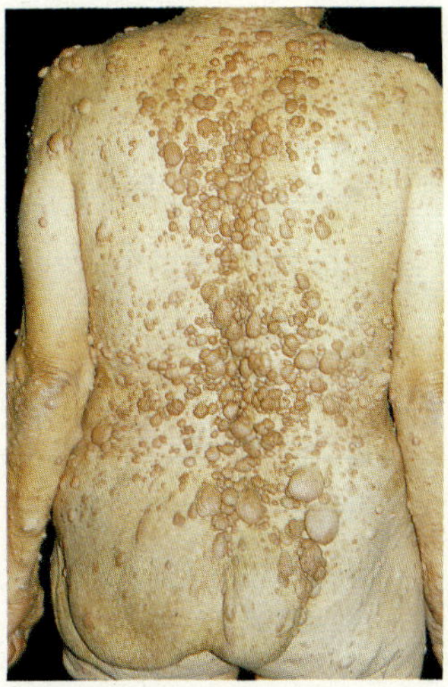

Abb. 2–9
Neurofibromatose 1. Man erkennt mehrere Café-au-lait Flecken, multiple Neurofibrome in unterschiedlichen Größen sowie lentigoartige Hyperpigmentierungen

Therapie
Symptomatisch. Früherkennung von Tumoren

Neurofibromatose 2

Rezessives Tumor-Gen; Manifestation der bilateralen Akustikusneurinome

Leitsymptom
Bilaterale Akustikusneurinome (bei 95% der Träger)

Weitere Symptome
- ZNS-Tumoren
- Linsentrübungen

Diagnostik
Frühdiagnose wichtig, Untersuchung aller Familienmitglieder

Tuberöse Sklerose

Häufigkeit: 1 : 15000
Charakteristische Trias:
- Epilepsie
- Geistige Retardierungen
- Typische Hautveränderungen

Hautveränderungen:
- Angiofibrome zentrofazial (Adenoma sebaceum) und im Nagelbereich (Koenen-Tumoren)
- Bindegewebsnävi

Eine engmaschige klinische Betreuung dieser Patienten ist unbedingt erforderlich.
Therapie: Aufgrund des generalisierten genetischen Defektes ist keine kausale Therapie möglich. Störende Tumoren müssen exzidiert werden. Schwergewicht besteht auf der frühzeitigen Erkennung von Neurofibromatose 1-assoziierten Tumoren.

2.4.2 Neurofibromatose 2

Epidemiologie/Ätiologie: Neurofibromatose 2 entsteht durch Mutation eines Gens auf dem langen Arm des Chromosoms 22; Krankheitsmanifestationen treten erst auf, wenn in einer Zelle das gesunde Allel verloren geht (rezessives Tumor-Gen).
Leitsymptom: Über 95% aller Patienten mit Neurofibromatose 2 entwickeln bilaterale Akustikusneurinome, wobei ihr Beginn meist in der 2. oder 3. Lebensdekade liegt.
Weitere Symptome:
- Benigne und maligne Tumoren des ZNS
- Café-au-lait-Flecken und Neurofibrome der Haut sind seltener als bei der Neurofibromatose 1.
- Linsenverdichtungen und subkapsuläre Katarakt; neben der subjektiven Beeinträchtigung zur Identifizierung betroffener Familienmitglieder wichtig. Keine Lisch-Knötchen.

Diagnostik: Frühdiagnose ist entscheidend; ausschließlich erfolgt eine sorgfältige Untersuchung aller Familienmitglieder. Die Therapie ist rein symptomatisch.

2.4.3 Tuberöse Sklerose

Definition: Genetisch bedingtes Krankheitsbild mit der führenden klinischen Trias: Adenoma sebaceum, Epilepsie und geistige Retardierung.
Epidemiologie/Ätiologie: Das Krankheitsbild ist wahrscheinlich durch Spontanmutation eines Gens auf dem kurzen Arm des Chromosoms 9 bedingt. Nur ein Drittel der Fälle ist vererbt. Häufigkeit in der Bevölkerung 1 : 15000.
Synonyma: Epiloia; Morbus Bourneville-Pringle.
Neurologische Symptomatik:
- Schwere generalisierte epileptische Anfälle
- Retardierte geistige Entwicklung unterschiedlicher Ausprägung.

Dermatologische Veränderungen
- Angiofibrome: Charakteristisch sind rötliche bis hautfarbene, wenige Millimeter große Papeln; Prädilektionsstellen sind die Nasolabialfalten (sog. Adenoma sebaceum, Abb. 2–10) sowie die Periungual-Region (Koenen-Tumoren).
- Bindegewebsnävi: bis zu handtellergroße derbe fibrotische Plaques.

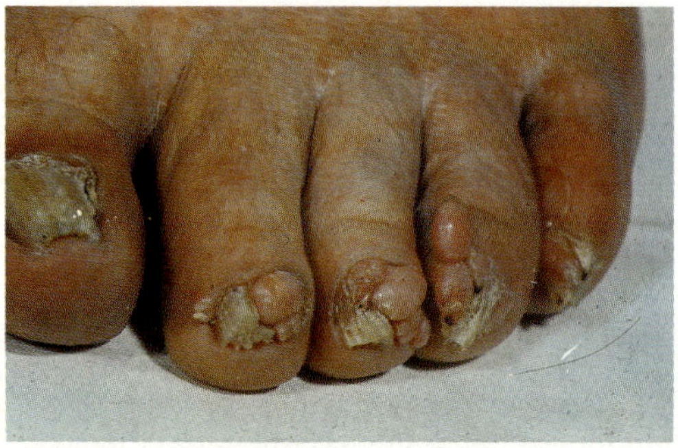

Abb. 2–10
Tuberöse Sklerose.
1–2 mm große Angiofibrome im Bereich der Nasolabialfalten

- Hypopigmentierungen mit einer typischen, an Eschenblätter erinnernden Form.

Therapie: Eine spezifische Therapie ist nicht möglich. Angiofibrome im Gesichtsbereich können durch Dermabrasio entfernt werden; Exzision von Angiofibromen im Nagelbereich ist ebenfalls möglich. Darüber hinaus ist eine intensive neurologische Betreuung erforderlich.

- Hypopigmentierungen

Therapie
Keine spezifische Therapie möglich

2.4.4 Sturge-Weber-Syndrom

Definition: Kombination eines Naevus flammeus im Versorgungsgebiet des ersten oder zweiten Trigeminusastes (Abb. 2–11) mit Gefäßfehlbildungen der ipsilateralen Meningen und des Kortex.

Zusätzliche klinische Veränderungen: Kontralaterale Hemiparese mit Muskelhemiatrophie möglich; eine Epilepsie tritt bei mehr als 3/4 aller Patienten auf; eine mentale Retardierung und das Auftreten eines Glaukoms sind möglich.

Diagnostik: Eine neurologische Diagnostik wird zum Ausschluß größerer Angiome durchgeführt. Langzeitbetreuung ist wegen Epilepsiegefahr erforderlich. Daneben sind regelmäßige Augenuntersuchungen wegen Glaukomrisiko notwendig.

Sturge-Weber-Syndrom

Definition:
Naevus flammeus im Trigeminus-I– oder II-Bereich mit Gefäßanomalien im ipsilateralen ZNS

Neurologische Komplikationen möglich
Glaukomgefährdung

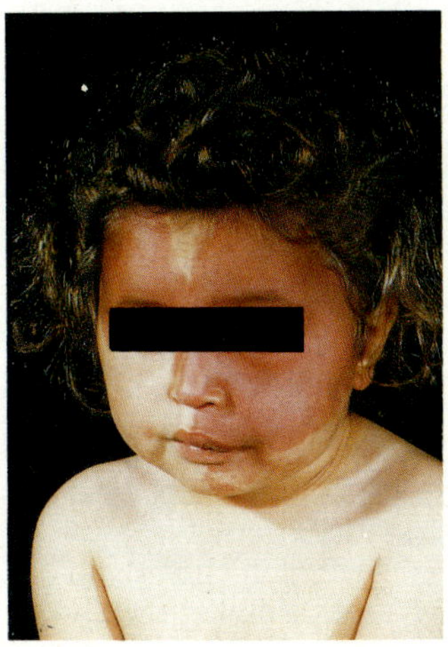

Abb. 2–11
Sturge-Weber-Syndrom. Naevus flammeus im Bereich des 1. und 2. Trigeminusastes der linken sowie des ersten Trigeminusastes im Bereich der rechten Seite mit zusätzlichen Gefäßmißbildungen im Bereich des ZNS

3 Viruserkrankungen der Haut

G. Gross

Viruserkrankungen der Haut

3.1 Allgemeine Aspekte, Diagnostik

Definition

⇨

> Definition: Viren sind kleine Krankheitserreger (Durchmesser von 5–300 nm), die normale Bakterienfilter passieren können, sich nur in lebenden Zellen vermehren und auf künstlichen Nährböden nicht züchtbar sind.

Folgende fünf Charakteristika unterscheiden sie von anderen Mikroorganismen:

- Viren enthalten als genetisches Material entweder DNS oder RNS. Deshalb unterscheidet man DNS- und RNS-Viren.
- Viren können sich nicht teilen. Die Vermehrung erfolgt durch Replikation der Nukleinsäuren.
- Viren besitzen keine eigenen Stoffwechselenzyme.
- Viren vermehren sich nicht im extrazellulären Raum.
- Die Vermehrung der Viren erfolgt mit Hilfe der Wirtszellen-Ribosomen.
- Verschiedene virale Erreger führen zu zahlreichen und vielgestaltigen Krankheitsbildern an der Haut.

Infektionswege für Virusinfektionen der Haut:
- Direkte Inokulation
- Virämie bei Systeminfektionen
- Besiedlung der Haut aus einem außerhalb des Hautorgans lokalisierten Infektionsherd

Folgende *Infektionswege* sind in der Pathogenese der Virusinfektionen des Hautorgans möglich:

- Direkte Inokulation der Haut durch dermatotrope Viren (z. B. Molluscum contagiosum, Papillomvirusinfektionen, primärer Herpes simplex).
- Hautveränderungen als Folge einer Virämie bei Systeminfektionen (Virusexantheme, wie z. B. Windpocken, Masern, Röteln, Pocken, Infektiöse Mononukleose – primäre Epstein-Barr-Virus-Infektion).
- Infektionen der Haut nach Reaktivierung einer latenten, außerhalb des Hautorgans gelegenen Virusinfektion (z. B. Herpes simplex rezidivans, Zoster).

Generell können sichtbare Hauterscheinungen Folge der Virusvermehrung infizierter Hautareale und Ausdruck gegen die Viren gerichteter Abwehrvorgänge sein. Erscheinungsbild und Symptomatik werden durch folgende Faktoren beeinflußt: Ausmaß der Infektion, Eintrittsort der Infektion, Infektionswege, Wirtsfaktoren, Immunität, Hautzustand, vorbestehende Hautkrankheiten und genetische Faktoren.

Diagnostik:
- Virusnachweis über Gewebekulturen
- Elektronenmikroskopie
- Antigennachweis
- Nachweis virusspezifischer Nukleinsäuren durch
  - in-situ-Hybridisierung
  - Blot-Hybridisierung
  - Polymerase-Ketten-Reaktion
- Serologie

Diagnostische Möglichkeiten

Oft ist die Diagnose aufgrund des klinischen Erscheinungsbildes, manchmal jedoch nur über aufwendigere Verfahren zu stellen. Man unterscheidet den Nachweis über die Anzüchtung von Viren in Gewebekulturen, Isolierung von Viruspartikeln (Elektronenmikroskopie, Immunelektronenmikroskopie), Nachweis von viralen Antigenen (Immunfluoreszenz, Elisa), Nachweis über virusspezifische Nukleinsäuren (in-situ-Hybridisierung, Blot-Hybridisierung und Polymerase-Ketten-Reaktion an Abstrichen und an Gewebeproben) und den serologischen Nachweis von Antikörpern, die gegen das Virus gerichtet sind. Serologische Untersuchungen tragen nur bei wenigen Virusinfektionen der Haut zur Diagnostik bei, wie z. B. beim Epstein-Barr-Virus, Zytomegalie-Virus, Masern-Virus, Röteln-Virus und neuerdings bei Parvovirus-19-Infektionen (Erythema infectiosum). Bei den häufigsten Viruskrankheiten des Hautorgans reicht die Serologie nicht aus (HPV, HSV, VZV). Die Diagnose kann serologisch verlässlich nur über den Verlauf des Antikörpertiters gestellt werden und ist damit zeitaufwendig.

3.2 Papillomvirus-Infektionen

Erreger: Papillomviren werden zu der Gruppe der Papovaviren gezählt. Der Familienname Papovaviridae setzt sich aus den Anfangsbuchstaben der drei Vertreter Papillomviren, Polyomaviren und des vakuolisierenden Agens (SV 40) zusammen.

Die bei Menschen vorkommenden Papillomviren (Human papilloma virus = HPV) sind karyotrope DNS-Viren mit einem Durchmesser von ca. 50 nm. Es handelt sich um nackte Viren (kein Envelope). Mehr als 60 verschiedene HPV-Typen werden über molekularbiologische Verfahren unterschieden (Tab. 3–1)

Papillomviren führen an der Haut und an den Schleimhäuten des Menschen vor allem zu Viruswarzen. Unterschiedliche HPV-Typen induzieren morphologisch, histologisch und prognostisch unterschiedliche klinische Bilder. **Histologisch** handelt es sich um gutartige, epitheliale bzw. fibroepitheliale Hyperplasien mit Akanthose, Papillomatose, Hyperkeratose, sowie Verbreiterung des Papillarkörpers. Vakuolisierte (ballonierte) Zellen

Papillomvirus-Infektionen

Erreger: Papillomviren (humane Papillomviren = HPV) aus der Gruppe der Papovaviridae

Papovaviridae
- Papillomviren
- Polyomaviren
- „Vacuolating agent" (SV 40)

Tab. 3–1 Humane Papillomviren in benignen und malignen Tumoren des Menschen

Turmor	HPV-Typen	
	häufig nachgewiesen	selten nachgewiesen
Hautviruswarzen:		
Verrucae plantares (Myrmecia)	1	
Verrucae plantares (Mosaikwarzen)	2,4	
Verrucae vulgares	2,4	1,7,26,29
Verrucae planae juveniles	3,10	27,28,41
Epidermodysplasia verruciformis (EV)	5,8,17,20,36	9,12,14,15,19,21–25,38,46
Anogenitale Warzen:		
Condylomata acuminata	6,11	1,2,10,16,30,44,45
Buschke-Löwenstein-Tumoren	6,11	
Cervical intraepithelial neoplasia	6,16,31	11,18,33,35,42,43,44
Bowenoide Papulose	16	6,34,39,40,42
Schleimhautwarzen:		
Larynxpapillome	6,11	
Mundschleimhautpapillome	6,11	2,16
fokale epitheliale Hyperplasie Heck	13,32	1
Maligne Tumoren:		
Stachelzellkarzinome bei EV-Patienten	5,8	3,14,17,20
Morbus Bowen der Haut		2,16,34
Penis- und Vulvakarzinom	6,16,18	
Zervixkarzinom	16,18	6,10,11,31,33,35,39,45
Larynxkarzinom		16,18,30
Zungenkarzinom		2,16

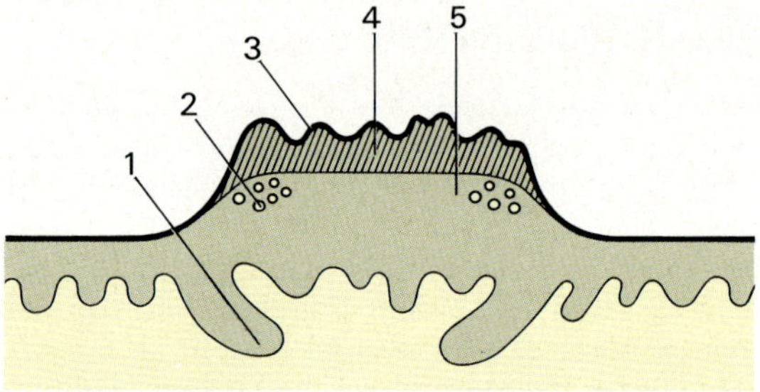

Abb. 3–1 Histologie der Viruswarze; Schematische Darstellung
1 Papillomatose, Reteleisten verbreitert und nach innen gebogen; 2 Ballonierende Degeneration von Stachel- und Körnerzellen (virustypspezifisch); 3 Parakeratose (z.T. „rauchfahnenähnlich"); 4 Hyperkeratose; 5 Akanthose

und ausgeprägte parakeratotisch verhornte Zellen sind weitere histologische Zeichen der HPV-Infektionen (Abb. 3–1).

HPV-induzierte Warzen und andere HPV-assoziierte Krankheitsbilder
- zunächst gutartig
- Spontanheilung meist innerhalb von 2 Jahren
- bei langer Persistenz maligne Entartung.

Kofaktoren: **zelluläre Abwehrschwäche** und an der Haut: **UV-Strahlen, Röntgenstrahlen**, (**Arsen?**)
am Larynx: **Röntgenstrahlen**
im Genitalbereich (Cervix uteri): **Nikotin**, andere **sexuell übertragbare Infektionen**

Papillomvirus-induzierte Hautwarzen sind zunächst gutartig, zeigen beim gesunden Individuum ein begrenztes Wachstum und heilen oft spontan und narbenlos ab. Bei langer Persistenz der Papillome, vor allem im Bereich des Kehlkopfes und des Genitaltrakts (Cervix uteri), kann es zur malignen Entartung kommen. Kofaktoren: UV-Licht, Immunschwäche, Nikotin, andere Infektionen.

Nachweis von Viruspartikeln
In kurzfristig bestehenden Viruswarzen sind Viruspartikel direkt im *histologischen* Schnitt mit gruppenspezifischen Antiseren innerhalb der ballonierten Epithelzellen der oberen Stratum spinosum und granulosum und in Kernresten im Stratum corneum nachweisbar. Auch *elektronenmikroskopisch* sind HPV-Partikel in Hautwarzen z.T. in kristalliner Anordnung identifizierbar. In Genitalwarzen ist dies nur selten möglich. Außer in klassischen Viruswarzen werden HPV auch in flachen, oft dem Auge nicht mehr sichtbaren Veränderungen an der Haut und im Anogenitalbereich gefunden **(subklinische Papillomvirus-Infektion)**. Schließlich kann *HPV-DNS* auch ohne klinische und histologische Symptome latent im Gewebe nachgewiesen werden **(Latente Papillomvirus-Infektion)**.

Epidemiologie
häufig bei Kindern und Jugendlichen; ca. 50% junger Erwachsener besitzen Virustyp-spezifische Antikörper →Schutz vor weiterer Infektion

Epidemiologie: Hautwarzen sind bei Kindern und Jugendlichen weit verbreitet. Bei ca. 50% nicht ausgewählter junger Erwachsener konnten Antikörper gegen HPV-1, dem Erreger der plantaren Warzen, nachgewiesen werden. Die erste Auseinandersetzung scheint weitgehend vor weiteren Infektionen durch dieses Virus zu schützen. Hinweis auf eine besondere Exposition ist das epidemieartige Auftreten sog. „Schlachterwarzen" (HPV-7-Nachweis bei Schlachthauspersonal).

Anogenitale HPV-Infektionen
- gehören zu den häufigsten sexuell übertragbaren Erkrankungen (häufiger als Herpes genitalis und Gonorrhö)
- onkogene Potenz bestimmter HPV-Typen: Nachweis in Cervix-Karzinom, Vaginakarzinom, Vulvakarzinom, Peniskarzinom

Anogenitale HPV-Infektionen werden heute zu den am häufigsten diagnostizierten sexuell übertragbaren Erkrankungen gezählt. Bei ca. 10% der US-amerikanischen Männer und Frauen zwischen dem 15. und 50. Lebensjahr liegt eine genitale HPV-Infektion vor. Den HPV-Infektionen im Anogenitalbereich kommt wegen der möglichen onkogenen Potenz (Zervixkarzinom) eine besondere Bedeutung zu.
Larynxpapillome werden bei Kindern durch HPV-6 und HPV-11 induziert. Diese Viren führen auch zu Condylomata acuminata und zu flachen Kondylomen des Anogenitalraumes. Die Ansteckung der Kinder mit HPV-6 oder 11 erfolgt mit großer Wahrscheinlichkeit während der Entbindung von Müttern mit genitalen Condylomata acuminata.

Pathogenese:
- Inkubation: 6 Wochen bis mehrere Monate
- Infektion nur in Epithelzellen beim Menschen
- Infektionsweg: direkter Kontakt oder kontaminierte Kleidung; Geschlechtsverkehr

Pathogenese: Die Inkubationszeit nach Papillomvirus-Infektionen bis zum Auftreten von sichtbaren Warzen beträgt zwischen 6 Wochen bis zu mehreren Monaten. Papillomviren befallen streng nur eine Wirtsspezies und infizieren nur Epithelzellen beim Menschen. Als Infektionsweg kommt der direkte Kontakt mit der Haut eines Warzenpatienten und der Kontakt z.B. mit kontaminierten Kleidungsgegenständen in Frage. Anogenitale Papillomvirus-Infektionen werden überwiegend durch Geschlechtsverkehr

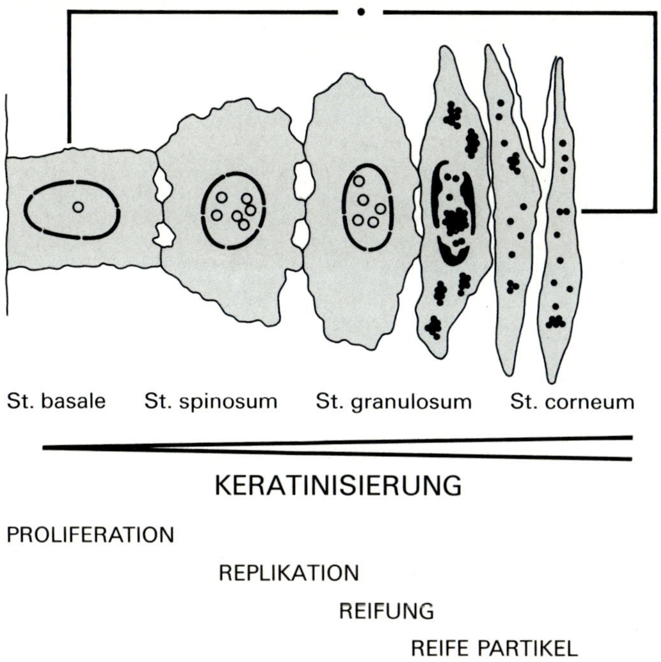

Abb 3–2 Schema zum intraepithelialen Wachstum der HPV-Viren (• entspricht einem HPV-Partikel)

übertragen. Das Virus scheint über kleine Defekte die Basalzellen des Epithels zu infizieren und diese zur Proliferation anzuregen (Abb. 3–2). Während virale DNS in den suprabasalen Epidermiszellen nachweisbar ist, können virale Antigene und reife Viruspartikel erst im oberen Stratum spinosum, im Stratum granulosum und corneum gefunden werden. Virustypabhängig ist die Anzahl der nachzuweisenden Viruspartikel (10^5–10^{12} pro Warze).

Klassifikationen
Man unterscheidet 3 klinische Formen der HPV-Infektionen:
- Sichtbare Veränderungen (Verrucae vulgares; Condylomata acuminata),
- subklinische Papillom-Virus-Infektionen im Anogenitalbereich (Sichtbarmachung über Essigsäuretest),
- latente („schlafende") HPV-Infektion (DNS-Nachweis ohne klinische und histologische Symptomatik).

Die Warzentypen werden aufgrund ihres klinischen Erscheinungsbildes folgendermaßen eingeteilt:

Klinische Formen der Warzeninfektion

Viruswarzen der Haut:
- Verrucae vulgares: vulgäre Warzen; Sonderform: Verrucae filiformes (sog. Pinselwarzen)
- Verrucae plantares: Plantarwarzen (Myrmeciawarzen und Mosaikwarzen)
- Verrucae planae juveniles
- Hautveränderungen bei Epidermodysplasia verruciformis Lewandowski-Lutz: Pityriasis versicolor-ähnliche, fleckförmige und Verruca plana juvenilis-ähnliche Effloreszenzen.

Anogenitale HPV-Infektionen:
- Condylomata acuminata: spitze Kondylome, genitale Warzen
- Condylomata gigantea: Buschke-Löwenstein-Tumoren
- pigmentierte papulöse Effloreszenzen
- flach kondylomatöse Effloreszenzen
- Condylomata plana der Vagina und Portio
- subklinische Papillomvirus-Infektionen (SPI)

Schleimhautwarzen (Mundhöhle, Pharynx, Larynx):
- isolierte Schleimhautwarzen: Papillome vom Typ der Verrucae vulgares oder Condylomata acuminata
- Fokale epitheliale Hyperplasie (Morbus Heck)
- Larynxpapillome: juvenile Larynxpapillome und adulte Larynxpapillome

Viruswarzen der Haut

Verrucae vulgares

3.2.1 Viruswarzen der Haut

3.2.1.1 Verrucae vulgares

Synonyme: vulgäre Warzen.
Diese häufigste Warzenform ist ein benignes, infektiöses Akanthom bzw. Papillom.
Erreger: HPV-2, HPV-4, HPV-7 („Schlachterwarzen") u.a. (Tab. 3–1).
Realisationsfaktoren sind funktionelle Durchblutungsstörungen (Akroasphyxie), sowie kleine Verletzungen und Ekzeme der Haut (Dermatitis atopica, Sebostase, Mazeration, chronische Entzündungen der Haut). Auch Immundefekte, örtliche und systemische Glukokortikosteroidtherapie bzw. Immunsuppression mit anderen Medikamenten tragen zur Autoinokulation und zur Aussaat vulgärer Warzen (Ekzema verrucatum) bei. Behindert wird hierdurch auch die spontane Abheilung, die normalerweise innerhalb von maximal 1 bis 2 Jahren stattfindet.

Erreger: HPV-2, HPV-4, HPV-7 (Schlachterwarzen)
Realisationsfaktoren:
- funktionelle Durchblutungsstörungen
- Mikrotraumen, Mazeration, Verbrennung der Haut
- Ekzeme, Dermatitiden
- Immundefekte

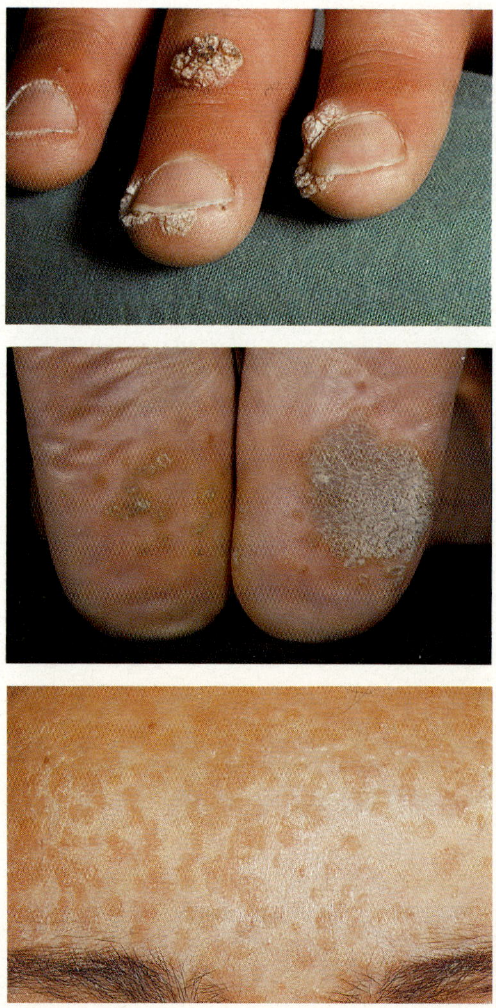

a b c

Abb. 3–3
Klinische Manifestationsformen der HPV-Infektion der Haut: a) periunguale Verrucae vulgares (HPV-2-Nachweis); b) Verrucae plantares (Mosaikwarzen-Typ: plantare Verrucae vulgares); c) Verrucae planae juveniles (HPV-3-Nachweis)

Klinik: Bei den vulgären Warzen handelt es sich um hautfarbene, teilweise bräunlich pigmentierte, halbkugelige oder flache Knötchen bzw. Knoten mit höckriger, hyperkeratotischer, „verrucöser“ Oberfläche (Abb. 3–3a). Vulgäre Warzen können breit oder gestielt imponieren. Sie kommen einzeln oder multipel vor. Charakteristisch ist die Anordnung von mehreren kleineren sog. „Tochter-Warzen“ um eine „Mutter-Warze“ herum.

Sonderformen der Verrucae vulgares:
- Verrucae filiformes (Pinselwarzen, gestielte Warzen)
- Schlachterwarzen (HPV7)

Sonderformen sind die sog. *Verrucae filiformes* (Pinselwarzen) – gestielte Warzen, die von Fibromata pendulantes abzugrenzen sind. Bei längerem Bestand können auch riesenhafte, tumoröse Warzen entstehen; Ausdruck von Regressionsvorgängen sind anuläre – siegelringartige Warzenformen. Verrucae vulgares zeigen ortsabhängige Manifestationsformen. Am häufigsten kommen sie an den Fingerstreckseiten und an den Handrücken und periungual vor (Abb. 3–3a). Hier kann es durch Besiedlung des proximalen und lateralen Nagelfalzes sowie durch Einwachsen unter die Nagelplatte zur Onycholysis und zur Onychodystrophie kommen. Der Befall des Nagelbettes führt zu Druckschmerz. Bei starkem Wachstum von subungualen Warzen können sogar Knochenzerstörungen resultieren.
Schwer zu erkennen sind Viruswarzen an den Schleimhäuten und am behaarten Kopf. Hier kommen fingerförmige bzw. zottenähnliche Warzenformen vor. Gestielte Warzen (V. filiformes) finden sich an freien Oberflächen (Hals, Nacken, in der Bartgegend, bzw. auch an den Augenlidern) und an Körperöffnungen (Nase und Ohr).

Differentialdiagnose

Differentialdiagnosen: Lokalisationsabhängig sind die in Tab. 3–2 aufgelisteten Krankheitsbilder abzugrenzen.

Tab. 3–2 Differentialdiagnosen der Viruswarzen je nach Lokalisation

Gesicht, Extremitäten:	Seborrhoische Warzen, Cornu cutaneum, Keratoakanthom, Carcinoma spinocellulare, Morbus Bowen, Lichen ruber verrucosus, Tuberculosis cutis verrucosa, Akanthosis nigricans, Morbus Darier
Handteller, Fußsohle:	Keratoma palmare et plantare dissipatum, Clavi
periunguale Warzen:	Glomustumoren, subunguale Exostosen

3.2.1.2 Verrucae plantares (Abb. 3–3b)

Verrucae plantares

Synonyme: plantare Warzen, Dornwarzen, Fußsohlenwarzen.
Nicht exophytisch, sondern endophytisch wachsende Warzen, deren Oberfläche von einem Kallus überlagert ist.

Erreger:
HPV-1 (Dornwarzen – Einschlußwarzen, Myrmecia)
HPV-2 u. 4 (Mosaikwarzen)

Erreger: HPV-1-Dornwarzen (Einschlußwarzen oder Myrmecia); HPV–2– und HPV-4-Mosaikwarzen.
Plantarwarzen sind häufig an Druckstellen des Fußes lokalisiert und können sehr schmerzhaft sein.
Als Realisationsfaktoren kommen hier Fußschweiß, Akroasphyxie, Tinea pedum und oberflächliche Rhagaden in Betracht. Barfußgehen fördert die Verbreitung der Plantarwarzen. Schwimmbäder, Umkleidekabinen und Saunen sind mögliche Reservoirs.
Myrmeciawarzen sind einzelnstehende Warzen mit zentralem, dornartigem Tiefenwachstum, die besonders stark schmerzen.
Mosaikwarzen sind plantar lokalisierte Verrucae vulgares, die beetförmig in Mosaikform aneinander gelagert sind. Diese Warzen sind oberflächlicher lokalisiert und sind weniger schmerzhaft als Myrmeciawarzen.
Seltener sind *riesenhafte Plantarwarzen*, die zu massiven Schmerzzuständen und Gehbeschwerden Anlaß geben können.
Alle plantar lokalisierten Warzen neigen zu Rezidiven.

Differentialdiagnose:
- Tuberculosis cutis verrucosa
- Carcinoma spinocellulare
- Clavus
- Carcinoma cuniculatum

Differentialdiagnose: Tuberculosis cutis verrucosa, Stachelzellkarzinom, Clavus, Carcinoma cuniculatum (Kaninchenbau-artiges, in die Tiefe reichendes Karzinom bisher unbekannter Ätiologie (HPV?)

Verrucae planae juveniles

Definition

⟹

Erreger: HPV-3, HPV-10
Realisationsfaktoren:
- Dermatitis atopica
- lokale Steroidtherapie
- Abwehrschwäche

Differentialdiagnose:
- Lichen ruber planus
- Milien
- eruptive Verrucae seborrhoicae
- Epheliden
- Psoriasis vulgaris

Epidermodysplasia verruciformis Lewandowski-Lutz

Definition

⟹

3.2.1.3 Verrucae planae juveniles

Synonyme: flache Warzen, plane Warzen.

> Multiple, flache, hautfarbene, gelbgrau oder bräunliche Papeln, vor allem im Gesichtsbereich, an Handrücken und Unterarmstreckseiten (Abb. 3–3c). Besonders häufig bei Kindern, Jugendlichen und jungen Frauen.

Erreger: HPV-3, HPV-10 u. a. (Tab 3–1:)
Realisationsfaktoren: Dermatitis atopica, lokale Steroidtherapie, Abwehrschwäche, z. B. bei immunsupprimierten Nierentransplantierten. Häufig gehen der Entwicklung flacher Warzen Mikrotraumen voraus (Dissemination durch Bartrasur). Strichförmige Anordnung (isomorpher Reizeffekt) nach Kratzen ist häufig zu beobachten.
Differentialdiagnose: Lichen ruber planus, Milien, eruptive Verrucae seborrhoicae, Epheliden, Psoriasis vulgaris. Histologische Sicherung der Diagnose ist immer möglich.

3.2.1.4 Hautveränderungen bei Epidermodysplasia verruciformis Lewandowski-Lutz

> Seltene Genodermatose bei zellulärem Immundefekt und besonderer Empfänglichkeit für bestimmte Papillomvirus-Typen, mit lebenslanger Eruption disseminierter Warzen unterschiedlicher Form.

Es besteht eine Warzenvirustyp-abhängige Neigung zur malignen Entartung (bis 30%) unter Ausbildung von Stachelzellkarzinomen vom Bowen Karzinom-Typ, Basaliomen und solaren Präkanzerosen in UV-exponierten Hautbereichen. Erreger: HPV-5, -8, -17, -20, -36 u. a. (Tab. 3–1).
Klinik: Nebeneinander können hier vulgäre Warzen, flache Warzen, Übergangsformen zwischen beiden (V. planovulgares) und sog. Pityriasisversicolor-ähnliche Effloreszenzen bestehen, die entweder als rötliche, hypopigmentierte oder als pigmentierte Flecken in Erscheinung treten. Die Hautveränderungen sind besonders häufig im Gesichtsbereich und an den Streckseiten der Extremitäten, aber auch am gesamten Körper, an der nicht UV-exponierten Haut und sogar im Bereich des behaarten Kopfes und des Genitale lokalisiert. Als Kofaktor der malignen Entartung der Epidermodysplasia verruciformis werden der ultraviolette Anteil des Sonnenlichtes, Röntgenstrahlen, zelluläre Immundefekte und iatrogene Immunsuppression z. B. bei Nierentransplantierten, besonders bei den Typen HPV-5, HPV-8 und HPV-14 angesehen.

Tab. 3–3 Therapie der Hautwarzen

V. vulgares	Kurettage mit dem scharfen Löffel Kryotherapie (flüssiger Stickstoff, Kryokontakt-Therapie) Elektrokoagulation/–Kauter-Therapie
V. plantares	Salicyl-guttaplast (bis 60%-ig), Elektrokauter, CO_2-Laser, Kurettage, Kryotherapie
V. planae juveniles	Bei Kindern Spontanheilung abwarten. Vitamin-A-haltige Externa Kryotherapie (vorsichtige Touchierung mit flüssigem Stickstoff) Elektrokoagulation mit feiner Nadel
Epidermodysplasia verruciformis	– symptomatisch! Bei Präkanzerosen Exzision – klinische Kontrollen – aromatische Retinoide (Teratogen! – Vorsicht bei jungen Frauen im gebärfähigen Alter – strenge Antikonzeption!) – Interferon-alpha, -beta oder -gamma systemisch – Sonnenschutz

3.2.1.5 Therapie der Hautwarzen

Therapie

Anforderung an jede Warzentherapie:
- Narbenfreiheit
- Schmerzlosigkeit
- geringe Kosten

In Abhängigkeit vom Warzentyp sollte zurückhaltend oder aber aggressiv zerstörerisch behandelt werden (s. Tab. 3–3). Nicht immer können die Anforderungen an die Warzentherapie – Narbenfreiheit, Schmerzlosigkeit und geringe Kosten – erfüllt werden.
Bei Epidermodysplasia verruciformis v. a. symptomatische Therapie und Sonnenschutz.

3.2.2 Anogenitale Papillomvirus-Infektionen

Anogenitale Papillomvirus-Infektionen

3.2.2.1 Condylomata acuminata

Condylomata acuminata

Synonyme: Feigwarzen, spitze Kondylome, genitale Warzen.

Definition

⇦

Bei Condylomata acuminata handelt es sich um im Anogenitalbereich beider Geschlechter vorkommende, gutartige, fibroepitheliomatöse Wucherungen, die sehr kontagiös sind und nach Therapie häufig rezidivieren.

Erreger:
HPV-6, -11 (selten HPV-16, -18, -31, -33, -35)

Epidemiologie
Verlauf wird durch verschiedene Faktoren beeinflußt:
- zellvermittelte Immunität (Immunsuppressiva, Rauchen, Drogen)
- UV-Licht, Röntgenstrahlen
- Hormone (Gravidität, Diabetes mellitus)
- andere (sexuell übertragbare) Infektionen (Candida, Chlamydien)

Erreger: HPV-6 und -11 (HPV-16, -18, -31, -33, -35, u. a. in weniger als 10% der untersuchten Fälle).
Condylomata acuminata sind die häufigsten benignen Tumoren im Genitalbereich und werden zusammen mit den anderen anogenitalen HPV-Infektionen zu den *weit verbreitetsten sexuell übertragbaren Krankheiten* gezählt. Außer durch Geschlechtsverkehr ist eine Übertragung auch durch Schmierinfektionen möglich. Das Auftreten wird besonders häufig bei jungen, sexuell aktiven Erwachsenen beobachtet, seltener bei Kindern und greisen Patienten. Die Inkubationszeit beträgt 4 Wochen bis mehrere Monate. Der natürliche Verlauf ist wie bei Hautwarzen vom zellvermittelten Immunsystem abhängig (Rauchen, Drogen, immunsupprimierende Medikamente). Bestrahlung mit ultraviolettem Licht, Röntgenstrahlen und anderen Strahlen können zur jahrelangen Persistenz führen. Andere Kofaktoren sind weitere sexuell übertragbare Erkrankungen (nicht gonorrhoische Urethritis, Trichomonaden, Candida albicans) und hormonelle Schwankungen (Diabetes mellitus, Gravidität).

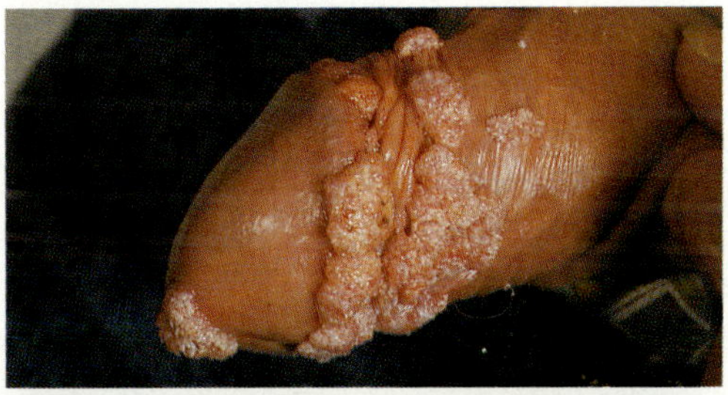

a

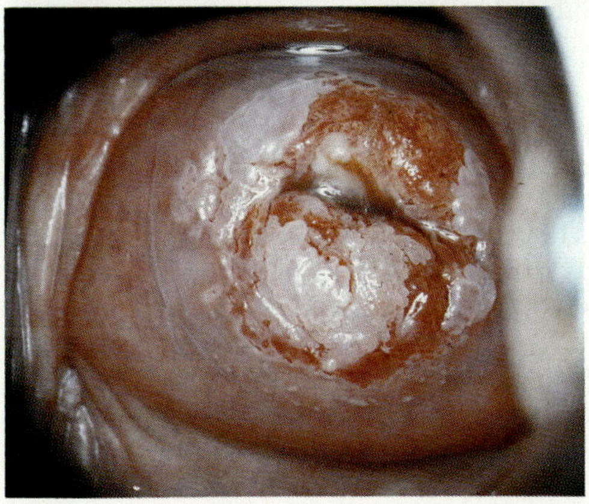

b

Abb. 3–4
Anogenitale HPV-Infektionen:
a) Condylomata acuminata;
b) Condylomata plana der Portio

Tab. 3–4 Diagnostik bei Verdacht auf HPV-Infektion der Anogenitalregion

- Inspektion/Fotografische Dokumentation
  Vergrößerung mit Kolposkop/Peniskop
  vor/nach Essigsäure-Touchierung
- Spezielle Untersuchungen

Cervix uteri/Vagina:	Jod-Test (Lugolsche Lösung)
Vulva/Penis:	Collins-Test (2%ige Toluidin-Lösung)
Urethra:	Spekulum/Endoskopie/Urethrographie
Anorektum:	Proktoskopie/Rektoskopie nach Entfernung externer Läsionen

- Zytologie (Papanicolaou)
- Ausschluß anderer Infektionen
  Nativzytologie
  Kulturverfahren (Herpes simplex, Gonorrhö, Pilzinfektionen, Chlamydien, Mykoplasmen)
  Serologie (V. a. HIV-1-Infektion, Hepatitis, Lues)
- Biopsie und Histologie
- HPV DNA-Nachweis über Hybridisierungsverfahren

Klinik
Condylomata acuminata können in unterschiedlicher Anordnung und Größe im gesamten Anogenitalbereich und in der Harnröhre bei Mann und Frau vorkommen.

Klinik: Condylomata acuminata können einzeln stehend, konfluierend und beetförmig und gelegentlich blumenkohlartig in Erscheinung treten. Sie können im gesamten Urogenital-, Anal- und Perianalbereich von Mann und Frau vorkommen. Vagina und Cervix uteri sind selten befallen. Anfangs handelt es sich um kaum sichtbare Papeln, die rasch größer werden und lokalisationsabhängig hahnenkammähnliche Formen annehmen können (Abb. 3–4a).
Komplikationen: invasives Wachstum mit Perforation und Fistelbildung.

Diagnose
Differentialdiagnose
⟹

Diagnose: s. dazu Tab. 3–4.
Differentialdiagnosen: Condylomata lata (Lues II), vulgäre Warzen, Mollusca contagiosa, flach-kondylomatöse Effloreszenzen, papulöse Effloreszenzen, bowenoide Papulose, Papillae coronae glandis, im Perianalbereich Marisken (Schleimhautfalten). Auch Plattenepithelkarzinome und der Morbus Bowen der Analregion können mit spitzen Kondylomen verwechselt werden.
Histologie: (Fibro)epitheliale Hyperplasie mit unterschiedlich stark ausgeprägter Akanthose, Papillomatose, Ortho– und fokaler Parakeratose. Ballonierende Degeneration in Zellen des oberen Stratum spinosum als Ausdruck der Papillomviruspartikelreifung (sog. Koilozyten). Zusätzlich besteht ödematöse Auflockerung des bindegewebigen korialen Stromas, unterschiedlich ausgeprägte lymphohistiozytäre Zellinfiltrate und Dilatation der Gefäße.

Buschke-Löwenstein-Tumoren

3.2.2.2 Buschke-Löwenstein-Tumoren

Gefährlichste Verlaufsform mit riesenhaftem und destruierendem, z. T. invasivem Wachstum und mit Gefahr von Fistelbildung zur Urethra bzw. zum Anorektum (Pseudokarzinom).

Erreger: HPV-6 und Subtypen (HPV-11)
Riesenhafte, invasiv-wachsende und gewebszerstörende, an ein Stachelzellkarzinom erinnernde Wuchsform mit meistens gutartiger Histologie. Nur in Einzelfällen metastasierend.

Erreger: HPV–6 und Subtypen (HPV–11).
Buschke-Löwenstein-Tumoren finden sich vor allem im perianalen Bereich, am Sulcus coronarius und beim Mann am Präputium bei Vorhautverengung (Phimose), seltener an der Fossa navicularis urethrae. Bei der Frau werden Buschke-Löwenstein-Tumoren an der Vulva und wie beim Mann im perianalen Bereich beobachtet.
Histologie: Condylomata acuminata mit gesteigerter Proliferationstendenz, Übergang oder Vorliegen eines intraepithelialen oder initialen differenzierten Plattenepithelkarzinoms. Buschke-Löwenstein-Tumoren zeigen extrem selten Metastasierung.

Differentialdiagnose: Condylomata lata, Stachelzellkarzinom, Lymphogranuloma venereum, Bowenkarzinom, Morbus Bowen, Morbus Paget.

Differentialdiagnose ⇦

3.2.2.3 Sonderformen der anogenitalen HPV-Infektionen

Sonderformen

A. (Pigmentierte) papulöse Effloreszenzen

(Pigmentierte) papulöse Effloreszenzen

Diskret papillomatöse und damit nichtkondylomatöse, vorwiegend halbkugelige, bzw. flachpapulöse Effloreszenzen mit und ohne bräunliche Pigmentierung.
Erreger: HPV-16, HPV-18, (HPV-6 und HPV-11 selten)
Pigmentierte papulöse Effloreszenzen sind im Bereich von Vulva, Penisschaft, Inguinal-, Perianal- bzw. Perinealregion lokalisiert.
Im Gegensatz zu Condylomata acuminata besteht seltener die Tendenz zur Beetbildung.
Histologie: unregelmäßige Akanthose, selten vereinzelt Koilozytose (nesterförmig!) und Vermehrung von Melanozyten im Stratum basale bei pigmentierten Formen. Bei Zeichen schwerer Dysplasie bzw. eines Carcinoma in situ werden diese (pigmentiert) papulösen Effloreszenzen auch als bowenoide bzw. pigmentierte bowenoide Papulose bezeichnet (Tab. 3–5).

Erreger:
HPV-16, -18 (HPV-6, -11 seltener)
Lokalisation:
Äußeres Genitale, anogenitale Haut

Tab. 3–5 Differentialdiagnose Bowenoide Papulose – Morbus Bowen

	bowenoide Papulose	Morbus Bowen
Durchschnittsalter (Jahre)	30	> 45
Anzahl der Läsionen	multipel	meistens solitär
Verteilung	Haut (Schleimhäute)	Haut (Schleimhäute: Erythroplasia de Queyrat)
Spontanheilung (nach Schwangerschaft)	ja	nein
Klinisches Erscheinungsbild	lichenoide/flachkondylomatöse/erythematöse oder pigmentierte Maculopapulae	erythematosquamöse Plaques
Farbe der Läsionen	rötlich-braun, braun-schwärzlich, (grau-weißlich bei farbigen Patienten)	weiß oder rot
Symptome	leichter Pruritus	Nässen; Pruritus in 50%
Differentialdiagnosen	Condylomata lata (Lues II) Lichen ruber Lichen sclerosus et atrophicus Vulvadystrophie seborrhoische Warzen	Psoriasis vulgaris Lichen simplex chronicus Morbus Paget

Differentialdiagnose: multizentrischer pigmentierter Morbus Bowen (= pigmentierte bowenoide Papulose), M. Bowen, pigmentierter Nävuszellnävus, pigmentierte seborrhoische Warzen, pigmentiertes Basaliom, malignes Melanom.

Differentialdiagnose ⇦

B. Condylomata plana (Abb. 3–4b)
Synonyme: flache Kondylome.

Condylomata plana

Definition: ⟹

Im Schleimhautniveau der Cervix uteri und der Vagina liegende Effloreszenzen, welche die häufigste sichtbare Erscheinungsform der HPV-Infektion darstellen.

Erreger: ⟹

Erreger: HPV-6, HPV-11, HPV-16, HPV-18, HPV-31, HPV-33, HPV-35
Gräulich-weißlich, an eine Leukoplakie erinnernd, oder erythematöse flach erhabene Papeln und fleckförmige Effloreszenzen.
Lokalisation: Vagina, Portio
Histologie: flach akanthotisches Epithel, Condyloma acuminatum-ähnlich.
Differentialdiagnose: Carcinoma in situ; Vaginakarzinom; Zervixkarzinom; Herpes genitalis; Candidabesiedlung.

Differentialdiagnose: ⟹

Flachkondylomatöse Effloreszenzen

subklinische Papillom-Virus-Infektionen
Flachkondylomatöse Effloreszenzen, die nur mit Hilfe eines Kolposkops, Peniskops oder einer Lupe und nach Applikation von 5%iger Essigsäure sichtbar zu machen sind

Erreger: ⟹

C. Flachkondylomatöse Effloreszenzen
An der Haut-Schleimhaut-Grenze der Genitoanalregion von Mann und Frau lokalisierte flach erhabene einzelnstehende oder konfluierte erythematöse Makulopapeln, die aufgrund der Klinik, der Histologie (wenige Koilozyten) und der Ätiologie von echten Condylomata acuminata abzugrenzen sind. Bei Verdacht auf *subklinische Papillomvirusinfektion* (Abb. 3–5): Sichtbarmachung mittels Kolposkop bzw. Peniskop oder Lupe und Applikation von Essigsäure.
Erreger: HPV-16, -18, (HPV-6, HPV-11)
Diagnostik: Bei Verdacht auf Vorliegen einer HPV-Infektion kann die Diagnose über Hybridisierungs-Verfahren gesichert werden (Tab. 3–4).

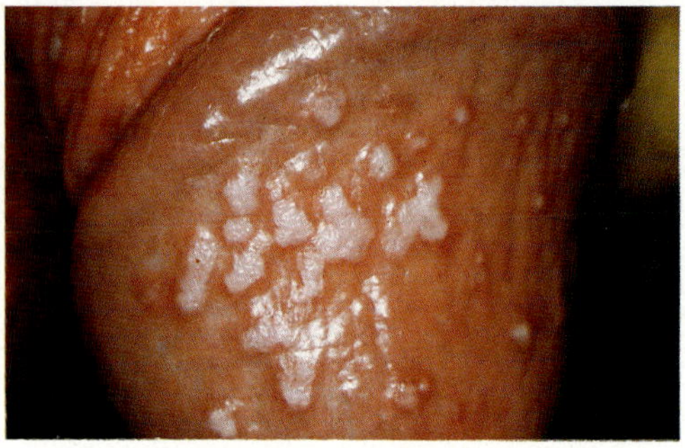

Abb. 3–5
Subklinische Papillomvirus-Infektion (SPI) nach 10minütiger Applikation einer mit 5%iger Essigsäure getränkten Mullkompresse

Therapie der anogenitalen HPV-Infektion

Beseitigung prädisponierender Faktoren:
- Therapie anderer (sexuell übertragbarer) Infektionen
- Therapie von Hämorrhoiden, Fisteln, Marisken
- evtl. Zirkumzision bei Phimose
- vorbestehende Dermatosen therapieren (z. B. Psoriasis, atopische Dermatitis)

Therapieverfahren:
- lokal-konservativ: Podophyllin, 5-Fluoro-Uracil
- chirurgische Verfahren: Elektrokauterisation, Kryotherapie, Kürettage, CO_2-Lasertherapie
- konservativ-systemisch: Interferone intraläsional oder systemisch

3.2.2.4 Therapiemaßnahmen bei HPV-induzierten Krankheitsbildern im Anogenitalbereich

Allgemeine Maßnahmen: Die Beseitigung prädisponierender Faktoren ist erforderlich, um die häufigen Rezidive zu vermeiden.
Prädisponierend sind: Phimose (Zirkumzision bei schwerem Befall der Glans), Fisteln, Hämorrhoiden, andere sexuell übertragbare Erkrankungen (Lues, Gonorrhoe, Candida albicans, Chlamydien, Trichomonaden, etc.) und andere Dermatosen (Ekzeme, Psoriasis vulgaris).

Therapeutische Möglichkeiten
Lokale konservative Therapie: *Podophyllin 5–25%ig in alkoholischer Lösung* für 4 Stunden auf dem erkrankten Hautareal belassen und dann abwaschen. Mehrmaliges Wiederholen führt zur Abheilung einzelnstehender Kondylome. (Kontraindiziert in der Schwangerschaft, an der vaginalen Schleimhaut, Analschleimhaut, bei großflächigen Warzen. Gefahr von Nierenversagen, toxischer Dermatitis.) *5-Fluoro-Uracil in Salbenform oder als Lösung*
Chirurgische Therapie: mittels Kryotherapie, Elektrokauterisation, Kürettage, CO_2-Lasertherapie (Rezidivquoten bis 80%). Bei umschriebenen Condylomata acuminata Entfernung durch Scherenschlag.
Konservative systemische Behandlung: mit Interferon-alpha, -beta oder -gamma.

Interferon kann intraläsional, systemisch (i.v., s.c. oder i.m.) oder in Gelform gegeben werden; auch adjuvant zusammen mit den genannten chirurgischen Verfahren als Rezidivprophylaxe (Rezidivquoten ca. 10–20%).

3.2.3 Schleimhautwarzen

Schleimhautwarzen

- Verrucavulgaris-ähnlich
- Condyloma acuminatum-ähnlich
- fokale epitheliale Hyperplasie (Morbus Heck)
- Larynxpapillome

Hierzu werden gezählt Mundschleimhautwarzen vom Typ der Verrucae vulgares (Abb. 3–3a), Condylomata acuminata (Abb. 3–4a), die fokale epitheliale Hyperplasie (Morbus Heck) und auch die Larynxpapillome. Die verschiedenen Formen werden durch spezifische HPV-Typen hervorgerufen (Tab. 3–1).

Der **Morbus Heck** ist gekennzeichnet durch multiple, hautfarbene, weißliche, flache Papeln der gesamten oralen Schleimhaut, die endemisch bei Indianern und Eskimos (Vitaminmangel?) und sporadisch auch in Mitteleuropa vorkommen. Differentialdiagnose: White-sponge-Naevus, Leukoplakien, Lichen ruber planus

Larynxpapillome werden gehäuft bei Kindern von Müttern mit Condylomata acuminata (HPV-6-, HPV-11) gefunden. Maligne Entartung wird in ca. 20% der Fälle nach Röntgenbestrahlung beobachtet. Therapie: Gute Beeinflussung durch Interferon-alpha-Monotherapie oder in Kombination mit CO_2-Laserchirurgie.

3.3 Pockenvirus-Infektionen

Pockenvirus-Infektionen

- Variola vera
- vakzinale Erkrankungen
- seltene Pockenvirus-Infektionen des Menschen
- Mollusca contagiosa

Pockenviren stellen eine sehr heterogene Virusgruppe dar, die heute ihre große Bedeutung für die Dermatologie aufgrund weltweiter Impfmaßnahmen verloren haben.

3.3.1 Variola vera (Abb. 3–6)

Variola vera

Synonyme: Pocken; englisch: smallpox.

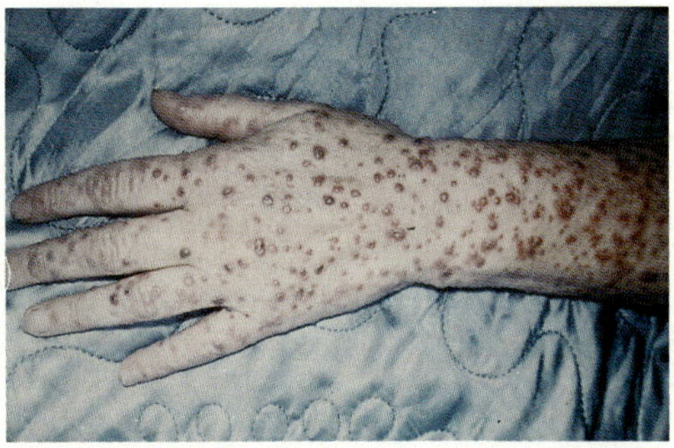

Abb. 3–6
Variola vera: Typisches Pockenexanthem am Handrücken (Freundlicherweise von Prof. Dr. Th. Nasemann, Bernried, zur Verfügung gestellt)

Definition

Sehr kontagiöse Virusinfektion des gesamten Organismus mit disseminierten, exanthematischen, maculopapulösen, später pustulösen bzw. vesikulopustulösen Effloreszenzen.

Es handelt sich um eine hochfieberhafte Systemerkrankung, die nur symptomatisch behandelt werden kann und früher in ca. 25% zum Tode führte. Neueren Berichten der WHO zufolge gelten Pocken aufgrund weltweiter Schutzimpfungen als ausgerottet. Pocken können atypisch verlaufen. So z.B. bei teilweisem Immunschutz (Variolois oder Variola mitigata) oder bei einer Infektion mit einem Pockenvirus schwächerer Virulenz (Alastrim).

Klinische Symptomatik: Abrupt beginnende Beschwerden mit Schüttelfrost, hohem Fieber und Malaise. Rasche Eruption des Pockenexanthems, zunächst makulös, dann vesikulös und pustulös, narbig abheilend.

Differentialdiagnose:
- Varizellen
- Lues II
- Arzneimittelexantheme
- variolaähnliche Pyodermien
- Ekzema herpeticatum

Differentialdiagnosen und Diagnostik: Von Pocken sind andere exanthematische Infektionskrankheiten wie Varizellen, Lues-II, Arzneimittelexantheme und variolaähnliche Pyodermien zu differenzieren. Darüber hinaus könnten das Ekzema herpeticatum und das Ekzema vaccinatum Abgrenzungsschwierigkeiten machen. Hilfreich ist zu wissen, daß die *Varizellen* sich *zentripetal*, die echten *Pocken zentrifugal* ausbreiten. Varizellen weisen einen schubweisen Verlauf, Variola einen gleichmäßigen Verlauf auf.

Bei Pockenverdacht:
- Meldepflicht
- Isolierung von Patienten und Kontaktpersonen

Bei Pockenverdacht besteht Meldepflicht. Isolierungsmaßnahmen, sowohl den Patienten als auch Kontaktpersonen betreffend, müssen ergriffen werden. Das Gesundheitsamt muß davon in Kenntnis gesetzt werden.

Diagnostik
- zytologischer Nachweis eosinophiler Einschlußkörperchen im Bläscheninhalt
- Elektronenmikroskopie („Negative Staining"-Präparat: Quaderviren)
- Viruskultur oder Tierversuche (Inokulation auf Kaninchenkornea)
- serologischer Nachweis

Die **Diagnostik** von Pocken umfaßt:
- Entnahme von Abstrichen aus dem Bläscheninhalt und zytologische Untersuchung (Nachweis eosinophiler Guarnierscher Einschlußkörperchen).
- Elektronenmikroskopischer Nachweis („Negative Staining"-Präparat) typischer Quaderviren.
- Viruskultur aus dem Blaseninhalt oder Tierversuche (Inokulation auf Kaninchenkornea).
- Serologischer Nachweis durch Komplementbindungsreaktion bzw. Antikörper-Neutralisationstest.

Therapie
symptomatische Therapie:
- Isolierung des Patienten
- strenge Bettruhe
- Antipyretika
- Gammaglobuline (in der Frühphase)
- Lokaltherapie: antiseptische Umschläge

Therapie: Strenge Bettruhe, Antipyretika, Isolierung des Patienten. Evtl. Gammaglobuline in der frühen Phase der Erkrankung.
Lokaltherapie mit antiseptischen Umschlägen.

Vakzinale Erkrankungen

3.3.2 Vakzinale Erkrankungen

Nach dem Verschwinden der Pocken wird die früher regelmäßig durchgeführte Pockenimpfung heute nur noch auf Verlangen durchgeführt.

Definition

> Die Pockenschutzimpfung ist eine aktive Immunisierung mit attenuiertem, d.h. lebendem, durch Tierpassage abgewandeltem Pockenvirus, dem sog. Vaccinia-Virus. Die Impfung besteht in einer Skarifizierung (zwei oberflächliche Hautschnitte) und deren Beimpfung mit dem Virus.

Komplikationen der Pockenschutzimpfung
- Vaccinia gangraenosa, Vaccinia progressiva:
- Vaccinia (auto)inoculata
- Vaccinia translata
- Vaccinia generalisata
- Ekzema vaccinatum
- postvakzinale Exantheme
- Encephalitis postvaccinalis (30–60% Todesfälle)

Sukzessiv entwickeln sich über sechs Tage ein Erythem, eine Papel mit rötlichem Hof, am fünften Tag eine intraepitheliale Vesikel, und schließlich am sechsten Tag eine Pustel, die im Verlauf von 2 bis 3 Wochen abgestoßen wird. Folgende **Komplikationen** werden beobachtet: Multifokale Dissemination mit in die Umgebung siedelnden Pusteln, die nekrotisieren können *(Vaccinia gangraenosa, Vaccinia progressiva)*. Die *Vaccinia autoinoculata* wird durch Kratzen und verstreute Schmierinfektionen vor allem mit Befall von Gesicht und Genitalregion hervorgerufen. Die *Vaccinia translata* entsteht durch Schmierinfektion, die auf andere Personen übertragen wird. Die *Vaccinia generalisata* ist die Folge der hämatogenen Aussaat des Virus. Früher führte dieses Krankheitsbild bei Abwehrschwäche häufig zum Tode. Davon abzugrenzen ist das *Ekzema vaccinatum*, eine durch Hetero- oder Autoinokulation hervorgerufene Vacciniainfektion auf vorbestehenden ekzematischen Hautarealen. Hierbei handelt es sich um eine hochfieberhafte schwere Erkrankung, die sehr gefürchtet war. Aus diesem Grunde ist die Pockenschutzimpfung für Patienten, die an Dermatitis atopica leiden, kontraindiziert. *Postvakzinale urtikarielle, skarlatiniforme, röteln- und masernähnliche Exantheme* treten ca. am 5. bis 11. Tag nach Impfung auf. Die gefürchtetste aller Komplikationen der Pockenimpfung ist die *Encephalitis postvaccinalis,* die am 10. bis 11. Tag nach Impfung mit hohem Fie-

ber und meningitischen, enzephalitischen oder myelitischen Symptomen beginnt und früher in ca. 30–60% zum Tode führte.
Therapie bei Hautkomplikationen nach Pockenimpfung: Antivaccinia-Gamma-Globulin. Patienten mit atopischem Ekzem sollten prinzipiell nicht mehr gegen Pocken geimpft werden.

Cave: Pockenschutzimpfung von Ekzempatienten

3.3.3 Seltene Pocken-Virus-Infektionen des Menschen

Seltene Pocken-Virus-Infektionen des Menschen

Kuhpocken
Erreger: Kuhpocken-Virus; ein dem Pockenvirus ähnliches Virus, das berufsbedingt fakultativ auf den Menschen übertragen wird.
Klinik: Vesikulopustul oder Papel an der Eintrittspforte (v. a. Hände). Häufig werden die Hautveränderungen von Fieber, Lymphangitis und Lymphadenitis begleitet. Spontanverläufe sind beschrieben.

Kuhpocken: (Erreger: Kuhpocken-Virus) Vesikulopustulöses Exanthem der Hände und des Gesichts bei Landwirten

Melkerknoten
Synonyme: Melkerpocken, Vaccinoide, Paravaccine-Knoten, Paravaccinia.
Erreger: *Paravaccinia-Virus*.
Direkter Kontakt mit befallenen Kuheutern führt zu solitären oder multiplen, vor allem an den Fingern, Handrücken und Unterarmen lokalisierten rötlich-bläulichen Papulopusteln bzw. Knoten mit rötlichem, entzündlichem Hof (Abb. 3–7).
Spontanverläufe über 4 bis 6 Wochen sind die Regel. Lymphadenitis und Allgemeinsymptome fehlen meistens.
Paravaccinia-Infektionen der Rinder sind weltweit verbreitet; befallen werden fast ausschließlich Landwirte, Tierärzte, Schlachthofarbeiter.
Therapie: Symptomatisch. **Spontane Abheilung während mehrerer Wochen.**

Melkerknoten: (Erreger: Paravaccinia-Virus)
Entzündliche papulopustulöse Effloreszenzen an oberen Extremitäten (v. a. Finger, Handrücken, Unterarme) von Landwirten, Tierärzten oder Schlachtern
Infektionsquelle: Rinder

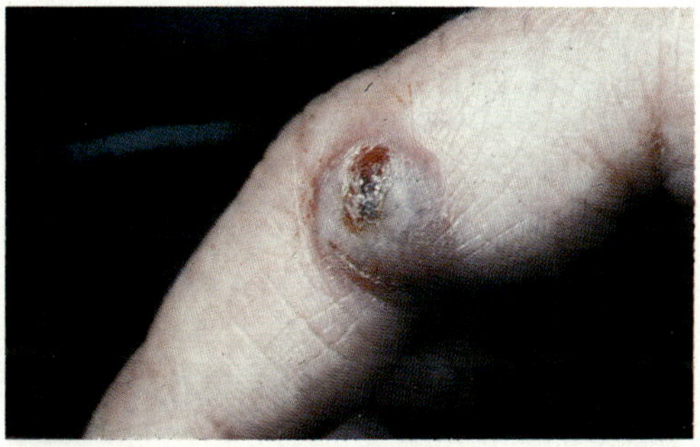

Abb. 3–7
Melkerknoten. Derbe papulo-ulzeröse Effloreszenz (Freundlicherweise von Prof. Dr. Th. Nasemann, Bernried, zur Verfügung gestellt)

Ecthyma contagiosum (Orf)
Erreger: Ein *Paravaccinia-Virus-ähnliches Virus*. Ecthyma contagiosum kommt bei Schafen und Ziegen vor und kann, auf den Menschen übertragen, umschriebene papulopustulöse, dem Melkerknoten sehr ähnliche Veränderungen hervorrufen. Befallen werden ebenfalls insbesondere Landwirte, Tierärzte und Tierhalter.
Klinik: Meistens solitäre oder nur wenige Effloreszenzen an den Händen, die mit entzündlichen Knötchen und Knoten beginnen und sich später erosiv, krustös, gelegentlich auch papillomatös umwandeln können. Auch hier fehlen oft Lymphadenitis und Allgemeinsymptome. In der Regel erfolgt eine Spontanabheilung nach ca. 4 Wochen.
Differentialdiagnosen: Melkerknoten, Granuloma pyogenicum, Stachelzellkarzinom, Keratoakanthom, solitäres Molluscum contagiosum.
Therapie: Lokale Antibiotika und Antiseptika.

Ecthyma contagiosum (Orf):
Erreger: Paravaccinia-Virus-ähnliches Virus.
Infektionsquelle: Schafe, Ziegen

Differentialdiagnosen ⇦

Molluscum contagiosum

Definition: Weit verbreitete, benigne Virusinfektion der Haut, vor allem bei Kindern.

Erreger:
Poxvirus mollusci (größtes Quadervirus mit 250 nm Durchmesser)

Klinik:
Dellwarzen = gedellte Papeln
Sonderformen:
- Mollusca contagiosa gigantea
- Ekzema molluscatum bei Atopikern
- disseminierte Mollusca contagiosa bei zellulärer Immunschwäche, AIDS, Leukosen u. chronischen Infektionskrankheiten (z.B. TBC)
- genitale Mollusca contagiosa (sexuelle Übertragung möglich!)

Differentialdiagnose

⟹

Therapie:
- Exprimieren
- Entfernung mit dem scharfen Löffel
- Schälbehandlung mit Vitamin-A-Lösung
- Kryotherapie mit flüssigem Stickstoff

3.3.4 Molluscum contagiosum

Synonyme: Dellwarze, Epithelioma contagiosum, Epithelioma molluscum. Weit verbreitete, benigne Virusinfektion der Haut, vor allem bei Kindern. Infektionen bei Erwachsenen werden im Zusammenhang mit einer Kortikosteroidtherapie und bei Patienten mit Abwehrschwäche (z.B. im Rahmen der HIV-Infektion) gesehen.
Erreger: Poxvirus mollusci, das größte der Quaderviren. Die Inkubationszeit beträgt ca. 2 bis 8 Wochen. Die Übertragung erfolgt über kleine Epitheldefekte und direkten Kontakt von Mensch zu Mensch in ähnlicher Form wie bei Papillomviren.
Klinik: Stecknadelkopf- bis erbsgroße, halbkugelig vorgewölbte, zentral gedellte Papeln (Abb. 3-8), meistens isoliert stehend ohne Neigung zur Konfluenz. Selten sind Riesenformen (Mollusca contagiosa gigantea).

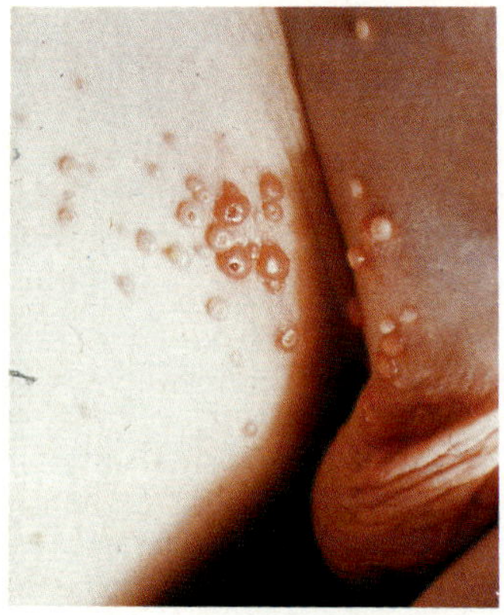

Abb. 3–8
Mollusca contagiosa. Klinik: zentralgenabelte („Dell"-)Warzen

Bevorzugte Lokalisationen sind das Gesicht, der Hals, die Augenlider, die Achselregion, der seitliche Thorax, das Gesäß und die Genitalregion. Bei Patienten, die an atopischem Ekzem leiden, werden über Autoinokulation ekzemähnliche Bilder beobachtet (Ekzema molluscatum).
Histologie: Charakteristischer Aufbau mit dyskeratotischen Epithelzellen und im Zytoplasma lokalisierten eosinophilen Einschlußkörperchen (elektronenmikroskopisch Nachweis von Pox-Virus-mollusci-Partikeln).

Differentialdiagnose
Verrucae planae juveniles, Verrucae vulgares, Milien, Basaliome, Syringome, Xanthome, Xanthelasmen. Bei Riesenformen sind Keratoakanthoma, Melkerknoten und Basaliome abzugrenzen. Genitale Mollusca sind vor allem mit Condylomata acuminata zu verwechseln.

Klinischer Verlauf und Therapie: Bei immunkompetenten Patienten kommt es im Verlauf von durchschnittlich 6 bis 10 Monaten zur spontanen Rückbildung. Entzündung und Juckreiz, die sog. Molluscum-contagiosum-Dermatitis, sind hinweisend auf die spontane Regression.
Therapie: Exprimieren der Knötchen mit einer gebogenen Pinzette oder Entfernung mit dem scharfen Löffel.
Weitere Therapiemethoden sind Schälbehandlung mit Vitamin-A-haltiger Lösung oder mit flüssigem Stickstoff (Kryotherapie). Disseminierte Mollusca contagiosa bei immunsupprimierten bzw. immundefekten Patienten müssen mit scharfem Löffel oder Kryochirurgie entfernt werden.
Mollusca contagiosa sind als fakultative sexuell übertragbare Erkrankung aufzufassen, da die Übertragung durch Geschlechtsverkehr gesichert ist.

3.4 Herpesvirus-Infektionen

Die Viren der Herpesgruppe induzieren mehrere für den Menschen bedeutungsvolle Infektionskrankheiten der Haut und Schleimhäute:

- Herpes simplex, hervorgerufen durch das Herpes-simplex-Virus (HSV) hominis, das als Typ HSV-I und HSV-II vorkommt.
- Windpocken (Varizellen) und Gürtelrose (Zoster). Beiden Erkrankungen liegt eine Infektion mit Varicella-Zoster-Virus (VZV) zugrunde.
- Das Pfeiffersche Drüsenfieber, auch infektiöse Mononukleose genannt, ist Ausdruck der Erstinfektion mit Epstein-Barr-Virus (EBV).
- Cytomegalie-Virus (CMV)-Infektion, die gelegentlich mit flüchtigen Exanthemen einhergehen kann. Bei HIV-Patienten werden ausgedehnte Ulzerationen im Perigenital- und Analbereich beobachtet. Bei immunsupprimierten Patienten, v.a. bei Nierentransplantierten, verlaufen CMV-Infektionen wesentlich heftiger und können eine Abstoßungsreaktion imitieren.

Charakteristisch für Viren der Herpesgruppe ist die Neigung, in ein latentes Infektionsstadium überzugehen (Abb. 3–9). Die für das Hautorgan im Vordergrund stehenden HSV- und VZV-Infektionen zeichnen sich durch eine Reihe ähnlicher Eigenschaften aus.

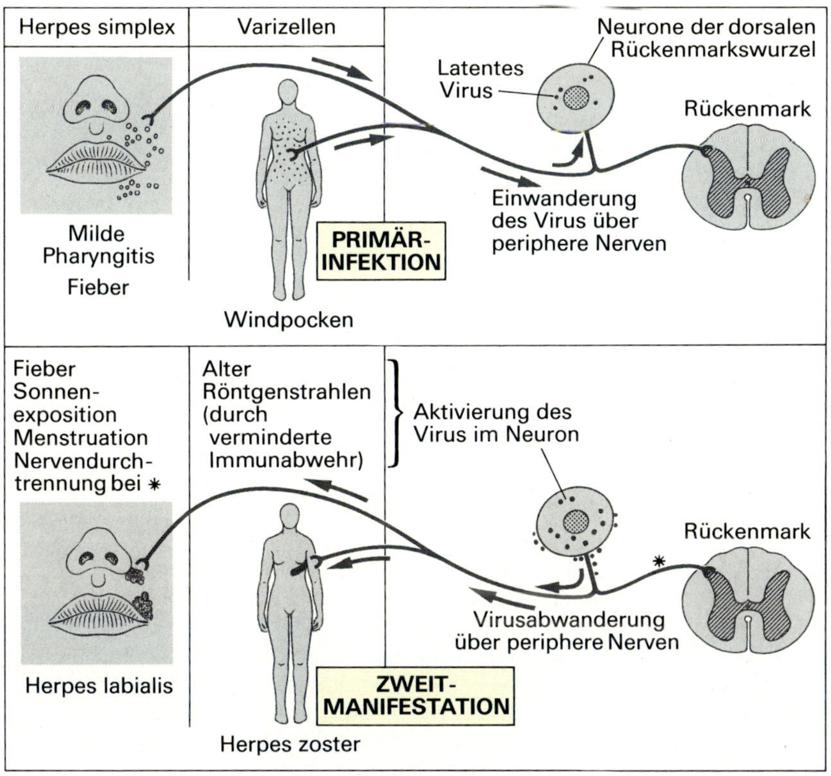

Abb. 3–9 Pathogenetische Vorstellungen zur Primär- und Sekundärinfektion mit HSV (Rezidiv) der Haut

Die **Erreger** sind morphologisch kaum unterscheidbare DNS-Viren mit einem Durchmesser von ca. 90–170 nm. Die Primäreffloreszenzen sind Bläschen mit herpetiformer (gruppierter) Anordnung, denen histologisch eine intraepidermale Vesikulation bzw. eine ballonierende Degeneration der Stachelzellenschicht mit Kerneinschlüssen und Ausbildung multinukleärer Riesenzellen zugrunde liegt. HSV und VZV sind **neurotrope Viren**. In Hirnnerven und Spinalganglien verbleiben die nach erfolgter Primärinfektion über die sensorischen peripheren Nerven eingewanderten Viren in nichtinfektiösem, latentem Zustand (Abb. 3–9).

Herpesvirus-Infektionen

- Herpes simplex (HSV-I- und HSV-II-Infektion)
- Windpocken und Gürtelrose (VZV-Infektion)
- Pfeiffersches Drüsenfieber (infektiöse Mononukleose)
- Cytomegalie-Virus-Infektion

Mitglieder der Herpesvirengruppe:
- HSV-I, HSV-II
- VZV
- EBV
- CMV

Gemeinsamkeiten:
DNS-Viren mit Durchmesser von ca. 90–170 nm, morphologisch nicht unterscheidbar

Histologie der HSV- und VZV-Primärinfektion:
Intraepidermale Bläschen aufgrund ballonierender Degeneration der Stachelzellen, mit Ausbildung multinukleärer Riesenzellen

3.4.1 Herpes simplex

Herpes simplex

Erreger: HSV-I, HSV-II

Erreger: Herpes-simplex-Virus (HSV). Ein HSV-Partikel hat einen Durchmesser von 90–170 nm. Es besteht aus einem DNS-Innenkörper (Core) umgeben von einer Eiweißhülle (Nukleokapsid) aus identischen Untereinheiten (Kapsomeren). Zusätzlich existiert eine Schutzhülle (Envelope), die lipid- und glykoproteinhaltig ist.
Kulturell, biochemisch, enzymatisch und serologisch lassen sich zwei HSV-Typen unterscheiden, HSV-I und HSV-II. HSV-I werden vorwiegend aus Hautveränderungen oberhalb der Gürtellinie und aus orolabialen, pharyngealen, okulären und zerebralen Herpes-Infektionen nachgewiesen, HSV-II in erster Linie aus Infektionen des Genitalbereichs und aus Infektionen beim Neugeborenen.

HSV-Infektionen sind primär durch gruppiert angeordnete Bläschen an der Haut charakterisiert, die rezidivieren können.

HSV-Infektionen sind typischerweise umschriebene, gruppiert stehende Bläschen und Blasen der Haut und Schleimhäute, die zu Rezidiven neigen und in mannigfaltigen Manifestationsformen vorkommen. Je nach Lebensalter und Immunitätslage des Patienten können auch innere Organe und das Nervensystem befallen werden und prognostisch differente Krankheiten entstehen (Beispiele: herpetische Ösophagitis, Bronchopneumonie, Meningoenzephalitis, Herpes-Sepsis beim Neugeborenen).

Übertragungsweg:
- Tröpfchen- und Schmierinfektion
- Geschlechtsverkehr
- Infektion des Neugeborenen während Geburt

Pränatale Infektionskrankheiten (TORCH):
- Toxoplasmose
- Röteln
- Cytomegalie-Virus
- Herpes-simplex-Virus

Pathogenese: Die Übertragung erfolgt vorwiegend durch Tröpfchen- und Schmierinfektion. Beim *Herpes genitalis* spielt die Übertragung durch Geschlechtsverkehr die größte Rolle. Ein weiterer wichtiger Übertragungsweg ist die Infektion des Neugeborenen während der Geburt, die zu *Herpes neonatorum* oder zu der gefürchteten *Herpes-Sepsis* führen kann. Das Virus kann auch intrauterin von der Mutter auf den Foetus übertragen werden (sog. pränatale HSV-Infektion). HSV gehört somit zu den *pränatalen Infektionskrankheiten*, (TORCH: **To**xoplasmose, **R**öteln, **C**ytomegalie-Virus und **H**erpes-simplex-Virus).

Immunologie

⇨

Der erste Kontakt des Organismus mit HSV verläuft meist subklinisch oder klinisch inapparent, induziert aber das Auftreten von neutralisierenden Antikörpern. Nach primärer Infektion gelangt HSV zentripetal über periphere sensorische Nerven zum zugehörigen Spinalganglion bzw. zum Hirnnervenganglion und persistiert dort latent. Im Ganglion wird die Virusreplikation vom intakten Immunsystem kontrolliert (Abb. 3–9). Möglicherweise führt ein Mangel dieser Kontrolle zu Rezidiven (chronisch-rezidivierender Herpes simplex).

Auslöser von HSV-Rezidiven:
- kutane Reize
- Reizungen am Ganglion
- systemische Ursachen

Die Auslöser von *Rezidiven* können vielfältiger Art sein. Prinzipiell werden drei Arten unterschieden:
- kutane Reize (Verbrennungen, UV-Lichtexpositionen, Verletzungen),
- Reizungen am Ganglion: Entzündungen u.a.,
- systemische Ursachen: Streß, Menstruation, Fieber, u. a.

Epidemiologie:
- HSV-I-Primärinfektion in den ersten Lebensjahren (95% der Erwachsenen besitzen Antikörper)
- HSV-II-Antikörper erst nach der Pubertät (30–50% der Erwachsenen)

Während die Primärinfektion mit HSV-I in den ersten Lebensjahren stattfindet und ca. 95% der Erwachsenen HSV-I-Antikörper aufweisen, erfolgt die HSV-Primärinfektion im Genitalbereich erst nach der Pubertät. Die Durchseuchung, gemessen an HSV-II-Antikörpertitern, erreicht deshalb erst im 20. und 30. Lebensjahr mit ca. 30–50% den höchsten Wert.

Klinik

Primärinfektionen:
- akute fieberhafte Erkrankung
- allgemeine Entzündungszeichen
- meningeale Reizungen v. a. bei primärer HSV-II-Infektion

Klinik: Prinzipiell werden *primäre* und *sekundäre Manifestationsformen* unterschieden.
Die Erstinfektion wird nur in Ausnahmefällen (ca. 1% aller Patienten) klinisch manifest. Regelmäßig handelt es sich um akut fieberhafte Erkrankungen von ca. 7 bis 10 Tagen Dauer, wobei auch meningeale Beschwerden beobachtet werden. Charakteristisch ist die *Gingivostomatitis herpetica* (Stomatitis aphthosa) als Ausdruck der Primärmanifestation bei HSV-I-Infektion bzw. die primäre *Vulvovaginitis herpetica* als Erstmanifestation der HSV-II-Infektion bei der Frau.
Die Symptome der Herpesrezidive, vor allem derjenigen, die im gleichen Dermatom rezidivieren, sind weniger stark ausgeprägt. In manchen Fällen kommt es nur zur asymptomatischen Virusausscheidung. HSV ist bei fehlenden klinischen Symptomen im Speichel, in der Vagina, im Cervix, im Prostatasekret, in der Harnröhre und sogar im Sperma nachweisbar.

Primäre Herpes-Manifestation

- Die Herpes-Sepsis des Neugeborenen, die häufig zum Tode führen kann.
- Die Meningoencephalitis herpetica mit ebenfalls hoher Mortalität.
- Die Gingivostomatitis herpetica (Stomatitis aphthosa herpetica),
- die Vulvovaginitis herpetica, beim Mann die Balanoposthitis herpetica,
- das Ekzema herpeticatum,
- die Keratoconjunctivitis herpetica.

Sekundäre oder rezidivierende Herpes-Manifestationen stellen sich dar als:

- Herpes simplex oder genitalis rezidivans,
- Ekzema herpeticatum,
- rezidivierende Form der Keratokonjunktivitis herpetica,
- Erythema exsudativum multiforme herpeticatum.

sekundäre Infektionen:
- meist milder
- oft subklinisch

3.4.1.1 Häufige HSV-Infektionen der Haut

Häufige HSV-Infektionen der Haut

Gingivostomatitis herpetica

Gingivostomatitis herpetica
Synonyme: Mundfäule, Stomatitis aphthosa.

Definition

Fast ausschließlich primäre Manifestation der HSV-I-Infektion bei Kleinkindern, die akut mit Fieber, regionaler Lymphadenitis und schwerem Krankheitsgefühl einhergeht.

Klinik
- schmerzhafte Bläschen und Aphthen in der Mundhöhle
- schmerzhafte Nahrungsaufnahme
- Foetor ex ore
- Spontanheilung innerhalb 2–3 Wo.

Schmerzhafte Bläschen und Aphthen bestehen in der gesamten Mundhöhle, mit Bevorzugung des Vestibulum oris. Typisch ist der entzündliche Randsaum der aphthösen Effloreszenzen (Abb. 3–10a). Begleitende Symptome sind vor allem schmerzhafte Nahrungsaufnahme und Foetor ex ore. Normalerweise heilen die oberflächlichen Erosionen innerhalb von 2 bis 3 Wochen spontan ab.

Komplikationen
Sonderformen der Gingivostomatitis herpetica:
- Paronychia herpetica
- Ekzema herpeticatum
- Aphthoid von Pospischill und Feyrter

Sonderformen und Komplikationen: Ausbreitung der Bläschen auf die angrenzende Gesichtshaut bzw. auch Auslösung einer Paronychia herpetica (durch Daumenlutschen) oder eine Besiedlung von Ekzemherden (Ekzema herpeticatum) beim atopischen Kind. Besonders ausgedehnte aphthöse Veränderungen mit Befall von Pharynx und Ösophagus und Auftreten weiterer herpetischer Effloreszenzen im Gesicht, an den Fingern und im Genitalbereich wird als *Aphthoid von Pospischill und Feyrter* beschrieben.

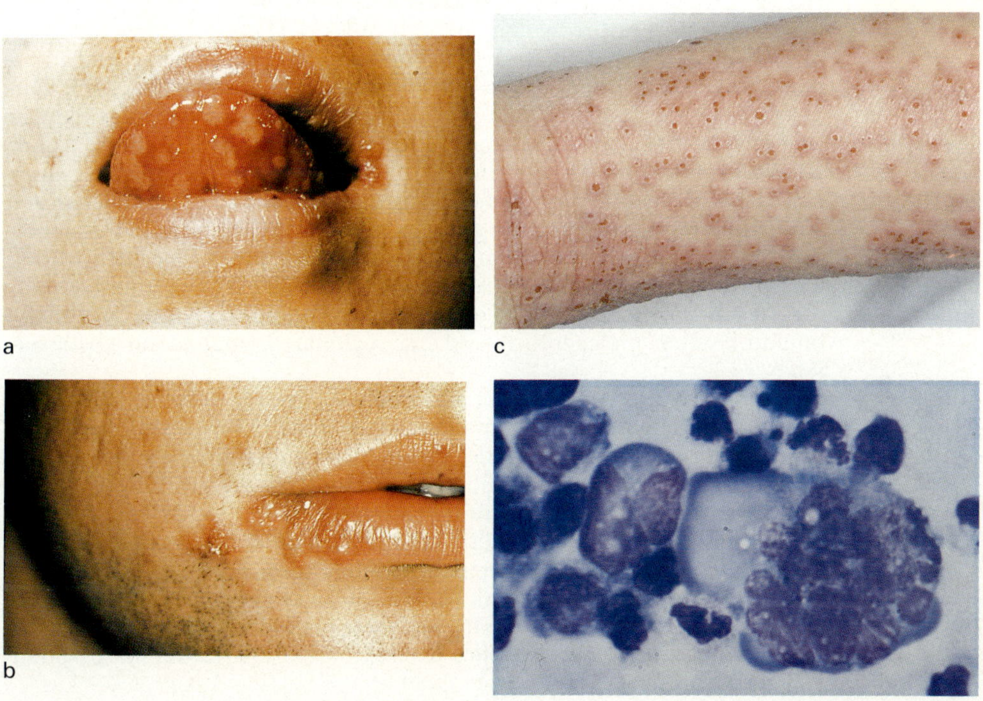

a c b d

Abb. 3–10
HSV-Infektionen der Haut
a) Gingivostomatitis herpetica;
b) Herpes labialis (recidivans);
c) Ekzema herpeticatum am Arm („gepunzt" erscheinende Papulovesikel und Erosionen);
d) Exfoliative Zytologie (Tzanck-Test) aus einem Bläschen mit multinukleären Herpesvirus-Riesenzellen

Differentialdiagnose

⟹

Differentialdiagnose: Coxsackie A-Virusinfektion (Herpangina von Zahorsky), Plaut-Vincent-Angina, Stevens-Johnson-Syndrom, Zoster mucosae, Varicellen.
Therapie: Symptomatisch, Bettruhe, flüssige Kost, bei Superinfektion antibiotische Therapie. Bei schwerem Verlauf und bei Atopikern Aciclovir per os.
Lokale Therapie: Touchierung mit Farbstoffen (z.B. Gentianaviolett), Mundspülungen.

Vulvovaginitis herpetica

Definition

⟹

Vulvovaginitis herpetica

Vorwiegend durch HSV-II hervorgerufene Primär- oder Sekundärinfektion des äußeren weiblichen Genitale mit hohem Fieber und schweren Allgemeinsymptomen.

Klinische Symptome
- entzündliche Schwellung der Vulva (Vagina, Urethraöffnung)
- vorwiegend gruppiert stehende Bläschen, die rasch erodieren
- starkes Fieber, Lymphadenopathie, meningeale Beschwerden (fakultativ)

Differentialdiagnose

⟹

Therapie:
systemisch: Aciclovir
lokal: austrocknend-antiseptisch

Klinik: Nach einer Inkubationszeit von ca. einer Woche schmerzhafte entzündliche Schwellung der Vulva mit multiplen, gruppiert stehenden, aber auch disseminierten Bläschen. Ähnliche Veränderungen finden sich auch an der Cervix uteri, der Urethra und vor allem in der Vagina. Voraus gehen häufig urethritische Beschwerden. Komplikationen sind starkes Fieber, Lymphadenopathie, aseptische Meningitis mit spontan benignem Verlauf. In ähnlicher Form kann das männliche Genitale im Rahmen der primären HSV-Infektion befallen werden.
Differentialdiagnose: Ulzerationen im Genitalbereich, v.a. Lues I, Ulcus molle, Candidabesiedlung der Vulva und der Vagina, Kontaktdermatitis, fixes Arzneimittelexanthem, Morbus Behçet.
Therapie: Aciclovir per os., in schweren Fällen intravenös, lokal austrocknend-antiseptisch, z.B. mit Gentianaviolett.

Herpes simplex recidivans
Wiederauftreten von Herpesbläschen meist an der identischen Körperstelle (sog. „Herpes simplex recidivans in loco")

Herpes simplex recidivans

Synonym: Rezidivierende gruppierte Herpesbläschen.
Rekurrierende Infektionen nach der Primärinfektion mit HSV treten bei ca. 1% jüngerer Erwachsener auf, wobei es keine Bevorzugung des Geschlechtes gibt. Bei der Frau sind Rezidive im Mundbereich (Herpes labialis recidivans) (Abb. 3–10b) bzw. im Bereich des Gesichts (Stirn, Wangen, Ohrmuschel und Augenlider) häufig, während beim Mann Rezidive als Herpes progenitalis im Genitalbereich (Glans penis und Präputium) vorherrschen (Herpes(pro)genitalis). Nicht nur die Häufigkeit der Rekurrenzen (mehr als 1 mal pro Jahr bis zu 5 mal und öfter im Jahr), sondern auch der Umfang der Bläschenbildung kann individuell unterschiedlich sein. Möglicherweise spielen hierbei individuelle HSV-spezifische Defekte im Immunsystem (Gamma-Interferon-Produktion) eine Rolle.

Klinische Symptomatik:
- Prodrome (lokaler Juckreiz, Brennen)
- schmerzhafte, entzündliche, gruppierte Bläschen
- Manifestation am gesamten Körper möglich
- häufigste Lokalisationen: Lippen-, Gesichtsbereich (Herpes labialis recidivans) Genital-, Glutäalbereich (Herpes genitalis recidivans, Herpes glutaealis recidivans)

Merke:
Rezidivierende vesikulöse bzw. aphthöse Veränderungen der Mundschleimhaut sind nur extrem selten Ausdruck der HSV-Infektion

Differentialdiagnose

⟹

Klinik: Im Anschluß an prodromale Beschwerden wie Juckreiz oder Brennen, die 3 bis ca. 6 Tage anhalten können, kommt es zu entzündlicher, z.T. schmerzhafter Schwellung mit gruppiert stehenden, zur Konfluenz neigenden Bläschen, die sich normalerweise innerhalb weniger Tage eitrig trüben, austrocknen, verkrusten und schließlich ohne Vernarbung innerhalb von ca. 2 Wochen abheilen. Allgemeinsymptome sind im Gegensatz zur Primärinfektion selten. Gelegentlich wird eine regionäre Lymphadenitis beobachtet.
Rezidivierende HSV-Infektionen können am ganzen Körper in Erscheinung treten. Häufig werden im Gesichtsbereich HSV-I-Infektionen beobachtet, während HSV-II-Infektionen vor allem zu Rezidiven im Genitalbereich und Sakral- bzw. Glutäalbereich führen (*Herpes genitalis recidivans* bzw. *Herpes glutaealis recidivans*).
Rezidivierende vesikuloaphthöse Veränderungen der oralen Schleimhaut sind in aller Regel nicht Folge einer HSV-Infektion.
Differentialdiagnose: Mundschleimhaut: chronisch rezidivierende Aphthose; Haut: Zoster, Impetigo contagiosa; bes. bei Herpes genitalis: syphilitischer Primäraffekt, Ulcus molle, Kontaktdermatitis, Erythema exsudativum multiforme.

Therapie: Symptomatische Behandlung mit austrocknenden und desinfizierenden Maßnahmen. Bei schweren Rezidiven vor allem im Genitalbereich und Glutäalbereich Aciclovir per os.

Therapie
symptomatisch: austrocknend – desinfizierend

Ekzema herpeticatum
Synonyme: Varicelliforme Eruption Kaposi.

Ekzema herpeticatum

Definition ⇦

Ausgedehnte HSV-Infektion bei Patienten mit ekzematös vorgeschädigter Haut, vor allem bei Patienten mit Dermatitis atopica, aber auch bei anderen ekzemähnlichen Erkrankungen (Morbus Darier).

Pathogenese: Auto- oder Heteroinokulation.
Klinik: Vorwiegend im Bereich ekzematös veränderter Haut treten entweder als Primär- oder als Sekundärmanifestation in großer Zahl disseminiert oder konfluierend Herpes-Bläschen auf, deren Inhalt rasch eintrübt und die sich beim Spontanverlauf innerhalb weniger Tage erosiv umwandeln (Abb. 3–10c).
Ohne Behandlung kann es zur generalisierten Dissemination der Bläschen unter hohem Fieber und lebensbedrohlicher HSV-Enzephalitis kommen. Daneben besteht die Gefahr der Sekundärinfektion mit Bakterien (Impetiginisierung). Weitere Komplikationen sind Bronchopneumonie und Keratoconjunctivitis herpetica.
Differentialdiagnose: Ekzema vaccinatum, Arzneimittelexanthem, Impetigo.
Therapie: Hier sind Aciclovir-Infusionen indiziert. In schweren Fällen ist antibiotische Abschirmung erforderlich. Lokal reicht die austrocknende Behandlung aus.
Es muß darauf geachtet werden, daß Patienten mit atopischem Ekzem nicht von Pflegepersonen mit akuter Herpes-Virus-Infektion der Haut behandelt werden.

Klinik

Komplikationen:
- Generalisierung der Herpes-Bläschen
- HSV-Enzephalitis
- Sekundärinfektion mit Bakterien (Impetiginisierung)
- Bronchopneumonie
- Keratoconjunctivitis herpetica

Differentialdiagnose:
- Ekzema vaccinatum, Arzneimittelexanthem, Impetigo

Therapie:
- Aciclovir Infusionen
- evtl. Antibiotika
- lokal: austrocknende Schüttelmixturen

Keratoconjunctivitis herpetica
Synonyme: Herpes Keratitis.
Relativ häufige Infektion der Horn- und Bindehaut mit HSV. Die Herpeskeratitis kann sowohl als Primärinfektion als auch als rezidivierende Infektion in Erscheinung treten. Die initiale Läsion ist ein dendritisches Ulkus der Kornea, das meistens oberflächlich abheilt.
Therapie: Aciclovir-Augensalbe, eventuell Interferon-Augentropfen, Antibiotikum-haltige Augensalbe.

Keratoconjunctivitis herpetica
Definition:
primäre und rezidivierende HSV-Infektionen der Horn- und Bindehaut
Therapie:
- Aciclovir-Augensalbe
- Antibiotikumhaltige Augensalbe
- evtl. Interferon-Augentropfen

3.4.1.2 Seltene Lokalisationen und Komplikationen von HSV-induzierten Krankheiten

Seltene Lokalisationen und Komplikationen von HSV-induzierten Krankheiten

Paronychia herpetica: HSV-Infektion im Nagelbereich, die sehr schmerzhaft ist und mit einem Panaritium verwechselt werden kann. Sowohl Infektionen mit HSV-I als auch seltener mit HSV-II (oft gleichzeitig bestehender Herpes genitalis) kommen vor. Besonders betroffen ist das zahnärztliche Personal.

- **Paronychia herpetica** (HSV-I und HSV-II)

Herpes traumaticus
Als Inokulations-Herpes simplex z.B. bei Schwerathleten (Herpes gladiatorum) beschriebenes Bild, das mit hohem Fieber und mit meningitischen Beschwerden einhergehen kann.

- **Herpes traumaticus** (Herpes gladiatorum)

Zosteriformer Herpes simplex im Bereich eines Dermatoms mit gruppiert stehenden Bläschen, mit neuralgiformen Beschwerden und Lymphknotenschwellung (differentialdiagnostisch ist hier die Virustypisierung über Gewebekultur bzw. über Varizella-Zoster-Virus-Serologie möglich).

- **zosteriformer Herpes simplex**

HSV-induzierte Proktitis
Bei männlichen Homosexuellen häufig zu beobachtendes Krankheitsbild mit Sekretion und Schmerzen beim Stuhlgang. Größtenteils HSV-II-Primärinfektion.

- **HSV-induzierte Proktitis**

– **Herpes simplex vegetans**

Herpes simplex vegetans
Persistierende HSV-Infektion mit großflächigen Ulzerationen und Nekrosen, die ohne Therapie zu Disseminierung und Befall des zentralen Nervensystems führen können.
Immundefiziente Patienten (z.B. Leukämie-Patienten), immunsupprimierte Transplantat-Empfänger und HIV-Patienten weisen diese besonders schwere Variante der HSV-Infektion auf.
Komplikationen: Herpes simplex-Sepsis, Herpes simplex-Enzephalitis, Entstehung von Stachelzellkarzinomen nach Jahren.
Therapie: Aciclovir-Infusionen.

– **Erythema exsudativum multiforme postherpeticum**

Therapie: symptomatisch

Erythema exsudativum multiforme postherpeticum
Multiformes Exanthem mit charakteristischen Schießscheiben-ähnlichen bzw. kokardenförmigen Effloreszenzen der Haut und Schleimhäute. Polyätiologisches Syndrom, das jedoch gehäuft im Anschluß an chronisch rezidivierende HSV-Infektionen auftritt. Besondere HLA-B-15, HLA-DQ-W3-Assoziationen nachgewiesen (Postinfektiöses Syndrom oder sog. „Virusid").
Therapie: Symptomatisch und lokal austrocknend.

Diagnostik:
HSV-Infektionen müssen durch Virusnachweis diagnostiziert werden:
- exfoliative Zytologie (Tzanck-Test)
- Elektronenmikroskopie
- Immunfluoreszenztest am Bläschenausstrich
- Virusisolierung über Gewebekultur
- (Hybridisierungsverfahren)

Die Serologie spielt bei Rezidiverkrankungen keine Rolle.

3.4.1.3 Diagnostik der HSV-Infektionen

Die Diagnostik der HSV-Infektionen beruht auf dem klinischen Bild und dem direkten bzw. indirekten Nachweis des Virus aus Herpesbläschen:
- Exfoliative Zytologie (Tzanck-Test) mit Nachweis multinukleärer Riesenzellen (Abb. 3–10d).
- Elektronenmikroskopischer Nachweis von HSV über die „Negative Staining"-Methode aus Bläscheninhalt.
- Immunfluoreszenz-Nachweis (Möglichkeit der Typendifferenzierung HSV-I gegen HSV-II und Differenzierung gegen Varizella-Zoster-Virus).
- Isolierung des Virus aus Abstrichmaterialien in der Gewebekultur.
- Nachweis viraler Nukleinsäuren durch Hybridisierungsverfahren.

Die serologische Diagnostik hat insbesondere bei der Rezidiverkrankung keinerlei Bedeutung, da es nicht zu signifikanten Titerschwankungen kommt.

Varizella-Zoster – Virus-Infektionen

Virus:
VZV-Virus = Herpes simplex-ähnliches DNS-Virus
Primäre Manifestation der VZV-Infektion: Varizellen (Folge der Virämie)
VZV-Zweiterkrankung: Zoster

Pathomechanismen:
- nach Virämie Latenz im Nervensystem
- Reaktivierung bei (temporär) abgesunkener Immunität

3.4.2 Varizella-Zoster-Virus-Infektionen

Allgemeines: Varizella-Zoster-Virus (VZV) ist ein dem Herpes simplex-Virus ähnliches DNS-Virus, das morphologisch, elektronenmikroskopisch nicht unterscheidbar ist (Durchmesser ca. 130 bis 170 nm).
Varizella-Zoster-Virus (VZV) ruft zwei klinisch unterschiedliche Krankheitsbilder hervor, die *Varizellen (Windpocken)* und den *Zoster (Gürtelrose)*.
Pathomechanismen: In ca. 70% führt der erste Kontakt eines nichtimmunen Individuums mit VZV zum klinischen Erscheinungsbild der Varizellen.

Tab. 3–6 Virus-Wirtsbeziehung bei der Varizella-Zoster-Virus(VZV)-Infektion

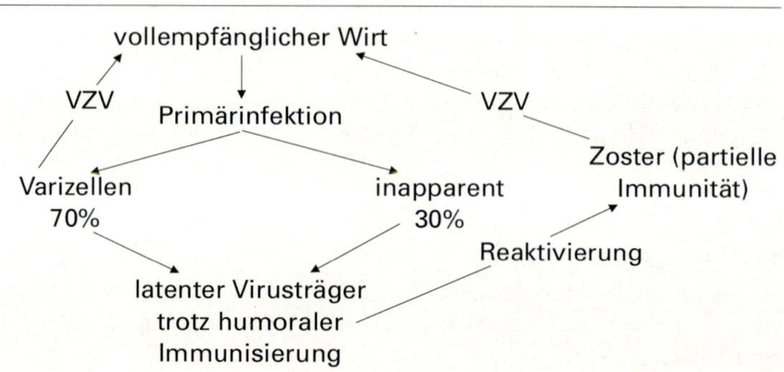

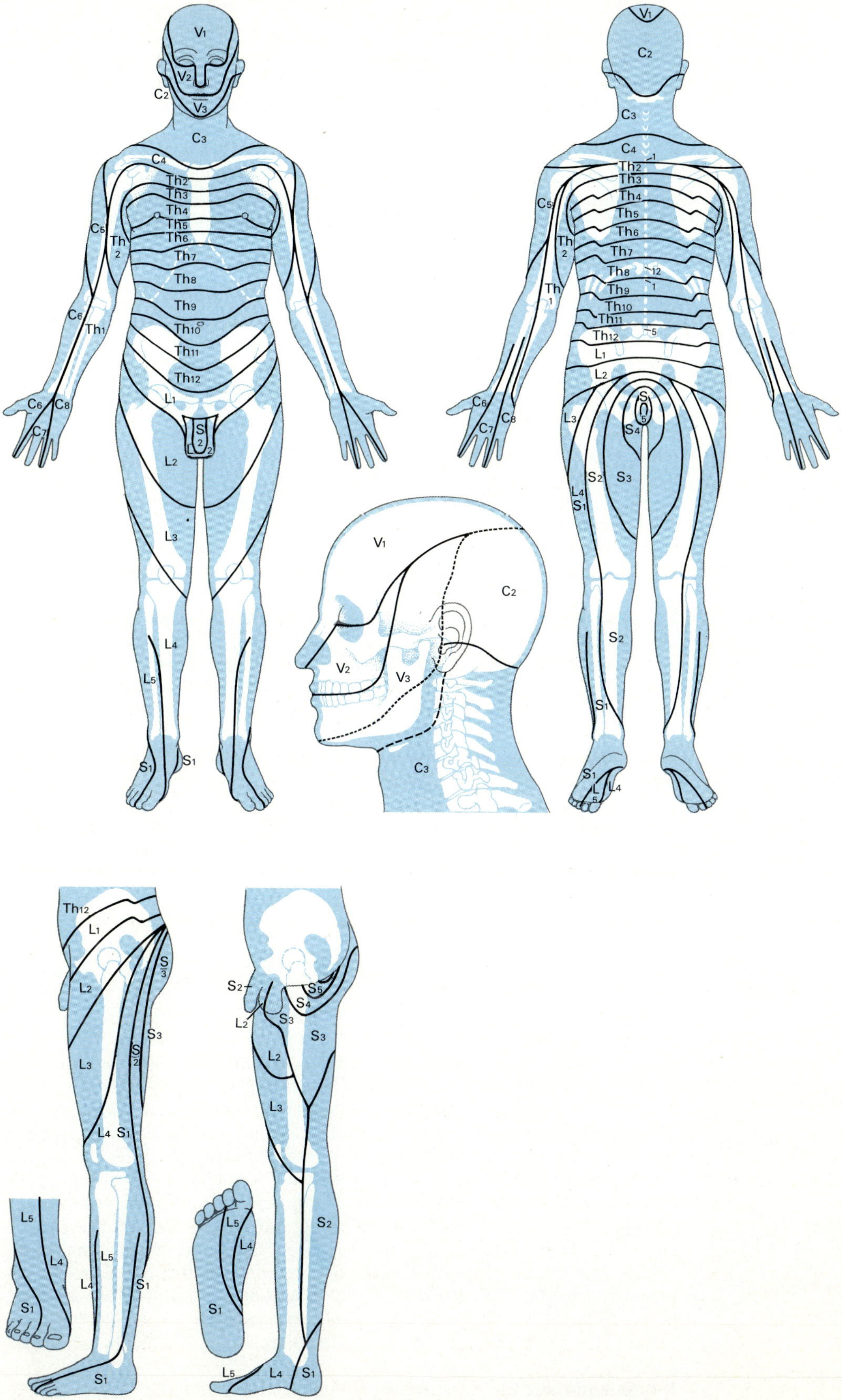

Abb.3–11 Segmentäre Hautinnervation (Schema nach Hansen und Schliack)

Bei ca. einem Drittel der Patienten bleibt die Infektion klinisch inapparent (Tab. 3–6). Trotz humoraler Immunisierung kann es später zur Zweiterkrankung, dem sog. Zoster oder Herpes zoster kommen. Der Pathomechanismus ist noch nicht geklärt. Wahrscheinlich handelt es sich um eine endogene Aktivierung; unwahrscheinlicher ist eine Reinfektion mit VZV bei Störung oder Zusammenbruch der humoralen und zellulären Abwehrfunktionen.

In Analogie zum Herpes simplex persistieren VZV, die von der Haut nach Aszension über sensorische Hautnerven zu den regionären Spinalganglien gelangen, in Form infektiöser DNS. Im Unterschied zum Herpes simplex handelt es sich bei der Primärinfektion von VZV – den Varizellen – um eine exanthematische Erkrankung mit Virämie. Die latente VZV-Infektion kann bei Schwankungen des kontrollierenden Immunsystems (z.B. im Alter) reaktiviert werden, so daß reife Viruspartikel, entlang der efferenten Hautnerven transportiert, zum Auftreten des Zosters im Bereich eines bestimmten Dermatoms führen (Abb. 3–11).

Varizellen

Erreger: VZV
Definition:
Typische Kinderkrankheit, die beim Erwachsenen und Abwehrschwachen viel schwerer verlaufen kann.
Tröpfchen- und Schmierinfektionen
Eintrittspforten: Nasen-Rachen-Raum, Konjunktiven

3.4.2.1 Varizellen

Synonyme: Windpocken, Wasserpocken, Schafblattern, Chickenpox.
Erreger: Varizella-Zoster-Virus (VZV).
Hochkontagiöse, exanthematische VZV-Infektionskrankheit nicht immuner Personen, vorwiegend des Kindesalters.

Die meisten Erkrankungen treten zwischen dem 2. und 6. Lebensjahr auf. Erkrankungen von Säuglingen und Neugeborenen (intrauterine Infektion) sind selten. Die Infektionen beim Erwachsenen verlaufen schwerer. Als Infektionsquellen kommen Patienten mit Varizellen, seltener Zoster-Patienten in Frage. Die Übertragung von Windpocken erfolgt durch Tröpfcheninfektion, wobei vom Virus weite Entfernungen überwunden werden (Windpocken gehören zu den „fliegenden Infektionen"). Auch Schmierinfektionen sind möglich. Eintrittspforten sind der Nasen-Rachen-Raum und die Konjunktiven.

Die Inkubationszeit beträgt 2 bis 3 Wochen, z.T. bis zu 28 Tage. Die Infektiosität beginnt ca. 1 Tag vor Auftreten des Exanthems und endet ca. 1 Woche später. Varizellen treten meist als kleine Epidemien im Frühsommer auf. Lebenslange Immunität gegen Varizellen schützt nicht gegen Zoster.

Klinik:
- Inkubationszeit: 2–3 Wo
- geringe Prodromi
- blasenbildendes Exanthem
- unterschiedlich stark ausgeprägter Juckreiz
- schubartiger Verlauf
- Fieber
- Abheilung in 2–3 Wo.

Charakteristika des Varizellen-Exanthems:
- Heubnersche Sternkarte: Nebeneinander von Maculae, Papulae, Vesiculae, Pustulae, Erosionen, Krusten, Narbenbildung, Erythem
- Palmae, Plantae selten befallen
- Mundschleimhaut, Genitale und Kapillitium regelmäßig befallen
- zentripetale Ausbreitung des Exanthems (vgl. Variola vera: breitet sich zentrifugal aus)

Komplikationen:
- Impetiginisierung (Sekundärinfektion der Bläschen)
- Varizellen-Pneumonie
- Nephritis (Otitis seltener)

Klinik: Ohne wesentliche Vorboten (Schmerzen, Fieber, fleckiges Vorexanthem) beginnt das Varizellen-Exanthem eruptionsartig am Stamm, am behaarten Kopf und im Gesicht. Zunächst handelt es sich um kleine und unregelmäßig begrenzte Erytheme, die sich papulös, dann vesikulös (wasserklarer Inhalt) und schließlich pustulös umwandeln und kräftig jucken können. Die Bläschen sind nicht gekammert. Die Blasendecke kann bereits durch leichten Druck zerrissen werden. Da sich das Exanthem in 1 bis 3 Tagen schubweise entwickelt, findet man nebeneinander kleine rote Knötchen, frische Bläschen und abtrocknende, mit einer Kruste bedeckte Effloreszenzen. Die Anzahl der Effloreszenzen kann zwischen einigen wenigen und mehreren Hundert betragen. Das Nebeneinander der verschiedenen Effloreszenzen und verschiedenen Entwicklungsstadien ist charakteristisch und ergibt ein buntes Bild (sog. „Heubnersche Sternkarte") (Abb. 3–12a). Im Gegensatz zu Variola vera findet sich eine zentripetale Ausbreitung des Exanthems mit dichtestem Befall am Rumpf und im Gesicht. Extremitäten, inklusive Hand- und Fußsohlen, sind seltener befallen. Typisch für Varizellen ist der Befall der Mund- und Rachenschleimhaut, der Konjunktiven, der Genitalschleimhaut (sehr starke Schmerzhaftigkeit) und vor allem des behaarten Kopfes. Die Abheilung der Bläschen erfolgt im Normalfall innerhalb von 2 bis 3 Wochen. Impetiginisierung als Folge von starkem Juckreiz und Zerkratzen führt zu kreisrunden oder ovalen Narben (v.a. bei Atopikern).

Komplikationen: Im Anschluß an Sekundärinfektionen der Varizellenbläschen (Impetiginisierung) können die gefürchtete Varizellen-Pneumonie, seltener eine Nephritis oder Otitis auftreten. Bei ZNS-Befall (Varizellen-

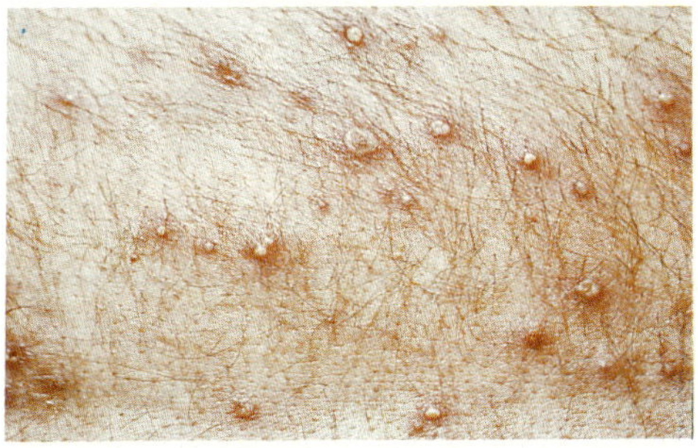

a

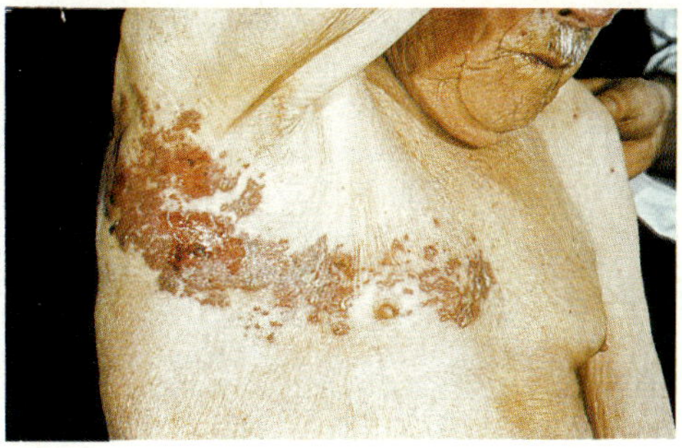

b

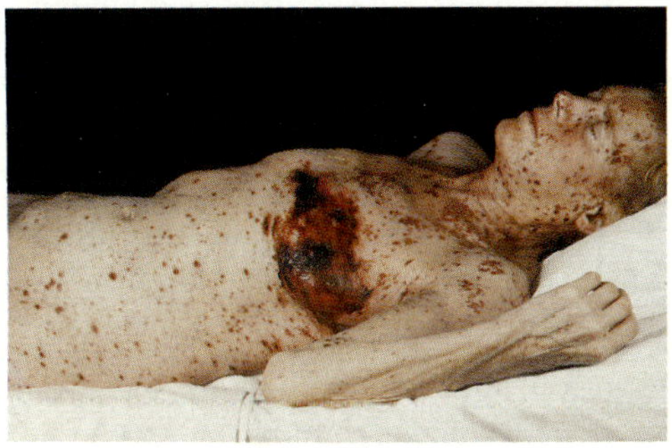

c

Abb. 3–12 VZV-Infektionen: a) Varizellen. Typisches Exanthem (sog. „Heubner'sche Sternkarte"); b) Zoster thoracicus; c) Zoster thoracicus mit Generalisierung bei Leukämie

Enzephalitis) kommt es in Einzelfällen zu Defektheilungen oder zum Tode. Schwere Verlaufsformen sind die *Varicellae adultorum* mit stärkeren Allgemeinerscheinungen und schwererem Verlauf. Weitere Komplikationen sind die *Varicellae bullosae* und die *Varicellae gangraenosae*, schwere Verlaufsformen, die bei ausgeprägter Abwehrschwäche, bei Neoplasien, bei Immunsuppression oder bei Kindern unter Kortison-Behandlung auftreten.

schwere Verlaufsformen:
- Varicellae adultorum
- Varicellae bullosae
- Varicellae gangraenosae

Differentialdiagnose: Zoster generalisatus, Strophulus infantum, Insektenstiche, Ekzema herpeticatum, varicelliforme Pyodermie und historischerseits Ekzema vaccinatum, Variola vera, Variolois (zentrifugale Ausbreitung).

Differentialdiagnose ⇐

Therapie: Im Normalfall symptomatische Behandlung mit Bettruhe und Schüttelmixturen; bei Juckreiz Antihistaminika und bei Sekundärinfektionen Antibiotika; bei schweren Verläufen systemische Aciclovir-Therapie. Alternativ kommt die systemische Interferon-alpha-Therapie in Betracht. Bei transplantierten Patienten unter Immunsuppression und bei Krebspatienten: Varicella-Zoster-Immunglobulin (passive Immunisierung), evtl. zusammen mit Aciclovir.
Windpocken-Patienten **immer** isolieren, da sehr starke Kontagiosität.

Therapie:
- Bettruhe
- Isolieren des Patienten
- Schüttelmixturen
- Antihistaminika bei Juckreiz
- evtl. Antibiotika
- Aciclovir oral oder als Infusionen bei schweren Varizellen, bei Immunsupprimierten oder Krebspatienten
- VZV-Immunglobulin, zusammen mit Aciclovir bei Transplantierten

3.4.2.2 Zoster

Zoster

Synonyme: Herpes zoster, Gürtelrose, Shingles, Zona.

> Der Zoster ist eine akut auftretende neurodermale Viruskrankheit bei partieller Immunität gegen VZV (sog. VZV-Zweiterkrankung), wobei schmerzhafte und gruppiert stehende Bläschen im Bereich eines oder mehrerer Hautnervensegmente auftreten.

Definition ⇐

Erreger: Varizella-Zoster-Virus (VZV). Patienten des höheren Lebensalters sind häufiger betroffen. Selten ist der Zoster während des ersten Lebensjahres bzw. der Zoster des Neugeborenen, der auf eine Leihimmunität der Mutter zurückzuführen ist. Zoster bei jüngeren Erwachsenen und bei Kindern sollte immer eine immunologische Abklärung nach sich ziehen, da die Erkrankung in dieser Altersgruppe auch hinweisend sein kann auf eine Infektion mit HIV.

Erreger: VZV
sog. VZV-Zweiterkrankung bei partieller Immunität gegen VZV

Zosterepidemien sind nicht bekannt. Der Zoster führt zu einer dauerhaften Immunität. Zoster ist nach erfolgter Varizellen-Erkrankung in der Kindheit möglich, Varizellen werden jedoch beim selben Patienten nie nach Zoster beobachtet. Bis auf wenige Ausnahmen rezidiviert der Zoster nicht.

Klinik:
- Inkubationszeit von ca. 1–3 Wo. Prodromalbeschwerden ca. 3–5 Tage vor Ausbruch der Hautveränderungen mit Abgeschlagenheit und Temperaturerhöhung und neuritisartige Schmerzen im Bereich eines Dermatoms
- Segmental und meist gruppiert angeordnete Maculae, Papulae und Vesiculae im Bereich eines Dermatoms

Krankheitsverlauf:
Beim Spontanverlauf innerhalb von 2–3 Wo. Abheilung und Austrocknen der Bläschen, Krustenbildung

Sonderformen:
- Z. haemorrhagicus
- Z. necroticans
- Z. gangraenosus
- Z. multiplex unilateralis
- Z. duplex bilateralis

Klinik: Die Symptomatik leitet sich davon ab, daß der Zoster die Hirnnervenganglien oder Spinalnervenganglien befällt und deshalb zu asymmetrischen Hautveränderungen im Ausbreitungsgebiet eines sensiblen Nerven führt (Abb. 3–11; 3–12b, c). (Mittellinie wird meist nicht überschritten). Es kann jedes Nervensegment befallen sein. Am häufigsten ist der Zoster im Thorax- und Nacken-, Schulter- und Armbereich, bzw. in der Lumbalregion.
Die Inkubationszeit beträgt ca. 1 bis 3 Wochen. Im Prodromalstadium, das ca. 3 bis 5 Tage dauert, bestehen Müdigkeit, Abgeschlagenheit, leichtes Fieber sowie andere Allgemeinsymptome unterschiedlicher Schwere.
Neuritisartige Schmerzzustände im Bereich eines Dermatoms gehen charakteristischerweise den Bläscheneruptionen voraus. In diesem Stadium kann das Krankheitsbild verwechselt werden mit Appendizitis, Herzinfarkt oder Gallenkolik. Normalerweise kommt es dann zu segmentbeschränktem Auftreten von erythematösen Maculae, dann Papulae und schließlich Vesiculae, die gruppiert angeordnet sind. Das Ausbreitungsgebiet des betroffenen Nerven ist arealweise befallen, wobei Rötung, Bläschen, Infiltration und dann Krusten und nekrotische Bezirke nebeneinander vorkommen. Die Bläschen sind gekammert und können hämorrhagisch werden. Bei Spontanverlauf kommt es innerhalb einer Woche zur Austrocknung der Bläschen und Krustenbildung. Abheilung tritt nach 2 bis maximal 3 Wochen ein. Narbenbildungen sind häufig. Der *Zoster haemorrhagicus*, vor allem der *Zoster necroticans* und der *Zoster gangraenosus* (auch als Folge von Sekundärinfektionen) hinterlassen, wenn nicht ausreichend behandelt, regelmäßig Narben.
Der Zoster kann mehrere Nervensegmente nebeneinander, aber immer in lückenloser Folge betreffen *(Zoster multiplex unilateralis)*. Als Ausnahme werden beide Körperhälften in verschiedenen Segmenten betroffen *(Zoster duplex bilateralis)*.

Komplikationen:
- **Zoster ophthalmicus**
- **Zoster generalisatus**
- **Organbeteiligungen**: Harnblase, Niere, Lunge, Zentralnervensystem
- **Motorische Neuropathien**
- **Postzosterische Neuralgie**: V.a. ab 50. Lebensjahr und nach Zoster ophthalmicus

Komplikationen

Zoster ophthalmicus: Hierbei ist der erste Ast des fünften Hirnnerven befallen. Hinweisend sind Bläschen im medianen Nasen-Augen-Dreieck bzw. an der Nasenspitze (Mitbefall des nasoziliaren Trigeminusastes). Hier ist eine ophthalmologische Untersuchung dringend anzuraten, da die Entwicklung des Zoster ophthalmicus mit Keratoconjunctivitis, Iritis, etc. droht.
Zoster generalisatus: Exanthematischer, an Varizellen erinnernder Zoster bei Störungen der Immunabwehr durch auszehrende Krankheiten, Neoplasien (Abb. 3–12c).
Organbeteiligungen des Zoster: Harnblase (Anurie), Nieren (Glomerulonephritis), Lunge (Zosterpneumonie) und Zentralnervensystem (Zoster-Meningitis und Zoster-Enzephalitis).
Motorische Neuropathien: Bei Befall der Spinalnerven kann es z.B. zur *Paralyse des Zwerchfells* oder der Harnblase kommen. Bei Befall der Hirnnervenganglien ist besonders das *Ramsay-Hunt-Syndrom* zu nennen: Befall der 7. und 8. Hirnnerven mit zosterischen Hautveränderungen im Bereich des äußeren Gehörgangs und der Mundhöhle, Hörminderung und Schwindel auf der gleichen Körperhälfte.
Postzosterische Neuralgie: Von den akuten und prodromalen Schmerzen abzugrenzende Schmerzzustände, die vor allem bei älteren Menschen ab dem 50. und 60. Lebensjahr im Anschluß an den Zoster im Kopfbereich auftreten. Die plötzlich einschießende Schmerzsymptomatik bessert sich in der Regel bei etwa der Hälfte der betroffenen Patienten während eines Monats, und bei ca. 75% der Patienten verliert sich die Neuralgie nach Ablauf eines Jahres. Gelegentlich bleiben dauerhafte, unerträgliche Schmerzen.

Diagnostik:
- Anamnese
- klinisches Bild

Diagnostik: In den meisten Fällen aufgrund Anamnese (Schmerz), klinischem Bild, bzw. klinischem Verlauf möglich.
Virusnachweis wie bei Herpes simplex-Virus über Tzanck-Test und Elek-

tronenmikroskopie („Negative staining"-Methode). Serologisch ist ein Titeranstieg diagnostisch auswertbar (Serumabnahme im Abstand von 14 Tagen).
Differentialdiagnose: Erysipel, zosteriformer Herpes simplex, Varizellen. Bei schwerem Verlauf des Zoster sollte an eine auszehrende Krankheit, Neoplasie oder an das Immunsystem beeinflussende Infektionen, wie z.B. HIV gedacht werden.

Therapie

- Beim Zoster ohne Komplikationen symptomatische Therapie mit austrocknenden, desinfizierenden und antibakteriellen Pinselungen (Gentianaviolett).
- Nach dem akuten Stadium antibakterielle Salbenverbände. Lokale Behandlung mit Glukokortikoiden zur Beeinflussung der Narbenbildung nur nach Abfall der Krusten.
- Beim schweren Zoster, bei Zoster im Kopfbereich und bei Zoster immundefekter und immunsupprimierter Patienten ist Aciclovir i.v. oder per os. indiziert. Höhere Dosierung ist erforderlich, da VZV weniger sensitiv gegen Aciclovir ist als HSV.

Bei Neuralgien: Analgetika, Carbamazepin. Zur Vorbeugung der postzosterischen Neuralgie bei Patienten mit Zoster ophthalmicus (ab. 50. Lebensjahr) Versuch mit Steroiden oral (30 mg bis 60 mg Prednisolon-äquivalent tägl.) über 10 Tage und anschließende ausschleichende Dosierung über 3 Wochen. Zusätzlich Aciclovir i.v. oder Aciclovir oral (5 × 800 mg pro die über 10 Tage). (Kontraindikation für Steroide: Zoster generalisatus, Abwehrschwäche).

- Virusnachweis
- Serologisch: Titeranstieg

Differentialdiagnose:
- Erysipel
- zosteriformer Herpes simplex
- Varizellen

Therapie
unkomplizierter Zoster:
- symptomatisch austrocknend – desinfizierend

schwerer Zoster, Zoster im Kopfbereich und bei Abwehrschwäche:
- Aciclovir i.v. oder per os. in hoher Dosierung

Neuralgien:
- Analgetika, Carbamazepin

Vorbeugung der postzosterischen Neuralgie
orale Kortikosteroide und gleichzeitig Aciclovir i.v. oder oral (5 x 800 mg täglich) über 10 Tage

Bakterielle Infektionen der Haut

4 Bakterielle Infektionen

H. Ch. Korting, B. M. Czarnetzki

Klassifikation:
- **Pyodermien**
  - Erreger: Kokken
  - nicht-follikulär oder
  - um Haarfollikel und Schweißdrüsen
- **Mykobakteriosen**

Krankheiten durch
- **Korynebakterien**
- **Spirochäten**
- **Anaerobier**

Bakterien rufen eine Vielzahl unterschiedlicher Hauterkrankungen hervor. Häufig werden bakterielle Hautinfektionen durch Eitererreger in Kokkenform hervorgerufen; man spricht dann von **Pyodermien** (Tab. 4–1). Je nach Zuordnung zu den Hautstrukturen lassen sich nicht-follikuläre Pyodermien und Pyodermien der Haarfollikel sowie Schweißdrüsen unterscheiden. Wichtige weitere Erreger von Hauterkrankungen sind **Mykobakterien**, diphtheroide Stäbchen **(Korynebakterien)**, **Spirochäten** (Borrelien, Treponemen) sowie **Anaerobier**. Klinische Korrelate stellen die Hauttuberkulose und Lepra bzw. Borreliose, Erythrasma und Aktinomykose dar.

Nicht-follikuläre Pyodermien

4.1 Nicht-follikuläre Pyodermien

Impetigo contagiosa:
- kleinblasig (gewöhnlich)
- großblasig (bullös)

4.1.1 Impetigo contagiosa

Bei der Impetigo contagiosa handelt es sich um zwei unterschiedliche Krankheitsbilder, die kleinblasige und die großblasige Impetigo.

Kleinblasige Impetigo

Erreger:
Beta-hämolysierende Streptokokken der Gruppe A (ursächlich), daneben Koagulase-positive Staphylokokken

4.1.1.1 Kleinblasige Impetigo

Erreger: *Beta-hämolysierende Streptokokken* der Gruppe A sowie *Koagulase-positive Staphylokokken* werden nicht selten gleichzeitig gefunden. Ursächlich sind vermutlich die Streptokokken. Sie lassen sich in Hochrisikogruppen schon vor Auftreten klinisch wahrnehmbarer Erscheinungen nachweisen; bei Wiederholungsuntersuchungen finden sich in den Läsionen identische Streptokokken-, aber unterschiedliche Staphylokokken-Stämme. Später können die Streptokokken auch Rachen und Nase besiedeln. Ganz bestimmte Streptokokken sind in besonderer Weise mit der Impetigo assoziiert, und zwar die Typen 49, 50, 60 und 61 (M-Antiseren) und die Stämme 3/13/B3264, 5/11/12/27/44 und 8/25Imp19 (T-Agglutination).

Tab. 4–1 Übersicht der wichtigsten klinischen Merkmale und Manifestationsformen der Kokkeninfektionen (Pyodermien) der Haut

	Staphylokokken	Streptokokken
Ausbreitungsmodus	vertikal	horizontal
Klinische Darstellung (lokal)	Eiterbildung	Erythembildung
Epidermaler Befall	Impetigo contagiosa, SSSS durch spez. Toxine	Impetigo contagiosa
Befall der Dermis, oberflächlich	Follikulitis Panaritium	Ecthyma
Befall der Dermis, tief (Narbenbildung!)	Furunkel Karbunkel Hidradenitis suppurativa Periporitis des Neugeborenen	Erysipel Streptokokkengangrän

Epidemiologie und Dispositionsfaktoren: Die Erkrankung gilt als *häufigste Hautinfektion bei Kindern* (Durchschnittsalter fünf Jahre), selten werden auch Erwachsene betroffen. Gewöhnlich tritt die Erkrankung *endemisch*, selten aber auch epidemisch auf. Häufungen werden bei eng zusammenlebenden Menschen (mangelnde Körperhygiene) und niedrigem sozio-ökonomischen Niveau beobachtet. Feuchtwarmes Klima begünstigt das Auftreten (Tropen). Wegweisend für die Manifestation sind oft *Mikrotraumen*, etwa durch Insektenstich oder Kratzen.

Epidemiologie:
- meist Kinder
- meist endemisch

Dispositionsfaktoren:
Niedriger sozio-ökonomischer Status; feuchtwarmes Klima
Mikrotraumen

Klinik: Aus einer rötlichen Papel entwickelt sich eine Plaque mit einer zentralen, dicken, unregelmäßig geformten, honiggelben Kruste und einem rötlichen Randsaum (Abb. 4–1). Vor Ausbildung der Kruste können flüchtige Bläschen bestehen. Entfernt man die festhaftende Kruste, sieht man den erythematösen Grund mit einer trüben, bernsteinfarbenen Flüssigkeit bedeckt. Bevorzugt befallen werden gegenüber Traumen exponierte Areale, speziell an Gesicht und Extremitäten.

Klinik:
Plaque mit honiggelber Kruste und rötlichem Randsaum

Um einen Einzelherd können Satellitenherde auftreten, die bei Vergrößerung zusammenfließen. Die Tendenz hierzu ist am Capillitium besonders ausgeprägt. Die regionalen Lymphknoten können anschwellen.

Einzelherde können mit Satellitenherden konfluieren, mit Schwellung regionaler Lymphknoten

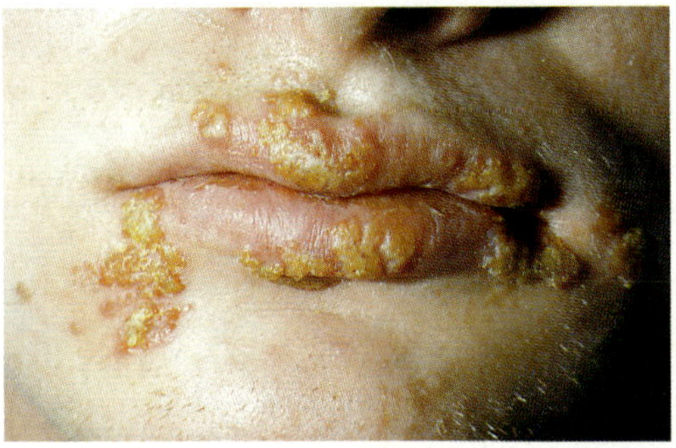

Abb. 4–1
Kleinblasige Impetigo contagiosa

Die **Diagnose** gründet sich auf das typische klinische Bild sowie den Nachweis von Streptokokken bzw. Staphylokokken: Im nach Gram gefärbten Ausstrichpräparat finden sich positive Kokken; die Kultur auf Blutagarplatten ergibt goldgelbe, bzw. weißliche Kolonien, umgeben von einer Hämolysezone. Serologisch läßt sich ein Anstieg des Anti-DNAse B-Titers feststellen. Anders als bei Racheninfektionen kommt dem Antistreptolysin-O-Titer keine wesentliche Bedeutung zu.

Diagnostik:
- Nachweis grampositiver Kokken im gefärbten Ausstrichpräparat
- Anzüchtung von Staphylokokken/Streptokokken auf Blutagarplatten
- Erhöhung des Anti-DNAse B-Titers

Die schwerste **Komplikation** ist eine *akute Glomerulonephritis*. In bestimmten Gegenden stellen Streptokokken-bedingte Hautinfektionen die Hauptursache für diese Erkrankung dar. Bestimmte Streptokokkenstämme sind besonders gefährlich (sog. nephritogene Stämme). Bei Patienten, die eine Glomerulonephritis entwickeln, steigt der Anti-DNAse B-Titer stärker an als bei den übrigen, und es treten Veränderungen im Urinsediment auf. Auch eine intensive Therapie der Impetigo kann die Folgeerkrankung nicht unbedingt verhindern.

Wichtigste Komplikation:
Akute Glomerulonephritis
- hoher Anti-DNAse-B-Titer
- Veränderungen im Urin-Sediment

Die **Prognose** ist insgesamt günstig. Unbehandelt kann die Erkrankung freilich über lange Zeit bestehen.

In einfachen Fällen kann die **Behandlung** rein lokal erfolgen. Zum Abweichen von Krusten bietet sich 0,5%ige Clioquinol-Vaseline an. Ansonsten empfiehlt sich eine Öl-in-Wasser-Emulsion mit 0,5% Clioquinol. Die systemische Antibiotika-Therapie weist den Vorteil einer beschleunigten Abheilung auf. Bei isolierter Streptokokken-Infektion empfiehlt sich Phenoxymethylpenizillin, ansonsten Penizillinase-feste Penizilline, bei Penizillin-Allergie Erythromycin.

Prognose:
günstig; langer Spontanverlauf

Therapie:
- In einfachen Fällen lokal mit Desinfizientien
- ansonsten zusätzlich oral Penizilline oder Erythromycin

4.1.1.2 Großblasige Impetigo

Großblasige Impetigo

Erreger: Die Erkrankung wird ausschließlich durch Koagulase-positive Staphylokokken, d.h. *Staphylococcus aureus*, hervorgerufen. Staphylokokken, die Hautblasen hervorrufen, sondern ein *epidermolytisches Toxin* ab,

Erreger: *Staphylococcus aureus* (Koagulase-positiv), soweit Exfoliatin A oder B abgesondert werden das man auch Exfoliatin bzw. exfoliatives Toxin nennt. Derartiges Toxin wird vorwiegend von Staphylokokken der Phagengruppe II gebildet, insbesondere dem Typ 71. Aufgrund von chemischen und serologischen Eigenschaften lassen sich heute zwei epidermale Toxine unterscheiden: ET-A und ET-B (Molekulargewicht beider um 25500 D), mit unterschiedlicher Aminosäuren-Zusammensetzung, Hitzeempfindlichkeit, Stabilität und genetischer Kodierung. Die beim Menschen induzierten Antikörper unterscheiden sich in ihrer Spezifität.

Prädispositionsfaktoren:
- epidemisches Auftreten im Neugeborenenalter, bei Kontakt mit Keimträgern
- meist jedoch endemisch

Prädispositionsfaktoren: Die großblasige Impetigo tritt endemisch bei Kindern aller Altersgruppen auf. Oft wird der Erreger durch Krankenschwestern bzw. Hebammen auf Neugeborenen-Stationen übertragen (Kleinraumepidemien!), ein Zusammenhang, der leicht übersehen wird, da die Staphylokokkeninfektionen erst nach Krankenhausentlassung auftreten. Inwieweit eine Vorschädigung der Haut das Auftreten der Erkrankung begünstigt, ist nicht bekannt.

Klinik:
Bis zu 3 cm große Blasen auf unveränderter oder geröteter Haut, leicht verletzlich
Blasengrund firnisartig

Klinik: Die Leiteffloreszenz besteht in 0,5 bis 3 cm im Durchmesser großen Blasen auf unveränderter oder geröteter Haut, die mit trüber, bernsteinfarbener Flüssigkeit oder gelbem Eiter gefüllt sind. Die Blasendecken erscheinen dünn; eine pralle Füllung der Blasen kommt nur gelegentlich vor. Platzen die leicht verletzlichen Blasen, imponiert der Grund firnisartig. Meist bestehen die Läsionen bei Neugeborenen am Bauch, besonders im Nabelbereich, bei Älteren an den Extremitäten. Bei ausgedehntem Befall im Neugeborenenalter spricht man auch von einem *Pemphigus neonatorum.*

Sonderformen:
- Pemphigus neonatorum;
- generalisierte Ausbildung von Blasen bei zuvor aufgetretenem skarlatiniformem Exanthem:
  - *Staphylococcal Scalded Skin Syndrome (SSSS)*

Beachte bei SSSS:
- Blasen sind steril
- Spaltbildung ist subkorneal
- Antistaphylolysintiterschwankungen
- Staphylokokkenherde als Ausgangspunkt, mit bes. Phagentypen

Sowohl im Neugeborenen- wie auch im späteren Kindesalter kann eine generalisierte Form der durch epidermolytisches Toxin von Staphylokokken bedingten Hauterkrankung vorkommen: Die *Dermatitis exfoliativa Ritter von Rittershain* bzw. das *Staphylococcal Scalded Skin Syndrome (SSSS).* Letzteres Krankheitsbild wird auch als *staphylogenes Lyell-Syndrom* bezeichnet (s. auch Kap. 8). Plötzlich kommt es dabei zu einem berührungsempfindlichen, skarlatiniformen Exanthem, auf dem sich binnen ein bis drei Tagen generalisierte Blasen bilden, die leicht platzen und einen feuchten, rötlichen Grund zurücklassen. Anders als bei der lokalisierten Form ist die einzelne Blase im typischen Fall erregerfrei. Der Patient wird durch Fieber und Schmerz beeinträchtigt. Ausgangspunkt der Krankheit kann z.B. eine lokalisierte Staphylokokkeninfektion der Konjunktiven sein. Feingeweblich läßt sich in der Epidermis eine subkorneale Spaltbildung nachweisen, die beim medikamentös ausgelösten Lyell-Syndrom tiefer in der Epidermis liegt (diagnostisch, neben dem klinischen Bild und Schwankungen des Antistaphylolysin-Titers).

Komplikationen:
nur bei SSSS, durch hohen transepidermalen Wasserverlust

Komplikationen: Bei lokalisierten Formen der durch epidermales Toxin hervorgerufenen Hauterkrankungen sind keine wesentlichen Komplikationen zu erwarten. Beim SSSS sind insbesondere kleine Kinder durch Wasserverlust und Temperaturregulationsstörungen als Folge des transepidermalen Wasserverlustes gefährdet.

Prognose:
- Bei lokalisierter Erkrankung günstig
- bei generalisierter Erkrankung Letalität unter 5%

Therapie:
- Lokal Desinfizientien
- peroral Penizillinase-feste Penizilline (z.B. Dicloxacillin)
- bei SSSS: systemische Applikation sowie Intensivpflege

Prognose: Bei der lokalisierten Form ist die Prognose günstig, selbst nach längerer Erkrankung. Bei der generalisierten Form liegt die Letalität bei rechtzeitiger, adäquater Therapie unter 5%. Narben bleiben nicht zurück.

Therapie: Die örtliche Behandlung erfolgt wie bei der kleinblasigen Impetigo, die systemische Antibiotika-Gabe unter Berücksichtigung der Erreger-Resistenz. Benzyl-Penizillin ist in der Mehrzahl der Fälle unwirksam. Gegenüber Tetrazyklin und Erythromycin resistente Stämme kommen ebenfalls regelmäßig vor. Medikamente der ersten Wahl sind Penizillinasefeste Penizilline, etwa Dicloxacillin, die meist peroral, beim SSSS intravenös verabreicht werden. Glukokortikosteroide sind nicht indiziert. Die intensiv-therapeutischen Maßnahmen können sich an denen für Verbrennungs-Patienten orientieren.

Erysipel

Erreger: vor allem beta-hämolysierende Streptokokken der Gruppe A

4.1.2 Erysipel

Als **Erreger** des Erysipels kommt eine Vielzahl von Bakterien in Betracht, darunter auch Gramnegative Stäbchen. Im Vordergrund stehen aber

Grampositive Kokken, insbesondere *beta-hämolysierende Streptokokken der Gruppe A*, die sich mit Hilfe von Enzymen wie Streptokinase und Hyaluronidase rapide horizontal im Gewebe ausbreiten können (Tab. 4–1).

Prädispositionsfaktoren: Das Erysipel tritt vorwiegend bei Erwachsenen, insbesondere bei Senioren, und in der kalten Jahreszeit auf. Wesentlich für die Entstehung eines Erysipels ist eine Durchbrechung der Hautbarriere, wie sie etwa in Form von Mazeration oder Rhagadenbildung im Zwischenzehenraum gegeben sein kann oder in Form von Rhagaden perinasal. Lymphabflußstörungen begünstigen das Angehen der Infektion, z.B. bei radikal mastektomierten Patientinnen oder bei Stauungsödemen der Beine.

Prädispositionsfaktoren:
- höheres Lebensalter
- vorbestehende Hautveränderungen

Klinik: Charakteristisch ist eine scharf begrenzte, rötliche Schwellung der Haut, häufig mit bizarr konfigurierten Ausläufern und zentraler Rückbildungstendenz (Abb. 4–2). Im Rahmen der Abheilung kommt Schuppung hinzu. Insbesondere bei der Erstmanifestation finden sich häufig Fieber und Schüttelfrost, bei Rezidiven können die Allgemeinerscheinungen ausbleiben (sog. *mitigiertes Erysipel*). Regionale Lymphknoten können geschwollen und schmerzhaft sein. Im Blut lassen sich eine Beschleunigung der Blutkörperchensenkungsgeschwindigkeit, unter Umständen auch eine Leukozytose sowie das Auftreten von Akutphasenproteinen nachweisen. Der Erregernachweis gelingt häufig nicht. Untersucht werden sollten ein Oberflächenabstrich, ein Nasen-Rachen-Abstrich sowie wiederholte Blutkulturen. Serologisch finden sich erhöhte Anti-DNAse B-Titer und Antistreptolysintiter.

Klinik:
- Scharf begrenzte, bizarr konfigurierte, rötliche Schwellung
- bei Erstmanifestation meist Fieber und Schüttelfrost
- Lymphknotenschwellungen
- im typischen Falle BKS-Beschleunigung und Leukozytose
- eventuell Erregernachweis
- erhöhte Anti-DNAse B-Titer

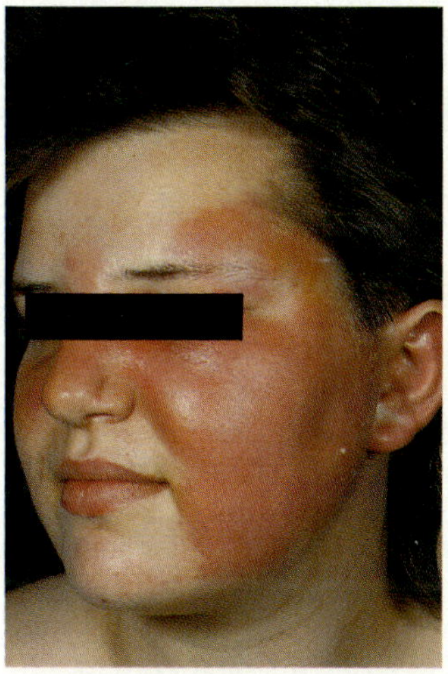

Abb. 4–2 Erysipel

Am häufigsten manifestiert sich das Erysipel im Unterschenkelbereich, korrespondierend zu Eintrittspforten im Zwischenzehenraum. Nicht selten ist auch das Gesicht betroffen (Gesichtsrose). Erysipele können auch die Schleimhaut betreffen, insbesondere im Genitalbereich.

Im Bereich eines Erysipels kann es zu blasigen Abhebungen kommen *(bullöses Erysipel)*, zur Einblutung *(hämorrhagisches Erysipel)* und auch zur Nekrose *(nekrotisierendes Erysipel)*. Von letzterem gilt es, die nekrotisierende Fasziitis abzutrennen. Nicht selten schwellen die regionalen Lymphknoten an. Bei einem Erysipel der unteren Extremitäten kann es zu einer Thrombose kommen. Das Erysipel als entzündliche Erkrankung der Lymphspalten der Cutis kann zu einer dauerhaften Verringerung des Lymphabflusses führen (Verklebungen etc.). Dies begünstigt erneute Infektionen, zumal nur vorübergehend eine lokale Immunität erlangt wird. Rezidivierende Erysipele können auf Dauer zu massiven Schwellungen an den Beinen und im Skrotalbereich führen (Elephantiasis nostras). Die Letalität bei geeigneter Therapie ist heute gering (< 1%).

Lokalisation:
- Unterschenkel
- Gesicht
- unter Umständen Schleimhaut, speziell genital

Komplikationen:
- Blasen
- Einblutung
- Nekrosenbildung
- Lymphödeme
- Thrombose
- massive Ödeme (Elephantiasis nostras
- Tod (< 1%)

Therapie: Örtlich gilt es, entzündungshemmend und desinfizierend zu behandeln. Hierzu eignet sich Lotio alba mit 0,5% Clioquinol, später Clio-

Therapie:
- örtlich desinfizierend (0,5% Clioquinol-Lotio)

- systemisch Penizillin G
- alternativ Erythromycin
- Rezidivprophylaxe mit Benzathin-Penizillin

quinol in einer Öl-in-Wasser-Emulsion. Stets bedarf es zusätzlich einer systemischen Antibiotikatherapie. Da die als Erreger zahlenmäßig im Vordergrund stehenden beta-hämolysierenden Streptokokken der Gruppe A ihre Penizillin-Empfindlichkeit bis heute bewahrt haben, ist Penizillin bei Fehlen einer Allergie Mittel der Wahl: Je nach Schwere wird Penizillin G parenteral oder Penizillin V peroral 10 Tage lang verabfolgt, bei Penizillin-Allergie Erythromycin. Zur Rezidiv-Prophylaxe nach wiederholtem Erysipel sollte ein langwirkendes Penizillin (Benzathin-Penizillin) in monatlichen Abständen für die Dauer von mindestens einem Jahr gespritzt werden.

Weitere Kokkeninfektionen

Ecthyma:
Kleine, ausgestanzt-wirkende Ulzera der Beine
Ecthyma gangrenosum:
Bei Pseudomonassepsis

Streptokokkengangrän:
Nekrotisierende, lebensbedrohliche Infektion der tiefen Dermis und Faszien

Therapie:
Inzision, Debridement, Antibiotika (hoch dosiert)
Panaritium:
Staphylokokkeninfekt des Nagelwalls

Meningokokkensepsis:
Petechien und Purpura
Erythema nodosum
Purpura fulminans:
Hautunterblutungen und Nekrosen bei Gerinnungsstörungen und Thrombose der Arteriolen nach Streptokokkeninfektion. *Lebensbedrohlich!*

4.1.3 Weitere Infektionen durch Kokken

Beim **Ecthyma** (Tab. 4–1) handelt es sich um kleine (0,5–3,0 cm Durchmesser), einzelne oder multiple, ausgestanzt wirkende Ulzera mit rotem Rand und einer harten Kruste, meist an den Unterschenkeln. Erreger sind beta-hämolysierende Streptokokken, gelegentlich auch Staphylokokken. Prädisponierend sind Insektenstiche und Skabiesinfestationen. Kinder in den Tropen sind besonders häufig befallen. Die Spontanheilung erfolgt sehr langsam. Zur Behandlung empfiehlt sich eine Sanierung der prädisponierenden Faktoren und, falls Lokaltherapie mit Antiseptika nicht ausreicht, die Injektion von langwirkendem Penizillin. Beim *Ecthyma gangraenosum* handelt es sich um eine haemorrhagische, nekrotisierende Vaskulitis der Beine bei Pseudomonassepsis.

Die **Streptokokkengangrän** (nekrotisierende Fasziitis, Phlegmone) ist eine schwere, abszedierende, nekrotisierende, lebensbedrohliche Infektion der tieferen Hautschichten, die sich entlang den Faszien und Sehnen ausbreitet. Erreger sind Streptokokken, auch Staphylococcus aureus oder gramnegative Bakterien.

Therapie: Inzision, Debridement, hoch dosiert Antibiotika.

Weniger bedrohlich, aber sehr schmerzhaft sind Staphylokokkeninfekte des Nagelwalls **(Panaritium)** (Tab. 4–1), die nach Traumen, insbesondere bei Diabetikern entstehen. Meist reicht eine Lokaltherapie mit Bädern und Antiseptika aus; bei Ausbreitung muß evtl. auch eine Systemtherapie erwogen werden.

Bei der **akuten** und **chronischen Meningokokkensepsis** kommt es aufgrund von Mikroembolien zu kleinen Petechien und Purpura, besonders an den Akren und der Mundschleimhaut. Erythema-nodosum-ähnliche Effloreszenzen treten häufig bei der chronischen Form auf. Gefürchtet, weil lebensbedrohlich, ist die **Purpura fulminans**, bei der es, meist bei Kindern nach oder schon während Streptokokkeninfektionen, zu massiven Unterblutungen der Haut (Ekchymosen) durch Thrombose der Arteriolen kommt. Die Gerinnungsstörung muß durch Heparinisierung behandelt werden; zudem müssen hochdosiertes Penizillin und Intensivbehandlung eingesetzt werden.

Pyodermien der Haarfollikel und Schweißdrüsen

Furunkel, Furunkulose, Karbunkel

Definition des Furunkels
⟹

Ursachen:
- Staphylococcus-aureus-Infektion von Nasen/Rachen-Keimträgern

4.2 Pyodermien der Haarfollikel und Schweißdrüsen

4.2.1 Furunkel, Furunkulose, Karbunkel

Abszedierende (einschmelzende) Entzündungen des Haarfollikels und seiner Umgebung *(Folliculitis et Perifolliculitis abscedens).*

Erreger sind meist Staphylococcus (S.) aureus-Keime, insbesondere der Phagengruppen I und II, die sich durch Enzyme wie Koagulasen und Hämolysine vertikal entlang Follikeln und Schweißdrüsen ausbreiten können (Tab. 4–1).

Eine wesentliche Bedeutung für die Ausbreitung der Erreger kommt den gesunden Keimträgern zu. Vom oft besiedelten Nasen-Rachenraum kommt es dabei zur Übertragung auf andere Hautstellen des Keimträgers oder andere Personen. Begünstigende Faktoren spielen eine große Rolle, z. B. kleinere Verletzungen (Kratzeffekte) oder Diabetes mellitus. Prinzipiell können die Abszesse auch ohne wahrnehmbare vorausgehende Läsionen auftreten (eng anliegende Kleidungsstücke).

Begünstigend:
- Mikrotraumen
- Diabetes mellitus
- Immundefekte
- atopisches Ekzem

Klinik: Aus einer reiskorngroßen Pustel im Bereich eines Haarfollikels entsteht unter zunehmendem Spannungsgefühl ein druckdolenter rötlicher Knoten, umgeben von einem Ödem. Aus der zentralen Pustel entwickelt sich eine gelblich-bräunliche Kruste bzw. ein Schorf (Abb. 4–3). Langsam verflüssigt sich die Läsion: Durch Palpation läßt sich Fluktuation nachweisen, an der Oberfläche entleert sich rahmiger Eiter, nekrotisches Gewebe demarkiert sich als bräunlich-schwärzlicher Pfropf. Lymphangitis und Lymphadenitis können sich hinzugesellen. Prädilektionsstellen sind Nakken, Gesicht, Axilla, Gesäß, Arme und Beine. Die Heilung erfolgt unter Hinterlassung einer Narbe. Eine Sonderform stellt der Oberlippenfurunkel dar, das kollaterale Ödem prägt sich hierbei ganz besonders stark aus.

Krankheitsbild:
- rötlicher Knoten mit umgebendem Ödem, im Haarfollikelbereich
- zentrale Entleerung von Eiter
- mögliche Lymphangitis oder Lymphadenitis
- Zurückbleiben von nekrotischem Gewebe als schwärzlicher Pfropf
- Narbenbildung

Prädilektionsgebiete: Nacken, Gesicht, Axilla, Gesäß, Arme und Beine

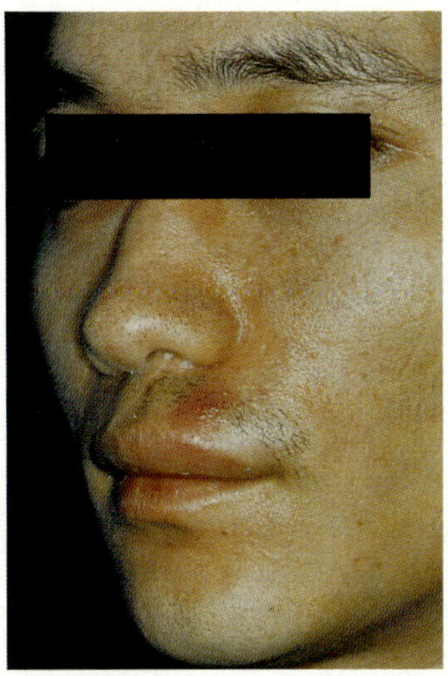

Abb. 4–3 Furunkel der Oberlippe

Treten Furunkel wiederholt nacheinander auf, spricht man von **Furunkulose**. Furunkel im Nacken können rasch an Größe zunehmen, sich entzündlich ausbreiten und ein sogenanntes **Karbunkel** formen, eine brettharte, elevierte, schmerzhafte, gerötete Infiltration mit multifokaler Einschmelzungstendenz (Abb. 4–4). Unter den Furunkelerkrankungen gelten der Karbunkel und der Oberlippen- bzw. Nasenfurunkel als besonders gefährlich, letztere wegen möglicher örtlicher Ausbreitung der Erreger durch die Vena angularis zum Gehirn (Sinus cavernosus), mit septischer Thrombose.

Definition der Furunkulose:
Wiederholtes Auftreten von Furunkeln
Definition des Karbunkels:
Beetartiger Zusammenfluß mehrerer Furunkel
Prognose: Lebensbedrohlich bei Oberlippenfurunkel wegen Gefahr einer *septischen Sinus-cavernosus-Thrombose*

Diagnose: Neben dem klinischen Bild kommt dem Nachweis von S. aureus im Furunkel oder Karbunkel große Bedeutung zu. Angesichts der verbreiteten Antibiotika-Resistenz, ja Multiresistenz dieses Erregers, sollte auf ein Antibiogramm nicht verzichtet werden. Bei der Blutuntersuchung gilt das

Diagnose:
- Klinik
- kultureller Nachweis von S. aureus mit Antibiogramm in Läsionen und bei möglichen Keimträgern
- bei Furunkulose Suche nach Prädispositionsfaktoren

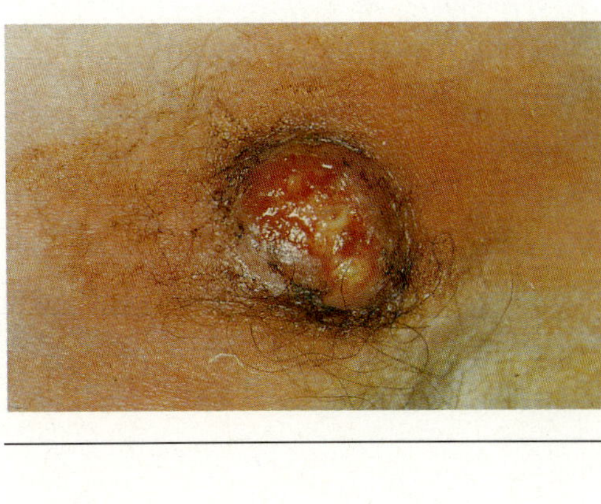

Abb. 4–4 Karbunkel

Hauptaugenmerk der Blutkörperchensenkungsgeschwindigkeit und der Leukozytenzahl. Bei der Furunkulose sollte, sofern ein Diabetes mellitus nicht bereits bekannt ist oder durch ein Blutzuckertagesprofil aufgedeckt werden kann, eine orale Glukosebelastung durchgeführt werden.

Therapie:
- Antibiotika systemisch, speziell Penizillinase-feste Penizilline wie Dicloxacillin
- Ruhigstellung
- lokal Povidon-Jod in Lösung und Salbe, eventuell Ammoniumbituminosulfonat
- bei Fluktuation: Eröffnung durch Inzision

Therapie: Furunkel und Karbunkel bedürfen stets einer am Antibiogramm orientierten systemischen Antibiotika-Therapie. Im Regelfall ist von der Wirksamkeit Penizillinase-fester Penizilline, wie dem Dicloxacillin auszugehen. Insbesondere beim Nasen/Oberlippenfurunkel sowie beim Karbunkel ist Ruhigstellung wichtig (Bettruhe, breiige bzw. flüssige Kost). Lokal empfehlen sich desinfizierende Maßnahmen wie die Anwendung von Polyvidon-Jod in Form von Lösung und Salbe. Ammoniumbituminosulfonat kann pur oder verdünnt angewandt werden. Bei stärkergradiger Fluktuation und ausgeprägtem Spannungsschmerz bietet sich die Eröffnung durch Inzision an.

Follikulitis

Definition
Befall zahlreicher Follikel in einem Hautareal in Form von Pusteln mit rotem Hof
Sonderformen:
- Follikulitis (eczematosa) barbae
- Gram-negative Follikulitis bei Akne
- Gram-negativer Fußinfekt

4.2.2 Follikulitis

Befall zahlreicher Follikel in einem Hautareal in Form von Pusteln mit rotem Hof. S. aureus, aber auch Enterobacteriaceae (Gram-negative Stäbchen) sind die häufigsten Erreger. Insbesondere bei der oberflächlichen **Ostiofollikulitis** sind feuchte Wärme an der Hautoberfläche (Okklusivverbände) und Dermatika wie Glukokortikoide und Teere begünstigend. In der Praxis gibt es fließende Übergänge von der Osteofollikulitis über die Follikulitis zum Furunkel und Karbunkel. Follikulitiden können an vielen Stellen des Körpers auftreten (nicht an Handinnenflächen und Fußsohlen). Eine wichtige klinische Manifestation stellt die *Folliculitis simplex barbae* dar, deren Ursache mit dem Rasieren in Zusammenhang stehen kann. Bei Follikulitiden, die ein vorbestehendes Ekzem der Bartgegend komplizieren, liegt die typischerweise juckende *Folliculitis eczematosa barbae* vor. Ohne Behandlung kann die Erkrankung über Jahre bestehen.
Abzugrenzen von den sonstigen Formen der Follikulitis im Gesichtsbereich ist das Krankheitsbild der *Gram-negativen Follikulitis*. Dabei kommt es meist bei Patienten mit lange bestehender Acne vulgaris, ausgeprägter Seborrhoe und längerfristiger Tetrazyklin-Einnahme zu multiplen, zentrofazial lokalisierten Follikulitiden, aus denen sich wiederholt Enterobacteriaceae kultivieren lassen (Klebsiella-, Salmonella-Spezies etc.). Fußmykosen und okklusives Schuhwerk bei heißem Wetter prädisponieren auf ähnliche Weise zum Gram-negativen Fußinfekt.

Therapie:
- meist lokal antiseptisch
- in schwereren Fällen Antibiotika intern

Bei der **Therapie der Follikulitis und Ostiofollikulitis** reicht meist eine örtliche antiseptische Behandlung in Form von Tinkturen oder Schüttelmixturen aus. In schweren Fällen kann eine systemische Antibiotika-Therapie notwendig werden, wobei sich die Auswahl an der beim Furunkel orientiert. Bei Befall der Bartregion sind ein Rasierverbot, ansonsten eine Desinfektion des Rasiergerätes und eventuell eine mechanische Epilation von Haaren hilfreich. Bei der Follikulitis eczematosa barbae müssen zur Ekzembehandlung zusätzlich antientzündliche Mittel eingesetzt werden.

Hidradenitis suppurativa (s. Kap. 19.3)

4.2.3 Hidradenitis suppurativa (s. Kap. 19.3)

Periporitis des Neugeborenen:

- Furunkel an Gesäß und Rücken
- Abheilung unter Narbenbildung
- Erreger: Meist S. aureus-bedingt
- Therapie wie beim Furunkel

4.2.4 Periporitis des Neugeborenen

(Syn: multiple Schweißdrüsenabszesse der Neugeborenen)

Im Bereich von Rücken und Gesäß, vor allem am Hinterkopf, aber auch in anderer Lokalisation bilden sich bis zu ca. 3 cm im Durchmesser große, rötliche Knoten, die zentral einschmelzen und unter Narbenbildung abheilen. Ursächlich ist in der Regel S. aureus. Das Auftreten der Erkrankung setzt eine geschwächte Abwehrlage des Wirts voraus.
Therapie: Wie bei Furunkeln.

4.3 Mykobakterielle Hauterkrankungen

4.3.1 Hauttuberkulose

Die Hauttuberkulose ist mit der Einführung wirksamer Tuberkulostatika und den insgesamt besseren Lebensverhältnissen der letzten Jahrzehnte in den Industrieländern relativ selten geworden. Dies gilt allerdings nicht für ärmere Länder der Welt. Virulenz des Erregers, Abwehrlage des Wirts und Infektionsweg bestimmen im wesentlichen die klinischen Erscheinungsformen.

Als **Erreger** kommen primär zwei verschiedene Mykobakterien-Spezies, *Mycobacterium (M.) tuberculosis* und *M. bovis*, in Betracht. Es handelt sich dabei um kleine (3 × 0,4 µm), säurefeste, langsam wachsende Stäbchenbakterien. Der Nachweis gründet sich auf die Untersuchung von Gewebesaft bzw. -schnitten nach Ziehl-Neelsen-Färbung (rot für Erreger) im Mikroskop, vor allem aber auf die Kultur mit Glycerin-Eier-Nährböden (z. B. Löwenstein-Jensen-Medium) sowie, falls nötig, den Tierversuch. Die maximal sieben bis elf Wochen dauernden Kulturen sind entweder blumenkohlartig zerklüftet, mit rauher Oberfläche (M. tuberculosis) oder glatt und feucht glänzend (M. bovis). Zudem ist M. tuberculosis, nicht aber M. bovis, im Niacin-Test und Nitrat-Reduktionstest positiv und resistent gegenüber Thiophen-2-Karbonsäure-Hydracid. Ein Antibiogramm kann mittels des Agar-Dilutionstestes erstellt werden und ist wichtig für die Wahl der Therapie.

Immunologische Aspekte: Der Mensch ist für Tuberkelbakterien, speziell M. tuberculosis, sehr empfänglich. Bei Erregerkontakt entwickelt sich ein tuberkulöser Primärkomplex. Er setzt sich zusammen aus Primärinfekt (meist in Lunge) und Lymphknotenreaktion (Tab. 4–2). Die Tuberkelbakterien werden zunächst von polymorphkernigen Granulozyten und Makrophagen aufgenommen. Eine intrazelluläre Abtötung erfolgt jedoch nicht, vielmehr kommt es zu einer Keimverschleppung in regionale Lymphknoten und in die Blutbahn. Drei bis vier Wochen nach Infektion kann man sensibilisierte T-Lymphozyten nachweisen, die Makrophagen sind aktiviert und die Tuberkulin-Reaktion ist positiv. Histologisch kommt es zur tuberkuloiden Granulombildung mit zentraler Verkäsung (Gewebeuntergang). Bei erneutem Erregerkontakt sind die Hautmanifestationsformen der Tuberkulose vom Immunstatus des Patienten abhängig. Eine überschießende Immunität gegenüber Tuberkelbakterienmaterial bezeichnet man als „Hyperergie". Die dabei entstehenden Hautreaktionen werden als *Tuberkulide* bezeichnet und enthalten keine Erreger. Als mögliche Beispiele werden diskutiert: Lichen scrophulosorum, papulonekrotisches Tuberkulid, Erythema induratum Bazin.

Tuberkulintest: Der Tuberkulintest ist ein Indikator für die spezifische Immunreaktion gegenüber Tuberkulin. Als postiver Test wird 24 bis 72 Stunden nach dermaler Applikation von Tuberkulin eine entzündlich gerötete Papel gewertet. Tuberkulin wird entweder als ein ungereinigtes Kulturfiltrat (Alt-Tuberkulin (AT)) oder als gereinigtes Tuberkulin (GT) eingesetzt. Die Applikation des Tuberkulins kann perkutan (Moro-Probe), intrakutan oder mittels Multipunktur erfolgen. Üblich ist eine Dosis von 5 Tuberkulineinheiten (TU), was bei GT 0,15 µg Protein entspricht. Bei Verdacht auf Bestehen einer Tuberkulose wird aus Sicherheitsgründen die Dosis auf 1 TU reduziert. Bei Kindern im Vorschulalter deutet ein positiver Ausfall auf das Vorliegen einer Tuberkulose hin. Bei älteren Kindern und Erwachsenen muß bei der Bewertung die hohe Durchseuchung der Bevölkerung bedacht werden.

Klinik: Die wichtigsten Formen der Hauttuberkulose stellen sich als Tuberculosis cutis colliquativa (am häufigsten), Tuberculosis cutis luposa und Tuberculosis cutis verrucosa dar (Tab. 4.2).

Die Tuberculosis cutis luposa (Lupus vulgaris) (Abb. 4–5) entwickelt sich entweder bei exogener Inokulation oder bei bereits bestehender nichtkutaner Organtuberkulose auf hämatogenem oder lymphogenem Wege oder per contiguitatem. Bevorzugt betroffen werden vergleichsweise schlecht

Mykobakterielle Hauterkrankungen

Hauttuberkulose

Epidemiologie:
In Industrieländern relativ selten
Prädispositionsfaktoren
- Virulenz des Erregers
- schlechte Abwehrlage
- Infektionsweg

Erreger:
M. tuberculosis und M. bovis
Erregernachweis:
- Säurefeste Stäbchen
- Wachstum: auf Löwenstein-Jensen-Medium
- Wachstum im Gewebe
- Wachstum im Meerschweinchen

Ein **Antibiogramm** ist empfehlenswert

Immunologische Aspekte:
- Bei Erreger-Erstkontakt Ausbildung des **tuberkulösen Primärkomplexes**
- Ausbildung der Tuberkulinreaktion
- Histologie: Verkäsende Granulome
- Anergie: Verlust der Tuberkulinreaktion
- Hyperergie: Überschießende Immunreaktion; kann an der Haut zu **Tuberkuliden** führen

Tuberkulintest:
Überprüfung der Tuberkulin-Reaktion
- dermale Applikation von Tuberkuloproteinderivaten
- rötliche Papel nach zwei bis drei Tagen
- Im Erwachsenenalter hohe Durchseuchung
- Diagnostisch wichtig ist eine Änderung des Reaktionsausfalls

Klinik:
Tuberculosis cutis colliquativa
Tuberculosis cutis luposa
Tuberculosis cutis verrucosa

Tuberculosis cutis luposa
Meist im Gesicht als ein
- braun-rötlicher Fleck oder
- Knötchen oder

Tab. 4.2 Klinische Manifestationsformen der Hauttuberkulose

Klinischer Typ	Hautbefund	Besonderheiten
Primäraffekt (Primärkomplex)	Papel→ Ulkus (zusätzlich regionale Lymphadenopathie)	bei Primärinfektion meist Spontanheilung
Miliare Tuberkulose	multiple Hautherde	Hämatogene Streuung; schlechte Prognose
Lupus vulgaris	Papeln→ Ulzerationen→ Mutilationen	Diaskopie: Apfelgeleefärbung; pos. Sondenphänomen
T. cutis verrucosa	Knoten→ Plaques	Inokulation nach Verletzungen (Pathologen, Landwirte)
T. cutis colliquativa	Knoten→ Ulzera → Fisteln→ Narben	Entstehung durch Kontiguität von z. B. Lymphknoten

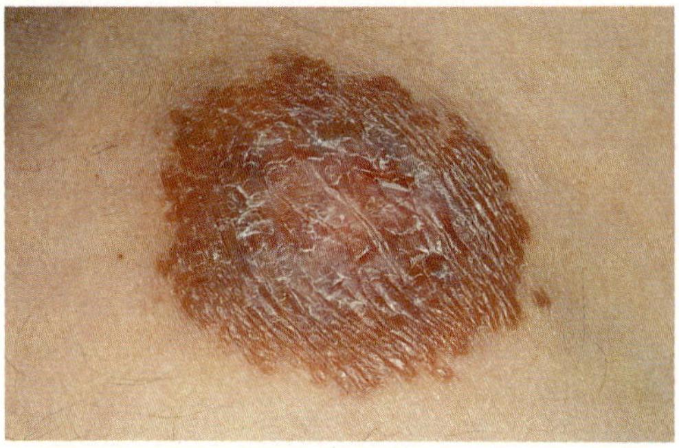

Abb. 4–5 Lupus vulgaris

- größerer Fleck
- mit Schuppung
- Knotenbildung oder
- Ulzeration

Diagnose:
- Positives Sondenphänomen
- Apfelgeleefärbung bei Glasspateltest

Cave: Mutilation und Lupus-Karzinom bei langem Bestehen

durchblutete Areale, insbesondere akrale Regionen im Gesichtsbereich. Aus einem ursprünglich vorhandenen braun-rötlichem Fleck oder Knötchen entwickelt sich eine braun-rötliche Makula, unter Umständen mit psoriasiformer Schuppung oder warzenähnlicher Oberfläche, bei verstärkter Infiltration mit Knotenbildung oder einer Ulzeration. Bei Glasspateldruck sieht man eine apfelgeleefarbene Hautverfärbung. Eine Sonde dringt leicht in das brüchige Gewebe ein (positives Sondenphänomen) (vergl. Kap. 14.1). Ein fortschreitender Lupus vulgaris führt schließlich zu ausgedehnten Gewebszerstörungen (Mutilation). Auf längerbestehenden straffen Narben kann sich ein Lupus-Karzinom (spinozelluläres Karzinom) entwickeln.

Tuberculosis cutis verrucosa
Nach Hautverletzung: Düster rote, derbe Papel mit rötlichem Randsaum und warziger Oberfläche

Tuberculosis cutis verrucosa: Bei dieser auch „Leichentuberkel“ genannten Erkrankung entwickelt sich an exponierten Hautarealen nach Verletzungen (Exposition gegenüber infiziertem Gewebe bei Fleischern oder Leichenbeschauern) eine kleine, nicht schmerzhafte, düsterrote, derbe Papel mit rötlichem Randsaum, die schließlich eine warzige Oberfläche entwikkelt. Bei zentraler Abheilung unter Atrophie und peripherem Fortschreiten entstehen manchmal ausgeprägt serpiginöse Herde.

Tuberculosis cutis colliquativa
- Meist bei älteren Menschen
- meist hämatogene Streuung
- derbe, subkutane Knoten mit Entleerungstendenz (Fistelung) unter rötlich-livider Haut
- Entstellung möglich

Tuberculosis cutis colliquativa: Die Erkrankung trat früher häufig bei jüngeren Menschen auf, insbesondere im Halsbereich, bei Infektion über kontaminierte Milch. Heute tritt sie vorwiegend bei älteren Menschen mit Innenorganinfektion durch hämatogene Streuung bei Nachlassen der Abwehrkraft auf. Prädilektionsstellen sind dann neben dem Halsbereich auch die distalen Extremitätenteile. Klinisch äußert sich die Erkrankung in derben subkutanen Knoten, die von rötlich-livider Haut bedeckt sind und nach einigen Monaten nach außen aufbrechen und weißliche Flüssigkeit entleeren. Es entstehen Fisteln und ausgedehnte, trichterförmige Einziehungen der Haut, was zu dauernder Entstellung führen kann.

Therapie:
Initial Dreierkombination, peroral: Isoniazid, Rifampicin, Ethambutol → später Zweierkombination oder Isoniazid allein

Die **Therapie** der Tuberkulose sollte sich unter dem Aspekt der bei Monotherapie eher möglichen Resistenzentwicklung auf die Kombination unterschiedlicher Wirkstoffe ausrichten. Besonders häufig werden gleichzeitig Isoniazid (INH) (5 mg), Rifampizin (10 mg) sowie Ethambutol (20 mg) eingesetzt (tägliche Richtdosis in Klammern). Die Regelbehandlungsdauer beträgt neun Monate. Da beim Lupus vulgaris die Erreger meist INH-empfindlich sind, kann hier immer noch die Monotherapie eingesetzt werden.

4.3.2 Lepra

Zur Zeit gibt es schätzungsweise 12 Millionen Leprakranke in der Welt (nur 3–4 Mio. Behandelte). In Industrieländern bestehen allerdings nur noch wenige endemische Herde im Süden der USA und Europas. Mehr noch als bei der Tuberkulose spielt die Abwehrlage des Wirts (Abb. 4–6) bei dieser nur schlecht übertragbaren Krankheit eine Rolle. Die Haut ist das Hauptmanifestationsorgan. *M. leprae* stellt ein unbewegliches, nicht sporenbildendes, säurefestes Stäbchen von ca. $4 \times 0{,}4$ µm Größe dar. Nachweisen läßt sich der Erreger in Abstrichmaterial (Nasenschleimhaut-Abradat) und an Gewebsschnitten mittels der modifizierten Ziehl-Neelsenfärbung. Eine Abgrenzung gegenüber M. tuberculosis kann sich auf die Silbernitratfärbung stützen (tiefschwarz bei M. tuberculosis). Die Kultur auf leblosen Medien ist bis heute nicht möglich. Für den Tierversuch eignen sich Fußsohle bzw. äußeres Ohr von Mäusen und das Gürteltier. Die Hautreaktion vom verzögerten Typ gegenüber aufbereitetem Erreger-Material gründet sich auf die Erkennung von Protein-Antigenen.

Klinik: Das klinische Spektrum der Lepra reicht von extrem erregerarmen bis zu extrem erregerreichen Formen (Abb. 4–6). Dies beruht auf der guten (erregerarmen Form) oder schlechten (erregerreiche Form) Abwehrlage des Wirtes. Man unterscheidet zudem auf der Basis der Klinik vier Lepraformen: Die noch unbestimmte, beginnende Lepra *(Lepra indeterminata)*, die lepromatöse Lepra *(Lepra lepromatosa)* mit schlechter Abwehrlage, die tuberkuloide Lepra *(Lepra tuberculoides)* mit guter Abwehrlage und die dimorphe Lepra *(Borderline-Lepra)*.

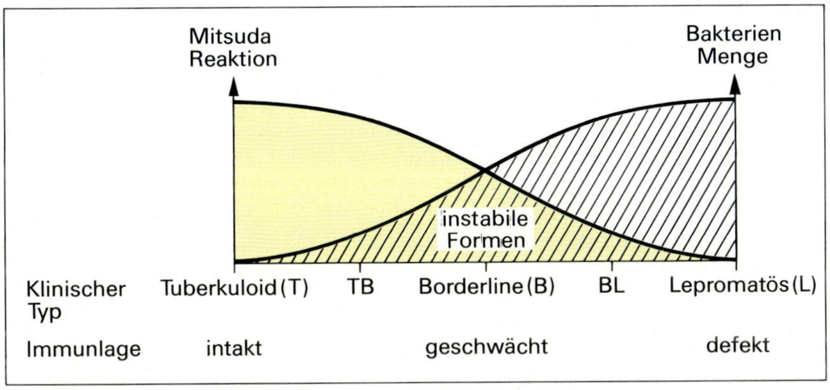

Abb. 4–6 Schematische Darstellung der Immunologie und der entsprechenden klinischen Formen der Lepra (B = Borderline, T = Tuberkuloid, L = Lepromatös)

Die *Lepra indeterminata* gilt als Erstmanifestation der Lepra. Hierbei findet man unter Aussparung des Gesichts an Gesäß, Hals, Stamm bzw. Armen oder Beinen hypopigmentierte anästhetische und anhidrotische Maculae in asymmetrischer Anordnung. Gleichzeitig bestehen Nervenveränderungen, was zu wahrnehmbaren Nervenverdickungen, Paralysen und Ulcera plantae führen kann.

Die Lepra indeterminata kann in eine *lepromatöse Lepra* übergehen (Häufigkeit unbekannt). Die klinischen Erscheinungen bestehen in bräunlich-roten oder hautfarbenen Flecken, infiltrierten Plaques und Knoten (Lepromen) (Abb. 4–7). Bei stärkerer Ausprägung von Lepromen im Gesichtsbereich entsteht die *Facies leonina*. Leprome können nach Trauma (Anästhesie) oder spontan (Gummenbildung) aufbrechen. Ein Nasenschleimhautbefall äußert sich in chronischem Schnupfen und Epistaxis. Hi-

Lepra

Epidemiologie:
12 Mio. Kranke weltweit, hauptsächlich in armen Ländern

Erreger:
M. leprae (säurefeste Stäbchen)
- Nachweis in nach Ziehl-Neelsen gefärbten Ausstrichpräparaten oder histologischen Präparaten
- Kultur nicht möglich

Klinik:
Hauptformen:
- Unbestimmter Typ (Lepra indeterminata)
- lepromatöser Typ (Lepra lepromatosa
- tuberkuloider Typ (Lepra tuberculoides)
- dimorpher Typ (Borderline-Lepra)

Erstmanifestation: Lepra indeterminata
- Lokalisation: Hals, Stamm und Extremitäten
- asymmetrische, hypopigmentierte Maculae mit Anästhesie und Anhidrosis
- Nervenveränderungen

Lepromatöse Lepra:
Bräunlich-rötliche bis hautfarbene Flecken, infiltrierte Plaques und Knoten (Leprome); Aufbrechen möglich

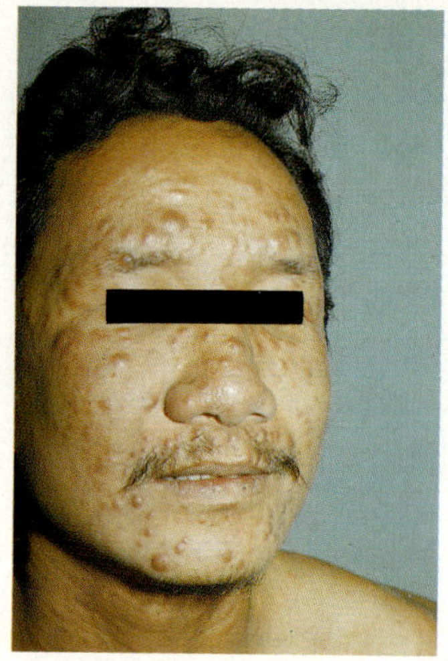

Abb. 4–7 Lepra lepromatosa

stologisch sieht man große Schaumzellen (Makrophagen) und zahlreiche Erreger.

Tuberkuloide Lepra:

- Scharf begrenzte, rötliche bzw. rötlich-violette Flecke
- zentral Abheilung unter Depigmentierung und Atrophie
- Sensibilitätsstörungen

Bei der *tuberkuloiden Lepra* bilden sich scharf begrenzte, rötliche bzw. rötlich-violette Flecke und zentral unter Depigmentierung und gewisser Atrophie abheilende Papeln. Initial zeichnen sich die Hauterscheinungen durch Hyperaesthesie aus, später gehen Temperatur, Berührungs- und Schmerzempfindung verloren, desgleichen die Schweißsekretion (Anhidrosis). Charakteristisch sind gut tastbare oder gar sichtbare, manchmal spindelförmige Verdickungen peripherer Nerven, mit entsprechendem Funktionsverlust. Histologisch besteht ein Granulom mit Langhansschen Riesenzellen.

Borderline-Lepra:

- Asymmetrische, hypopigmentierte Maculae und
- kuppelförmige, rötliche Knoten resp. Plaques

Die dimorphe oder *Borderline-Lepra* gibt sich durch einzelne, asymmetrische, vorwiegend hypopigmentierte Maculae und große, kuppelförmige rötlich- bzw. kupferfarbene Knoten und Plaques (Abb. 4–8) – zum Teil mit wie ausgestanzt wirkenden nicht befallenen Anteilen – zu erkennen, mit Ausfall der Augenbrauen und Nervenbeteiligung (multiple Mononeuritis).

Lepra-Reaktion:

- **Typ I:** Bei Behandlung der tuberkuloiden Lepra: Hyperämie und Ödematisation im Bereich alter wie neuer Herde
- **Typ II:** Speziell bei Erreger-reicher Lepra Auftreten eines Erythema nodosum

Maximalvariante: Eine nekrotisierende Vaskulitis (Lucio-Phänomen)

Im Verlauf der Behandlung der Lepra-Erkrankung kommt es durch Änderung der Immunlage bei 50% der Patienten zu einer akuten Entzündungsreaktion, der **Lepra-Reaktion**, bei der sich zwei Typen unterscheiden lassen. Beim Typ I kann es im Rahmen der Behandlung von tuberkuloider Lepra durch T-Zellaktivierung zu Hyperämie, Ödematisation und Infiltration im Bereich alter oder neuer Hautherde kommen, manchmal gleichzeitig mit einer Exazerbation der Neuritis. Der Typ II tritt insbesondere zu Beginn der Chemotherapie durch Antigen-Antikörperkomplexbildung bei Patienten mit Erreger-reicher Lepra auf. Dieses durch schmerzhafte, erythematöse Knoten gekennzeichnete Erythema nodosum leprosum (im Extremfall eine nekrotisierende Vaskulitis: *Lucio-Phänomen*), entsteht primär an den Unterschenkeln und kann rezidivieren.

Diagnose:

- Klinik
- säurefeste Stäbchen histologisch
- *Lepromintest* (Zur Klassifikation und Prognosestellung) positiver Test: Papeln von >3 mm Durchmesser (Mitsuda-Reaktion) ist prognostisch günstig

Diagnose: Die Diagnose der Lepra gründet sich vor allem auf die typischen klinischen Befunde sowie den mikroskopischen Nachweis charakteristischer säurefester Stäbchen. Der intrakutane Lepromin-Test (Lepromin =

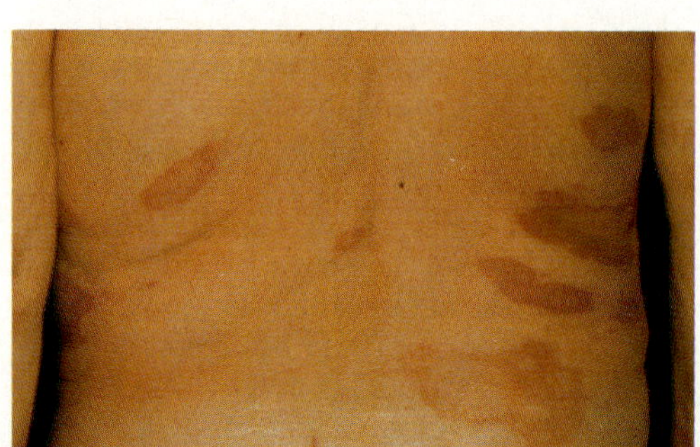

Abb. 4–8 Borderline-Lepra

Lepraknotenextrakt) hilft bei der klinischen Klassifikation und bei der Prognosestellung, ist jedoch wegen Unspezifizität nicht diagnostisch (enthält Histokompatibilitätsantigene). Besteht nach drei bis vier Wochen eine 3 mm große Papel (Mitsuda-Reaktion), diagnostiziert man eine tuberkuloide Lepra bzw. ist ein Übergang der Lepra indeterminata in eine lepromatöse Form unwahrscheinlich. Bei der lepromatösen Lepra fällt die Untersuchung negativ aus (Abb. 4–6).

Therapie: Die Behandlung der Lepra fand lange Zeit vorwiegend mit dem Einsatz von Dapson statt, obgleich man inzwischen Dapson-resistente Stämme entdeckt hat. Ein weiteres, hochwirksames Medikament ist Rifampicin; die Kombination beider Substanzen zeigt überadditive Effekte. Ebenfalls gut wirksam ist Clofazimin. Das Erythema nodosum leprosum spricht am besten auf Thalidomid in Dosen von 100 bis 400 mg am Tag an (vorbeugend 50 bis 100 mg.); bei Frauen im gebärfähigen Alter können stattdessen Clofazimin oder Glukokortikosteroide gegeben werden.

Prognose: Die Lepra indeterminata heilt bei den meisten Patienten spontan ab. Bei Patienten mit den übrigen Lepraformen vermag die antibakterielle Chemotherapie ein Fortschreiten der Erkrankung zu verhindern und bei multibazillären Formen die Ausbreitung der Erreger schon nach kurzzeitiger Behandlung zu verhindern (Isolierung daher unnötig). Eine vollständige Ausrottung der Erreger ist beim Einzelnen nicht immer zu erreichen.

Therapie:
- Bei sensiblen Stämmen ist Dapson hochwirksam
- Rifampicin ebenfalls
- wirksam auch Clofazimin
  Regelbehandlung kombiniert diese drei Medikamente
  Bei *Erythema nodosum leprosum* evtl. Thalidomid

Prognose:
Spontanheilung häufig (bei Lepra indeterminata), ansonsten verhindert Chemotherapie eine Ausbreitung der Erkrankung; Ausrottung der Erreger ist nicht immer möglich

4.3.3 Atypische Mykobakteriosen

Hierzu gehört das durch *M. marinum* oder *M. kansasii* hervorgerufene *Schwimmbadgranulom* (Abb. 4–9) und das *Buruli-Ulkus*. Histologisch besteht ein Granulom. Der kulturelle Nachweis der Erreger erfolgt auf speziellen Medien. Das Schwimmbadgranulom entsteht meist nach Verletzungen in verseuchten Aquarien oder offenen Gewässern. Die Behandlung erfolgt mit Tuberkulostatika (nach Antibiogramm), Tetrazyklinen, Kryotherapie oder chirurgisch. Spontanheilungen stellen sich nach 2 bis 3 Jahren ein. Bei dem meist nur in den Tropen und Subtropen auftretenden, flächenhaft oft sehr ausgedehnten Buruli-Ulkus (M. ulcerans-Infektion) kann der Verlauf lebensbedrohlich sein; aber nach Jahren und Jahrzehnten kommt es auch zur Spontanheilung. **Therapie:** Exzision, falls möglich; Rifampicin oder Dapson.

Atypische Mykobakteriosen

Schwimmbadgranulom
Erreger: M. marinum, M. kansasii
Buruli-Ulkus
Erreger: M. ulcerans

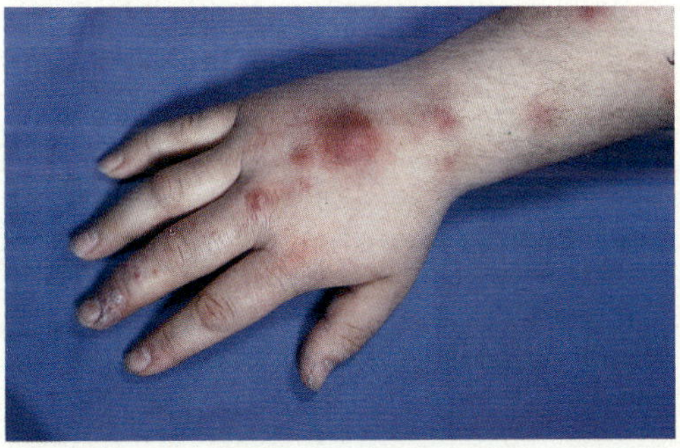

Abb. 4–9
Schwimmbadgranulom

4.4 Weitere bakterielle Hauterkrankungen

4.4.1 Erythrasma

Der Erreger, das Corynebacterium minutissimum, ist ein unbewegliches, Gram-positives, kultivierbares Stäbchen von bis zu 2 µm Länge.

Klinik: Im Bereich von Leiste, Axillen, intergluteal, inframammär oder periumbilikal finden sich unregelmäßig begrenzte, anfangs rosafarbene, spä-

Weitere bakterielle Hauterkrankungen

Erythrasma

Erreger:
Corynebacterium minutissimum,
- ein unbewegliches grampositives Stäbchen
- Kultur auf Spezialmedium

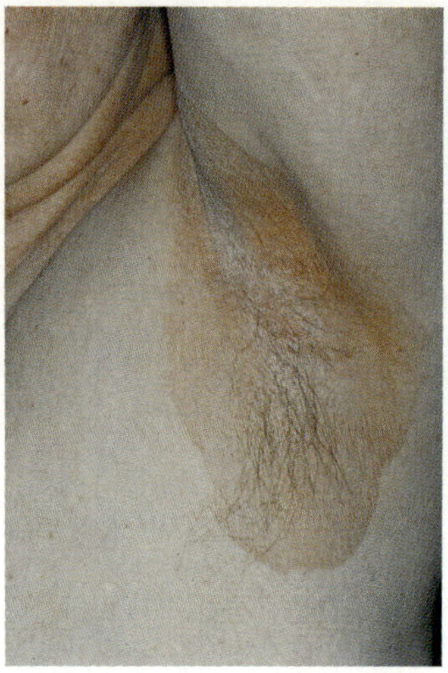

Abb. 4–10 Erythrasma

Klinik:
Vorwiegend intertriginöse, braune, schuppende Flecke, manchmal gefältelt

Diagnose:
- Korallenrote Fluoreszenz bei Wood-Licht
- Ausstrichpräparat
- Kultur

Therapie:
Lokal Miconazol-Creme
- alternativ peroral Erythromycin
- geeignete Körperpflege

ter braune, trockene, schuppende Flecke, die zunächst glatt, später gefältelt imponieren (Abb. 4–10). In den Zwischenzehenräumen – bevorzugt sind die beiden äußeren – entstehen Schuppung, Fissuren und Mazeration. Diskreter Juckreiz kommt vor.
Zur **Diagnose** läßt sich mittels Licht von 356 nm Wellenlänge (UV-Licht nach Wood) eine korallenrote (Porphyrine der Erreger) Fluoreszenz der Herde auslösen. Das Phänomen gilt als spezifisch. Die Diagnose kann durch gefärbte Ausstrich-Präparate sowie die Kultur gestützt werden. Differentialdiagnostisch kommen primär Infektionen durch Dermatophyten in Betracht.
Die unbehandelt häufig auf Dauer bestehende Erkrankung spricht auf **lokale** wie **systemische Therapie** an. Die zweimal tägliche Anwendung von 2%iger Miconazol-Creme über 10 bis 14 Tage ist meist ebenso erfolgreich wie die perorale Gabe von 15 mg Erythromycin/kg Körpergewicht und Tag, aufgeteilt in vier Dosen, über fünf Tage. Zur Vorbeugung empfiehlt sich eine adäquate Körperpflege und z. B. die adäquate Einstellung eines vorhandenen Diabetes mellitus.

Trichomycosis axillaris

Definition: ⇨
Erreger: Corynebacterium tenuis
Klinik: orange- oder braunfarbene Besiedlung der Achselhaare; charakteristischer Geruch
Diagnose: Klinik; Wood-Licht
Therapie: Körperhygiene; Rasur

4.4.2 Trichomycosis axillaris

(Syn: Trichobacteriosis axillaris; Trichomycosis palmellina)

Eine braunfarbene, übelriechende, bakterielle Infektion der Achselhaare. Erreger ist das *Corynebacterium tenuis*. Die kleinen, orange- oder braungefärbten Kolonien an den Achselhaaren geben einen charakteristischen Schweißgeruch ab, die Unterwäsche wird verfärbt. Zur Diagnose kann neben der Klinik zusätzlich eine Wood-Licht Untersuchung erfolgen (orangefarbene Fluoreszenz). Eine Kultur der Keime ist nicht möglich. Die Therapie besteht in Rasur der Achselhaare und guter körperlicher Hygiene.

Keratolysis sulcata plantaris
Korynebakterieninfekt der Fußsohlen

Eine wahrscheinlich ebenfalls durch Korynebakterien erzeugte Infektion der Fußsohlen führt zu einer gyrierten, übelriechenden Keratolyse, die selten schmerzhaft ist und die meist nach Behandlung der zugrundeliegenden Hyperhidrose und dem Vermeiden von feuchtem, okklusivem Schuhwerk von selber heilt.

Aktinomykose

Erreger: ⇨
- Vielgestaltiges Bild im Ausstrichpräparat;
- häufiges Auftreten im Rahmen einer Mischinfektion

4.4.3 Aktinomykose

Erreger: *Actinomyces israelii* stellt ein grampositives Fadenbakterium (nicht einen Pilz) aus der Ordnung der Actinomycetales dar. Im Ausstrichpräparat fällt die Vielgestaltigkeit (Pleomorphie) auf. In der Kultur können sich bei reduzierter O_2-, aber erhöhter CO_2-Spannung spinnenförmig erscheinende, langsam wachsende Kolonien bilden. Die definitive Spezies-

Identifikation ist aufwendig. Fast immer liegt bei einer Aktinomykose eine Mischinfektion vor, wobei die sogenannten Begleitbakterien das Wachstum des Keimes begünstigen.
Klinik: An der Haut entsteht die Aktinomykose in zervikofazialer Lokalisation nach Zahnextraktionen, aber auch nach Traumen wie Kieferbruch oder Fremdkörper-Einsprengung. Andere Formen der Hautaktinomykose als die zerviko-faziale sind äußerst selten (z.B. nach Menschenbiß). Bei der *zerviko-fazialen Aktinomykose* entsteht binnen Wochen eine schmerzhafte, derbe Schwellung unter geröteter Haut. Aufbrechen führt zur Fistelbildung, wobei sich stecknadelkopfgroße gelb-bräunliche Körnchen entleeren (*Strahlenpilzdrusen:* Nach Zerquetschen zeigen sich im mikroskopischen Präparat fädige Elemente).
Therapie: Bei rechtzeitiger geeigneter Therapie können 90% der Fälle geheilt werden. Penicillin G ist das Mittel der Wahl; bei Penicillin-Allergie: Tetrazyklin.

Klinik:
Eintrittspforte: Schleimhaut bzw. Hautläsionen bei zahnärztlichen Eingriffen oder anderen Traumen
Lokalisation: Meist zerviko-fazial
Gerötete Haut auf schmerzhaftem, derb geschwollenem Unterhautgewebe;
Aufbrechen → Fistelbildung, dabei Entleerung von *„Drusen"*

Therapie: Penicillin G intravenös, alternativ Tetrazyklin

4.4.4 Borrelia burgdorferi-Infektionen

(Teilsyn: Erythema-migrans-Krankheit; Lyme-Krankheit).

Borrelia burgdorferi-Infektionen

Definition ⇐

Ein durch Borrelia burgdorferi hervorgerufener, durch Zeckenbiß übertragener Krankheitskomplex mit typischen variablen Manifestationen an Haut und inneren Organen.

Im Jahre 1982 entdeckte Burgdorf im Speichel von Zecken (Ixodes (I.) dammini) den Erreger einer epidemisch in Connecticut (Stadt: Lyme) ausgebrochenen, grippeähnlichen Krankheit mit Arthralgien. Die nach dem Entdecker Burgdorf benannte Borrelia konnte danach auch für die schon länger bekannte Polymeningoradikuloneuritis Bannwarth, das *Lymphozytom* und das meist nur in Europa beobachtete *Erythema chronicum migrans (ECM)* verantwortlich gemacht werden. Überträger der Krankheit sind in den nördlichen USA zusätzlich I. pacificus (Nordwesten) und in Europa und Australien I. ricinus. Reservoire: Waldmäuse und Rotwild. Die Krankheit ist besonders häufig in waldreichen Regionen und beginnt meist im Sommer.

Epidemiologie
durch Zeckenstich in Europa und Nordamerika übertragen
Reservoir: Mäuse, Rotwild

Klinik: Ähnlich wie die durch Treponema pallidum-Spirochäten verursachte Syphilis verläuft diese Krankheit in mehreren Stadien, deren klinische Ausbildung je nach Immunlage des Patienten sehr unterschiedlich und deren Verlaufsform sehr variabel ist, auch mit Überspringung einzelner Stadien. Die wichtigsten Manifestationen der einzelnen Stadien sind in Tab. 4–3 zusammengefaßt. Das ECM entsteht als roter schmerzloser Fleck an der Zeckenstichstelle (meist Hüfte, Leiste oder Achseln) und breitet sich

Klinik:
- unterschiedliche Ausprägung je nach Immunlage
- 3 Stadien (s. Tab. 4–3)

Wichtigste Manifestationen
- grippale Symptome
- Haut:
  ECM
  Exantheme
  Acrodermatitis chronica atrophicans
- Gelenke:
  Oligoarthritis (Rheumafaktor neg.)
- Nervensystem:
  Meningoencephalitis
  Mononeuritis multiplex

a b

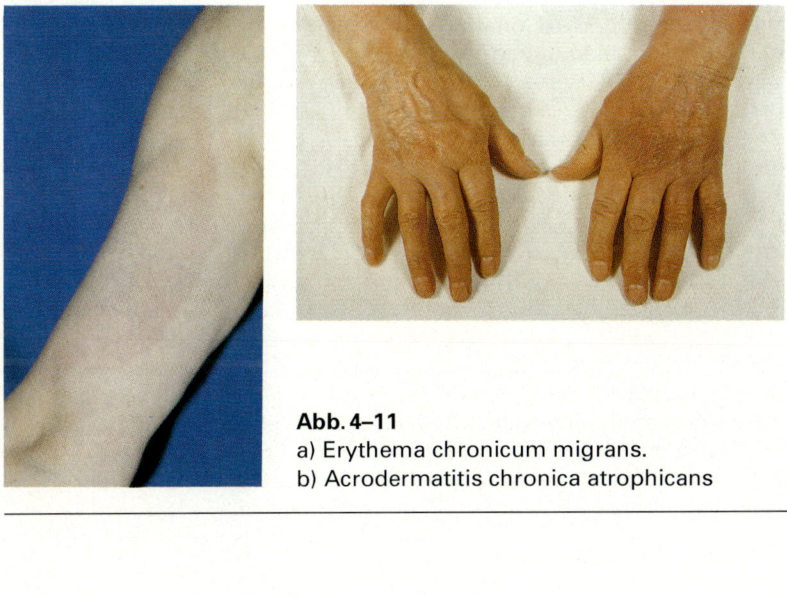

Abb. 4–11
a) Erythema chronicum migrans.
b) Acrodermatitis chronica atrophicans

Tab. 4–3 Klinische Stadien der Borrelia-burgdorferi-Infektionen (ECM = Erythema chronicum migrans)

	Stadium I	Stadium II	Stadium III
Beginn nach Infektion	3–32 Tage	Wo.–Mo.	Wo.–2 Jahre
Dauer	wenige Wochen	wenige Wochen	viele Jahre
Klinik	**lokal:** Früh: ECM später: Lymphozytom	15% { Meningoencephalitis, Mononeuritis multiplex, Chorea	intermittierende Polyarthritis (60%); Muskelschmerzen (oft)
	generalisiert: grippale Symptome, Erytheme (auch urtikariell)	8% { Myo-, Pan- oder Pericarditis	Acrodermatitis chronica atrophicans (selten)
Serologie			
IgM	+/−	+	+
IgG	+/−	+	+ + +

ringförmig aus, mit zentraler Abblassung, Blaufärbung, Blasenbildung oder Nekrose (Abb. 4–11a). Seltener und nur langsam entsteht gelegentlich an der Einstichstelle ein lividrotes, knotiges *Lymphozytom* mit Lymphfollikelähnlichen histologischen Strukturen, (syn: Lymphadenosis cutis benigna). Durch lymphogene oder hämatogene Streuung kommt es zu regionalen Lymphadenopathien oder zu Grippe-ähnlichen Symptomen mit generalisierten, flächigen, anulären oder urtikariellen Exanthemen. Selten sind Leber, Milz, Augen und Hoden mitbefallen. Insgesamt sind die klinischen Erscheinungen des Stadiums I intermittierend und wechselhaft, und sie verschwinden innerhalb weniger Wochen, außer einer über Monate anhaltenden Müdigkeit und Muskelschmerzen.

Bei 15% der Patienten geht die Krankheit ins Stadium II über, mit primär neurologischen Erscheinungsbildern wie Meningitis, Encephalitis, einer Neuritis der kranialen (Fazialisparese), motorischen bzw. sensorischen Nerven (Mononeuritis multiplex) oder einer Chorea. Bei nur 8% entwikkelt sich eine Herzbeteiligung, mit vorübergehender (6 wöchige Dauer) Myo-, Peri- oder Pancarditis mit Erregungsleitungsstörungen. Dagegen sind Muskel- und Knochenschmerzen in diesem Stadium häufig.

Im Stadium III überwiegt eine intermittierende, Rheumafaktor-negative Oligoarthritis (60%), meist der großen Gelenke, die später destruktiv sein kann. In der Haut entsteht u. U. eine *Acrodermatitis chronica atrophicans*, eine primär an den Extremitäten auftretende, gelegentlich symmetrische Atrophie des subkutanen Fettgewebes, mit atrophischer, zigarettenpapierartig gefältelter Haut, ausgeprägter Venenzeichnung und einem lividen Randbereich (Abb. 4–11b). An den großen Gelenken sieht man gelegentlich rheumaknötchenartige Verdickungen.

Immunologie:
- spez. Antikörper, erst IgM, dann IgG
- Kryoglobuline
- Immunkomplexe
- HLA-DR2 pos.

Immunologie: Zu Beginn der Infektion entwickelt sich nach einer vorübergehenden Immunsuppression (erhöhte Suppressorzellzahlen!) eine Reaktivität gegen die Oberflächenantigene der Spirochäten, mit Maximal-IgM-Titern 3 bis 6 Wochen nach der Infektion und langsamem Anstieg der IgG-Titer (Maximum nach Monaten, im Stadium III). Ebenfalls nachweisbar sind Kryoglobuline und zirkulierende Immunkomplexe. Alle Patienten mit Arthritis sind HLA-DR2 positiv (Normalbevölkerung: 22%).

Diagnose:
- Klinik
- Antikörpertiter

Diagnose: Neben dem klinischen Bild, das bei Hautbefall oft charakteristisch ist, sind *Bestimmungen der spezifischen Immunglobuline* am hilfreichsten. IgM-Titer, meist auch IgG-Titer, sind bei 50% der Patienten innerhalb weniger Wochen positiv, der IgG-Titer ist später u. U. diagnostisch. Allerdings muß an eine relativ hohe Durchseuchung der Bevölkerung in bestimmten Gegenden gedacht werden (bes. Waldarbeiter). BSG, SGOT und Kryoglobuline können stark erhöht sein. Es bestehen immunologische Kreuzreaktionen zu *Treponema pallidum*, der VDRL ist jedoch negativ.

Behandlung: B. burgdorferi ist am empfindlichsten gegenüber Tetrazyklinen (250 mg 4×/die, 10–20 Tage) oder Ceftriaxon 1g/die intramuskulär, 14 Tage. Wohl weniger wirksam sind Erythromycin und Penicillin. Im Spätstadium sollte intravenös bis zu 3 Wochen lang mit Ceftriaxon behandelt werden. Wie bei der Syphilisbehandlung kann es bei 15% der Patienten am ersten Behandlungstag zu einer Jarisch-Herxheimer-Reaktion kommen (Behandlung mit hohen Dosen von Glukokortikosteroiden).

Behandlung
Mittel der Wahl: Tetrazykline, Drittgenerations-Cephalosporine
cave: Jarisch-Herxheimer-Reaktion

4.4.5 Seltene bakterielle Hauterkrankungen nach Tierkontakt

Hauterkrankungen nach Tierkontakt
s. Tab. 4–4

Die in bezug auf die Hauterscheinungen wichtigsten dieser relativ seltenen Krankheiten sind in Tab. 4–4 zusammengefaßt. Nach Kontakt mit Tieren entstehen meist Papeln und Abszesse, oft mit regionaler Lymphknotenbeteiligung und mehr oder minder lebensbedrohlicher Systembeteiligung. In den meisten Fällen wirken Antibiotika heilend.

Tab. 4–4 Übersicht der wichtigsten, durch Tierkontakt übertragenen Krankheiten (*bei Penizillinallergie)

Krankheit	Natürlicher Wirt	Keim	Klinik	Verlauf	Therapie
Anthrax (Milzbrand)	Haus- und Wildtiere	Bacillus anthracis	Pustel, Karbunkel reg. Lymphadenopathie	unbehandelt: tödlich	Penizillin IV (Tetrazykline)*
Erysipeloid (Rotlauf)	meist: Pferde, Schafe, Geflügel, andere Nutz-, Haus- und Wildtiere	Erysipelothrix rhusiopathiae	livid rötliche Makulae, speziell an Händen; selten Sepsis	meist harmlos, evtl. Herzbeteiligung	Penizillin (Tetrazykline)*
Malleus (Rotz)	Pferde	Pseudomonas pseudomallei	disseminierte nekrotisierende Rötung, Schwellung, Pusteln, Ulzeration systemisch: Bronchopneumonie	akute Form: hohe Mortalität	Sulfonamide
Melioidose	Nutztiere, Menschen (Südostasien)	Pseudomonas pseudomallei	Abszesse in Haut und inneren Organen	akute Form: oft tödlich	Tetrazykline
Tularämie (Hasenpest)	wilde Nager	Pasteurella tularensis	ulzeroglanduläre Form okuloglanduläre Form Thyphus-artige Form pulmonale Form	unbehandelt: u. U. tödlich	Streptomycin (Tetrazykline)
Katzenkratzkrankheit	Katzen	pleomorphes Gram-negatives Stäbchen	Papel→Pustel reg. Lymphadenopathie grippale Symptome	meist gutartig, Spontanheilung	Gentamycin

Dermatomykosen

5 Dermatomykosen

J. Brasch

Pilze

Pilzzellen unterscheiden sich in Aufbau und Physiologie wesentlich von Bakterien, Pflanzen und tierischen Zellen

Imperfekte Pilze werden als **Deuteromycetes** in einem künstlichen System klassifiziert

DHS-System:
- Dermatophyten
- Hefen
- Schimmel

Definitionen

⟹

5.1 Pilze

Pilze sind eukaryot, heterotroph und immobil. Ihre Plasmamembranen enthalten *Ergosterol*, die Zellwände Glukane, Glykoproteine und Chitin. Fadenförmige *Hyphen* und verschiedenartig differenzierte Zellen bilden das *Myzel* einer Pilzkolonie (Thallus). Durch Zellsprossung entstehen *Hefezellen.* Ein Übergang zwischen Sproßzellenbildung und Hyphenwachstum sind sog. *Pseudohyphen*: verlängerte Sproßzellen, die zu Hyphen aneinandergereiht erscheinen.
Die biologisch exakte *taxonomische Einordnung* von Pilzen beruht auf ihren *perfekten* (zur sexuellen Vermehrung fähigen) Wachstumsformen und ihrer Kreuzungsfähigkeit. Die pathogenen Arten werden jedoch in einer sich vegetativ fortpflanzenden *(imperfekten)* Wachstumsform vom Wirt isoliert und deswegen behelfsmäßig in einem *künstlichen System* als *Fungi imperfecti (Deuteromycetes)* klassifiziert (Tab. 5–1).

In Deutschland ist im medizinischen Bereich eine Einteilung in *Dermatophyten*, *Hefen* und *Schimmel* üblich *(DHS-System)*. Dermatophyten sind parasitäre Pilze keratinhaltiger Gewebe der Formgattungen *Epidermophyton*, *Trichophyton* und *Mikrosporum*, die eine Tinea verursachen. Hefen sind Pilze, deren Thallus überwiegend aus Sproßzellen besteht. Schimmelpilze bilden in der Kultur reichlich in die Luft ragende Myzelfäden *(Luftmyzel)* und *Konidien* (vegetative Sporen).

Taxonomie, Klassifizierung von Deuteromycetes und DHS-System sind nicht vollständig kongruent.

Tab. 5.1 Dermatologisch relevante Fungi imperfecti (Deuteromycetes)

Form-Klasse	Form-Familie	Form-Gattung
Blastomycetes (bilden Sproßzellen, u.U. auch Pseudomyzel u. Myzel)	Cryptococcaceae	Candida Malassezia Cryptococcus Trichosporon
Hyphomycetes (bilden Myzel und Konidien)	Moniliaceae (farblos)	Trichophyton (Makrokonidien länglich, gurkenförmig, glattwandig, dünnwandig)
		Mikrosporum (Makrokonidien spindelförmig, dickwandig, rauhwandig)
		Epidermophyton (Makrokonidien keulenförmig, dünnwandig, glattwandig, keine Mikrokonidien)
	Dematiaceae (pigmentiertes Myzel)	Cladosporium Fonsecaea Phialophora u.a.m.

Obligat pathogen sind nur die Dermatophyten und dimorphen Pilze. Viele andere Arten sind fakultativ pathogen, abhängig von der Abwehrlage des Wirtsorganismus.

Nur wenige Pilze sind obligat pathogen

5.2 Tinea (Dermatophytosen)

Tinea (Dermatophytosen)

Dermatophytosen sind durch Dermatophyten verursachte Infektionen. Weitgehend synonym wird der Begriff **„Tinea"** benutzt, ergänzt durch die befallene Köperregion (Tinea capitis, cruris, unguium, usw.).
Die drei Formgattungen der Dermatophyten unterscheiden sich in der Morphologie ihrer mehrkammerigen vegetativen Vermehrungseinheiten (*Makrokonidien*, Abb. 5–1). Alle ihre bekannten perfekten Formen gehören der Gattung Arthroderma an. Es gibt *geophile*, *zoophile* und *anthropophile* Arten (Tab. 5–2) mit einem Erregerreservoir entsprechend im Erdboden, bei Tieren oder beim Menschen. Manche Dermatophyten sind nur in bestimmten geographischen Gebieten endemisch, andere sind Kosmopoliten. Am häufigsten in Deutschland ist mit ca. 80% Trichophyton rubrum, gefolgt von Trichophyton (T.) mentagrophytes, Microsporum (M.) canis und Epidermophyton (E.) floccosum.

Definition
Durch Dermatophyten verursachte Infektionen

Dermatophyten gehören zu drei Formgattungen:
- Epidermophyton
- Trichophyton
- Mikrosporum

Dermatophyten sind **geophil**, **zoophil** oder **anthropophil**
Häufigster Dermatophyt in Deutschland: **T. rubrum**

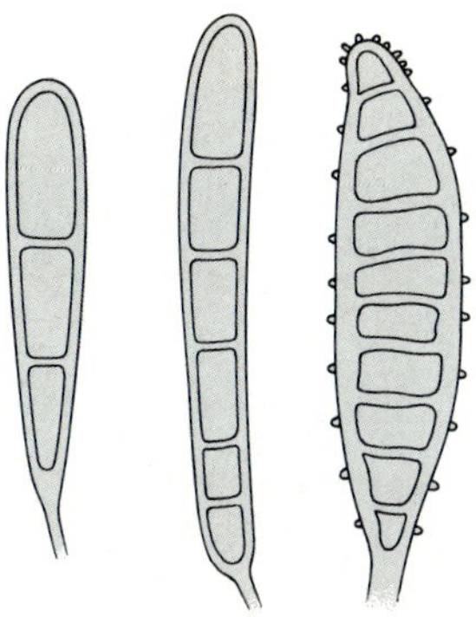

Abb. 5–1
Schematische Darstellung von Makrokonidien der Formgattungen Epidermophyton, Trichophyton und Mikrosporum (von links nach rechts). Makrokonidien der Formgattungen Epidermophyton und Trichophyton sind dünn- und glattwandig, erstere keulenförmig. Makrokonidien der Formgattung Mikrosporum sind dagegen dick- und rauhwandig

Die Übertragung einer Dermatophytose erfolgt durch infektionsfähige Pilzelemente, häufig *Arthrosporen*. Diese beim Zerfall von Hyphen entstehenden, besonders widerstandsfähigen Konidien können direkt von Wirt zu Wirt oder mittelbar über kontaminierte Gegenstände verbreitet werden. Begünstigend für eine erfolgreiche Inokulation ist eine lokale Resistenzminderung des Wirtes (Verletzung, Mazeration der Haut, etc.). Anschließend breitet sich eine Tinea im oberflächlichen *keratinhaltigen* Gewebe zentrifugal aus.

Arthrosporen sind für die Verbreitung von Dermatophyten bedeutsam

Dermatophyten befallen **keratinhaltige** Gewebe

Tab. 5–2 Dermatophyten (Auswahl)

antropophil	zoophil	geophil
T. rubrum	M. canis var. canis	M. gypseum
T. mentagrophytes var. interdigitale	T. mentagrophytes var. mentagrophytes T. mentagrophytes var. quinckeanum T. verrucosum	
E. floccosum		
T. schönleinii T. tonsurans T. violaceum M. audouinii		M. cookei M. nanum

Dermatophyten verursachen eine Entzündungsreaktion
Je besser eine Art humanadaptiert ist, desto geringer ist die Entzündungsreaktion und desto größer die Neigung zu chronischer Infektion

Pilze initiieren eine *Entzündungsreaktion*.
Als Faustregel kann gelten, daß mit zunehmender Humanadaptation des Erregers die Abwehrreaktion beim Menschen aphlegmasischer wird. Bei sonst Gesunden heilen Infektionen mit geo- und zoophilen Erregern nach stark entzündlichem Verlauf in der Regel früher oder später spontan ab, während eine Neigung zu Chronizität bei anthropophilen Spezies besteht. Schwere protrahierte Tineaverläufe kommen bei Patienten mit Neutropenie und konsumierenden Erkrankungen sowie unter Kortikosteroidtherapie und Immunsuppression vor.

Tinea corporis

Randbetontes schuppendes anuläres Erythem, Juckreiz

5.2.1 Tinea corporis

Alle Dermatophyten können die so bezeichneten Infektionen vellusbehaarter Haut verursachen. Vom Ort der Inokulation breitet sich, zumeist unter erheblichem Juckreiz, zentrifugal ein anuläres schuppendes Erythem aus. Der Rand ist deutlich betont und zeigt oft Pusteln, wogegen im Zentrum vielfach bereits eine Rückbildung erkennbar wird *(Ekzema marginatum)*. Die Begrenzung zur gesunden Haut ist scharf (Abb. 5–2).

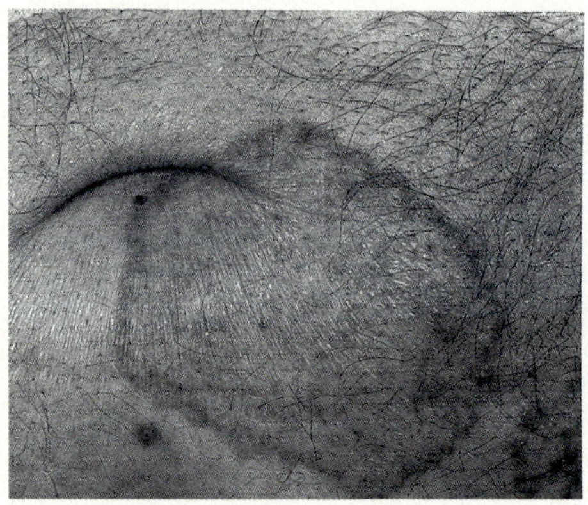

Abb. 5–2
Tinea corporis. Deutlich erkennbar ist die Randbetonung des scharf begrenzten schuppenden anulären Erythems

Grundsätzlich gleichartig verläuft die meist von Epidermophyton floccosum verursachte **Tinea cruris (inguinalis)**, von der bevorzugt Männer betroffen werden.

Differentialdiagnose

⇨

Differentialdiagnosen:

Ekzeme, Psoriasis vulgaris, Pityriasis rosea, figurierte Erytheme, kutaner Lupus erythematodes, bei Tinea cruris Erythrasma und Candidose.

Tinea pedis

Häufigste Tineaform, meist interdigital lokalisiert

Differentialdiagnose:
- Ekzeme
- Pustulosis palmoplantaris
- bakterielle Fußinfekte
- hereditäre Plantarkeratosen

5.2.2 Tinea pedis

Diese bei weitem häufigste Tineaform in Deutschland wird meist verursacht durch T. rubrum oder T. mentagrophytes var. interdigitale. Überwiegend sind die *Zehenzwischenräume* betroffen, meistens der 4.. Wegweisend sind Rötung, Schuppung und Mazeration (Abb. 5–3) und je nach Akuität kommen dyshidrosiforme Bläschen und intensiver Juckreiz hinzu oder Hyperkeratosen, festhaftende trockene Schuppung und Rhagaden. Ein Ekzema marginatum kann auf Fußsohle und -rücken sichtbar werden.
Differentialdiagnosen: Ekzeme, Pustulosis palmoplantaris, bakterielle Fußinfekte, hereditäre Plantarkeratosen.

Tinea manus

Oft einseitig, chronisch und durch T. rubrum verursacht

5.2.3 Tinea manus

Seltener. Erkrankung nur einer Hand ist immer verdächtig auf eine Pilzinfektion. Bei der überwiegenden chronischen Form durch T. rubrum sieht

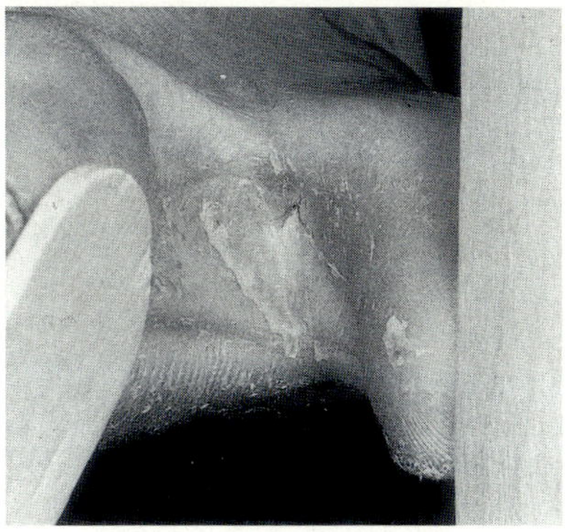

Abb. 5–3
Tinea pedis, Interdigitalmykose. Schuppung, Mazeration und beginnende Rhagadenbildung

man flächenhafte trockene bisweilen verstärkt in den Handlinien ausgebildete mehlstaubartig schuppende Hyperkeratosen palmar. Akute Verläufe mit Bläschenbildung und Pustulation sind ebenso möglich, besonders auch an den Handrücken, und ähneln einer Tinea corporis. Sie können durch alle Dermatophytenarten verursacht sein.

Differentialdiagnose:

Palmarkeratosen, Ekzeme, Dyshidrose, Skabies, pustulöse Psoriasis und verwandte Erkrankungen.

Differentialdiagnose ⇦

5.2.4 Tinea unguis

Tinea unguis

Sehr häufig, Beginn meist am distalen Nagelrand, hochchronisch

Grundsätzlich können alle Dermatophyten die Nägel befallen, jedoch findet man zumeist T. rubrum, T. mentagrophytes oder E. floccosum. Vorschädigung des Nagels jeder Art, z. B. durch trophische Störungen, begünstigen die Infektion. Sie erfolgt in der Regel vom *distalen* Nagelrand her, wobei die Nagelplatte gelblich verfärbt wird, ihre Struktur verliert, verdickt und bröckelig erscheint (Abb. 5–4). Das Nagelbett ist mitinfiziert. Der Verlauf ist chronisch und progredient, Spontanheilungen kommen kaum vor. Selten wird die Nagelplatte von der freien Oberseite her angegriffen mit weißlicher Verfärbung als Folge *(Leukonychia mycotica)* oder vom proximalen Rand her. Abgesehen von der erheblichen kosmetischen Beeinträchtigung bestehen keine subjektiven Beschwerden.

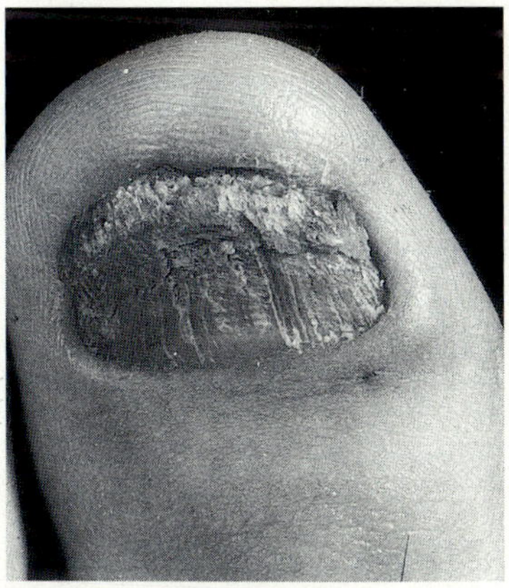

Abb. 5–4
Tinea unguium. Der Nagel ist verdickt, gelblich und erscheint aufgerauht, am Rande bröckelig

Differentialdiagnosen:

nicht-dermatophytenbedingte Nagelmykosen, psoriatische Nagelveränderungen, Onychodystrophien verschiedener Genese, Lichen ruber, etc..

Differentialdiagnosen ⇦

Tinea capitis

5.2.5 Tinea capitis

Bei der Dermatophyteninfektion der behaarten Kopfhaut (meist bei Kindern) sind je nach Erreger Sonderformen abgrenzbar. E. floccosum befällt Haare nicht.

Mikrosporie

Besonders für Kinder kontagiöse Tinea capitis
Häufigster Erreger: **M. canis**

Abbrechen der Haare führt zu runden kahlen Arealen

5.2.5.1 Mikrosporie

Mit Mikrosporie können Mikrosporuminfekte in jeder Lokalisation gemeint sein. Überwiegend wird so jedoch das nachfolgend beschriebene klinische Bild einer Tinea capitis bezeichnet, welches in Deutschland meist durch *M. canis* verursacht wird. Die Mikrosporie ist besonders für Kinder kontagiös. Der Erreger penetriert entlang der Haarwurzelscheiden in die Haarfollikel bis zur keratinogenen Zone. Die durch das Einwachsen des Myzels geschädigten Haare brechen knapp über der Kopfhaut ab und es werden runde, wie abgemäht erscheinende Areale am Kapillitium sichtbar (Abb. 5–5). Die Kopfhaut selbst ist dort schuppig, manchmal leicht entzündlich gerötet, aber weitgehend frei von Pusteln.

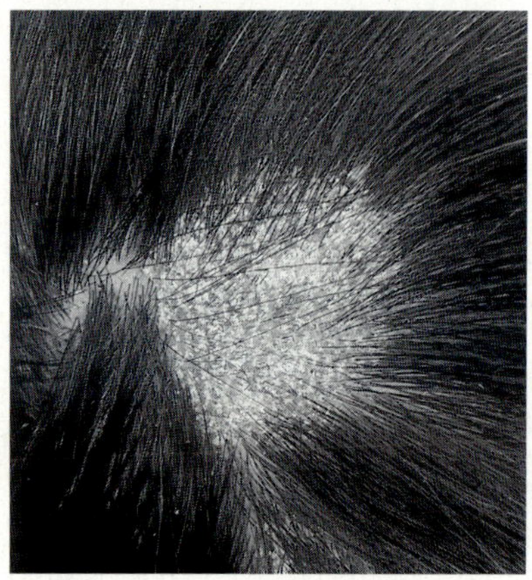

Abb. 5–5
Mikrosporie. Rundliches kahles Areal mit abgebrochenen Haaren

Favus

In Deutschland heute kaum noch beobachtete Sonderform der Tinea capitis
Typisch sind **Skutula**

5.2.5.2 Favus

Favus ist heute in Deutschland sehr selten und dann überwiegend durch T. mentagrophytes var. quinckeanum verursacht (sonst *T. schönleinii*). Charakteristisch sind sog. **Skutula**: Gelbliche schalenförmige mit Schuppenkrusten verbackene Myzelgeflechte, die vom Follikel ausgehend die befallene Haut bedecken. Ihre Ablösung hinterläßt nässende erosive Plaques. Im Extremfall kann die ganze Kopfhaut von Skutula bedeckt sein, die mäuseurinartig riechen. Zerstörung der Haarfollikel führt zu narbiger Alopezie.

Tinea capitis superficialis

Verursacht durch anthropophile Dermatophyten, wenig entzündlich

5.2.5.3 Tinea capitis superficialis

Insbesondere *anthropophile* Erreger wie T. mentagrophytes var. interdigitale, T. tonsurans und T. violaceum (nur selten T. rubrum!) verursachen diese wenig entzündliche oberflächliche Tinea. Die befallenen Areale sind nicht immer scharf begrenzt, schuppig, gerötet und die Haare darin sind abgebrochen. Ihre Zerstörung im Follikel läßt Reste nur noch als schwarze Punkte im Ostium sichtbar werden *(black dot ringworm)*.

Tinea capitis profunda und barbae

Erreger meist zoophil, stark entzündlicher Verlauf, Pustulation führt zu narbiger Alopezie

5.2.5.4 Tinea capitis profunda und Tinea barbae

Wenig humanadaptierte Dermatophyten wie T. verrucosum, T. mentagrophytes var. mentagrophytes u.a. können zu tiefen Follikulitiden führen. Heftigste schmerzhafte Entzündungen, Pustulation mit Neigung zu Konfluation, bakterielle Superinfektion, Lymphknotenschwellung und narbige Alopezie sind die unangenehmen Folgen.
Die **Tinea barbae** *(Sycosis barbae parasitaria, Kerion Celsi)* wird heute nur

noch selten, überwiegend in ländlichen Gebieten beobachtet. Ein Beispiel ist die sog. *„Kälberflechte"*, die durch T. verrucosum verursacht wird und bei Landwirten durch Ansteckung bei Kälbern auftritt.

Differentialdiagnosen:

Der Tinea capitis und barbae: Alopecia areata, Lichen ruber, Trichotillomanie, seborrhoisches Kopfekzem, Tinea amiantacea, Pyodermien, Follikulitiden, Psoriasis.

Differentialdiagnose

⇦

5.2.6 Tiefe Dermatophytosen

Tiefe Dermatophytosen

Tiefe Dermatophytosen sind selten

Insbesondere T. rubrum kann in seltenen Fällen bei abwehrgeschwächten Patienten follikulär gebundene knotige Hautveränderungen verursachen *(Granuloma trichophyticum Majocchi)* und sogar subkutane Abszesse.

5.2.7 Dermatophytide

Dermatophytide

Dermatophytide sind Ausdruck einer hyperergischen Immunantwort auf Dermatophyteninfektionen

Selten werden bei akuten Dermatophyteninfektionen dyshidrosiforme, urtikarielle, papulovesikulöse und auch noduläre Eruptionen beobachtet, die am Körperstamm, palmoplantar oder an den Unterschenkeln auftreten können und frei von Erregern sind. Man hat sie bei gleichzeitig positivem Trichophytintest als Ausdruck einer *hyperergischen* generalisierten Immunantwort gegen Dermatophyten gedeutet.

5.2.8 Diagnostik bei Dermatophytosen

Diagnostik

Anamnese: Infektionsquellen?

Anamnese: Abhängig von klinischer Tineaform und vermutetem Erreger ist nach Infektionsquellen zu fahnden: Kontakt mit Erdboden, Tieren, Benutzung von Gemeinschaftsumkleideräumen, etc..

Wood-Licht:
Bei Tinea capitis häufig grünliche Fluoreszenz

Wood-Licht-Untersuchung: Wichtig bei Tinea capitis: Syntheseprodukte mancher Pilzarten (vermutlich Pteridine) fluoreszieren im langwelligen UV-Licht (Wood-Licht) gelb bis grünlich
Dazu gehören:
- M. canis
- M. audouinii
- M. ferrugineum
- M. gypseum
- T. schönleinii.

Nativpräparat:
Einfacher und rascher **Direktnachweis** von Pilzelementen

Nativpräparat: Vom aktiven Rand eines Tineaherdes werden Schuppen, Haare oder Hornspäne entnommen, zerkleinert, in 10–30%iger Kalilauge

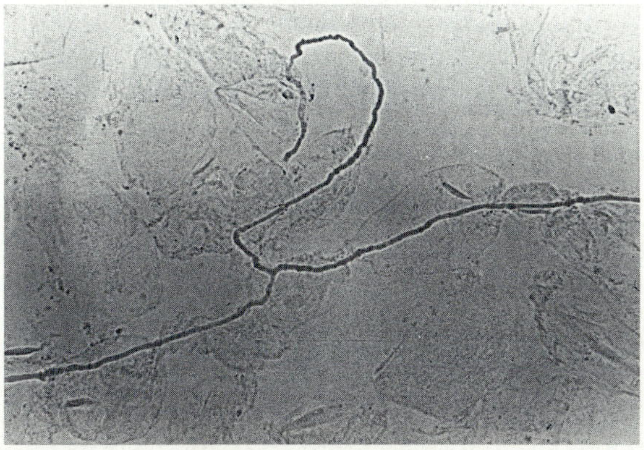

Abb. 5–6 Nativpräparat. In Kalilauge aufgeweichtes Schuppenmaterial einer Dermatophytose zeigt verzweigtes septiertes glattwandiges farbloses, über die Hornzellen hinwegziehendes Myzel

eingeweicht und direkt oder nach Färbung mikroskopisch auf Pilzelemente durchgemustert. Im positiven Fall werden bei Dermatophyten *Hyphen* und/oder *Arthrosporen* sichtbar (Abb. 5–6). Ein Nativpräparat befallener Haare läßt durch die in *(endotrich)* oder um *(ektotrich)* das Haar angeordneten Arthrosporen oder Myzelien erste Rückschlüsse auf die Erregerart zu.

Histologie:
Sonderfärbungen erforderlich

Kultur:
Notwendig zur Artbestimmung

Histologie: Die HE-Färbung ist zur Darstellung von Pilzelementen ungeeignet, bewährt haben sich PAS-Färbung, Methenamin-Silber-Färbung nach Grocott-Gomori oder die Anwendung optischer Aufheller.
Pilzkultur: Notwendig, da mikroskopische Untersuchungen falsch negativ sein können und keine Artbestimmung von Dermatophyten zulassen. Materialentnahme wie für Nativpräparate. Mykologische Universalnährböden *(Sabouraud-Glukose-Agar, Kimmig-Agar)* werden bei ca. 25° C inkubiert und nach 2 bis 4 Wochen makroskopisch und mikroskopisch beurteilt.

Therapie:

Allgemeine **Therapiegrundsätze**

⟹

Therapie von Dermatophytosen

> Eine oberflächliche Tinea ohne Befall der Haare und Nägel kann allein äußerlich behandelt werden. Stark hyperkeratotische Tineaformen, Tinea profunda, Tinea capitis und unguium sollten zusätzlich systemisch therapiert werden. Pilzbefallenes Hornmaterial wird dazu vorher beseitigt, z.B. durch Keratinolytika (Harnstoff- oder Kaliumjodid-haltige Salben), mechanisches Abtragen (Hornhauthobel, Nagelfräse) oder Extraktion befallener Nägel. Der Behandlungserfolg muß mykologisch kontrolliert werden.

Externe Therapie

Fungistatika zur externen Behandlung:
- Azolderivate
- Allylamine
- Thiocarbamate
- Ciclopiroxolamin

Externe Therapie: Intertriginöse Areale werden mit Tinkturen oder Lösungen (Pyoktanin u.a. Farbstoffe, moderne Wirkstoffe s.u.) saniert, sonst sind Cremes oder Salben geeignete Grundlagen.
Am meisten Verwendung aus der Vielzahl der Fungistatika finden *Azolderivate* (z.B. Clotrimazol) mit ihrer guten Wirkung gegen Dermatophyten, Hefen sowie manche Bakterien und Schimmelpilze. Sie beeinflussen die *Ergosterolsynthese* durch Hemmung von Cytochrom-P450-Enzymen und damit die Bildung der Pilzplasmamembranen. Ebenfalls in die Ergosterolsynthese greifen *Allylamine* (z.B. Naftifin) und *Thiocarbamate* (z.B. Tonoftal) ein, mit einem den Azolen vergleichbaren bzw. nur Dermatophyten umfassenden Spektrum. *Ciclopiroxolamin* (z.B. Batrafen) penetriert gut in die Hornschicht und hemmt den Stoffaustausch von Dermatophyten, verschiedenen Bakterien und Schimmelpilzen.

Systemische Therapie

Griseofulvin:
Nur wirksam gegen Dermatophyten, fungistatisch

Systemische Therapie: Der Standardwirkstoff **Griseofulvin** wirkt selektiv auf Dermatophyten.
Durch Bindung an intrazelluläre Mikrotubuli werden Mitosen gehemmt. Griseofulvin wird am besten in ultramikronisierter Form bei gleichzeitiger Einnahme einer fettreichen Mahlzeit resorbiert und in der Hornschicht angereichert. 500 mg täglich sind normalerweise für Erwachsene ausreichend, bei Bedarf ist eine Dosissteigerung aber möglich. Obwohl milde Nebenwirkungen häufig sind (Kopfschmerzen, gastrointestinale und kutane Reaktionen), treten schwere Komplikationen kaum auf, und die Therapie gilt als sicher. Kontraindikationen und Interaktionen mit anderen Medikamenten müssen beachtet werden. Wegen der rein *fungistatischen* Wirkung muß die Behandlung über längere Zeit (bei Nagelmykosen monate- bis jahrelang) durchgeführt werden.

Ketokonazol:
Breites Wirkungsspektrum, fungistatisch
Hemmung der Steroidhormonsynthese
Kontrolle der Leberenzyme!

Eine Alternative zu Griseofulvin ist **Ketokonazol**, das als *Azolderivat* auch gegen Hefen und verschiedene Hyphomycetes effektiv ist. Einnahme auf nüchternen Magen ergibt die beste Resorption, die durch Antazida und H_2-Blocker gehemmt wird. Üblich ist eine Dosierung von 200 bis 400 mg täglich bei Erwachsenen. Außer reversiblen kutanen, hepatischen (Transaminasenanstieg) und gastrointestinalen Nebenwirkungen ist eine Hemmung der Steroidhormonsynthese möglich, die zu Nebenniereninsuffizienz und beim Mann durch Inhibition der Testosteronproduktion zu Hypogonadismus und Gynäkomastie führen kann. Eine drohende toxische Hepatitis ist durch die deswegen unbedingt erforderliche Überwachung der Leberenzyme vermeidbar.

Neuerdings stehen zur systemischen Anwendung die *Triazole* **Itrakonazol** und **Flukonazol** zur Verfügung. Sie sind bei einem breiten, auch Hefen und manche Schimmelpilze umfassenden Wirkungsspektrum weitgehend selektiv antimykotisch wirksam und daher sowie aufgrund ihrer günstigen pharmakologischen Eigenschaften den herkömmlichen Präparaten in manchen Punkten überlegen.

Triazole:
Itrakonazol, Flukonazol
gut verträglich, breites Wirkungsspektrum

Prophylaxe von Dermatophytosen: Sanierung möglicher (Re)-Infektionsquellen (z.B. Haustiere). Mit Pilzmaterial (Arthrosporen) kontaminierte Kleidungsstücke, Schuhe, Toilettenartikel etc. müssen desinfiziert werden, unter Umständen auch Fußböden (Badezimmer!). Fußschutz durch Badeschuhe. Kontakt mit streunenden Tieren sollte unterbleiben. Gute Hautpflege, luftiges Schuhwerk und Kleidung verhindern Erosionen und Mazerationen als Eintrittspforten.

Prophylaxe

Hygienische Maßnahmen

Weitere Maßnahmen bei Dermatophytosen: Meldepflicht für Mikrosporie besteht nicht mehr. Insbesondere bei Nachweis zoophiler und geophiler Erreger ist die Frage nach beruflichem Erwerb zu prüfen (BG-Meldung).

5.3 Candidamykosen

Candidamykosen

Diese werden auch als **Candidosen** oder **Soormykosen** bezeichnet und durch Erreger der Formgattung **Candida** (C.) verursacht; in ca. 80% von **C. albicans**, gefolgt von C. parapsilosis. Alle Candidaarten sind keineswegs obligat pathogen. So läßt sich C. albicans bei etwa jedem 4. Gesunden aus Mundhöhle oder Darm isolieren, selten auch einmal von der Haut. Candidaarten sind weltweit bei Menschen, Tieren und in der freien Natur verbreitet. Daß bei diesen ubiquitären Infektionsmöglichkeiten nicht mehr Candidosen gesehen werden, ist den normalerweise ausreichend effektiven Abwehrmechanismen zuzuschreiben.

Der **Haupterreger** von Candidosen ist **Candida albicans**

Candidaarten sind ubiquitär verbreitet und nur fakultativ pathogen

Candidaarten führen als fakultativ pathogene Erreger erst dann zur Erkrankung, wenn beim Wirt die Abwehr durch bestimmte *Dispositionsfaktoren* (Tab. 5–3) geschwächt wird.

Voraussetzung für Candidosen sind **Dispositionsfaktoren** beim Menschen

Tab. 5–3 Dispositionsfaktoren für Candidosen

Alter	Neugeborenenzeit
	Senium
Erkrankungen	Diabetes mellitus
	Endokrinopathien
	Leukämien
	Immundefekte
	Tumorleiden
	konsumierende Erkrankungen
	schwere Traumen
	ausgedehnte Verbrennungen
Iatrogene Faktoren	Zytostatische Therapie
	hochdosierte Kortikosteroidbehandlung
	langfristige Antibiotikatherapie
	große chirurgische Eingriffe
	Verweilkatheter
	parenterale hochkalorische Ernährung
	Prothesen
weitere Faktoren	Neutropenie jeder Genese
	Malnutrition
	Drogen- und Alkoholabusus
	Schwangerschaft

Candidaintertrigo

Candidaintertrigo
- Häufig
- entzündliche Rötung
- Mazeration
- Pustulation

Differentialdiagnose:
- Intertrigo
- Erythrasma
- Psoriasis inversa
- Kontaktdermatitis
- Tinea

5.3.1 Candidaintertrigo

Wichtig für die Pathogenese sind ein durch Adipositas und Schwitzen bedingtes feucht-warmes Milieu und damit verbundene Mazerationen der Haut. Betroffen sind Axillar-, Genital- und Inguinalregion, Interdigitalräume und bei Frauen submammäre Areale. Bei Kleinkindern ist die genitoglutaeale Region wegen der Okklusion durch Windeln bei gleichzeitiger Einwirkung toxischer Stoffwechselprodukte besonders gefährdet.
Die Haut ist entzündlich gerötet, hochgradig glänzend oder erosiv und zeigt *Pustulation* (Abb. 5–7). Charakteristisch sind eine randständig nach innen gerichtete *Schuppenkrause* und satellitenartige periphere Aussaat von Pusteln. Nach Anwendung von Kortikosteroiden bei Candida glutaealis im Kleinkindesalter können sich polsterartige livide kalottenförmige Knoten bilden *(Granuloma glutaeale infantum)*.
Differentialdiagnosen: Intertrigo, Erythrasma, Psoriasis inversa, Kontaktdermatitis, Tinea.

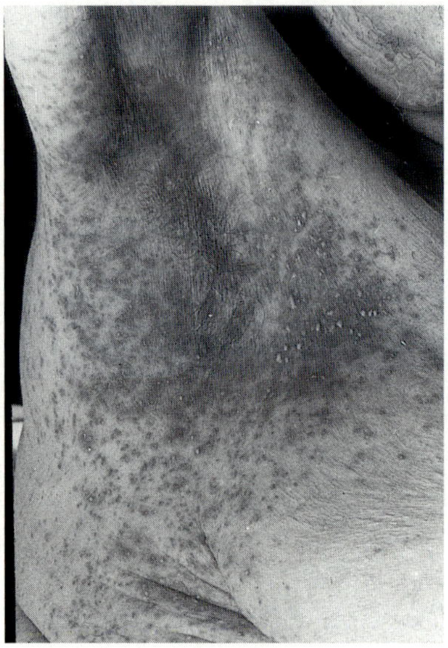

Abb. 5–7
Candida-Intertrigo. Deutlich sichtbar ist die satellitenartige Aussaat von Pusteln bei zentraler Mazeration

Candidafollikulitis

Überwiegend im Bartbereich

5.3.2 Candidafollikulitis

Begünstigt durch längere Antibiotika- oder Kortikosteroidbehandlung kann C. albicans zu entzündlicher Follikulitis, überwiegend im Bartbereich, führen. Primär follikulär gebundene Pusteln können konfluieren, verkrusten und knotige schmerzhafte Schwellung verursachen.
Differentialdiagnosen: Tinea barbae, bakterielle Follikulitiden, Aktinomykose, etc.

Candida-Paronychie und - Nagelmykose

Candida-Paronychie: Typisch für Feuchtberufe, schmerzhaft, putrid

Onychomykosen durch Candida sind nicht selten

5.3.3 Candida-Paronychie und -Nagelmykose

Hier sind neben C. albicans des öfteren C. parapsilosis und C. guilliermondii nachweisbar. Häufiges Arbeiten mit feuchten Händen (Hausfrauen, Köche, etc.) sowie akrale Durchblutungsstörungen bereiten den Boden. Die Erreger dringen durch die mazerierte und aufgequollene Haut ein. Die chronische Entzündung des Nagelwalls zeigt sich in schmerzhafter Rötung, Schwellung und gelegentlicher Entleerung von *Pus*. Nachfolgend, aber auch primär, kann der Nagel infiziert werden. Er verfärbt sich gelblich, wird rillig, rauh und bröckelig und es kann zur Onycholyse kommen. Sekundäre Candidabesiedelungen finden sich bei Nageldystrophien verschiedenster Ursache.

Differentialdiagnosen:

Bakterielle Paronychie, Tinea unguium, Nagelpsoriasis, Akrodermatitis continua suppurativa und Acrodermatitis enteropathica, Onychodystrophien, etc..

Differentialdiagnosen

⇦

5.3.4 Orale Candidose

Orale Candidose

Orale Candidosen: Häufig bei allen Risikopatienten, klinisch unterschiedlich ausgeprägt

Häufig bei allen Risikopatienten; bei alten und pflegebedürftigen Patienten in 10 bis 15% und bei Neugeborenen in ca. 15%. Prothesen schaffen durch Okklusion, Reibung und gute Adhäsionsbedingungen optimale Voraussetzungen. Neben C. albicans ist häufig C. glabrata anzüchtbar. Auf geröteter Schleimhaut werden weißliche, auch konfluierende *Plaques* sichtbar, die nach Abwischen leicht blutende Erosionen hinterlassen. Beim atrophischen Typ ist die Schleimhaut glatt und entzündlich gerötet. Sind die Mundwinkel betroffen, bilden sich in entzündlich verdickter infiltrierter Haut schmerzhafte Rhagaden *(Perleche, Faulecken, Angulus infectiosus)*. Bei stärker reduzierter Abwehr kann sich die Infektion auf Pharynx und Oesophagus ausbreiten.
Oropharyngeale Candidose gehört zu den bei *AIDS* auftretenden opportunistischen Infektionen.
Differentialdiagnosen: Leukoplakien, Lichen ruber mucosae, Plaques muqueuses, Lupus erythematodes etc..

Oropharyngeale Candidose bei AIDS
Differentialdiagnose:
- Leukoplakien
- Lichen ruber mucosae
- Plaques muqueuses
- Lupus erythematodes

5.3.5 Vulvo-vaginale Candidose

Vulvo-vaginale Candidose

Die Häufigkeit liegt zwischen 5 und 20%, am höchsten bei Frauen im gebärfähigen Alter, mit Diabetes und in der Schwangerschaft. Außer C. albicans kommen C. tropicalis, C. glabrata, C. krusei und andere in Frage. Klinisches Bild und Differentialdiagnosen siehe Kapitel 24.2.2.

5.3.6 Candida-Balanoposthitis

Candida-Balanoposthitis

Häufig durch Sexualverkehr erworben, begünstigt durch Phimose und mangelnde Hygiene. Klinisches Bild und Differentialdiagnosen siehe Kapitel 24.1.5.

5.3.7 Candidosen bei HIV-Infektionen

Candidosen bei HIV-Infektionen

Candidosen gehören zu den **opportunistischen** Infektionen bei AIDS:
- oropharyngeale und
- ösophageale Candidose

Als opportunistische Erreger sind Candidaarten besonders bedeutsam für HIV-positive Patienten, bei denen sie ca. 80% aller Mykosen verursachen. Weitaus am häufigsten ist die *orale Candidose*, gefolgt von einer *Candida-Oesophagitis*. Häufigkeit und Ausdehnung der Candidosen richten sich nach der Schwere des Immundefektes, ein Übergang in systemische Infektion erfolgt nur bei Neutropenie.

5.3.8 Chronisch mukokutane Candidose

Chronisch mukokutane Candidose

Einer **chronisch mukokutanen Candidose** liegt meist ein zellulärer Immundefekt zugrunde

Hierbei handelt es sich um eine heterogene Gruppe von Syndromen, die gemeinsam eine chronische multilokuläre Infektion von Haut, Nägeln und Schleimhäuten mit *C. albicans* aufweisen. Meistens liegt eine verminderte *zelluläre* Immunabwehr zugrunde, ein Diabetes mellitus besteht nur selten. In der Regel wird die Erkrankung bis zum frühen Erwachsenenalter manifest. Ein Übergang in systemische Candidose wird fast nie gesehen.

Candidosen bei Heroinsüchtigen

Bei **Heroinsüchtigen** tritt eine typische Symptomenkonstellation durch C. albicans auf

5.3.9 Candidosen bei Heroinsüchtigen

Zu der für diese Risikogruppe charakteristischen Symptomatik durch C. albicans gehören 7 bis 10 Tage nach einer Fieberperiode auftretende schmerzhafte follikuläre Pusteln und entzündliche Knoten am Kapillitium sowie häufig eine Candida-bedingte Endophthalmitis und Osteoarthritis.

Systemische Candidainfektionen

Sind die häufigsten Systemmykosen in Deutschland
Reduzierte Abwehr ist Voraussetzung
Jedes Organ kann betroffen werden
Hohe Letalität!

5.3.10 Systemische Candidainfektionen

Sie machen den Hauptteil der Systemmykosen in Deutschland aus. Voraussetzung ist eine erheblich *reduzierte Abwehr* durch die bereits genannten *Risikofaktoren*, insbesondere die Zytostatika-induzierte Neutropenie. Erreger sind neben C. albicans auch C. tropicalis, C. parapsilosis, C. glabrata, C. krusei und selten weitere Arten. Die Infektion kann endogen, z.B. von einer ursprünglich saprophytären Besiedlung der Schleimhaut erfolgen oder exogen. Befall von Gastrointestinal-, Urogenital- und Respirationstrakt werden gesehen, dazu kommen kardiale Infektionen, Candidaophthalmitis, ZNS-Beteiligung, Peritonitis, Hepatitis sowie Arthritis und Osteomyelitis. Eine Candidasepsis kann jedes Organ erreichen und ist mit *hoher Letalität* behaftet. Durch hämatogene Keimausschwemmung entstehen Hautaffektionen in ca. 15% der Fälle in Form kleiner roter Makulae an Stamm und Extremitäten, die sich livid verfärben, pustulös umwandeln, plaqueartig konfluieren und zentral nekrotisieren können.

Diagnostik
Nativpräparat: Sproßzellen

Kultur:
Erforderlich zur Bestimmung der Art

Serologie: Nur bei systemischer Candidose sinnvoll

Diagnostik bei Candidosen
Mikroskopie: Ein *Nativpräparat* macht Sproßzellen und, abhängig von der Erregerart, Pseudomyzel sichtbar. *Histologischer* Nachweis wie bei den Dermatophyten.
Kultur: Notwendig zur Artbestimmung. Candida wächst auf Sabouraud-Glukose-Agar und Kimmig-Agar innerhalb von 2 bis 3 Tagen bei 37°C, aber auch bei Raumtemperatur. Eine makroskopisch-morphologische Differenzierung der Arten ist nicht möglich. C. albicans ist auf Reisagar mikromorphologisch identifizierbar, ansonsten sind Prüfung von *Assimilation, Fermentation* und anderen Stoffwechselleistungen erforderlich.
Serologie: Im Gegensatz zu den kutanen Infektionen gelingt bei systemischer Candidose und Candidasepsis der direkte Erregernachweis häufig nicht. In solchen Fällen stehen verschiedene Seroreaktionen zur Verfügung.

Therapie
Externe Therapie

An Haut und Schleimhäuten:
- Polyenpräparate
- Azole

Systemische Therapie
Indikationen zur **oralen Azoltherapie** bei Candidosen

⟹

Standardtherapie bei **systemischer** Candidose ist Amphotericin mit 5-Flucytosin kombiniert **i.v.**.

Therapie der Candidosen
Externe Therapie: Intertriginös und im Genitalbereich austrocknende Lösungen und Tinkturen mit Farbstoffen oder spezifischen Antimykotika. Bevorzugte Wirkstoffe zur Behandlung an Haut und Schleimhaut einschließlich des Darmes sind *Polyenpräparate* (z.B. Nystatin, Natamycin, Amphotericin B). Sie binden an die Sterole der *Pilzplasmamembranen* und schädigen sie durch Änderung ihrer Permeabilität. Polyene sind sicher wirksam, gut verträglich und in galenischen Zubereitungen für jeden Anwendungszweck verfügbar. Ebenfalls gut wirksam gegen Hefen sind alle *Azolderivate.*
Systemische Therapie: Bei Candida-Follikulitis, Nagelsoor und chronisch mukokutaner Candidose ist die **orale Ketokonazolbehandlung** (in der Regel 400 mg/die) Therapie der Wahl. Sehr gut wirksam sind auch die neuen systemisch anwendbaren *Triazole* **Flukonazol** und **Itrakonazol**. *Parenteral* behandelt werden muß bei *systemischer* Candidose. Die klassische Kombination besteht aus **Amphotericin B und 5-Flucytosin i.v.**. Als intravenös applizierbares Azolderivat ist zur Zeit Mikonazol verfügbar. Als wesentliche Bereicherung sind die Triazole Itrakonazol und Flukonazol hinzugekommen.
Die Prognose bei oberflächlicher Candidose ist sehr gut, bei systemischer abhängig von der Grunderkrankung mit Vorsicht zu stellen.

Prophylaxe von Candidosen
Beseitigung der genannten Risikofaktoren! Potentiell infektiöse gastrointestinale Hefen können durch kohlehydratarme Ernährung und Sanierung mit Polyenpräparaten reduziert werden. Prothesen dürfen nicht scheuern und müssen regelmäßig desinfiziert, Zahnbürsten häufig erneuert werden. Partnermitbehandlung und Darmsanierung bei genitalem Soor. Schutz der Hände bzw. Füße vor Feuchtigkeit und Mazeration nach einer Candidaparonychie und Nagelmykose. Sanierung intertriginöser Areale. Vor Entbindung muß der Geburtsweg candidafrei sein. Bei immunsupprimierten Patienten ist neben einer Soorprophylaxe mit Nystatin, Amphotericin oder Ketokonazol eine serologische Überwachung ratsam.

Prophylaxe
Beseitigung von **Risikofaktoren** und **Infektionsquellen**

Bei **Risikopatienten** wird eine medikamentöse Prophylaxe durchgeführt

5.4 Oberflächliche Dermatomykosen

Oberflächliche Dermatomykosen

5.4.1 Pityriasis versicolor

Pityriasis versicolor

Diese weitverbreitete harmlose Erkrankung wird verursacht durch die häufig allerdings auch lediglich saprophytäre Hefe **Malassezia (M.) furfur**. Sie vermehrt sich in vitro durch eine charakteristische unipolare Sprossung, wobei ovaläre oder rundliche Zellen gebildet werden (*Pityrosporum ovale* bzw. *Pityrosporum orbiculare*). Unter bestimmten Bedingungen, auch in vivo, entsteht außerdem *Pseudomyzel*. Alle Wuchsformen sind morphologische Varianten desselben Erregers.

Durch die lipophile Hefe **Malassezia furfur** verursacht

M. furfur braucht zum Wachsen *Fette*. Stoffwechselprodukte (Dicarboxylsäuren) können zumindest in vitro durch Tyrosinasehemmung die *Melaninsynthese* beeinflussen. Der Erreger verursacht kaum entzündliche Reaktionen. Feucht-warmes Milieu begünstigt die Besiedlung, die vor der Pubertät selten ist und zu Chronizität neigt.

Verläuft aphlegmasisch

Mit Bevorzugung *seborrhoischer* Hautareale (Brust, Rückenmitte), z.T. aber auch ausgedehnt am gesamten Stamm, bestehen scharf begrenzte runde, z.T. konfluierende und typischerweise feinlamellös kleieartig *(pityriasiform)* locker schuppende Flecken (Abb. 5–8), die gegenüber der unbefallenen Haut heller oder dunkler pigmentiert (versicolor) erscheinen können. Streicht man mit einem Holzspatel darüber, hebt sich die Schuppung hobelspanartig ab *(Hobelspan-Phänomen)*.

Seborrhoische Hautareale werden bevorzugt betroffen
Klinisches Bild:
- Multiple pityriasiform schuppende Flecke
- Hobelspanphänomen
- Pigmentstörungen

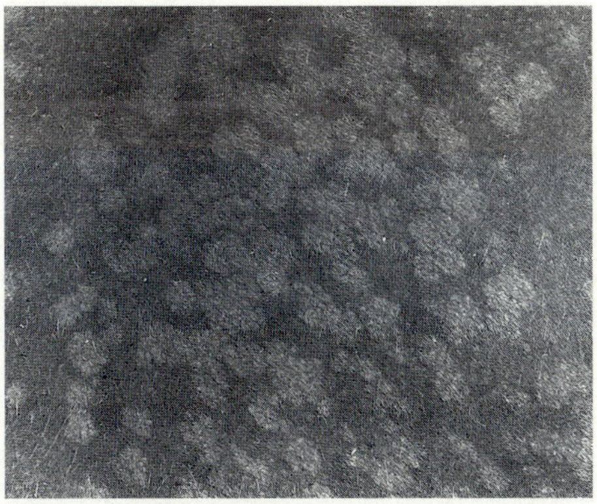

Abb. 5–8
Pityriasis versicolor. Multiple scharf begrenzte aphlegmasische pityriasiform schuppende, in diesem Fall hypopigmentierte Flecken

Differentialdiagnosen: Seborrhoisches Ekzem, Erythrasma, Pityriasis rosea, Vitiligo, (Pseudo)-Leukoderm.
Diagnostik: Das *klinische* Bild (Hobelspan-Phänomen) ist typisch. Unter *Wood-Licht* fluoreszieren befallene Hautareale rötlich-bräunlich. Im *Nativpräparat* sieht man ein sehr charakteristisches Nebeneinander von Sproßzellenhaufen und kurzen Hyphen. Eine Kultur ist normalerweise nicht erforderlich. M. furfur benötigt Zusatz von Fetten zu den mykologischen Standard-Nährböden.

Differentialdiagnose:
- seborrhoisches Ekzem
- Erythrasma
- Pityriasis rosea
- Vitiligo
- (Pseudo)-Leukoderm

Diagnostik:
- Hobelspanphänomen
- Fluoreszenz im Wood-Licht
- typisches Nativpräparat

Mit Pityrosporum assoziierte Dermatosen
Vermutlich beim seborrhoischen Ekzem und Follikulitiden in seborrhoischen Arealen pathogenetisch relevant

5.4.2 Mit Pityrosporum assoziierte Dermatosen

Bei **seborrhoischen Ekzemen** wird von manchen Autoren Pityrosporum als pathogenetisch relevant angesehen. Die immundefektbedingte Zunahme von Pityrosporum bei AIDS-Patienten könnte die Häufigkeit und starke Ausbreitung von seborrhoischen Ekzemen bei diesen erklären. Pityrosporum wird regelmäßig als Saprophyt in Haarfollikeln gefunden, gelegentlich aber auch kausal mit Follikulitiden in seborrhoischen Arealen in Verbindung gebracht **(Pityrosporum-Follikulitis)**.

Therapie
Milde keratolytische und antiseptische Lokalbehandlung, Azolderivate

Therapie von Malassezia furfur-Dermatomykosen
Lokal: 2%iger Salicyl-Resorzin-Spiritus, Antiseptika oder **Azolpräparate**. Ketokonazol oral reduziert zusätzlich saprophytäre Pityrosporum-Besiedlung in den Haarfollikeln (Kapillitium) und beugt damit Rezidiven vor. Zur Prophylaxe dienen antimikrobielle Shampoos und saure Syndets.

Schimmelpilzinfektionen

Schimmelpilzinfektionen der Haut sind in Deutschland selten, können verschiedene klinische Bilder verursachen und sind nur kulturell nachweisbar

5.5 Schimmelpilzinfektionen

Scopulariopsis brevicaulis, Aspergillus- und Penicilliumarten können Onychomykosen verursachen, die sehr therapierefraktär sind. In jüngerer Zeit wurden wiederholt Nagel- und Dermatomykosen durch Scytalidium und Hendersonula beschrieben. Zu den sehr seltenen Dermatomykosen durch weitere Hyphomycetes zählen kutane Alternariosen, Aspergillosen und Fusarieninfekte. Die klinischen Bilder ähneln einer Tinea und die Diagnose ist nur kulturell zu sichern. Ebenfalls in Deutschland kaum verbreitet ist die wegen ihrer charakteristischen Schwarzfärbung so genannte *Tinea nigra* durch Exophiala wernecki. Aspergillus- und Mucoralesarten besiedeln öfter Gehörgänge und Nasennebenhöhlen. Geotrichum candidum wird manchmal mit Infekten von Mundschleimhaut, Darm und Vagina assoziiert, jedoch ist die ätiologische Bedeutung zweifelhaft. Als Piedra werden knötchenförmige Anlagerungen an den Haaren durch Piedraia hortae *(Piedra nigra)* und Trichosporon beigelii *(Piedra alba)* bezeichnet, welcher allerdings zu den Hefen gehört.

Subkutane Mykosen

5.6 Subkutane Mykosen

Kryptokokkose

5.6.1 Kryptokokkose

(europäische Blastomykose, Morbus Busse-Buschke)

Opportunistische Infektion durch Cryptococcus neoformans, polymorphes klinisches Bild

Durch die Hefe *Cryptococcus neoformans* verursachte, oft mit Taubenkot übertragene Lungen- und Systemmykose. Haut- und Schleimhautbeteiligung tritt in ca. 10% der Fälle auf, selten auch primär, insbesondere bei Immunsupprimierten (AIDS). Das klinische Bild ist polymorph mit z.T. exulzerierenden Knoten, kalten Abszessen und Nekrosen und erinnert an akneiforme oder vegetierende Pyodermien.

Eumykotisches Mycetom

Madurafuß, in den Tropen verbreitet, durch Dematiaceae verursacht

5.6.2 Eumykotisches Mycetom

Vom aktinomykotischen Mycetom abzugrenzen und durch *Dematiaceae* (Madurella mycetomatis, Pseudoallescheria boydii u.a.) verursacht. Zuerst in Indien als *Madurafuß* beschrieben, sind Mycetome in tropischen Ländern, besonders im Sudan verbreitet. Hauptsächlich an der unteren Extremität entwickeln sich nach traumatischer Erregerinokulation indolente deformierende fistelnde und eiternde Tumoren, die konservativ kaum therapierbar sind. Mikroskopisch charakteristisch sind sog. *Granula*.

5.6.3 Chromoblastomykose

In den Tropen und Subtropen verbreitete subkutane Infektionen durch 5 *Dematiaceaearten* mit einem charakteristischen klinischen Bild: verruköse, hyperplastische bis zu blumenkohlartige Wucherungen im Bereich der unteren Extremitäten. Histologisch sieht man sogenannte *sklerotische* Pilzzellen.

Chromoblastomykose

Typisches klinisches Bild, durch Dematiaceae verursacht

5.6.4 Phaeohyphomykose

Sammelbegriff für verschiedenartige durch *Dematiaceae* (über 40 Arten) verursachte Infektionen, die nicht unter die bereits definierten Krankheitsbilder einzuordnen sind. Bei subkutanem Befall entstehen gummaartige Abszesse, die ulzerieren können. Obwohl die meisten Erreger weltweit verbreitet sind, wird die Erkrankung in Deutschland kaum gesehen.

Phaeohyphomykose

Heterogenes Krankheitsbild, durch eine Vielzahl von Dematiaceae verursacht

5.6.5 Rhinosporidiose

Besonders in Indien und Ceylon verbreitet, verursacht sie mutilierende Destruktionen, bevorzugt an Haut und Schleimhaut der Nase. Erreger ist *Rhinosporidium seeberi.*

Rhinosporidiose

Erreger Rhinosporidium seeberi, in Indien und Ceylon verbreitet

5.6.6 Lobomykose

Subkutane Infektion durch *Loboa loboi.* Keloidartige, auch verruköse Wucherungen breiten sich von der Inokulationsstelle langsam aus. Verbreitung hauptsächlich in Brasilien.

Lobomykose

Hauptsächlich in Brasilien, durch Loboa loboi verursacht

5.7 Mykosen durch dimorphe Pilze

Dimorphe Pilze sind obligat pathogen und wachsen temperaturabhängig in vivo im Gewebe morphologisch und physiologisch anders (zumeist als *Hefen*) als in der Kultur in vitro *(Fadenpilze).*

Mykose durch dimorphe Pilze

Dimorphe Pilze sind obligat pathogen

5.7.1 Sporotrichose

Eine Sonderstellung unter ihnen nimmt *Sporothrix schenkii* insofern ein, als er überwiegend **subkutane** und nur seltener eine Systemmykose verursacht. Obwohl ihr Erreger weltweit verbreitet ist, tritt die **Sporotrichose** in Deutschland kaum auf. Zumeist ist traumatisch inokuliertes, verrottendes organisches Material die Infektionsquelle. In 75% der Fälle entwickelt sich eine *lymphokutane Sporotrichose* in Form kleiner schmerzloser harter subkutaner Knoten, die einschmelzen und ulzerieren. Im meist chronischen weiteren Verlauf entstehen neue Knoten entlang der drainierenden Lymphbahnen, die ebenfalls anschwellen. Daneben gibt es eine fixe kutane Sporotrichose, eine mukokutane Verlaufsform und eine disseminierte Sporotrichose der Haut.

Sporotrichose

Erreger Sporothrix schenkii, subkutane Mykose mit typischem klinischen Bild, in Deutschland selten

5.7.2 Mykosen durch andere dimorphe Pilze

Die anderen, in umschriebenen Gebieten Nord- und Südamerikas endemischen dimorphen Pilze verursachen überwiegend tiefe **Systemmykosen**, wobei in der Regel zunächst die Lunge als Eintrittspforte befallen wird. Spontanheilung ist bei sonst Gesunden die Regel. Bei der **Coccidioidose** und **Paracoccidioidose** gibt es *chronisch-mukokutane Verlaufsformen* mit

Mykosen durch andere dimorphe Pilze

Systemmykosen durch dimorphe Pilze: Verbreitet in nord- und südamerikanischen Gebieten, unterschiedliche Neigung zu Hautbeteiligung und hyperergischen Reaktionen knotig granulomatösen verrucösen ulzerierenden und mutilierenden Hautveränderungen im Bereich von Mund und Nase einschließlich der Schleimhäute. Grundsätzlich sind aber durch hämatogene Aussaat und auch primär bei den Systemmykosen Hautläsionen in allen Regionen möglich. Es entstehen Pusteln, schankriforme Ulzera, abszedierende Knoten oder verrucöse Wucherungen. Ausgeprägt ist der Dermatotropismus bei der nordamerikanischen **Blastomykose**, weniger bei der **Histoplasmose**. Bei dieser und besonders auch bei der Coccidioidose treten im Rahmen der Infektion häufig ein *Erythema nodosum*, ein multiformes Erythem oder Exanthem auf.

6 Protozoenerkrankungen und Epizootien

S.-A. Qadripur u. W. Sterry

Protozoenerkrankungen und Epizootien

6.1 Leishmaniasis

Definition und Allgemeines: Dermatologische Krankheitsbilder werden durch die Leishmania-Spezies **Leishmania tropica (kutane Leishmaniasis)** und **Leishmania brasiliensis (südamerikanische Leishmaniasis)** ausgelöst. L. donovani führt zur **viszeralen Leishmaniasis (Kala azar)** ohne Hautveränderungen.

Leishmaniasis

Definition
Leishmania tropica
Erreger der kutanen Leishmaniasis
Leishmania brasiliensis
Erreger der südamerikanischen Leishmaniasis

6.1.1 Kutane Leishmaniasis

Epidemiologie: L. tropica kommt weltweit in warmen Klimazonen vor und wird durch die *Sandfliege* (meist *Phlebotomus papatasii*) übertragen. Die Inkubationszeit beträgt meist 2 Monate (variiert von 2 Wochen bis 1 Jahr). Eine ausgeheilte Infektion hinterläßt in der Regel eine Immunität.
Klinik: Bei der **feuchten, früh ulzerierenden Form** entstehen nach der Inkubationsphase furunkelartige Knoten an den exponierten Hautarealen, die sich in einen erhabenen, ulzerierten Plaque umwandeln (Abb. 6–1). Das Ulkus erreicht 3–6 cm und heilt nach insgesamt 6 Monaten narbig ab. Erreger ist L. tropica var. major, eine nicht humanadaptierte Form, dessen Reservoir Nagetiere sind.

Leishmania tropica

Epidemiologie:
- weltweit in warmen Klimazonen verbreitet
- durch Sandfliege übertragen

Klinik:
Kutane Leishmaniasis in verschiedenen klinischen Formen
- feuchte, früh ulzerierende Form
- trockene, spät ulzerierende Form
- chronische Form

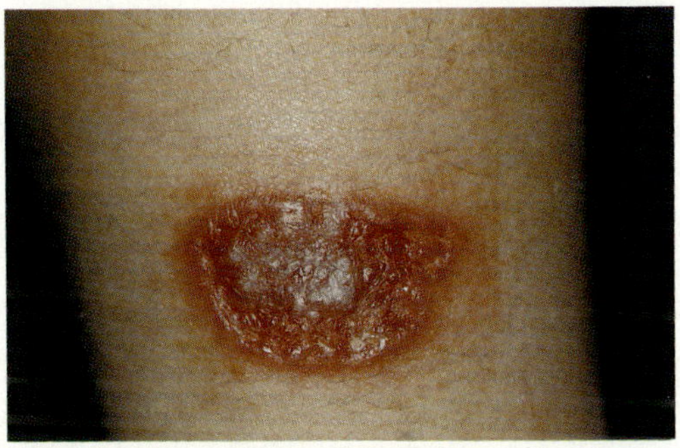

Abb. 6–1
Kutane Leishmaniasis mit früh aufgetretenem Ulkus

Die **trockene, spät ulzerierende Form** beginnt mit einem braunen Knötchen, der sich plaqueförmig ausdehnt, und nach 6 Monaten oberflächlich exulzeriert. Die narbige Abheilung erfolgt innerhalb eines Jahres. Erreger ist L. tropicalis var. minor, der humanadaptiert ist.
Die **chronische Leishmaniasis** (lupoide L., L. recidivans) zeigt persistierende atrophische, braun-gelbe Herde, die beim Glasspateldruck apfelgeleeartig imponieren.
Diagnose: Die Diagnose erfolgt aufgrund des typischen klinischen Bildes und wird durch eine Biopsie gesichert. Je nach der klinischen Form findet man unterschiedlich viele Leishmanien im Schnitt (Leishman-Donovan-Körperchen; besonders in der Giemsa-Färbung).
Therapie: Die Therapie ist wegen der Nebenwirkungen der zur Verfügung stehenden Therapeutika schwierig. 5-wertige Antimonverbindungen (z.B. Glucanthime) in Salbengrundlagen oder systemisch sind derzeit zu bevorzugen. Daneben werden Lebendimpfungen mit L. tropica var. major durchgeführt und durch Ausrottung der Sandfliegen die Inzidenz reduziert.

Diagnosesicherung durch Biopsie

Therapie:
- mit 5-wertigen Antimonverbindungen;
- Lebendimpfungen in Endemiegebieten

Südamerikanische Leishmaniasis

Südamerikanische Leishmaniasis ist in Regenwäldern endemisch

Klinik:
Primärläsion
- rasch ulzerierende Knoten
- regionale Unterschiede

Sekundäre Schleimhautläsionen zerstören Jahre später Schleimhäute und Knorpel des oberen Respirationstraktes

Diagnose
- Biopsie
- Hauttest

Therapie muß im Primärstadium erfolgen, um Schleimhautbefall zu verhindern

6.1.2 Südamerikanische Leishmaniasis mucocutane Leishmaniasis (Espundia)

Epidemiologie: Die südamerikanische Leishmaniasis wird durch *L. brasiliensis* verursacht und ist in den Regenwäldern Mittel- und Südamerikas endemisch (bis 25%). Die Übertragung erfolgt durch verschiedene Fliegen; im Gegensatz zur kutanen Leishmaniasis entwickelt sich nach Abheilung keine Immunität, sondern es können hämatogen oder lymphogen Spätmanifestationen am oberen Respirationstrakt auftreten.

Klinik:
– Die **Primärläsion** entwickelt sich an exponierten Arealen nach wenigen Wochen in Form eines roten, rasch ulzerierenden Knötchens; Sekundärinfektionen sind häufig. Bemerkenswert sind regionale Unterschiede in Lokalisation und Morphologie der Primärläsion.
– **Sekundäre Schleimhautläsionen** treten einige Jahre später auf und zerstören Nase, Nasopharynx, Mundhöhle und Larynx mit entsprechenden Komplikationen und Deformierungen.
Diagnose: Neben dem klinischen Bild führen eine Biopsie mit histologischem Erregernachweis und Hauttests (Montenegro-Intrakutantest) zur Diagnosesicherung.
Therapie: Entscheidend ist die erfolgreiche Behandlung der Primärläsion mit Glucanthime oder Pentostam; die Therapie der sekundären Schleimhautläsionen entspricht der bei der viszeralen Leishmaniasis und erfordert langjährige Erfahrung.

Epizootien

6.2 Epizootien

Cimecosis (Wanzenbefall)

Cimex lectularis (Bettwanze) ist ein humanadaptierter Parasit; versteckt sich in der Wohnung

Klinik:
Wanzenstiche sind schmerzlos und linear angeordnet; heftiger Juckreiz

Therapie:
Beseitigung durch Raumdesinfektion

6.2.1 Cimecosis (Wanzenbefall)

Biologie der Wanzen: Cimex lectularis (Bettwanze) ist ein 5 – 7 mm großer, hellrot- bis brauner Parasit mit ovalem Körper; Mandibeln und Maxillen bilden ein Doppelrohr, mit dem der anästhesierende, hämolysierende und koagulationshemmende Speichel beim Blutsaugen injiziert wird. Bettwanzen verstecken sich hinter Bildern oder Schränken, und können lange ohne Nahrung auskommen; sie sind stark auf den Menschen als Wirt adaptiert. Tierwanzen befallen den Menschen nicht; Ausnahme: Schwalben- und Mauerseglerwanzen. Ihre Verbreitung geschieht passiv (z. B. Umzug), selten wandern sie in andere Wohnungen.
Klinik: Wanzenstiche sind nicht schmerzhaft; die Bettwanze sticht mehrfach: Stichstellen in linearer Anordnung! Die Stiche verursachen starken Juckreiz; meist finden sich an den unbedeckten Körperarealen pfenniggroße, indurierte rötliche Plaques, die lange persistieren. Durch den Kot der Wanzen Infektion und Krankheitsübertragung möglich. Bei chronischen Befall u. U. Nachlassen der Beschwerden.
Diagnose und Therapie: Bei entsprechendem Verdacht ist der Nachweis der Parasiten in der Wohnung des Patienten erforderlich. Oft führen auch „Kotstraßen"" vom Bett zum Wanzenversteck. Ihre Vernichtung muß durch einen Desinfektor erfolgen.

Pulicosis (Flohbefall)

Flöhe sind durch ihre Sprungkraft sehr beweglich

6.2.2 Pulicosis (Flohbefall)

Biologie der Flöhe: Flöhe sind zwar flügellose, aber durch ihre Sprungfähigkeit sehr bewegliche Arthropoden: Sie springen bis zu 20 cm hoch und 35 cm weit. Ihre Größe schwankt zwischen 1,5 und 3 mm. Der Wirt wird durch Wärme und Luftbewegungen lokalisiert, mit den maxillären Stechborsten erfolgt einmal täglich ein Blutmahl. Die Eier werden unter Dreck oder Staub abgelegt, die Entwicklung nimmt 4 bis 6 Wochen in Anspruch. In sauberer Umgebung können sich Flöhe daher nicht vermehren.

Klinik: Flohstiche sind stark gerötete, im Zentrum hämorrhagische Makeln oder Papeln. Typisch ist ein heftiger, tagelang persistierender Juckreiz. Sticht ein Floh, so fangen simultan die alten Stiche mit an zu jucken, so daß der Betroffene glaubt, von Kopf bis Fuß befallen zu sein.
Flöhe sind Krankheitsüberträger: *Rattenflöhe (Xenopsylla cheopsis)* übertragen die Pest (auch heute noch in Afrika und Asien endemisch), außerdem sind *Tierflöhe* Überträger von *Bandwürmern.*
Flöhe weisen nur eine geringe Wirtsspezifität auf: Der Menschenfloh (Pulex irritans) saugt bei vielen Tieren Blut, und Hunde- und Katzenbesitzer werden häufig von den Tierflöhen zerstochen.
Therapie: Beseitigung der Infektionsquelle; lokale Steroide.

Klinik:
Flohstiche: heftig juckende, zentral hämorrhagische Makeln

Flöhe übertragen:
- die Pest
- verschiedene Bandwürmer

Therapie:
- Beseitigung der Infektionsquelle
- lokale Steroide

6.2.3 Pedikulosis (Lausbefall)

Pedikulosis (Lausbefall)

Biologie der Läuse: Läuse sind flügellose blutsaugende permanente **Ektoparasiten** mit ausgeprägter Wirtsspezifität. Beim Menschen parasitieren 3 Lausarten:
- Kopflaus (Pediculus capitis)
- Kleiderlaus (P. corporis sive vestimentorum)
- Filzlaus (Phthirius pubis) (Abb. 6–2).

Beim Menschen 3 Lausarten:
- Kopflaus (Pediculus capitis)
- Kleiderlaus (P. corporis)
- Filzlaus (Phthirius pubis)

Lauseier werden an die Haare geklebt: Nissen

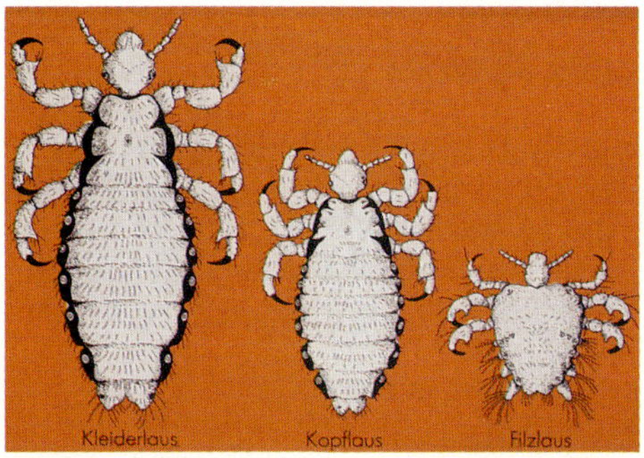

Abb. 6–2
Beim Menschen vorkommende Lausarten

Geschlechtsreife Weibchen kleben täglich 5 bis 6 Eier (Nissen) kurz oberhalb der Kopfhaut an den Haarschaft an; Kleiderläuse befestigen ihre Eier an Textilfasern. Bereits die Larven saugen mehrfach Blut, bis sie nach 2 bis 3 Wochen zu Läusen ausgereift sind; die Läuse werden etwa einen Monat alt.
Klinik: An den Stichstellen bilden sich zentral hämorrhagische Papeln oder Makeln, die sich später bläulich verfärben. Hauptsymptom ist der Juckreiz; kompliziert wird das Bild nicht selten von durch Kratzen bedingten bakteriellen Sekundärinfektionen.
Bei **Kopflausbefall** finden sich die Veränderungen bevorzugt am Hinterkopf und retroaurikulär (Abb. 6–3); auch follikulär betonte Ekzem-artige Bilder treten auf. Bei massivem Befall verfilzen durch Sekret und Krusten die Haare, die gleichzeitig einen unangenehmen Geruch ausströmen; sog. Weichselzopf (Plica polonica).
Im Falle der **Pediculosis corporis** sind Kopf- und Genitalregion frei. Bei

Klinik:
- Stichstellen mit bläulicher Verfärbung
- Juckreiz
- bakterielle Sekundärinfektionen

Kopflausbefall oft mit Sekret- und Krustenbildung sowie Sekundärinfektion

Bei **Kleiderläusen** oft Nachlassen des Juckreizes und chronisch-ekzematöses Bild

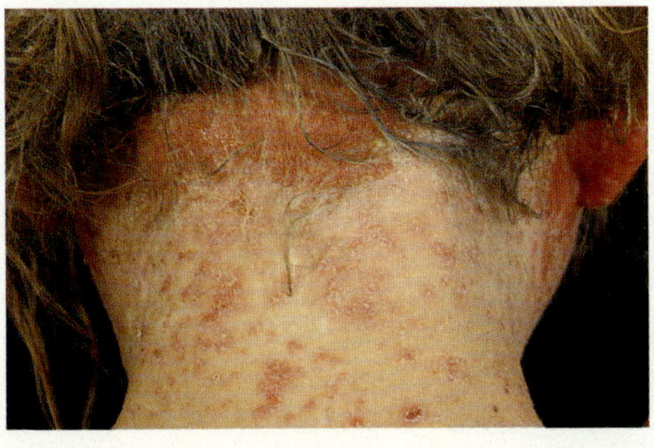

Abb. 6–3
Klinisches Bild des Kopflausbefalls

längerem Befall kann der Juckreiz verschwinden und statt dessen sich ein lichenifizierter, schuppender Hautzustand mit einzelnen Kratzartefakten entwickeln; oft bei verwahrlosten Personen (Vagabundenhaut).

Bei **Filzläusen** genitoanaler Juckreiz

Die Stichstelle des **Phthirius pubis** zeigt einen tiefblauen Fleck (Tache bleue; Macula coerulea), der bis 2 cm groß sein kann. Leitsymptom ist der starke Juckreiz im gesamten Genitoanalbereich.

Läuse übertragen:
- europäisches Rückfallfieber
- Flecktyphus
- Fünftagefieber

Durch Läuse übertragene Krankheiten:
- europäisches Rückfallfieber: Borellia recurrentis
- Flecktyphus (Typhus exanthematicus): Rickettsia prowazeki
- Fünftagefieber (Fibris quintana): Rickettsia quintana

Therapie:
- mit verschiedenen Externa
- mechanisches Entfernen der Nissen

Therapie: Mittel der Wahl sind Pyrethrum, synthetische Pyrethrumanaloga (Pyrethroide) und Malathion. Pyrethroide werden auf die befallenen Areale aufgesprüht, Malathion wird über Nacht aufgetragen. Anschließend wird mit einem normalen Shampoo gewaschen; die Nissen werden durch einstündige Einwirkung von Essigwasser (1 Eßlöffel auf 1 Liter) abgelöst und mit einem feinen Kamm mechanisch eliminiert. Zusätzlich müssen eventuell kontaminierte Gegenstände und Kleidungsstücke gereinigt werden (Waschen und Kochen). Sekundärinfektionen und ekzematöse Reaktionen werden symptomatisch therapiert.

Cuprex, Jacutin

Skabies

6.2.4 Skabies

Definition: Durch Befall mit der Milbe Sarcoptes scabiei hervorgerufenes Krankheitsbild.

Scabiesmilben leben in der menschlichen Hornschicht

Biologie von Sarcoptes scabiei: Die Skabiesmilbe ist etwa 0,2 mm groß. Nach der Paarung gräbt sich das Weibchen einen Gang in die Hornschicht der Haut, wo es seine Eier ablegt; das Männchen stirbt auf der Hautoberfläche. Nach 4-tägiger Bebrütung schlüpfen die Larven und reifen in 10 Tagen zu geschlechtsreifen Milben. Skabiesmilben leben von Gewebsdetritus und Lymphe, saugen aber kein Blut.

Klinik

Klinik: Die Skabies wird durch eine Trias bestimmt:

Typische klinische Trias: ⇨

- Milbengänge
- Pyodermien durch Kratzartefakte
- generalisiertes Ekzem durch Sensibilisierung gegen Skabiesproteine.

Milbengänge haben Vorzugslokalisationen:
- Handgelenke
- Fingerzwischenräume
- Fußkanten
- Mamillen
- Penis

Die **Milbengänge** sind für die Skabies pathognomonisch: feine, rötliche bis schieferfarbene gewundene Linien mit leicht erhabenem Ende (Aufenthaltsort der Milbe (Abb. 6–4). Skabiesgänge sind bis zu 80% an Händen, besonders Handgelenken und Fingerseiten, und Füßen, speziell Fußkanten lokalisiert. Weitere Prädilektionsstellen sind Ellenbogen, Achselfalten, Gürtellinie, bei Frauen die Mamillenregion und bei Männern Dorsalseite des Penis und Skrotum.

Pyodermien können sich, bedingt durch den massiven und generalisierten **Juckreiz**, der sich nachts verstärkt, an allen Lokalisationen entwickeln.

Durch Sensibilisierung gegen Skabiesproteine ekzematöses Bild

Das dritte Kardinalzeichen der Skabies ist ein **generalisiertes Ekzem**, welches sich erst 4 bis 6 Wochen nach Infestation (Sensibilisierungsphase) entwickelt.

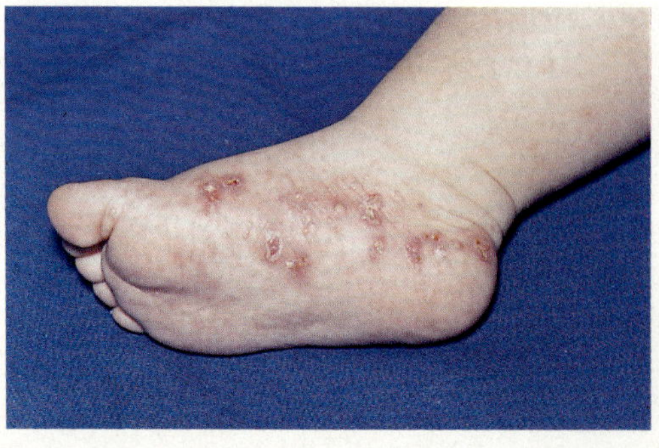

Abb. 6–4
Milbengang bei Skabies

Schließlich entstehen gelegentlich braunrote, 1 bis 2 cm große Knoten, besonders an Abdomen und Axillen, die histologisch ein granulomatöses Bild mit vielen aktivierten Lymphozyten und Eosinophilen kennzeichnen: **Skabiesgranulome**; diese können viele Monate persistieren.

Durch Antigenpersistenz: **Skabiesgranulome**

Klinische Varianten der Skabies

– **gepflegte Skabies:** Bei guter Körperhygiene und unter Anwendung verschiedener Externa nur geringe Hautveränderungen bei starkem Pruritus.

– **Scabies norvegica:** Bei imbezillen Patienten mit herabgesetzter Immunabwehr massiver Milbenbefall mit erythrodermatischem, schuppendem Befall; zusätzlich Alopezie, Nagelveränderungen.

Klinische Varianten:
- gepflegte Skabies
- Scabies norvegica

Diagnose: Der klinische Verdacht wird durch das typische Krankheitsbild geweckt; der Nachweis erfolgt durch Isolierung einer Milbe aus einem Gang. Die Milbe kann vorsichtig mit einem Skalpell abgeschabt und unter dem Mikroskop identifiziert werden. Auch mehrfache Tesafilmabrisse können mikroskopisch begutachtet werden.

Diagnosesicherung durch Milbennachweis

Epidemiologie: Skabies kommt weltweit vor und befällt alle sozialen Schichten. Die Übertragung erfolgt nachts im Bett.

Therapie: Mittel der Wahl ist derzeit **Hexachlorcyclohexan** (HCH). Da bei Kleinkindern die Substanz resorbiert wird, werden diese sowie Schwangere und Stillende mit Ausweichpräparaten therapiert. HCH wird 0,3%ig abends vom Hals bis zu den Zehen aufgebracht und morgens abgewaschen. Gleichzeitig ist die Behandlung von möglicherweise Mitinfizierten notwendig (siehe Epidemiologie).

Therapie der Skabies bei Jugendlichen und Erwachsenen: Hexachlorcyclohexan-Emulsion

Alternativtherapeutika sind **Crotamiton** und 25%iges **Benzoylbenzoat**. Da beide Präparate nicht so effektiv wie HCH sind, ist eine 5tägige Therapie angezeigt. Eine **symptomatische Therapie** der übrigen Beschwerden ergänzt die Behandlung.

Therapie bei Kindern, Schwangeren und Stillenden Crotamiton, Benzoylbenzoat

6.2.5 Vogel- und Raubmilbenbefall

Vogel- und Raubmilbenbefall

Biologie der Vogel- und Raubmilben: Tiermilben sind weltweit verbreitet und auf unterschiedliche Tiere spezialisiert. In Hühnerfarmen, Tierställen, Großküchen oder anderen Arbeitsplätzen können die Beschäftigten befallen werden; ebenso ist beim Entfernen von alten Schwalbennestern oder in Taubenställen ein Befall möglich.

Vogel- und Raubmilben sind weit verbreitet und können den Menschen befallen

Klinik: Ein papulöses bzw. papulovesikulöses Exanthem mit starkem Juckreiz ist typisch; die Lokalisation variiert je nach der Infestationsart.

Klinik:
papulöses bzw. papulovesikulöses Exanthem mit starkem Juckreiz

Therapie: Erkennen der Ursache und Aufklärung der Patienten über die Herkunft der Milben.

6.2.6 Cheyletiellose

Cheyletiellose

Biologie der Cheyletiella-Milben: Cheyletiella-Milben sind weißliche, augenlose, 0,3 x 0,5 mm große *Arthropoden*, die im Fell von Katzen, Hunden und Kaninchen leben. Cheyletiellen kommen weltweit vor, Kontakt mit entsprechenden Haustieren ist Voraussetzung für die Ansteckung.

Cheyletiella-Milben kommen bei Haustieren vor, und befallen bei engem Kontakt den Menschen

Klinik: Nach engen Kontakt mit einem befallenen Haustier (das sich häufig leckt und kratzt) entstehen meist an Armen und am Hals rötliche Makeln, in deren Zentrum sich zunächst eine blasse Papel entwickelt. Diese wandelt sich im Folgenden vesikulös und später krustig um.

Therapie: Da sich beim Menschen Cheyletiellen nicht ansiedeln, ist eine rein symptomatische Therapie angezeigt. Die Tiere werden mit Pyrethrin oder Hexachlorzyklohexan entseucht, allerdings erfolgt eine neue Anstekkung oft recht schnell.

6.2.7 Trombidiose

Trombidiose

Biologie des Erregers: Neotrombicula ist das Larvenstadium eines Arthropoden (Trombidie), dessen Adultstadium humanmedizinisch ohne Bedeu-

Larven von Trombidien leben im Sommer auf kleinwüchsigen Pflanzen; bei Befall des Menschen massiv juckende Papeln in Regionen mit dünner Haut

Therapie nur symptomatisch

tung ist. Die Larve aber, die massenhaft auf niedrigwachsenden Pflanzen lebt, befällt Kleintiere und als Fehlwirt den Menschen; hier suchen sie Areale mit dünner Haut auf und lösen die gesamte Epidermis auf, um Lymphe zu saugen. In Mitteleuropa schlüpfen die Larven überwiegend im Hochsommer.

Klinik: 1 bis 2 Tage nach dem Befall entwickelt sich ein allmählich zunehmender Juckreiz, danach findet man anämische Makeln mit einem zentralen roten Punkt. Aus ihnen entstehen massiv juckende Papeln, die konfluieren. Oftmals werden diese aufgekratzt.

Therapie: Da die Trombikuliden nicht beim Menschen persistieren, ist eine symptomatische Therapie mit Antihistaminika und lokalen Glukokortikoiden angezeigt.

7 Physikalisch und chemisch bedingte Hautkrankheiten

H. Hönigsmann

Physikalisch und chemisch bedingte Hautkrankheiten

7.1 Lichtdermatosen (Photodermatosen)

Lichtdermatosen (Photodermatosen)

7.1.1 Photobiologische Grundlagen

Photobiologische Grundlagen

Ein breites Spektrum elektromagnetischer Strahlung erreicht die Erdoberfläche und damit auch die menschliche Haut. Der Hauptanteil einstrahlender Sonnenenergie besteht aus Wärme oder Infrarotstrahlung (65%), ein kleinerer Anteil aus sichtbarem Licht (32%) und ein ganz geringer Teil aus *Ultraviolettstrahlung* (2–3%). Trotz dieser relativ geringen Energiedichte ist die UV-Strahlung für beinahe alle, durch Sonnenbestrahlung hervorgerufene Effekte an der Haut verantwortlich. Sie verursacht eine Erythemreaktion (Sonnenbrand), stimuliert die Melanogenese (Pigmentbildung), wirkt antimitotisch, hemmt die Synthese von DNS, RNS und Proteinen und induziert die Entstehung von Hautkrebs. An günstigen Reaktionen durch UV-Strahlung sind lediglich die Photokonversion von 7-Dehydrocholesterin zu Pro-Vitamin D_3 in der Epidermis und das Ansprechen bestimmter Hautkrankheiten auf therapeutische UV-Bestrahlungen anzuführen.

UV-Strahlung wirkt
- erythematogen
- melanogen
- antimitotisch
- DNS-, RNS-, Protein-Synthese-hemmend
- karzinogen

Entstehung und Ausmaß von *UV-Schäden* an der Haut sind von Wellenlänge und Dosis abhängig. Beide Faktoren werden von Umweltbedingungen, geographischer Breite, Tageszeit und Seehöhe beeinflußt.

Das UV-Spektrum, das auf die Erdoberfläche auftrifft, beginnt bei etwa 290 nm und erstreckt sich bis 400 nm. Wellenlängen unter 290 nm (UVC) werden von der *Ozonschicht* in der oberen Stratosphäre (15 bis 35 km) absorbiert. Die verbleibende UV-Strahlung wird wegen unterschiedlicher physikalischer Eigenschaften und biologischer Aktivität in zwei Bereiche unterteilt: *UVB (290–320 nm)* und *UVA (320–400 nm)* (Tab. 7–1). Für die meisten oben angeführten Reaktionen ist die UVB-Strahlung verantwortlich, da UVA in jenen Dosen, denen die Haut im natürlichen Sonnenlicht ausgesetzt ist, weit weniger biologisch aktiv ist. UVA bewirkt vorwiegend Pigmentierung, kann aber UVB-Schäden verstärken, verursacht in hohen Dosen Erytheme und ist im Tierversuch ebenfalls karzinogen.

UV-Schäden von Wellenlänge und Dosis abhängig. Bestimmend sind:
- Umweltbedingungen
- geographische Breite
- Tageszeit
- Seehöhe

Ozonschicht filtert Wellenlängen unter 290 nm (UVC)

UVB: 290–320 nm
UVA: 320–400 nm

Tab. 7–1 Ultraviolettspektrum

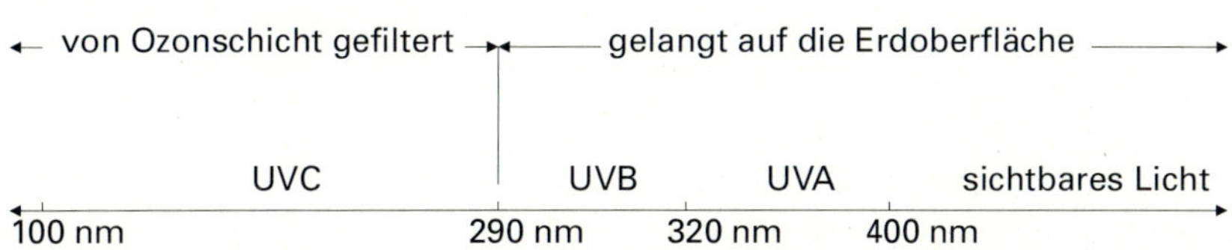

Hautkrankheiten, die durch Sonnen- oder UV-Bestrahlung ausgelöst werden, nennt man *Licht- oder Photodermatosen*. Sie umfassen Hautveränderungen, die auf einer normalen Lichtreaktion beruhen und Krankheiten, die als Folge einer quantitativ oder qualitativ abnormen Lichtreaktion entstehen. Der auslösende Wellenlängenbereich wird als **Aktionsspektrum** bezeichnet.

Licht- und Photodermatosen
- normale Hautreaktion
- quantitativ abnorme Hautreaktion
- qualitativ abnorme Hautreaktion

Aktionsspektrum: auslösender Wellenlängenbereich

Akute Lichtreaktion

Erythema solare (Sonnenbrand)

Schwellendosis = minimale Erythemdosis (MED)

7.1.2 Akute Lichtreaktion auf normaler Haut

7.1.2.1 Erythema solare (Dermatitis solaris, Sonnenbrand)

Sonnenbestrahlung und künstliches UV bewirken ab einer *Schwellendosis (minimale Erythemdosis, MED)*, die von Hauttyp (Tab. 7–2) und bereits bestehender Pigmentierung abhängt, eine sichtbare Entzündungsreaktion. Diese als Sonnenbrand bezeichnete Hautrötung tritt wenige Stunden nach der Bestrahlung auf, erreicht nach 12 bis 24 Stunden ein Maximum und klingt nach 48 bis 120 Stunden ab.

Tab. 7–2 Photobiologische Hauttypen (Europäer)

Typ	Phänotyp		Reaktion auf Sonnenbestrahlung	
			Sonnenbrand	Bräunung
I	Haut: Haare: Augen:	hell rötlich bis rotblond blau, grün	immer	nie
II	Haut: Haare: Augen:	hell blond bis hellbraun blau, grau, braun	immer	wenig
III	Haut: Haare: Augen:	hellbraun dunkelblond bis braun braun	selten	gut
IV	Haut: Haare: Augen:	hellbraun bis mittelbraun dunkelbraun braun	nie	immer

Ätiologie:
- UVB („Sonnenbrandspektrum") 90%
- UVA 10%

Ätiologie: Das maximale Aktionsspektrum des Sonnenbrandes (bei 300 nm) liegt im UVB-Bereich, weswegen dieser auch als *„Sonnenbrandspektrum"* bezeichnet wird. Auch UVA kann Erytheme hervorrufen, wobei dazu bis zu tausendmal höhere Dosen erforderlich sind. UVA und UVB wirken additiv auf die Sonnenbrandentstehung. Da die Bestrahlungsstärke von UVA im Sonnenlicht ungefähr hundertmal größer ist, läßt sich abschätzen, daß 10% des Sonnenbrandes unter natürlichen Umweltbedingungen durch UVA-Strahlung hervorgerufen werden.

Pathogenese:
Zielorgan: Epidermis
Mediator: vasoaktive Substanzen

Pathogenese: Der genaue Mechanismus der entzündlichen Sonnenbrandreaktion ist ungeklärt. Das primäre *Zielorgan* ist vermutlich die **Epidermis**, die typischerweise histologische Veränderungen, wie vakuoläre Degeneration und dyskeratotische Keratinozyten („Sonnenbrandzellen") aufweist. Es wird vermutet, daß *vasoaktive Mediatoren* freigesetzt werden, wobei den Eicosanoiden (Prostaglandine) eine wesentliche Rolle zukommt.

Klinik: Erythem, selten Blasenbildung

Klinik: Der Sonnenbrand äußert sich als scharf auf das bestrahlte Hautareal begrenztes Erythem. Selten kommt es nach hohen UV-Dosen zu Blasenbildung.

Therapie: kühlende Externa

Therapie: Blande Lokaltherapie mit kühlenden Externa. Die Wirksamkeit lokaler Kortikosteroide ist umstritten.

7.1.2.2 Pigmentierung

Pigmentierung abhängig vom Hauttyp (Tab. 7–2)

Nach einer Latenzzeit von etwa 72 Stunden nach Sonnenexposition kommt es zu sichtbarer Vermehrung des *Melaninpigments* in der Haut. Die Hautbräunung verstärkt sich im Laufe der folgenden Tage und erreicht ihr Maximum nach 5 bis 7 Tagen. Die Intensität der Bräunung ist genetisch determiniert und hängt vom *Hauttyp* (Tab. 7–2) des Individuums ab. Bei Menschen dunklerer Komplexion können bereits suberythematogene Lichtdosen zur Steigerung der Pigmentproduktion führen.

7.1.3 Chronische Lichtreaktion auf normaler Haut

Chronische Lichtreaktion

7.1.3.1 Degenerative Veränderungen

Degenerative Veränderungen

„Vorzeitige Hautalterung"
- Faltenbildung
- verstärkte Hautfelderung (aktinische Elastose)
- Pigmentverschiebung
- Verhornungsstörung
- Teleangiektasien

Wiederholte Sonnenexposition über längere Zeiträume führt unweigerlich zu degenerativen Veränderungen, die beim normalen Alterungsprozeß der Haut nicht auftreten und fälschlich als *„vorzeitige Hautalterung"* bezeichnet werden. Sie umfassen Faltenbildung durch Elastizitätsverlust, verstärkte Hautfelderung durch Bindegewebsdegeneration („aktinische Elastose"), scheckige Pigmentierung, Verhornungsstörungen und Teleangiektasien. Charakteristischerweise sind diese Schäden häufig bei beruflich sonnenexponierten Personen (Seeleute, Schilehrer) etwa ab dem 5. Lebensjahrzehnt anzutreffen. Verständlicherweise hängt der Schweregrad vom Hauttyp ab.

UVA **und** UVB verursachen chronische UV-Schäden

Aus tierexperimentellen Studien ist bekannt, daß sowohl *UVA* als auch *UVB* chronische UV-Schäden bewirken. Mit zunehmender Tendenz der Bevölkerung zum Sonnenbaden, zu Reisen in südliche Länder und zum übermäßigen Gebrauch von *Bräunungsanlagen* (Solarien) ist mit einer zunehmenden Inzidenz von chronischen Schäden und auch von Hautkrebs zu rechnen.

Therapie: unmöglich
Prophylaxe durch **Sonnenschutz**

Therapie: Eine wirksame *Therapie* existiert derzeit nicht. Berichte über Erfolge mit lokalen Retinoiden bedürfen noch genauer klinischer Bestätigung. Wesentlich ist die Prophylaxe durch konsequenten *Sonnenschutz* (s. u.).

7.1.3.2 Karzinogenese

Karzinogenese

Chronische Sonnenexposition
- Präkanzerosen (Aktinische Keratosen, Cheilitis actinica)
- Basaliom
- Plattenepithelkarzinom

Abgesehen von nur kosmetisch störenden degenerativen Hautveränderungen wird durch chronische Sonnenexposition die Voraussetzung für die Entstehung von Hauttumoren wie Basaliom und Plattenepithelkarzinom geschaffen. Die kausale Rolle der UV-Strahlung bei der Ausbildung von *Präkanzerosen* (aktinische Keratosen, Cheilitis actinica) und *Hautkrebsen* ist durch epidemiologische und tierexperimentelle Daten dokumentiert. Die kumulative Gesamtdosis und eine genetische Prädisposition sind dabei die bestimmenden Faktoren.

Molekularbiologische Grundlagen

DNS-, RNS-, Proteinsynthese

Pyrimidindimere

DNS-Reparaturmechanismen

Exzisionsreparatur
„dark repair"
- irrtumsfrei

Postreplikationsreparatur
- irrtumsbehaftet
- Mutationen

Karzinomentstehung

Melanom

Molekularbiologische Grundlagen: Das Sonnenbrandspektrum (UVB) und in geringerem Ausmaß auch das langwellige UVA bewirken einschneidende Veränderungen in der DNS, RNS und Protein-Synthese der Epidermalzellen. Eine der wichtigsten Ursachen dafür ist die Ausbildung von *Pyrimidindimeren* in der DNS, vornehmlich zwischen zwei benachbarten Thyminbasen. Mittels dort ansetzender *DNS-Reparaturmechanismen* versucht die Zelle möglichst irrtumsfrei die Schäden zu beheben. In der Säugetierhaut kommt der sogenannten *Exzisionsreparatur* („dark repair") eine zentrale Rolle zu. Dabei wird unter der Mitwirkung einer komplexen Enzymkaskade die Läsion in der DNS ausgeschnitten und durch ein intaktes Teilstück ersetzt. Pyrimidindimere sind maßgeblich an der Auslösung neoplastischer Prozesse beteiligt. Fehlt dieser Reparaturmechanismus (wie bei Xeroderma pigmentosum) oder ist seine Aktivität vermindert, so übernehmen irrtumsbehaftete Reparaturvorgänge (z. B. die *Postreplikations-Reparatur*) die Korrektur, wobei Mutationen entstehen können. Chronische UV-Belastung der Haut mag zur Überbelastung der korrekten Reparatur und so nach Jahren oder Jahrzehnten in Folge Kumulation mutagener Schäden zur *Karzinomentstehung* führen. In welchem Ausmaß immunologischen Phänomenen dabei Bedeutung zukommt, ist noch unbestimmt. Bekannt ist jedoch das Auftreten multipler Hautkarzinome an lichtexponierten Körperstellen immunsupprimierter Transplantationspatienten. Sonnenlicht scheint, zahlreichen Hinweisen zufolge, auch die Entstehung von *Melanomen* zu begünstigen, allerdings sind die Zusammenhänge noch nicht völlig geklärt.

Lichtreaktion auf abnorm reagierender Haut

7.1.4 Lichtreaktionen auf abnorm reagierender Haut

Photodermatosen im engeren Sinn
Schwellendosis
- unter der normalen MED
Klinische Kategorien abnormer Lichtreaktionen
- quantitativ abnorm
- qualitativ abnorm
- Verschlechterung anderer Dermatosen

Unter bestimmten exogenen Einflüssen und endogenen Faktoren zeigt die Haut eine abnorme Reaktionsbereitschaft gegenüber Licht. Hauterkrankungen, die auf einer solchen abnormen Reaktion beruhen, werden als *Licht-* und *Photodermatosen (im engeren Sinne)* bezeichnet. Ihre Auslösung ist ebenfalls vom Überschreiten einer individuellen *Schwellendosis* abhängig, die praktisch immer unter der normalen Erythemschwelle (MED) liegt. Sie können in drei klinische *Kategorien* eingeteilt werden:

- *Quantitativ abnorme Reaktionen*, die sich als verstärkte Sonnenbrandreaktion äußern (z.B. phototoxische Reaktionen).
- *Qualitativ abnorme Reaktionen*, die sich als Dermatitis-artige Reaktion oder als Exanthem äußern (z.B. photoallergische Reaktionen, polymorphe Lichtdermatose).
- *Hautkrankheiten anderer Genese*, die unter Sonnenbestrahlung verschlechtert oder unter bestimmten Umständen ausgelöst werden können. Diese umfassen eine pathogenetisch heterogene Gruppe von Zuständen. Es sind dies einerseits Krankheiten, bei denen endogene photosensibilisierende Substanzen vorhanden sind (z.B. Porhpyrien, Niacinmangelsyndrome: Pellagra, Hartnupsyndrom, Karzinoidsyndrom), andererseits einzelne Genodermatosen (Morbus Darier, Morbus Hailey-Hailey) und Autoaggressionskrankheiten (Lupus erythematodes, Pemphigus foliaceus und erythematodes).

7.1.4.1 Phototoxische Reaktionen

Phototoxische Reaktionen

Definition:
Wechselwirkung von UV-Strahlung, chemischer Substanz (Photosensibilisator) und biologischem Material

Klinik:
Verstärkte Sonnenbrandreaktion
- beschränkt auf belichtete Körperstellen
- bei Erstexposition

Aktionsspektrum
UVA

Medikamente: häufig systemische Photosensibilisatoren (Tab. 7–3)
- Antibiotika
- Antidiabetika
- Antihypertensiva
- Diuretika
- Antirheumatika
- Psychopharmaka

Definition: Phototoxische Reaktionen beruhen auf der direkten Wechselwirkung von UV-Strahlung, einer chemischen Substanz (Photosensibilisator) und biologischem Material. Sie treten sowohl nach lokaler als auch nach systemischer Gabe der Substanz auf und führen zu einer abnorm verstärkten, oft bullösen *Sonnenbrandreaktion* an den belichteten Hautstellen.
Ätiologie und Pathogenese: Theoretisch können phototoxische Reaktionen bei jedermann ausgelöst werden, vorausgesetzt, daß ausreichend Lichtenergie der richtigen Wellenlänge in die Haut eingestrahlt und daß ausreichend Moleküle der photosensibilisierenden Substanz vorhanden sind. Das **Aktionsspektrum** phototoxischer Reaktionen liegt mit seltenen Ausnahmen im UVA-Bereich und stets im Bereich des Absorptionsspektrums des Photosensibilisators oder eines Metaboliten. Die eingestrahlte Lichtenergie wird vom phototoxischen Molekül selbst, dessen Metaboliten oder von einem Komplex der Substanz mit zellulären Molekülen absorbiert. Moleküle oder Komplexe werden dadurch in einen energetisch angeregten Zustand („excited state") gebracht, in welchem sie bereit sind, eine Bindung mit DNS, RNS, Proteinen oder Membranlipiden einzugehen. Bestimmte Photosensibilisatoren können freie Radikale ausbilden, die durch Schädigung von Membranmolekülen zur Zerstörung von Lysosomen und Zellmembranen führen; andere produzieren Peroxide, die zelluläre Bestandteile direkt oxidieren. Wieder andere Substanzen geben die aufgenommene Energie an ein biologisches Substrat ab und oxidieren es, wobei sie in ihren energetischen Ausgangszustand zurückkehren und bei neuerlicher Bestrahlung wieder reagieren können. Die meisten Substanzen verbleiben in einem Komplex mit dem Substrat oder werden photochemisch verändert und verlieren ihre phototoxischen Eigenschaften. Von besonderer klinischer Bedeutung ist die Tatsache, daß zahlreiche *Medikamente*, darunter Antibiotika, Antidiabetika, Antihypertensiva, Diuretika, nicht-steroidale Antirheumatika und Psychopharmaka photosensibilisierend wirken (Tab. 7–3).
Klinik: Phototoxische Reaktionen nach *systemischer Aufnahme* von photosensibilisierenden Substanzen äußern sich als Erythem und bisweilen als Ödem limitiert auf den Bereich der Sonneneinstrahlung. Starke Reaktionen weisen Blasenbildung, selten auch oberflächliche Nekrosen auf. Am häufigsten sind Gesicht, Halsausschnitt, Nacken und Handrücken betrof-

Tab. 7–3 Phototoxische Arzneimittel

Gruppe	Substanz	Anwendungsbereich
Furocumarine	8-methoxypsoralen 5-methoxypsoralen 4,5',8-trimethylpsoralen	Photochemotherapie
Phenothiazine	Chlorpromazin Thioridazin Promethazin	Psychopharmaka Antihistaminika
Sulfonylharnstoffe	Tolbutamid Chlorpropamid	Orale Antidiabetika
Tetrazykline	Demeclocyclin Oxytetracyclin Doxycyclin	Antibiotika
Thiazide	Chlorothiazid Hydrochlorothiazid	Diuretika
Verschiedene	Amiodaron Benoxaprofen Dacarbazin 5–Fluorouracil Nalixidinsäure Piroxicam Vinblastin	Antiarrhythmikum Antiphlogistikum Zytostatikum Zytostatikum Antibiotikum Antiphlogistikum Zytostatikum

fen. Subjektive Symptome sind Schmerzen und bisweilen ein brennendes Gefühl während oder kurz nach der Bestrahlung. Da das *Aktionsspektrum* im UVA-Bereich liegt, können phototoxische Reaktionen auch nach Bestrahlung durch Fensterglas auftreten. Bei *lokalem Kontakt* mit photosensibilisierenden Substanzen und nachfolgender Sonnenbestrahlung entsteht die phototoxische Reaktion am Ort des Einwirkens. Meist erfolgt die Sensibilisierung durch Kontakt mit *Pflanzen*, die Psoralene (Furocumarine) enthalten. Dies sind Zitrusfrüchte, Feigen, Sellerie und zahlreiche Wiesenpflanzen. Charakteristisch ist die Wiesengräserdermatitis (Dermatitis pratensis), bei der sich nach Pflanzenabdruck bizarre, streifige, oft bullöse Hautveränderungen zeigen (Abb. 7–1). Auftreten und Verlauf sind abhängig von der Substanz. Symptome können unmittelbar nach Bestrahlung,

Aktionsspektrum: UVA
- Reaktion nach Bestrahlung durch Fensterglas möglich

Pflanzen: häufige lokale Photosensibilisatoren
- Zitrusfrüchte
- Feigen
- Sellerie
- Wiesenpflanzen (Dermatitis pratensis)

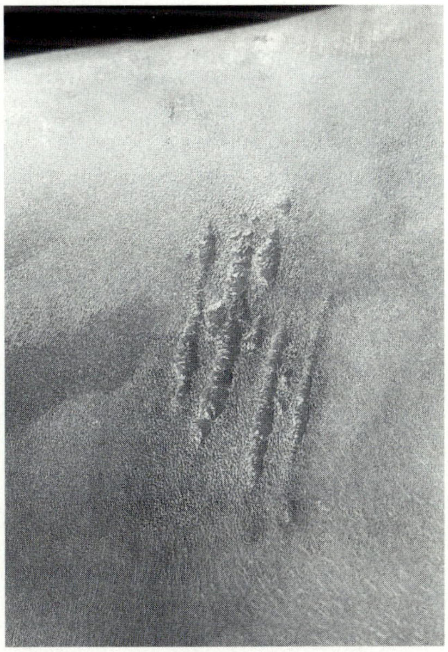

Abb. 7–1
Dermatitis pratensis. Phototoxische, bullöse Dermatitis nach Gräserkontakt und anschließender Sonnenbestrahlung in typischer streifenförmiger Anordnung

nach Stunden oder erst nach Tagen auftreten. Das Wissen um den unterschiedlichen Ablauf der Reaktion bei verschiedenen Substanzen ist wesentlich für die Bewertung des diagnostischen Phototests.
Diagnose: Bestimmung der MED im UVA-Bereich mit und ohne Photosensibilisator. Der Photosensibilisator (Medikament) sollte mindestens 1 Woche vor dem Test ohne Substanz abgesetzt werden. Das Ansteigen der UVA-Toleranz nach Absetzen der Substanz gilt als Nachweis der Phototoxizität.
Therapie: Lokaltherapie wie beim Sonnenbrand. Vermeiden des Photosensibilisators (Absetzen des Medikaments) oder Vermeiden der Sonnenexposition, falls die Therapie fortgesetzt werden muß.

7.1.4.2 Photoallergische Reaktionen

Definition: Unter Photoallergie versteht man eine durch immunologische Vorgänge ausgelöste Photosensibilität, die nach *lokalem Kontakt* mit einer photoaktiven Substanz und anschließender Sonnen- oder UV-Bestrahlung abläuft. Ob photoallergische Reaktionen auch nach systemischer Gabe von Medikamenten zustande kommen, ist zweifelhaft.
Ätiologie und Pathogenese: Die *photoallergische Kontaktdermatitis* scheint analog zur allergischen Kontaktdermatitis eine Lymphozyten-vermittelte (Typ IV) Reaktion der Haut zu sein. Der genaue Mechanismus ist ungeklärt. Es wird vermutet, daß der niedermolekulare Photosensibilisator sich als Hapten an ein Carrier-Protein der Haut bindet und dadurch zum Vollantigen wird. Das *Aktionsspektrum* dieser Reaktion liegt im UVA-Bereich. Die häufigsten *Photokontaktallergene* sind antibakterielle und antimyzetische Substanzen, Duftstoffe, Aufheller in Waschmitteln, Sonnenschutzmittel und pflanzliche Stoffe (Tab. 7–4).
Klinik: Die Hauterscheinungen ähneln einer allergischen Kontaktdermatitis und verursachen starken Juckreiz. Obwohl am Beginn nur lichtexponierte Körperstellen betroffen sind, greifen die Veränderungen charakteristischerweise oft auf bedeckte Hautareale über. Nach Zufuhr einer photoallergisch wirksamen Substanz und wiederholter Lichtexposition bedarf es einer gewissen *Latenzzeit* bis zum Auftreten der Reaktion. Anders als bei der phototoxischen Reaktion scheint die photoallergische Kontaktdermatitis nicht direkt von der Lichtdosis abhängig zu sein. In seltenen Fällen bleibt nach Vermeiden des Kontaktes mit dem Photoallergen die Neigung zur Ekzemausbildung nach Sonnenbestrahlung bestehen *(chronisch-aktinische Dermatitis)*. Dieser auch als *persistierende Lichtreaktion* bezeichnete Zustand kann bisweilen zu chronischen lichenoiden Ekzemen

Diagnose:
MED im UVA-Bereich mit und ohne Photosensibilisator

Therapie:
- Lokaltherapie wie Sonnenbrand
- Absetzen des Medikaments oder Vermeidung der Sonnenexposition (Lichtschutz)

Photoallergische Reaktionen

Photosensibilität ausgelöst durch immunologische Vorgänge nach **lokalem Kontakt** mit Photosensibilisatoren

Photoallergische Kontaktdermatitis
- Typ-IV-Reaktion
- Photosensibilisator: Hapten
- Aktionsspektrum: UVA

Photokontaktallergene (Tab. 7–4)
- antibakterielle, antimyzetische Substanzen
- Duftstoffe, Sonnenschutzmittel
- Aufheller (Waschmittel)
- pflanzliche Stoffe

Klinik:
- wie **allergische Kontaktdermatitis**
- **Streuung** auf bedeckte Körperstellen
- nicht bei Erstexposition

Latenzzeit bis zur Entwicklung einer Photoallergie erforderlich

Chronisch-aktinische Dermatitis
- persistierende Lichtreaktion
- aktinisches Retikuloid

Tab. 7–4 Photokontaktallergene

Gruppe	Substanz	Anwendungsbereich
Halogenierte Salicylanilide und verwandte Substanzen	Tetrachlorsalicylanilid Dibromsalicylanilid Bithionol Jadit Multifungin	Antiseptika
	Fentichlor	Antimyzetika
Phenothiazine	Chlorpromazin	Tranquilizer
	Promethazin	Antihistaminikum
Duftstoffe	Ambrette Moschus	Rasierwasser
	6-methylcumarin	Cremen
Sonnenschutzmittel	p-Aminobenzoesäure Benzophenone Digalloyltrioleat	Sonnenschutz
Weißmacher	Stilbene	Waschmittel

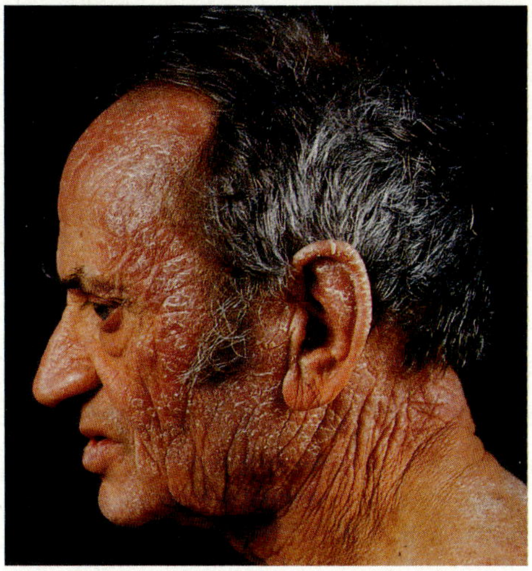

Abb. 7–2
Aktinisches Retikuloid. Chronisch lichenifiziertes Ekzem nach jahrelangen Schüben einer persistierenden Lichtreaktion

mit Hautverdickung, Infiltration, Schuppung und quälendem Juckreiz führen (Abb. 7–2). Wegen des Lymphom-ähnlichen klinischen und histologischen Bildes wurde dafür der Ausdruck *aktinisches Retikuloid* geprägt. Dabei besteht nicht nur eine Empfindlichkeit gegenüber UVA sondern auch gegenüber UVB und sichtbarem Licht. Die Ursache dieser, ausschließlich bei älteren Männern beschriebenen Dermatose ist unbekannt.

Diagnose: Der Nachweis einer Photoallergie wird mit dem *belichteten Epikutan-Test* („Photopatch-Test") erbracht. Dabei werden am Rücken zwei symmetrisch aufgelegte Testpflaster mit je einer Serie von Standardsubstanzen (und etwaigen zusätzlichen Zubereitungen) versehen und eine Seite nach 24 Stunden mit 10 J/cm^2 UVA bestrahlt. Die andere Seite bleibt als Dunkelkontrolle abgedeckt. Beide Testseiten werden 24 und 48 Stunden nach der Bestrahlung abgelesen. Der Test gilt als positiv, wenn auf der bestrahlten Seite eine Ekzemreaktion in einem Testfeld auftritt und die unbestrahlte Seite negativ ist. Wenn beide Seiten eine Reaktion zeigen, so liegt eine reine Kontaktallergie vor.

Diagnose:
- belichteter Epikutantest („Photopatch-Test")

Therapie: Im akuten Schub lokale und systemische Kortikosteroide. Vermeiden des Photokontaktallergens. Bei chronisch-aktinischer Dermatitis (persistierende Lichtreaktion, aktinisches Retikuloid) sind zusätzlich Beta-Carotin, Resochin, Immunsuppressiva und Photochemotherapie (PUVA) ohne dauerhaften Erfolg versucht worden. Konsequenter Lichtschutz ist die einzig zielführende Maßnahme.

Therapie:
- lokale und systemische Kortikoide
- Vermeiden des Sensibilisators
- Vermeiden der Sonnenexposition (Lichtschutz)

Differentialdiagnose von phototoxischer und photoallergischer Reaktion: Die beiden Reaktionen unterscheiden sich klinisch, anamnestisch und pa-

Differentialdiagnose
Phototoxizität und Photoallergie (Tab. 7–5)

Tab. 7–5 Unterschiede zwischen phototoxischer und photoallergischer Reaktion

	Phototoxizität	Photoallergie
Vorkommen	häufig	selten
Auftreten	bei Erstexposition	nach Sensibilisierungsphase
UV-Schwellendosis	hoch	niedrig
Schwellenkonzentration der Substanz	hoch	niedrig
Applikationsmodus	lokal und systemisch	lokal
Klinik	verstärkter Sonnenbrand (auf bestrahltes Areal beschränkt)	Ekzem, Dermatitis (Übergreifen auf unbestrahlte Areale)

thogenetisch voneinander. Die wesentlichen Unterscheidungsmerkmale sind in Tab. 7–5 zusammengefaßt.

Polymorphe Lichtdermatose

Erworbene Lichtdermatose unbekannter Genese

Epidemiologie
Weltweit
Jüngere Frauen häufiger als Männer

Ätiologie: unbekannt
Aktionsspektrum:
UVA: 60%
UVB: 15%
UVA und UVB: 25%

Klinik:
- nach Erstexposition an den belichteten Körperstellen
- Besserung während des Sommers
- narbenloses Abheilen

Klinisches Formen:
- papulös
- vesikulös
- lichenoid
- pruriginös
- ekzematös

Diagnose:
- Anamnese
- Klinik
- Phototest

Differentialdiagnose:
- andere Lichtdermatosen
- papulöse Dermatitis
- atopische Dermatitis
- **Lupus erythematodes**

Sonderformen:
- Hidroa vacciniforme
- Hidroa aestivale

7.1.4.3 Polymorphe Lichtdermatose

Definition: Eine erworbene Lichtdermatose unbekannter Genese, die sich als papulöses, vesikulöses oder lichenoides Exanthem an den lichtexponierten Körperstellen äußert.
Epidemiologie: Die polymorphe Lichtdermatose ist häufig und tritt weltweit auf. Frauen im jüngeren Erwachsenenalter sind häufiger betroffen als Männer und Jugendliche. Ihre Inzidenz scheint im Zunehmen begriffen zu sein.
Ätiologie und Pathogenese: Die Ätiologie ist unbekannt. Versuche zum Nachweis endogener oder exogener Photosensibilisatoren blieben erfolglos. Das *Aktionsspektrum* ist unterschiedlich. Eigenen Untersuchungen zufolge liegen die auslösenden Wellenlängen bei ca. 60% der Patienten im UVA-, bei 15% im UVB- und bei 25% in beiden Wellenlängenbereichen.
Klinik: Die Hautveränderungen treten meist im Frühsommer, einige Tage nach der ersten Sonnenexposition auf. Je nach Schweregrad sind unterschiedliche UV-Dosen erforderlich. Charakteristischerweise schwächen sich die Schübe im Laufe des Sommers ab („Decrescendo"). Im Winter heilen die Läsionen narbenlos ab. Die Läsionen treten vor allem an den Streckseiten der Ober- und Unterarme, am V-Ausschnitt (Abb. 7–3), selten an Nase und Wangen auf. Sie sind immer von quälendem Juckreiz begleitet und umfassen ein breites Spektrum *klinischer Formen* (papulös, vesikulös, lichenoid, pruriginös, ekzematös); daher die Bezeichnung „polymorph". Beim Einzelindividuum besteht jedoch immer ein monomorphes Bild, das sich auch nicht bei Rezidiven ändert. Die polymorphe Lichtdermatose tritt über viele Jahre, oft mit zunehmendem Schweregrad auf und sistiert zuweilen spontan nach Jahrzehnten.

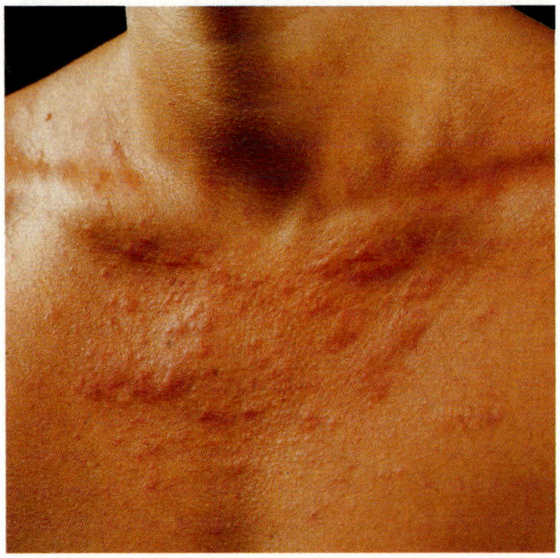

Abb. 7–3 Polymorphe Lichtdermatose, klassischer papulöser Typ im Bereiche des V-Ausschnitts

Diagnose: Anamnese und Klinik sind meist ausreichend. Bei unklaren Fällen und zur Bestimmung des Aktionsspektrums können die Läsionen im *Phototest* durch wiederholte Bestrahlungen mit UVA und/oder UVB an Testarealen reproduziert werden (Abb. 7–4).
Differentialdiagnose: Andere Lichtdermatosen, papulöse Dermatitisformen und die atopische Dermatitis können durch entsprechende Tests ausgeschlossen werden. Wichtig ist der Ausschluß eines *Lupus erythematodes*, insbesondere der subakut-kutanen Form.
Sonderformen: *Hidroa vacciniforme* und *Hidroa aestivale* werden oft als seltene Sonderformen aufgefaßt, sind aber klinisch und epidemiologisch klar abgegrenzt. Beide Photodermatosen manifestieren sich mit vesikulobullösen Effloreszenzen vorwiegend im Gesicht und an den Handrücken,

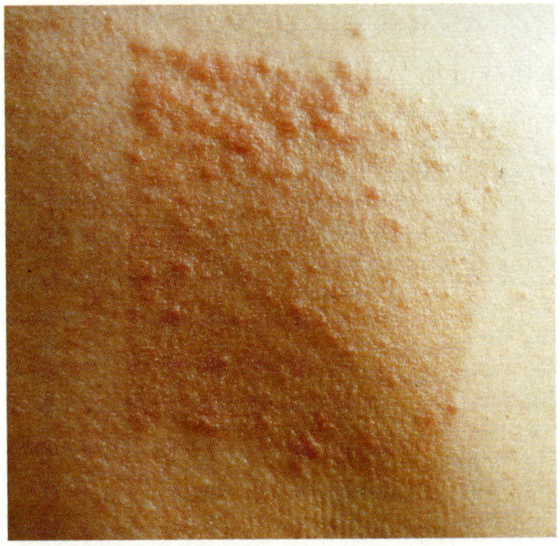

Abb. 7–4
Papulöse Reaktion nach Photoprovokationstest mit UVA

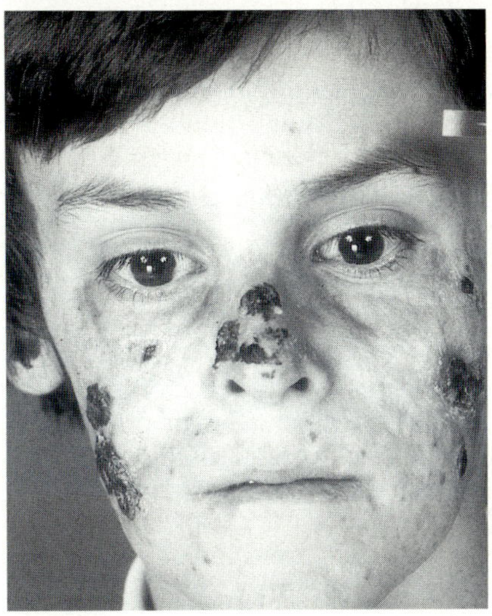

Abb. 7–5
Hidroa vacciniforme. Massive Verkrustung als Folge einer bullösen Reaktion nach Sonnenbestrahlung. Zahlreiche Narben weisen auf frühere Krankheitsepisoden hin

die unter Ausbildung kleiner varioliformer Narben abheilen. Sie beginnen in der Kindheit, treffen vorwiegend Knaben und stellen vermutlich eine eigene Entität dar (Abb. 7–5). Differentialdiagnostisch muß eine erythropoetische Protoporphyrie ausgeschlossen werden.
Therapie: Bei bestehenden Symptomen lokale Kortikosteroide, in schweren Fällen auch systemisch. Wesentlich ist die Prophylaxe durch konsequenten Sonnenschutz. Allerdings filtern nur wenige Sonnenschutzmittel ausreichend im UVA-Bereich. Gut bewährt sich eine „Abhärtung" durch Vorbräunung mit *Phototherapie* (UVB, PUVA) vor der zu erwartenden Sonnenexposition. Die Wirksamkeit von Antimalariamitteln, Beta-Carotin und Nikotinamid ist umstritten.

Therapie:
- lokale und systemische Kortikoide
- Sonnenschutz
- Prophylaktische Phototherapie (UVB, PUVA)

7.1.4.4 Lichturtikaria (Urticaria solaris)

Definition: Eine sehr seltene Lichtdermatose, die sich mit juckender Quaddelbildung an den belichteten Hautstellen äußert.
Ätiologie und Pathogenese: Die Ursache ist unbekannt. Das Aktionsspektrum reicht von UVB über UVA weit in den sichtbaren Bereich hinein. Eine IgE-mediierte Reaktion wird diskutiert.
Klinik: Wenige Minuten nach Bestrahlung bilden sich typische urtikarielle Läsionen, die auf die bestrahlten Areale beschränkt bleiben. Abgesehen von dieser Verteilung sind die Herde nicht von anderen Urtikariaformen zu unterscheiden. Nach einigen Minuten bis Stunden komplette Abheilung. Bei großflächiger Bestrahlung können *Allgemeinsymptome* (auch Schocksymptomatik) auftreten.

Lichturtikaria (Urticaria solaris)

sehr seltene Lichtdermatose mit Quaddelbildung an den belichteten Hautstellen
Ätiologie:
- unbekannt (IgE-Reaktion ?)
- auslösend UVA, UVB und sichtbares Licht

Klinik: Urtikaria, beschränkt auf belichtete Körperstellen
Allgemeinsymptome
- bei großflächiger Bestrahlung Schocksymptome möglich

Diagnose: Phototest

Therapie:
- Lichtschutz
- Prophylaktische Phototherapie (UVB, PUVA)
- Plasmapherese

Diagnose: Die Provokation mit UV und sichtbarer Strahlung (Phototest) bestätigt die Diagnose.
Therapie: Sonnenschutzmittel helfen nur in seltenen UVB-abhängigen Fällen. Antihistaminika sind meist wirkungslos. In vielen Fällen hilft, wie bei polymorpher Lichtdermatose, die prophylaktische *Phototherapie* (UVB, PUVA). Erfolge mit Plasmapherese wurden berichtet.

Sonnenschutz

7.1.5 Schutz vor UV-Schäden – Sonnenschutz

Akute und chronische Hautschäden lassen sich durch kontrollierte Sonnenexposition und durch Applikation von **Sonnenschutzmittel** weitgehend mildern oder verhindern. Es sollte bedacht werden, daß etwa 60% der täglichen UV-Energie zwischen 10 und 15 Uhr einstrahlen und daß durch Streuung und Reflexion auch im Schatten beträchtliche Dosen von UV-Licht auf die Haut auftreffen. Kalte Außentemperaturen dürfen nicht zur Annahme verleiten, daß die UV-Intensität geringer sei als an warmen Tagen.

Endogener Schutz
- Melaninpigmentierung

7.1.5.1 Endogener Schutz

Einen natürlichen Schutz bietet die *Melaninpigmentierung*, die nach einer Latenzzeit von mehreren Tagen nach UV-Einwirkung stimuliert wird. Ein solcher Pigmentschutz kann durch kontrollierte Sonnenbestrahlung oder durch phototherapeutische Maßnahmen erzielt werden. Die prophylaktische Vorbräunung hat sich besonders bei Patienten mit polymorpher Lichtdermatose bewährt.

Exogener Schutz

Sonnenschutzmittel:
- nur lokal wirksam
- filtern chemisch: Absorption oder physikalisch: Streuung, Reflexion

Lichtschutzfaktor (Tab. 7–6)
- Quotient der MED vor und nach Sonnenschutzmittel
- Definiert nur UVB-Schutz

7.1.5.2 Exogener Schutz

Wirksame oral anwendbare *Sonnenschutzmittel* existieren zur Zeit noch nicht, die Präparate müssen daher in Form von Cremen, Salben oder Lotionen lokal aufgetragen werden. Sie entfalten ihre Schutzwirkung durch Absorption, Streuung und Reflexion der UV-Strahlung. Als Maß für die Wirksamkeit einer Substanz steht der **Lichtschutzfaktor** (Tab. 7–6), der sich aus dem Quotienten der MED mit UVB vor und nach ihrer Applikation ergibt. Für die Bestimmung des Lichtschutzfaktors gibt es eine verbindliche Norm (DIN). Richtlinien für den UVA-Schutz existieren noch nicht. Empfindliche Personen benötigen Präparate mit Faktoren von 8–12. Höhere Faktoren sind unnötig, da auch in extrem sonnenreichen Höhenlagen die Gesamttagesdosis 15 MED nicht überschreitet. Wesentlich ist aber die mehrmalige Anwendung, da beim Baden oder durch Schwitzen die Wirksamkeit drastisch abnehmen kann.

Chemische Sonnenschutzmittel
p-Aminobenzoesäurederivate
Cinnamate
Salizylate
Benzophenone

Physikalische Sonnenschutzmittel
Talk
Kaolin
Magnesiumoxid
Zinkoxid, Titanoxid

Die meisten *chemischen Sonnenschutzmittel* absorbieren vornehmlich im UVB-Bereich und sind deshalb bei fast allen Lichtdermatosen unwirksam. Es sind dies para-Aminobenzoesäure (PABA) und deren Ester, Cinnamate und Salizylate. Einen teilweisen Schutz vor UVA-Strahlung bieten Kombinationen von Cinnamaten und Benzophenonen. Ein befriedigender UVA-Schutz kann mit den derzeitigen Handelspräparaten nicht erzielt werden. Kompletten Schutz gegen UV-Strahlung bieten *physikalische Sonnenschutzmittel*, die Talk, Kaolin, Magnesiumoxid, Zinkoxid und Titanoxid enthalten. Da sie einen weißen Film auf der Haut hinterlassen, werden sie zumeist aus kosmetischen Gründen nicht akzeptiert.

Tab. 7–6 Lichtschutzfaktor (LSF)

$$\frac{\text{UVB – MED (mit Sonnenschutzmittel)}}{\text{UVB – MED (ohne Sonnenschutzmittel)}} = \text{LSF}$$

Beispiel:

$$\frac{120\text{ min}}{20\text{ min}} = \text{LSF } 6$$

7.2 Hautschäden durch ionisierende Strahlen

Hautschäden durch ionisierende Strahlung

- Strahlentherapie
- berufliche Strahlenexposition

Hautreaktionen auf ionisierende Strahlung treten meist als Folge der Strahlentherapie oder durch chronische unsachgemäße berufliche Strahlenexposition auf. Ausprägung und Verlauf werden durch die Strahlendosis, durch räumliche und zeitliche Verteilung und durch die je nach Lokalisation unterschiedliche Strahlenempfindlichkeit bestimmt. Meist handelt es sich um Schäden durch Röntgen- oder Gamma-Strahlen (Kobalt und Radium-Bestrahlung). Grundsätzlich sollte zwischen den unvermeidlichen Folgen einer korrekt durchgeführten Strahlentherapie und dem vermeidbaren Strahlenschaden nach Überdosierung unterschieden werden. Wie bei der UV-Reaktion gibt es eine akute (Radiodermatitis acuta) und eine chronische (Radiodermatitis chronica) Reaktion.

7.2.1 Radiodermatitis acuta

Radiodermatitis acuta

- Latenzzeit: 1–2 Wochen
- Schwellendosis: 8 Gy (Mittelwert)

Der akute Strahlenschaden entwickelt sich nach einer Latenzzeit von etwa 1 bis 2 Wochen nach Überschreitung einer einzeitig oder fraktioniert verabreichten **Schwellendosis**. Diese liegt bei etwa 8 Gy für die Röntgenbestrahlung. Bei Fraktionierung der Bestrahlung kann der Schwellenwert auf das 4 bis 5 fache ansteigen.

Klinik: Man unterscheidet 3 Grade der Strahlenreaktion. Die *Reaktion I. Grades* äußert sich in Form eines Erythems, das später von einer meist fleckigen Hyperpigmentierung gefolgt wird. Diese Reaktion stellt sich bei der Bestrahlung von Hauttumoren regelmäßig ein, ist unvermeidlich und muß daher als „normal" akzeptiert werden. Im Rahmen dieser Reaktion, die bereits ab 3 bis 4 Gy auftritt, kommt es zu einer reversiblen Blockierung der Talgdrüsenfunktion und zum reversiblen Effluvium. Dieser Effekt wurde früher therapeutisch zur Röntgenepilation eingesetzt. Höhere Strahlendosen (8 bis 10 Gy) führen zu einer *Reaktion II. Grades*, die von Rötung, Ödem und Blasenbildung gekennzeichnet ist. Hier kommt es zu einem permanenten Schaden mit bleibendem Verlust der Hautanhangsgebilde. Die *Reaktion III. Grades* entsteht bei massiver Überdosierung und führt zu einer akuten entzündlichen Reaktion mit tiefen Nekrosen (akutes Röntgenulkus). Derartige Ulzera heilen äußerst schlecht mit atrophen Narben ab.

Therapie: Während der Latenzzeit erfolgt keine Therapie. Erst beim Einsetzen der eigentlichen Reaktion blande Lokaltherapie mit Cremen und Salben. Wesentlich ist auch intensiver Sonnenschutz während der akuten Phase. Ulzeröse Reaktionen werden wie Ulzera anderer Genese routinemäßig versorgt.

Klinik:
Reaktion I. Grades (ab 3–4 Gy)
- Erythem
- Pigmentierung

Röntgenepilation
(reversibles Effluvium)
Reaktion II. Grades (ab 8–10 Gy)
- Erythem
- Ödem
- Blasenbildung
- permanenter Verlust der Hautanhangsgebilde

Reaktion III. Grades
- akute Entzündung
- Nekrose (Röntgenulkus)
- Atrophe Narben

Therapie: blande Lokaltherapie
Sonnenschutz
Ulkusversorgung

7.2.2 Radiodermatitis chronica

Radiodermatitis chronica

„Röntgenoderm"
Auch nach langfristiger Einwirkung niedriger Einzeldosen

Diese auch als *Röntgenoderm* bezeichnete Veränderung entsteht als Spätfolge ab einer akuten Reaktion II. Grades nach einer Latenzzeit von einigen Jahren bis Jahrzehnten. Allerdings kann das Röntgenoderm nicht nur als Spätfolge kurzfristiger hochdosierter Röntgenbestrahlung, sondern auch nach langfristiger Einwirkung niedriger suberythematogener Einzeldosen entstehen, wie sie zur Behandlung mancher benigner rezidivierender Dermatosen (Ekzem, Psoriasis, Akne) angewandt wurden.

Klinik: Die Radiodermatitis chronica ist geprägt von bleibenden sklerotischen Hautatrophien im Bestrahlungsbereich mit Verlust der Hautanhangsgebilde, von Pigmentverschiebungen, Teleangiektasien und präkanzerösen Hyperkeratosen (Abb. 7–6). Die chronisch strahlengeschädigte Haut zeigt eine ausgeprägte Empfindlichkeit gegenüber weiteren Bestrahlungen mit ionisierender Strahlung, aber auch UV- und Sonnenbestrahlung.

Therapie: Abgesehen von einer Lokalbehandlung mit blanden Externa sind regelmäßige *Kontrollen* erforderlich, wobei insbesondere auf die Prä-

Klinik:
- Sklerotische Hautatrophie
- Verlust der Hautanhangsgebilde
- Pigmentverschiebungen
- Teleangiektasien
- Hyperkeratosen

Therapie:
- blande Lokaltherapie

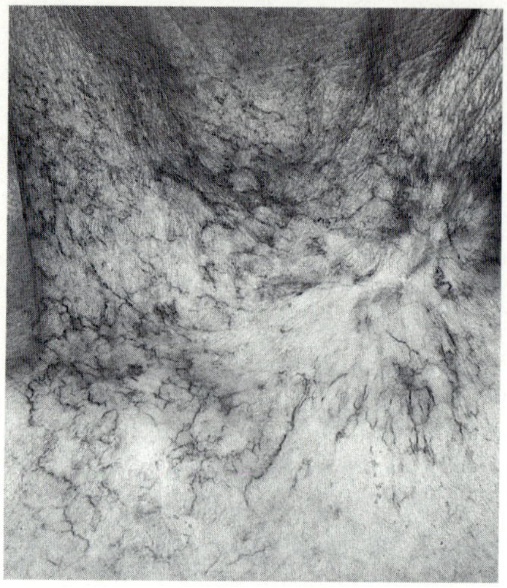

Abb. 7–6
Chronische Radiodermatitis mit Atrophie, Hyperpigmentierung und ausgeprägten Teleangiektasien

- Kontrollen zur Prävention der Karzinogenese
- Entfernung von Keratosen
- evtl. chirurgische Behandlung von Ulzera

vention der Karzinomentstehung geachtet werden muß. Keratosen sollten frühzeitig entfernt werden, Ulzerationen werden je nach Situation exzidiert und plastisch-chirurgisch versorgt.

Strahlenkarzinom (Röntgenkrebs)

Plattenepithelkarzinome
- Entstehung abhängig von Gesamtdosis
- additiver Effekt chronischer Sonnenexposition

7.2.3 Strahlenkarzinom (Röntgenkrebs)

Nach einer Latenzzeit von Jahrzehnten können sich auf der Basis einer chronischen Radiodermatitis *Plattenepithelkarzinome* entwickeln. Von wesentlicher Bedeutung ist die verabreichte *kumulative Dosis*. Vorläufer eines Karzinoms sind meist das Röntgenulkus oder Röntgenkeratosen. Auch bei niedrig dosierten Bestrahlungen, wie etwa bei der Röntgenepilation, erhöht sich statistisch das Hautkrebsrisiko. Bei chronischen Strahlenschäden im Bereiche lichtexponierter Haut ist mit einem additiven Effekt zusätzlicher chronischer Sonnenbestrahlung zu rechnen.

Kälteschäden, Verbrennung und Verätzung

7.3 Kälteschäden, Verbrennung und Verätzung

Erfrierung (Congelatio)

7.3.1 Erfrierung (Congelatio)

Schweregrad wird bestimmt durch:
- Intensität der Kälte
- Einwirkungsdauer
- Körperbewegung

Klinik:
I. Grad
- Erythem
- Ödem

II. Grad
- wachsfarbene Hautfärbung
- Blasenbildung

III. Grad
- Nekrose
- Mumifikation
- Narben, Verlust von Gliedmaßen

Therapie:
- Allgemeine Körpererwärmung
- Sympatholytika
- Sympathektomie

Erfrierungen sind lokale akute Gewebsschäden, die bei Temperaturen unterhalb von 0° C entstehen. Damit verbunden ist häufig auch eine allgemeine Unterkühlung des Körpers. *Erfrierungen* beginnen im Bereich der Gefäßendstrombahnen und sind daher meist an den Akren (Zehen, Finger, Nase, Ohren) lokalisiert. Ihr Ausmaß wird durch die Intensität der Kälte, der Einwirkungsdauer und das Ausmaß der Körperbewegung bestimmt.
Klinik: Man unterscheidet 3 Grade der Erfrierung: Der *I. Grad* besteht aus Erythem und ödematöser Schwellung der gefrorenen Körperteile, die nach rascher Erwärmung in ein juckendes, stark ausgeprägtes Erythem übergehen und sich ohne Spätfolgen zurückbilden. Die Erfrierung *II. Grades* entsteht nach tiefer gehender Kälteeinwirkung und ist durch eine wachsfarbene Verfärbung der Haut und Blasenbildung nach Erwärmung gekennzeichnet (Abb. 7–7). Auch diese Veränderungen heilen ohne Spätfolgen ab. Die Erfrierungen *III. Grades* führt zur Gewebsnekrose, wobei die zunächst weiß verfärbten Körperteile blauschwarz gefärbte, trockene Nekrosen (Mumifikation) ausbilden (Abb. 7–7). Die Folgen sind stets Defektheilung mit Narben bzw. Verlust von Körpergliedern.
Therapie: Allgemeine Körpererwärmung mit heißen Getränken und medikamentöse Unterstützung durch gefäßerweiternde Mittel (Sympathikolytika). Da der akute Kälteschaden bei rascher Erwärmung teilweise reversibel ist, sollte diese sofort nach Eintreffen des Patienten im Krankenhaus

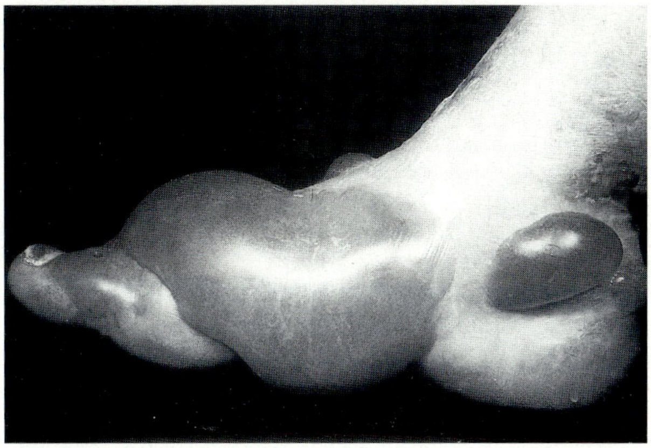

Abb. 7–7 Erfrierungen II. Grades. Bullöse Reaktion nach Wiedererwärmung

durchgeführt werden. Die frühere Ansicht, daß langsames Erwärmen schonender wirkt, ist durch zahlreiche Untersuchungen widerlegt. Wenn ausgedehnte Gewebszerstörung erwartet wird, kann eine Sympathektomie durchgeführt werden.
Die Lokalbehandlung sollte grundsätzlich offen und trocken durchgeführt werden, um eine feuchte Gangrän zu vermeiden. Bei Erfrierungen III. Grades ist die *Mumifikation* abzuwarten. Erst nach Demarkation, die nach vielen Wochen eintritt, kann eine Amputation in Frage kommen.

Lokalbehandlung: offen und trocken
Cave: Bei Erfrierungen III. Grades Mumifikation abwarten!

7.3.2 Perniones (Frostbeulen)

Perniones (Frostbeulen)

Perniones sind herdförmige Hautschäden, die bereits durch Kälteeinwirkung über dem Gefrierpunkt zustandekommen. Sie treten bei Individuen mit *peripheren Gefäßstörungen* in akraler Lokalisation auf. Betroffen sind meist Patienten, die im Freien tätig sind.
Klinik: Frostbeulen sind lividrote, ödematöse, schmerzhafte Schwellungen an kälteexponierten Körperstellen (Akren, Gesicht, Unterschenkel, Knie), die vorwiegend bei raschem Temperaturwechsel Schmerzen bereiten (Abb. 7–8). Ihr Auftreten erfordert eine jahrelange Entwicklungszeit, sie rezidivieren häufig und können nach Ausschalten der Kältenoxe abheilen.
Therapie: Die Veränderungen sind therapeutisch kaum zugänglich. Eine Besserung kann durch Vermeiden rascher Temperaturunterschiede erzielt werden.

Chronische Kälteeinwirkung **über** dem Gefrierpunkt bei peripheren Gefäßstörungen

Klinik: lividrote, ödematöse, schmerzhafte Schwellungen in akraler Lokalisation

Therapie:
- Ausschalten der Kältenoxe
- Vermeiden rascher Temperaturänderungen

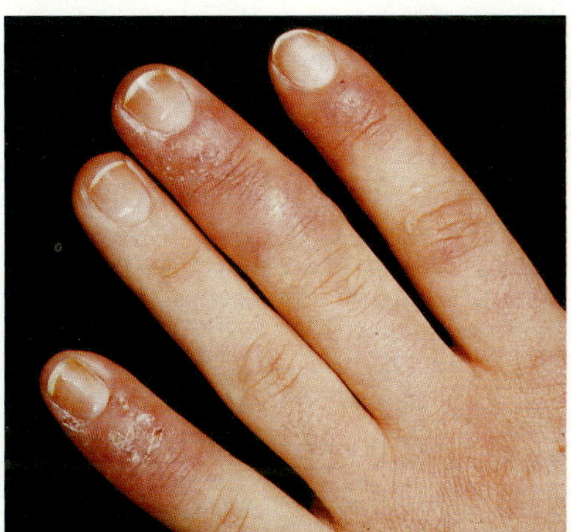

Abb. 7–8
Frostbeulen in typisch akraler Lokalisation. Lividrote, ödematöse Schwellungen an den Fingerendgliedern

7.3.3 Verbrennung und Verbrühung (Combustio, Ambustio)

Verbrennung und Verbrühung (Combustio und Ambustio)

Verbrennungen und Verbrühungen sind durch akute Gewebszerstörung infolge Hitzeeinwirkung gekennzeichnet. Der entstandene Schaden ist durch Grad, Ausdehnung, Tiefe und Allgemeinsymptomatik bestimmt. Allgemeinsymptome, für die der Begriff *Verbrennungskrankheit* geprägt wurde, treten ab Schäden von mindestens 10% der Körperoberfläche (Grad II) auf.

Verbrennungskrankheit
10% der Körperoberfläche (Grad II)

Klinik: Verbrennungen werden in 3 Grade eingeteilt, die von Stärke und Dauer der Hitzeeinwirkung abhängig sind. Die *Verbrennung I. Grades* besteht aus einem schmerzhaften Erythem und Schwellung des betroffenen Hautareals. Sie heilt innerhalb von wenigen Tagen ohne Folgeerscheinungen ab. Die *Verbrennung II. Grades* ist durch schmerzhafte Erythem- und Blasenbildung charakterisiert. Die Blasen entstehen sofort oder wenige Stunden nach der Hitzeeinwirkung und sind junktional lokalisiert. Die Abheilungsphase dauert länger als bei einer Verbrennung I. Grades, jedoch kommt es auch hier zur völligen Rückbildung der Schäden. Bei der *Verbrennung III. Grades* entsteht eine Koagulationsnekrose der Epidermis und, je nach Einwirkungstiefe, auch des Koriums. Dabei zeigen sich weißliche, derbe, oft lederartige Areale, die charakteristischerweise schmerzlos sind. Da meist an den Rändern auch Areale I. und II. Grades vorhanden sind und die Unterscheidung von Grad II und Grad III infolge fließender Übergänge oft schwierig ist, kann eine endgültige Beurteilung des Grades frühestens nach 24 Stunden erfolgen. Verbrennungen III. Grades heilen stets mit teils atrophischen, teils hypertrophischen oder keloidartigen Narben ab.

Klinik:
Verbrennung I. Grades:
- schmerzhaftes Erythem
- Schwellung

Verbrennung II. Grades:
- schmerzhaftes Erythem
- Blasenbildung

Verbrennung III. Grades:
- weiße, schmerzlose Nekrose

Verbrennungskrankheit: Unter dem Begriff Verbrennungskrankheit werden alle Symptome zusammengefaßt, die bei ausgedehnten Verbrennungen (über 10%) auftreten. Je nach Ausdehnung handelt es sich dabei um einen potentiell lebensbedrohlichen Zustand. Infolge Gefäßerweiterung und Permeabilitätssteigerung kommt es zu Ödembildung und Anhäufung toxischer Stoffwechselprodukte, sowie zum reichlichen Flüssigkeitsverlust über die Wundflächen nach außen. Dies führt zum sogenannten *Verbrennungsschock* (hypovolämischer Schock). Dabei kommt es zu einer Senkung des onkotischen Druckes durch Verminderung des zirkulierenden Blutvolumens und zu hämodynamischer Insuffizienz. Metabolische Azidose, Hypoxie und Mikrothromben treten in den inneren Organen auf und können ohne entsprechende Therapie, insbesondere durch Nierenversagen, zum Tod führen.

Verbrennungskrankheit
potentiell lebensbedrohlich
Verbrennungsschock

Therapie: Diese richtet sich nach Ausdehnung und Grad der Verbrennung. Grundsätzlich sollten Kinder auch bei Verbrennungen unter 10% und Erwachsene bei Verbrennungen über 10% stationär behandelt werden. Bei *Verbrennungen I. Grades* empfiehlt sich sofortiges Abkühlen mit kaltem Wasser und kühle Umschläge. Ansonsten reicht die Anwendung blander kühlender Lokaltherapeutika; zur Vermeidung von entzündlichen Reaktionen können auch lokale Kortikosteroide angewendet werden.

Bei *Verbrennungen II. Grades* sollten die Brandblasen nicht eröffnet werden, um Sekundärinfektionen zu vermeiden. Schutzverbände mit fetthaltiger Gaze oder saugende Folien werden lokal aufgelegt. Antibiotikahaltige Externa sollten nur nach Erreger- und Resistenzbestimmung angewendet werden. Zur Verhinderung der Ödeme, besonders im Gesicht- und Genitalbereich, eignen sich lokale Kortikoidexterna.

Bei *Verbrennungen III. Grades* steht die Therapie des akuten *Verbrennungsschocks* im Vordergrund. Nach Bestimmung von Grad, Ausdehnung und Laborparametern besteht die Erstversorgung im Anlegen einer *Dauerinfusion*. Dabei gilt für die Berechnung der Infusionsmenge in den ersten 8 Stunden das Produkt von Ausdehnung (%) der Verbrennungsherde II. und III. Grades (berechnet nach der Neunerregel nach Wallace) mal Körpergewicht in ml. Die gleiche Menge wird in den folgenden 16 Stunden und in den darauf folgenden 24 Stunden verabreicht. In den ersten 8 Stunden kommen Glukose-Elektrolytlösungen, im weiteren Verlauf zunehmend

Therapie

Verbrennungen I. Grades:
- sofortiges Abkühlen
- kühlende Lokaltherapie

Verbrennung II. Grades:
- Blasen **nicht** eröffnen
- Schutzverband (Fettgaze)
- Kortikoidexterna bei Ödembildung (Gesicht, Genitale)

Verbrennung III. Grades:
- Therapie des Verbrennungsschocks (Dauerinfusion)

Infusionsmenge
Ausdehnung (%) mal Körpergewicht in ml für die ersten 8 Stunden, für die folgenden 16 und die folgenden 24 Stunden

Kolloide und Serum zum Einsatz. Hämatokritbestimmungen mehrmals am Tage sowie die genaue Messung der Harnausscheidung sind für Korrekturen der Infusionsmenge notwendig. Dazu kommt die Überwachung des Säure-Basen-Gleichgewichts, um bei Bedarf eine Azidosebehandlung mit Bikarbonat oder Trispufferlösungen zuzugeben.
Die Behandlung schwerer Verbrennungen sollte nach Möglichkeit in *Verbrennungszentren* mit multidisziplinären Einrichtungen erfolgen.
Die *Lokalbehandlung* der Verbrennungen III. Grades entspricht der Behandlung von Herden des II. Grades. Zunächst wird konservativ mit geschlossener Wundbehandlung vorgegangen, nach mehreren Tagen bis Wochen werden Nekroseherde auch chirurgisch abgetragen und mit Spalthaut gedeckt. Bei umschriebenen III.-gradigen Verbrennungen, wie z.B. nach Einwirkung von geschmolzenen Metallen, ist eine *Primärexzision* und plastisch-chirurgische Versorgung funktionell am besten.

Cave: Die Behandlung schwerer Verbrennungen (Verbrennungskrankheit) sollte in multidisziplinären **Verbrennungszentren** erfolgen
Lokaltherapie
- konservativ – später Nekrosenabtragung
- Spalthauttransplantation

Primärexzision

7.3.4 Verätzung (Cauterisatio)

Verätzung (Cauterisatio)

Unter einer Verätzung versteht man Gewebszerstörung durch Kontakt mit *exogenen chemischen Substanzen*. Art und Ausmaß wird von der chemischen Natur der Substanz, der Konzentration, der Einwirkungsdauer und dem Aggregatzustand bestimmt. Sie kommen meist als *Arbeits- oder Haushaltsunfälle*, aber auch als Artefakte vor. Sonderformen der Verätzung stellen die Einwirkung bestimmter Kampfgase dar.

Schweregrad wird bestimmt durch:
- chemische Natur der Substanz
- Konzentration
- Einwirkungsdauer
- Aggregatzustand

Säureverätzungen führen durch Eiweißfällung zur Koagulationsnekrose, wobei der entstehende Schorf ein weiteres Eindringen der Säure verhindert und damit den Schaden zumindest teilweise begrenzt. Auf unterschiedliche Reaktionen, die von der Art der einwirkenden Säure abhängen, kann in diesem Rahmen nicht näher eingegangen werden.

Säureverätzungen: Koagulationsnekrose

Verätzungen mit Laugen führen zu Kolliquationsnekrosen, die durch Auflösung von Proteinen unter Alkalialbuminatbildung eine weitere Ausbreitung des Schadens als bei Säureverätzungen zulassen. Die Schäden bleiben nicht nur auf den Einwirkungsort begrenzt, sondern wandern peripher und in die Tiefe fort.

Laugenverätzungen: Kolliquationsnekrose

Klinik: *Säureverätzungen* bilden einen scharf begrenzten, trockenen, pergamentartigen Schorf, dessen Farbe von der einwirkenden Säure abhängig ist. Unbehandelt wird dieser Schorf nach Wochen spontan abgestoßen und die Läsion heilt mit Narbenbildung ab. *Laugenverätzungen* bewirken unscharf begrenzte, weiche, gequollene oder gallertige Schorfe, die ebenfalls mit Narbenbildung abheilen. Allgemein ist die Narbenbildung nach Kolliquationsnekrosen stärker als nach Koagulationsnekrosen.
Bei ausgedehnten Verätzungen kann es durch Resorption der Substanzen zu *systemischer Toxizität* mit Organschädigungen kommen.

Klinik:
Säuren: scharf begrenzter, trockener Schorf
Laugen: unscharf begrenzter, weicher, gallertiger Schorf

Cave: systemische Toxizität durch Resorption!

Therapie: Als Sofortmaßnahme Abspülung und Verdünnung der ätzenden Substanz mit Wasser. Im übrigen hängt die Soforttherapie von der chemischen Natur der Substanz ab. Spätere Maßnahmen entsprechen der Routinetherapie von chronischen Ulzerationen mit Wundbehandlung oder chirurgischer Entfernung der nekrotischen Areale.

Therapie:
- Abspülung und Verdünnung mit Wasser
- Soforttherapie von Ätzsubstanz abhängig
- Spätere Maßnahmen wie Routinetherapie von Nekrosen und Ulzera

7.3.4.1 Hautschäden durch chemische Kampfstoffe

Hautschäden durch chemische Kampfstoffe

Die ätzende Wirkung von Kampfstoffen ist äußerst unterschiedlich und richtet sich, wie andere Verätzungen auch, nach der Substanz.

Schwefel-Lost: Schwefel-Lost wurde im 1. Weltkrieg als Gelbkreuzgas häufig eingesetzt. Bereits wenige Minuten nach dem Kontakt mit der Haut entsteht eine entzündliche Rötung, nach 4 bis 12 Stunden kommt es zur Blasenbildung. Nach Einreißen der Blasen bilden sich schmierig belegte, nekrotische Wundflächen mit schlechter Heilungstendenz. Wegen des äußerst raschen Eindringens des Kampfgiftes in den Organismus kommt es frühzeitig zu *Allgemeinsymptomen* mit Lungenödem und Kreislaufkollaps.

Schwefel-Lost

Stickstoff-Lost: Auch diese Substanz führt nach längerer Latenzzeit zu bul-

Stickstoff-Lost

lösen Erythemen; die systemischen Wirkungen sind mit denen von Schwefel-Lost weitgehend identisch.

Phosgenoxim

Phosgenoxim: Diese Substanz ist ein Vertreter der sogenannten Rotkreuzgase (Nesselstoffe). Bei Hautkontakt kommt es zu ähnlichen Veränderungen wie bei den Lost-Verbindungen, wobei aber die Latenzzeit noch kürzer ist. Die fatale Wirkung von Phosgenoxim beruht auf den schweren *Lungenschädigungen* durch Inhalation des Gases, die als Folge der Freisetzung von Salzsäure aus der Wirksubstanz entstehen.

8 Intoleranzreaktionen und allergisch bedingte Erkrankungen der Haut

B. M. Czarnetzki

Intoleranzreaktionen und allergische Hautkrankheiten

8.1 Pathomechanismen und Begriffsbestimmungen

Pathomechanismen/Begriffe

Die hier behandelte Krankheitsgruppe wird mittels immunologischer, nicht-immunologischer, biochemischer, direkt toxischer oder unbekannter Mechanismen auf Fremdsubstanzen ausgelöst.

Entzündungsreaktionen gegen Fremdsubstanzen aufgrund unterschiedlicher Basis

Die Fremdsubstanz erreicht die Haut entweder von außen her nach Überwindung der schwer durchdringbaren Hornschicht oder von innen her auf dem Wege der Blutbahnen (Abb. 8-1). Bei hohen Konzentrationen kann die von außen aufgebrachte Fremdsubstanz auch die dermalen Blutgefäße und die Zirkulation erreichen und eine Systemreaktion auslösen. Umgekehrt kann die Fremdsubstanz nach gastrointestinaler, inhalativer oder intravenöser Zufuhr vom Körperinnern her auf dem Wege der Zirkulation die Dermis und Epidermis erreichen. Dieser Weg ist bei generalisierten urtikariellen oder makulopapulösen Nahrungs- oder Arzneimittelexanthemen vorherrschend.

Die Zufuhr der Noxe oder des Antigens kann
- *transdermal (exogen)* (z. B. Kontaktekzem) oder
- *von innen her (endogen)* (z. B. Arzneimittelexantheme)

erfolgen

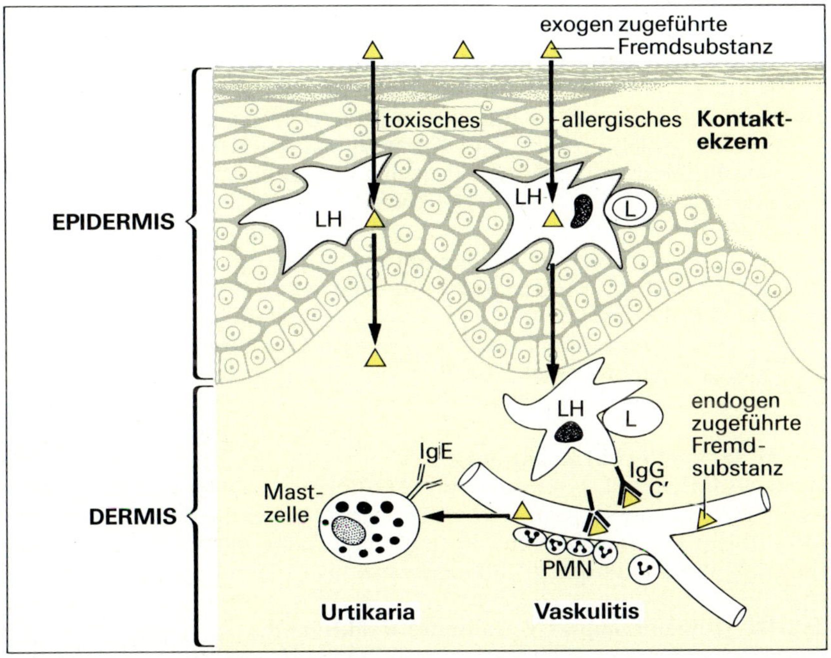

Abb. 8-1 Schematische Darstellung der beiden möglichen Zugangswege für Fremdsubstanzen zu den Zellen der Epidermis und Dermis. Gewöhnlich werden das Kontaktekzem transepidermal und Urtikaria sowie Vaskulitis auf endogenem Wege ausgelöst. LH = Langerhanszelle, L = Lymphozyt, PMN = neutrophiler Granulozyt

Immunologische Reaktionen implizieren einen spezifischen Erkennungsprozeß des Körpers

8.1.1 Immunologische Reaktionen

(s. auch Kap. 2.1.7)

Bei immunologischen Vorgängen handelt es sich immer um eine vom Körper als fremd erkannte Substanz (Antigen), die effizient durch einen spezifischen Erkennungsvorgang (Immunsystem) wieder eliminiert werden soll. Chemisch und strukturell nahe verwandte Antigene kann das Immunsystem bisweilen nicht voneinander unterscheiden, und es kommt zu sogenannten **Kreuzreaktionen.** Bei der Diagnose von immunologischen Reaktionen muß immer bedacht werden, daß die Sensibilisierungsphase mindestens 5 bis 7 Tage benötigt und es erst danach zu erkennbaren entzündlichen Veränderungen während der schnell ablaufenden Auslösungsphase kommt. Oft werden Substanzen auch jahrelang toleriert, bevor es zu einer Sensibilisierung kommt. Das *immunologische Gedächtnis* für das Antigen bleibt danach über viele Jahre hinweg in speziellen T-Lymphozyten erhalten und kann jederzeit bei Neukontakt mit dem Antigen eine spezifische Immunantwort auslösen. Art des Antigens, Umstände während der Sensibilisierung und die genetische Prädisposition des Individuums bestimmen, welche unterschiedlichen Mechanismen des Immunsystems sowohl während der Sensibilisierungs- wie auch der Auslösungsphase dominieren und so das pathologische Reaktionsmuster bestimmen. Die von Coombs und Gell ausgearbeitete Klassifikation bietet unter gewissen Vorbehalten eine gute Basis zum Verständnis dieser Vorgänge.

Kreuzreaktionen = Nichtunterscheidung chemisch ähnlicher Antigene durch das Immunsystem
Die Sensibilisierungsphase umfaßt die immunologischen Vorgänge bei der Ersterkennung des Antigens.
Gesamtdauer: 5–7 Tage
Immunologisches Gedächtnis: meist lebenslang
Auslösungsphase: bei erneutem oder andauerndem Antigenkontakt

8.1.2 Immunologische Reaktionstypen

Immunologische Reaktionstypen

Typ-I- (anaphylaktische) (Soforttyp-) Reaktionen
Voraussetzung für diese schnell ablaufende Reaktion ist die Bildung von spezifischen IgE-Antikörpern, die sich mit hoher Affinität an Gewebemastzellen und Blutbasophile binden und bei Antigenkontakt durch die Verbindung („bridging") zweier membrangebundener IgE-Moleküle Histamin und andere Mediatoren freisetzen. Bei sehr starken Reaktionen kann es zur Zellinfiltration und Komplementaktivierung und damit zur Verstärkung und zeitlichen Ausdehnung der akuten Reaktion kommen (IgE-vermittelte Spätreaktion). Die klassischen klinischen Manifestationen der Typ-I-Reaktionen sind Urtikaria und anaphylaktischer Schock. Latenzphase: Sekunden bis wenige Minuten.
Voraussetzung für die IgE-Produktion sind niedrigmolekulare Antigene (Pollen, Parasiten). Zudem besteht bei gewissen Personen eine genetische Prädisposition, auch *Atopie* genannt. Zum Atopiesyndrom gehören das allergische Asthma bronchiale, die allergische Rhinitis, das atopische Ekzem und einige wenige Urtikariasubtypen.

Typ I oder anaphylaktische Reaktion
Besonderheiten:
1. IgE-vermittelt
2. Mastzellen/Basophile als Effektorzellen
3. schneller Ablauf
4. seltene Spätreaktionen (Latenz: 6 Std.)
Prototyp: **Urtikaria**
Latenz: Sek. bis wenige Min.

Atopie = genetische Neigung zu Typ-I-Reaktionen
Krankheiten des Atopiesyndroms:
- allergisches Asthma
- allergische Rhinokonjunktivitis
- atopisches Ekzem
- einige wenige Urtikariasubtypen

Typ-II- (zytotoxische) Reaktionen
Bei diesem Reaktionstyp werden mit Antikörpern beladene Zielzellen entweder durch Komplementaktivierung oder durch zytotoxische Zellen zerstört. Beispiele sind Transfusionsreaktionen oder Arzneimittelüberempfindlichkeiten mit Purpura. Latenzphase: 6 bis 12 Stunden.

Typ II oder zytotoxische Reaktionen
Besonderheiten:
Antikörper- oder Komplement-vermittelte Zytotoxizität
Prototyp: **Transfusionsreaktionen**
Latenz: 6–12 Std.

Typ-III- (Immunkomplex-vermittelte) Reaktionen
Antigen und Antikörper (meistens IgG) bilden Komplexe, die sich im Gewebe ablagern, Komplement aktivieren und somit eine Entzündungsreaktion mit Gewebezerstörung induzieren. Beispiele: akute Glomerulonephritis, viele Arzneimittelreaktionen (Vaskulitis).
Latenzphase: 6 bis 12 Stunden.

Typ III oder Immunkomplexreaktionen
Besonderheiten:
durch Antigen/Antikörperkomplexe und Komplement vermittelt
Prototyp: **Vaskulitis**
Latenz: 6–12 Std.

Typ-IV- (zellvermittelte, verzögerte) Reaktionen
Diese Reaktion wird durch direkten Kontakt von Lymphozyten und Makrophagen bzw. dendritischen Zellen vermittelt, sie hält mehrere Tage an und ist histologisch durch mononukleäre Infiltrate gekennzeichnet. Beispiele sind das allergische Kontaktekzem und die Transplantatabstoßung.

Typ IV oder zellvermittelte, verzögerte Reaktionen
Besonderheiten:
durch Lymphozyten/Makrophagen Kontakt vermittelt

Latenzphase: ≥ 24 Stunden.

Mischformen, unklassifizierte Reaktionen
Die klassischen Reaktionstypen treten nur selten in reiner Form auf, und Mischformen sind eher die Regel.

Prototyp: **Kontaktekzem**
Latenz: ≥ 24 Std.

Mischformen – unklassifiziert
Komponenten aller 4 Reaktionstypen sind oft vermischt (z. B. Basophilen Überempfindlichkeitsreaktion)

8.1.3 Toxische Reaktionen

Toxische Reaktionen

durch direkte, gewebeschädigende Einwirkungen entstandene Entzündungsreaktionen

Hierbei handelt es sich um konzentrationsabhängige, obligat gewebeschädigende, nicht-immunologische Reaktionen. Eine Sensibilisierungsphase ist daher nicht nötig, und Reaktionen können schon beim ersten Kontakt ausgelöst werden. Vorgeschädigtes, entzündetes Gewebe oder trockene Haut erlauben ein besseres Eindringen der Substanzen und verstärken die Wirkung von Irritantien und Toxinen.
Je nach den chemischen Eigenschaften der toxischen Substanz kann es zur Zellyse oder auch nur zur Reizung der Zellen kommen. Entsprechend variiert die darauf folgende Art und Intensität der Entzündungsreaktion.
Eine Unterscheidung von toxischen oder immunologischen Auslösern ist vom klinischen Aspekt der Reaktion her allein meist schwierig. Toxische Reaktionen sind eher schmerzend als juckend und haben einen schnelleren Beginn und Verlauf, sind scharf begrenzt auf den Kontaktbereich und können Gewebenekrosen verursachen. Beim allergischen Kontaktekzem ist hingegen eine Crescendoreaktion (Maximum Tag 2 bis 3) typisch, und eine Sensibilisierung kann im Epikutantest nachgewiesen werden. Hohe Konzentrationen von Allergenen können jedoch zunächst auch toxisch sein, während ein Toxin auch nach längerem Kontakt sensibilisieren kann.

Unterscheidung von Immunreaktionen:
- schon bei Erstkontakt
- schmerzend oder brennend, nicht juckend
- schnelle Entstehung (auch Ablauf)
- scharf auf Kontaktstelle begrenzt
- in Extremform nekrotisch
- keine Crescendoreaktion

8.1.4 Pseudoallergische Reaktionen (Intoleranzen)

Pseudoallergische Reaktionen

Hierbei handelt es sich um Krankheiten, die klinisch von allergischen, bzw. immunologisch bedingten Reaktionen nicht unterscheidbar sind, die jedoch schon bei Erstkontakt mit der auslösenden Substanz und somit ohne vorhergehende Sensibilisierung entstehen können. Die Mechanismen sind meistens ungeklärt; bisweilen sind pharmakologische Wirkungen an der Zellmembran im Spiele.
Der Begriff der Pseudoallergie wird am häufigsten im Zusammenhang mit Typ-I-ähnlichen (anaphylaktoiden) klinischen Krankheitsbildern verwandt (Urtikaria, Anaphylaxie). Klassische Beispiele sind Reaktionen auf Histaminliberatoren, Aspirin oder Konservierungs- und Farbstoffe in Nahrungsmitteln.

= klinische Nachahmungen von Immunreaktionen;
- keine zugrundeliegende Allergie!
Mechanismen unbekannt

Pseudoallergie = meist synonym mit anaphylaktoiden Reaktionen
Auslöser: Aspirin, Histamin, Nahrungsmittelzusätze

8.1.5 Ekzemreaktionen

Ekzemreaktionen

Ekzeme umfassen eine heterogene Gruppe von Entzündungsreaktionen, die sich primär in der Epidermis abspielen und meist von heftigem Juckreiz begleitet sind. In einigen Sprachgebieten wird der Begriff Ekzem synonym mit dem Wort Dermatitis gebraucht.

= primär epidermale Entzündungsreaktionen mit heftigem Juckreiz

8.1.5.1 Klinische Stadien

Klinik:

Je nach Dauer und Intensität unterscheidet man unterschiedliche Stadien des Ekzems:
a) Am Beginn steht ein Erythem, dem
b) Ödem und Bläschenbildung in der Epidermis folgen (Abb. 8-2).
Bei Ausweitung und Intensivierung der Reaktion entstehen
c) Blasen und nässende Erosionen, die sich durch Ansammlung von Gewebeflüssigkeit und Leukozyten aufgrund der intensiven Entzündung oder wegen möglicher Superinfektionen zu Pusteln oder

- Erythem
- epidermales Ödem/Bläschen
- Blasen und Erosionen

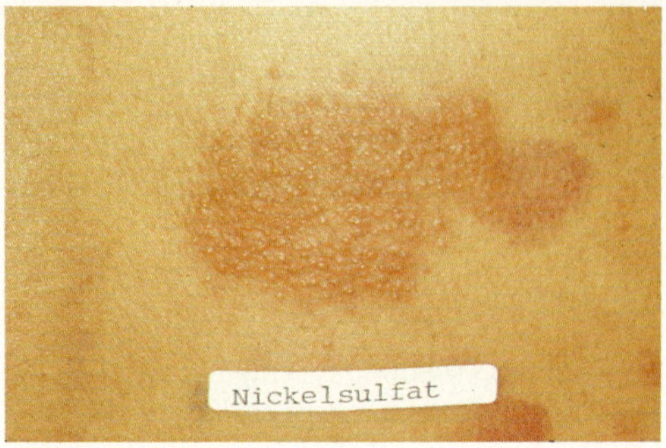

Abb. 8-2 Akutes Ekzem in einer Epikutanteststelle (Reaktionsgrad + +, siehe Tab. 8-3), mit typischen kleinen Papeln und Bläschen auf gerötetem Grund und als Streuherde auch auf gesunder Haut

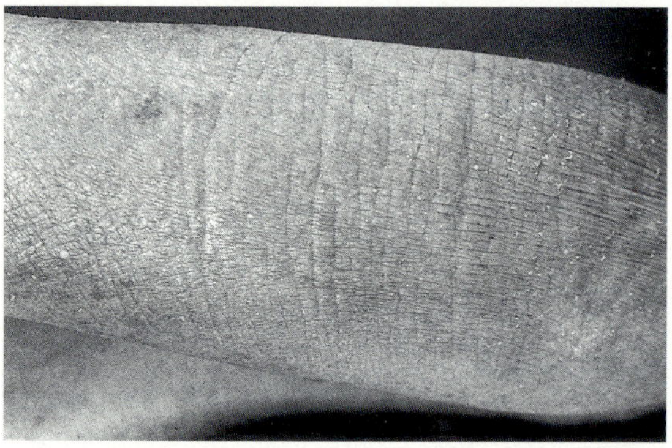

Abb. 8-3 Chronisches Ekzem mit livider Rötung, massivem Ödem, feiner Schuppung und einer Vergröberung der Hauttäfelung (Lichenifikation)

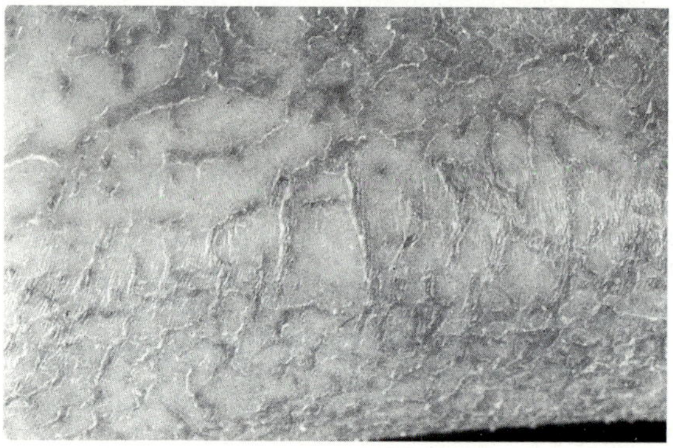

Abb. 8-4 Austrocknungsekzem, mit oberflächlichen, feinen Rissen und Schuppen

– Krusten

d) Krusten weiterentwickeln können.

Bei längerem Fortbestehen des auslösenden Reizes kommt es zu einer

– Schuppung und Lichenifikation

e) feinen oder groben Schuppung und zur Vergröberung der feinen Hautfalten durch die intensive Infiltration der Haut (Lichenifikation) (Abb. 8-3).

Aufgrund der mechanischen Schäden nach Kratzen und durch die Trokkenheit und mangelnde Geschmeidigkeit der Haut entstehen auch

– feine und tiefe Risse (Rhagaden)

f) unregelmäßige Erosionen (Eczéma craquelé) (Abb. 8-4), lineare Kratzspuren und tiefe Hautrisse (Rhagaden).

Klassifikation nach
1. Dauer und Intensität:
– akutes
– subakutes
– chronisches Ekzem

Klassifikation: Ekzeme werden aufgrund der Dauer und Intensität der Symptome in akute (siehe oben, a bis d, f), subakute und chronische Ekzeme (e und f) oder aufgrund des Zugangsweges der Auslöser (Tab. 8-1) in exogene oder endogene Ekzeme eingeteilt. Die Ursache eines endogenen

Tab. 8-1 Klassifikation der Ekzeme aufgrund des Zugangsweges des Antigens

Exogen ausgelöste Ekzeme	Endogene Ekzeme
allergisches Kontaktekzem toxisch/irritatives Ekzem atopisches Ekzem (bei exogenen Allergenen)	atopisches Ekzem* nummuläres Ekzem mikrobielles Ekzem* seborrhoisches Ekzem* dyshidrotisches Ekzem* Stauungsekzem* Exsikkationsekzem* Lichen simplex chronicus (Neurodermatitis)

* Ekzeme, bei denen auch exogene Faktoren auslösend oder aggravierend wirken können

Ekzems ist zumeist unklar, und exogene Faktoren wirken oft aggravierend auf schon bestehende Ekzeme.

Histologie: Feingeweblich wird das Ekzem durch folgende Merkmale charakterisiert: In den akuten Stadien fällt ein epidermales Ödem (Spongiose = interzelluläres Ödem) auf, das sich bei der Intensivierung zu Vesikeln und Blasen oder zur Ablösung ganzer Epidermisschichten (Erosionen) fortbilden kann. In der Dermis bestehen Gefäßerweiterungen, ebenfalls Ödeme, sowie perivaskuläre Infiltrate. Neutrophile Infiltratzellen in Epidermis und Dermis zu Beginn eines akuten Ekzems werden relativ schnell durch mononukleäre Zellen ersetzt.

Bei subakuten und chronischen Ekzemen tritt das Ödem in den Hintergrund. Statt dessen fällt eine Verdickung der Epidermis auf, wobei die ausgeprägte Hyperparakeratose und Akanthose in lichenifizierten Arealen die Differenzierung von einer Psoriasis schwierig machen kann.

2. Zugangsweg des Auslösers:
- exogenes
- endogenes Ekzem

Histologie
akutes Ekzem:
- epidermales und dermales Ödem
- Zellinfiltrate (Neutrophile, Lymphozyten)

subakutes und chronisches Ekzem:
- Hyperkeratose
- Akanthose
- lymphozytäre Infiltrate

8.2 Das Kontaktekzem

Epidemiologie: Kontaktekzeme treten zumeist im Rahmen des Berufslebens auf (20% aller Berufskrankheiten) und sind vorwiegend toxischer Natur (75%). Die Prävalenz in der Bevölkerung beträgt zwischen 1.5 und 5.4%, bei Risikogruppen wie Friseuren um 15%. Photoallergien sind relativ selten.

Kontaktekzem

Prävalenz: 1.5–5,4%
häufiger bei Friseuren, Maurern, Malern

8.2.1 Auslösende Faktoren

Die wichtigsten Auslöser von *toxischen Kontaktekzemen* sind Säuren und Basen, organische und anorganische Öle, organische Lösungsmittel (Terpentin), oxidierende und reduzierende Substanzen (Peroxide, Phenole) sowie pflanzliche Extrakte (Krotonöl). Hohe Konzentrationen lösen ein akut toxisches Ekzem aus. Unterschwellige, lang andauernde Expositionen bewirken dagegen eine Schädigung der Hautbarriere und verursachen ein *Irritations-* oder ein *toxisch degeneratives Ekzem,* insbesondere, wenn individuell prädisponierende Faktoren bestehen (z.B. Atopie) oder wenn die Haut mechanisch und durch häufigen Kontakt mit Wasser zusätzlich belastet wird (Hausfrauen, Friseure, Maurer, Mechaniker, Maler).

Kontaktallergien werden durch kleine, elektro- und/oder lipophile Moleküle (Haptene) ausgelöst, welche die Hornschichtbarriere leicht durchdringen und erst durch Verbindung mit einem körpereigenen Trägerprotein zum vollständigen Antigen werden. Häufigste Auslöser sind Metalle (Nikkel und Kobalt bei Frauen, Chromate bei Männern). Weitere wichtige Kontaktallergene sind in topischen Medikamenten enthalten (Salbengrundlagen wie Lanolin, Perubalsam, Konservierungsmittel wie Parabene

Toxische Ekzeme
Auslöser:
- Säuren
- Basen
- Öle
- Detergentien

Irritations- oder toxisch degenerative Ekzeme:
- durch unterschwellig einwirkende Toxine/Irritantien hervorgerufen

Allergisches Kontaktekzem
(Haptene + Trägerproteine der Haut)
Auslöser:
- Metalle
- Salben
- Gummi
- Farbstoffe
- Leder (Gerbstoffe)
- Pflanzliche Extrakte

Photokontaktekzem
(Allergen oder Toxin + UV Licht)
Auslöser:
- Medikamente
- pflanzliche Stoffe

und Formaldehyd, Wirkstoffe wie Antibiotika, Lokalanästhetika, Antihistaminika, selbst Glukokortikoide und Zusatzstoffe wie Duftstoffe). Häufige Kontaktallergene sind auch in Gummi (Thiurame), Farbstoffen (p-Phenylendiamin), Leder (Chromate), Pfanzen und exotischen Hölzern enthalten. *Photokontaktekzeme* können durch Allergene oder Toxine (z.B. Phenothiazine, halogenierte Salicylanalide, Sulfonamide, p-Aminobenzoesäure, pflanzliche Allergene, nicht-steroidale Antiphlogistika) nach Aktivierung durch Sonne oder künstliche Lichtquellen (315–400 nm) entstehen.

8.2.3 Klinische Manifestationen

Klinik:
Körperverteilung
- je nach auslösendem Kontakt

Photoallergien:
beachte Aussparung der Schattenbereiche

Die Morphe des Ekzems (siehe oben) unterscheidet sich je nach Körperregion, und das Verteilungsmuster birgt wichtige Hinweise auf die Art der Auslösung. Toxische Ekzeme sind häufig auf Hände und Unterarme beschränkt, während allergische Kontaktekzeme am gesamten Integument auftreten können (Abb. 8-5). Ekzeme um die Augen fallen durch Rötung und Schwellung auf (Abb. 8-7), Handekzeme des toxisch degenerativen Typs durch juckende Bläschen (Abb. 8-6) und feine Schuppen an den Fingerkanten und Handtellern und chronische Ekzeme der Handteller und Fußsohlen durch dicke Schuppen, Hyperkeratosen und Rhagaden. Photoallergische Ekzeme sind auf lichtexponierte Areale begrenzt und

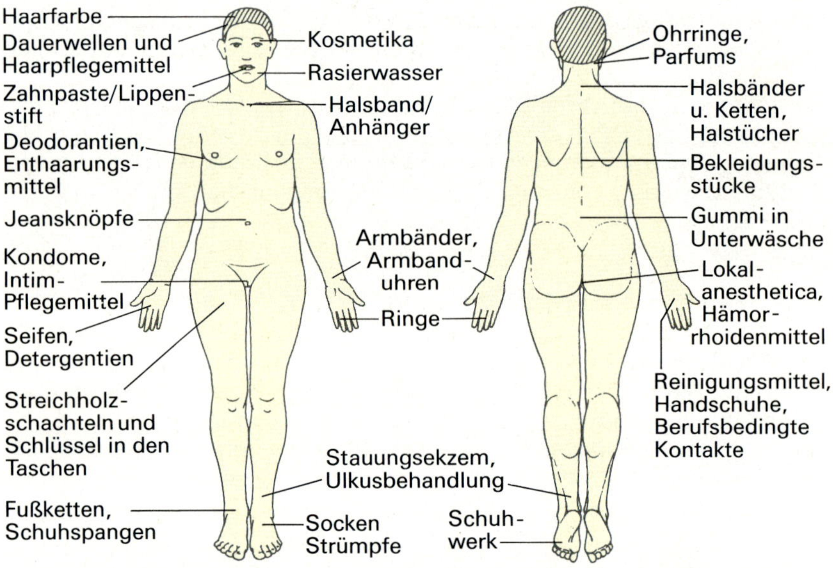

Abb. 8-5 Verteilungsmuster des allergischen Kontaktekzems am Körper nach Kontakt mit den typischen Auslösern in den jeweiligen Bereichen

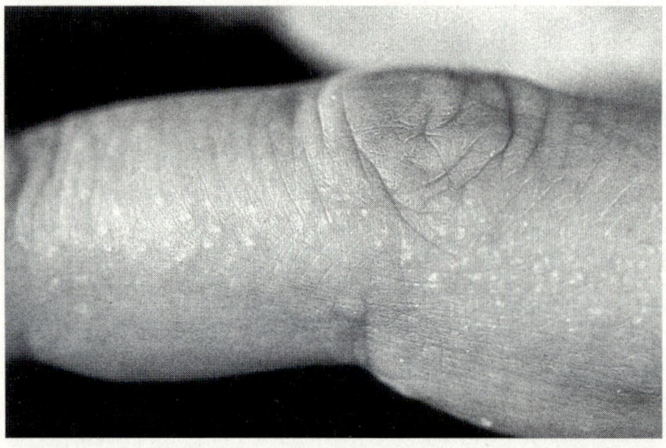

Abb. 8-6 Dyshidrotisches Ekzem, mit den typischen, heftig juckenden, kleinen Bläschen und Schuppen an den Fingerseitenkanten

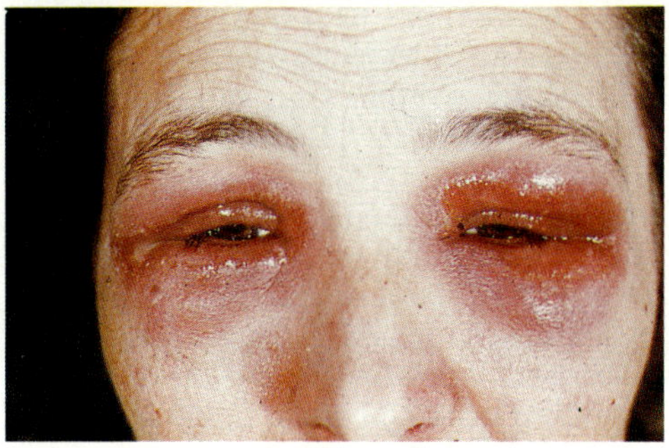

Abb. 8-7
Akutes allergisches Kontaktekzem in der Periorbitalregion mit massiver Schwellung, Rötung und Nässen

sparen Gesichtsschatten (Oberlippe, unter dem Kinn) und die durch Haare oder Kleidungsstücke bedeckten Körperteile aus. Die Reaktion tritt meistens innerhalb von 24 Stunden nach Sonneneinstrahlung auf. In seltenen Fällen kann das lichtempfindliche Ekzem auch nach Meidung der auslösenden Substanz über Monate und Jahre fortbestehen (persistierende Lichtreaktion).

Übersiedlungen durch bakterielle Keime (besonders bei nässenden Ekzemen), Epidermophyten (Hände und Füße) oder Hefepilze (Körperfalten bei Säuglingen und Diabetikern), seltener auch durch Viren, erschweren die Diagnose, den Verlauf und die Therapie aller Ekzemformen. Pusteln auf dem Boden eines Ekzems können allerdings auch nach okklusiver Salbenbehandlung, und nicht nur durch Infekte entstehen.

Komplikationen durch Übersiedlung mit Keimen

Diagnose: Zentraler Bestandteil der Diagnose ist eine sorgfältige **Anamnese** bezüglich Dauer und Art der Auslösung und des Verlaufs (Wochenenden, Ferien). Darauf folgt eine sorgfältige Untersuchung des Verteilungsmusters und der Morphe. **Differentialdiagnostisch** muß neben allen Ekzemtypen (Tab. 8-1) auch an ein Erysipel (gleichzeitiges Fieber!), an oberflächliche Tumoren wie den M. Bowen, den M. Paget oder das kutane T-Zell-Lymphom gedacht werden.

Diagnose:
- Anamnese
- Inspektion
- Epikutantestung

Differentialdiagnose:
- Erysipel
- oberflächliche Tumoren

Epikutantestungen: Die Diagnose einer Kontaktallergie und die Identifizierung der auslösenden Substanz erfolgt am zuverlässigsten durch den

Epikutantestungen
Ziel: Identifikation des Kontaktallergens

Tab. 8-2 Europäische Standardepikutantestserie nach den Empfehlungen der internationalen Kontaktdermatitisgruppe

Substanz	Testkonzentration (%)
Kaliumbichromat	0,5
p-Phenylendiamin	1,0
Thiurammischung	1,0
Neomyzin	20,0
Kobaltsulfat	1,0
Benzocain	5,0
Nickelsulfat	5,0
Quinolinmischung	6,0
Kolophonium	20,0
Parabene	15,0
Gummimischung	0,6
Wollwachs	30,0
Quecksilberbenzothiazole	2,0
Epoxydharz	1,0
Perubalsam	25,0
p-tert-Butylphenol	1,0
Karba-Mischung	3,0
Formaldehyd (wäßrig)	2,0
Parfümmischung	8,0
Dihydrochlorethyldiamin	1,0
Quaternium 15	1,0
Primin	0,01

Methoden:
- Applikation der Verdachtssubstanz (okklusiv, Konzentration im nicht-toxischen Bereich, Dauer 48 Std)
- Ablesung nach 30 Min, 72 + 96 Std

sogenannten Läppchentest. Dabei werden die Verdachtssubstanzen in nicht-toxischen Konzentrationen, meistens in Vaseline, auf ein Läppchen gebracht oder in eine Aluminiumkammer gegeben und unter Okklusion 48 Stunden lang auf das obere Drittel der normalen Rückenhaut oder den Oberarm geklebt. Die Auswahl der Substanzen erfolgt aufgrund der Anamnese. So gibt es neben der internationalen Standardserie (Tab. 8-2) mit den wichtigsten Kontaktallergenen auch Epikutantestblöcke für Maler, Bäcker, Unterschenkelekzeme, Kontakturtikaria sowie für Antibiotika-, Salben-, und Photokontaktallergien. Auswertung des Epikutantests erfolgt 30 Minuten sowie 72 und 96 Stunden nach Applikation des Pflasters. Gelegentlich, besonders bei Metallen und p-Phenylendiamin, treten die Reaktionen erst nach 7 bis 14 Tagen auf. 24/48/72/96 h

Photopatchtest:
- Methode wie oben, Testsubstanzen jedoch im Duplikat
- Bestrahlung eines der Duplikate nach 24 Std Okklusion

Bei Testungen auf **Photokontaktallergien** werden die Verdachtssubstanzen im Duplikat appliziert. Bei der einen Hälfte wird die Okklusion schon nach 24 Stunden beendet, und diese offenen Teststellen werden mit 5–10 J/cm² oder mit einer halben minimalen Erythemdosis bestrahlt. Nach weiteren 24 Stunden werden die restlichen Pflaster entfernt, und die Auswertung erfolgt wie bei der normalen Epikutantestung.

Kontakturtikaria
- Methode wie oben, Ablesung schon nach 1 + 6 Std

Fixe Arzneimittelexantheme:
Testung im Herd

Irritativ/toxische Ekzeme
Testung nur auf Hautempfindlichkeit

Zum Ausschluß einer **Kontakturtikaria** sollten die Testsubstanzen ebenfalls im Duplikat aufgebracht werden, die Auswertungen aber schon nach einer und nach 6 Stunden erfolgen. Bei Verdacht auf **fixe Arzneimittelekzeme** sollte die Testung im abgeheilten Krankheitsherd erfolgen.

Der Epikutantest ist zur Diagnose von **toxischen Kontaktekzemen** ungeeignet, weil auch Normalpersonen mehr oder weniger stark reagieren. Möglich ist allerdings eine Testung der Hautempfindlichkeit mit obligaten Irritantien wie Natriumlaurylsulfat oder Dimethylsulfoxid.

Probleme der Epikutantestungen:
- „angry back"
- Mitreaktionen benachbarter Areale
- anaphylaktische Reaktionen
- starke und lang anhaltende Lokalreaktionen
- Reaktivierung eines generalisierten Ekzems

Lokale Testreaktionen auf Allergene werden nach einer international anerkannten Skala (Tab. 8-3) ausgewertet. Probleme in der Interpretation ergeben sich bei gleichzeitig bestehenden ausgedehnten Ekzemen, weil unter diesen Umständen viele Teststellen unspezifisch mitreagieren (**„angry back"**). Starke Lokalreaktionen an Teststellen können ein generalisiertes Ekzem reaktivieren oder auch einzelne, nahe liegende Teststellen beeinflussen (daher sind 5 cm Abstand für einzelne Testareale erforderlich). Die klinische Relevanz einer positiven Testreaktion muß immer im Rahmen der Anamnese gewertet werden. Fragliche Testreaktionen sollten nach frühestens 6 Wochen und nach Abklingen der Ekzeme wiederholt werden. Sehr starke Lokalreaktionen können mit Kortikosteroiden behandelt werden. Bei Verdacht auf eine möglicherweise gleichzeitig bestehende Typ-I-Allergie, besonders bei Beta-Lactam Antibiotika, muß der Patient eine Stunde nach Auftragen der Substanzen zur Behandlung eines möglichen anaphylaktischen Schocks nachbeobachtet werden.

In-Vitro-Testverfahren
- nicht aussagekräftig

In-Vitro-Testverfahren: Da die meisten Kontaktallergene nur Haptene sind und erst in Verbindung mit Proteinen der Haut zu Allergenen werden, haben in-vitro-Testverfahren wie der Lymphozytentransformationstest im allgemeinen keinen diagnostischen Wert. Sie werden in Modifikationen nur bei besonderen wissenschaftlichen Fragestellungen eingesetzt.

Therapie:
- Vermeiden der Noxe
- Vermeiden aggravierender Faktoren
- Schutzhandschuhe
- Hautpflege
- Glukokortikoide
- Bäder und feuchte Umschläge bei nässenden Ekzemen

Therapie: Das wichtigste Therapieprinzip ist die Beseitigung bzw. das Vermeiden der auslösenden Substanz. Zudem sollten aggravierende Faktoren (häufiges Waschen mit Detergentien) vermieden werden. Schutzhandschuhe oder Schutzcremes („Marly Hand"), die eventuell auch Metalle chelie-

Tab. 8-3 Skala zur Auswertung der Testresultate bei Epikutantestungen

Beurteilung	Befund
–	normale Haut
+?	Erythem
+	Erythem, Ödem, kleine Papeln
+ +	Erythem, Ödem, Papeln, Vesikel
+ + +	massive Reaktion, mögliche Blasen und Streureaktion
IR	irritativ-toxische Reaktion

ren, sind zu empfehlen, obgleich letztere in ihrer Wirksamkeit umstritten sind. Wichtige Verhütungsmaßnahmen sind das häufige Pflegen der gefährdeten Haut mit blanden Salben oder Cremes, um die schützende Lipidbarriere zu verstärken.
Akute Kontaktallergien sprechen therapeutisch hervorragend auf Glukokortikoid-haltige Lotionen oder Cremes an. Bei weiter Ausdehnung kann auch kurzfristig eine systemische Glukokortikoidtherapie in schnell abfallenden Dosierungen erwogen werden. Nässende Ekzeme sprechen gut auf häufige Bäder oder feuchte Umschläge an. Bei chronischen Ekzemen sollten fetthaltige Glukokortikoidpräparationen in Abwechslung mit blanden Salben aufgetragen werden. Systemisch verabreichte Antihistaminika gegen den Juckreiz sind von fraglichem Nutzen.

8.3 Atopisches Ekzem

Atopisches Ekzem

Synonyme: Atopische Dermatitis, Neurodermitis, endogenes Ekzem.

Definition

⇦

Das atopische Ekzem ist eine sich oft schon im Kleinkindalter manifestierende, chronisch rezidivierende, stark juckende Ekzemerkrankung unbekannter Ursache, die sich meist im Rahmen des Atopiesyndroms (s. 8.1.2) vererbt.

Da die Krankheit jedoch in bezug auf klinische Merkmale, Verlauf, zugrundeliegende biochemische und immunologische Veränderungen und Vererbung sehr variiert, postulieren einige Autoren auch unterschiedliche zugrundeliegende Krankheiten (Tab. 8-4).

Tab. 8-4 Sonderformen des atopischen Ekzems

- normale IgE-Serumspiegel (20%)
- keine Anzeichen des Atopiesyndroms (30%)
- keine Familienanamnese des Atopiesyndroms (30%)
- gleichzeitig bestehende Ichthyosis vulgaris (1–6%)
- Nahrungsmittelallergien (5–10%)

Epidemiologie und Vererbung: Die Inzidenz der Krankheit wird in der kaukasischen Bevölkerung auf 1–5% geschätzt, bei Kleinkindern auf bis zu 20%. Die jüngst steigende Inzidenz in der industrialisierten Welt wird auf Umwelteinflüsse bei genetisch vorbelasteten Individuen zurückgeführt.
Bisher wurde eine polygene Vererbung vermutet, obgleich neuere Untersuchungen einen autosomal dominanten Erbgang mit Lokalisierung des verantwortlichen Gens auf Chromosom 11 postulieren.
Bei 70% der Patienten beginnt die Krankheit innerhalb der ersten zwei Lebensjahre. Ein Krankheitsbeginn im Erwachsenenalter ist selten. 75% der Patienten sind zur Zeit der Pubertät erscheinungsfrei.

Inzidenz: 1–5%, seit kurzem steigend

Vererbung:
polygen oder autosomal dominant

Verlauf:
Beginn meist ab 3. Lebensmonat
Abheilung meistens bis Pubertät

Pathogenese: Im Vordergrund stehen **immunologische Abweichungen,** nämlich erstens eine abnormale, teilweise defekte zelluläre Immunantwort, die sich auch durch erniedrigte Sensibilisierbarkeit auf gewisse Kontaktallergene und durch Neigung zu Hautinfektionen darstellt (Tab. 8-5; 8-6); und zweitens eine überschießend starke Immunantwort vom Soforttyp, die durch vielfach positive Hautteste im Epi- und Intrakutantest verifizierbar ist (Tab. 8-5; 8-6).
Diese beiden widersprüchlichen Aspekte könnten folgendermaßen erklärt werden: 1. durch eine Schwäche von T-Lymphozyten, welche klassische Typ-IV-Reaktionen vermitteln sowie 2. durch eine Überaktivität von T-Zellen, die für Typ-I-Reaktionen verantwortlich sind. Für die Bedeutung dieser T-Zellen spricht, daß Interferone die Il-4-induzierte IgE-Produktion inhibieren und das atopische Ekzem zur Abheilung bringen. Für die wesentliche Rolle der zellulären Immunität beim atopischen Ekzem spricht

Pathogenese
1. Immunologisch
- zahlreiche Abweichungen; am auffälligsten:
  - defekte zelluläre Immunreaktionen
  - überschießend starke IgE-vermittelte Reaktionen

Mögliche Erklärung durch die unterschiedlichen Aktivitäten von T-Lymphozyten

Der klinische Verlauf der Krankheit läßt auf eine Unreife des Immunsystems schließen auch die Beeinflussung der Krankheit durch Knochenmarkstransplantation, ihr Ansprechen auf immunsuppressive Therapie und ihre Verbindung mit anderen Immunkrankheiten. Weil sich sowohl die immunologischen

Tab. 8-5 Hinweise für eine Überfunktion der Typ-I-Reaktionen und eine erniedrigte Abwehr der zellulären Immunantwort

Typ-I-Reaktionen ↑	Typ-IV-Reaktionen ↓
spontane IgE-Produktion	DNCB-Sensibilisierung
polyklonale IgE-Produktion	In-vitro-Lymphozytentransformation
Hautreaktivität, Typ-I-Allergene	chronischer Verlauf von Dermatophyteninfekten
zirkulierende anti-Fcε-Antikörper	Abwehr von S. aureus und H. simplex
IgE-Rezeptoren, Makrophagen + Langerhanszellen	Monozyten Chemotaxis und Phagozytose
Histamin-releasing Faktor aus mononukleären Zellen	natürliche Killerlymphozyten

Tab. 8-6 Die wichtigsten Hauptkriterien und die fakultativen Symptome beim atopischen Ekzem. Bei Erfüllung von jeweils 3 Haupt- und 4 Nebenkriterien kann die Diagnose mit Sicherheit gestellt werden

Hauptkriterien

1. Juckreiz
2. Ekzem in typischer Morphe und Verteilung
3. chronischer und/oder rezidivierender Verlauf
4. persönliche oder Familienanamnese für Atopie

Nebenkriterien

a) Objektive klinische Symptome
   1. Ichthyosis vulgaris, Keratosis pilaris, Vertiefung der Handlinien
   2. Hand- und Fußekzeme (Dyshidrosis, „atopic winterfeet")
   3. Mamillen- und Lippenekzeme, Pityriasis alba, Faltenbildung am seitlichen Hals
   4. perifollikuläre Betonung des Ekzems
   5. Milchschorf im Kleinkindalter

b) Subjektive klinische Symptome
   1. Juckreiz beim Schwitzen
   2. Unverträglichkeit von Wolle und Fettlösungsmitteln

c) Immunologische Abweichungen – Typ I
   1. erhöhte IgE-Serumspiegel (polyklonal)
   2. erhöhte Hautreaktionen bei Prick- und Intrakutantestungen
   3. Nahrungsmittelintoleranzen

d) Immunologische Abweichungen – Typ IV
   1. Neigung zu Hautinfektionen (bes. Staph. aureus und Herpes simplex)
   2. erniedrigte Sensibilisierbarkeit auf potente Kontaktallergene wie DNCB oder Rhus

e) Funktionelle Anomalien
   1. zentrale Gesichtsblässe oder Gesichtserytheme
   2. Schweißausbrüche
   3. weißer Dermographismus
   4. Verschlimmerung durch emotionelle und äußerliche Einflüsse
   5. fehlende oder abgeschwächte Rachen- und Kornealreflexe

f) Anomalien des Auges und seiner Umgebung
   1. rezidivierende Konjunktivitis
   2. infraorbitale doppelte Lidfalte (Dennie-Morgan-Falte)
   3. Keratokonus
   4. anteriore und/oder posteriore subkapsuläre Katarakte
   5. periorbitale Pigmentierung

Veränderungen (Tab. 8-5) wie auch das klinische Bild des atopischen Ekzems generell mit der Zeit verbessern, handelt es sich wahrscheinlich am ehesten um eine genetisch bedingte Überreaktivität der Typ-I-Reaktion, die sich allmählich wieder normalisiert.

Neurovegetative Störungen auf der Basis einer Schwäche des cAMP Systems nach Einwirkung beta-adrenerger Reize (Szentivanyi) sind nie bewiesen worden. Für die veränderte Reaktivität auf beta-adrenerge und cholinerge Reize sprechen der weiße Dermographismus und die paradoxe Schweißreaktion auf intrakutane Cholinergika. Erhöhte Serumspiegel der Phosphodiesterase bzw. erniedrigte cAMP-Spiegel würden in der Tat die Überproduktion von IgE, Interleukin 1 und Histamin-Releasing-Faktor und damit auch die verstärkte spontane und stimulierte Freisetzung von Histamin (↑ releasability) und die T-Zell-Defekte erklären.

2. Neurovegetative Störungen
- veränderte Reaktivität auf beta-adrenerge und cholinerge Reize
- erniedrigte cAMP Spiegel

Epidermale *Lipiddefekte* (6-Desaturasemangel zur Produktion von Metaboliten der Linol- und der Alpha-Linolensäure) wurden schon in den 30iger Jahren beobachtet und könnten sowohl die defekte Lipidbarriere und die trockene Haut wie auch die überschießenden Entzündungsreaktionen erklären.

3. Lipiddefekte
- sie könnten die schlechte epidermale Lipidbarriere und
- die überschießenden Entzündungsreaktionen erklären

Klinik: Wegen der heterogenen Natur der Krankheit teilt man die klinischen Manifestationen des atopischen Ekzems in Hauptmerkmale und weniger konstante Nebenmerkmale ein (Tab. 8-6). Die Krankheit unterscheidet sich auch je nach Alter und Rassenzugehörigkeit des Patienten und verläuft meist schubhaft, mit nächtlichen Juckkrisen und zwanghaften Kratzanfällen, von deren Intensität die Kratzspuren und die Glanznägel Zeugnis ablegen. Neben Extremvarianten (Erythrodermie) bestehen auch Minimalvarianten, z.B. Fingerkuppen- oder Fußekzeme (atopic winter feet). Bakterielle Superinfektionen sind im Kindesalter häufig. Im allgemeinen verläuft die Krankheit nach folgendem Muster:

Klinik
kennzeichnend sind (Tab. 8-6)
- 4 Hauptmerkmale
- viele Nebenmerkmale

Im *Kleinkindalter (0–2 Jahre)* beginnt die Krankheit meist innerhalb der ersten Lebensmonate in Form von akuten, nässenden und verkrusteten Ekzemen. Prädilektionsstellen sind die konvexen Gesichts- und Körperbereiche, d.h. Stirn, Kinn, Wangen und Rumpf (Abb. 8-8; 8-9). Wegen der Farbe der Krusten am behaarten Kopf und im Gesicht spricht man im Volksmund auch vom Milchschorf. Die Ekzeme am Rumpf sind oft nummulär.

Verlauf
Kleinkindalter:
- akute, nässende Ekzeme
- in konvexen Körperbereichen
- Rumpf: meist nummuläre Ekzeme

Im *Kindesalter* verlagert sich die Verteilung der Ekzeme auf die konkaven Körperregionen, mit Betonung der Körperfalten (Abb. 8-9). Im Schulalter sind oft auch die Handrücken befallen. Das Ekzem ist von seiner Morphe her eher subakut oder chronisch und von Kratzspuren durchsetzt. Bei akuten Schüben pfropfen sich frische Ekzeme auf die chronisch entzündete Haut auf.

Kindesalter:
- subakute und chronische, juckende Ekzeme
- in großen Beugen

Im *Erwachsenenalter* sind die Ekzeme eher lichenifiziert und mit prominenten, harten Prurigoknötchen durchsetzt. Nummuläre Formen dominieren (Abb. 8-10). Viele Faktoren können das Krankheitsbild verschlimmern oder neue Schübe hervorrufen (Tab. 8-7).

Erwachsenenalter:
- lichenifiziert,
- oft Prurigoknötchen
- meist nummulär

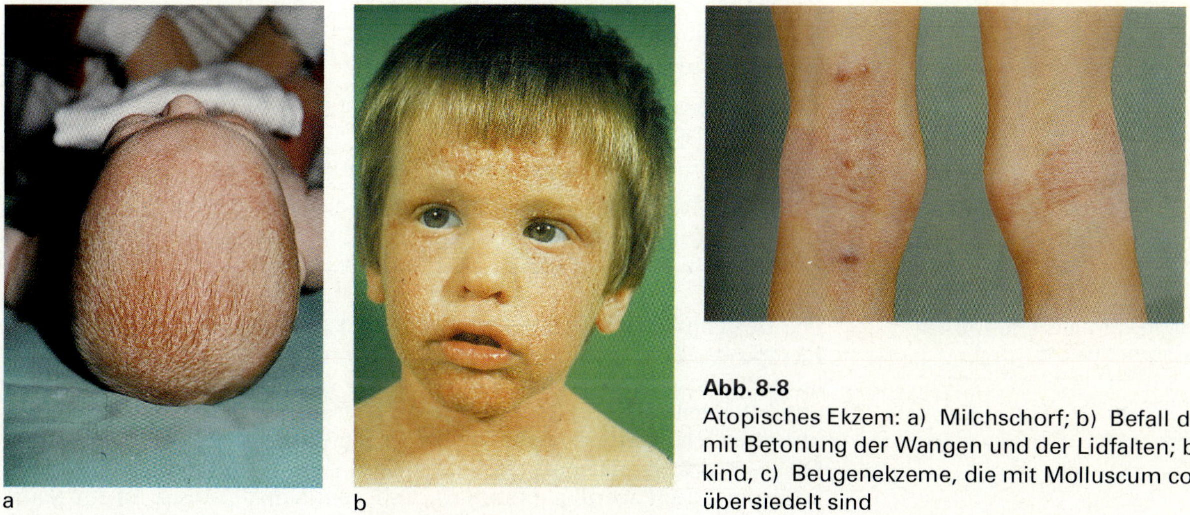

a b c

Abb. 8-8
Atopisches Ekzem: a) Milchschorf; b) Befall des Gesichtes, mit Betonung der Wangen und der Lidfalten; bei einem Kleinkind, c) Beugenekzeme, die mit Molluscum contagiosum übersiedelt sind

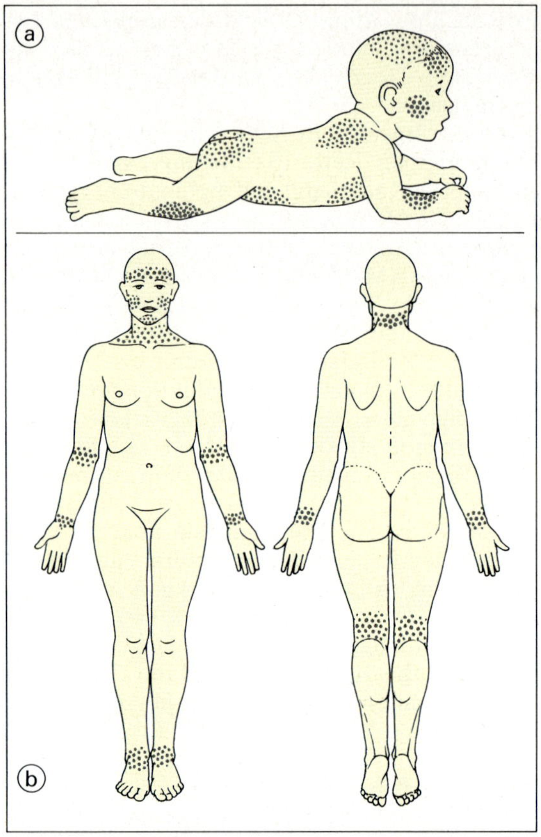

Abb. 8-9 Typisches Verteilungsmuster des atopischen Ekzems auf dem Körper im Säuglingsalter (a) und im Kinder- und Erwachsenenalter (b)

Tab. 8-7 Aggravierende Faktoren beim atopischen Ekzem

- Starkes Schwitzen (psychischer und körperlicher Streß, Hitze, Fieber, Okklusion durch Salben oder Kleidungsstücke)
- Allergenexposition (eiweißreiche Nahrung mit Eiern, Kuhmilch im Säuglingsalter, später Pollen-, Schimmelpilz oder Milbenkontakt)
- Trockene, empfindliche Haut (genetisch bedingt oder durch häufiges Waschen)
- Kontakt mit Detergentien
- Feuchtes, allergenreiches Klima
- Wintermonate
- Kleidungsstücke aus Wolle oder Synthetik
- Starke Gewürze, Zitrusfrüchte, Alkohol, Nahrungsmittelzusätze wie Farb- und Konservierungsstoffe
- Prämenstrueller Streß (bei einem Drittel)
- Schwangerschaft (bei zwei Dritteln, selten auch Besserung)
- Superinfektionen

Aggravierende Faktoren: siehe Tab. 8-7
cave: Eczema herpeticatum

Die Besiedlung der Ekzeme mit S. aureus korreliert mit der Schwere des Ekzems und beträgt bis zu 93%. Ekzeme werden auch leicht mit H. simplex infiziert und präsentieren sich dann als das gefürchtete *Eczema herpeticatum.* Warzenviren und Molluskenviren sowie Pityrosporon orbiculare pfropfen sich ebenfalls bevorzugt auf Ekzeme auf.

Diagnose: Für die Diagnosestellung sollten 3 der Haupt- und 4 der Nebenkriterien erfüllt werden (Tab. 8-6). Differentialdiagnostisch ist im Säug-

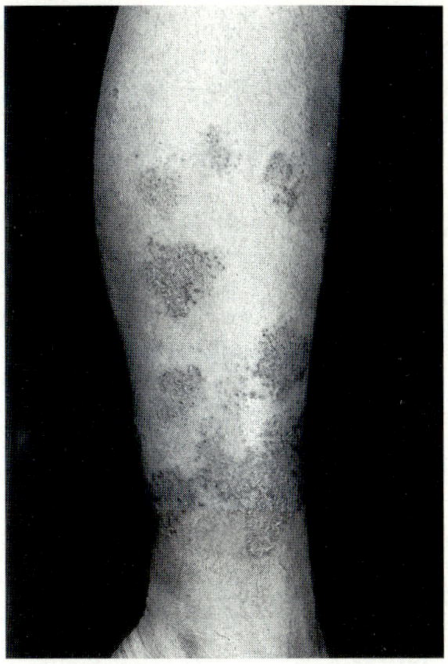

Abb. 8-10
Nummuläre Ekzemherde unterschiedlicher Größe am Unterschenkel, die zum Teil konfluieren

lingsalter an ein seborrhoisches Ekzem zu denken. Ein Beginn der Krankheit vor dem 3. Lebensmonat, ein Befall der großen Beugen und eine negative Atopieanamnese sind hilfreiche Unterscheidungsmerkmale. Krankheiten wie die Ataxia teleangiektatica, die Histiocytosis X, das Wiskott-Aldrich-Syndrom, das Nethertonsyndrom, die Acrodermatitis enteropathica, die Phenylketonurie und die Skabies müssen aufgrund assoziierter Faktoren ausgeschlossen werden.

Therapie: Die Lokalbehandlung des atopischen Ekzems unterscheidet sich prinzipiell nicht von der des Kontaktekzems. Wegen des grundlegend chronischen Krankheitsbildes und der Vielfalt der aggravierenden Faktoren sollten jedoch die folgenden Aspekte berücksichtigt werden.

- Obgleich die klinische Bedeutung der vielfach positiven Pricktestreaktionen auf diverse Allergene umstritten ist, gibt es klare Hinweise, daß im Hauttest stark positive Allergene eine auslösende oder aggravierende Funktion haben können und vermieden werden sollten. Im Säuglingsalter sind tierische Eiweiße am wichtigsten, im jugendlichen Alter Inhalationsallergene (Pollen, Hausstaubmilbe, Tierhaare und Federn), selten jedoch Nahrungsmittelallergene ($\leq 10\%$). Wenn Schwangere und stillende Mütter mit Atopie tierische Eiweiße vermeiden, wird die Inzidenz des atopischen Ekzems bei den Säuglingen signifikant reduziert. Die klinische Bedeutung von Nahrungsmittelallergenen, Nahrungsmittelzusatzstoffen und Zitrusfrüchten sollte immer erst durch eine Auslaßdiät bewiesen werden.
- Ein trockenes, warmes, aber nicht heißes Klima bekommt Ekzempatienten gut. Sowohl im häuslichen wie auch im beruflichen Milieu sollte für eine allergenarme (keine Federbetten und Kissen, keine Plüschmöbel), psychisch wenig belastende Umgebung gesorgt werden. Ferien in allergenarmen Regionen (Hochgebirge, Nordseeinseln) sind oft hilfreich.
- Wichtig sowohl für die Prävention wie auch für die Behandlung der befallenen Haut ist der häufige Gebrauch pflegender, fettender Cremes. Seit kurzem wird auch die hochdosierte Einnahme von γ-Linolensäure zur Normalisierung der Lipiddefekte empfohlen.
- Seit die Nebenwirkungen langfristig angewandter topischer Kortikosteroide bekannt sind, tendiert man eher zum intermittierenden Gebrauch dieser Substanzen zur Zeit von akuten Schüben. Dabei sollte sich die Wahl des topischen Kortikosteroids nach der Intensität und Lokalisation des Ekzems richten (im Gesicht nur schwache Steroide anwenden). Bei sehr schweren Schüben kann man kurzfristig ein systemisches Kortikosteroid verabreichen. Zwischendurch und während der kortikosteroidfreien Intervalle sollten die Patienten zum Gebrauch von fettenden Cremes angehalten werden.

Nach heutigem Wissen und unter fachgemäßer Anwendung sind Teerpräparate, Ichthyol oder Anilinfarbstoffe (Gentianaviolett) aufgrund hundert-

Diagnose:
Erfüllung von je
- 3 Hauptkriterien
- 4 Nebenkriterien (s. Tab. 8-6)

Differentialdiagnose:
- seborrhoisches Ekzem
- angeborene Immundefekte mit Ekzemen
- Histiocytosis X,
- Skabies

Therapie:
1. Vermeiden der Auslöser:
- Allergene in Nahrung und Umwelt
- Nahrungsmittelzusatzstoffe und Zitrusfrüchte

2. Milieuveränderungen:
- trockenes, warmes, staubarmes Milieu

3. Hautpflege:
- häufiges Fetten

4. Medikamentöse Behandlung:
- Glukokortikosteroide, lokal, selten systemisch,
- nur intermittierend, während Schüben
- Teere (Tumenol, Liquor carbonis detergens)

- Ichthyol
- Farbstoffe (Gentianaviolett)
- UVB, PUVA
- Antibiotika
- Immunmodulantien
- Antihistaminika (nicht sehr effektiv)

jähriger Erfahrung nicht schädlich, mäßig effektiv und trotz ihrer kosmetischen Beeinträchtigung gut geeignet zu mehrwöchigen Behandlungen, besonders auf steroidgeschädigter Haut. Eine Phototherapie (UVA, UVB) kann wegen ihrer antientzündlichen und immunsuppressiven Wirkung nützlich sein (Hitzestau vermeiden!). Antibiotika, antivirale Mittel oder Antimykotika sollten je nach Indikation zur Behandlung der Superinfektionen lokal und systemisch eingesetzt werden. Immunmodulantien (Cyclosporin A, Interferon) sind nur bei sehr schweren Ekzemen indiziert. Retinoide aggravieren das atopische Ekzem.
Der quälende Juckreiz beim atopischen Ekzem spricht nur schlecht auf Antihistaminika an. Auch eine Psychotherapie ist nur von zweifelhaftem Wert, wenngleich Sedativa Erleichterung verschaffen.

Weitere Ekzemtypen

Das seborrhoische Ekzem

Definition
⇨

Inzidenz: 2–5%
Häufigkeitsgipfel:
Säuglingsalter und frühes Erwachsenenalter

Pathogenese: unbekannt
mögliche Faktoren:
- Talgdrüsenüberaktivität
- Hormone
- Besiedlung mit Pityrosporon ovale

Klinik:
fleckige oder konfluierende, gelb-rot schuppende Ekzemherde

8.4 Weitere Ekzemtypen

8.4.1 Seborrhoisches Ekzem

Ein chronisch oder subakut rezidivierendes Ekzem unbekannter Ursache mit Prädilektion für die seborrhoischen Areale.

Ungefähr 2–5% der Gesamtbevölkerung sind befallen, Männer häufiger als Frauen, Aids-Patienten bis zu 46%. Oft besteht eine genetische Vorbelastung. Die Krankheit tritt zu jedem Lebensalter auf, mit besonderer Häufung im Säuglingsalter und zwischen 18 bis 40 Jahren. Sie verschlimmert sich meist im Winter.
Pathogenetisch wird eine allerdings nicht obligate erhöhte Talgdrüsenaktivität diskutiert. Dazu paßt die oft beobachtete perifollikuläre Entstehung der Effloreszenzen und die Häufung bei erhöhter Talgdrüsenaktivität (Säuglingsalter, Pubertät, M. Parkinson, Hirntumoren, Streß). Unterschwellige Infektionen der Haarfollikel mit Pityrosporon ovale und mütterliche Hormone im Säuglingsalter werden ebenfalls als pathogenetische Faktoren diskutiert.
Bei milderen Formen stellt sich das seborrhoische Ekzem bevorzugt perifollikulär dar, bei stärkerer Ausprägung herdförmig oder konfluierend, mit Bevorzugung der seborrhoischen Areale (Abb. 8-11 a). Die Ekzeme können auch unter okklusiver Kleidung und bei korpulenten Patienten unter

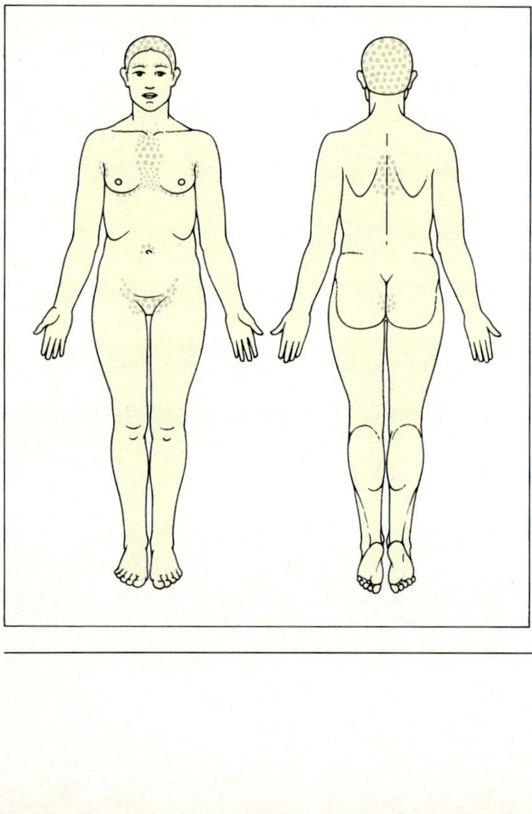

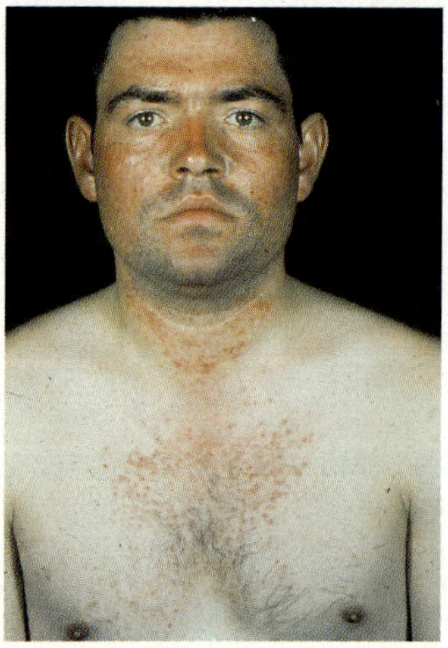

Abb. 8-11
Charakteristische Verteilungsmuster für Prädilektionsstellen des seborrhoischen Ekzems

Fettfalten entstehen. Die einzelnen Herde jucken nicht oder nur selten, sind gelbrötlich, mit einer pityriasiformen, fettigen Schuppung, meist scharf begrenzt und symmetrisch.
Im *Säuglingsalter* entsteht das seborrhoische Ekzem oft schon im 1. Lebensmonat, meist jedoch zwischen 6 bis 8 Wochen, und bevorzugt am behaarten Kopf (Gneis) (Abb. 8-8a). Der restliche Körper ist fleckig und unterschiedlich stark befallen, mit Maximalbefall im Sinne einer Erythrodermie (M. Leiner). Beim M. Leiner sind auch Defekte der Leukozytenfunktion und des C5 beobachtet worden. Abheilung erfolgt meist innerhalb von 3 Monaten.
Im *Erwachsenenalter* setzt die Krankheit allmählich ein, mit Betonung des behaarten Kopfes, der Augenbrauen und der Wasolabialfalte. Sonderformen sind die Erythrodermie, ein stark schuppender Befall der Kopfhaut (Tinea amiantacea), eine Blepharitis und eine Otitis externa. Die Psoriasis kann sich auf ein seborrhoisches Ekzem aufpfropfen (Köbner Phenomen).
Die **Diagnose** wird aufgrund des Krankheitsbeginns, des Verteilungsmusters und der Morphe der einzelnen Herde gestellt. Bei schwierigen Fällen (Erythrodermie, Säuglingsform) sind die fehlende Familienanamnese für Atopie und normale IgE-Spiegel und Eosinophilenzahlen hilfreich.
Differentialdiagnostisch sind eine Pityriasis rosea, Pilzinfektionen, eine Psoriasis und eine Lues II auszuschließen.
Therapeutisch wird das seborrhoische Ekzem primär lokal am behaarten Kopf mit Teeren (antientzündlich), Selensulfid oder Salizylaten (zur Abschuppung) angegangen. Kortikosteroide, Antimykotika (gegen P. ovale) und, im Falle von Superinfektionen, Antibiotika sind für die lokale und selten auch die systemische Therapie indiziert. Bei Säuglingen können neben milden antiseborrhoischen Shampoos topische Kortikosteroide und eine 2–3%ige Lösung von Salizylsäure in Oleum arachidis angewandt werden.

Lokalisation:
seborrhoische Areale

Säuglingsalter:
- schon im 1. Monat
- Betonung des behaarten Kopfes (Gneis)
- mögliche Erythrodermie (M. Leiner)
- schnelle Abheilung

Erwachsenenalter:
- chronisch rezidivierend
- Betonung des behaarten Kopfes
- selten Erythrodermie

Diagnose:
- klinisch

Differentialdiagnose:
Pityriasis rosea, Tinea, Psoriasis, Lues II

Therapie (Shampoo und Lotionen):
- Teere
- Selensulfid
- Salizylate
- Antimykotika
- Glukokortikoide

8.4.2 Mikrobielles Ekzem (einschließlich Windeldermatitis)

Das mikrobielle Ekzem

Ein chronisches, meist nässendes, mazerierendes, symmetrisch verteiltes Ekzem mit Prädilektion für Areale, die eine Keimbesiedlung favorisieren.

Definition: ⇐

Als **Auslöser** werden der Infekt selber oder eine Immunreaktion gegen Mikrobenbestandteile impliziert. Irritative Faktoren (Urin- und Fäkalreste, eitrige Exsudate, Durchfälle), Wärmestau durch Kleider, feuchtes Klima oder Adipositas, Lymphstau, Detergentien in Windeln, Diabetes und Marasmus begünstigen die Entstehung.
Mikrobielle Ekzeme sind zumeist mit Bacillus ammoniagenes (Windeldermatitis), aber auch mit B. proteus, E. coli oder S. aureus besiedelt. Candida-

Pathogenese:
- Infekte
- Immunreaktionen auf Mikroben
- aggravierende Faktoren

Klinik:
Besiedlung mit
- B. ammoniagenes
- C. albicans (Streuherde!)

Lokalisierung:
um durch eitrige, seröse oder fäkale Sekrete oder durch Speichel, Stauungsödeme oder Okklusion (Windeln) belastete Haut

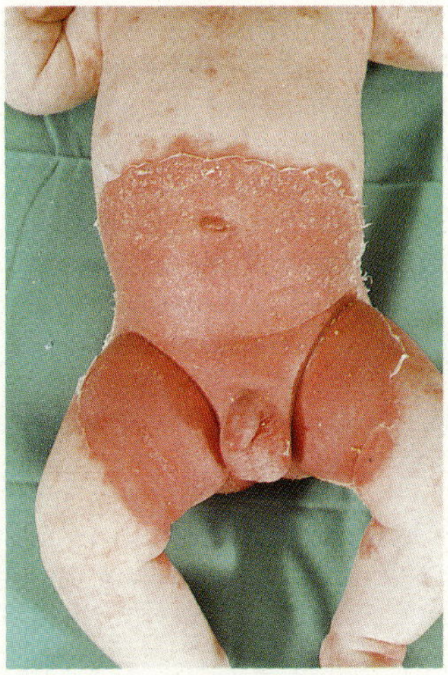

Abb. 8-12
Ausgedehntes Windelekzem, mit Streuherden außerhalb des Windelbereiches in der normalem Haut

Diagnose:
Klinisch
Differentialdiagnose:
andere Ekzeme
Histiozytosis X bei Säuglingen
Therapie:
- Milieuveränderung der befallenen Haut
- Antibiotika
- Glukokortikoide
- Antimykotika

besiedlungen (80% bei Windelekzemen) kann man an punktartigen Streuherden in normalen Hautarealen außerhalb des Ekzemherdes erkennen (Abb. 8-12). Windelekzeme bei männlichen Säuglingen können Ulzera der Glans und der Urethra verursachen. Mikrobielle Ekzeme stellen sich insbesondere um Ulzera, Stomata, Fistelöffnungen, perianal, in Mundwinkeln (Perlèche), bei Lymphstau an Unterschenkeln und unter Windeln dar. Lokalisation und Entstehungsumstände machen die **Diagnose** meist offensichtlich. **Differentialdiagnostisch** sollte besonders bei Windelekzemen an eine zugrundeliegende atopische oder seborrhoische Dermatitis, eine infantile Psoriasis oder an eine Histiozytosis X gedacht werden. Unterschenkelekzeme werden oft durch Kontaktekzeme kompliziert.
Wichtigstes Therapieprinzip: Beseitigung der aggravierenden und auslösenden Faktoren. Antibiotika und Steroide können zur Lokaltherapie verwendet werden. Bei Windelekzemen sind häufiges Windelwechseln, Trocknen des Areals und die Anwendung von Pasten und Lokalmykotika indiziert.

Nummuläres Ekzem

Definition ⇨

8.4.3 Nummuläres Ekzem

> Eine multifaktorielle Ekzemerkrankung, die durch chronisch rezidivierende, symmetrisch angeordnete, münzgroße Herde charakterisiert ist (Abb. 8-10).

Pathogenese:
unbekannt
Klinik:
- akute bis chronische, fleckige Ekzeme
- Beginn of perifollikulär
- Prädilektion der Extremitäten

Diagnose:
durch Inspektion
Differentialdiagnose:
andere Ekzeme
Therapie:
wie andere Ekzeme; insbesondere:
- Antibiotika
- Fokussanierung

Pathogenetisch wird eine Autosensibilisierung gegen Keimfoci vermutet. Klinisch variieren die Ekzemherde zwischen akut vesikulierenden, subakut squamopustulösen und chronischen, psoriasiformen Erscheinungsbildern, mit Betonung der perifollikulären Bereiche. Prädilektionsstellen sind die Unterschenkel- und Unterarmstreckseiten, seltener der Rumpf.
Die typischen münzgroßen Herde sind diagnostisch für diesen Ekzemtyp. **Differentialdiagnostisch** muß an Dermatophytosen, Psoriasis, Kontaktekzeme, ein atopisches Ekzem und ein Exsikkationsekzem gedacht werden. Das nummuläre Ekzem ist relativ therapieresistent. Falls ein Infektfokus zugrundeliegt, sollte dieser saniert werden. Therapieversuche sollten nach den allgemeinen Prinzipien der Ekzembehandlung unternommen werden, einschließlich einer Antibiotikatherapie.

Dyshidrotisches Ekzem

Definition ⇨

8.4.4 Dyshidrotisches Ekzem

> Ein polyätiologischer, chronisch rezidivierender, bilateral symmetrischer, juckender, bläschen-bildender Ausschlag der Hände und Füße.

Epidemiologie:
unbekannt

Pathogenese:
unbekannt; polyätiologisch
(der Name ist ein Misnomen)

Die Krankheit tritt am häufigsten im jungen Erwachsenenalter (20 bis 30 Jahre) und 4 mal häufiger bei Frauen auf. Schübe werden im Frühling und im Herbst beobachtet.
Die spezifische klinische Darstellung dieses Ekzems wird auf die spezielle Anatomie und die mechanische Belastung der Handinnenflächen und Fußsohlen zurückgeführt. Obgleich oft gleichzeitig eine Hyperhidrose besteht, konnte trotz des Namens der Krankheit die Theorie einer Blockade der Schweißdrüsenausgänge nicht bewiesen werden. Zugrundliegende Krankheiten sind das atopische Ekzem, Kontaktekzeme auf Nickel und Chromate (auch von innen durch Nahrungsmittel ausgelöst), Irritationsekzeme sowie immunologische Reaktionen auf Pilzbestandteile (Id-Reaktionen).

Klinik:
- Bläschen bis Blasen
- an Fingerkanten, Handtellern, Fußsohlen
- feine bis grobe Schuppung
- heftiger Juckreiz

Klinisch treten kleine, pralle, klare, heftig juckende Bläschen bevorzugt an den Fingerseitenkanten, aber auch an Handflächen und Fußsohlen auf. Die Bläschen können multilokulär, großblasig und selten haemorrhagisch sein. Oft besteht auch nur eine feine Schuppung (Dyshidrosis lamellosa sicca). Schmerzhafte Rhagaden machen den Gebrauch der Hände schwierig. Bakterielle Infekte oder Dermatophyten können sich auf das Ekzem aufpfropfen.

Die **Diagnose** beruht auf dem typischen Krankheitsbild. Mögliche zugrunde liegende Krankheiten sollten bedacht werden. Eine Psoriasis palmoplantaris sollte aufgrund der ausgeprägteren Schuppung und der Anamnese ausgeschlossen werden.
Wichtigstes therapeutisches Prinzip ist das Meiden von Irritantien. Ansonsten ist eine kausale und allgemeine Ekzemtherapie indiziert. Handbäder mit Gerbstoffen lindern und trocknen akute, schmerzhafte Ekzeme.

Diagnose:
klinisch
Differentialdiagnose:
- Psoriasis plamoplantaris,
- Dermatophytosen,
- Kontaktekzem,
- atopisches Ekzem

Therapie:
wie bei anderen Ekzemen

8.4.5 Exsikkationsekzem (asteatotisches Ekzem, Eczéma craquelé, Xerosis)

Exsikkationsekzem

Dieser Ekzemtyp entsteht primär bei alten Männern im Winter, insbesondere an den Unterschenkeln, juckt stark und wird auf eine Kombination von Faktoren (Genetik, Alter, Milieu) zurückgeführt, die zum Austrocknen, einem Mangel an Hautlipiden und einem Aufreißen der Haut führen (Abb. 8-4). Das Ekzem ist unscharf begrenzt und leicht schuppend. **Differentialdiagnostisch** sollte auch an einen Hypothyreoidismus gedacht werden.
Therapeutisch spricht das Ekzem hervorragend auf häufiges Fetten und das Vermeiden von Austrocknung und Irritantien an (weniger Waschen, weniger Seife, Luftbefeuchtung, Baumwoll- statt Wollkleider). Kurzfristig können Steroide angewandt werden.

Definition:
Ekzem der trockenen Haut (Genetik, hohes Alter, trockenes Milieu)

Therapie:
- Hautpflege
- Vermeiden von Irritantien

8.4.6 Lichen simplex chronicus (Syn: Neurodermitis circumscripta)

Lichen simplex chronicus

Dieser Ekzemtyp umfaßt chronische, stark juckende, umschriebene, lichenifizierte Plaques, die bevorzugt bei Frauen zwischen 20 und 50 Jahren auftreten, die zu obsessiven Verhaltensmustern neigen. Prädilektionsstellen sind die Kopfhaut, der Nacken, die Kreuzbein- und Genitalregion, Unterarme, Unterschenkel und die Oberschenkelinnenseiten. Die Ekzeme entstehen durch einen Circulus vitiosus von Juckreiz und Kratzen. Histologisch sieht man bisweilen Proliferationen der Hautnerven.
Die Diagnose beruht auf der Klinik und dem Ausschluß eines Kontaktekzems, einer Pilzinfektion, eines Lichen ruber und einer Psoriasisplaque (schuppt stärker).
Die Behandlung richtet sich grundsätzlich nach den Prinzipien der chronischen Ekzembehandlung (S. 125). Zusätzlich sollten lokale Okklusionsverbände sowie Antipruriginosa und Sedativa zur Durchbrechung des Juckreiz-Kratz-Reflexes eingesetzt werden.

Definition:
Ein durch Kratzen unterhaltenes, lichenifiziertes und knotiges, juckendes Ekzem

Diagnose:
klinisch
Differentialdiagnose:
andere Ekzeme, Lichen ruber, Psoriasis
Therapie:
wie bei anderen chronischen Ekzemen

8.5 Urtikaria (Nesselfieber, Nesselsucht) und Angioödem (Quincke Ödem)

Urtikaria/Angioödem

Definition
Urtikaria

> Die Urtikaria ist ein durch unterschiedliche Reize ausgelöster und durch flüchtige, juckende, umschriebene Hautödeme oder Quaddeln (Urtica = Brennessel) gekennzeichneter Hautausschlag.

Angioödem

> Angioödeme sind nicht-juckende, diffuse Gewebeschwellungen, die in der subkutanen Haut alleine (hereditär) oder während einer Urtikaria auftreten können.

8.5.1 Grundlegende Aspekte

Im Gegensatz zum Ekzem handelt es sich bei der Urtikaria um eine Reaktion, deren Schwerpunkt in der Dermis liegt. Die Inzidenz liegt unter 1%,

Inzidenz der Urtikaria: $\leq 1\%$

Angioödeme: selten;
- häufiger zusammen mit einer Urtikaria

Quaddel – Tab. 8-8:

obgleich jeder zehnte Mensch irgendwann in seinem Leben an der Krankheit leidet. Eine Atopie oder eine sonstige genetische Prädisposition liegt nur bei wenigen Urtikariaformen zugrunde. Bei 50% der Patienten mit Urtikaria treten gleichzeitig Angioödeme auf. Das hereditäre, autosomal dominant vererbte Angioödem ist relativ selten. Das gleiche gilt auch für erworbene Angioödeme auf der Basis eines C1-Esterase-Inhibitor-Mangelsyndroms.

Die klassische Effloreszenz aller Urtikariaformen ist die Quaddel oder Urtika, die durch ein dermales Ödem hervorgerufen wird, das wiederum durch die Ausschüttung von Histamin und anderen Mediatoren (Leukotriene, Prostaglandine, Plättchen-aktivierender Faktor) aus perivaskulären dermalen Mastzellen induziert wird. Beim Kontakt mit Brennesseln oder beim Insektenstich werden die gleichen Stoffe in die Haut gespritzt. Die Quaddel hat 4 wesentliche Merkmale (Tab. 8-8).

Tab. 8-8 Die 4 wesentlichen Merkmale der Quaddelreaktion

- Ein zentrales, blasses Ödem mit umgebender Reflexrötung,
- ein begleitender Juckreiz oder ein Brennen,
- ein schnelles Entstehen (meistens in wenigen Minuten),
- eine Rückbildung innerhalb weniger Stunden, ohne erkennbare Veränderungen der vorher befallenen Haut (restitutio ad integrum).

Pathogenese

Urtikaria: Mastzellfreisetzung in der Dermis oder Subkutis (Urtikaria + Angioödem)
Angioödeme (hereditär oder erworben):
C1-INH-Mangel durch
- strukturelle Defekte
- funktionelle Defekte
- Bindung an Serum-Proteine
- Autoantikörper
- Überverbrauch

Mastzellfreisetzung durch immunologische oder unspezifische Reize
– Abb. 8-13

Entsprechende Auslöser der klinischen Urtikariareaktion – Tab. 8-9

8.5.2 Pathomechanismen

Bei praktisch jedem Urtikariatyp hat man eine Degranulation der dermalen Mastzellen nachweisen können. Bei Angioödemen, die gleichzeitig mit einer Urtikaria oder auch isoliert auftreten, dienen wahrscheinlich die subkutanen Mastzellen als Effektorzellen. Bei Patienten mit verschiedenen Formen eines Mangels (hereditär oder sekundär bei Tumorpatienten) des Inhibitors (INH) der ersten Komplementkomponente (C1-Esterase) vermutet man, daß ein C2-Kinin die Ödeme verursacht. Gründe für den C1-INH-Defekt sind verschiedene genetisch bedingte Strukturdefekte des Proteins, eine Bindung des Enzyms an Serumproteine, Autoantikörper oder Überverbrauch des Enzyms.

Zum grundlegenden Verständnis der Urtikaria ist es daher unumgänglich, drei Aspekte der Mastzellfreisetzung zu verstehen:
1. die verschiedenen Reize, die zur Mastzellsekretion führen können,
2. die Wirksubstanzen oder Mediatoren, die von der Mastzelle ins Gewebe freigesetzt werden,
3. die pharmakologischen Effekte dieser Mediatoren auf das Hautgewebe.

Reize, die eine Mastzellfreisetzung auslösen, kann man am einfachsten in zwei Gruppen einteilen, die immunologisch, meistens IgE-vermittelten und

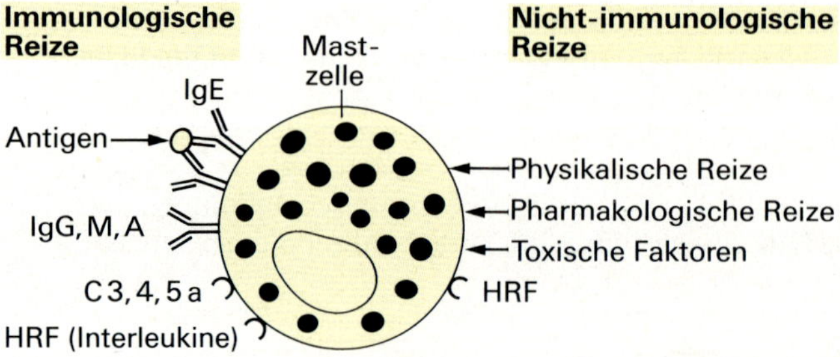

Abb. 8-13 Schematische Darstellung der unterschiedlichen Reize, die eine Mastzellsekretion auslösen können. All diese Reize müssen als potentielle Verursacher einer urtikariellen Reaktion bedacht werden (c = Komplement; HRF = Histamine-releasing-factors)

die nicht-immunologischen. Dem entspricht eine grobe klinische Einteilung der Urtikaria (Tab. 8.9).
Eine Vielzahl von Substanzen lösen auf bislang noch unbekannten Wegen eine Freisetzung von Mediatoren aus Mastzellen aus. Sie werden unter dem

Tab. 8-9 Klassifikation der Urtikaria

1. Immunologisch ausgelöste Urtikaria

a) IgE-vermittelt, durch exogen zugeführte Reize:
- Arzneimittel, Impfstoffe, Nahrungsmittel
- Insektengifte
- Inhalationsallergene
- Kontaktallergene (Eiweiß)
- Urticaria factitia (auch IgG, IgM)
- Kälteurtikaria (auch IgG, IgA, IgM)

b) IgE-vermittelt, durch endogene Reize:
- Würmer, Parasiten, Mykosen, virale Infekte, Hormone

c) Komplementaktivierung
- urtikarielle Vaskulitis (Immunkomplex-, Autoimmunkrankheiten, Tumore)
- Dextranreaktionen
- Wärmeurtikaria (50%)
- Serumkrankheit

2. Unspezifische Histaminliberatoren

a) Medikamente
- Alkaloide (Morphin, Kodein, Atropin, Scopolamin, Curare, Papaverin, Pilocarpin, Chinidin, Stilbamindin)
- Polymyxin-B, Chlortetrazyklin, Thiamin, Gallensäure, Röntgenkontrastmittel

b) Nahrungsmittel
- Erdbeeren, Zitrusfrüchte, Rotwein, Krustentiere, Hühnereiweiß

c) Verschiedenes
- Bakterientoxine, Insektengifte, Quallengifte
- künstliche Polypeptide (Substanz 48/80), Peptone

3. Physikalisch ausgelöste Urtikaria

a) Mechanogene Urtikaria
- Urtikaria faktitia (dermographische Urtikaria)
- verzögerte Druckurtikaria
- Vibrationsurtikaria

b) Thermisch ausgelöste Urtikaria
- Kältekontakturtikaria, Kältereflexurtikaria
- familiäre Kälteurtikaria
- Wärmekontakturtikaria
- cholinergische Urtikaria (Wärmereflex- oder Anstrengungsurtikaria)

c) Urtikaria durch magnetische Wellen
- Lichturtikaria

4. Anaphylaktoide Reaktionen (Intoleranzen)

a) Medikamente
- Antiphlogistika wie Aspirin, Indometazin

b) Nahrungsmitteladditiva
- Farbstoffe, Konservierungsstoffe

5. Angioödeme

a) hereditäre C 1-Esterase Inhibitor Defekte
b) erworbene C 1-Esterase Inhibitor Defekte
c) Vibrationsangioödem
d) Angioödem bei Urtikaria

Sammelbegriff der Histaminliberatoren zusammengefaßt (Tab. 8-9). Ebenfalls auf meist ungeklärte Weise führen physikalische Reize bei bestimmten Patienten zur Mediatorfreisetzung. Bei den durch Reibedruck ausgelösten Quaddeln *(Urticaria factitia)* und bei der Kälteurtikaria sind dabei IgE-, IgG-, IgA- und IgM-Antikörper nachgewiesen worden. Bei den meisten der anderen physikalischen Urtikariaformen hat man hingegen nur Hinweise auf mögliche Freisetzungsmechanismen (passiver Transfer und möglicherweise im Blut erzeugtes Antigen bei der Lichturtikaria, Komplementaktivierung bei der Wärmeurtikaria, ein epidermales Antigen bei der aquagenen Urtikaria).

Mediatoren der Mastzelle – Tab. 8-10
Histamin ist der wichtigste Mediator der Urtikaria
Andere Mediatoren wirken eher modulierend

Die zytoplasmatischen Granula der Mastzellen enthalten präformierte Substanzen, von denen Histamin der wichtigste Mediator der allergischen Reaktion ist. Andere Mediatoren, wie die Enzyme und Glykosaminglykane (Heparin) modulieren und terminieren die Quaddelreaktion. Die Neutrophilen-chemotaktischen Faktoren (NCF) induzieren zusammen mit den aus Lipiden der Zellmembran de novo generierten chemotaktischen Mediatoren (LTB_4, Mono-HETE, dem Plättchen-aktivierenden Faktor (PAF)) die Einwanderung von Entzündungszellen. Potente muskelkontrahierende Mediatoren wie LTC_4, LTD_4, PAF und Prostaglandine verstärken und verlängern die Histamin-induzierten Gefäßreaktionen. Die neuerdings mit molekularbiologischen Methoden nachgewiesenen Zytokine der Mastzelle (Tab. 8-10) deuten auch eine mögliche weitere Rolle der Zelle bei Immun- und Entzündungsreaktionen an.

Hautnerven sind weitere potentielle Quellen von Mediatoren bei der Urtikaria

Obgleich die flüchtigen Quaddeln zellarm sind, enthalten länger andauernde Quaddeln vermehrte Zahlen von Neutrophilen, Makrophagen, T-Helfer-Lymphozyten, Mastzellen und selten auch Eosinophile. Diese Zellen können durch die Sekretion weiterer Mediatoren die Quaddelreaktion ebenfalls verstärken. Auch Neurotransmitter (z. B. Substanz P) können selber oder durch Mastzellstimulation eine Quaddelreaktion hervorrufen.

Tab. 8-10 Die wichtigsten Mediatoren der Mastzelle. (Il = Interleukin; LT = Leukotrien; PAF = Plättchen-aggregierender Faktor; GM-CSF = Granulozyten/Makrophagenkolonie-stimulierender Faktor; TNF = Tumornekrosefaktor)

Präformierte Mediatoren	De-novo generierte Lipidmediatoren	Zytokine
Histamin	LTC_4, LTD_4 (slow-reacting	Il-1, 3, 4, 5, 6, 8
Heparin	substance),	Interferon γ
Enzyme	LTB_4, mono-HETEs	GM-CSF
Neutrophilen-chemotaktische Faktoren (NCF)	PAF	TNF
	Prostaglandine (bes. PGD_2)	

Klinik

8.5.3 Klinik

Akute und chronische Urtikaria

- meist generalisierte, von innen ausgelöste Schübe

Mögliche zusätzliche Symptome:
- Angioödeme
- Flush
- Magen-Darm-Beschwerden
- Kopfschmerzen
- Asthma
- selten: anaphylaktischer Schock

chronische Urtikaria: ≥ 6 Wo. Dauer
Ursachen oft versteckt
häufig endogene Auslöser bzw. Allergene

8.5.3.1 Akute und chronische Urtikaria

Am häufigsten tritt eine Urtikaria plötzlich oder akut auf, z. B. nach Einnahme von Medikamenten oder Nahrungsmitteln. Bei diesen von innen ausgelösten Urtikariaschüben sind die Quaddeln über den gesamten Körper verteilt und von einem quälenden Juckreiz begleitet (Abb. 8-14). Neben den oft gleichzeitig auftretenden Angioödemen können auch Flushreaktionen (diffuse Rötungen), Magen-Darmbeschwerden und Arthralgien, asthmatische Beschwerden und im Extremfall ein Kreislaufkollaps (anaphylaktischer Schock) auftreten.

Bei 10% aller Patienten mit akuter Urtikaria bleibt der Schub länger als 6 Wochen lang bestehen. Diese als **chronische Urtikaria** definierte Krankheit kann entweder einen intermittierenden oder einen kontinuierlichen Verlauf haben. Auslöser werden seltener als bei der akuten Urtikaria gefunden. Wegen des chronischen Verlaufes muß bei diesem Krankheitsbild eher an versteckt zugeführte Allergene oder endogene Auslöser wie kör-

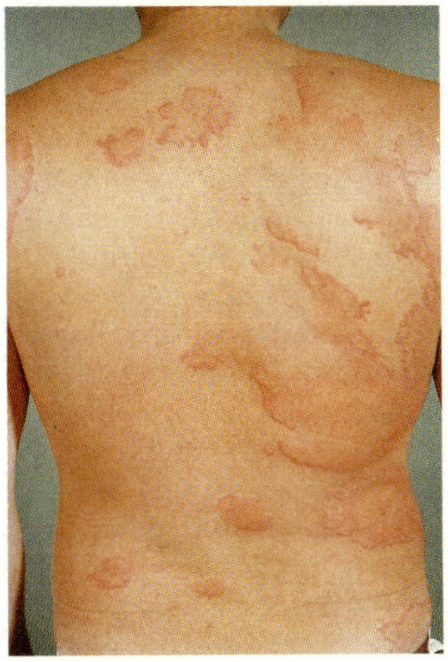

Abb. 8-14
Typische, ausgedehnte Quaddeln bei einer Patientin mit chronischer Urtikaria unbekannter Ursache. Die Quaddeln entstehen meist als kleine Schwellung, die sich dann ringförmig oder polyzyklisch innerhalb weniger Stunden ausbreitet, mit Abflachung der vorher befallenen Areale

pereigene Hormone oder Systemkrankheiten gedacht werden. Dies gilt insbesondere bei der urtikariellen Vaskulitis, die durch länger verweilende Quaddeln gekennzeichnet ist und der unterschiedliche Autoimmunphänomene, selbst sogar ein Lupus erythematodes zugrunde liegen können. Die Gruppe der chronischen Urtikariaformen schließt zudem die folgenden weiteren Krankheitsbilder ein:

8.5.3.2 Die physikalische Urtikaria

Bis zu 50% der Patienten mit chronischer Urtikaria leiden primär oder gleichzeitig während einer polymorphen, chronisch rezidivierenden Urtikaria an einer durch physikalische Reize ausgelösten, monomorphen Urtikaria. Gründe für die Entstehung wie auch für den unterschiedlich langen Verlauf dieser Krankheiten sind unbekannt. Klinisch kann man die physikalische Urtikaria am einfachsten an der Form der Quaddel erkennen, denn sie folgt entweder dem Kontaktbereich des auslösenden Reizes und ist flächig oder auch nur stecknadelkopfgroß (Reflexurtikaria) (Abb. 8-15). Häufig stellen die Patienten einen Bezug zwischen dem Auftreten der Quaddeln und dem auslösenden Reiz dar. Physikalische Urtikariaformen können nur wenige Monate, aber auch über viele Jahre hinweg bestehen bleiben.
Die häufigste Form der physikalischen Urtikaria ist die **dermographische Urtikaria (Urticaria factitia)** (Tab. 8-9; Abb. 8-15). Die Quaddeln treten sehr schnell nach reibendem Druck auf und folgen in ihrer Form seinem Verlauf (Kleidungsnähte, Gürtellinien). Bei Patienten mit Mastozytose ist ein Dermographismus der befallenen (Darier-Zeichen) und bei 50% auch der unbefallenen Haut auslösbar.

Physikalische Urtikaria

- durch physikalische Reize ausgelöste Quaddeln
- auf den Kontaktbereich begrenzt

Pathogenese:
meist unbekannt
Dauer:
wenige Wochen bis Jahrzehnte

Urtikaria faktitia
– ausgelöst durch reibenden Druck

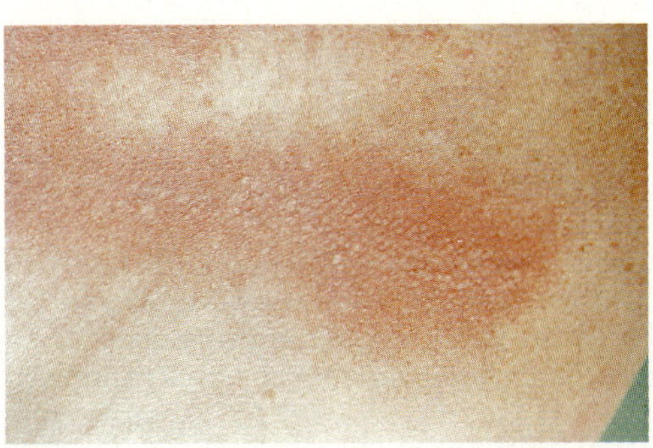

Abb. 8-15 Seltene Form einer kombinierten dermographischen und cholinergischen Urtikaria. Nach linearem Druck entstanden strichförmig angeordnete Quaddeln (für die cholinergische Urtikaria typische Stecknadelkopfgröße) auf rotem Grund mit Reflexrötung

Verzögerte Druckurtikaria
- tiefe Schwellungen, 4–8 Std nach stetigem Druck

Kältekontakturtikaria
seltene Varianten:
Kältereflexurtikaria
familiäre Kälteurtikaria
Lichturtikaria
Wärmekontakturtikaria
cholinergische Urtikaria
Vibrationsurtikaria, -angioödem
aquagene Urtikaria

Schwieriger zu erkennen und auch pathogenetisch nur schlecht verstanden ist die seltenere **verzögerte Druckurtikaria.** Tiefe, schmerzende Schwellungen der Haut entstehen erst 4 bis 8 Stunden nach Druckapplikation und bleiben über mehrere Tage hinweg bestehen. Bei einem größeren Teil der Patienten bestehen gleichzeitig Fieber, eine Leukozytose und eine erhöhte Blutsenkungsgeschwindigkeit. Unter den durch thermische Reize ausgelösten Urtikariaformen ist die **Kältekontakturtikaria** am häufigsten (Tab. 8-9). Eine Kryoglobulinämie oder ein Myelom können zugrunde liegen und müssen ausgeschlossen werden. Relativ selten sind die Kältereflexurtikaria und die durch kalten Wind ausgelöste familiäre Kälteurtikaria, die **Lichturtikaria** und die **Wärmekontakturtikaria,** während die durch körperliche Anstrengung oder psychischen Streß hervorgerufene **cholinergische Urtikaria** sehr häufig ist. Zur physikalischen Urtikaria im weitesten Sinne gehören auch die **Vibrationsurtikaria,** das **Vibrationsangioödem** und die durch Wasserkontakt ausgelöste **aquagene Urtikaria** mit ihren punktförmigen Quaddeln.

Angioödeme

- schmerzhafte, ausgedehnte subkutane Schwellungen
- oft durch Trauma ausgelöst

Sterblichkeit um 10%

8.5.3.3 Angioödeme

Die subkutanen Schwellungen der durch den C1-INH-Mangel bedingten Angioödeme (Tab. 8-9) sind meist ausgedehnt, teigig weiß, schmerzhaft, oft im Gesichtsbereich lokalisiert (Abb. 8-16) und durch Gewebetrauma oder ohne jeden ersichtlichen Grund induziert. Glottisödeme sind lebensbedrohlich und treten besonders nach Zahnbehandlungen auf. Eine Beteiligung des Gastrointestinaltraktes ist durch Schmerz, Erbrechen, Darmkoliken und Diarrhöen erkennbar. Die Schwere und Frequenz der Ödemanfälle variieren interindividuell und interfamiliär (Erstmanifestation Kindheit bis Greisenalter). Die Mortalität lag vor der Verfügbarkeit wirksamer Medikamente um 30%, jetzt um 10%. Bei erworbenen Angioödemen mit C1-INH-Mangel liegen oft Tumoren zugrunde, bei hereditären Angioödemen andere Autoimmunkrankheiten.

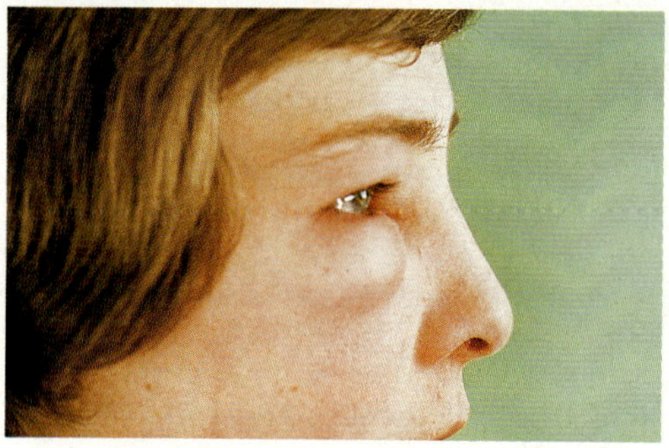

Abb. 8-16
Hereditäres Angioödem, mit hautfarbener Schwellung des Gesichts, insbesondere der Bereiche um die Augen

Diagnose

1. Anamnese
2. Hautinspektion
3. Reproduktion oder Provokation der Quaddel
4. Auslaßversuch
5. Suche zugrundeliegender Krankheiten

Bei Verdacht auf allergische Urtikaria: Intrakutantestungen oder RAST
Pseudoallergien sind im Hauttest negativ
Diagnose: orale oder parenterale Provokation
Wichtig: die klinische Relevanz

8.5.4 Diagnose

Zur Diagnose einer Urtikaria gehören vier wesentliche Schritte.
Bei der Anamnese müssen Frequenz sowie tageszeitlich und tätigkeitsbezogene mögliche Auslöser erfragt werden. Eventuell sollte die Führung eines Tagebuches empfohlen werden. Vorausgehende und assoziierte Krankheiten sollten ebenfalls eruiert werden.
Falls der Patient Quaddeln vorzuweisen hat, sollten diese auf Form und Verteilung untersucht werden. Ansonsten muß der Patient die Morphe so gut wie möglich beschreiben. Die Verdachtsdiagnose kann dann durch eine Provokation der Quaddel bestätigt werden. Dies bedeutet bei Verdacht auf eine durch Allergene ausgelöste Urtikaria eine Prick- oder Intrakutantestung oder eine RAST-Untersuchung im Blut auf spezifische Antikörper, falls Hauttestungen nicht möglich sind. Bei pseudoallergischen Reaktionen (Intoleranzen) (Tab. 8-9) kann man die Diagnose nur durch eine parenterale Provokation bestätigen. Die klinische Relevanz der positiven Testreaktionen sollte, wenn immer möglich, durch Auslaßversuche bestätigt werden.

Bei Verdacht auf eine physikalische Urtikaria kann man meist die natürlichen Provokationsfaktoren simulieren. Bei der dermographischen Urtikaria zieht man einen stumpfen Gegenstand (z.B. das geschlossenes Ende einer Sicherheitsnadel) mit festem Druck über die obere Rückenhaut, bei einer Testung auf die verzögerte Druckurtikaria sollte ein schwerer Gegenstand (1–2 kg) mindestens 10 Minuten lang in einer Tasche über der Schulter oder in einer Schlaufe über dem angewinkelten Oberschenkel getragen werden. Ablesungen erfolgen sofort und 4, 6 und 8 Stunden nach Exposition.

Bei Verdacht auf physikalische Urtikaria: Simulation der spezifischen Reize im Hauttest

Die Kältekontakturtikaria kann durch die Applikation eines Eiswürfels, eines Bechers mit Eisstücken oder mit einem kalten Armbad hervorgerufen werden (Dauer von 10 bis zu 30 Minuten). Ein warmes Armbad ist für die Diagnose der Wärmekontakturtikaria am geeignetsten. Die cholinergische Urtikaria sollte mit körperlicher Übung bis zum Schwitzen, z.B. auf einem Standfahrrad oder beim Treppensteigen, provoziert werden. Bei der Elizitierung der Lichturtikaria muß die auslösende Wellenlänge durch Testungen mit sichtbarem Licht wie auch mit Sonnensimulatoren mit und ohne Glasfilter herausgefunden werden. Die kleinen Quaddeln der aquagenen Urtikaria werden schließlich durch 30minütiges Auflegen einer mit normalem Wasser befeuchteten Kompresse auf die Brust provoziert.

Routinemäßig durchgeführte Labortests sind nicht sehr ergiebig, abgesehen von Situationen, bei denen der Verdacht auf eine spezifische, der Urtikaria zugrundeliegende Krankheit besteht, die abgeklärt werden muß. Das Gleiche gilt auch für die Suche nach auslösenden Krankheitsherden, wobei klare Erfolge bisher nur nach Beseitigung von Entzündungsherden im Zahnbereich verzeichnet wurden.

Labortests: meist unergiebig

Differentialdiagnose: Die Urtikaria kann gelegentlich mit nicht-urtikariellen Arzneimittelreaktionen, dem Sweet-Syndrom (akute febrile Dermatose), den figurierten Erythemen, Tinea corporis und multiplen Insektenstichen verwechselt werden.

Differentialdiagnose:
- Arzneimittelreaktionen,
- Sweet Syndrom
- Insektenstiche, Tinea

Die Diagnose eines durch C1-INH-Mangel ausgelösten Angioödems kann durch das Fehlen einer gleichzeitig bestehenden Urtikaria, durch die Familienanamnese und durch die typischen Laborparameter gestellt werden. Der C1-INH im Serum ist auf 0–25% des Normalwertes vermindert und die C1q-, C2- und C4-Spiegel können erniedrigt sein. Bei einigen Familien ist der C1-INH-Spiegel normal, das Molekül aber funktionsuntüchtig. Beim erworbenen C1-INH-Mangel ist die Familienanamnese negativ.

Diagnose des C1-INH-Mangel-Angioödems
- Anamnese
- Labor

8.5.5 Therapie

Therapie

- Diagnose
- Beseitigung der Ursache
- Vermeiden des Auslösers
- Symptomatische Therapie
- Desensibilisierung

Mit einer exakten Diagnose ist die wichtigste Voraussetzung für eine gezielte und effektive Therapie der Urtikaria geschaffen, nämlich die Beseitigung der auslösenden Substanz. Da dies in den meisten Fällen nicht möglich ist, muß statt dessen ein Vermeiden der Noxe erzielt werden, z.B. durch Medikamentenwechsel, spezielle Diäten zur Vermeidung von Nahrungsmittelallergenen oder Nahrungsmittelzusatzstoffen bei Pseudoallergien. Bei Patienten mit physikalischer Urtikaria ist die Vermeidung der Auslösung nicht immer einfach und kann sogar einen Berufswechsel bedeuten, wenn z.B. die Symptome bei der verzögerten Druckurtikaria durch schwere körperliche Belastungen hervorgerufen werden.

Zur Erleichterung der quälenden Symptomatik oder zur Behandlung lebensbedrohlicher Komplikationen muß oft eine medikamentöse Therapie eingeleitet werden. Bei einsetzender Schocksymptomatik ist Adrenalin das Mittel der Wahl. Kortikosteroide und Antihistaminika sollten zum Abfangen weiterer Reaktionen zusätzlich gespritzt werden. Bei der auf die Hautsymptome beschränkten, akuten Urtikaria reichen jedoch oft einfache Schüttelmixturen zur Linderung des Juckreizes aus. Bei der Lichturtikaria sollten Sonnenschutzmittel empfohlen werden.

Therapie des anaphylaktischen Schocks:
- Adrenalin (subkutan 0.3–0.5 ml; 1:1000 dil), zusätzlich
- Antihistaminikum intravenös oder intramuskulär
- Hydrokortison, 300–1000 mg intravenös

Wichtigste Säule der symptomatischen Therapie sind die gegen den H1-Rezeptor gerichteten neueren, nicht sedierenden Antihistaminika. Bei schweren Fällen sind jedoch weiterhin sedierende, potente Antihistaminika, Kombinationen mit H_2-Blockern, Antimalariamittel oder der kurzfristige Einsatz von Glukokortikoiden angezeigt.

immunologische Desensibilisierung:
Insektengifte, Penizillin
physikalische Desensibilisierung:
Kälte-, Wärme-, Lichturtikaria

In nur wenigen Situationen kann eine Urtikaria durch Desensibilisierung behandelt werden (Injektionsbehandlungen bei Insektengift- oder Penizillinallergien). Bei der Kälte-, der Wärme- und der Lichturtikaria bewirken steigende Expositionen mit kalten bzw. warmen Bädern oder eine Lichttherapie eine Histamindepletion der Haut und damit eine kurzfristige Symptomfreiheit. Bei der PUVA-Therapie der Lichturtikaria sind länger andauernde Wirkungen wahrscheinlich durch die Mastzelldepletion der Haut und die zusätzliche Immunsuppression zu erklären.

Hereditäres Angioödem:
Danazol (Antiandrogen, ↑ endogener C1-INH)
Infusion von C1-INH bei Anfällen
cave:
kein Ansprechen auf Adrenalin oder Kortikosteroide!

Einen wesentlichen Fortschritt bei der Behandlung des potentiell tödlich verlaufenden hereditären Angioödems hat die prophylaktische Therapie mit Danazol gebracht, wodurch die Produktion des C1-INH in der Leber gesteigert wird. Bei akuten Anfällen sollten in frühen Stadien kommerziell erhältliche C1-INH-Präparate gespritzt werden. Die Schwellungen sprechen nicht auf Adrenalin oder Kortikosteroide an.
Je nach Bedarf sollten den Patienten auch schmerzlindernde Medikamente verabreicht werden. Beim erworbenen C1-INH-Mangel sollte die zugrundeliegende Krankheit beseitigt werden.

Unverträglichkeitsreaktionen auf Arzneimittel

8.6 Unverträglichkeitsreaktionen auf Arzneimittel

H. Merk, B. M. Czarnetzki

Definitionen, Klassifikationen
Erwartete Arzneimittelreaktionen:
- toxisch
- dosisabhängig

Unerwartete Arzneimittelreaktionen:
- Idiosynkrasien
- Intoleranzen
- Allergien

Definitionen, Klassifikationen: Die Haut ist eines der wichtigsten Signalorgane für unerwünschte Arzneimittelreaktionen. Diese lassen sich in zwei Gruppen einteilen. Zur ersten Gruppe gehören die **erwarteten Arzneimittelreaktionen,** die heute meistens schon präklinisch durch geeignete Tierversuche erfaßt werden können und daher keine wesentliche Gefahr für die Arzneimittelsicherheit mehr darstellen (toxische Reaktionen, s. Kap. 8.1.3). Anders ist die Situation bei den **unerwarteten Arzneimittelreaktionen,** da sie nicht nur durch die pharmakologischen Eigenschaften des Medikamentes, sondern auch durch individuelle Faktoren des Patienten bestimmt werden. Unerwartete Arzneimittelreaktionen umfassen Idiosynkrasie, Intoleranz und allergische Reaktionen. Die Definitionen für diese Gruppen werden gelegentlich unterschiedlich benutzt.

Idiosynkrasiereaktionen
nicht-immunologische Reaktionen mit bekanntem Mechanismus, z. B. Methämoglobinämiereaktion, Porphyrie

Bei **Idiosynkrasiereaktionen** handelt es sich um nicht-immunologisch erklärbare Reaktionen, deren Mechanismus ansonsten bekannt ist. Beispiele sind die Methämoglobinämiereaktion bei Insuffizienz der Glukose-6-Phosphatdehydrogenase-Aktivität in Erythrozyten oder die Porphyrie-Induktion durch Medikamente wie Phenobarbital oder Antiepileptika bei akut intermittierender Porphyrie oder Porphyria variegata.

Intoleranzen:
- nicht-immunologisch, z. B. Aspirinreaktion

Allergien:
- immunologisch bedingt
- vorherige Sensibilisierung

Auch **Intoleranzreaktionen** (vergleiche Kap. 8.1.4) sind sicher nicht immunologische Reaktionen. Ein Beispiel ist die Analgetika-Intoleranz.
Bei **allergischen Arzneimittel-Reaktionen** (s. auch Kap. 8.1.1) ist eine Überempfindlichkeit als Folge einer immunologischen Reaktion des Organismus erworben worden, die zur Bildung antigenspezifischer Antikörper oder Lymphozyten oder beidem geführt hat. Je nach Vorherrschen einzelner Reaktionsarten des Immunsystems können sie sich in unterschiedlicher Form an der Haut manifestieren. Die gebräuchlichste Einteilung unterscheidet je nach der Latenzzeit zwischen Einnahme des verantwortlichen Allergens und Beginn des klinischen Krankheitsbildes zwischen *Reaktionen vom Soforttyp, verzögerten Reaktionen,* und *Spättypreaktionen* (s. Kap. 8.1.2).

Einteilung nach Reaktionszeit:
- Soforttyp
- verzögerter Typ
- Spättyp

8.6.1 Klinik und Pathophysiologie

8.6.1.1 Soforttypreaktionen

Symptome sind Urtikaria (Abb. 8-14), Angioödem (Abb. 8-16) und im Extremfall der anaphylaktische Schock. Medikamente, die besonders für derartige Reaktionen bekannt geworden sind, sind *Penizillin, Pyrazolone, Sulfonamide* und *artfremde Eiweiße*. Ein Beispiel für letzteres aus jüngerer Zeit sind anaphylaktische Reaktionen auf Peroxinorm®, einer aus Rindergewebe gewonnenen Superoxiddismutase für die Rheumabehandlung.

Klinik und Pathophysiologie

Sofortreaktion:

- Urtikaria
- Angioödem
- anaphylaktischer Schock, z. B. Penizillin, Pyrazolone, Sulfonamide

8.6.1.2 Pseudoallergische Reaktionen

Unter den gleichen klinischen Krankheitsbildern können sich auch pseudoallergische Reaktionen manifestieren. Ein lange bekanntes Beispiel sind pseudoallergische Reaktionen auf nicht-steroidale Antiphlogistika im Rahmen der *Analgetika-Intoleranz*. Patienten mit diesem Krankheitsbild reagieren potentiell auf alle nicht-steroidalen Antiphlogistika mit Urtikaria, sogenannten „Flushreaktionen" (diffuse Rötung der Haut und Konjunktiven), Angioödemen, Asthma oder sogar anaphylaktischem Schock. Zu dieser Pharmakagruppe gehören chemisch ganz unterschiedliche Substanzen. Von besonderem Interesse ist aber, daß nicht-steroidale Antiphlogistika die Cyclooxygenase hemmen, welche die Prostaglandinsynthese aus der Arachidonsäure katalysiert. Diese Präparate steigern auch die IgE-abhängige Freisetzung von Entzündungsmediatoren aus basophilen Zellen und können so eine zunächst subklinische Sensibilisierung zur klinischen Manifestation führen.
Eine andere Pharmakagruppe, die allergische Sofortreaktionen verstärken kann, sind die Beta-Rezeptorenblocker, weil normalerweise durch Beta-Rezeptorenaktivierung die Freisetzung von Entzündungsmediatoren aus Mastzellen gehemmt wird. In dieser Situation ist auch die Behandlung eines anaphylaktischen Schocks mit Adrenalin erschwert, da durch die Besetzung der Beta-Rezeptoren paradoxe Effekte des Adrenalins auftreten können.
Eine weitere Arzneimittelgruppe, die ebenfalls über nicht-allergische Mechanismen Angioödeme auslösen kann, sind die ACE-Hemmer (z. B. Captopril und Enalapril). Sie hemmen nicht nur das Angiotensinsystem, sondern auch die Inaktivierung des bei Entzündungsreaktionen bedeutungsvollen Kininsystems und führen zur Freisetzung von Substanz P. Patienten mit einer Angioödemreaktion auf ACE-Hemmer dürfen diese Präparate nicht weiternehmen, da sie erheblich gefährdet sind. Da auch diese Reaktionen an die pharmakologische Eigenwirkung dieser Substanz gebunden ist, lassen sich hier ACE-Hemmer nicht gegen einen anderen ACE-Hemmer austauschen, sondern man muß auf eine andere pharmakologische Substanzgruppe ausweichen.
Andere generalisierte Arzneimittelreaktionen auf Captopril sind nicht unbedingt an diesen angiotensinhemmenden Mechanismus gebunden, wie zum Beispiel die Pemphigus-artigen, oberflächlichen Blasenreaktionen. Bislang sind vorwiegend Arzneimittel mit freier SH-Gruppe bekannt geworden, die Pemphigus-artige Krankheitsbilder bei einzelnen Patienten auslösen können. Aus diesem Grunde kann man bei diesen Hautsymptomen nach Captoprilgabe dann auf Enalapril als Alternative ausweichen, ohne mit einer Kreuzreaktion rechnen zu müssen.
Diese Beispiele zeigen, daß eine sorgfältige Diagnostik sowohl des vorliegenden Krankheitsbildes, als auch des Pathomechanismus, der zu ihm geführt hat, wesentlich ist, um für den Patienten die richtigen Entscheidungen für die weitere Applikation von Medikamenten zu fällen.
Differentialdiagnostisch muß man bei Soforttypreaktionen an nicht-medikamentöse Ursachen denken. Ein klassisches Beispiel ist das hereditäre angioneurotische Ödem, das auf einem Defekt der Aktivierung des Komplementsystems, durch eine Insuffizienz oder fehlende Synthese des C1-Esterase-Inhibitors beruht (s. Kap. 8.5.3.3). Weiterhin muß differential-

Pseudoallergische Reaktionen

Klinik:
- Urtikaria
- „Flush"
- Angioödem
- Asthma
- anaphylaktischer Schock

Wichtigste Auslöser:
Analgetika

Verstärkung von Sofortreaktionen durch:
- Analgetika (Cyclooxygenasehemmer)
- Beta-Rezeptoren-Blocker

Weitere Auslöser von Pseudoallergien:
ACE-Hemmer (Angioödeme)

Beachte auch:
Pemphigusartige Reaktionen auf Captopril

Differentialdiagnose bei Pseudoallergien:
- hereditäres Angioödem
- Mastozytose bei Behandlung mit Histaminliberatoren

diagnostisch an eine benigne Mastzellanreicherung (Urticaria pigmentosa, Mastozytose) gedacht werden (s. Kap. 15.3.1), bei der Histamin-liberierende Substanzen wie z. B. Muskelrelaxantien zu den anaphylaktischen Symptomen über nicht-allergische Mechanismen führen können.

8.6.1.3 Verzögerte allergische Reaktionen

Verzögerte allergische Reaktionen

Pathomechanismen:
- Antigen-Antikörper Komplexe
- Zytotoxizität
- IgE-Spätphasenreaktion

IgE-abhängige Spätphasenreaktion
Klinik:
- Asthma
- Anaphylaxie
- Urtikaria

Auslösung:
durch Basophile

Diese Reaktionen treten mehrere Stunden nach Einnahme des entsprechenden Medikamentes auf und äußern sich durch vielfältige Symptome. Der Pathomechanismus beruht entweder auf der sogenannten IgE-Spätphasenreaktion, auf Komplexbildung zwischen Antikörper und Sensibilisator mit daraus folgender Komplementaktivierung, oder auf der Bindung eines Antikörpers und des Allergens an Zellen mit folgender zytotoxischer Einwirkung. Die letztere Reaktion kann durch gleiche Symptome wie die allergische Sofortreaktion, also Urtikaria, anaphylaktische Reaktion und Asthma gekennzeichnet sein. Untersuchungen bei der Rhinitis allergica und der IgE-abhängigen Spätphasenreaktion an der Haut führten zu der Erkenntnis, daß sie vornehmlich durch basophile Zellen und nicht durch Mastzellen ausgelöst werden, da zwar alle bekannten Mastzell-Mediatoren, nicht jedoch das nur in Mastzellen vorkommende Prostaglandin D_2 nachgewiesen werden konnten. Somit stellt die IgE-abhängige Spätphasenreaktion einen Übergang zwischen allergischen Soforttypreaktionen und verzögerten Reaktionen dar.

Zytotoxizitäts- und Immunkomplexreaktionen:
- Vasculitis allergica
- Purpura pigmentosa
- Erythema nodosum
- Serumkrankheit
- Erythema exsudativum multiforme (EEM)
- Lyell-Syndrom (TEN)

Erythema nodosum
Auslöser:
- Sulfonamide
- Pyrazolone
- Ovulationshemmer

EEM
Auslöser:
meist nicht Medikamente, sondern Herpesviren

Klassische Symptome der verzögerten Reaktion durch zytotoxische oder Immunkomplexwirkungen sind die Vasculitis allergica, die Purpura pigmentosa, das Erythema exsudativum multiforme, das Erythema nodosum und die Serumkrankheit. Bei diesen Erkrankungen ist es häufig relativ schwierig, die auslösende Noxe nachzuweisen. Es gelingt in nur etwa 10% der Fälle.
Das **Erythema nodosum** ist durch eine tief sitzende Vaskulitis gekennzeichnet, die sich primär an den Schienbeinen in Form von schmerzhaften Knoten darstellt. Es wird nicht nur durch Medikamente ausgelöst (Sarkoidose), wobei im Vordergrund als Ursache vor allem die Sulfonamide, Pyrazolone und Ovulationshemmer stehen. Das **Erythema exsudativum multiforme** (EEM) wird weniger häufig durch Medikamente als durch eine Überempfindlichkeit bei Herpesinfektionen ausgelöst. EEM-artige Arzneimittelreaktionen zeichnen sich klinisch häufig dadurch aus, daß das Krankheitsbild nicht durch die klassische Kokarden- oder Zielscheibenform des EEM (Abb. 8-17), sondern durch einen morbilliformen Ausschlag (s. Kap. 12.1) imponiert und nur einzelne Effloreszenzen EEM-artig sind. In Tab. 8-11 sind Kriterien für die Differentialdiagnose zwischen einem Arzneimittel-bedingten EEM und einem nicht Arzneimittel-bedingten EEM zusammengefaßt.

Stevens-Johnson-Syndrom (Schleimhaut EEM)
Auslöser:
- Pyrazolone
- Sulfonamide

Lyell-Syndrom (TEN) 50% tödlich
Differentialdiagnose:
- Staphylokokken-induzierte TEN (SSSS) durch Histologie (Position der Blase in der Haut differenzierbar)

Auslöser: grundsätzlich jedes Medikament, besonders:
- Pyrazolone
- Trimethroprim
- Sulfamethoxazol
- Penizillin
- Allopurinol

Häufig durch Arzneimittel (bes. Pyrazolone und Sulfonamide) ausgelöst ist das vor allem an den Schleimhäuten manifestierende EEM **(Stevens-Johnson-Syndrom).** Eine Extremvariante der bullösen Arzneimittelreaktionen stellt das bei 50% der Patienten tödlich verlaufende **Lyell-Syndrom** (toxische epidermale Nekrolyse) dar (Abb. 8-18). Hier muß differentialdiagnostisch insbesondere die Auslösung durch einen Staphylokokkeninfekt (SSSS, siehe 4.2.1.2) bedacht werden. Die beginnende Epidermolyse läßt

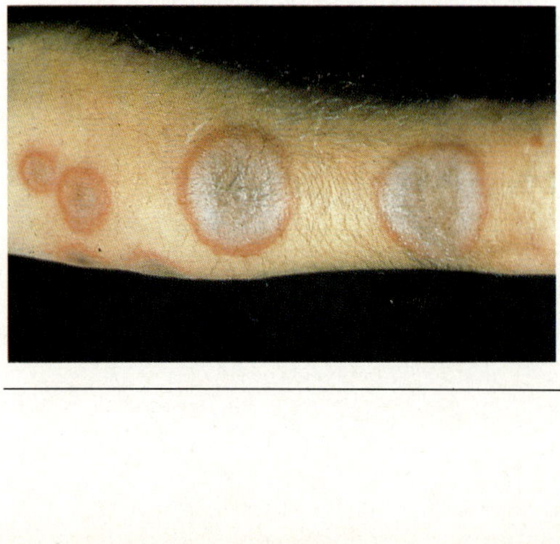

Abb. 8-17
Typische Kokarden des EEM

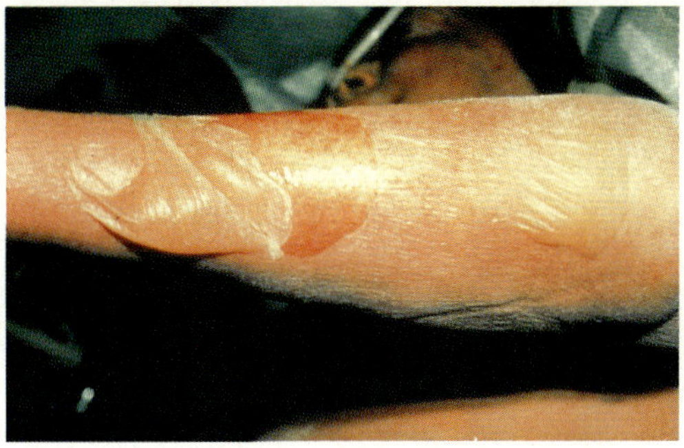

Abb. 8-18
Lyell-Syndrom mit schlaffen, großen Blasen

Tab. 8-11 Differentialdiagnosen des EEM

Auslöser:	Herpes	Mycoplasma	Arzneimittel
Alter:	Junge Erwachsene	Kinder, junge Erw.	in jedem Alter
Beginn:	1–3 Wo. nach H. simplex	1–3 Wo. nach atyp. Pneumonie	ca. 10 T. nach Therapiebeginn
Krankheit:	EM minor	EM (Stevens-Johnson)	Blasen, Erythem, TEN
Symptome:	systemisch selten	Fieber, Krankheitsgefühl	Fieber, Krankheitsgefühl
Haut:	typisches EEM	Blasen	+
Schleimhautbefall:	selten	+ + +	+
zu erwartende Rezidive:	+ + +	(+)	+

sich schon früh durch ein positives Nikolski-Phänomen erfassen und durch eine Schnellschnitt-Histologie **differentialdiagnostisch** abgrenzen (SSSS: subkorneale Blase; Lyell: subepidermale Blase). Grundsätzlich kann es bei jedem Medikament zu einem Lyell-Syndrom kommen. Besonders oft, weil häufig angewendet, sind Pyrazolonderivate, Trimethoprim und Sulfamethoxazol, die Penizilline, Allopurinol, die Antiepileptika Phenytoin und Carbamazepin als Auslöser impliziert worden.

8.6.1.4 Allergische Spättypreaktionen

Allergische Spättypreaktionen

- Kontaktdermatitis
- fixe Arzneimittelreaktion

Die klassische allergische Spättypreaktion an der Haut ist die allergische *Kontaktdermatitis*. Selbst Glukokortikoide können in allerdings äußerst seltenen Fällen zu einer allergischen Kontaktdermatitis führen.
Eine in ihrer Pathogenese bislang noch wenig verstandene Arzneimittelreaktion stellt das *fixe Arzneimittelexanthem* dar. Es handelt sich um ein etwa fünfmarkstückgroßes Erythem, das häufig zentral eine Blasenbildung aufweist (Abb. 8-19). Neuere Befunde weisen auf eine mögliche Fehlregula-

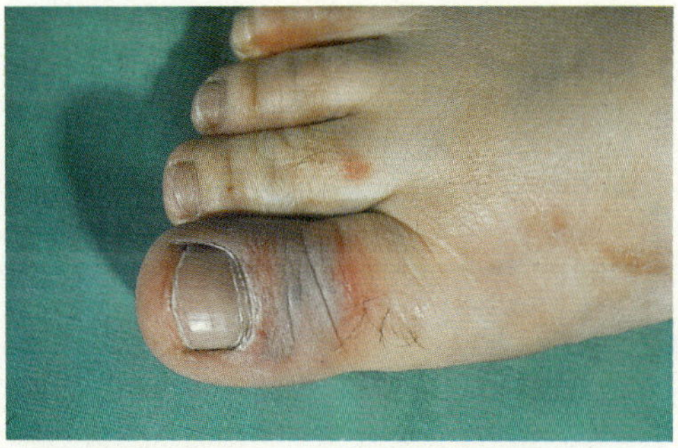

Abb. 8-19
Fixe Arzneimittelreaktionen am Zehenrücken mit typischem, lividem Zentrum

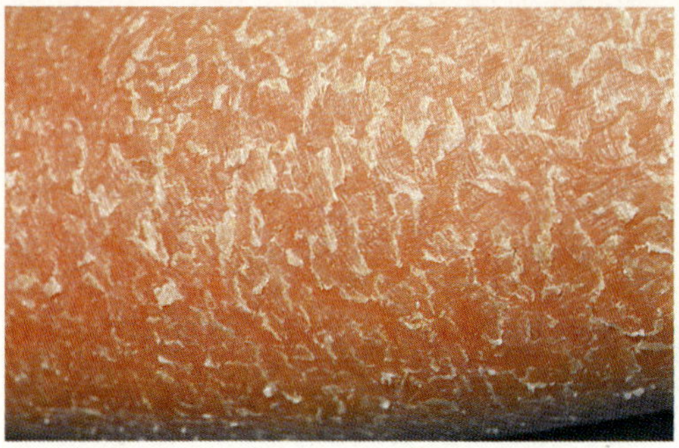

Abb. 8-20
Generalisiertes Arzneimittelekzem auf Beta-Blocker

tion der Expression von Adhäsionsmolekülen im Bereich der fixen Arzneimittelreaktion hin.

- Erythrodermien
- generalisierte Ekzeme

Auslöser:
Arzneimittel als Kreuzallergene zu Umweltallergenen wie
- p-Phenylendiamin
- Sulfonamide
- Ethylendiamin
- Antihistaminika
- Neomycin
- Aminoglykosidantibiotika

Arzneimittel können auch generalisierte Erythrodermien oder Ekzemreaktionen hervorrufen (Abb. 8-20). Bei einer allergischen Kontaktdermatitis (s. auch Kap. 8.1.5) kann die Haut aber auch in anderer Hinsicht Signalorgan für allergische Arzneimittelreaktionen sein. Da die allergische Reaktion durch eine Überempfindlichkeit gegen bestimmte chemische Gruppen gekennzeichnet ist, kann der Patient sensibilisiert sein gegenüber einer Umweltsubstanz, die aber chemische Verwandtschaft mit einem Arzneimittel aufweist. Ein bekanntes Beispiel ist die Sensibilisierung gegenüber p-Phenylendiamin und chemisch ähnlichen Arzneimitteln, wie z.B. den Sulfonamiden oder den Estercainen. Andere Beispiele sind das Ethylendiamin mit Kreuzreaktionen zu Ethylendiamin-artigen Antihistaminika bzw. Antihistaminika mit einer Ethylendiaminstruktur. Auch muß man bei einer Sensibilisierung gegenüber Neomycin an eine Kreuzreaktion zu anderen Aminoglykosid-Antibiotika wie etwa Gentamycin denken.

Morbilliforme Arzneimittelreaktionen
Auslöser:
- Penizillin
- Antiepileptika

In die Gruppe der allergischen Spättypreaktionen an der Haut werden auch das klassische **morbilliforme Arzneimittelexanthem** gerechnet (s. Kap. 12.1), da man bei ihm im Rahmen von In-vitro-Untersuchungen vornehmlich eine Lymphozytenaktivierung nachweisen kann. Viele Medikamente sind bekannt geworden, die diese Reaktionen auslösen. In letzter Zeit beobachten wir diese Reaktion vor allen Dingen auf Penzilline bzw. Betalactamantibiotika und Antiepileptika.

Arzneimittelinduzierte Autoimmunerkrankungen:
- Pemphigus/Pemphigoid nach Arzneimitteln mit freier SH-Gruppe
- Lupus erythematodes nach
- Isoniazid
- Hydralazin
- Procain

(Azetylierung ist wichtig)

8.6.1.5 Arzneimittel-induzierte Autoimmunerkrankungen

Arzneimittel können sich in vielfältiger Form als Autoimmunerkankung der Haut manifestieren, z.B. als Lupus erythematodes, Pemphigus oder Pemphigoid. Während die Pemphigus-artigen Krankheitsbilder vor allen Dingen durch Arzneimittel mit SH-Gruppe ausgelöst werden, findet man LE-artige Krankheitsbilder nach Gabe von Isoniazid, Hydralazin und Procain. Sie treten insbesondere bei Patienten auf, die diese Präparate über die Azetylierung nur langsam verstoffwechseln. Man findet in der Bevölkerung sog. Schnellazetylierer und *Langsamazetylierer;* die Langsamazetylierer sind besonders gefährdet.

Diagnostik

Nachweis des Auslösers durch Testungen ist wesentlich
Anamnese alleine ist nicht stichhaltig

8.6.2 Diagnostik

Nach Ablauf einer allergischen oder pseudoallergischen Reaktion auf Arzneimittel besitzt der Nachweis der auslösenden Substanz eine große Bedeutung. Insbesondere bei anaphylaktischen bzw. anaphylaktoiden (pseudoallergischen) und bullösen Arzneimittelreaktionen, vor allem dem Lyell-Syndrom, ist bei den heutigen diagnostischen Möglichkeiten die Ausstellung eines Allergiepasses alleine aufgrund der Anamnese kaum zu verantworten. In der Diagnostik von allergischen Arzneimittelreaktionen stehen uns In-vivo-Testungen und In-vitro-Testungen zur Verfügung.

8.6.2.1 In-vivo-Testungen

Als In-vivo-Testungen können Hauttestungen wie Prick-, Scratch- und Intrakutantestungen, aber auch die Provokationstestungen durch epikutane oder systemische Applikation des Medikamentes angewendet werden. Bei der **Pricktestung** wird das Arzneimittel z. B. in Glyzerin angerieben auf die Haut gebracht und durch eine Lanzette die Haut kurz angestochen. Im Falle einer positiven Reaktion beobachtet man nach ca. 10 bis 20 Minuten eine Quaddelbildung. Bei der **Scratchtestung** wird zunächst die Haut mit einer Lanzette geritzt und anschließend eine Lösung des Arzneimittels aufgetragen. Im Falle von Arzneimitteltestungen ist in der Regel die Pricktestung der Scratchtestung überlegen. Bei der **Intrakutantestung** wird eine Arzneimittellösung intrakutan appliziert. Hierbei ist jedoch insbesondere auf die Möglichkeit von irritativen Reaktionen bei der Bewertung der Testreaktion zu achten.

In-vivo-Testungen

Pricktestungen:
- Quaddelreaktion (10–20 Min.)

Scratchtestung:
- Quaddelreaktion (10–20 Min.)

Intrakutantestung:
- Quaddel (10–20 Min.) oder Papelreaktion (6–12 Std.)
- cave: unspezifische irritative Reaktion

Bei der **Epikutantestung** werden die Medikamente entweder in Wasser, Azeton oder Vaseline eingebracht und mit Hilfe eines Pflasters auf der Haut befestigt. Diese Testmethode kann auch bei fixen Arzneimittelreaktionen, allerdings dann nur in den abgeheilten Reaktionsherden, getestet werden. Bei der gewöhnlichen Epikutantestung ist nicht nur eine Spätreaktion nach 48 Stunden zu beobachten, sondern auch eine mögliche frühe Reaktion nach 20 Minuten und 6 Stunden im Sinne einer Kontakturtikaria.

Epikutantestung:
- Ekzemreaktion (48 Std.) oder
- Quaddelreaktion (20 Min., 6 Std.)

Die Prick- und Intrakutantestungen haben sich insbesondere bei Betalactamantibiotika-Sensibilisierungen bewährt, da hier Stoffwechselprodukte, die die Hauptsensibilisatoren darstellen, isoliert werden konnten und zur Testung zur Verfügung stehen. Insbesondere die schweren allergischen Reaktionen auf Betalactamantibiotika lassen sich damit erfassen.

Gelegentlich wird es nicht ausbleiben, daß man auch eine **orale Provokation** mit dem verdächtigen Arzneimittel durchführen muß. Diese Testung ist potentiell mit großem Risiko verbunden und sollte nur unter stationären Bedingungen durchgeführt werden. Mit dieser Testung alleine kann man nicht zwischen allergischen und pseudoallergischen Reaktionen unterscheiden. Im Falle einer pseudoallergischen Reaktion, etwa bei Analgetika-Intoleranz, führt alleine diese Testung zu einem Nachweis der Überempfindlichkeit des Patienten. Ergebnisse von Hauttestungen sind irrelevant.

orale Provokation:
- wenn andere Testungen nicht möglich sind
- cave: schwere systemische, bes. anaphylaktische Reaktionen

8.6.2.2 In-vitro-Testungen

Sehr viel bessere Aussagen über den Pathomechanismus kann man durch die Ergebnisse von In-vitro-Testungen machen. Man unterscheidet zwischen serologischen und zellulären Testverfahren. Der Vorteil der serologischen gegenüber der zellulären Testung besteht vor allem darin, daß die Patientenseren an entsprechende zentrale Laboratorien, die diese Testungen durchführen, versandt werden können. Zu den serologischen Testen gehört der Nachweis der spezifischen Antikörper (z. B. IgE) gegen Medikamente mittels der RAST-Technik oder der Western-Blot-Technik.

In-vitro Testungen

- serologisch
- zellulär

Serologische Teste:

RAST:
- für spezifisches IgE

Die *RAST-Technik* hat sich insbesondere bei der Aufklärung von Penizillin-Allergien bewährt und sollte entsprechenden In-vivo-Testungen vorangestellt werden. Ein Nachteil ist, daß bislang die seltener zu Penizillinsensibilisierungen führenden „minor determinants" hierbei nicht zur Verfügung stehen. Eine andere Substanz, bei der sich der RAST-Test bewährt hat, ist das Ethylenepoxid, das vor allem bei Patienten, die einer künstlichen Niere angeschlossen werden, zu anaphylaktischen Reaktionen geführt hat. Umstritten ist die Verwendbarkeit des RAST zur Erfassung von spezifischem IgE gegen Muskelrelaxantien, die alle zur Gruppe der quaternären Ammoniumsalze gehören. Diese Substanzen sind auch Histamin-freisetzende Substanzen, die somit neben IgE-vermittelten auch über pseudoallergische Mechanismen anaphylaktoide Reaktionen auslösen könnten. Auch bei Pyrazolon hat sich die RAST-Technik nicht bewährt.

- indiziert bei Verdacht auf Soforttyp-allergie gegen
  - Penizillin
  - Ethylenepoxid

nicht aussagekräftig bei Verdacht auf Allergie gegen
- Muskelrelaxantien
- Pyrazolone

Eine sehr sensitive Methode stellt die *Western-Blot-Technik* dar. Sie kann bislang aber nur bei Sensibilisierung gegenüber Proteinen oder höhermole-

Western-Blot-Untersuchung:
- sehr sensibel
- für spezifische IgE und IgG

Nachteil: nur für Proteine und höhermolekulare Peptide

kularen Peptiden durchgeführt werden. Dabei wird das Protein zunächst auf einem Gel elektrophoretisch aufgetrennt und auf einen Protein-bindenden Filter wie z.B. Nitrozellulose übertragen. Dieser wird dann mit dem Patientenserum inkubiert und falls vorhanden, können sich dabei spezifische Antikörper an das Protein binden. Anschließend weist man diese gebundenen Antikörper mit Enzym-markierten Antikörpern gegen menschliches IgE oder IgG nach.

Zelluläre Teste
Lymphozyten-Transformations-Test
in Aussagekraft meistens enttäuschend

Histaminfreisetzungs-Test:
- nur für Soforttypallergien
- setzt Sensibilisierung der Basophilen mit IgE voraus

Zu den sogenannten *zellulären Testen* zählen der *Lymphozyten-Transformations-Test* und die *Histaminfreisetzung aus Basophilen.* Schon seit vielen Jahren wird der Lymphozytentransformations-Test zur Diagnostik bei Arzneimittelallergien herangezogen. Sieht man einmal von dem Sonderfall der Penizillin-Allergie ab, hat er in vielen Fällen enttäuscht. Eine mögliche Ursache für falsch-negative Ergebnisse ist eine Sensibilisierung gegen die Metaboliten des Medikamentes. Im Falle des Histaminfreisetzungs-Testes wird das Blut des Patienten mit dem fraglichen Arzneimittel versetzt und nach Inkubation das freigesetzte Histamin im Überstand gemessen.

Behandlung

Wichtigste, wirksame Mittel:
- Antihistaminika
- β-Mimetika
- Glukokortikoide

Anaphylaktischer Schock:
- β-Mimetika zuerst
- dann Antihistaminika, Glukokortikoide

Lyell-Syndrom:
- Glukokortikoide umstritten
- Plasmapherese

Dextranunverträglichkeit
Prämedikation mit niedrigmolekularem Dextran
Kontrastmittelreaktionen
Prämedikation mit H 1- und H 2-Antihistaminika

8.6.3 Behandlung

Im Vordergrund der meisten allergischen und pseudoallergischen Arzneimittelreaktionen steht die Entzündungsreaktion, die je nach Typ mit Antihistaminika, adrenergen Beta-Mimetika und topisch oder systemisch angewendeten Glukokortikoiden behandelt wird. Bei Soforttypreaktionen sind Antihistaminika und Glukokortikoide indiziert; im Falle des anaphylaktischen Schocks wird die Behandlung mit Adrenalin eingeleitet, gefolgt von Antihistaminika und Glukokortikoiden (s. 8.5.5).
Umstritten ist die hochdosierte Glukokortikoid-Behandlung beim Lyell-Syndrom. In einigen Zentren hat sich die Plasmapherese als möglicherweise lebensrettend erwiesen. Prophylaktisch ist die Gabe von Promit® (niedrigmolekulares Dextran) bei pseudoallergischen Ketten-Anaphylaxie-Reaktionen auf Dextran, wobei Komplexbildungen und Komplementaktivierung inhibiert werden. Bei bekannter pseudoallergischer Reaktion auf Kontrastmittel wird mit H_1- und H_2-Antihistaminika und Glukokortikoiden prämediziert. Nach Rückbildung der Arzneimittelreaktionen ist die allergologische Abklärung im Interesse der Arzneimittelsicherheit von zentraler Bedeutung.

9 Autoimmunkrankheiten

M. Meurer

Autoimmunkrankheiten

Die Autoimmunkrankheiten der Haut können in zwei Gruppen unterteilt werden:

- **Blasenbildende (bullöse) Dermatosen** und
- **Kollagenosen.**

Die einzelnen Krankheiten innerhalb beider Gruppen sind geprägt durch große klinische Variabilität und Überlappungsformen, deren Erkennung vor allem durch *immunologische Untersuchungsmethoden* möglich ist.

umfassen:
- blasenbildende Dermatosen
- Kollagenosen

9.1 Blasenbildende Autoimmunkrankheiten (erworbene bullöse Dermatosen)

Blasenbildende Autoimmunkrankheiten

Definition und Epidemiologie: Zu diesen Erkrankungen gehören die Pemphigusgruppe, das bullöse Pemphigoid mit seinen Sonderformen, die Dermatitis herpetiformis mit Sonderformen sowie die Epidermolysis bullosa acquisita. Diese Krankheiten können in allen Lebensaltern auftreten; Dermatitis herpetiformis betrifft bevorzugt Kinder und Jugendliche, Pemphiguskrankheiten treten meist im mittleren und das bullöse Pemphigoid im hohen Lebensalter auf. Die Geschlechtsverteilung ist annähernd ausgewogen.

umfassen:
- Pemphigusgruppe
- Pemphigoidgruppe
- Bullöse IgA-Dermatosen
- Epidermolysis bullosa acquisita

Ätiologie und Pathogenese: Pathogenetische Grundlage der erworbenen bullösen Dermatosen sind *Autoantikörper,* die – spezifisch für jede Erkrankung – mit verschiedenen Antigenen innerhalb der Epidermis, der Basalmembran oder des dermalen Bindegewebes reagieren (Abb. 9-1). Die Ursache der Autoantikörperbildung ist nicht bekannt; bei Pemphigus vulgaris ist eine *Auslösung durch Medikamente* (z. B. D-Penicillamin) beschrieben; Pemphigus foliaceus kann in Brasilien als Fogo selvagem *endemisch* auftreten; bei Dermatitis herpetiformis besteht eine *genetische Prägung* und Assoziation mit den HLA-Antigenen B8 und DR3, bei Pemphigus vulgaris mit DR4 oder DRw6.

Pathogenese:
Autoantikörper sind beteiligt
Die **antigenen Zielstrukturen** liegen in der:
- Epidermis
- Basalmembranzone
- oberen Dermis

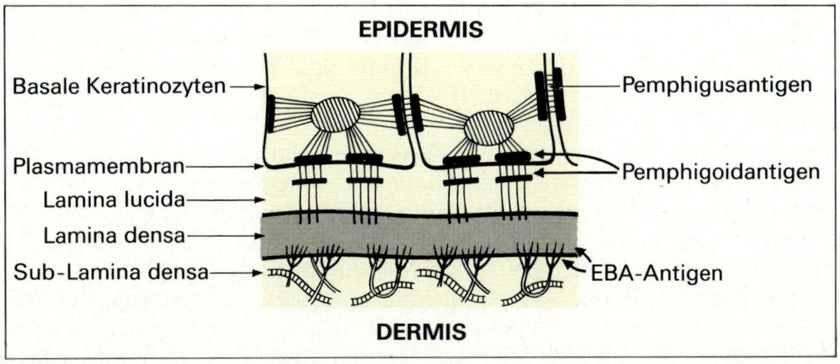

Abb. 9-1 Aufbau der dermo-epidermalen Grenzzone mit Lokalisation antigener Strukturen.
LAD = lineäre IgA-Dermatose; EBA = Epidermolysis bullosa acquisita; DH = Dermatitis herpetiformis

Pathomechanismus:
Die **Antikörper-Antigen**-Reaktion in der Haut führt über
- Freisetzung von Entzündungsmediatoren → Chemotaxis von Entzündungszellen → **Blasenbildung**

Pathomechanismus: Die immunologische Reaktion zwischen Autoantikörper und Antigen in der Haut führt zur Freisetzung und Aktivierung löslicher Mediatoren (Komplement, Proteasen, Zytokine), zur Chemotaxis von Entzündungszellen (neutrophile und eosinophile Granulozyten, Mastzellen) und zu einem Adhäsionsverlust zwischen den Epidermiszellen bzw. innerhalb der Basalmembranzone mit Blasenbildung. Je nach Lokalisation der Antikörper-Antigen-Reaktion unterscheidet man **drei Ebenen der Blasenbildung** (Abb. 9-2):

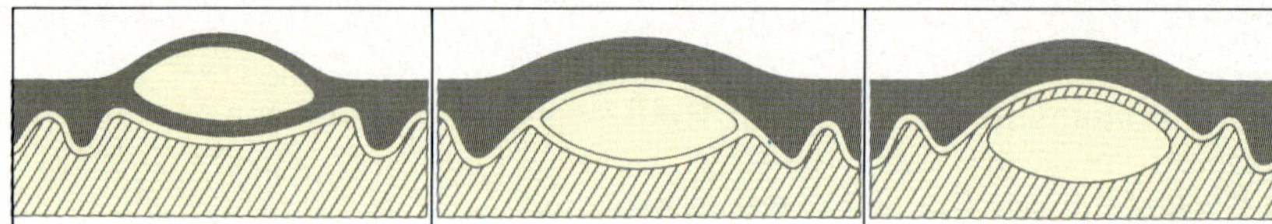

Abb. 9-2 Die verschiedenen Ebenen der Blasenbildung bei bullösen Autoimmundermatosen:
Links: Intraepidermale Blasenbildung
Mitte: Subepidermale Blasenbildung innerhalb der Basalmembranzone (BMZ)
Rechts: Subepidermale Blasenbildung unterhalb der BMZ bzw. in der oberen Dermis

Man unterscheidet:
- intraepidermale
- supepidermale
- dermale

Blasenbildung

Intraepidermale Blasenbildung bei Pemphigus vulgaris und Pemphigus foliaceus, *subepidermale Blasenbildung innerhalb der Basalmembranzone (BMZ)* bei bullösem Pemphigoid, vernarbendem Schleimhautpemphigoid und Herpes gestationis, *subepidermale Blasenbildung unterhalb der BMZ* bei Dermatitis herpetiformis, linearer IgA-Dermatose und chronisch bullöser Dermatose der Kindheit und *dermale Blasenbildung* bei Epidermolysis bullosa acquisita.

Untersuchungsmethoden bei bullösen Dermatosen

Diagnose: Folgende Untersuchungsmethoden haben wesentlich zum Verständnis der Pathogenese von bullösen Dermatosen beigetragen und sind diagnostisch wichtig:

⟹

- Histopathologie
- Immunhistologische Untersuchungen
- Immunserologie (Antikörpernachweis im Serum)
- Elektronenmikroskopie und Immunelektronenmikroskopie
- Immunpräzipitation (Westernblot).

Histopathologie

Mit Hilfe der *Histopathologie* kann die Ebene der Spaltbildung (s. Abb. 9-2) und die Zusammensetzung des entzündlichen Infiltrates in befallener Haut bestimmt werden.

Immunhistologie zum Nachweis gewebegebundener Antkörper
Zur Untersuchung geeignet:
- initiale Bläschen
- peribullöse Haut (Schleimhaut)

Die *Immunhistologie (direkte Immunfluoreszenz, DIF)* wird in der Regel an Kryostatschnitten von unfixiertem frischen Gewebe durchgeführt. Bei bullösen Dermatosen sollten gesunde Haut oder Schleimhaut in unmittelbarer Blasennähe oder initiale Bläschen mit noch intakter Blasendecke lanzetteförmig exzidiert werden.

Immunelektronenmikroskopie
Antigenmapping

Zur exakten Differenzierung von Autoimmundermatosen mit subepidermaler Spaltbildung wird die *Immunelektronenmikroskopie* und das *Antigenmapping* eingesetzt: Mit Hilfe von Antikörpern gegen bekannte Strukturkomponenten der Basalmembranzone (z. B. Laminin oder Typ-IV-Kollagen) kann damit die Ebene der Spaltbildung festgelegt werden.

Immunserologie zum Nachweis zirkulierender Autoantikörper im Serum

Durch *immunserologische Untersuchungen* werden im Serum zirkulierende Autoantikörper gegen epidermale oder BMZ-Antigene nachgewiesen. Antigensubstrate für die *indirekte Immunfluoreszenz (IIF)* sind neben menschlicher Haut Gefrierschnitte von Affen- oder Kaninchenösophagus. Die Antigenspezifität dieser Autoantikörper kann durch spezielle immunologische Methoden wie *Westernblot* oder *Radioimmunpräzipitation* analysiert werden.

9.1.1 Bullöse Dermatosen mit intraepidermaler Blasenbildung (Pemphigusgruppe)

Es gibt zwei Hauptformen des Pemphigus: *der Pemphigus vulgaris (PV)* und *Pemphigus foliaceus (PF).*

9.1.1.1 Pemphigus vulgaris (PV)

Ätiologie und Pathogenese: Die Erkrankung wird durch Autoantikörper gegen ein intraepidermales, zwischen den Keratinozyten lokalisiertes Antigen ausgelöst. Das *PV-Antigen* setzt sich aus Glykoproteinen von 210 und 130 Kilodalton (kD) Molekulargewicht (M.W.) und einem Peptid von 85 kD (M.W.) zusammen. Das 85 kD-Peptid ist mit Plakoglobin identisch, das 130 kD-Glykoprotein trägt die Antikörperbindungsstelle (Tab. 9-1). Die Krankheitsempfänglichkeit ist wahrscheinlich genetisch geprägt und

Tab. 9-1 Klassifikation der bullösen Autoimmundermatosen

Krankheit	Antigen	Serumantikörper
	(Lokalisation; biochemische Charakterisierung)	(Häufigkeit in %; Immunglobulinklasse)
Intraepidermale Blasenbildung		
Pemphigus vulgaris	untere Epidermis; 85 kD (Plakoglobin) 130 kD, 210 kD	ca. 100% (IgG)
Pemphigus foliaceus	obere Epidermis; 85 kD (Plakoglobin) 160 kD, 260 kD (Desmoglein)	100% (IgG)
Subepidermale Blasenbildung in der BMZ		
Bullöses Pemphigoid	Hemidesmosomen/ Lamina lucida; 180 kD, 230 kD (BP-Antigen)	70% (IgG, IgA)
Vernarbendes Schleimhautpemphigoid	untere Lamina lucida; 180–230 kD	30% (IgA, IgG)
Herpes gestationis	Lamina lucida; 180 kD, 230 kD	10–30% (HG-Faktor)
Subepidermale Blasenbildung unter der BMZ		
Dermatitis herpetiformis	obere Dermis; Retikulin (?)	ca. 60–80% (IgA)
Lineäre IgA-Dermatose	Sublamina densa (Lamina lucida); ?	30% (IgA)
Chronisch bullöse Dermatose der Kindheit	obere Dermis/ (Lamina lucida); ?	80% (IgA)
Dermale Blasenbildung		
Epidermolysis bullosa acquisita	dermale Verankerungsfibrillen; 290 kD (Typ VII-Kollagen)	40–50% (IgG)

Bullöse Dermatosen mit intraepidermaler Blasenbildung

Pemphigus vulgaris

Ätiologie und Pathogenese:
Auslösung durch Autoantikörper gegen ein **intraepidermales Antigen** (PV-Antigen)

Mögliche ätiologische Kofaktoren:
- genetisch
- medikamentös
- physikalisch

Klinik
Bevorzugte Lokalisation:
- Mundschleimhaut (90%)
- Gesicht, Kopf
- Rumpf
- Inguinalregion

Leitbefunde:
- schlaffe Blasen
- Erosionen in der Mundschleimhaut
- Nikolski-Phänomen I, II positiv

Abheilung ohne Narben

Diagnose:
- intraepidermale Spaltbildung
- Akantholyse
- interzelluläre IgG-Ablagerungen in der Epidermis
- in 90%–100% Pemphigus-Antikörper (IgG) im Serum

Differentialdiagnose:
- bullöses Pemphigoid
- andere bullöse Autoimmundermatosen
- toxische bullöse Exantheme
- Aphten
- erosiver Lichen ruber

Therapie:
- Glukokortikosteroide (hohe Dosen)
- Immunsuppressiva
- Plasmapherese

mit bestimmten *HLA-Haplotypen* assoziiert (DR4 und DRw6-Allele). PV kann durch *Medikamente* (z.B. D-Penicillamin, Tuberkulostatika, Analgetika u.a.) oder durch *physikalische Hautschädigung* (UV-Licht, Röntgen) ausgelöst werden. In der Regel jedoch spontaner Beginn. Die Kombination von PV mit anderen Autoimmunerkrankungen (z.B. Myasthenia gravis, Thymom) ist beschrieben.

Klinik: Die Blasenbildung beginnt häufig an der *Mundschleimhaut* (Gaumenbogen, Kieferwinkel), die im Verlauf fast immer mitbetroffen wird. Die Beteiligung des Pharynx, der Konjunktival-, Nasal-, Genital- und Analschleimhaut ist möglich, die Mitbeteiligung des Ösophagus sehr selten. Prädilektionsstellen an der *freien Haut* sind Kopf, Rumpf (Nabel) und die Inguinalregion. Charakteristisch sind schlaffe Blasen mit serösem Inhalt, die rasch platzen und Erosionen hinterlassen, welche an der Schleimhaut zu Mazeration, an der freien Haut zu hämorrhagischen Krusten führen. Durch seitlichen Druck auf noch normal erscheinende Haut kann eine intraepidermale Blase erzeugt *(Nikolski-Phänomen I)* oder eine bereits bestehende Blase vergrößert werden *(Nikolski-Phänomen II)*. Unbehandelt kommt es zu rezidivierenden Blasenschüben und großflächigen Erosionen mit Sekundärinfektionen, Flüssigkeits- und Eiweißverlust. Der schmerzhafte Befall von Mundschleimhaut und Pharynx macht die Nahrungsaufnahme unmöglich. Unter Therapie heilen Erosionen ohne Narbenbildung ab.

Diagnose: Charakteristisch ist der *histologische Nachweis* der intraepidermalen Spaltbildung infolge des Adhäsionsverlustes zwischen den suprabasalen Keratinozyten *(Akantholyse)*. Die *immunhistologische Untersuchung* zeigt netzartige intraepidermale Ablagerungen von IgG und Komplement, insbesondere von C3, in der Epidermis (Abb. 9-3). Immunserologisch (indirekte Immunfluoreszenz) können im Serum von über 90% der Erkrankten zirkulierende Antikörper der IgG-Klasse gegen das PV-Antigen nachgewiesen werden. Die PV-Antikörpertiter korrelieren nicht in allen Fällen zuverlässig mit der Krankheitsaktivität. In der Regel kommt es jedoch bei klinischer Remission zu einem Abfall der Antikörpertiter unter die Nachweisgrenze.

Differentialdiagnose: Bullöses Pemphigoid und andere bullöse Autoimmundermatosen; toxische bullöse Exantheme; Aphthen, erosiver Lichen ruber.

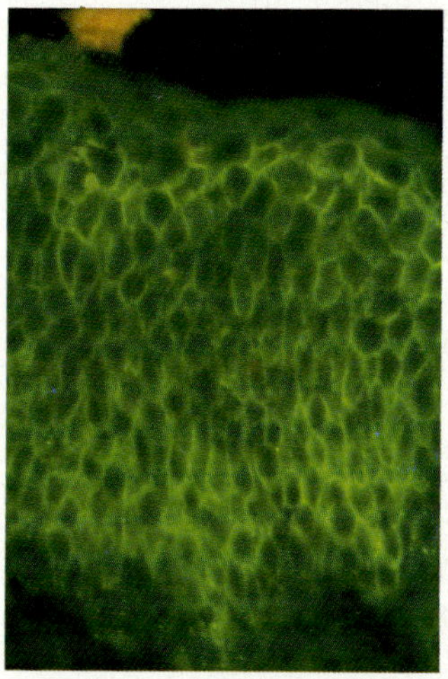

Abb. 9-3
Pemphigus vulgaris; direkte Immunfluoreszenz mit netzartigen interzellulären Niederschlägen von IgG

Therapie und Verlauf: Unbehandelt ist die Prognose des PV infaust. Die Behandlung umfaßt *Glukokortikosteroide* in anfänglich sehr hoher Dosierung, die, meist in Kombination mit *Immunsuppressiva* (z.B. Azathioprin, Methotrexat, Cyclophosphamid, Cyclosporin A) über lange Zeit verabreicht werden müssen, ehe die Krankheit zum Stillstand kommt. Durch *Plasmapherese* kann die Reduktion der Autoantikörper im Serum versucht werden. Zur *äußerlichen Behandlung* gehören antiseptische und pflegende Maßnahmen zur Förderung der Wundheilung und Vermeidung von Sekundärinfektionen. Der Verlauf ist unberechenbar, in der Regel chronisch und durch rezidivierende Blasenschübe, vor allem in der Mundschleimhaut, geprägt. Spontanheilungen bzw. Vollremissionen sind jedoch möglich. Bei langjährigen Verläufen oder häufigen Rezidiven wird das Krankheitsbild zunehmend durch die Nebenwirkungen der Steroidtherapie kompliziert. Die Mortalität liegt heute unter 10%.

Örtliche Therapie:
- Vermeidung von Sekundärinfektionen
- Förderung der Wundheilung

Auf Nebenwirkungen der Steroidtherapie achten!

9.1.1.2 Pemphigus foliaceus (PF)

Diese Form des Pemphigus befällt vorwiegend die freie Haut. Nur anfänglich bestehen Blasen und Erosionen. Charakteristisch sind relativ scharf begrenzte, nässende oder blätterteigartig schuppende Herde am Rumpf und im Gesicht. *Histologisch* läßt sich die akantholytische Spaltbildung im Stratum granulosum der oberen Epidermis nachweisen. Die *immunhistologischen Befunde* entsprechen dem PV. Mit Hilfe der *Immunpräzipitation* kann gezeigt werden, daß die Autoantikörper bei PF gegen einen intraepidermalen Antigenkomplex gerichtet sind, der Polypeptide von unterschiedlichen Molekulargewichten (260, 160 und 85 kD) enthält, die nur teilweise mit dem PV-Antigen identisch sind. Das 160 kD-Polypeptid (Desmoglein) trägt die Antikörperbindungsstelle (Tab. 9-1). Die *Therapie* erfolgt wie bei PV.

Pemphigus foliaceus

Leitbefund:
blätterteigartige schuppende Erytheme
- akantholytische Blase in der oberen Epidermis
- Immunhistologie und -serologie wie bei PV

(PF-Antigen teilidentisch mit PV-Antigen)

Therapie:
wie bei PV

9.1.1.3 Sonderformen des Pemphigus

In Südamerika kommt PF bei Kindern und Jugendlichen als *Fogo selvagem* endemisch vor, so daß eine infektiöse Ätiologie erwogen wird.
Der Pemphigus erythematosus wird heute als eine hauptsächlich auf das Gesicht beschränkte Sonderform des PF gesehen.
Pemphigus herpetiformis und *Pemphigus vegetans* sind dagegen morphologische Varianten des PV.

Sonderformen des Pemphigus

- Fogo selvagem
- P. erythematosus
- P. herpetiformis
- P. vegetans

9.1.2 Bullöse Dermatosen mit subepidermaler Blasenbildung in der Basalmembranzone (Pemphigoidgruppe)

Zu dieser Gruppe gehören das bullöse Pemphigoid (BP), das vernarbende Schleimhautpemphigoid (CP) und der Herpes gestationes (HG). Histologisch sind diese Erkrankungen durch eine subepidermale Spaltbildung und immunologisch durch Autoantikörper gegen die Basalmembranzone (BMZ) gekennzeichnet. Die antigenen Komponenten sind innerhalb der Lamina lucida der BMZ lokalisiert; (Tab. 9-1), weisen aber möglicherweise molekulare Heterogenität auf.

Bullöse Dermatosen mit subepidermaler Blasenbildung in der Basalmembranzone

- bullöses Pemphigoid
- vernarbendes Schleimhautpemphigoid
- Herpes gestationes

9.1.2.1 Bullöses Pemphigoid

Ätiologie und Pathogenese: Auslösend sind Autoantikörper gegen ein Antigen in der Lamina lucida der BMZ, das mit den Hemidesmosomen basaler Keratinozyten assoziiert ist. Das *BP-Antigen* enthält als Hauptbestandteil ein Polypeptid von 230 kD Molekulargewicht (Tab. 9-1). Als Kofaktoren diskutiert werden bestimmte *Medikamente* (z. B. Furosemid); der Zusammenhang mit *malignen Tumoren,* die bei etwa 10% bis 20% der Patienten mit BP vorkommen, ist nicht geklärt.
Klinik: Die Krankheit tritt in der Regel spontan bei überwiegend sehr alten Patienten auf. Nach einem urtikariellen, erythematösen oder Erythema exsudativum multiforme-artigen Frühstadium entwickeln sich prall-gespannte Blasen auf entzündlich veränderter Haut, die am gesamten Körper, bevorzugt im Inguinalraum auftreten können und sekundär zu verkrusteten Erosionen führen. In 30% Mitbefall der Mund-, Genital- oder Analschleimhaut. Selten auch lokalisiertes Auftreten mit Blasenbildung ausschließlich an Kopf, Beinen oder im Bereich der sichtbaren Schleimhäute.

Bullöses Pemphigoid

Ätiologie und Pathogenese:
Auslösung durch Autoantikörper gegen BP-Antigen in der BMZ
Mögliche ätiologische Kofaktoren:
- Medikamente
- Tumoren (?)

Klinik:
Leitbefunde:
prall gespannte Blasen auf Erythem
Bevorzugte Lokalisation:
- gesamtes Integument
- 30% Mundschleimhautbefall

Diagnostik:
- subepidermale Spaltbildung
- lineäre IgG-Ablagerungen entlang der BMZ
- Anti-BMZ-Autoantikörper (IgG) in 70%

Differentialdiagnose:
- Dermatitis herpetiformis
- andere bullöse Autoimmundermatosen
- bullöse toxische Exantheme
- EEM
- Lyell-Syndrom

Therapie:
- Glukokortikosteroide
- (Immunsuppressiva)
- (Antibiotika)
- (DADPS)

Sonderformen des bullösen Pemphigoids

Vernarbendes Schleimhautpemphigoid

Klinik

Bevorzugte Lokalisation:
- Konjunktiven
- Mundschleimhaut
- Freie Haut (30%)

Leitbefunde:
- Schleimhauterosionen
- Narbige Synechien
- Gefahr der **Erblindung!**

Diagnostik:
- Wie bei BP
- Anti-BMZ-Antikörper in 30%

Therapie:
- Glukokortikosteroide und Immunsuppressiva
- DADPS
- operative Korrektur der Synechien

Herpes gestationis

Auftreten:
- letztes Schwangerschaftsdrittel
- postpartal
- Blasenmole
- Chorion-Ca

Auslösung durch Autoantikörper gegen BP-ähnliches Antigen in der BMZ

Klinik:
- pralle, juckende Blasen

Diagnostik:
Entspricht BP

Im Serum HG-Faktor in 30% nachweisbar.

Häufig spontane Abheilung

Bei Herpes gestationis selten Schädigung des Neugeborenen

Diagnose: Die *Histologie* zeigte eine subepidermale Spaltbildung. Diagnostisch wegweisend ist die immunhistologische Untersuchung mit Nachweis von linearen Ablagerungen von IgG und Komplementbestandteilen entlang der BMZ. *Immunserologie:* Im Serum von 70% der Patienten können mit der indirekten Immunfluoreszenzmikroskopie komplementbindende Antikörper der IgG-Klasse nachgewiesen werden. Die in der Regel hohen Antikörpertiter korrelieren kaum mit der Krankheitsaktivität.

Differentialdiagnose: Dermatitis herpetiformis und andere bullöse Autoimmundermatosen; bullöse toxische Exantheme; EEM; Lyell-Syndrom.

Therapie und Verlauf: Die Prognose des BP ist günstiger als bei PV. Kompliziert wird der Verlauf durch Begleiterkrankungen der meist hochbetagten Patienten. Die Therapie besteht aus *Glukokortikosteroiden* per os. In schweren Fällen Kombination mit *Immunsuppressiva.* In Einzelfällen Ansprechen auf Antibiotika (z.B. Erythromycin) oder *Sulfone (DADPS).* Die äußerliche Behandlung besteht aus lokal entzündungshemmenden, desinfizierenden und wundreinigenden Maßnahmen.

9.1.2.2 Sonderformen des bullösen Pemphigoids

Vernarbendes Pemphigoid (Schleimhautpemphigoid)

Klinik: Betroffen sind vor allem die Konjunktiven, die Mundschleimhaut, seltener die Genitalschleimhaut oder die freie Haut. Charakteristisch ist – im Gegensatz zu BP – die Abheilung der Blasen und Erosionen mit Narben. Infolge narbiger Synechien zwischen den Lidern und Schrumpfung des Konjunktivalsackes mit Atrophie der Becherzellen kann es zu therapieresistenten Hornhautschäden bis hin zur Erblindung kommen.

Diagnose: Die *histologischen* und *immunhistologischen* Befunde entsprechen dem BP. *Immunhistologie:* Anti-BMZ-Antikörper, häufig der IgA-Klasse, sind nur bei etwa 30% der Patienten nachweisbar.

Therapie: Unter systemischer Gabe von Glukokortikosteroiden, allein oder in Kombination mit Immunsuppressiva, ist die Abheilung der Haut- und Mundschleimhautveränderungen möglich; im Konjunktivalbereich eventuell operative Korrektur unter immunsuppressiver Behandlung. In einigen Fällen auch Ansprechen auf Sulfone (DADPS).

Eine lokalisierte Form des vernarbenden Pemphigoids ohne Schleimhautbefall wird als *Typ Brunsting-Perry* bezeichnet und muß von der Epidermolysis bullosa acquisita (EBA) abgegrenzt werden.

Herpes gestationis (HG)

Diese sehr seltene Autoimmunerkrankung mit subepidermaler Blasenbildung entwickelt sich in der Regel im letzten Trimenon der Schwangerschaft oder in der postpartalen Periode und kann in späteren Schwangerschaften rezidivieren. Auftreten auch bei Blasenmole oder Chorionkarzinom möglich. Auslösung durch Antikörper gegen ein Antigen von 180 kD Molekulargewicht, das in der Lamina lucida der BMZ und im Amnionepithel enthalten ist. Die Beziehung dieses HG-Antigens zu dem 230 kD-BP-Antigen ist noch nicht geklärt.

Klinik: Es zeigen sich polymorphe, prall gespannte Blasen auf gerötetem Grund wie bei BP, die intensiv jucken und häufig auf die Abdominal- und Inguinalregion beschränkt sind. Schleimhautbeteiligung fehlt.

Diagnose: *Histologisch* Nachweis einer subepidermalen Spaltbildung, *immunhistologisch* Nachweis von linearen IgG-Niederschlägen entlang der BMZ wie bei BP; *immunserologisch* nur in wenigen Fällen Nachweis eines komplementfixierenden Immunglobulins der IgG-Klasse *(HG–Faktor)* im Serum. Bei 85% der Patientinnen mit HG können zusätzlich Antikörper gegen HLA-Antigene des Partners nachgewiesen werden. Häufig spontane Abheilung nach der Entbindung.

Autoimmunreaktionen im Bereich der Plazenta können in seltenen Fällen zur *Schädigung des Fetus* führen: In 8% Totgeburten, relativ häufig Frühgeburten oder herabgesetztes Geburtsgewicht. In weniger als 5% der Fälle

kommt es bei den Neugeborenen von Müttern mit Herpes gestationis vorübergehend zu erythematösen oder bullösen Hautveränderungen.
Therapie: In schweren Fällen kann zu Ende der Schwangerschaft eine *Therapie* mit Glukokortikosteroiden in mittelbarer Dosierung erwogen werden.

9.1.3 Bullöse Dermatosen mit subepidermaler Blasenbildung unterhalb der Basalmembranzone (Bullöse IgA-Dermatosen)

Zu dieser Gruppe gehören die Dermatitis herpetiformis (Morbus Duhring), die lineäre IgA-Dermatose (LAD) und die chronische bullöse Dermatose der Kindheit, die auch als *bullöse IgA-Dermatosen* zusammengefaßt werden.

Bullöse IgA-Dermatosen

- Dermatitis herpetiformis
- Lineäre IgA-Dermatose
- Chronisch-bullöse Dermatose der Kindheit

9.1.3.1 Dermatitis herpetiformis (DH)

Ätiologie und Pathogenese: Chronisch-rezidivierende blasenbildende Dermatose, die meist im Kindes- oder frühen Erwachsenenalter auftritt und mit einer *glutensensitiven Enteropathie* assoziiert ist. In 60 bis 70% der Fälle durch Dünndarmbiopsie Nachweis einer *Zottenatrophie.* Nur in 20% klinisch manifeste Zeichen der Enteropathie (Sprue). Patienten mit DH und Enteropathie sind in der Mehrzahl *HLA-B8-* und *HLA-DR3-positiv.* Selten finden sich auch chronisch-entzündliche Veränderungen der Magen-, Kolon- oder Rektumschleimhaut. Auffällig ist die *Überempfindlichkeit gegen Halogenide,* insbesondere gegen Kalium-Jodid-haltige Nahrungsmittel (z.B. Seefisch), welche die Hauterscheinungen auslösen können. Die pathogenetische Rolle von *Serum-Antikörpern der IgA-Klasse,* die mit Retikulinfasern im Dünndarm und in der Muskulatur (Endomysium) reagieren, ist noch nicht aufgeklärt. Das Antigen, gegen welches diese Autoantikörper gerichtet sind, ist biochemisch noch nicht definiert; ultrastrukturell kann es sowohl in der oberen Dermis als auch in den Dünndarmzotten nachgewiesen werden.
Klinik: Charakteristisch sind *herpetiform gruppierte Bläschen* mit starkem, z.T. *brennendem Juckreiz* (Abb.9-4). Die Bläschen können an beliebiger Stelle lokalisiert sein, bevorzugt akral, am behaarten Kopf und an den Streckseiten der Extremitäten vorkommen; bei Kindern und Jugendlichen häufig auch exanthematische Aussaat von papulo-vesikulösen, sekundär verkrusteten Effloreszenzen.

Dermatitis herpetiformis

Ätiologie und Pathogenese:
Assoziation mit **glutensensitiver Enteropathie,** in 60–70% pathologische Dünndarmbiopsie
Besondere Merkmale:
- Genetische Prägung durch HLA-B8/DR3
- Überempfindlichkeit gegen Halogenide
- Vorkommen von IgA-Antikörpern gegen Retikulin

Möglicher pathogenetischer Zusammenhang zwischen entzündlichen Darmschleimhautveränderungen und Blasenbildung an der Haut

Klinik
Leitbefunde:
- herpetiforme Bläschen
- brennender Juckreiz

Bevorzugte Lokalisation:
- Streckseiten der Extremitäten
- Glutealregion

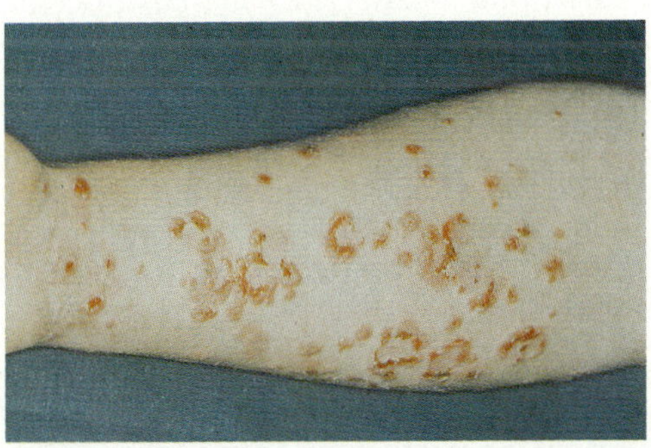

Abb. 9-4
Dermatitis herpetiformis; charakteristische, herpetiform gruppierte Bläschen

Diagnose: *Histologisch* Nachweis einer subepidermalen Spaltbildung mit Ansammlung von neutrophilen Granulozyten (Mikroabszesse) in den Papillenspitzen. In gleicher Lokalisation, seltener entlang der BMZ, *immunhistologischer* Nachweis granulärer Niederschläge von IgA-Antikörpern. *Immunserologie:* Im Serum von 60 bis 80% der Patienten mit DH und assoziierter Enteropathie IgA-Antikörpern gegen retikulinartige Faserstrukturen (Anti-Endomysium- oder Anti-Jejunum-Antikörper). Gleichzeitig vorkommende Antikörper gegen Gliadin (IgG/IgA) haben keine diagno-

Diagnostik:
- papilläre neutrophile Mikroabszesse
- papilläre granuläre IgA-Ablagerungen
- IgA-Endomysiumantikörper (IgA-Retikulin-Antikörper)

Therapie:
- glutenfreie Diät!
- DADPS

Nebenwirkungen von DADPS:
- MetHb-Bildung oder hämolytische Anämie

stische Bedeutung. Die Diagnostik wird ergänzt durch eine *Dünndarmbiopsie* und die *HLA-Bestimmung.*
Therapie und Verlauf: Bei Nachweis einer glutensensitiven Enteropathie ist eine *glutenfreie Diät* empfohlen, unter der es langfristig zu einer Rückbildung der Hautveränderungen kommen kann. Pathognomonisch ist die Wirkung von *Diaminodiphenylsulfon (DADPS)* oder anderer Sulfone: Unter einer Medikation von 100 bis 200 mg DADPS per os täglich kann es innerhalb weniger Tage zum Abklingen des Juckreizes und zu einer Rückbildung der Hautveränderungen, jedoch nicht der Darmsymptomatik kommen. Bei Langzeitmedikation ist auf *Nebenwirkungen* zu achten (Methaemoglobinbildung, hämolytische Anämie). Der Verlauf ist hochchronisch, selten können sich gastrointestinale *Lymphome* entwikkeln.

Lineäre IgA-Dermatose

Möglicherweise zwei Formen:
- Lamina-lucida-Typ (ähnlich BP)
- Dermaler Typ (ähnlich DH)

Diagnostik:
- Subepidermale Blase
- Lineäre IgA-Ablagerungen an BMZ
- IgA-Antikörper im Serum nur in 30%
- HLA-B8/DR3 negativ

Klinik:
- Polymorphes Bild teilweise eher BP, teilweise wie DH
- keine Enteropathie

Therapie:
DADPS (und Glukokortikosteroide)

9.1.3.2 Lineäre IgA-Dermatose (LAD)

Charakteristisch für diese seltene bullöse Dermatose ist der *immunhistologische Nachweis* von IgA-Antikörpern entlang der Basalmembranzone. Diese Antikörper reagieren bei einer Form der Erkrankung *(Lamina-lucida-Typ)* mit einem Lamina-lucida-Antigen von 285 kD Molekulargewicht (Tab. 9-1). *Immunserologie:* Zirkulierende IgA-Antikörper gegen dieses Antigen sind nur in etwa 30% nachweisbar. Bei anderen Patienten mit LAD können die IgA-Ablagerungen immunelektronenmikroskopisch in der oberen Dermis lokalisiert werden. Bei diesem *dermalen Typ der LAD* ist das Antigen noch nicht bekannt. *Histologisch* zeigt sich in beiden Fällen eine subepidermale Spaltbildung. Das *klinische* Bild ist polymorph mit gruppierten Blasen oder Papulovesikeln, die an DH erinnern als auch mit prall gespannten Blasen auf gerötetem Grund wie bei BP. Die Assoziation mit glutensensitiver Enteropathie, mit HLA-B8 oder -DR3 ist weniger ausgeprägt. *Therapeutisch* spricht die LAD in der Regel auf Glukokortikosteroide in Kombination mit Sulfonen (DADPS) an. Eine glutenfreie Diät ist nicht sinnvoll.

Chronisch-bullöse Dermatose der Kindheit

Klinik:
- prall gespannte große Blasen
- Befall der Mundschleimhaut und Konjunktiven möglich
- keine Assoziation mit Enteropathie

Diagnostik:
- wie LAD
- IgA-Serumantikörper in 80%

Spontanheilung in 70%

9.1.3.3 Chronisch-bullöse Dermatose der Kindheit (CBDC)

Diese in tropischen Ländern nicht seltene bullöse Dermatose bei Kindern entspricht der lineären IgA-Dermatose bei Erwachsenen.
Klinik: Charakteristisch sind unterschiedlich große, prall gespannte Blasen in annulärer oder zirzinärer Anordnung, vor allem an Kopf-, Hüft- und Genitalregion und Beinen. Beteiligung der Mundschleimhaut ist häufig, selten kommt es auch zu einem Befall der Schleimhäute mit narbiger Abheilung. Eine Koppelung mit glutensensitiver Enteropathie ist nicht beschrieben, dagegen besteht eine gehäufte Assoziation mit HLA-B8 und -DR3. *Histologisch* supepidermale Spaltbildung. *Immunhistologisch* Nachweis von linearen IgA-Niederschlägen entlang der Basalmembranzone.
Immunserologie: Zirkulierende Anti-BMZ-Antikörper der IgA-Klasse in 80%. Mit Ausnahme der möglichen Augenbeteiligung ist die *Prognose* günstig; in etwa 70% spontane Remission innerhalb weniger Jahre; *Therapie:* Bei ausgedehntem Befall kommen Sulfone (DADPS) eventuell in Kombination mit Glukokortikosteroiden zur Anwendung.

Bullöse Dermatosen mit dermaler Blasenbildung

Epidermolysis bullosa acquisita

Auslösung durch Autoantikörper gegen Typ-VII-Kollagen

9.1.4 Bullöse Dermatosen mit dermaler Blasenbildung

9.1.4.1 Epidermolysis bullosa acquisita (EBA)

Definition und Pathogenese: Sehr seltene, chronisch verlaufende bullöse Dermatose *mit Narbenbildung,* die klinisch an hereditäre Epidermolysen erinnert, aber durch charakteristische Autoimmunphänomene geprägt ist. Auslösung durch *Antikörper* der IgG-Klasse, die gegen ein Antigen im Be-

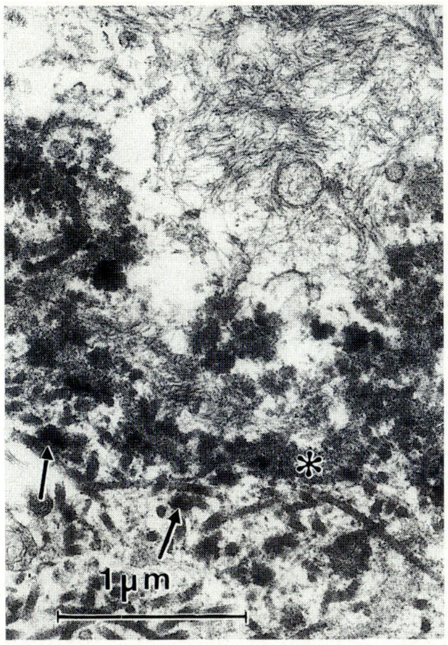

Abb. 9-5
Epidermolysis bullosa acquisita; immunelektronenmikroskopischer Nachweis von IgG-Präzipitaten (→) im Bereich von Verankerungsfibrillen unterhalb der Lamina densa der BMZ (*)

reich der Verankerungsfibrillen gerichtet sind (Abb. 9-6), das ein Molekulargewicht von 290 kD hat und dem *Typ-VII-Kollagen* entspricht (Tab. 9-1).
Klinik: Charakteristisch ist die vermehrte Fragilität der Haut, die zu Blasen und schlecht heilenden Erosionen an mechanisch beanspruchten Körperstellen (Hände, Ellenbogen) und im Kopfbereich führt. Daneben auch lokalisierte oder generalisierte vesikulo-bullöse Erosionen wie bei BP. Eine Beteiligung der sichtbaren Schleimhäute ist häufig, von Pharynx und Ösophagus selten. An der freien Haut Abheilung mit atrophischen Narben und Milien, an den Schleimhäuten mit Strikturen und Synechien, im Kopfbereich mit narbiger Alopezie.
Diagnose: *Histologisch* dermale Spaltbildung in der oberen Dermis. In der *Immunhistologie* unregelmäßige, bandartige Niederschläge von IgG und Komplement entlang der Basalmembranzone (BMZ). *Immunelektronenmikroskopisch* sind die Antikörperniederschläge unterhalb der Lamina densa im Bereich der Verankerungsfibrillen zu erkennen (Abb. 9-5). *Immunserologisch* Nachweis von Anti-Typ-VII-Kollagen-Autoantikörpern bei 40 bis 60% der Patienten. Charakterisierung des Antikörpers (gegen 290 kD-EBA-Antigen) durch *Immunpräzipitation.*
Differentialdiagnose: Hereditäre Form der dystrophischen Epidermolysis bullosa; andere bullöse Autoimmunerkrankungen, insbesondere bullöses Pemphigoid und lokalisiertes BP (Brunsting-Perry), lokalisiertes und disseminiertes vernarbendes Schleimhautpemphigoid, bullöser systemischer Lupus erythematodes (SLE), Porphyria cutanea tarda.
Therapie und Verlauf: Chronische, häufig lebenslange Erkrankung mit unterschiedlich ausgeprägter Aktivität. Spontanremissionen sind nicht beschrieben. Therapieversuche mit Glukokortikosteroiden, allein oder in Kombination mit Immunsuppressiva (z. B. Cyclosporin A) oder mit Plasmapherese können zu Teilremissionen führen.

Klinik:
Leitbefunde:
- Blasen und Erosionen an mechanisch beanspruchter Haut
- Abheilung mit Narben

Diagnostik:
- dermale Spaltbildung
- bandförmige IgG-Präzipitate entlang der BMZ
- Antikörper gegen Typ-VII-Kollagen in 40–50%

Differentialdiagnose:

⇦

Therapie
Meist kein Ansprechen.
Therapieversuch mit Steroiden, Cyclosporin A oder anderen Immunsuppressiva

9.2 Kollagenosen

Definition: Unter dem historisch gewachsenen Begriff „Kollagenosen" werden Krankheiten zusammengefaßt, die durch chronische entzündliche Veränderungen an den Gefäßen und dem gefäßführenden Bindegewebe der Haut, des Stützgewebes und verschiedene Organe gekennzeichnet sind. Kollagenosen weisen in unterschiedlichem Maße ausgeprägte Autoimmunphänomene auf, die das humorale, aber auch das zelluläre Immunsystem betreffen und deren pathogenetische Bedeutung noch nicht geklärt ist. Zu den Kollagenosen gehören der *Lupus erythematodes (LE)* mit sei-

Kollagenosen

Definition des Begriffs „Kollagenosen"
Die pathogenetische Bedeutung von **humoralen und zellulären** Autoimmunphänomenen ist noch nicht geklärt
Zu den Kollagenosen zählen
- verschiedene LE-Formen
- Sklerodermien
- Dermatomyositis
- MCTD

nen verschiedenen Formen, die *Sklerodermie* in ihrer zirkumskripten oder systemischen Form, die *Dermatomyositis* und das *Überlappungssyndrom Mixed Connective Tissue Disease* (MCTD). Hautveränderungen können die einzigen Manifestationen dieser Erkrankungen sein; bei systemischen, häufig progredient und sogar infaust verlaufenden Formen sind die Hautveränderungen oft Frühsymptome und haben wichtige diagnostische Leitfunktionen.

Vorkommen
überwiegend im jüngeren Erwachsenenalter
auch bei Kindern möglich
Frauen sind wesentlich häufiger als Männer betroffen

Epidemiologie: Die Kollagenosen mit Hautbeteiligung sind wesentlich häufiger als bullöse Autoimmunkrankheiten und können in allen Lebensaltern auftreten. Die Erstmanifestation fällt vor allem bei Frauen und bei systemischen und prognostisch ungünstigen Verläufen überwiegend in das jugendliche Erwachsenenalter; bei älteren Patienten und Männern überwiegen lokalisierte oder protrahierte Krankheitsbilder. Die ausgeprägte Gynäkotropie wird bei den systemischen Formen eher als bei den lokalisierten beobachtet. Ein familiäres Vorkommen ist vor allem bei Lupus erythematodes bekannt, wo auch eine neonatale Form besteht.

Ätiologie und Pathogenese
Die Ursache der Kollagenosen ist unbekannt

Humorale Autoimmunphänomene (vor allem antinukleäre Antikörper = ANA) sind serologisches Merkmal der Kollagenosen

Ätiologie und Pathogenese: Die Ursache dieser chronisch-entzündlichen Haut- und Systemerkrankungen ist unbekannt. Diskutiert werden verschiedene ätiologische Kofaktoren, die bei den einzelnen Krankheiten besprochen werden. Gemeinsam sind diesen Erkrankungen, vor allem in ihrer systemischen Ausprägung, Störungen der Immunregulation mit Bildung von *Autoantikörpern,* die bei Lupus erythematodes organspezifisch sein können, bei den anderen Kollagenosen dagegen überwiegend nicht organspezifisch und gegen ubiquitär vorkommende *zelluläre Antigene* gerichtet sind (Tab. 9-2).

Diagnostik
umfaßt:
- Klinisches Bild
- Histologie
- Immunhistologie
- Immunserologie

Die Bindungsmuster von ANA im Immunfluoreszenztest haben diagnostische Bedeutung

⟹

Diagnose: Die Diagnose der Hautveränderungen stützt sich auf das *klinische Bild,* die *Histologie* und, vor allem bei LE, auf *immunhistologische Untersuchungen* zum Nachweis von Antikörperpräzipitaten im Gewebe. Wichtig ist die *immunserologische Diagnostik* zum Nachweis von antinukleären Antikörpern (ANA) im Serum (Tab. 9-2). Als Screening-Methode zum ANA-Nachweis wird die *indirekte Immunfluoreszenzuntersuchung (IIF)* auf epithelialen Gewebekulturzellen (z. B. HEp-2-Zellen) durchgeführt. Im IIF-Test zeigen ANA unterschiedliche Bindungsmuster, die mit der Lokalisation der antigenen Zielstrukturen von ANA korrelieren. Zu den diagnostisch wichtigen ANA-Mustern gehören:

- *membranös* → SLE
- *grobgefleckt* → MCTD (Abb. 8-7)
- *nukleolär* → systemische Sklerodermie (PSS Typ II) (Abb. 8-7)
- *zentromer* → Akrosklerodermie (PSS Typ I)/CREST-Syndrom.

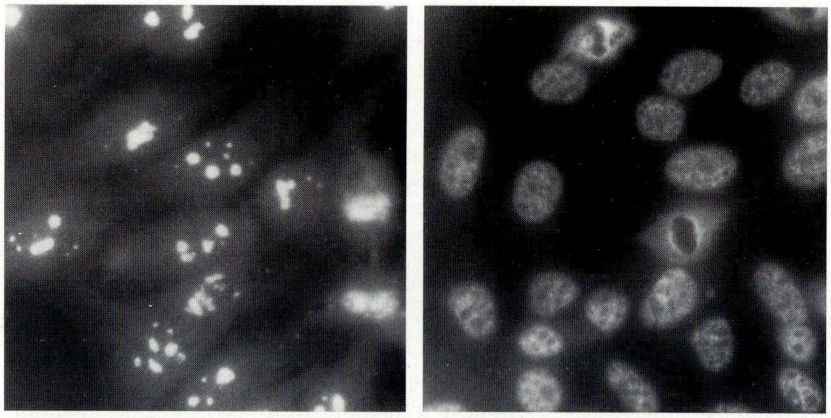

Abb. 9-6 Antinukleäre Antikörper (ANA) bei Kollagenosen; Indirekte Immunfluoreszenz auf HEp-2-Zellen. Links: Nukleoläre Antikörper bei PSS Typ II; Rechts: Antikörper gegen U1-RNP bei MCTD

Zu den Antikörpern gegen nukleäre und zytoplasmatische Antigene (Tab. 9-2) gehören solche, die nur bei SLE auftreten und pathognomonisch sind (Antikörper gegen *native DNS* oder das *Sm-Antigen)* und Antikörper, die auch bei anderen Formen des LE oder bei anderen Kollagenosen vorkommen (Antikörper gegen *La(SSB), Ro(SSA)* oder *U1-RNP*). Antikörper gegen *Histone* sind charakteristisch für den medikamenteninduzierten Lupus erythematodes. Eine Sonderstellung nehmen die *Anticardiolipinantikörper* (ACA) ein (s. 9.2.1.5).
Charakteristisch für SLE sind *Veränderungen des Komplementsystems.* Dazu gehören:

- vermehrter Verbrauch (vor allem von C4, C3) durch zirkulierende Immunkomplexe
- gehäuftes Auftreten von C4-Null-Allelen (C4AQ0) in Assoziation mit dem HLA-B8/DR3-Haplotyp
- homozygote hereditäre Defizienz von C2, seltener von C4 und anderen Komplementkomponenten
- Autoantikörper gegen die C4-Konvertase des alternativen Aktivierungsweges (C3-Nephritischer Faktor).

Vor allem im akuten Krankheitsstadium können bei Patienten mit SLE *zirkulierende Immunkomplexe* und eine *Hypokomplementämie* nachgewiesen werden, die, zusammen mit anderen SLE-spezifischen Komplement- und Rezeptordefekten, eine verminderte Abbaurate (Solubilisierung) von zirkulierenden Immunkomplexen bewirkt. Der gestörte Katabolismus der Immunkomplexe im Serum begünstigt deren Ablagerung im Kapillargeflecht der Haut, des Plexus chorioideus, der serösen Häute, der Synovialmembranen und in den Glomerula und führt dort zu einer *Immunkomplexvaskulitis.*

Klinik: Die *Hautmanifestationen* des SLE (Tab. 9-3) können lokalisiert oder generalisiert auftreten: Pathognomonisch ist das *Schmetterlingserythem,* das auch urtikariell ausgeprägt sein oder sich in erythemato-squamöser Form auf das ganze Gesicht ausbreiten kann. Die akut auftretenden *generalisierten Exantheme* bei SLE sind außerordentlich polymorph und zeigen – im Gegensatz zu den rein kutanen LE-Formen – häufig eine hämorrhagische Komponente, die auf die zugrundeliegende Vaskulitis hinweist. Raynaud-Syndrom, Livedo racemosa und Gangrän sind ebenfalls Ausdruck der *Immunkomplexvaskulitis,* die zu Gefäßverschlüssen führen kann. An Händen und Füßen sowie in der Mundschleimhaut können sich überaus schmerzhafte und therapieresistente *Ulzerationen* ausbilden. Sehr selten sind bullöse Veränderungen. Die akuten Hautveränderungen treten nicht immer auf: Patienten mit SLE können auch Manifestationen eines subakutkutanen LE (SCLE) oder eines chronisch-kutanen LE (CDLE) zeigen (Tab. 9-3). Etwa 10% der SLE-Patienten bleiben von seiten der Haut erscheinungsfrei; auch diese Fälle zeigen jedoch häufig ein diffuses Effluvium und Nagelfalzhyperkeratosen.

Tab. 9-3 Hautmanifestationen des SLE

Akuter LE (Schmetterlingserythem, generalisierte Exantheme)	(30–50%)
SCLE-typische Hautveränderungen	(10–15%)
CDLE-typische Hautveränderungen	(15–20%)
Photosensitivität	Gangrän
Teleangiektasien	Haut/Schleimhautulzera
Livedo racemosa	bullöser LE
Raynaud-Syndrom	diffuse Alopezie
Vaskulitiden	Nagelfalzhyperkeratosen

- Autoantikörper gegen zytoplasmatische und nukleäre Antigene (ANA)

Serologische Marker des SLE sind Antikörper gegen:
- Doppelstrang-DNS
- SM
- (Histone)
- (Anticardiolipin)
- genetische und erworbene Veränderungen des Komplementsystems

⇦

- zirkulierender Immunkomplexe
- Hypokomplementämie

- Immunkomplexvaskulitis

Klinik:

Kutane Manifestationen (Tab. 9-3)

Organmanifestationen

⟹

Zu den wichtigsten *Organmanifestationen* des SLE gehören:

- entzündliche, in der Regel nicht deformierende Gelenkveränderungen
- systemische Vaskulitis
- Nephritis (mesangeal-membranös-proliferativ)
- Polyserositis (Perikard-Pleura-Peritoneum)
- ZNS-Beteiligung (Cerebritis-Vaskulitis-Polyneuropathie).

Diagnostik:
Bandförmige IgG-Präzipitate an der BMZ von:
- befallener Haut in 50–90%
- unbefallener lichtgeschützter Haut in 40–80% (Lupusbandtest)

- Der Lupusbandtest in normaler Haut hat größere Spezifität und Sensitivität
- ANA-Nachweis in mehr als 90% positiv
- Antikörper gegen DNS und Sm korrelieren mit schweren Verlaufsformen
- Antikörper gegen Ro(SSA)/La(SSB) mit geringerer Krankheitsausprägung des SLE assoziiert

Diagnose: Die *histologische Untersuchung* der Haut bei SLE ist uncharakteristisch und zeigt geringe degenerative Veränderungen an der dermo-epidermalen Junktionszone und ein schütteres perivaskuläres lymphozytäres Infiltrat im oberen Korium. Die *immunhistologische Untersuchung* von befallener Haut zeigt in 50 bis 90% bandförmige Niederschläge von IgG und Komplementkomponenten (C1q, C4, C3, MAC) entlang der Basalmembranzone (Abb. 9-7). Die Spezifität und Sensitivität dieses *Lupusbandtestes (LBT)* (Tab. 9-4) in läsionaler Haut von SLE-Patienten ist durch häufig *falsch-negative* Reaktion (z. B. in Biopsien aus frischen Herden oder von Rumpfhaut) bzw. durch *falsch-positive* Reaktionen (mit IgM) bei anderen entzündlichen Erkrankungen, vor allem im Gesichtsbereich (z. B. Rosazea, Pseudolymphom, polymorphe Lichtdermatose u. a.) eingeschränkt. Der *LBT in gesunder lichtgeschützter Haut* hat größere diagnostische Bedeutung: Hier sind bandförmige Präzipitate von *IgG* charakteristisch für SLE (Tab. 9-4). Durch *immunserologische Methoden* können bei mehr als 90% der Patienten *antinukleäre Antikörper* nachgewiesen werden. Wichtig ist die Differenzierung der ANA: *Antikörper gegen Doppelstrang-DNS* sind diagnostisch für SLE und korrelieren mit der Krankheitsaktivität; vor allem bei schweren Verlaufsformen mit Nieren- und ZNS-Beteiligung sind zusätzlich *Antikörpern gegen Sm* nachweisbar. *Antikörper gegen den Ro(SSA)/La(SSB)*-Antigenkomplex charakterisieren dagegen häufig eine prognostisch günstigere, protrahierte Verlaufsform des LE, die selten zu Nieren- und ZNS-Beteiligung führt.
Die *Diagnostik der internen Manifestationen* erfolgt in Zusammenarbeit mit anderen Fachrichtungen. Dies gilt insbesondere für hämatologische Veränderungen und die Mitbeteiligung innerer Organe. Einen besonderen Stellenwert haben die Nierenbiopsie, die Augenspiegelung sowie neurologische und psychiatrische Untersuchungen.

Die Diagnose eines SLE erfordert vier oder mehr **ARA-Kriterien** (Tab. 9-5)

Die sogenannten *ARA-* (American Rheumatism Association) *-Kriterien* fassen die wichtigsten dermatologischen, internistischen und immunologi-

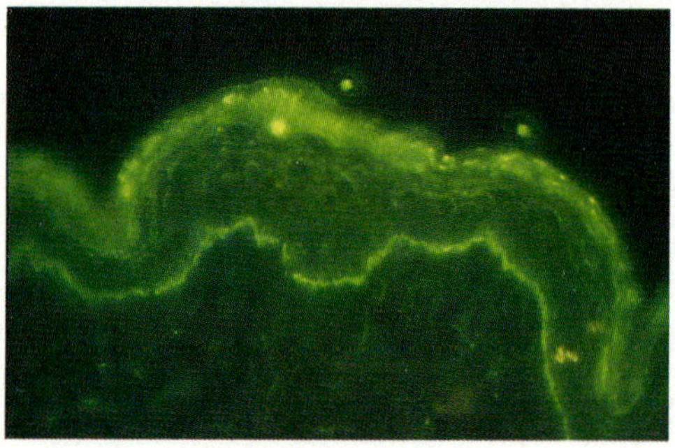

Abb. 9-7
Systemischer Lupus erythematodes (SLE); direkte Immunfluoreszenz mit bandförmigen Niederschlägen von IgG entlang der BMZ (Lupusband)

Tab. 9-4 Immunhistologie des kutanen Lupus erythematodes (bandförmige Ablagerungen von IgG an der Basalmembranzone)

	Läsionale Haut	Normale lichtgeschützte Haut*
CDLE	30–80%	–
SCLE	30–80%	0–20%
SLE	50–90%	40–80%

* („Lupusbandtest")

Tab. 9-5 Kriterien der „American Rheumatism Association" (ARA) für die Diagnose des SLE

1. Schmetterlingserythem
2. kutaner LE (SCLE, CDLE)
3. Lichtempfindlichkeit
4. Schleimhautulzerationen (Mund, Nase)
5. Nicht deformierende Polyarthritis, Arthralgien, Gelenkergüsse
6. Serositis (Pleuritis, Perikarditis)
7. Nierenbeteiligung (Proteinurie über 0,5 g/24 h oder pathologisches Sediment)
8. ZNS-Beteiligung (Krampfanfälle oder unklare neurologische oder psychiatrische Symptome)
9. hämatologische Befunde (hämolytische Anämie, Leukozytopenie oder Thrombozytopenie)
10. immunologische Befunde (Antikörper gegen DNS oder Sm)
11. antinukleäre Antikörper (Titer > 1:160).

schen Veränderungen des SLE zusammen (Tab. 9-5). Das Vorkommen von vier und mehr dieser elf Kriterien spricht für die Diagnose eines SLE.

Therapie: Die Behandlung der Organmanifestationen des SLE steht im Vordergrund und erfolgt in Zusammenarbeit mit anderen Fachrichtungen. Dauer und Dosierung der oralen *Glukokortikosteroidtherapie,* die häufig in Kombination mit *immunsuppressiven* Medikamenten (Cyclophosphamid, Azathioprin u. a.) durchgeführt wird, richtet sich nach dem klinischen Bild und der Veränderung wichtiger Laborparameter (Eiweißausscheidung, Kreatininclearance, Blutbild, Thrombozyten, Anti-DNS-Antikörper, Serumkomplementspiegel, zirkulierende Immunkomplexe). Durch zusätzliche *Plasmapherese* kann eine Reduktion von zirkulierenden Immunkomplexen erreicht werden.

Therapie:
- Glukokortikosteroide
- Immunsuppressiva
- Plasmapherese

9.2.1.2 Subakuter kutaner Lupus erythematodes (SCLE)

Definition und Epidemiologie: Sonderform des Lupus erythematodes, die klinisch zwischen der systemischen und der kutanen Form steht. Charakteristisch sind erhöhte Lichtempfindlichkeit und disseminierte Hautveränderungen an lichtexponierter Haut, die ohne Narbenbildung abheilen. Geringe Organbeteiligung, aber in 50% Übergang in SLE möglich. Im Vergleich zu SLE häufigeres Vorkommen bei Männern.

Ätiologie und Pathogenese: Die Krankheitsempfänglichkeit ist möglicherweise genetisch geprägt; gehäufte Assoziation mit den HLA-Antigenen B8, DR3 und DR2 und *B-Zell-Hyperreaktivität* mit Bildung spezifischer Autoantikörper, vor allem gegen das *zytoplasmatische Ro(SSA)-* und das *nukleäre La(SSB)-Antigen* (Tab. 9-2). Experimentelle Untersuchungen geben Hinweise darauf, daß durch Bestrahlung von Keratinozyten mit UV-Licht zytoplasmatische Ro(SSA)-Antigene an der Oberfläche der Zellen exprimiert werden und dort mit Antikörpern gegen Ro(SSA) reagieren können. Diese *Antikörper-abhängige zytotoxische Reaktion (ADCC)* ist möglicherweise am Pathomechanismus der lichtinduzierten Hautveränderungen bei SCLE beteiligt.

Klinik: Die *Hautmanifestationen* des SCLE können lokalisiert im Gesicht *(Erythema perstans)* oder disseminiert auf lichtexponierter Haut in *annulär-polyzyklischer* oder *papulo-squamöser* Form auftreten. Charakteristisch ist die erhöhte *Lichtempfindlichkeit* und der psoriasiforme oder trichophytiforme Aspekt der relativ scharf begrenzten, meist eleviert und gering schuppenden Erytheme (Abb. 9-8). Nicht selten treten annuläre und papulo-squamöse Veränderungen gemeinsam auf. Sie heilen innerhalb von Wochen bis Monaten ohne Narbenbildung mit Hypo- oder Depigmentierungen ab. Häufig besteht eine *diffuse Alopezie.*

Subakut-kutaner LE

Charakteristisch sind:
- Photosensitivität
- disseminierter Hautbefall ohne Narbenbildung
- geringe Organbeteiligung

Ätiologie und Pathogenese
Gehäuftes Vorkommen von HLA-B8, DR3, 2

Antikörper gegen Ro(SSA) und La(SSB)

Lichtprovozierte Hautveränderungen, möglicherweise durch zytotoxische Reaktion zwischen Ro-Antigen und Anti-Ro-Antikörper bedingt

Klinik:
- Photosensitivität ist charakteristisch
- 2 morphologische Formen werden unterschieden
  - annulär-polyzyklische
  - papulo-squamöse

  Hautveränderungen
- Abheilung ohne Narben mit Pigmentverschiebungen
- diffuse Alopezie

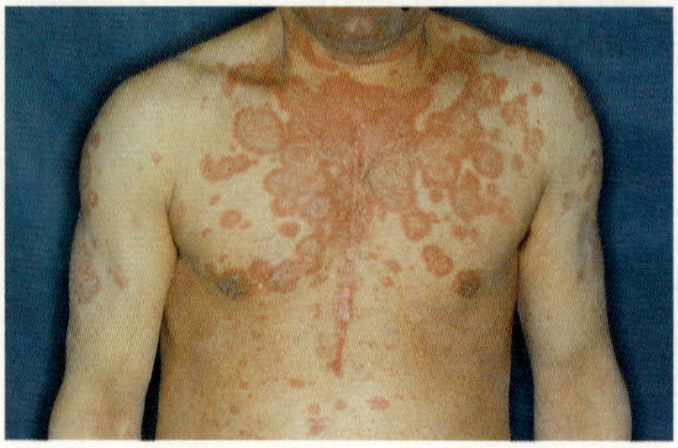

Abb. 9-8
Subakut-kutaner Lupus erythematodes (SCLE); anulär-polyzyklische erythemato-squamöse Herde im Thoraxbereich

Geringer Organbefall:
- Fieberschübe
- Arthritis/Arthralgien
- Sjögren-Syndrom
in 50% Übergang in SLE!

Die *Organbeteiligung* des SCLE ist geringer als bei SLE. Der Krankheitsbeginn ist häufig von *Fieberschüben* begleitet. Später entwickeln sich *Arthralgien* oder nicht-deformierende *Arthritiden* sowie, vor allem bei HLA-B8/DR3-positiven Patienten, ein *Sjögren-Syndrom.* Die Hälfte der Patienten mit SCLE zeigt im Verlauf der Erkrankung mehr als vier ARA-Kriterien (s. Tab. 9-5) und geht in einen prognostisch eher gering ausgeprägten SLE über.

Diagnostik:
In befallener Haut IgG-Ablagerungen an BMZ in 50–90%
Lupusbandtest in gesunder Haut meist negativ
ANA bei allen Patienten in hohen Titern nachweisbar
Charakteristisch sind Antikörper gegen Ro(SSA)/La(SSB)

Diagnose: Die *Histologie* zeigt Degeneration von Keratinozyten an der dermo-epidermalen Grenzzone und perivaskuläre lymphozytäre Infiltrate im oberen Korium. Die *Immunhistologie (DIF)* in *befallener Haut* ist in 50 bis 90% der Fälle, in *unbefallener* Haut *(Lupusbandtest)* dagegen nur in etwa 20% positiv mit bandförmigen Ablagerungen von Immunglobulinen (IgG oder IgM) und Komplement entlang der Basalmembranzone. Fast alle Patienten mit SCLE weisen in der *immunserologischen Untersuchung (IIF)* antinukleäre Antikörper (ANA) in hohen Titern auf. Das Antikörperspektrum des SCLE wird geprägt durch *Antikörper gegen Ro(SSA) und gegen La(SSB)* bei mehr als 60% der Patienten. Antikörper gegen Sm oder native DNS sind bei SCLE dagegen selten (Tab. 9-2). Häufige pathologische Laborwerte sind Senkungsbeschleunigung, Hypergammaglobulinämie und Komplementveränderungen; seltener sind Leukopenie und Thrombozytopenie.

Differentialdiagnose:
- SLE
- Psoriasis vulgaris
- Tinea corporis
- polymorphe Lichtdermatose
- Ekzem

Differentialdiagnose: SLE, Psoriasis vulgaris, Tinea corporis, polymorphe Lichtdermatose, Ekzem.

Therapie:
Mögliche Entwicklung eines SLE beachten!

Lichtschutz

Antimalariamittel (Nebenwirkungen!)

Fakultativ Glukokortikosteroide

Verlauf und Therapie: Wichtig sind regelmäßige Kontrolluntersuchungen der Patienten anhand der ARA-Kriterien (Tab. 9-3), um den möglichen Übergang in einen SLE rechtzeitig zu erkennen. Die äußere Behandlung der Hautveränderungen bei SCLE umfaßt konsequenten *Lichtschutz* und die Anwendung von kortikosteroidhaltigen Externa. Bei disseminierten Hautveränderungen kommen zusätzlich *Antimalariamittel* (Chloroquin oder Hydroxychloroquin) unter Beachtung der Nebenwirkungen zur Anwendung. Bei Arthralgien nichtsteroidale Antiphlogistika. Bei SCLE-Patienten mit Sjögren-Syndrom und Blutbildveränderungen (Thrombozytopenie, Leukopenie) ist in der Regel die systemische Gabe von *Kortikosteroiden,* in Kombination mit Immunsuppressiva, wie bei SLE erforderlich.

Chronisch diskoider Lupus erythematodes

9.2.1.3 Chronischer diskoider Lupus erythematodes (CDLE)

Keine Organbeteiligung!

Abheilung mit Narben

Definition und Epidemiologie: Chronisch verlaufende, meist in lichtexponierter Haut lokalisierte *kutane Form des Lupus erythematodes ohne systemische Beteiligung. Abheilung mit Narben.* Der CDLE ist die verbreitetste Form des Lupus erythematodes; Häufigkeitsgipfel im jüngeren Erwachsenenalter; Frauen sind geringfügig häufiger betroffen als Männer.

Ätiologie und Pathogenese

Ätiologie und Pathogenese: Bei CDLE stehen lokal-entzündliche Veränderungen in befallener Haut im Vordergrund, humorale Autoimmunphänomene wie beim SLE oder SCLE fehlen dagegen oder sind nur gering ausgeprägt. Die Lichtüberempfindlichkeit bei Patienten mit CDLE ist geringer als bei SCLE. Der Pathomechanismus der Hautveränderungen bei CDLE ist wenig erforscht: Für eine lokale Immunkomplexvaskulitis wie

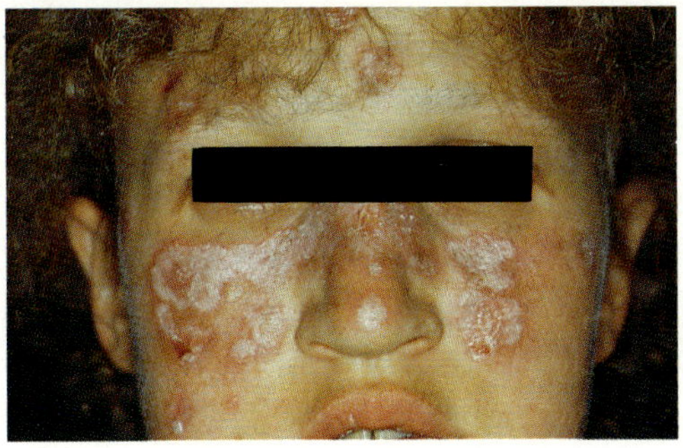

Abb. 9-9
Chronisch-diskoider Lupus erythematodes (CDLE); schmetterlingsförmige elevierte, randbetonte Erytheme mit Keratosen

bei SLE oder Ro(SSA)-Antikörper-abhängige zytotoxische Reaktionen wie bei SCLE finden sich wenig Anhaltspunkte.

Klinik: Man unterscheidet lokalisierte und disseminierte Hautmanifestationen sowie Sonderformen: Die *lokalisierte* Form des CDLE manifestiert sich häufig in Schmetterlingsform an Nase und Wangen (Abb. 9-9) sowie (vor allem bei Männern) an den Ohren und präaurikulär, an Hals, Stirn und Capillitium. Seltener ist der alleinige oder Mitbefall der Augenlider, der Lippenregion oder der Mundschleimhaut. Bei der *disseminierten* Form zusätzlich Befall von Schulter und Decolleté, Streckseiten der Arme, Handrücken und Finger möglich. Charakteristisch sind elevierte, scharf begrenzte scheibenförmige Erytheme, die später von festhaftender weißlicher Schuppung bedeckt sind und, vor allem an mechanisch exponierten Stellen (Ohren, Capillitium, Mundschleimhaut) zu Ulzerationen neigen können. Follikuläre Keratosen können bei Berührung schmerzen. Abheilung mit atrophischen Narben, Teleangiektasien und Pigmentverschiebungen. Am Capillitium entsteht eine narbige, in schweren Fällen universelle Alopezie. 60% der CDLE-Patienten geben eine erhöhte Lichtempfindlichkeit an. *Organmanifestationen* bestehen bei CDLE nicht.

Klinik
2 Formen:
- lokalisierter CDLE
- disseminierter CDLE

Scheibenförmige elevierte Herde mit follikulären Keratosen

Abheilung mit atrophischen Narben

Ulzerierende Schleimhautbeteiligung möglich

Narbige Alopezie

Zu den **Sonderformen des CDLE** gehören der *Chilblain-Lupus* mit polsterartigen, gering keratotischen Knoten, die an Frostbeulen erinnern und im Bereich der Akren auf zyanotisch veränderter Haut entstehen. Sehr selten ist der *Lupus erythematodes profundus* (Lupus-Pannikulitis): Hier kommt es im subkutanen Fettgewebe des Gesichtes, des Schulter- bzw. Beckengürtels und der Extremitäten zu derben lividen Knoten, die sekundär mit tief eingezogenen atrophischen Narben abheilen. In 20% der Fälle LE-typische Organveränderungen (Serositis, Nephritis u. a.).

Sonderformen des CDLE:
Chilblain-Lupus

Lupus erythematodes profundus

Diagnose:

> Die *histologischen Veränderungen* sind bei CDLE charakteristischer als bei anderen LE-Formen und zeigen follikuläre Hyperkeratose, vakuolige Degeneration der dermo-epidermalen Verbundzone, eine verdickte Basalmembranzone sowie dichte perivaskulär und periadnexiell angeordnete lymphozytäre Infiltrate in der oberen und mittleren Dermis. Bei Lupus erythematodes profundus Nachweis einer lobulären Pannikulitis.

Diagnostik:
Charakteristische histopathologische Veränderungen

Die *Immunhistologie* aus *befallener* Haut ist in fast allen Fällen positiv mit bandförmigen Niederschlägen von Immunglobulinen (IgG, IgM) und Komplementkomponenten entlang der BMZ. Der *Lupusbandtest* (DIF aus *gesunder* Haut) ist regelmäßig negativ. *Immunserologisch* zeigen 40% der Patienten mit lokalem CDLE und 70% mit disseminiertem CDLE antinukleäre Antikörper (ANA). LE-spezifische Autoantikörper (z. B. gegen DNS, Sm oder La(SSB) finden sich bei CDLE nicht. In etwa 30% Nachweis von Antikörpern gegen Ro(SSA). Die Laborwerte sind bis auf eine Senkungsbeschleunigung in der Regel unauffällig.

In läsionaler Haut bandförmige IgG-Niederschläge

Lupusbandtest in gesunder Haut negativ

ANA bei 40–70% der Patienten nachweisbar; keine spezifischen Antikörper!

Differentialdiagnose:

⟹

Therapie:

- Antimalariamittel
- DADPS
- Isotretinoin
- Kryotherapie

Neonataler Lupus erythematodes

Ätiologie und Pathogenese
Vorkommen bei Neugeborenen von Müttern, die Antikörper gegen Ro(SSA)/La(SSB) aufweisen

Mögliche pathogenetische Rolle der mütterlichen Ro(SSA)-Antikörper

Klinik
Hautveränderungen wie bei SCLE
In 40–70% Herzbeteiligung (AV-Block)

Diagnostik
Antikörpernachweis bei Mutter und Kind

Differentialdiagnose:
- Tinea capitis oder corporis
- Psoriasis vulgaris
- seborrhoisches Ekzem

Therapie, Verlauf
Rückbildung des SCLE in den ersten Lebensmonaten/jahren
AV-Block irreversibel!
Mortalität 25%

Anticardiolipinsyndrom

Die Eigenständigkeit des Syndroms ist noch in Diskussion
→ Sonderform des SLE?

Ätiologie und Pathogenese
Anticardiolipinantikörper zeigen Kreuzreaktivität mit vielen negativ geladenen Phospholipiden

Differentialdiagnose:

Lupus vulgaris; polymorphe Lichtdermatose; Rosazea; seborrhoisches Ekzem; Sarkoidose; Pernionen; Pseudolymphom; Lichen ruber (Mundschleimhaut).

Verlauf und Therapie: Übergang von CDLE in SLE in weniger als 5%; dagegen können 20% der Patienten mit SLE (meist von leichterer klinischer Ausprägung) Hautveränderungen wie bei CDLE aufweisen. In der Regel verläuft der CDLE über Jahre bis Jahrzehnte und kann eine lebenslange Beeinträchtigung durch Narbenbildung zurücklassen. Innerlich Gabe von *Antimalariamitteln* (Chloroquin oder Hydroxychloroquin) unter Beachtung der Nebenwirkungen und Kontraindikationen. Bei Nichtansprechen sind Versuche mit *DADPS* oder Isotretinoin (bei Frauen unter Konzeptionsschutz) indiziert. Örtlich kommen glukokortikosteroidhaltige Externa (zum Teil unter Okklusion), *intraläsionale Injektionen* von verdünnten Glukokortikosteroid-Kristallsuspensionen, sowie als *Kryotherapie* flüssiger Stickstoff oder CO_2-Azeton-Schnee zur Anwendung.

9.2.1.4 Neonataler Lupus erythematodes (NLE)

Definition: Sehr seltene Neugeborenenform des Lupus erythematodes mit Haut- und Herzbeteiligung.
Ätiologie und Pathogenese: Betroffen sind Neugeborene von Müttern mit Lupus erythematodes, vor allem SLE, oder mit Sjögren-Syndrom, die aber in 60% bei Geburt klinisch erscheinungsfrei sein können. Bei den Müttern fast immer Nachweis von Antikörpern gegen Ro(SSA), allein oder in Kombination mit Antikörpern gegen La(SSB), die ab der 12. Schwangerschaftswoche diaplazentar übertragen werden können. Die Reaktion der mütterlichen Antikörper mit dem fetalen Ro(SSA)-Antigen im Herzmuskel und im Reizleitungssystem kann möglicherweise zu entzündlichen Prozessen und Myokardfibrose führen.
Klinik: Die *Hautmanifestationen* entstehen bevorzugt an Kopf und Stamm; sie erinnern an den SCLE der Erwachsenen mit erythematösen oder anulär-polyzyklischen Herden, die ohne Narben abheilen. 40 bis 70% der Neugeborenen mit NLE entwickeln infolge der kardialen Fibrose Reizleitungsstörung und einen kongenitalen *atrio-ventrikulären Block.* Selten Hepatosplenomegalie und hämolytische Anämie.
Diagnose: Wichtig ist der immunserologische Nachweis von Antikörpern gegen Ro(SSA) und La(SSB) bei Mutter und Kind sowie die Kontrolle der Antikörpertiter in den ersten Lebensjahren des Kindes.
Differentialdiagnose: Tinea capitis oder corporis; Psoriasis vulgaris; seborrhoisches Ekzem.
Therapie und Verlauf: Die Hautveränderungen des NLE bilden sich mit dem Absinken der mütterlichen Ro(SSA)-Antikörper innerhalb von sechs bis 24 Monaten wieder zurück. In seltenen Fällen ist das spätere Auftreten eines systemischen Lupus erythematodes im jugendlichen Erwachsenenalter beobachtet worden. Der kongenitale Herzblock ist irreversibel und weist eine Mortalität von 25% auf.

9.2.1.5 Anticardiolipin-Syndrom

Definition und Epidemiologie: Sonderform des systemischen Lupus erythematodes oder eigenständiges Krankheitsbild, das überwiegend bei jüngeren Frauen auftritt und durch die Neigung zu thromboembolischen Ereignissen im Gehirn oder anderen Organen und durch das Auftreten von Antikörpern gegen Cardiolipin (ACA) gekennzeichnet ist.
Ätiologie und Pathogenese: Anticardiolipin-Antikörper (ACA) können mit negativ geladenen Phospholipiden in verschiedenen Zellmembranen (z. B. Thrombozyten), mit Endothelzellen und Gerinnungsfaktoren (Prothrombinase-Komplex) reagieren. Diese ausgeprägte biologische Kreuzreaktivität steht möglicherweise im pathogenetischen Zusammenhang mit

der Thromboseneigung und den vaskulären Manifestationen des Syndroms.

Klinik: Zu den charakteristischen *Hautmanifestationen* gehören Livedo racemosa mit Ulzerationen, die überwiegend an den Extremitäten lokalisiert sind und mit Atrophie blanche abheilen können. Seltener sind ausgedehnte Hautnekrosen. LE-typische Hautveränderungen wie Schmetterlingserythem, Fingergangrän, Akrozyanose oder Raynaud-Syndrom können vorhanden sein, seltener sind chronisch-discoide Herde wie bei CDLE.

Klinik:
- Livedo racemosa mit Ulzeration
- (Hautnekrosen, selten)
- Raynaud-Syndrom

Im Vordergrund steht die *Systembeteiligung* mit Thromboseneigung im arteriellen und/oder venösen Gefäßsystem (Apoplex, Lungenembolien, tiefe Beinvenenthrombose u. a.), habituellen Aborten bei Frauen und neurologischen Symptomen wie Kopfschmerzen, Epilepsie und transienten ischämischen Attacken.

Arterielle und venöse Thrombosen/Embolien
Habituelle Aborte
Neurologische Veränderungen

Diagnose: Wichtig sind angiologische Untersuchungen zum Nachweis von thromboembolischen Komplikationen und eine genaue internistische Befunderhebung. *Immunserologischer* Hauptbefund sind *Anticardiolipin-Antikörper* der IgM- und IgG-Klasse in hohen Titern. In niedrigen Titern können diese Antikörper auch bei anderen Kollagenosen sowie bei anderen Gefäßerkrankungen wie Morbus Behçet und Morbus Degos vorkommen. Charakteristisch sind weiterhin *pathologische Gerinnungstests*, insbesondere verlängerte partielle Thromboplastinzeit (PTT) sowie Thrombozytopenie. Die gerinnungshemmende Wirkung von Anticardiolipin-Antikörpern in vitro wurde früher unter dem Begriff *„Lupus Antikoagulant"* zusammengefaßt.

Diagnostik

Nachweis von Anticardiolipin-Antikörpern (IgG, IgM)

Verlängerte partielle Thromboplastinzeit (PTT)

Lupus-Antikoagulant

Charakteristisch und ein Ausdruck der biologischen Kreuzreaktivität sind *falsch-positive Syphilis-Seroreaktionen* (VDRL-Test). Antinukleäre Antikörper und Antikörper gegen doppelsträngige DNS sind vor allem bei den Patienten nachweisbar, bei denen das Anticardiolipinsyndrom im Rahmen eines SLE vorkommt.

falsch-positiver VDRL-Test

Verlauf und Therapie: Klinische Erfahrungen über Langzeitverläufe liegen noch nicht vor. Die Prognose ist besonders bei Patienten mit Anticardiolipinsyndrom im Rahmen eines SLE nicht günstig. Bei Thromboseneigung ist eine antikoagulatorische Therapie über längere Zeit indiziert; bei Thrombozytopenie und Hautulzerationen systemische Therapie mit Glukokortikosteroiden in Kombination mit immunsuppressiven Medikamenten.

Therapie:
- Antikoagulation
- eventuell Glukokortikosteroide/Immunsuppressiva

9.2.2 Sklerodermieerkrankungen

Sklerodermieerkrankungen

Es können drei unterschiedliche Sklerodermieformen unterschieden werden:
- die progressive systemische Sklerodermie (PSS)
- die zirkumskripte Sklerodermie (CS)
- die Pseudo-Sklerodermien.

Formen:
- progressive systemische Sklerodermie
- zirkumskripte Sklerodermie
- Pseudo-Sklerodermie

9.2.2.1 Progressive systemische Sklerodermie (PSS)

Progressive systemische Sklerodermie

Definition und Epidemiologie: Chronisch-entzündliche Erkrankung des gefäßführenden Bindegewebes mit umschriebener oder generalisierter Fibrose der Haut und innerer Organe. Erkrankungsbeginn ist in jedem Alter möglich, sehr selten ist das Auftreten bei Kindern oder familiär. Frauen sind drei- bis zehnmal häufiger als Männer betroffen.

Definition

Ätiologie und Pathogenese: Die Ätiologie der Erkrankung ist unbekannt; möglicherweise spielen aber hormonelle, genetische und Umweltfaktoren eine Rolle.

An der Pathogenese sind nach heutiger Kenntnis *Veränderungen der Gefäße*, eine *Störung der Immunregulation* und *Störungen in der Regulierung des Kollagenstoffwechsels* beteiligt.

Ätiologie und Pathogenese
Ursache nicht bekannt
Mögliche *Kofaktoren:*
- Hormone
- genetische Faktoren
- Umwelt
- physikalische Faktoren

Vaskuläre Veränderungen: Diese führen *klinisch* zu Teleangiektasien, Raynaud-Syndrom, Fingerkuppenulzerationen und Gangrän. *Röntgenologisch* Nachweis von obliterierenden Veränderungen und Gefäßabbrüchen, vor

Vaskuläre Veränderungen:
- Raynaud-Syndrom
- Gangrän

- Gefäßabbrüche (Fingerarterien)
- veränderte Kapillaren
- lymphozytäre Vaskulitiden
- Endothelschaden

Entzündung → Mediatoren → Endothelschaden

allem im Bereich der Fingerarterien. Durch *Kapillaroskopie* können im Nagelfalzbereich pathologisch erweiterte und rarefizierte Kapillarschlingen sichtbar gemacht werden. *Mikroskopisch* auffällig sind perivaskuläre lymphozytäre Infiltrate, Basalmembranverdickungen, Endothelschädigung und Intimaproliferation. *Experimentelle Untersuchungen* verweisen darauf, daß Sekretionsprodukte aktivierter Lymphozyten, Makrophagen oder Thrombozyten die Endothelzellen schädigen und gleichzeitig die Funktion von Fibroblasten beeinflussen können. Der Einfluß physikalischer Faktoren (Kälte) und von Autoantikörpern auf das Endothel bei PSS ist noch wenig erforscht.

Störungen der Immunregulation
Überlappung mit anderen Autoimmunkrankheiten

Autoantikörper gegen
- Topoisomerase I
- nukleoläre Antigene

Autoantikörperinduzierung durch virale Antigene (?)

Störungen der Immunregulation: Die progressive systemische Sklerodermie kann mit anderen Autoimmunkrankheiten wie z. B. dem Sjögren-Syndrom, der primär-biliären Zirrhose oder der Polymyositis gemeinsam auftreten. Diese Überlappungssyndrome sind häufig genetisch besonders geprägt (z.B. Assoziation mit HLA-B8 und -DR3). Die pathogenetische Bedeutung von antinukleären Antikörpern bei PSS ist noch nicht geklärt. Auffällig ist das fast ausschließliche Vorkommen einige dieser Antikörper, z.B. gegen Topoisomerase I oder gegen nukleoläre Antigene bei PSS. Andererseits sind diese Antikörper auch bei Sklerodermie-ähnlichen Erkrankungen wie der chronischen GvH-Reaktion oder bei Silikose beobachtet worden, wobei noch nicht bekannt ist, welche Mechanismen diese Autoantikörperinduktion auslösen. Möglicherweise sind einige der antigenen Zielstrukturen viralen Ursprungs.

Störungen des Kollagenstoffwechsels
- Fibrose der Haut und innerer Organe →„zu viele Fibroblasten bilden zu viel Kollagen"
- Verhältnis Typ I: Typ III Kollagen normal
- Fibrose beginnt im unteren Korium
- Entzündung
- Mediatoren
- Endothelschaden
- Modulation von Fibroblasten

Störungen des Kollagenstoffwechsels: Sie manifestieren sich *klinisch* durch die fortschreitende Fibrose der Haut und innerer Organe infolge einer Vermehrung der Zahl von Fibroblasten im Gewebe und einer erhöhten Produktion von Kollagen durch diese Zellen. *Biochemische* Analysen zeigen, daß das Verhältnis von Typ-I- zu Typ-III-Kollagen nicht verändert ist. Durch spezielle *histologische* Verfahren läßt sich nachweisen, daß die Fibrose der Haut vom unteren Korium ausgeht, wo sich im Frühstadium der PSS eine perivaskuläre Infiltration aus Lymphozyten, Monozyten und Makrophagen zeigt. *Experimentelle* Untersuchungen zeigen, daß Lymphokine, Zytokine und Wachstumsfaktoren, die von immunkompetenten Zellen, Endothelzellen oder Thrombozyten sezerniert werden, die Chemotaxis, Proliferation und Kollagensynthese von Fibroblasten beeinflussen können.

Klinik

Klinik: Ausgehend von den *Hautmanifestationen der PSS* unterscheidet man drei Hauptformen.

Klassifikation der systemischen Sklerodermie

⟹

I. Die relativ gutartig verlaufende akrosklerotische Form (Typ I), die Finger, Hände, Zentrofazialregion und seltener den Zehenbereich befällt.
II. Die prognostisch ungünstigere proximal-aszendierende Form (Typ II), bei welcher die Hautsklerose von den Akren ausgehend proximal fortschreitet und große Bereiche der Extremitäten und des Rumpfes erfassen kann. Bei Typ II ist die Beteiligung innerer Organe wesentlich häufiger als bei Typ I.
III. Die prognostisch ungünstigste diffuse Form (Typ III), die primär am Stamm beginnen kann und eine frühzeitige Beteiligung innerer Organe zeigt.

Verlauf (Typ I, II):
Vaskuläres Frühstadium →
Entzündlich-ödematöses Stadium →
Fibrotisches Spätstadium

Klinik
Klinische Leitbefunde
sind:
- Raynaud-Syndrom
- Fingerkuppennekrosen
- Sklerodaktylie
- Mikrostomie
- Frenulumsklerose

Den akrosklerotischen Verlaufsformen der PSS (Typ I und Typ II) geht ein *Raynaud-Syndrom* meist um Jahre bis Jahrzehnte voraus. Zu den häufig kältebedingten Vasospasmen treten *entzündlich-ödematöse Schwellungen* hinzu, die schließlich in die fibrotische Phase übergehen. Klinische Zeichen für noch aktive entzündliche und obliterierende Gefäßveränderungen sind die *Fingerkuppennekrosen,* die atrophische Närbchen hinterlassen. Seltener sind ausgedehnte *Ulzerationen* im Fuß- und Knöchelbereich. Charakteristisch für das sklerotische Endstadium ist die *Sklerodaktylie* mit sehr schlank erscheinenden, verhärteten, distal zugespitzten Fingern in axialer Beugekontraktur. Sekundär entwickeln sich *Akroosteolysen* und bei etwa 30% der Patienten Ablagerung von Kalziumkarbonat *(Calcinosis cutis).* Bei dem Typ I der PSS bleibt die Sklerose auf Finger und Hände beschränkt, bei Typ II kann es innerhalb weniger Monate oder Jahre zu einer fortschreitenden Hautsklerose der Unter- und Oberarme bzw. Unterschenkel kommen. Die Gesichtshaut ist bei Typ I und II in der Regel betroffen: Charakteristisch ist die straffe Mimik, die zugespitzte Nase und die *Mikrostomie.* Ein diagnostisches Frühsymptom ist die *Frenulumsklerose* mit Verkürzung und Verdickung des Zungenbändchens. Bei Typ II kommt es zusätzlich zu einer diffusen Sklerose der Hals- und Schulterregion sowie des oberen Rumpfes. Im Bereich sklerotisch veränderter Haut können *De-* und *Hyperpigmentierungen* und *multiple Teleangiektasien* auftreten. Infolge der Atrophie der Talg- und Schweißdrüsen ist die Haut sehr trocken.

- Pigmentverschiebungen
- Teleangiektasien
- Sebostase

Eine Sonderform der Akrosklerodermie vom Typ I wird, vor allem im englischsprachigen Raum, als *CREST-Syndrom* bezeichnet: diese prognostisch relativ günstig und protrahiert verlaufende Form ist klinisch durch *C*alcinosis und *R*aynaud-Syndrom, *O*esophagusbeteiligung, *S*klerodaktylie und multiple *T*eleangiektasien im Gesicht gekennzeichnet.

CREST-Syndrom
- **C**alcinosis
- **R**aynaud-Syndrom
- **O**esophagus
- **S**klerodaktylie
- **T**eleangiektasien

Bei der *diffusen Form (Typ III)* zeigt sich die Sklerosierung der Haut in der Regel zuerst im Schulter- und Thoraxbereich sowie an den proximalen Extremitäten. Die prodromale Raynaud-Symptomatik kann fehlen. Die diffuse systemische Sklerosierung der Haut schreitet sehr rasch fort; sie hat dermatogene Kontrakturen der Gelenke und häufig auch eine mechanisch bedingte Behinderung der Thoraxexkursionen zur Folge und kann zur völligen Immobilisierung führen.

Zu den wichtigsten *Organmanifestationen* der PSS gehören:

Organmanifestation
bei Typ II und Typ III häufiger als bei Typ I und CREST

⇦

- Ösophagussklerose
- Lungenfibrose
- Myokardfibrose
- interstitielle Nephrosklerose
- Polymyositis
- Arthritis/Arthralgien
- Sjögren-Syndrom.

Die **Ösophagusbeteiligung** mit zunehmender Wandstarre und Motilitätsverlust (Dysphagie) findet sich bei fast allen Patienten und allen Formen der systemischen Sklerodermie. Die interstitielle *Lungenfibrose* kommt dagegen fast nur bei Typ II und Typ III vor. Die Lungenfibrose kann in der Folge zu einer pulmonalen Hypertonie mit Rechtsherzbelastung führen. Nicht selten bei Typ II und Typ III ist eine *Herzbeteiligung* mit fibröser Kardiomyopathie und Koronarsklerose. Die *Nierenbeteiligung* ist seltener; sie kann zu Niereninsuffizienz oder Hypertonie führen. Die *Polymyositis* im Rahmen einer systemischen Sklerodermie (meist vom Typ II) stellt möglicherweise ein eigenständiges Überlappungssyndrom dar, das immunologisch durch antinukleoläre Antikörper (PM-Scl-Antikörper) und genetisch durch die Assoziation mit HLA-B8 und -DR3 gekennzeichnet ist. Zu den degenerativen oder entzündlichen *Gelenkveränderungen* kommt es meist sekundär infolge von dermatogenen Beugekontrakturen. Häufig ist ein sekundäres Sjögren-Syndrom mit Mundtrockenheit und Keratokonjunctivitis sicca.

Ösophagussklerose:
→ **Dysphagie**
→ Refluxösophagitis
Lungenfibrose:
→ **Dyspnoe**
→ Restriktive Veränderungen
Herzbeteiligung:
→ **Rhythmusstörungen**
→ Insuffizienz
Nierenbeteiligung:
→ **Hypertonie**
Polymyositis:
→ **Muskelschmerzen/schwäche**

Gelenkveränderungen:
→ **Schmerzen,** Schwellungen
Sjögren-Syndrom:
→ **Mundtrockenheit**

Diagnose: Die *histologische Untersuchung* der Haut bei PSS zeigt im Frühstadium perivaskulär angeordnete lympho-histiozytäre Infiltrate im unteren Korium am Übergang zum subkutanen Fettgewebe; im Spätstadium ist die ausgeprägte Fibrose mit Verdrängung und bindegewebiger Ummauerung der Haarfollikel und Anhangsdrüsen charakteristisch. *Immunhistologische Untersuchungen (DIF)* sind bei PSS negativ.

Diagnostik:
Histologie

Von wichtiger diagnostischer Bedeutung ist die *Immunserologie* zum Nachweis von antinukleären Antikörpern (ANA), die bei mehr als 95% der PSS-Patienten vorkommen (Tab. 9-2).

ANA bei mehr als 95% der Patienten mit PSS

Das ANA-Spektrum bei PSS ist geprägt durch:

Sklerodermie-spezifische ANA

- *Antikörper gegen Topoisomerase I* (Scl-70-Antigen), überwiegend bei Patienten mit den prognostisch ungünstigeren Verlaufsformen Typ II und Typ III (in 30–60%).
- *Antinukleoläre Antikörper* (Abb. 9-6) bei Patienten mit Typ II oder Polymyositis/Sklerodermie-Überlappungssyndrom. Dazu gehören: Antikörper gegen PM-Scl, gegen RNA-Polymerase I, gegen U3-RNP (Fibrillarin) (in ca. 10%).
- *Antizentromer-Antikörper* bei Patienten mit den prognostisch günstigeren Formen von Typ I oder mit CREST-Syndrom (in 40–90%).
- *Antikörper gegen Ro(SSA)* können bei PSS-Patienten mit Polymyositis und/oder Sjögren-Syndrom in etwa 40% vorkommen. Seltener bei PSS sind Antikörper gegen U1-RNP (ca. 10%).

Die Titer der Sklerodermie-spezifischen Antikörper korrelieren nicht mit der Krankheitsaktivität.
Die *Diagnostik der internen Manifestationen* umfaßt die Untersuchung der am häufigsten befallenen Organsysteme:

Diagnostik der Organbeteiligung bei PSS

- *Ösophagus:* (Radiologische, manometrische oder szintigraphische Methoden). Verlaufsbeobachtung alle zwei Jahre empfohlen.
- *Herz:* (Ventrikulographie, Echokardiographie u. a.) im Frühstadium der PSS keine klinischen Symptome; EKG und Auskultation nicht genügend.
- *Lunge:* (Röntgen, Funktionsuntersuchungen, Bronchiallavage) Wiederholung bei Typ II oder III alle zwei bis drei Jahre.
- *Niere:* (Nierenfunktionswerte, Kreatinin-Clearance, Eiweißausscheidung, RR-Messung) in 10 bis 45% pathologische Befunde; nur in etwa 5% manifeste Niereninsuffizienz.
- *Gefäße:* (Oszillogramm, digitale Substraktionsangiographie, Kapillaroskopie).
- *Weitere Untersuchungen:* (Muskelbiopsie, Elektromyogramm, Schirmer-Test, Röntgenuntersuchung des Magen/Darmtraktes, der Gelenke; Untersuchung der Augen und Zähne).

Differentialdiagnose der PSS:

Differentialdiagnose:

Skleroedema adultorum (Buschke); das Skleroedema diabeticorum; Skleromyxödem; Mixed Connective Tissue Disease (Sharp-Syndrom), eosinophile Fasziitis (Shulman-Syndrom); Schulter-Hand-Syndrom; generalisierte zirkumskripte Sklerodermie; medikamentös bedingte Bindegewebserkrankungen unklarer Genese wie das eosinophile Myalgie-Syndrom (EMS); Pseudo-Sklerodermien.

Therapie
3 Prinzipien:

Therapie: Die Behandlung der PSS stützt sich auf drei Prinzipien:

- Verbesserung der Mikrozirkulation und der rheologischen Eigenschaften des Blutes
- Hemmung entzündlicher Veränderungen
- Beeinflussung des Kollagenstoffwechsels.

Vasoaktive Therapie
- Kalziumantagonisten
- Thrombozytenaggregationshemmer
- Vasodilatatoren

Vasoaktive Therapie: Hier kommt den *Kalzium-Antagonisten* die größte Bedeutung zu. Auch *Prostazyklin,* das sowohl vasodilatatorisch als auch thrombozytenaggregationshemmend wirkt, kann die akrale Durchblutung beeinflussen. Zur Verbesserung der Fließeigenschaften des Blutes werden Medikamente wie Pentoxifyllin und Azetylsalizylsäure in niedriger Dosierung eingesetzt.

Antiinflammatorische Therapie:
- Glukokortikosteroide
- Nicht-steroidale Antiphlogistika

Antientzündliche Therapie: Im akut-entzündlichen Frühstadium, vor allem bei Typ II und III sowie bei Patienten mit Begleitpolymyositis, interstitieller Pneumonie, entzündlichen Gelenkveränderungen oder ausgeprägtem Sjögren-Syndrom, *Glukokortikoide* in mittlerer Dosierung, (40–60) eventuell in Kombination mit Immunsuppressiva (z. B. Azathioprin,

Cyclophosphamid). Bei Gelenkschmerzen nicht-steroidale Antiphlogistika.

Beeinflussung des Kollagenstoffwechsels: Die Wirksamkeit von D-Penicillamin bei der Sklerodermie ist umstritten und wird durch die häufigen und schwerwiegenden Nebenwirkungen (z.B. Blutungsneigung, Blutbildveränderungen, Nierenschäden und Exantheme) beeinträchtigt. Neuere Therapieansätze versuchen, die Interaktion zwischen Zellen, Wachstumsfaktoren, Zytokinen, Lymphokinen und Fibroblasten zu beeinflussen.

Beeinflussung des Kollagenstoffwechsels
D-Penicillamin ist nicht gesichert wirksam und hat hohe Nebenwirkungsraten.
γ-Interferon

Physiotherapeutische Maßnahmen: Dazu gehören regelmäßige Krankengymnastik, Unterwassermassagen, Lymphdrainagen. Hautpflege mit fettenden Salbengrundlagen. Schutz vor Kälte und Verletzungen, Vermeidung von Medikamenten mit vasokonstriktiver Wirkung. Häufige kleine Mahlzeiten, eventuell Antacida.

Wichtig sind:
- Physiotherapeutische Maßnahmen
- Lymphdrainage
- Kälteschutz
- Angepaßte Eßgewohnheiten

Verlauf: Die Prognose der Akrosklerodermie (Typ I und CREST) ist günstig; bei Typ II (mit Anti-Scl-70-Antikörpern) meist jahrzehntelanger langsam progredienter Verlauf; letaler Ausgang vorwiegend durch Herz- und Nierenbeteiligung. Bei Typ III rasch progredienter Verlauf mit infauster Prognose möglich.

Die **Prognose** von Typ I und CREST ist günstiger als von Scl-70-positivem Typ II und Typ III

9.2.2.2 Zirkumskripte Sklerodermie (ZS, Morphea)

Zirkumskripte Sklerodermie

Definition und Epidemiologie: Umschriebene Sklerose der Haut und der Subkutis ohne oder mit nur gering ausgeprägter Systembeteiligung. Häufiger als PSS, vor allem bei Kindern. Frauen sind etwa dreimal häufiger als Männer betroffen, familiäres Vorkommen ist sehr selten.

Ätiologie und Pathogenese: Die Ursache ist nicht bekannt. Verletzungen, Operationen, körperliche Überanstrengung, Impfungen, Bestrahlungen und Infektionen werden als ätiologische Kofaktoren bzw. Provokationsfaktoren diskutiert. Es besteht Ähnlichkeit mit der GvH-Reaktion, deren Hautveränderungen in der chronischen Spätphase sowohl klinisch und histologisch der zirkumskripten Sklerodermie entsprechen können. In etwa 10% der Fälle gemeinsames Vorkommen mit der systemischen Sklerodermie oder mit anderen Kollagenosen; eine Progression der zirkumskripten in die systemische Form der Sklerodermie kommt dagegen nur in weniger als 1% der Fälle vor. Nicht selten besteht gleichzeitig ein Lichen sclerosus et atrophicus, eine Vitiligo oder Alopecia areata. Das Vorkommen von Antikörpern gegen Borrelia burgdorferi bei etwa 30% der Patienten mit ZS läßt vermuten, daß diese durch Zeckenbiß hervorgerufene Infektionskrankheit morpheaähnliche Hautveränderungen hervorrufen kann.

Ätiologie und Pathogenese
Ursache nicht bekannt.
Mögliche
ätiologische Kofaktoren:
- Traumen
- Überanstrengung
- Impfungen
- Bestrahlungen
- Infektionen

Ähnlichkeit mit chronischer GvH-Reaktion!
In weniger als 1% Übergang in PSS!

In 30% Hinweis auf Borrelieninfektion
– antibiotische Therapie!

Klinik: In Abhängigkeit von der Größe, Ausprägung und Lokalisation der Hautveränderungen werden verschiedene Formen unterschieden:
Herdförmige zirkumskripte Sklerodermie (Morphea) mit einzeln stehenden oder disseminierten indurierten fibrotischen Plaques, die im Frühstadium von einem entzündlichen Randerythem – („liac ring") umgeben sind und im Spätstadium epidermale Atrophie mit meist ausgeprägter Hyperpigmentierung aufweisen. Die Sklerose kann bis in das subkutane Fettgewebe reichen oder wie bei der *Atrophodermie* (Pierini-Pasini), die bei Kindern und Jugendlichen häufig ist, auf die obere Dermis beschränkt bleiben. Bei der *subkutanen zirkumskripten Sklerodermie* fehlen dagegen die Veränderungen der Hautoberfläche. Die keinfleckige Morphea *(Guttata-Typ)* erinnert an den Lichen sclerosus et atrophicus und findet sich nicht selten bei Patienten mit systemischer Sklerodermie. Am Capillitium führt die ZS zur *narbigen Alopezie.*

Klinische Einteilung der ZS:
- **Herdförmige ZS (Morphea)**
- **Früh**stadium
  → lilac ring
- **Spät**stadium
  → Fibrose, Hyperpigmentierung
- Atrophodermia idiopathica Pierini-Pasini
- **Subkutane zirkumskripte Sklerodermie**
- Guttata-Typ der Morphea

Die *generalisierte zirkumskripte Sklerodermie* kann zu bullösen und ulzerierenden Komplikationen führen, die an eine chronische Graft-versus-Host-Reaktion erinnern. Die schwerste Ausprägung einer zirkumskripten Sklerodermie stellt die *„disabling pansclerotic morphea"* dar, die meist in der Kindheit beginnt und durch eine rasche progrediente generalisierte Sklerosierung der Haut und des subkutanen Gewebes charakterisiert ist; sekundär Atrophie der Muskulatur und Knochen mit vollständiger Immobilisierung. Systemische Beteiligung (Ösophagus, Lunge) ist beschrieben.

Generalisierte ZS

„disabling pansclerotic morphea"

Die *lineäre zirkumskripte Sklerodermie* beginnt häufig in der Kindheit uni-

Lineäre ZS

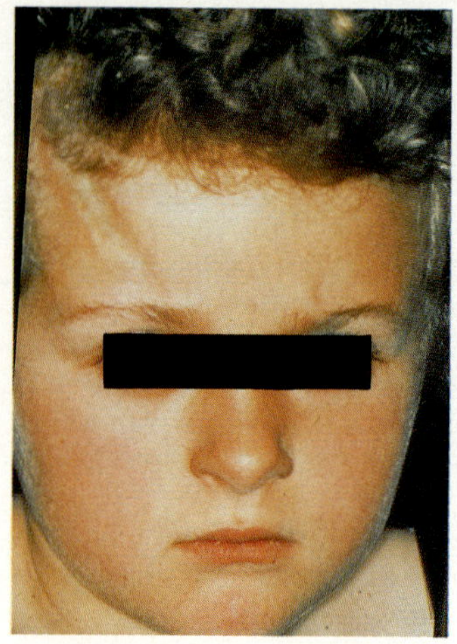

Abb. 9-10
Zirkumskripte Sklerodermie; lineäre Form (Coup de Sabre) im Stirnbereich

„Coup de Sabre"
Hemiatrophia faciei

lateral an einer Extremität oder seltener am Rumpf oder im Gesicht; durch Beteiligung des subkutanen Gewebes einschließlich der Knochen Umfangsabnahme einer Extremität, Wachstumsstörungen und Kontrakturen möglich. Charakteristisch ist die lineäre zirkumskripte Sklerodermie im Stirnbereich in Form des *„Coup de Sabre"* (Abb. 9-10), aus der sich eine *Hemiatrophia faciei* entwickeln kann.

Diagnostik
Im Frühstadium
Histologie wie bei PSS

ANA-Nachweis in etwa 40%

Keine krankheitsspezifischen ANA

In 30% Antikörper gegen B. burgdorferi

Diagnose: Die *histologischen Veränderungen* der zirkumskripten Sklerodermie entsprechen denen bei PSS, im Frühstadium sind die entzündlichen Veränderungen (perivaskuläre lymphozytäre Infiltrate am Übergang zum subkutanen Fettgewebe) deutlicher ausgeprägt. Die *Immunhistologie* ist negativ. Durch *immunserologische Untersuchungen* können bei etwa 40% der Patienten, vor allem mit disseminierten oder lineären Formen der ZS, antinukleäre Antikörper (ANA) zum Teil in hohen Titern, nachgewiesen werden. Spezifische ANA wie bei PSS kommen bei der zirkumskripten Sklerodermie nicht vor. In etwa 30% der Fälle Nachweis von Antikörpern der IgM- oder IgG-Klasse gegen Borrelia burgdorferi.

Differentialdiagnose:
- Lichen sclerosus et atrophicus
- systemische Sklerodermie
- Pseudosklerodermie
- Shulman-Syndrom
- Lipatrophie

Therapie
Konsequente äußerliche Therapie
Versuch einer hochdosierten intravenösen Penizillin-Therapie

Verlauf:
Spontane Rückbildung möglich!

Differentialdiagnose: Lichen sclerosus et atrophicus; systemische Sklerodermie; Pseudosklerodermie; Shulman-Syndrom; Lipatrophie.

Therapie: Konsequente äußere Behandlung mit fettenden Salben, zum Teil unter Okklusion, eventuell mit Steroid- oder Heparinoidzusatz. Physikalische und krankengymnastische Behandlung vor allem der lineären Formen. Eine gesicherte interne systemische Therapie ist nicht bekannt. Im entzündlichen Frühstadium wird eine hochdosierte intravenöse (i. v.) Therapie mit Penizillin versucht. Bei serologischem Nachweis einer Borrelien-Infektion sind Tetrazykline und neuere Cephalosporine per os oder i. v. indiziert.

Verlauf: Die Erkrankungsdauer liegt etwa zwischen 1,5 und 10 Jahren (im Mittel 4 Jahre). In weniger als 1% der Fälle wird der Übergang in eine systemische Sklerodermie beobachtet. Bei lineären Formen der zirkumskripten Sklerodermie sind bleibende Knochenveränderungen möglich, bei den oberflächlichen Formen ist eine vollständige Rückbildung die Regel.

Eosinophile Fasziitis

Klinik:
- Bevorzugte Lokalisation: Distale Extremitäten, symmetrisch
- Plötzlicher Beginn mit Fieber
- Pralle Schwellung der Subkutis
- Schmerzen

Diagnostik:
- Eosinophilie im Gewebe und Blut
- Histologisch Fasziitis

9.2.2.3 Eosinophile Fasziitis (Shulman-Syndrom)

Diese Sonderform der zirkumskripten Sklerodermie beginnt in der Regel symmetrisch an den Extremitäten und führt zu prallen, oft schmerzhaften subkutanen Schwellungen, wobei die darüberliegende nicht sklerosierte Haut charakteristisch eingezogen ist (*„Matratzen-Phänomen"*). Die Pathogenese der Erkrankung ist unbekannt, auffällig ist der häufig *plötzliche Beginn* mit *Fieber* und erhöhter Blutsenkung, *Hypergammaglobulinämie* sowie peripherer und Gewebseosinophilie. Histologisch Nachweis einer *Faszienverdickung* mit ausgedehnten entzündlichen Infiltraten und *Eosinophilie.* Im Gegensatz zu anderen Sklerodermie-Formen spricht die eosinophile Fasziitis in der Regel auf eine systemische Therapie mit Glukokortikosteroiden in niedriger bis mittlerer Dosierung an. Daneben sind Spontanremissionen möglich.

Therapie
Glukokortikosteroide

9.2.2.4 Pseudo-Sklerodermien

Pseudo-Sklerodermien

Verschiedene kongenitale, stoffwechselbedingte infektiöse, medikamentös induzierte, ätiologisch unklare Hautkrankheiten können durch Sklerodermie-artige Hautveränderungen charakterisiert sein.

Der zirkumskripten Sklerodermie ähnlich sind der *Lichen sclerosus et atrophicus* (LSA); verschiedene Formen der umschriebenen *Lipatrophien;* angeborene oder erworbene *Störungen des Tryptophan-Stoffwechsels,* wie die Phenylketonurie, oder seltene, durch langjährige Gabe von tryptophanhaltigen Antidepressiva bedingte Krankheitsbilder; die *Porphyria cutanea tarda* mit zum Teil ausgedehnten sklerotischen, ulzerierenden oder bullösen Veränderungen in chronisch lichtexponierter Haut; sowie die symmetrischen und ausgedehnten Sklerodermie-ähnlichen Hautveränderungen bei *Graft-versus-Host-Reaktion.*

Pseudosklerodermien unter dem Bild einer **zirkumskripten Sklerodermie**

⇦

An die systemische Sklerodermie erinnernde Pseudo-Sklerodermien umfassen das postinfektiös oder bei Diabetikern auftretende *Scleroedema adultorum;* durch *Medikamente* (z. B. Bleomycin, *L-Tryptophan*) oder *Berufsstoffe* (Silizium, *Vinylchlorid*) bedingte Krankheitsbilder; sowie seltene Syndrome wie die *restriktive Dermopathie* oder das durch vorzeitige Alterung und Vogelgesicht charakterisierte *Werner-Syndrom.*

Pseudosklerodermie unter dem Bild einer **systemischen Sklerodermie**

⇦

9.2.3 Dermatomyositis (DM)

Dermatomyositis

Definition und Epidemiologie: Chronisch-entzündliche Erkrankung der Haut und der Muskulatur mit geringer Organbeteiligung. Bei der *Polymyositis (PM)* fehlt die Hautbeteiligung. Die Erkrankung ist bei Kindern häufiger, bei Erwachsenen seltener als andere Kollagenosen. Bei Patienten über 50 Jahren ist Assoziation mit malignen Tumoren möglich.

Definition, Epidemiologie (Polymyositis)
Häufigkeitsgipfel bei Kindern (5–15 a) und Erwachsenen (> 50 a)

Ätiologie und Pathogenese: Die Ätiologie der Erkrankung ist nicht bekannt. Zelluläre und humorale Autoimmunphänomene spielen vor allem bei Polymyositis eine Rolle. In einem Teil der Fälle geben histologische und serologische Untersuchungen Hinweise auf eine Virusinfektion (Coxsakkie-B-, Myxo-, Picornaviren).

Ätiologie und Pathogenese
Ursache nicht bekannt
Mögliche ätiologische Kofaktoren:
- Virusinfektion
- Tumoren

Klinik: Zu den typischen *Hautveränderungen* gehören livide periorbitale *(„heliotrope") Erytheme* mit ödematöser Schwellung (Abb. 9-11); livid-rötliche, zum Teil atrophische Papeln und Plaques an Fingerrücken, Ellbogen und Knien *(Gottron'sche Papeln),* sowie periunguale schmerzhafte tele-

Klinik
Leitbefunde sind:
- Periorbitale Erytheme,
- Ödeme,
- livide Verfärbung (Gottron'sche Papeln)
- Keining-Zeichen
- Poikilodermie

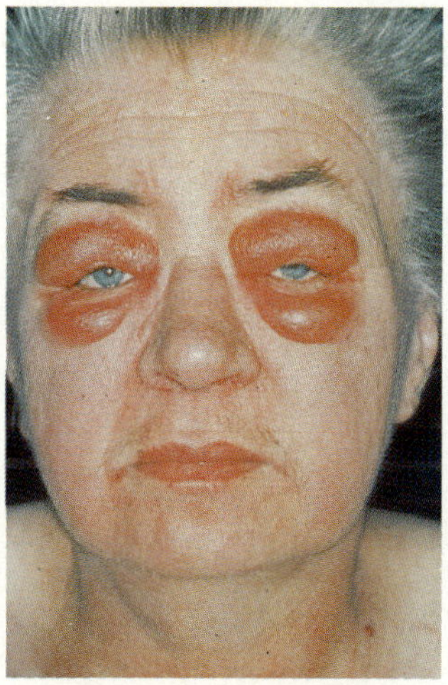

Abb. 9-11
Dermatomyositis; ausgeprägte periorbitale livide Erytheme und Ödeme

angiektatische Rötungen (Keinig'sches Zeichen). Die *poikilodermatische Form* der DM zeigt Atrophie, Teleangiektasien und Pigmentverschiebungen in lichtexponierter Haut.

Myositis:
- Muskelschmerzen
- Pathologische Muskelbiopsie
- Enzymerhöhung
- Pathologisches EMG

Die *Myositis* ist charakterisiert durch Schwäche und Schmerzen in der proximalen Extremitätenmuskulatur, durch bioptischen Nachweis entzündlicher Muskelveränderungen, durch den Anstieg der muskelspezifischen Enzyme im Serum und durch das pathologische Elektromyogramm (EMG).

Organbeteiligung:
- Gelenke
- Herzmuskel
- Kalzinosis (in 40% bei Kindern)
- Systemische Vaskulitis (bei Kindern)

Eine *Systembeteiligung* ist bei DM und PM selten: In etwa 25% *Arthralgien* oder Arthritis; in 10% Dysphagie durch Beteiligung der Schlundmuskulatur; nicht selten auch *Herzmuskelbeteiligung,* vor allem bei Erwachsenen, die zum Herzversagen führen kann. Bei Kindern entsteht in etwa 40% eine sekundäre *Kalzinose* der Haut und Muskulatur; durch transkutane Elimination des Kalkes kann es zu Ulzerationen und sekundären Infektionen kommen. Eine *systemische Vaskulitis* mit Befall der Haut, Nerven und des Gastrointestinaltraktes stellt eine weitere Komplikation der DM oder PM bei Kindern dar.

- Interstitielle Lungenfibrose

Die PM kann mit einer *interstitiellen Lungenfibrose* assoziiert sein. Dieses Überlappungs-Syndrom ist durch spezifische Autoantikörper gegen das nukleäre Jo-1-Antigen charakterisiert.

Assoziation mit Tumoren bei Patienten über 50 in 15–60%

Assoziation mit malignen Tumoren: Das Vorkommen von Tumoren, vor allem des Gastrointestinal- oder Genitaltraktes, nimmt bei Dermatomyositis-Patienten mit ansteigendem Lebensalter zu und wird in der Literatur mit einer Häufigkeit zwischen 15 und 60% angegeben. Die Abheilung der DM nach operativer Tumorentfernung ist möglich.

Diagnostik:
- Histologie
- ANA in 60%
- Spezifisch für DM sind Antikörper gegen:
  Mi-2
  PM-Scl
  Jo-1
- Muskelenzyme
- Muskelbiopsie
- EMG
- Tumorsuche

Diagnose: Die *histopathologische Untersuchung* der Haut zeigt nichtspezifische entzündlich-ödematöse Veränderungen. Die *Immunhistologie* ist nicht diagnostisch. *Immunserologisch* in etwa 60% Nachweis von antinukleären Antikörpern (ANA): *Antikörper gegen* das *Mi-2-Antigen,* kommen nur bei DM vor; *Antikörper gegen PM-Scl* sind spezifisch für das Polymyositis/Sklerodermie-Überlappungssyndrom; *Anti-Jo-1-Antikörper* für Polymyositis mit interstitieller Lungenfibrose (Tab. 9-2). Die Muskelbeteiligung wird durch *Biopsie* und *EMG* gesichert. Wichtig ist bei älteren Patienten die Tumorsuche.

Differentialdiagnose:

Differentialdiagnose:

Verschiedene Formen der Muskeldystrophien; toxische oder endokrinologische Myopathien, Toxoplasmose; Trichinose, Polymyositis im Rahmen eines SLE oder PSS.

Prognose der DM bei Kindern durch generalisierte *Kalzinose* und *systemische Vaskulitis,* bei Erwachsenen durch Tumoren bestimmt

Prognose: Bei kindlicher DM ist die ausgedehnte, zu Immobilisierung führende Kalzinosis eine gefürchtete Komplikation. Die nekrotisierende Vaskulitis des Gastrointestinaltraktes kann letal enden. Die DM älterer Patienten mit Tumorassoziation hat die schlechteste Prognose. Bei Erwachsenen ohne Tumornachweis nimmt die DM eher einen intermittierend-chronischen Verlauf.

Therapie:
- Glukokortikosteroide
- Immunsuppressiva
- operative Tumorentfernung

Therapie: Bei Myositis kommen *systemische Glukokortikosteroide,* eventuell in Kombination mit Immunsuppressiva (Methotrexat, Azathioprin, Chlorambucil u. a.) zur Anwendung. Auf eine kortisonbedingte Myopathie ist zu achten. Bei Tumornachweis operative Entfernung. Wichtig sind Bettruhe, eiweißreiche Ernährung und konsequente physikalische Therapie.

MCTD

9.2.4 Mixed connective tissue disease (MCTD)

Definition, Epidemiologie
Überlappungssyndrom zwischen LE, PSS, DM und PcP

Definition und Epidemiologie: Überlappungssyndrom mit klinischen Merkmalen des Lupus erythematodes, der systemischen Sklerodermie, der Dermatomyositis oder der chronischen Polyarthritis in wechselnder Ausprägung. Immunologische Prägung durch Autoantikörper gegen das nukleäre U1-RNP-Antigen. 80% der Patienten sind Frauen im jüngeren oder mittleren Lebensalter. MCTD kommt auch bei Kindern vor.

Ätiologie und Pathogenese
Nicht bekannt

Ätiologie und Pathogenese: Nicht bekannt.

Klinik: Ebenso wie der systemischen Sklerodermie geht der MCTD ein *Raynaud-Syndrom* meist jahrelang voraus. Nicht selten akuter Beginn mit *Fieber, Polymyositis* und generalisierter urtikarieller *Vaskulitis.* Etwa 50% der Patienten zeigen *Hautmanifestationen* wie bei *Lupus erythematodes* (SLE, SCLE oder CDLE); in anderen Fällen entwickeln sich die typischen Merkmale einer systemischen *Sklerodermie,* meist vom akralen Typ. Häufig auch periunguale Teleangiektasien und livide periorbitale Erytheme wie bei DM.

Interne Manifestationen sind seltener als bei SLE oder PSS. Jedoch kann eine *Nierenbeteiligung* in 10 bis 30% vorkommen; weiterhin sind Myokarditis, *neurologische Beteiligung* (Trigeminus-Neuralgien, septische Meningitis) und *pulmonale Hypertonie* und Thrombozytopenie beschrieben worden.

Diagnose: Die *immunhistologische Untersuchung* der Haut zeigt in den meisten Fällen eine epidermale Kernfluoreszenz, die nur selten bei anderen Kollagenosen beobachtet wird.

Immunserologischer Leitbefund ist der Nachweis von Antikörpern gegen das nukleäre U1-RNP-Antigen, das zu der löslichen Fraktion des sogenannten „extractable nuclear antigen (ENA)" gehört. Die U1-RNP-Antikörper sind meist in sehr hohen Titern ohne Korrelation zur Krankheitsaktivität oder -ausprägung nachweisbar und zeigen in der *indirekten Immunfluoreszenz* ein charakteristisches geflecktes Kernbindungsmuster (Abb. 9-6). In 10 bis 30% bei MCTD zusätzlich Antikörper gegen doppelsträngige DNS.

Verlauf und Prognose: Bei Kindern mit MCTD kann es zu lebensbedrohlichen Thrombozytopenien kommen, die Prognose bei Erwachsenen ist durch die mögliche Entwicklung einer Nephropathie oder einer pulmonalen Hypertonie eingeschränkt. In der Regel jedoch chronisch-stationärer Verlauf mit möglichem langsamen Übergang in systemischen Lupus erythematodes oder systemische Sklerodermie vom Typ I oder Typ II.

Therapie: Die Behandlungsmöglichkeiten richten sich nach der klinischen Ausprägung und entsprechen denen anderer Kollagenosen.

Klinik
Leitbefunde sind:
- Raynaud-Syndrom
- Fieberschübe
- Polymyositis
- Hautveränderungen wie bei LE oder PSS (Typ I) oder DM

Organbeteiligung
seltener als bei SLE
- Nierenbeteiligung
- Pulmonale Hypertonie
- Thrombozytopenie

Diagnostik
Immunhistologie zeigt epidermale Kernfluoreszenz

In allen Fällen **Antikörper gegen U1-RNP** („ENA"-Fraktion)

Prognose durch mögliche Nieren- und Lungenbeteiligung eingeschränkt
Langsamer Übergang in SLE oder PSS (Typ I, II) möglich

Therapie:
- Glukokortikosteroide
- Immunsuppressiva
- Nicht-steroidale Antiphlogistika
- Gefäßaktive Substanzen

Berufsdermatosen

10 Berufsdermatosen

H. Lindemayr

Allgemeine Gesichtspunkte

Definition
Schwerpunkt: Verursacherprinzip

Berufsdermatosen sind die häufigsten Berufskrankheiten überhaupt

Häufigkeitszunahme auf
- Zunahme atop. Erkrankungen
- Nickelallergie
- verbesserte Erfassung zurückzuführen

Kontaktekzeme machen mehr als 90% aller Berufsdermatosen aus

10.1 Allgemeine Gesichtspunkte

Berufsdermatosen sind Hauterkrankungen, deren Ursachen ganz oder teilweise in Bedingungen liegen, unter denen eine berufliche Arbeit verrichtet wird.

Ein berufskausaler Anteil kann bei beruflicher Auslösung, Mitverursachung oder Verschlechterung eines primär Berufskrankheits-fremden Leidens (z.B. atopisches Ekzem) anerkannt werden. Der Schwerpunkt der Definition liegt also im **Verursacherprinzip.**

Nicht nur die vielfältigen eigentlichen Arbeitsstoffe schlechthin, sondern sämtliche mögliche Noxen des Arbeitsplatzes wie Berufsstaub, Arbeits- und Hilfsmittel, Arbeitskleidung und Reinigungsmittel sind pathogenetisch und versicherungsrechtlich zu berücksichtigen. In vielen hochindustrialisierten Staaten sind berufliche Hautkrankheiten die häufigsten Berufskrankheiten überhaupt. Bis zu 10% aller Hautleiden treten als Gewerbedermatosen in Erscheinung. Die starke Zunahme gemeldeter Verdachtsfälle – in den meisten Ländern besteht gesetzliche Verpflichtung dazu – ist nicht so sehr auf die Erweiterung des beruflichen Allergenspektrums als auf die steigende Bedeutung atopischer Erkrankungen, die sprunghafte Zunahme der Nickelallergie bei Frauen, andererseits auf die verbesserte Diagnostik und nicht zuletzt auf die „Meldefreudigkeit“ durch bessere Aufklärung zurückzuführen, obwohl die Dunkelziffer noch immer hoch anzusetzen ist (s. Tab. 10-1).

Unter den Gewerbedermatosen nimmt das **Kontaktekzem** mit einer Häufigkeit von über 90% unbestritten den 1. Platz ein. In wiederum über 90% sind die **Hände bevorzugt** betroffen, in weiterer Folge Unterarme, freigetragene Körperregionen (volatile Schadstoffe!) und Füße. Durch hämatogene Streureaktionen und durch verschmutzte Arbeitskleidung sind Läsionen an den übrigen Körperregionen möglich.

Ekzemformen

Unterscheidung zwischen:
- irritativ-toxisch
- kontaktallergisch
- beruflich aggravierte atop. Ekzeme

Überlappungen sind möglich

10.2 Ekzemformen

In der Ekzemgruppe ist in erster Linie zwischen
- irritativ-toxischen,
- kontaktallergischen,
- beruflich aggravierten atopischen Ekzemen

zu unterscheiden. Primär Berufskrankheits-fremde Leiden, wie manche **Dyshidroseformen** (bei Atopie! und/oder vorberuflich erworbenem Nickelekzem!), bakterielle nummuläre Ekzeme (Verschlechterung durch Hitzearbeit oder Berufsstaub) oder die differentialdiagnostisch vom Ekzem schwer abgrenzbare **Psoriasis palmaris** (Verschlechterung durch Naßarbeit oder grobmanuelle Berufe) sollten bei Arbeitsabhängigkeit abgeklärt werden.

Toxisch-irritatives Ekzem
(= Abnützungsekzem)

10.2.1 Toxisch-irritatives Ekzem (Abnützungsekzem)

Dem **irritativ-toxischen Ekzem,** auch als Abnützungs- oder Empfindlichkeitsekzem bezeichnet, liegen mechanische oder chemische Dauerinsulte

Tab. 10-1 Auswertung von Erstgutachten bei Berufsekzemen (Österreich 1988)

Ausgeübte Tätigkeiten	%	typische berufliche Schadstoffe
Frisör	19,9	Irritantien: Shampoos, Fixation, Dauerwelle Sensibilisatoren: Para-/Farbstoffe, Nickel, Dauerwellenflüssigkeit
Koch/Kellner	10,2	I: Detergentien, Gemüse, Zitrus, Essig S: Gemüse, Formaldehyd, Ni
Metallarbeiter	8,0	I: Schneid-Bohröle, Waschmittel S: Ni, Cr, Co (auch in gebrauchten Ölen)
Reinigungsdienst	7,1	I: Detergentien S: Formaldehyd, Ni
Krankenpfleger	6,1	I: Desinfektionsmittel, Detergentien S: Aldehyde, Gummihandschuhe, Ni, Medikamente
Lebensmittelerzeuger/Verkauf	5,5	I: Gemüse, Obst, Detergentien, Mehl S: Gewürze, Ni, ätherische Öle
Elektro/Elektronikarbeiter	3,9	I: Lötmittel S: Ni, Isolierband (Harz, Gummi), Kleber, Lötmittel
Maurer	3,5	I: Zement, Kalk, Sand S: Cr + Co in Zement, Gummi, Epoxy
Kunststoffverarbeiter	3,4	I: Lösungsmittel, Oxydationsmittel, Säuren S: Monomere, Härter, Additive
Holzverarbeiter	3,2	I: Politur, Lösungsmittel, Kleber, Leim S: exotische Hölzer, Kleber, Formaldehyd, Harze
Reinigungswesen im Spital	2,6	I: Desinfektionsmittel, Detergentien S: Ni, Gummi, Aldehyde
KFZ-Mechaniker	2,7	I: Lösungsmittel, Öle, Handreinigung, Säuren S: Ni, Cr (Rostschutz), Co, Gummi, Harze
Textilarbeiter	2,4	I: Textilstaub (Atopiker), rauhes Gewebe S: Formaldehydharze, Ni, Farben
Maler/Lackierer	1,9	I: Lösungsmittel, Terpentin, Tapetenkleber S: Terpentin, Co, Cr, Harze, Dipenten
Zahnärztliche Assistenten	1,6	I: Händereinigung, Desinfektionsmittel, Kunstharze S: Ni, Epoxy, Acrylat, Aldehyde, Hg, etc.
Chemiearbeiter	1,0	I: Lösungsmittel, Säuren S: Farbstoffe, Kunstharze, Medikamente, Herbizide

zugrunde, sehr häufig leisten die Betroffenen **Naßarbeiten** bzw. arbeiten mit **technischen Ölen** oder **Lösungsmitteln.** Wird daher ohne speziellen Hautschutz mit Fettlösern (Reinigungsmittel!) gearbeitet oder werden diese gar zur Hautreinigung selbst verwendet, resultiert eine allmähliche Exsikkation der Haut, die sie bei wiederholter Schädigung nicht mehr kompensieren kann. Allein der **Wasserkontakt** führt zur Aufquellung der Epidermis, Beeinträchtigung des Säureschutzmantels und der Barrierefunktion. Der Umgang mit kleinkorpuskulären Elementen wie **Sand, Erde, Kies, Zement,** leisten über den Abrieb der Epidermis einem Abnützungsekzem Vorschub. Derartige irritativ-toxische Ekzeme können kumulativ erst, wie im Baugewerbe, nach jahrzehntelanger Exposition beginnen, oder aber, wie bei Frisörlehrlingen, bereits aufgrund der plötzlich einsetzenden, massiven Konfrontation mit Chemikalien und Wasser (Haarwäschen, Dau-

häufig auslösend:
- Naßarbeit
- Reinigungsmittel
- Desinfektionsmittel
- Fettlöser
- technische Öle
- Sand
- Baumaterialien
- Frisörchemikalien

erwellchemikalien) schon am Beginn der Berufslaufbahn in Erscheinung treten, wie dies bei ca. $^1/_3$ aller Frisörlehrlinge der Fall ist.
Die Epikutantestungen verlaufen in solchen Fällen meist negativ, nach längerem Krankheitsverlauf sind aber **Pfropfsensibilisierungen** möglich, ein typisches Beispiel ist das Chromatekzem des Maurers, der sich allmählich gegen Dichromat des Zements und Betons sensibilisiert. Selbstverständlich muß die klinische Relevanz der Epikutantestresultate kritisch geprüft werden, immer wieder werden Abnützungsekzeme als „allergische Kontaktdermatitiden" interpretiert, umso mehr, als eine klare klinische Unterscheidung zwischen beiden Ekzemformen häufig nicht möglich ist – und die Möglichkeit sogenannter *„Zweiphasenekzeme"* besteht.

Nach Noxenausschaltung kann ein „Empfindlichkeitsekzem" zurückbleiben

Je kürzer die schädigende(n) Noxe(n) einwirkt(en), desto rascher heilt das Abnützungsekzem ab. Meist benötigt die Hautbarriere zu ihrem Wiederaufbau einige Monate, u. U. kann ein **„Empfindlichkeitsekzem"**, oft nur durch Händewaschungen ausgelöst, nach Ausschaltung der auslösenden Noxe zurückbleiben. Selten sind Übergänge in jahrelang chronisch rezidivierende Formen möglich, wobei dispositionelle Faktoren von Bedeutung sein dürften.

Allergisches Kontaktekzem

10.2.2 Allergisches Kontaktekzem

Für Nickelionenfreisetzung aus Metallen sind konditionierende Faktoren erforderlich

Wichtige Berufsallergene:
- Ni
- Co
- Cr
- Gummisubstanzen
- Epoxy
- Parastoffe

Demgegenüber setzt die Gruppe der **allergischen Kontaktekzeme** die Ausbildung einer (zumeist Typ IV-)Allergie nach GELL und COOMBS voraus. Die Sensibilisierung kann u. U. Jahrzehnte dauern, bei hochpotenten Kontaktallergenen wie z. B. Dinitrochlorbenzol genügen bereits Tage. Oft müssen bestimmte Realisationsfaktoren für die Auslösung einer Kontaktallergie erfüllt werden, z. B. können Nickelallergiker oft problemlos allergenhaltige Metallteile bearbeiten, wenn die Voraussetzungen der Nickelliberation (Einfluß von Säuren, Laugen, Handschweiß, Wasser, Blut) nicht gegeben sind. Auch Bauarbeiter können bei entsprechender Hautpflege und rehabilitativen Maßnahmen trotz Chromatallergie gelegentlich erscheinungsarm in ihrem Beruf gehalten werden. Andererseits können gerade Berufsallergene Anlaß für ausgeprägte, zu **Streuung neigende Ekzeme** geben, die zum Arbeitsplatz- oder gar Berufswechsel zwingen, da oft nur eine geringe Allergenmenge (im ppm-Bereich) Ekzeme auslösen kann. Aus den mannigfaltigen Berufsallergenen (man denke nur an die Kunststoff-, Gummi- und pflanzlichen Allergene) läßt sich doch eine relativ kleine Gruppe der häufigkeitsmäßig bedeutsamen herauskristallisieren (s. Tab. 10-2). Hinsichtlich der Diagnostik sei auf die Standardmethode des **epikutanen Läppchentests** verwiesen. Häufig ist die **Testung von Arbeitsmaterialien** erforderlich, wobei gewisse Erfahrung bei der Unterscheidung von

Tab. 10-2 Epikutantestergebnisse mit Allergenen der Standardreihe

Anerkannte Berufsekzeme (Erstbegutachtungen) in Österreich 1988		Vergleich: Ekzempatienten II. Hautklinik, Wien
Allergen	%	%
Nickel	38,6	14,9
Kobalt	14,0	3,0
Dichromat	8,3	3,2
Perubalsam	5,7	5,4
Paraphenylendiamin	5,3	> 1,0
Kolofonium	3,5	2,6
Formaldehyd	3,3	1,3
Tetramethylthiuramdisulfid	3,2	> 1,0
Duftstoff-Mix	2,7	4,4
Ammoniumthioglykolat	2,0	> 1,0
Epoxy	1,8	> 1,0

allergischen und toxischen Reaktionen bzw. der Wahl von Prüfkonzentrationen und Lösungsmitteln erforderlich ist.
Sensibilisierungen können sich nach Jahren zurückbilden, aber auch lebenslang ertestbar sein. Während am Arbeitsmarkt eher seltene Allergene (z. B. Epoxy) keine Probleme bei Allergenkarenz verursachen, können ubiquitäre wie Dichromat und Nickel Ursache für chronisch rezidivierende Ekzeme selbst nach Berufswechsel bleiben. In den letzten Jahren gewinnt gerade die **Nickelallergie** bei Frauen an Bedeutung. Nach zumeist außerberuflicher Sensibilisierung durch Modeschmuck entwickeln Betroffene in Naßberufen meist dyshidrotische Handekzeme, wobei einerseits eine unspezifische Empfindlichkeitssteigerung, andererseits die Nickelliberation aus Metallen unter Wasser- und Laugeneinfluß zur Diskussion stehen.

Nickelkontaktallergie:
Bes. bei Frauen bedeutsam.
Die Sensibilisierung erfolgt allerdings meist durch Modeschmuck

10.2.3 Beruflich aggraviertes atopisches Ekzem

Ohne Zweifel ist unter beruflich Hautkranken der Atopiker mit ca. 40% überrepräsentiert, wobei er besonders zu toxisch-irritativen, aber auch zu Typ-I-Ekzemen bzw. beruflichen Schleimhauterkrankungen (z. B. Mehlrhinokonjunktivitis) neigt. Besondere Gefährdungen sind daher in der Reinigungs- und Lebensmittelbranche, im Spitalspflegedienst und bei Frisören zu erwarten, und daher ist die **Berufswahl** dahingehend abzustimmen. Häufig verläuft das Handekzem dyshidrosiform. Eine richtungsweisende Verschlechterung einer Neurodermitis durch **Hitze, Dämpfe oder Stäube** ist möglich. Wenn sich Atopiker entschließen, aus dermatologischen Gründen den Arbeitsplatz zu wechseln, kommt es in den meisten Fällen zur Besserung der Handekzeme, aber aufgrund der atopischen Eigendynamik häufig zu keiner vollständigen und dauerhaften Abheilung. Auch aus versicherungsrechtlichen Gründen sollte daher ein Atopie-Screening bei jeder Begutachtung erfolgen.

Beruflich aggraviertes atopisches Ekzem

Atopiker neigen verstärkt zu (beruflichen) Abnützungsekzemen und Typ-I-Allergien

Besondere Problemberufe:
- Frisör
- Reinigungsbranche
- Krankenpflege
- Koch

10.2.4 Allergisches Kontaktekzem vom Soforttyp

Auslöser für **allergische Kontaktekzeme vom Soforttyp (Typ I nach GELL und COOMBS)** sind hauptsächlich in den Berufsgruppen Bäcker, Tierärzte und Tierpfleger, Gärtner und in der lebensmittelverarbeitenden Industrie zu suchen. Geschildert wird meist ein bei Exposition auftretendes **dyshidrosiformes Ekzem** oder eine **Urtikaria,** beginnend nach wenigen **Minuten** bis zu 6 Stunden nach Arbeitsaufnahme. Ekzematöse Veränderungen sind 1 bis 4 Tage nachweisbar und sistieren rascher als bei Typ-IV-Ekzemen. Meist sind **junge Atopiker** betroffen.
Als mögliche Allergene kommen in Betracht:
- Tierische Proteine (Fische, Schalentiere, Fleisch, Leber, Haare) bei Köchen, Fleischern, Tierärzten
- Nahrungsmittel aus dem Bäckerberuf (Mehl, Backtreibmittel, hauptsächlich Amylasen)
- Obst, Gemüse, Gewürze (u. a. Kartoffel, Sellerie, Karotten, Petersilie, Spargel, Äpfel) bei Patienten mit Birken-, Beifuß-, Hasel- und Wegerichallergien)
- Latex (OP-Handschuhe!)
- Pflanzen und Hölzer (Gärtner, Tischler).

Für den Nachweis kommen **Scratch/Epikutantestungen** mit Ablesungen nach 20 Minuten und 48 bzw. 72 Stunden, womöglich mit frischem Nativmaterial in Frage. Diskrepanzen zwischen anamnestischer Angabe, Prick-, Epikutantestung und in-vivo-Verfahren (RAST) sind möglich.

Allergisches Kontaktekzem vom Soforttyp
Dyshidrotische Ekzeme und/oder Urtikaria nach Minuten auftretend
Atopiker betroffen

- Tierische Proteine

- Obst, Gemüse

- Latex
- Pflanzen und Hölzer auslösend

Nachweis: Scratch/Epikutantest

Kontakturtikaria

10.3 Kontakturtikaria

Auch die beruflich bedingte **Kontakturtikaria** wird ebenfalls am häufigsten durch die obgenannten atopischen Allergene verursacht. Sie entsteht durch direkten Hautkontakt mit Allergenen, aber auch chemisch-irritativen Substanzen (z.B. Ammoniumpersulfat, Medikamente). Sie kann sich über die primäre Kontaktstelle hinausentwickeln und zur generalisierten Quaddelaussaat, zu Schleimhautreaktionen und sogar zum anaphylaktischen Schock Anlaß geben. Der Nachweis gelingt durch Prick-Intrakutan- und/oder RAST-Test.

Berufliche Schleimhauterkrankungen

10.4 Berufliche Schleimhauterkrankungen

Eine beruflich ausgelöste **Rhinokonjunktivitis** durch atopische Allergene (bes. Mehle, Tierhaare) kann isoliert oder auch in Kombination mit Berufsasthma (z.B. Bäckerasthma) oder beruflicher Hauterkrankung (z.B. Bäckerekzem) auftreten.

Gewerbliche Akneformen

auslösend:
- Teerprodukte
- technische Öle
- halog. aromat. Karbonsäuren

Bei „seborrhoischem" Konstitutionstyp auftretend
Klinik:
- Komedonen
- Knoten
- Abszesse

10.5 Gewerbliche Akneformen

Gewerbliche Akneformen werden durch exogenen Kontakt mit **Teerprodukten, technischen Ölen** (Öl-Teer-Akne) oder seltener hochtoxischen **halogenierten aromatischen Karbonsäuren** (Chlor- und Halogenakne) verursacht, wobei in letzterem Fall auch die Aufnahme durch Inhalation und Ingestion erfolgen kann.
Betroffen sind Arbeitnehmer der Ölförderungs- und Motorenindustrie, Bau- und Telefonmastarbeiter (Teer), die Chlorphenolakne findet sich vor allem in der chemischen Industrie. Die Betroffenen weisen zumeist einen „seborrhoischen Konstitutionstyp" auf, die Hautpflege und -reinigung wird meist vernachlässigt. Das klinische Bild bestimmen **Komedonen,** seltener Knoten und Abszesse an intensiv exponierten Regionen (auch unter verschmutzter Berufskleidung!).

Berufliche Dermatomykosen

Meist Landwirte betroffen, Infektion durch erkrankte Tiere, Erde, Stroh

10.6 Berufliche Dermatomykosen

Berufliche Dermatomykosen werden zumeist durch Ackerboden oder Stroh auf den Menschen übertragen (geophile Dermatophytien) oder durch direkten Kontakt mit erkrankten Tieren (Kälberflechte) hervorgerufen. Zumeist werden **tiefe Trichophytien** ausgelöst, in über 90% sind **Landwirte** betroffen. Auch fakultativ pathogene Hefepilze wie Candida und Torulopsis finden im feucht-warmen Milieu von Badeanstalten, Brauereien, Küchen, Schlachthöfen und im Tunnelbau gute Lebensbedingungen vor. Das Tragen von Gummikleidung begünstigt die Mykosen. Beide Pilzarten befallen auch die Nägel und Nagelwälle. Auch berufliche Dermatomykosen sind meldepflichtig.

Berufliche Hautkrebserkrankungen

Durch Teer, Pech, Anthrazen, Rohparaffin, Ruß, Asphalt, Arsen

10.7 Berufliche Hautkrebserkrankungen

Präkanzerosen und Neoplasien
Als **Hautkrebs oder Präkanzerosen verursachende Substanzen** gelten
- Teer: enthält zahlreiche aromatische Kohlenwasserstoffe wie Benzol, Naphthol, Anthrazen, Phenol. Gefährdung: Holzimprägnierung, Straßenbau, Brikettfabrikation, Dachpappenfabrikation.

- Pech: Rückstand der Teergewinnung, Brikettfabrikation, Lackherstellung, Isolationen.
- Anthrazen: Aromatischer Kohlenwasserstoff, Farbenherstellung, Dachpappe, Holzimprägnation.
- Rohparaffin: In der Zündholz-, Papier- und Sprengstoffindustrie.
- Ruß: Herstellung von Tusche, Farben, Kunststoffen; Schornsteinfegerkrebs!
- Asphalte, Erdwachse bzw. Mineralöle, wenn sie kanzerogene Verunreinigungen wie Dibenzpyren, Anthrazene etc. enthalten.
- Arsen: Arsenhütten, früher Winzer.

Die Krebsentstehung wird durch UV-Exposition, mechanische, thermische und chemische Einflüsse begünstigt. Prädilektionsstellen sind ungeschützte Areale. Nach ekzematösen Erstschäden entwickeln sich bei andauernder Exposition bläulich fleckige Pigmentierungen (Melanosen) und warzenartige Tumoren („Teerwarzen"), wobei diese Präkanzerosen bevorzugt in **spinozelluläre Karzinome** übergehen können.

Krebsentstehung wird durch Kofaktoren begünstigt

10.8 Berufliche Strahlenschäden

Berufliche Strahlenschäden

Vereinzelt kommen auch heute noch **berufliche Strahlenschäden** zur Ansicht, von denen Röntgenärzte, Zahnärzte, Unfallchirurgen und Arbeiter in Röntgenröhrenfabriken betroffen sind. Klinisch unterscheidet man eine akute und chronische Radiodermatitis durch ionisierende Strahlen. Die **akute Verlaufsform** tritt praktisch nur bei Strahlenunfällen bzw. therapiebedingt nach 6 bis 12 Tagen auf, die **chronische** entwickelt sich als Spätfolge **2 Jahre bis Jahrzehnte** nach der Bestrahlung, die kumulativ nach Einwirkung suberythematöser Einzeldosen (Bildwandler!, „Schusterkugel"!) erfolgt sein kann.

Akute Radiodermatitis nach Tagen (meist keine Berufsdermatose)
chronische Radiodermatitis nach Jahren bis Jahrzehnten

Röntgenologen, Chirurgen, Zahnärzte betroffen

Klinisches Bild: Atrophie, Pigmentverschiebung, Teleangiektasien, brüchige Nägel mit Längsrillen und Blutungen, Röntgenulkus → Präkanzerosen → Malignom.

10.9 Prophylaxe

Prophylaxe der Berufsdermatosen

Prophylaktische Maßnahmen: Im Hinblick auf Präventivmaßnahmen wird immer wieder die Notwendigkeit von **Berufseignungsprüfungen** diskutiert. Diese sollten in erster Linie Atopiker und Nickelallergiker erfassen, die für bestimmte Berufe nicht empfohlen werden können, wenn auch hier nur mit Wahrscheinlichkeitszahlen gearbeitet werden kann. Weitere Probleme der Prophylaxe bestehen bei der **Reinigung,** die in vielen Fällen inadäquat mit Nitro, Petroleum und Terpentin durchgeführt wird. Ab und zu wird eine Lösungsmittelwäsche nicht zu umgehen sein (z.B. Farbstoffbetriebe). Zumeist erfolgt eine Emulsionswäsche mit anionenaktiven Tensiden und/oder herkömmlichen Seifen. Da die meisten Syndets hautneutral oder leicht sauer eingestellt sind, empfiehlt sich ihr Einsatz vor allem bei alkalischen Hautbelastungen (Frisöre, Maurer, Ölarbeiter).

Berufseignungsuntersuchung

Reinigung

Die Erwartung an **Hautschutzsalben** wird oft zu hoch angesetzt, obwohl sie in der Verhütung von Abnützungsekzemen gute Dienste leisten. Bei manifesten allergischen Kontaktekzemen sind sie aber zur Rezidivprophylaxe ungeeignet. **Hautpflegesalben** sollen dem Konstitutionstyp der Haut gerecht werden. Fettarme Ö/W-Cremes eignen sich für Hyperhidrotiker und Seborrhoiker, W/Ö-Cremes für Sebostatiker.

Hautschutzsalben unterstützen die Hautbarriere

Weitere prophylaktische Maßnahmen:
- No-touch-Techniken,
- Schutzhandschuhe, Schutzkleidung,
- Eliminierung toxischer und allergischer Noxen.

Gesetzliche Bestimmungen

10.10 Gesetzliche Bestimmungen

Arbeitnehmer besitzen den Schutz gesetzlicher Ansprüche auf Leistungen der gesetzlichen Unfallversicherungsträger, falls eine Berufskrankheit (BK) droht oder entstanden ist. Im Falle einer anerkannten BK besteht Anspruch auf Krankenbehandlung, prophylaktische und rehabilitative Maßnahmen, u. U. auch auf Geldleistungen. Die Mitwirkung des Arztes bei der Verwirklichung dieses Bereiches der sozialen Sicherung ist dabei unumgänglich. Aus diesem Grund erlegt die bundesdeutsche Berufskrankheitenverordnung jedem Arzt oder Zahnarzt – ebenso wie dem Unternehmer – eine unverzügliche Anzeigepflicht (§ 5 BeKv) auf, wobei für den Arzt bereits der **„begründete Verdacht“** genügt. Adressat der BK-Anzeige ist der Unfallversicherungsträger und die für den medizinischen Arbeitsschutz zuständige Stelle (Gewerbearzt).
Darüber hinaus ermöglicht das „Hautarztverfahren“ (in der BRD) die Früherfassung jedes dermatologischen Krankheitsgeschehens, bei dem nur die **Möglichkeit** einer beruflichen Beeinflussung besteht. In diesem Fall muß der Betroffene mittels ÜV-Schein dem nächsten Hautarzt vorgestellt werden, der im positiven Fall den **Hautarztbericht** dem Versicherungsträger übermittelt.

11 Hautveränderungen bei Erkrankungen des Stoffwechsels und bei Erkrankungen der inneren Organe

G. Goerz

Hautveränderungen bei Erkrankungen des Stoffwechsels und der inneren Organe

Die Haut ist häufig der Spiegel einer Krankheit und somit auch ein Spiegel der Gesundheit und der Lebensführung des Menschen: So z. B. ausgeprägte Hautalterung (Elastose) nach entsprechender Lichtexposition, vermehrte Faltenbildung bei Rauchern oder bei Hämodialysepatienten. Je nach Art, Schwere und Ausdehnung des Grundleidens kann die Haut in den Krankheitsprozeß eingebunden sein, beispielsweise Hautmetastasen eines Krebses innerer Organe oder spezifischen Ablagerung bei Stoffwechselstörungen, z. B. Harnsäurekristalle bei der Gicht. Die dargestellten Erkrankungen sind nach der Häufigkeit der Grundkrankheit und nach der Spezifität der Hautveränderungen ausgewählt.

Die Haut ist auch ein Spiegel der Gesundheit, Lebensführung und der Krankheit

11.1 Stoffwechselstörungen

Stoffwechselstörungen

11.1.1 Porphyrien

Porphyrien

Ursachen: Porphyrien sind Porphyrinstoffwechselstörungen, die auf der Verringerung der Enzymaktivität eines der Hämbiosynthese-Enzyme beruhen. Der zugrunde liegende Enzymdefekt führt jeweils zu einer typischen Porphyrinstoffwechselstörung und zu einem charakteristischen Krankheitsbild, was synoptisch in Abb. 11-1 und Tab. 11-1 zusammengefaßt ist. Es sollen nur die Porphyrien besprochen werden, die typische Hautläsionen aufweisen:
- Erythropoetische Protoporphyrie (EPP),
- Congenitale erythropoetische Porphyrie (CEP) oder Morbus Günther,
- Porphyria cutanea tarda (PCT) bzw. Porphyria variegata (PV).

Definition
Porphyrinstoffwechselstörungen, die auf der Verringerung der Enzymaktivität eines Hämbiosynthese-Enzyms beruhen (Abb. 11-1):

Porphyrien mit typischen Hautläsionen
- EPP
- CEP oder Morbus Günther
- PCT bzw. PV

11.1.1.1 Erythropoetische Protoporphyrie (EPP)

Erythropoetische Protoporphyrie (EPP)

Ursachen: Der Erkrankung liegt ein angeborener, autosomal dominant oder autosomal rezessiv vererbter Defekt der Ferrochelatase (= Hämsynthase) zugrunde, der zu einer massiven Anhäufung von Protoporphyrin in den Erythrozyten führt. Unter Lichteinwirkung kommt es zu einer Photohämolyse mit Freisetzung des Protoporphyrins gefolgt von einer schweren phototoxischen oder Sonnenbrand-Reaktion. Aufgrund des Absorptionsspektrums des Protoporphyrins ist eine Auslösung durch UVA (320–400 nm), also durch Licht möglich, das die Fensterscheibe durchdringen kann.

Defekt der Ferrochelatase führt zur Akkumulation von Protoporphyrin primär in Erythrozyten

Vererbung:
autosomal dominant
autosomal rezessiv

Klinik: Wir müssen prinzipiell zwei verschiedene Hautveränderungen differenzieren.

Zwei klinische Manifestationen:

- *Phototoxische Reaktionen:* Nach Belichtung (UVA) kommt es in unseren Breiten während der Frühjahrs- und Sommermonate an jeder entsprechend bestrahlten Hautpartie zu einem schweren Sonnenbrand nach einigen Minuten oder wenigen Stunden (Abb. 11-2). Diese Hautreaktionen sind außerordentlich schmerzhaft und bestehen in einer intensiven Rötung und Schwellung der Haut, die meist nach 24 bis 48 Stunden in eine Hautblutung (Purpura) übergehen.

- phototoxische Reaktionen unmittelbar nach Lichtexposition

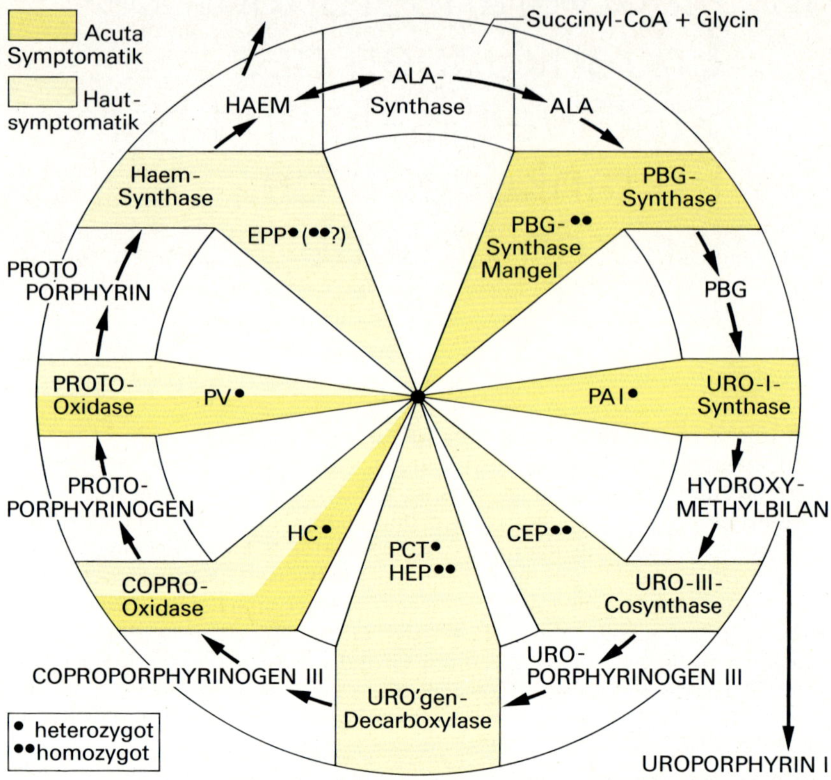

Abb. 11-1 Schematische Darstellung der Porphyrinbiosynthese und die Enzym-Defekte, die den einzelnen Porphyrien zugrundeliegen

- persistierende Verdickung der Haut in chronisch lichtexponierten Arealen

Diagnosesicherung durch Protoporphyrinbestimmung in Erythrozyten

- *Bleibende Hautveränderungen:* Hautfarbene Infiltrate mit Vergröberung des Oberflächenreliefs finden sich bei der Mehrzahl der Patienten an chronisch lichtexponierter Haut: Hand-, Finger- und Nasenrücken, Oberlippe oder Ohrmuscheln.

Die **Diagnose** EPP wird durch die Porphyrinbestimmung in den roten Blutkörperchen gesichert: Der Porphyringehalt (fast nur Protoporphyrin) in den Erythrozyten ist um das 5–20fache vermehrt. Die erforderlichen Porphyrinuntersuchungen zur Diagnose der verschiedenen Porphyrien sind in Tab. 11-2 zusammengestellt.

Tab. 11-1 Die Porphyrien. Nomenklatur, Enzymdefekte und Erbgänge der beim Menschen bisher beschriebenen Porphyrien

Porphyrie	Abkürzung	Enzym-Defekt	Typ	Vererbung	Chromosom
Porphobilinogen Synthase Defekt		PBG-Synthase	homozygot	rezessiv	9q34
Porphyria acuta intermittens	PAI	Uroporphyrinogen-I-Synthase	heterozygot	dominant	11q23--qter
Porphyria erythropoetica congenita	CEP	Uroporphyrinogen-III-Cosynthase	homozygot	rezessiv	?
Porphyria cutanea tarda	PCT	Uroporphyrinogen-III-Decarboxylase	heterozygot	dominant	1q34
Hepatoerythropoetische Porphyrie	HEP	Uroporphyrinogen-III-Decarboxylase	homozygot	rezessiv	1q34
Hereditäre Coproporphyrie	HC	Coproporphyrinogen-Oxidase	heterozygot	dominant	9
Porphyria variegata	PV	Protoporphyrinogen-Oxidase	heterozygot	dominant	?
Erythropoetische Protoporphyrie	EPP	Ferrochelatase	heterozygot	dominant	?

* Homozygote Enzymdefekte mit entsprechend ausgeprägter Symptomatik wurden beschrieben.
Die verschiedenen Formen der Porphyrien, Abkürzungen, Enzymdefekte, Vererbungen und soweit nachgewiesen, die chromosomale Lokalisation des Defektes

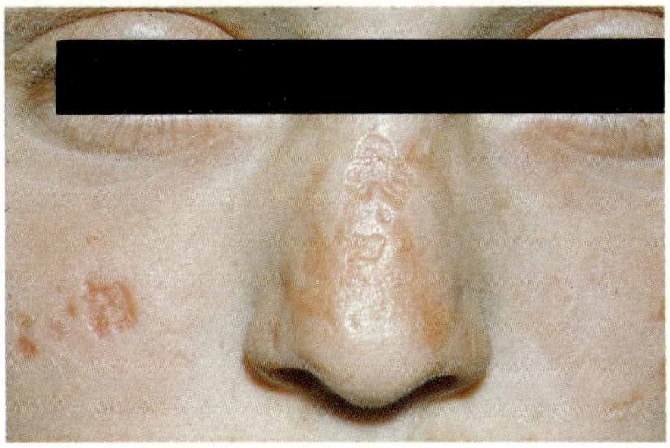

Abb. 11-2
Erythropoetische Protoporphyrie (EPP). Narbige Veränderungen und Lichenifikation an Nasenrücken und Wangen

Krankheitsverlauf: Die Krankheit beginnt meist in den ersten Lebensjahren, häufig im ersten Lebenssommer. Die Symptome treten in unseren Breiten nur während der Monate Februar bis Oktober auf. Die Verdachtsdiagnose wird aufgrund des frühkindlichen Beginns der Lichtreaktionen auch hinter Fensterglas und der typischen bleibenden Hautveränderungen gestellt.

Beginn der Hauterscheinungen im ersten Lebenssommer; später Beschwerden von Februar bis Oktober jeden Jahres

Therapie: Eine kausale Therapie ist nicht möglich. Die symptomatische Therapie besteht in der Behandlung mit β-Carotin während der Sommermonate in einer Dosierung von 50–150 mg pro Tag. **Wirkungsprinzip:** Abfangen (Quenching) von Sauerstoff-Metaboliten und Singulet-Sauerstoff. Eine zusätzliche Behandlung mit Lichtschutzsalben, die einen UVA-Filter enthalten müssen, beispielsweise Contralum ultra® oder Ilrido plus®, sind notwendig. Bei etwa der Hälfte der Kranken gelingt es, mit einer derartigen Behandlung eine wesentliche Besserung zu erzielen.

Therapie:
Symptomatisch:
- β-Carotin, 50–150 mg/d
- UVA-wirksamer Lichtschutz

Komplikationen: Bei einem Teil der Patienten (ca. 10%) kommt es zu einer häufig foudroyant verlaufenden Leberzirrhose.

Komplikation:
Leberzirrhose

11.1.1.2 Congenitale erythropoetische Porphyrie (CEP) (= Morbus Günther; erythropoetische Uroporphyrie)

Congenitale erythropoetische Porphyrie (CEP)

Ursache: Autosomal rezessiv vererbter Defekt der Uroporphyrinogen-III-Cosynthase (früher Isomerase). Bisher sind etwa 150 Patienten mit dieser Krankheit beschrieben worden. Die Folge ist eine massive Anhäufung von Uroporphyrinogen (Isomer I) und ein Überfluten aller Gewebe mit diesem biologisch nicht verwertbarem Porphyrin. Die Erkrankung beginnt meistens im ersten Lebenssommer.

Defekt der Uroporphyrinogen-III-Cosynthase führt zur Akkumulation von Uroporphyrinogen I.

Krankheitsbeginn: 1. Lebenssommer

Klinik: An allen freigetragenen Hautpartien kommt es nach kurzzeitiger Lichtexposition (UVA ist ausreichend) zu schwersten phototoxischen Reaktionen, wie Verbrennung 1. bis 3. Grades. Nachfolgende Exulzerationen führen zu entsprechenden Mutilationen (Abb. 11-3): Gesicht, Finger und Hände der Patienten werden durch diese Schäden stark entstellt. Die von Kleidung bedeckte Haut zeigt hingegen keinerlei pathologische Veränderungen.

Klinik:
- bereits bei kurzer Lichtexposition massive toxische Reaktionen
- Abheilung mit Narben und Mutilationen

Diagnose: Die Diagnose wird aufgrund der typischen Hautveränderungen geäußert und durch die Porphyrinanalytik (s. Tab. 11-2) bestätigt. Es findet sich eine massive Vermehrung vorherrschend hochcarboxylierter Porphyrine aus der Isomerenreihe I im Urin, Stuhl und Blut (Erythrozyten und Serum).

Diagnostik:
Erhöhung des Uroporphyrin I im Urin, Blut und Stuhl

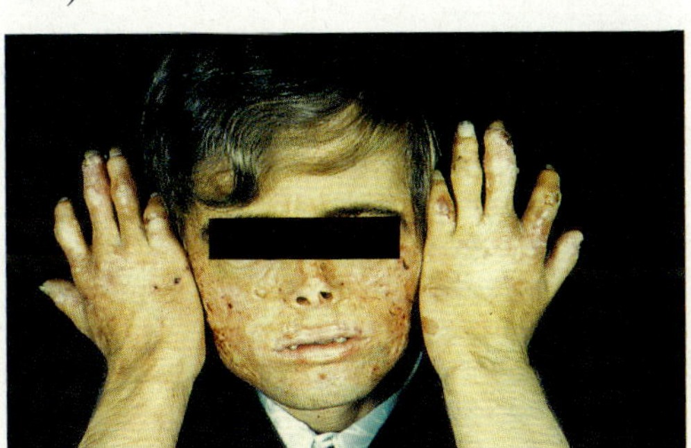

Abb. 11-3
Congenitale erythropoetische Porphyrie (CEP) = Morbus Günther. Schwere Vernarbungen und Mutilationen an beiden Händen und im Gesicht eines CEP-Kranken

Tab. 11-2 Porphyrin-Analyse. Die für die einzelnen Porphyrien typischen Veränderungen der Porphyrin-Konzentrationen in den einzelnen Geweben und Körperflüssigkeiten sind synoptisch dargestellt. Die mit ☐ markierten Befunde sind beweisend oder nahezu beweisend für die jeweilige Porphyrie (eine endgültige Sicherung wird natürlich erst dann möglich sein, wenn routinemäßig die Bestimmung aller Haembiosynthese-Enzyme möglich sein wird).

Diagnostik der Porphyrien

Krankheitsbezeichnung	Enzym-Defekt	Urin					Erythrozyten			Stuhl		
		ALA	PBG	Po	URO	COPRO	Po	Proto	Copro	Po	Proto	Copro
Congenital Erythropoetische Porphyrie (CEP = M. Günther)	Uroporphyrinogen-III-Cosynthase (< 5%)	N	N	+ + +	+ + +*	+ +*	+ + +	+ +*	+ + +*	+	+*	+ + +*
Erythropoetische Protoporphyrie (EPP)	Ferrochelatase (< 50%)	N	N	N	N	N	+ + +	+ + +	+	+	+	N
Porphyria cutanea tarda (PCT) angeborene Form	Uroporphyrinogen-III-Decarboxylase (< 50%)	N	N	+ + +	+ + +	+ +**	N	N	N	+	+	+ +**
erworbene Form	(< 50% **nur** in der Leber)	N	N	+ + +	+ + +	+ +**	N	N	N	+	+	+ +**
Hepatoerythropoetische Porphyrie (HEP)	(< 5%)	N	N	+ + +	+ + +	+ +**	+ + +	+ + +	+ +**	+	+	+ + +**
Porphyria acuta intermittens (AIP)	Uroporphyrinogen-I-Synthase (< 50%)											
	Anfall	+ +	+ + +	+ + +	+ + +	+	N	N	N	N	N	N
	Intervall	N	N	N	N	N	N	N	N	N	N	N
Hereditäre Coproporphyrie (HC)	Coproporphyrinogen-Oxidase (< 50%)											
	Anfall	+ +	+ +	+ + +	+	+ + +	N	N	N	+ +	+	+ + +
	Intervall	N	N	N	N	+	N	N	N	+	N	+ +
Porphyria variegata (PV)	Protoporphyrinogen-Oxidase (< 50%)											
	Anfall	+ +	+ + +	+ + +	+	+	N	N	N	+	+ + +	+
	Intervall	N–+	N–+	N–+	N	N	N	N	N	+	+ +	+

* vorherrschend I-Isomere, ** ISO-Coproporphyrin, N = Normal, + – + + + unterschiedlich starke Vermehrung, p. Gesamt-Porphyrine, ☐ + – + + + beweisend für die Diagnose (abgesehen von der Bestimmung der Enzymaktivität)

Therapie:
nicht möglich;
Sonnenlicht meiden

Therapie: Eine erfolgversprechende Therapie, außer Meiden des Sonnenlichtes, ist nicht bekannt.

Porphyria cutanea tarda (PCT)

Defekt der Uroporphyrinogen-III-Decarboxylase führt zur Akkumulation von Uroporphyrinogen III

11.1.1.3 Porphyria cutanea tarda (PCT)

Genetisch bedingte oder exogene Ursachen

Ursache: Der Erkrankung liegt ein angeborener (hereditäre Form) oder ein erworbener Defekt (exogene Form) der Uroporphyrinogen-III-Decarboxylase zugrunde. Bei der genetischen Form ist der Erbgang autosomal dominant. Der Enzymdefekt allein führt bei den angeborenen Formen noch nicht zu einer Erkrankung, sondern Manifestationsfaktoren sind zur Dekompensation des Porphyrinmetabolismus mit Ablagerung der Porphyrine im Gewebe und zur Auslösung der Symptomatik notwendig.
Manifestationsfaktoren: Ethanol, lipophile Arzneimittel (Analgetika und Hypnotika), Tuberkulostatika, Östrogene (hormonelle Antikonzeptiva) – also vorherrschend Induktoren der P450-Isoenzyme und Eisen.

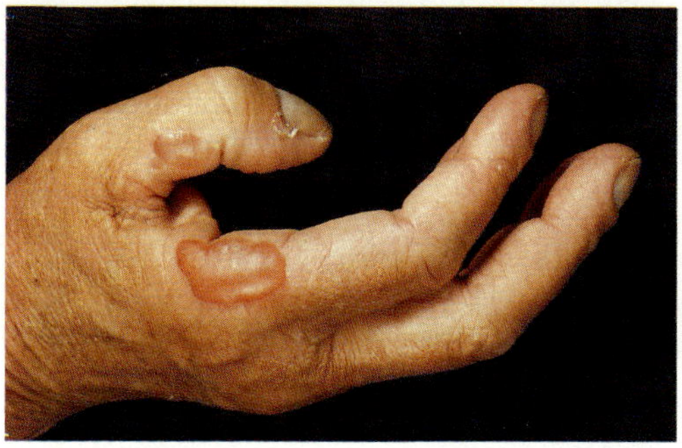

Abb. 11-4
Porphyria cutanea tarda (PCT). Ausgedehnte Blasenbildung an Daumen und Zeigefinger eines PCT-Patienten

Anmerkung: Im Gegensatz zu den „akuten Porphyrien" (P. acuta intermittens, P. variegata und hereditäre Coproporphyrie), die durch kurzzeitige („einmalige") Medikamenteneinnahme ausgelöst werden und tödlich verlaufen können, ist dies bei der PCT und auch bei den erythropoetischen Porphyrien (EPP und CEP) nicht der Fall. Ausschließlich die Langzeitexposition mit den oben genannten Arzneimitteln kann die PCT auslösen.

Klinik: An chronisch lichtexponierter und gleichzeitig mechanisch belasteter Haut, z. B. Hand- und Fingerrücken sowie im Gesicht, finden sich subepidermal gelegene, wenige Millimeter bis zu einigen Zentimetern große, prallelastische Blasen. Durch Verlust der Blasendecke entstehen sekundäre Veränderungen wie Erosionen, Krusten, Schuppen, Narben, Pigmentverschiebungen und Milien. Diese verschiedenen Erscheinungsformen (Abb. 11-4) sind für das Krankheitsbild besonders charakteristisch. Im Gesicht findet sich eine starke Elastose mit vermehrter Faltenbildung und einer Hypertrichose. Bei Frauen liegt nicht selten eine sehr ausgeprägte Hypertrichose an den Wangen vor. Ein weiteres Leitsymptom ist die leichte Verletzlichkeit der Haut. Die Patienten geben an, daß nach einem geringen Stoß sich die Haut ablöst und daß die Abheilung derartiger Hautveränderungen verzögert ist.

Klinik:
- Blasen an chronisch lichtexponierter Haut
- Abheilung mit Krusten, Narben und Milien
- Elastose
- leichte Verletzlichkeit
- Hypertrichose im Jochbeinbereich
- Hyperpigmentierung

Diagnose: (s. Tab. 11-2) Aufgrund dieser Befunde wird der Verdacht einer PCT geäußert. Die Diagnose wird durch die Bestimmung der Gesamtporphyrine im Urin und deren chromatographischer Auftrennung gestellt. Vorherrschend finden sich hochcarboxylierte Porphyrine, wie Uro- und Heptaporphyrin. Die Differenzierung zwischen angeborener und erworbener Form der Porphyria cutanea tarda kann durch die Bestimmung der Uroporphyrinogen-Decarboxylase in den Erythrozyten erfolgen: Die erworbene Form zeigt eine normale, die angeborene Form eine auf 50% erniedrigte Enzymaktivität.

Diagnose durch:
- typische Klinik
- Nachweis hochcarboxylierter Porphyrine im Urin

Therapie:
- Aderlaß-Behandlung nach Ippen.
  Prinzip: Elimination von Eisen aus dem Organismus.
- Niedrig dosierte Chloroquin-Therapie (2 × 125 mg/Woche).
  Prinzip: Bildung wasserlöslicher Chloroquin-Porphyrin-Konjugate und Hemmung der δ-Aminolävulinsäure-Synthase.

Therapeutische Erfolge: Gut. Etwa bei 5% der Patienten versagt die Therapie.

Therapie:
- Aderlaß-Therapie
- Chloroquin, 2 × 125 mg/Woche!

Komplikationen: Leberzirrhose und Leberkarzinom.

Komplikation:
- Leberzirrhose
- Leberkarzinom

11.1.2 Fettstoffwechselstörungen

Fettstoffwechselstörungen

Zahlreiche Fettstoffwechselstörungen führen zu typischen Hautveränderungen. Als charakteristische Beispiele können gelten: Ichthyose bei der X-chromosomal rezessiv vererbten Ichthyose durch einen Steroidsulfatase-Mangel und Speicherung von Cholesterinsulfat, Ichthyose beim Refsum-Syndrom durch Phytansäurespeicherung aufgrund eines Defektes der Phytansäure-Alpha-Oxidation. Disseminierte Aussaat von Angiokeratomen beim Angiokeratoma corporis diffusum Fabry durch einen Alpha-Galactosidase-Mangel. Diese Krankheiten zeigen außerordentlich typische Hautveränderungen, sind aber sehr selten, so daß diese Hinweise genügen müssen. Im Gegensatz dazu sind die Hyperlipoproteinämien häufig, daher

Zahlreiche Fettstoffwechselstörungen können zu unterschiedlichen Hautveränderungen führen:
- Xanthomen
- Angiokeratomen
- Ichthyosen

Hyperlipoproteinämien

Einteilung in Typ I–V Fredrickson (s. Tab. 11-3)

ist die Kenntnis der Hautveränderungen und die pathogenetische Einordnung wichtig.

11.1.2.1 Hyperlipoproteinämien

Die Hyperlipoproteinämien werden nach *Fredrickson* aufgrund der Verschiebung der verschiedenen Lipoprotein-Fraktionen und der wesentlichen Lipide (Triglyzeride und Cholesterin) in Typ I–V eingeteilt (Tab. 11-3). Von den genetischen Hyperlipoproteinen – den primären Hyperlipoproteinämien – werden die häufigeren sekundären Hyperlipoprotein-

Tab. 11-3 Lipoprotein (LP)- und Lipid-Befunde bei Hyperlipoproteinämien Typ I–V nach Fredrickson (Analyse von Nüchternblut)

I	Chylomikronen (Chyl)↑*, Cholesterin (Chol)↑, Triglyceride (TG)↑
IIA	Low Density Lipoproteine (LDL)↑ Chol↑
IIB	LDL↑, Very Low Density Lipoproteine (VLDL)↑, Chol↑, TG↑
III	β-VLDL (normal nicht vorkommend) +, Chol↑, TG↑
IV	VLDL↑, Chyl fehlen, Chol↑, TG↑
V	VLDL↑, Chyl↑, Chol↑, TG↑
	↑* unterschiedlich stark vermehrt

Tab. 11-4 Primäre und sekundäre Hyperlipoproteinämien

Krankheit	Erbgang	LP-Typ	Häufigkeit
Primäre Hyperlipoproteinämien			
I. **Triglycerid Abbau Störungen**			
1. Lipoproteinlipase (LPL)-Defekt	rezessiv	I, V	< 1:100 000
2. Familiärer Apoprotein CII Defekt	rezessiv	I, V	< 1:100 000
II. Triglycerid-Überproduktion			
1. Endogene familiäre Hypertrigylceridämie	dominant	IV, V	1:500
III. Lipoprotein Abbau-Störungen			
1. Familiäre Dys-β-Lipoproteinämie	dominant	III	1:100
2. Familiäre Hypercholesterinämie	dominant	IIa, IIb	1:500
IV. **Sonstige** (mit unbekanntem Erbgang) Familiäre kombinierte Hyperlipidämien oder „familiar multiple type hyperlipoproteinemia“		IIa, IIb IV, V	30% aller genetischer Hyperlipoproteinämien

Sekundäre Hyperlipoproteinämien

Grundkrankheit	LP-Typ
Diabetes (schwer)	I, IV, V
Fettsucht, Alkoholabusus	IV, V
Pankreatitis	I, V
Arzneimittel: Östrogene	IV
Glukokortikoide	IV, V
Retinoide	IV
Nierenschäden: Nephrotisches Syndrom	IIA, IIB, III, IV, V
Urämien (ohne Nephrose)	IIA, III, IV, V
Hypothyreose	IIA, IIB, III
Cholestase, z. B. primär biliäre Zirrhose	IIB, atypisches Lp-X
Monoclonale Gammopathie (Interaktionen mit Lipoproteinen)	IIA, IIB, III

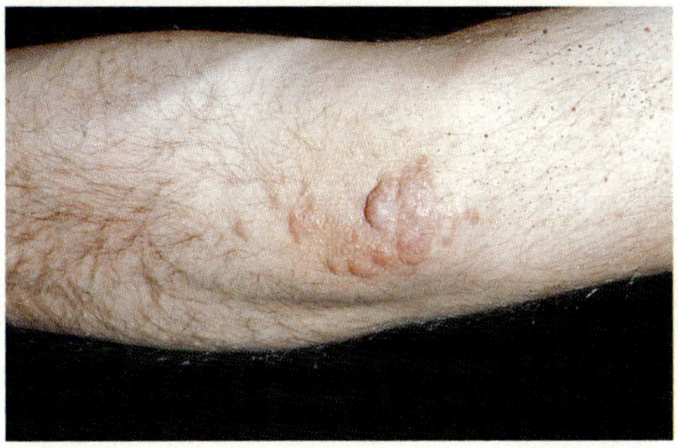

Abb. 11-5 a
Sehnenxanthom. Tumoren über der Achillessehne und zusätzliche tuberöse Xanthome bei familiärer Hypercholesterinämie (Typ II a)

ämien, die im Rahmen einer entsprechenden Grundkrankheit entstehen, abgegrenzt (Tab. 11-4).

Hautveränderungen: Das kutane Leitsymptom der Hyperlipoproteinämien sind Xanthome. Xanthome sind lokalisierte Infiltrate lipidhaltiger Histiozyten. Aus klinischen und pathogenetischen Überlegungen lassen sich 5 verschiedene Xanthom-Typen differenzieren:

Leitsymptom
Xanthome
5 klinische Xanthom-Typen:

- Sehnenxanthom

• *Sehnenxanthom* (Abb. 11-5 a): Hautfarbe oder gelbliche Tumoren über den Streckseiten der Finger, Hände, Knien, Ellenbogen oder Achillessehne.

Meist sind diese Xanthome mit einer Störung der Lipoproteine und einer Erhöhung des Cholesterin einhergehend (am häufigsten bei familiärer Hypercholesterinämie = Typ II a).

- plane Xanthome

• *Plane Xanthome:* Besonders häufig in Form der Xanthelasmen an den Augenlidern lokalisiert (Abb. 11-5 b). Den meisten Xanthelasmen liegen aber keine Fettstoffwechselstörungen zugrunde. Hier sind auch die Handlinien-Xanthome einzuordnen (Abb.). Diese Xanthome sind pathognomonisch für die familiäre Dysbetalipoproteinämie (Typ III), die ein hohes Atheroskleroserisiko aufweist.

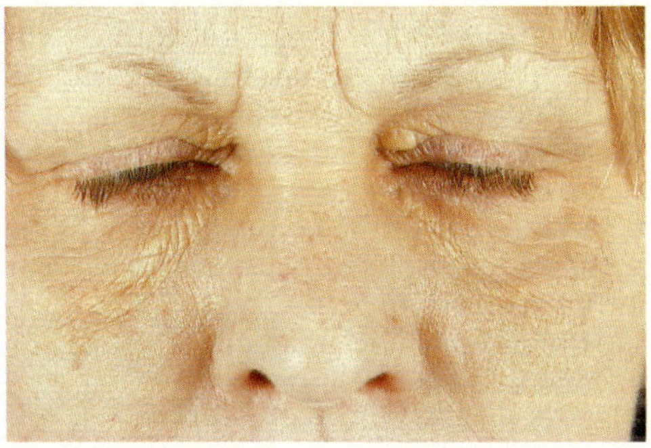

Abb. 11-5 b
Plane Xanthome in Form von Xanthelasmen

- tuberöse Xanthome

• *Tuberöse Xanthome:* Mehrere Zentimeter große, gelbe bis beigebraune Knoten besonders über den Streckseiten der Gelenke – Gesäß, Ellenbogen, Knie oder Achillessehne, (Sonderform der Sehnenxanthome).

Die tuberösen Xanthome sind fast immer mit einer entsprechenden Lipidstoffwechselstörung vergesellschaftet (familiäre Hypercholesterinämie, hohes Risiko einer koronaren Herzkrankheit).

- eruptive Xanthome

• *Eruptive Xanthome:* 1–4 mm große, flache rote und gelbe Papeln, die sich meist innerhalb kurzer Zeit exanthematisch über das gesamte Integument ausbreiten (Abb. 11-5 c). Oft ist das Serum der Patienten milchig getrübt. Eine abdominale Symptomatik mit oder ohne Pankreatitis kann bei exzessiver Hyperlipidämie auftreten.

- disseminierte Xanthome

• *Disseminierte Xanthome:* Gelbe bis rotbraune Papeln und Knoten befallen disseminiert das Integument, wobei der Befall der Beugeseiten großer Gelenke und der Schleimhaut charakteristisch ist.

Nicht selten wird diese Form im Rahmen einer in der Haut lokalisierten Systemkrankheit, z. B. bei einer Histiozytosis X oder bei monoklonalen Gammopathien (mit Interaktionen zwischen diesen Immunglobulinen und den Lipoproteinen) beobachtet.

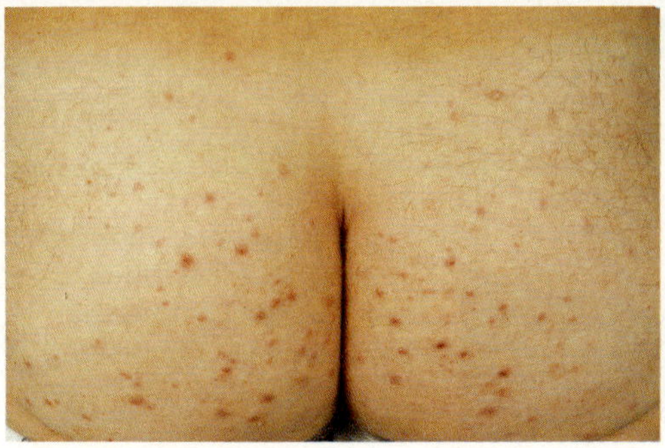

Abb. 11-5 c
Eruptive Xanthome (Gesäß). Diffuse Aussaat stecknadelkopfgroßer roter oder beigefarbener Knoten über das gesamte Integument

Kenntnis der Xanthome ist wichtig, da sie auf eine ernste Grundkrankheit hinweisen
Therapie durch Behandlung der Grundkrankheit

Anmerkung: Die Form der Xanthome und ihre Ausdehnung geben zwar gewisse Hinweise auf die zugrundeliegende Lipidstoffwechselstörung, jedoch kann nicht allein aufgrund der Xanthome die Art der Störung diagnostiziert werden. Die Therapie muß sich immer nach der Grundkrankheit richten.

Nukleinsäure-Stoffwechselstörungen

11.1.3 Nukleinsäure-Stoffwechselstörungen

Gicht

11.1.3.1 Purinstoffwechselstörung: Gicht

Wegen der Rötung und Schwellung der Gelenke wird auch der Dermatologe primär mit der Gicht konfrontiert

Abklärung der Ursachen und Therapie zusammen mit Internisten

Hyperurikämie hat verschiedene Ursachen

Primäre und sekundäre Gicht

Für den Dermatologen ist praktisch nur die Gicht im Zusammenhang mit Veränderungen des Harnsäurestoffwechsels von klinischer Relevanz. Der Krankheit liegt ein starker Anstieg der Harnsäure (Endprodukt des Purinstoffwechsels) im Blut und in den Geweben zugrunde. Die abgelagerten Harnsäurekristalle können aufgrund ihrer chemotaktischen Aktivitäten Granulozyten anlocken und eine unterschiedlich heftige Entzündungsreaktion auslösen. Die primäre Gicht beruht auf einem noch nicht bekannten Enzymdefekt mit nachfolgendem Harnsäureanstieg, wobei bei einigen Patienten eine verminderte renale Exkretion bedeutungsvoll ist. Das sehr seltene X-chromosomal rezessiv vererbte Lesch-Nyhan Syndrom ist auf einen Defekt der Hypoxanthin-Guanin-Phosphoribosyl-Transferase zurückzuführen, die uns die Hyperurikämie erklärt. Von der primären Gicht wird die sekundäre Gicht abgegrenzt, bei der es aufgrund sehr unterschiedlicher Grundkrankheiten zur Harnsäurevermehrung kommen kann. Diese *Grundkrankheiten* können sein: Myeloproliferative Erkrankungen mit vermehrtem Zellzerfall, Nierenfunktionsstörungen, Hyperlipoproteinämie III, IV und Pharmaka wie Azathioprin, Salizylate oder Ethanol.

Klinik:
- akute Entzündungen (Schwellung, Schmerzen)
- chronisch: Ablagerung von Harnsäurekristallen (Tophi); (nicht schmerzhaft)

Klinik: Es kommt meist akut zu Entzündungen: Rötung, Schwellung und Schmerzen in der Haut über den befallenen Gelenken. Bei 90% der Kranken ist der Großzeh (Podagra) befallen. Prinzipiell kann sich die Gichtarthritis in jedem Gelenk abspielen, vorherrschend ist die Haut der 1. Zehe, der Ferse, des Spanns, des Sprung-, Knie- und Handgelenks betroffen. Außer den akut entzündlichen Dermatitiden über den Gichtarthritiden kommt es im chronischen Stadium zu einer nodulären Ablagerung der Harnsäurekristalle über den Gelenken und besonders an den Ohrmuscheln, zu den sog. Tophi. Diese Knoten sind im Gegensatz zu den akut-entzündlichen Veränderungen nicht schmerzhaft und nicht selten entleert sich aus den Knoten eine weiße, bröckelige Masse, die sich chemisch als Harnsäure identifizieren läßt.

Paraneoplasien

11.2 Paraneoplasien

Definition
Hauterkrankungen oder -symptome, die mit Tumoren oder malignen Systemerkrankungen einhergehen

Definition: Es handelt sich um Hauterkrankungen oder Hautsymptome, die gehäuft mit Tumoren oder malignen Systemerkrankungen einhergehen. Wir unterscheiden, *obligate Paraneoplasien,* die fast nur bei malignen Tumoren vorkommen und *fakultative paraneoplastische Syndrome,* die

statistisch gehäuft, aber nicht in jedem Fall mit einem Tumor assoziiert sind.
Die paraneoplastischen Syndrome sind selten und leider keine Frühsymptome, sondern finden sich meist bei fortgeschrittenen Tumorleiden, was vorherrschend für die obligaten Paraneoplasien gilt.

11.2.1 Obligate Paraneoplasien (s. Tab. 11-5)

Acanthosis nigricans: Braun-schwarze konfluierende verruköse Veränderungen, hauptsächlich in den großen Beugen. Meist assoziiert mit Adenokarzinom des Magen-Darm-Traktes (Abb. 11-6).
Paraneoplastische Acrokeratose (BAZEX Syndrom): Hyperkeratose im Bereich des Gesichtes, der Handrücken und schwere Nagelveränderungen. Besonders häufig wird die Paraneoplasie in Frankreich beobachtet und geht mit Karzinomen des Larynx, Pharynx und der Bronchien einher.
Erythema gyratum repens: Die Hautveränderungen sehen wie die Jahresringe des Querschnittes eines Baumstammes aus; sie sind jedoch nicht starr, sondern wandern weiter und weisen eine geringe Schuppung auf. Karzinome aller Organe sind beschrieben worden.
Hypertrichosis lanuginosa acquisita: Plötzliches Aufschießen von lanugoartiger Behaarung, meist am gesamten Integument, vorherrschend im Gesicht natürlich auffallend ist. Karzinome aller Organe sind beschrieben.
Glukagonom-Syndrom: Flach erhabene, am Rand schuppende, mit Pusteln besetzte Erytheme, vorherrschend perianal, perigenital und perioral.
Ursache: Glukagon produzierender Pankreastumor.
Anmerkung: Das Krankheitsbild sollte besser den ektopischen Hormonsyndromen, speziell den APUDomen (APUD = **A**mino acid **P**recursor **U**ptake and **D**ecarboxylation) zugeordnet werden. Da jedoch der Mechanismus – wie Glukagon – diese Hautveränderungen bewirkt, noch unbekannt ist, ist auch eine Einordnung in die Paraneoplasien berechtigt. Wahrscheinlich bewirkt Glukagon einen Zink- und Aminosäure-Mangel im Gewebe und löst so die Symptome aus.

Tab. 11-5 Obligate paraneoplastische Dermatosen, die fast immer mit einem malignen Tumor oder einer malignen Systemerkrankung einhergehen

- Acanthosis nigricans maligna
- Paraneoplastische Akrokeratose (BAZEX-Syndrom)
- Erythema gyratum repens (GAMMEL)
- Hypertrichosis lanuginosa acquisita (Hypertrichosis acquisita maligna)
- Glucagonom-Syndrom (nur bedingt hier einzuordnen)

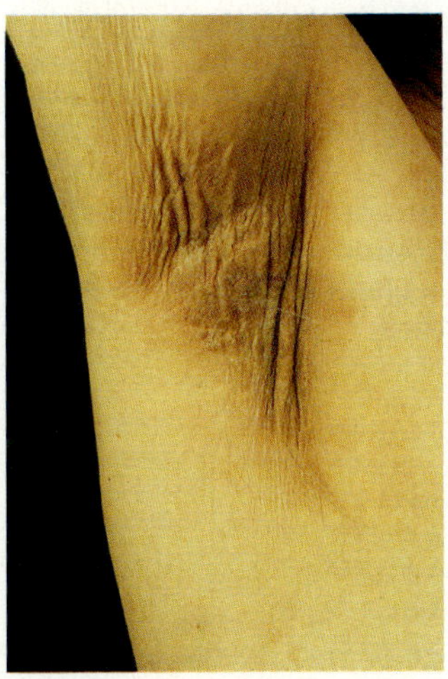

Abb. 11-6
Acanthosis nigricans maligna.
Massiver Befall der Achselhöhle bei Adenokarzinom des Magens

Obligate Paraneoplasien
Treten nur im Zusammenhang mit malignen Tumoren auf
Fakultative Paraneoplasien
Können mit und ohne malignen Erkrankungen vorkommen

Obligate Paraneoplasien

Acanthosis nigricans
Braunschwarze verruköse Hautveränderungen in den großen Beugen
Paraneoplastische Acrokeratose
Hyperkeratose, Nagelveränderungen
→ Karzinome des Larynx, Pharynx, Bronchien
Erythema gyratum repens
Hautveränderungen (Jahresringe eines Baumstammes)
→ Karzinome aller Organe
Hypertrichosis lanuginosa acquisita
Lanugoartige Behaarung
→ Karzinome aller Organe
Glukagonom-Syndrom
Erytheme (flach erhabene, schuppende, Erytheme mit Pusteln): perianal, perigenital, perioral
→ Pankreastumor

Fakultativ paraneoplastische Syndrome

Wichtige fakultativ paraneoplastische Syndrome:
- Dermatomyositis
- bullöses Pemphigoid
- akute febrile neutrophile Dermatose
- Pyoderma gangraenosum

11.2.2 Fakultativ paraneoplastische Syndrome (Tab. 11-6)

In unterschiedlicher Häufigkeit werden bei diesen Krankheitsbildern Tumoren beobachtet. Eine ausreichende Behandlung der Tumoren führt zur Rückbildung der Hautveränderungen, so daß eine Assoziation im Sinne der Paraneoplasie berechtigt ist. Am häufigsten sind in diesem Zusammenhang zu beachten: Dermatomyositis, bullöses Pemphigoid. Die akute febrile neutrophile Dermatose geht gehäuft mit einer myeloischen Leukämie einher, während das Pyoderma gangraenosum und die subkorneale Pustulose nicht selten mit einer monoklonalen Gammopathie mit oder ohne nachgewiesenem multiplem Myelom beobachtet werden.

Tab. 11-6 Fakultativ paraneoplastische Dermatosen. Statistisch gehäuft mit malignen Tumoren oder malignen Systemerkrankungen einhergehende Hautsymptome oder Hautkrankheiten

Kutane Autoimmun-Krankheiten:
- Kollagenose z. B. Dermatomyositis

Blasenbildende Dermatosen:
- Bullöses Pemphigoid (Formenkreis des Pemphigus, Dermatitis herpetiformis Duhring)
- Epidermolysis bullosa acquisita

Inflammatorische Dermatosen:
- Akute febrile neutrophile Dermatose (SWEET Syndrom)
- Pyoderma gangraenosum (Dermatitis ulcerosa)
- Subcorneale Pustulosis SNEDDON-WILKINSON
  Erythematöse Dermatosen
  - Erythema anulare centrifugum DARIER
  - figurierte und nicht figurierte Erytheme
  Vaskulitiden
  - Leukozytoklastische Vaskulitis
  - Panniculitis suppurativa (non suppuration)

Verhornungsstörungen
- Palmoplantare Keratose
- Ichthyosis acquisita
- Léser-Trélat'sche Zeichen
- Erythrodermie

Hautveränderungen bei monoklonalen Gammopathien

Amyloidosen

11.3 Amyloidosen

Protein, bestehend aus 7.5–10.0 nm dikken Fibrillen mit β-Faltblatt-Struktur

Amyloid ist ein Protein, das in geringen Mengen, besonders im Alter, in zahlreichen Geweben vorkommt. Erst eine pathologische Vermehrung führt zur Krankheit, zur Amyloidose. Die Bezeichnung Amyloid (von Amylum = Stärke, d.h. also „stärkeartig") ist über 100 Jahre alt und leitet sich von der Anfärbbarkeit, ähnlich der Stärke, beispielsweise mit Kongorot (im polarisierten Licht deutlich gelbgrün) ab. Amyloid besteht aus 7.5–10.0 nm dicken Fibrillen mit einer β-Faltblatt-Struktur (wie in der natürlichen Seide!) und mit einer variablen Protein-Komponente. Die Einteilung wird dadurch kompliziert, weil einmal eine biochemische Einteilung und weil zum anderen eine klinische Differenzierung vorgenommen wird (s. Tab. 11-7).

Primär kutane Amyloidose

11.3.1 Primär kutane Amyloidose

Das variable Protein bei kutanen Amyloidosen ist **Keratin** (Amyloid K)

Bei den kutanen Amyloidosen ist das variable Protein Amyloid K (Keratinfilamente aus den Keratinozyten), das die Matrix für das hier abgelagerte Amyloid bildet.

Tab. 11-7 Einteilung der Amyloidosen

Krankheiten	Amyloid-Typ (Präkursor-Protein)
• Primäre kutane Amyloidose	
Lichen amyloidosis	AK (Keratin-Filament Protein)
Makulöse Amyloidose	AK (Keratin-Filament Protein)
• Sekundäre kutane Amyloidose	
in Karzinomen, Basaliomen u. a. Tumoren	AK (Keratin-Filament Protein)
• Hautveränderungen bei systemischer Amyloidose	
Primäre Amyloidose mit und ohne multiple Myelome	AL (Leichtkette eines Immunglobulins)
Entzündliche Erkrankungen	AA (Serum-Amyloid A)
Familiäre Amyloidose	AF (Präalbumin) (Unterformen: AFp, AFj)
• Systemische Amyloidose bei Hautkrankheiten	
Epidermolysis bullosa dystrophica Ulcera bei Sklerodermie, Akne inversa, Pyoderma gangraenosum	AA (Serum-Amyloid A)

Zwei klinische Varianten: *Lichen amyloidosis* und *makulöse Amyloidose.*
Lichen amyloidosus: Kommt nicht selten familiär gehäuft vor, vorherrschend bei Asiaten und besteht aus heftig juckenden graubraunen Papeln an Unterschenkeln, aber auch an Armen, Beinen und Stamm.
Makulöse Amyloidose: Seltene, fleckförmige ebenfalls juckende Hautveränderungen.
Pathogenese: Subepidermale Ablagerungen von apoptotischem Material aus Keratinozyten bilden Amyloid K (AK).

Zwei klinische Varianten:
- Lichen amyloidosis
- makulöse Amyloidose

11.3.2 Sekundär kutane Amyloidose

Sekundär kutane Amyloidose

Amyloid-K-Ablagerungen im Rahmen von Hautkrankheiten

In Hautveränderungen, besonders in Basaliomen, Karzinomen, aber auch in anderen Tumoren oder in Hautkrankheiten kann ebenfalls – **sekundär** – ein Amyloid mit einem Keratin-Filament-Protein als variabler Komponente abgelagert werden.

11.3.3 Hautveränderungen bei systemischer Amyloidose

Hautveränderungen bei systemischer Amyloidose

- bei Immunglobulin-synthetisierenden Lymphomen
- bei chronischen Entzündungskrankheiten
- familiäre systemische Amyloidosen

Bei einigen angeborenen und einigen erworbenen Krankheiten kann es zu einer massiv überschießenden Bildung und Ablagerung des Amyloid in verschiedenen Geweben und auch in der Haut kommen. Die variablen Komponenten bei der häufigsten Amyloidose, das Amyloid AL (L = Leichtkette), sind die Leichtketten der Immunglobuline, die vorherrschend bei monoklonalen Gammopathien mit oder ohne multiplen Myelome beobachtet werden. Bei schweren chronischen Infekten oder Entzündungen kann ebenfalls eine generalisierte Ablagerung von Amyloid AA (A = Serum Amyloid Komponente A) vorkommen. Bei den seltenen familiären Formen kann unter anderem Präalbumin die variable Amyloid-Komponente darstellen. Die klinische Symptomatik ist wechselnd und besteht in Hautblutungen, Makroglossie, wenigen Millimeter großen, flache, hautfarbenen oder beige-braunen wachsartig glänzenden Papeln im Gesicht, Hals, Oberkörper oder in intertriginösen Partien und an den Schleimhäuten.

Systemische Amyloidose bei Hautkrankheiten

chronisch-entzündliche Dermatosen lösen u. U. systemische Amyloidosen aus

11.3.4 Systemische Amyloidose bei Hautkrankheiten

Wenn die chronisch entzündliche Krankheit als Grundlage der sekundären Amyloidose eine Hautkrankheit ist, ordnen wir die vorliegenden Amyloidosen hier ein. Chronische Ulzerationen, Pyoderma gangraenosum, Aknetetrade, Epidermolysis bullosa dystrophica HALLOPEAU-SIEMENS sind Beispiele für derartige Dermatosen. Die Hautveränderungen entsprechen denen unter 11.3.3 bei systemischen Amyloidosen besprochenen. Das Amyloid ist Amyloid AA.

Endokrine Störungen

beruhen auf mannigfaltigen pathogenetischen Vorgängen mit Mangel oder Vermehrung einer oder mehrerer Hormone

11.4 Endokrine Störungen

11.4.1 Allgemeines

Spezielle Drüsen sezernieren Mediatoren (= Hormone) in die Zirkulation, die für den Stoffwechsel, aber auch für Form, Aussehen und Hautbeschaffenheit des Menschen von maßgeblicher Bedeutung sein können. Eine Vermehrung der Hormone durch Hyperplasie oder Tumor einer dieser endokrinen Drüsen oder eine Verminderung durch Zerstörung des Organs löst entsprechende Folgereaktionen aus. Auch ein angeborener Enzymdefekt, wie der Mangel an 3β-Hydroxysteroid-Dehydrogenase der Nebennierenrinde in Form des Adreno-Genitalen-Syndroms (AGS) führt zu entsprechenden Folgereaktionen. Ausreichende Mengen des lebensnotwendigen Cortisol und Aldosterons können nur auf Kosten einer sehr starken Androgenvermehrung erreicht werden. Diese Androgenvermehrung führt zur Virilisierung oder zur Pubertas praecox. Neben den angeborenen Enzymdefekten oder der Mehrproduktion durch Tumoren der endokrinen Drüsen können auch immunologische oder paraneoplastische Vorgänge zu einer Hormonüber- oder -unterproduktion führen. Eine Schilddrüsenüberfunktion durch Stimulation des TSH-Rezeptors durch ein Immunglobulin (LATS = **L**ong **A**cting **T**hyroid **S**timulator) führt zur Thyreotoxikose (M. BASEDOW). Auch die Aktivierung der ACTH-Rezeptoren der Nebennierenrinde durch ein Immunglobulin (ASI = **A**drenal **S**timulating **I**mmunoglobuline) löst einen Hyperkortizismus aus. Umgekehrt können auch Antikörper vorkommen, die die Hormonwirkung blockieren, z. B. Insulin bindende Antikörper, die einen Diabetes mellitus zur Folge haben.

Nebennierenrinde

11.4.2 Nebennierenrinde (NNR)

Cortisol und Androgene (Dehydroepiandrosteronsulfat) spielen bei der Entstehung von Hautveränderungen unter pathologischen Bedingungen die wesentlichste Rolle.

Hyperkortizismus

Kutane Hauptsymptome des Hyperkortizismus:
- veränderte Fettverteilung
- Striae
- Steroidakne

11.4.2.1 Hyperkortizismus

Hierunter verstehen wir die Mehrproduktion von NNR-Hormonen, in erster Linie von Cortisol und von Androgenen. Besonders deutlich, ausgeprägt und bekannt ist die Symptomatik der Cortisolwirkung durch die weltweite, außerordentlich häufig verwendete Langzeittherapie mit Glukokortikoiden geworden. Die wesentlichen Symptome des Hyperkortizismus sind: Veränderte Fettverteilung, Striae rubrae distensae und Steroid-Akne. Eine primäre oder sekundäre Vermehrung der Androgene führt postpubertär nur beim weiblichen Geschlecht zu Veränderungen (s. 11.4.4.1) in Form des Hirsutismus, präpubertär – fast ausschließlich als Adreno-Genitales-Syndrom – zu Pubertas praecox und Virilismus.

11.4.2.2 Hypokortizismus

Hypokortizismus

Kutane Symptome des Hypokortizismus:
- Hyperpigmentierungen

Das Krankheitsbild des primären (= adrenalen) Hypokortizismus wird durch die schwere Allgemeinsymptomatik gekennzeichnet, so daß die Hyperpigmentierung (Mamillen, Handlinien, Mundschleimhaut und äußeres Genitale) in den Hintergrund der klinischen Symptomatik tritt. Die Hyperpigmentierung wird durch die extraadrenale Wirkung des ACTH an den Melanozyten ausgelöst. Die Mehrproduktion des ACTH ist auf die verminderte Cortisolbildung zurückzuführen. Die sekundäre NNR-Insuffizienz durch Mangel an hypophysärem ACTH zeigt diese Hyperpigmentierung nicht (weißer Morbus Addison). Aufgrund des klinischen Bildes kann jeweils nur eine Verdachtsdiagnose vom Dermatologen geäußert werden. Die Diagnose wird durch die endokrinologische Untersuchung, durch die Hormonbestimmungen, gesichert.

11.4.3 Schilddrüse

Schilddrüse

11.4.3.1 Hyperthyreose

Hyperthyreose

Kutane Symptome der Hyperthyreose:
- diffuses telogenes Effluvium
- warme, feuchte Haut
- prätibiales Myxödem

Hyperthyreosen durch TSH-Vermehrung, Schilddrüsen-Erkrankungen, wie Hyperplasie, Adenom oder Karzinom mit vermehrter Abgabe der Hormone (T3, T4) führen zu den typischen Allgemeinsymptomen: Hyperthermie, Tachycardie und Exophthalmus mit Glanzauge. Auffällig und die Patienten häufig sehr belastend ist ein diffuses telogenes Effluvium mit unterschiedlich ausgeprägter Alopezie. Die warme und feuchte Haut ist ein weiteres obligates Symptom. Fakultativ kann ein lokalisiertes Myxödem, vorherrschend prätibial auftreten (Abb. 11-7). Histologisch finden sich in diesen Veränderungen reichlich Ablagerungen von Mukopolysacchariden, wobei die Entstehung dieser Veränderungen pathogenetisch noch nicht abgeklärt ist.

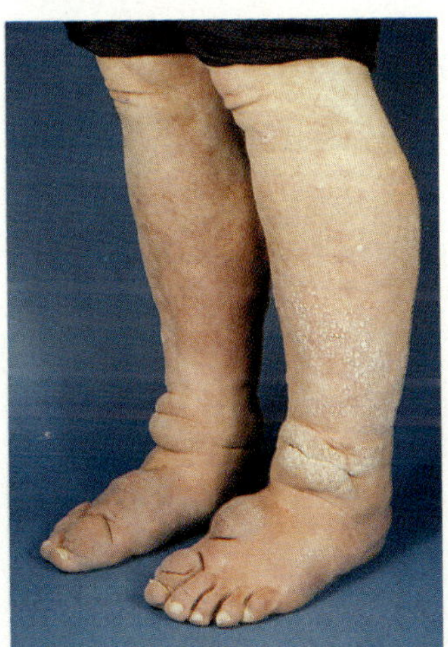

Abb. 11-7
Prätibiales Myxödem. Ausgeprägter Befall der Unterschenkel und Füße bei Hashimoto-Thyreoditis

11.4.3.2 Hypothyreose

Hypothyreose

Kutane Symptomatik bei Hypothyreose:
- prätibiales Myxödem
- trockene Haut
- abbrechende Haare
- Akropigmentierung

Die Schilddrüsenunterfunktion durch Zerstörung der Schilddrüse, Jodmangel, Hypophyseninsuffizienz oder angeborene Enzymdefekte der Biosynthese von T3 und von T4 führen zu schweren Allgemeinsymptomen. Die Haut kann diffus oder lokalisiert im Sinne eines Myxödem verdickt sein. Das lokalisierte prätibiale Myxödem läßt sich nicht von der Form bei der Hyperthyreose unterscheiden. Trockene, leicht schuppende Haut, stumpfe, teilweise abbrechende Haare, Akropigmentierung sind charakteristische Hautveränderungen, die bei der klinischen Diagnostik der Hypothyreose hilfreich sein können.

Gonaden
s. auch Kap. 27

11.4.4 Gonaden

Allgemeines: Störungen des Testes werden im Rahmen der Andrologie (s. Kap. 27) abgehandelt, so daß hier nur hormonelle Störungen der Frau (Störungen der Ovarien) betrachtet werden sollen.

Ovarien

Abhängig vom Beginn der Erkrankung
Mehrproduktion:
frühkindlich: Pubertas praecox
postpuberal: gynäkologische Symptome
Unterfunktion:
Jugendliches Alter: Pubertas tarda
Erwachsenenalter: Regelanomalien
Östrogenmangel + Androgen-Mehrproduktion:
- PCO-Syndrom
- Hirsutismus
- schwere Akne

11.4.4.1 Ovarien

In Abhängigkeit vom Beginn der Erkrankung wird sich die Hormonstörung unterschiedlich äußern. Frühkindliche Mehrproduktion von Östrogenen und Gestagenen führt zur Pubertas praecox, während eine postpuberale Vermehrung dieser Hormone nicht zu nennenswerten Hautveränderungen, sondern zu gynäkologischen Symptomen führt. Eine Unterfunktion kann im Jugendalter eine Pubertas tarda mit primärer Amenorrhoe auslösen, während sich im Erwachsenenalter gynäkologische Symptome mit Regelanomalien ohne nennenswerte Hautveränderungen ausbilden. Der Östrogenmangel allein, aber besonders bei gleichzeitiger ovarieller und/oder adrenaler Androgen-Mehrproduktion, wie es am häufigsten beim Polycystischen-Ovar-Syndrom (PCO-Syndrom) gefunden wird, führt zu charakteristischen Veränderungen, die um so ausgeprägter sind, je schwerer die hormonellen Störungen sind. Hirsutismus = Mehrbehaarung der androgenabhängigen Haare, z. B. Bart- und Brusthaare, schwere Akne nicht selten in Form der Akne conglobata, neben Regelstörungen und einer Adipositas sind so charakteristische Symptome, daß nicht selten der Allgemeinarzt oder Hautarzt diese Verdachtsdiagnose stellen kann.

Hypophyse

wichtige kutane Veränderungen bei Hypophysenstörungen sind:

11.4.5 Hypophyse

Außer den bereits besprochenen Störungen der glandotropen Hormone des Hypophysenvorderlappen (HVL) spielen STH (Somatotropes Hormon) und das MSH (Melanozyten stimulierendes Hormon) bei endokrinen Störungen mit Hautveränderungen eine Rolle.

- Akromegalie

11.4.5.1 Akromegalie

Die Vermehrung des STH meist im Rahmen eines eosinophilen Adenoms des Hypophysenvorderlappens (HVL) ist mit charakteristischen Veränderungen einhergehend: Riesenwuchs bei Manifestation vor Schluß der Epiphysenfugen, Akromegalie nach Schluß dieser Wachstumsfugen. An der Haut findet sich neben einer Vergröberung eine umschriebene Pigmentierung in den Beugen der großen Gelenke, mit seborrhoischen Warzen und Fibromen vergleichbar einer Akanthosis nigricans benigna.

- Hyperpigmentierung

11.4.5.2 Hyperpigmentierung

Mehrproduktion von MSH (meist auch von ACTH) kann zu einer massiven, diffusen Hyperpigmentierung führen. Die spontane Mehrproduktion von MSH aus der Hypophyse ist selten. Eine plötzlich aufschießende Pigmentierung beobachtet man manchmal nach bilateraler Adrenalektomie wegen Cushing Syndrom mit nachfolgender Ausbildung hypophysärer Hyperplasie oder Adenome (Nelson-Syndrom).

Pankreas

11.4.6 Pankreas: Inselorgan

Das Pankreas hat vorherrschend exokrine aber auch endokrine Bedeutung, wobei die Insuffizienz des Inselorgans unter dem klinischen Bild des Diabetes mellitus sicher die häufigste endokrine Störung des Menschen überhaupt ist.

11.4.6.1 Diabetes mellitus

Wir unterscheiden den Typ-I-Diabetes = familiäre oder jugendliche Form mit Zerstörung des Inselorgans durch entzündliche Immunvorgänge. Der Typ-II-Diabetes stellt eine Erschöpfung des Inselorgans nach langzeitigem Hyperinsulinismus vorherrschend als Folge einer Adipositas dar.
Die *Hautveränderungen* bei beiden Formen unterscheiden sich nicht prinzipiell, sondern vielmehr graduell und in ihrer Häufigkeit. Es muß außerdem betont werden, daß die Symptome und Krankheiten der Haut auch bei Patienten ohne diabetische Stoffwechsellage vorkommen können.
Infekte: Hautinfektionen durch Bakterien und Pilze sind häufig beim Diabetiker zu finden. Bakterielle Infekte durch Staphylokokken, Streptokokken und gramnegative Keime finden sich gehäuft an den Füßen, besonders in den Zehenzwischenräumen und bei adipösen Patienten (fast ausschließlich Typ-II-Diabetes) in den intertriginösen Hautfalten. Eine besondere Disposition zum Furunkel (zur Furunkulose) wird jedoch im Gegensatz zu der häufig vertretenen Auffassung nicht gefunden. Besonders charakteristisch beim Typ-II-Diabetes sind Candida-Infektionen: Candida-Vulvitis, Vaginitis, Balanitis und ausgeprägte perianale, perigenitale, inguinale, axilläre und submammäre Candida. Diese Pilzinfektion ist nahezu beweisend für eine diabetische Stoffwechsellage.
Trophische Störungen: Die diabetische Polyneuropathie mit ausgeprägten sensiblen und motorischen Störungen und die diabetische Angiopathie äußern sich hauptsächlich an den Füßen in Form von trophischen Ulzera (Mal perforants). Es kommt außerdem zu einer Zerstörung des darunterliegenden Gewebes, das sich in Form einer Akroosteolyse mit oder ohne Osteomyelitis äußert (Abb. 11-8).
Necrobiosis lipoidica kommt besonders häufig beim Diabetiker – mehr bei Typ I als bei Typ II – vor, aber sicher auch bei Menschen ohne diese Stoffwechselstörung. Vorherrschend an den Streckseiten der Unterschenkel – prinzipiell aber an jeder Hautstelle – findet man derbe, meist unter das Hautniveau eingesunkene, scharf begrenzte, blaurote oder gelbrote, derbe Plaques. Histopathologisch sieht man umschriebene Zerstörungen der Bindegewebsstrukturen, besonders der Elastika und eine Endothelschwellung in den Gefäßen. Die nekrobiotischen Bezirke werden von histiozytären Infiltraten begrenzt. Eine wirksame Behandlung der Nekrobiosis lipoidica ist nicht bekannt (Abb. 11-9).

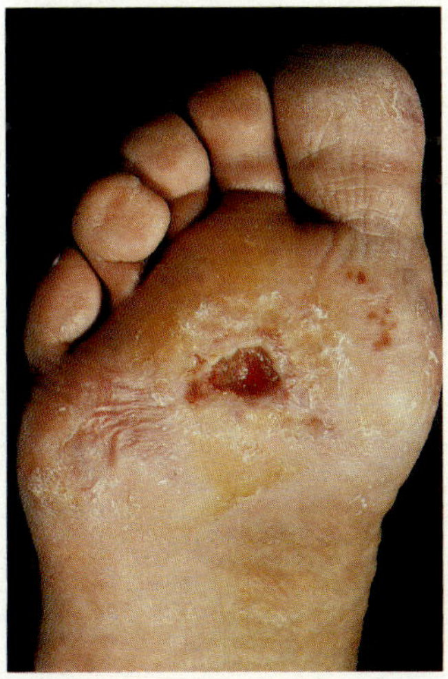

Abb. 11-8
Trophisches Ulkus
(Mal perforante)
bei diabetischer Akroosteolyse

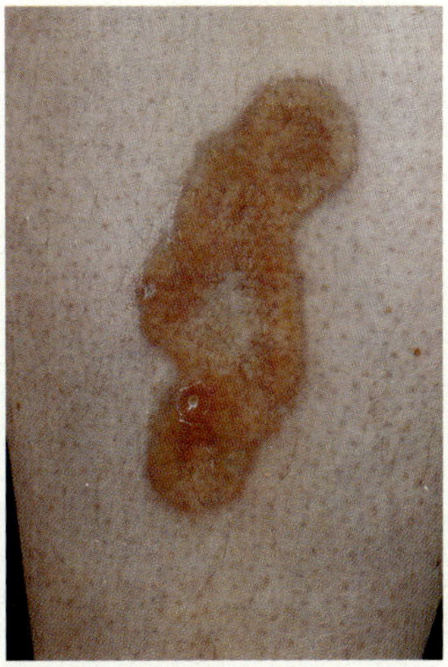

Abb. 11-9
Necrobiosis lipoidica.
Ausgedehnter Befall der Unterschenkel
bei Typ I Diabetes

Diabetes mellitus

Typ-I-Diabetes
Typ-II-Diabetes

Hautveränderungen bei **Diabetes mellitus** sind häufig, aber meist unspezifisch

- Infekte:
  bakteriell
  mykotisch

Häufig:
Candida-Infektionen (Typ-II-Diabetes)

- Trophische Störungen durch Polyneuropathie

- Necrobiosis lipoidica

Mangelschäden der Haut

11.5 Mangelschäden an der menschlichen Haut

Hautveränderungen aufgrund mangelnder Zufuhr von Kalorien, Proteinen, Lipiden, Vitaminen oder Spurenelementen sind in unserer Gesellschaft heute fast vollständig ausgerottet (s. Tab. 11-9). Erkrankungen des Magen-Darm-Traktes (Resorptionsstörungen), pathologische Eßgewohnheiten im Rahmen psychischer und psychiatrischer Krankheiten oder bei Suchtkranken können sehr selten derartige Störungen auslösen. Diese Mangelzustände manifestieren sich nach langer Bestandsdauer an der Haut. Die Hautveränderungen sind fast immer Spätsymptome bei nachweisbaren Störungen an inneren Organen. Umgekehrt sind jedoch abortive Symptome – wie Hyperkeratosen, Nagel- oder Haarwachstumsstörungen – wie das fälschlich von Laien oder auch von Medizinern angenommen wird, fast nie Ausdruck einer Vitamin-, Ernährungs- oder Spurenelement-Störung (Eisen, Kupfer, Kalzium). Bei den fettlöslichen Vitaminen, also nicht unbegrenzt aus dem Organismus eliminierbaren Stoffen, müssen wir auch mit den Symptomen einer Hypervitaminose rechnen. So muß bei der unkontrollierten Vitamin-Zufuhr „aus Gesundheitsgründen", z. B. bei Menschen, die Body-Building betreiben, und insbesondere aber bei der hochdosierten Therapie mit Vitamin A oder den synthetischen Retinoiden, mit typischen Hautveränderungen und lebensbedrohlichen Komplikationen

Tab. 11-8 Einfluß der verschiedenen Hormone auf die menschliche Haut

	Epidermis	Melanozyt	Bindegewebe	Talgdrüse	Haarwuchs
Nebennierenrinde (NNR)					
Cortisol	--	indirekt	--	+	+ und –
Androgene	(+)	(+)	+	+ +	+ +
(DHEA-sulfat)	(+)	(+)	+	+ +	+ +
Gonaden					
Testes: Testosteron	+	+	+	+ + +	+ + +
Ovar: Estradiol	(+)	+		+	+ +
Progesteron	–	+	?	–	–
Schilddrüse					
Trijodthyronin	0	–	+	0	0
Inselorgan					
Insulin	0	–	0	–	–
Glucagon	+ ?	–	–	–	–
Hypophysenvorderlappen (Glandotrope Hormone wie ACTH, FSH, LH, TSH s. die entsprechenden von diesen glandotropen Hormonen abhängige Drüsen)					
STH	+	+ sekundär	+	+	+
MSH	–	+ +	–	–	–
Epiphyse (Corpus pineale)					
Melatonin	–	0	–	–	–

Zeichenerklärung:
+–+ + + Verstärkung in unterschiedlichem Maße, 0 Hemmung, – fragliche oder keine Wirkungen, (+) sehr geringer Effekt
Beachten Sie bitte: Die Wirkung betreffen normale und insbesondere z. B. Cortisolspiegel-Erhöhung bei Cortisol-induzierten NNR-Tumor

Tab. 11-9 Hautveränderungen bei Mangelzuständen (Vitamine, Spurenelemente)

Mangelzustand	Hautveränderungen	Andere Organe	Grenzwert (Pathologisch)
Vitamin A	follikuläre Hyperkeratose	Nachtblindheit	< 20 μg/dl (Plasma)
Riboflavin	Perl_che, Cheilitis Glossitis, „seborrhoische Dermatitis"	Anämie, geistige Retardierung	Glutathion-Reduktase Aktivitäts-Koeffizient < 1.2 (Erythrozyten)
Pyridoxin	„Perl_che", Cheilitis, Schleimhauterosionen „seborrhoische Dermatitis"	Anorexie, neurologische und sensorische Störungen, Anämie, Leukozytopenie	20 ng/ml (Plasma)
Niacinamid	Hyperkeratotische Hautveränderungen perioral, am Hals, Handrücken, Perleche, Cheilitis, orale Symptome	Anorexie, Schwäche, Diarrhoe, neuropsychiatrische Symptome	< 2.0 (Urin) 2 Pyridon/N-methyl Quotient
Vitamin B12	Hyperpigmentierungen diffus oder als Flecken, rote atrophische Zunge	megaloblastische Anämie, Parästhesien, Ataxie, geistige Störungen	< 150 pg/ml (Serum)
Vitamin C	„Skorbut" Hautveränderungen follikuläre Hyperkeratosen, Wundheilungsstörung, Hautblutung	Schwäche, Müdigkeit, Depression, Sicca-Syndrom, Anämie	< 0.1 mg/dl (Serum)
Vitamin K	Hautblutungen	gastrointestinale und andere Schleimhautblutungen	Verlängerte Prothrombinzeit: > 2 sec im Vergleich zur Kontrolle
Biotin	Xerosis, intertriginöse und periorale Dermatitis, Alopezie	neuropsychiatrische Symptome	< 200 pg/ml (Serum)
Zinkmangel (Acrodermatitis enteropathica)	akrale und periorifizielle pustulöse Dermatitis, Paronychie, Stomatitis, Glossitis, diffuse Alopezie	Anorexie, neuropsychiatrische Symptomatik, gastrointestinale Störungen	< 70 μg/dl (Plasma)
Kupfermangel (Menkes Syndrom)	Pili torti, Gesichts-, Schädelveränderungen	neuropsychiatrische Symptome, geistige Retardierung, Hypothermie	< 125 μ/dl (Plasma)

gerechnet werden. Die bedeutungsvollsten kutanen und allgemeinen Symptome bei entsprechenden Mangelzuständen sind in Tab. 11-9 zusammengestellt.
In den letzten Jahren wurden zwei Krankheitsbilder wiederholt beobachtet und sollen deshalb etwas detaillierter dargestellt werden.

11.5.1 Pellagra

Die Grundlage der Krankheit ist ein exogener oder endogener Niacinamid-Mangel. Niacinamid ist ein essentieller Bestandteil des Nicotinamid-Adenin-Dinukleotid(NAD) und NADP (-phosphat), also von Coenzym I und II, die in zahlreichen lebenswichtigen biochemischen Reaktionen des Organismus beteiligt sind.
Hautveränderungen: Symmetrisch wie Handschuhe, über den Ellenbogen aber auch perinasal und -oral findet man zunächst eine akute toxische Dermatitis, die meist scharf begrenzt ist. Nachfolgend kommt es zu einer braunschwarzen Hyperkeratose in der entzündlichen Haut, die außerordentlich typisch ist (Abb. 11-10).
Pathogenese: Es ist noch nicht geklärt, wie der Niacinamid-Mangel die Hautveränderungen auslöst. Außer einer Mangeldiät, einer verminderten Resorption bei entzündlichen oder neoplastischen Veränderungen des Magen-Darm-Traktes können Medikamente, wie das Tuberkulostatikum Isonicotinsäure-Hydrazid (INH) – die Ursache für die Pellagra darstellen. Außer den charakteristischen Hautveränderungen finden sich ausgeprägte

Pellagra

Grundlage
Exogener oder endogener Niacinamid-Mangel

Klinik:
- perioral, perinasal und an den Ellenbogen
- akute Dermatitis, später mit
- braunschwarzer Hyperkeratose

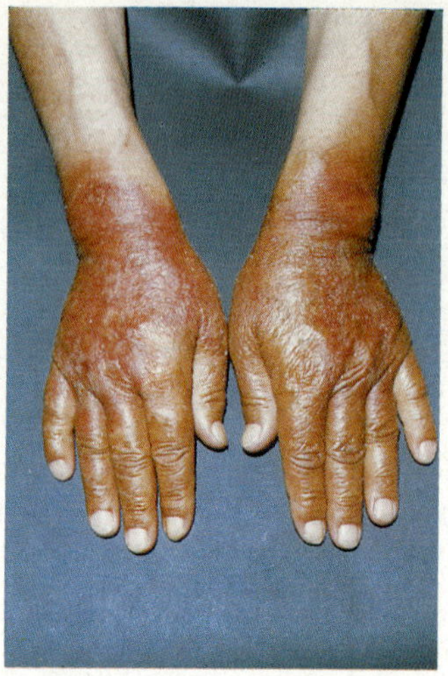

Abb. 11-10
Pellagra. Schmutzig rot-braune Hyperkeratose mit Rhagaden an den Händen bei Nikotinsäureamid-Mangel bei Malabsorption durch chronischen Alkoholismus

Schleimhautentzündungen mit schweren Diarrhoen, Neuritiden und ausgeprägten psychischen Veränderungen.

Diagnosesicherung
Nachweis erniedrigter Nikotinsäureamid-Konzentrationen

Diagnose: Der Verdacht wird aufgrund der Vorkrankheiten, Gewohnheiten oder Vorbehandlung, durch die kutanen und die intern-neurologischen Symptome vermutet und durch die erniedrigten Nikotinsäureamid-Konzentrationen im Blut bestätigt.

Therapie:
- Substitution
- Behandlung des Grundleidens

Therapie: Eine Substitutions-Therapie, die nicht selten parenteral wegen der Resorptionsstörungen durchgeführt werden muß, beseitigt meist rasch die Mangelerscheinungen. Die zusätzlichen therapeutischen Maßnahmen richten sich nach dem Grundleiden.

Zinkmangelschäden

11.5.2 Zinkmangelschäden

Zinkmangelschäden aufgrund einer angeborenen Verwertungsstörung des Spurenelementes führen zur Acrodermatitis enteropathica Danbold-Clos. Hier beginnt die Krankheit im Säuglingsalter, während sich die erworbenen Formen in Abhängigkeit von Resorptionsstörungen oder Mangeldiät im späteren Lebensalter manifestieren.

Hautveränderungen bei Zinkmangel:
- periorifizielle Dermatitis mit Pusteln,
- zusätzlich Paronychie mit Pusteln

Hautveränderungen: Symmetrisch besonders perioral, perinasal, perianal und perigenital, paronychieartig an den Fingerendgliedern finden sich auf entzündlich geröteter und infiltrierter Haut Pusteln, die nicht selten am Rande des Erythems lokalisiert sind, aber auch satellitenartig in gesunder Haut nachweisbar sind.

Ursachen:
- Mangelernährung (falsche Diäten)
- parenterale zinkarme Ernährung
- Resorptionsstörungen

Pathogenese: Unsachgemäße Diät u.a. auch bei parenteraler Ernährung und Resorptionsstörungen von Zink bei ausgedehnten Tumoren des Oesophagus, des Magens oder Dünndarms, sowie entzündliche Veränderungen im Rahmen des Morbus Crohn können die Grundlagen der Störungen sein. Bei Glukagon-produzierenden Pankreastumoren werden sehr ähnliche Hautveränderungen gesehen, und man diskutiert hierfür einen Zinkmangel im Gewebe, da die Zinkkonzentrationen im Blut der Patienten mit Glukagonom-Syndrom normal sind.

Therapie:
- Beseitigung der Ursachen
- Zinksubstitution

Diagnose: Die Verdachtsdiagnose wird aufgrund der typischen Hautveränderungen geäußert und die stark erniedrigten Zinkkonzentrationen sichern die Diagnose. Die **Therapie** muß sich nach der Ursache des Zinkmangels richten. Durch Zinksubstitution können die quälenden Hautveränderungen beseitigt werden, selbst wenn man keine Möglichkeit hat – die Ursache, z.B. das Karzinom – zu beseitigen.

12 Erythematöse und erythematosquamöse Erkrankungen

Erythematöse und erythemato-squamöse Erkrankungen

12.1 Exanthematische Infektionskrankheiten

Ch. Schubert, E. Christophers

Exanthematische Infektionskrankheiten

12.1.1 Exantheme bei systemischen Virusinfektionen

Systeminfektionen von verschiedenen **Viren** können über eine *hämatogene Dissemination* zu einem *exanthematischen* Krankheitsbild führen. Die **Diagnostik** derartiger Erkrankungen der Haut erfolgt überwiegend *klinisch,* da die *Ausbreitung* und die *Lokalisation* der *Exantheme* häufig **pathognomisch** sind (s. Tab. 12-1). *Laborchemisch* (Serologie) lassen sich die im folgenden aufgeführten exanthematischen Viruserkrankungen häufig nur *schwer* oder, wenn überhaupt, nur durch den Titerverlauf *diagnostizieren.*

12.1.1.1 Masern (Morbilli)

Definition, Allgemeines: Masern sind eine weltweit auftretende hochkontagiöse (nahezu 100%) virale Infektionskrankheit des Kindesalters, bei der es nach einem initialen katarrhalischen Stadium zu einem *erythematösen morbilliformen Exanthem* kommt. Für Säuglinge unter vier Monaten besteht ein Infektionsschutz durch mütterliche Antikörper.
Erreger: *Paramyxovirus (RNS-Virus).*
Klinik: Nach einer *Inkubationszeit* von ca. 10 Tagen tritt ein *katarrhalisches Stadium* (Fieber, Rhinitis, Konjunktivitis, Husten) auf, das etwa 4 Tage andauert. Im Anschluß an die *Prodromi,* etwa am 2. oder 3. Tag, treten in der Mundhöhle diagnostisch relevante *Koplik-Flecke* (multiple, hellrote, stecknadelkopfgroße Makulae mit weißem Zentrum), besonders an der Wangenschleimhaut gegenüber dem 2. Molaren auf. Während dieser Zeit erreichen die *Systemzeichen* (Fieber, Rhinitis, Husten, Konjunktivitis) ihren Höhepunkt. Anschließend (1–2 Tage nach Auftreten der Koplik-Flecke) beginnt das *exanthematische Stadium* mit einem Exanthem an Gaumen, Tonsillen und Uvula, das von einem *schnellkonfluierenden makulopapulösen Exanthem,* beginnend im Gesicht und hinter den Ohren mit anschließendem Befall des Halses, Rumpfes und der Extremitäten, gefolgt wird. Das Exanthem bildet sich nach einigen Tagen, häufig unter feiner pityriasiformer Schuppung, in der Reihenfolge des Auftretens zurück.
Komplikationen: Bronchopneumonien, Otitis media, Enzephalitis (etwa 1 auf 1800 Fälle), thrombozytopenische Purpura.
Diagnose: Die *Diagnose* erfolgt überwiegend *klinisch,* kann aber durch positive *serologische* Tests (neutralisierende, hämagglutinierende und komplementbindende Antikörper) bestätigt werden. Das Differentialblutbild zeigt eine Leukopenie.
Differentialdiagnose: Röteln, Scharlach, Exanthema subitum, Lues II (pos. Serologie).
Therapie: Symptomatisch, nur in schweren Fällen Hyperimmunoglobulin.

Morbilli (Masern)

Definition, Allgemeines
Hochkontagiöse, virale Infektionskrankheit des Kindesalters

Ätiologie:
Paramyxovirus
Klinik:
- Inkubationszeit ca. 10 Tage
- katarrhalisches Stadium (ca. 4 Tage)
- Koplik-Flecke (2.–3. Tag)
- schnellkonfluierendes makulo-papulöses Exanthem (1–2 Tage später) mit folgender Ausbreitung:
  - Gesicht
  - Hals
  - Rumpf
  - Extremitäten

Diagnose
überwiegend klinisch

Differentialdiagnose:
- Röteln
- Scharlach
- Exanthema subitum
- Lues II

Therapie
symptomatisch

Tab. 12-1 Differentialdiagnose der exanthematischen Infektionskrankheiten

Krankheiten, Inkubationsdauer (Erreger)	* Enanthem + Exanthem	Lokalisation und Ausbreitung der Enantheme*/Exantheme +	* Begleitsymptomatik + Lymphknotenschwellung	Labor
Masern, 10–12 Tage, (Paramyxovirus)	* Koplik-Flecke + schnell konfluierende makulopapulöse Erytheme	* Wangenschleimhaut, + Gesicht→Rumpf→ Extremitäten, Abblassen in umgekehrter Richtung unter pityriasiformer Schuppung	* Rhinitis, Konjunktivitis, Fieber, Husten + –	Leukopenie
Röteln, 14–23 Tage, (Togavirus)	+ hellrote Erytheme (Maculae); Konfluenz selten; teilweise auch makulopapulös	+ Gesicht→Rumpf→ Extremitäten	* Fieber, Rhinitis, Konjunktivitis, Husten, Erw. > Kinder + generalisiert, besonders **subokzipital, retroaurikulär, zervikal**	Leukopenie, Röteln-spezifische IgM-Antikörper
Rubeoliforme Virusexantheme (verschiedene Viren, z. B. Coxsackie-Viren, ECHO-Viren)	+ nicht diagnosespezifische Erytheme, Konfluenz selten	+ meist Rumpf	* katarrhalische Erscheinungen, Fieber + gelegentlich, kann fehlen	ev. Leukopenie, Virusisolierung und -kultur aus Rachenspülflüssigkeit
Erythema infectiosum, 4–14 Tage, (Parvovirus)	+ konfluierende Knötchen makulopapulöse, urtikarielle Erytheme, konfluierend→ girlandenförmige Figuren	+ Wangen, **periorale** Aussparung, Oberarme und Oberschenkel → **zentripetal** → Rumpf	* Fieber, Arthralgien (Erw. > Kinder) + –	Leukopenie, spez. serologische Tests
Exanthema subitum (Herpesvirus 6)	* kleine Erytheme (Maculae) + kleine Erytheme (Maculae) **keine** Konfluenz	* weicher Gaumen + **selten** Gesicht, nur Rumpf, Abblassen ohne Schuppung	* Fieber 40 °C + subokzipital	Leukopenie, ca. 2 Wo. nach Erkrankung spez. Antikörper im Serum
Infektiöse Mononukleose, 10–50 Tage, (Erw. > Kinder) (Epstein-Barr-Virus)	* Petechien + bei 10% nicht diagnosespezifische Erytheme (rubeoliform)	* Gaumen + Stamm	* Pharyngotonsillitis, Fieber, Kopfschmerzen + zervikal schmerzhaft → Kopf-Hals-Gebiet	Lymphozytose, atypische Lymphozyten, Monozytose, Transaminasenerhöhung, spez. serologische Tests
Scharlach, 2–4 Tage, (A-Streptokokken)	* Rötung, Ödeme, gelbliche Beläge + makulöse Erytheme (bei schwerem Verlauf: makulopapulös und hämorrhagisch)	* Rachen, weicher Gaumen, Tonsillen Erdbeerzunge + Gesicht (**periorale** Aussparung)→ Hals → Körper, **beugenbetont;** Desquamation in großen Stücken	* Schüttelfrost, Fieber (40 °C), Kopfschmerzen, Pharyngotonsillitis + Halslymphknoten (schmerzhaft)	Leukozytose, Rachenabstrich: β-hämolysierende Streptokokken der Gruppe A, Antistreptolysin

Rubeolen (Röteln)

Definition, Allgemeines
Virale Infektionskrankheit mit geringer Kontagiosität

12.1.1.2 Röteln (Rubeolen)

Definition, Allgemeines: Bei den **Röteln** handelt es sich um eine weltweit, vorwiegend bei Kindern, aber auch jungen Erwachsenen, auftretende *virale* Infektionserkrankung von geringer Kontagiosität, die mit einer *Lymphknotenschwellung* und an der Haut mit einem *makulopapulösen Exanthem* einhergeht. Die Übertragung erfolgt über den Respirationstrakt durch Tröpfcheninfektion. Eine Infektion im ersten Schwangerschaftstrimenon kann zu einer *Embryopathia rubeolica* (50% der Fälle) mit ausgedehnten und schweren Mißbildungen des Embryos führen.

Erreger: *Togavirus (RNS-Virus).*
Klinik: Nach einer *Inkubationszeit* von ca. zwei Wochen tritt häufig nach einem *Prodromalstadium* (Fieber, Kopfschmerzen, Konjunktivitis, Rhinitis, Husten, bei Erwachsenen häufiger stärkere Ausprägung als bei Kindern) zunächst im Gesicht ein *schmetterlingsförmiges, makulo-papulöses Exanthem* auf, das sich nachfolgend schnell auf Rumpf und Extremitäten ausbreitet und nach drei bis vier Tagen abblaßt. Eine Konfluenz besteht im allgemeinen nicht. Während des gleichen Zeitraumes ist eine *generalisierte Lymphknotenschwellung* mit Betonung der *subokzipitalen, retroaurikulären* und *zervikalen Lymphknoten* charakteristisch. Eine häufige Begleitsymptomatik ist eine Splenomegalie sowie Arthralgien.
Komplikationen: Enzephalitis, thrombozytopenische Purpura (sehr selten und milder als bei Masern).
Diagnose: Die Diagnose erfolgt aufgrund des *klinischen Bildes,* im *Labor* zeigt sich häufig eine mäßige Leukopenie; eine *serologische Diagnostik* durch neutralisierende, komplementfixierende und hämagglutinierende Antikörper sowie durch *rötelnspezifische IgM-Antikörper* ist möglich.
Differentialdiagnose: Masern, Scharlach, Lues II (pos. Serologie), infektiöse Mononukleose.
Prognose: Die Prognose bei Röteln ist grundsätzlich gut. Nach einer Infektion bildet sich eine lebenslange Immunität aus.
Therapie: Symptomatisch.

Ätiologie:
Togavirus
Klinik:
- Inkubationszeit ca. 14 Tage
- häufig Prodromalerscheinungen
- • makulo-papulöses Exanthem mit folgender Ausbreitung:
  - Gesicht
  - Rumpf
  - Extremitäten
- • Lymphknotenschwellung
  - subokzipital
  - retroaurikulär
  - zervikal

Diagnose:
- überwiegend klinisch
- rötelnspezifische IgM-Antikörper

Differentialdiagnose:
- Masern
- Scharlach
- Lues II
- infektiöse Mononukleose

Therapie:
Symptomatisch

12.1.1.3 Rubeoliforme Virusexantheme

Definition, Allgemeines: *Exanthematische Krankheitsbilder,* die häufig eine *klinische Ähnlichkeit* mit einer *Rubeoleninfektion* aufweisen und daher *rubeoliforme Virusexantheme* genannt werden, können von einer Reihe von Viren hervorgerufen werden. Besonders zu nennen sind hier **Coxsackie-Viren** (Coxsackie B1 und B5) und Echo-Viren (Echo 9). Derartige Virusexantheme sind klinisch nicht abgrenzbar und bereiten daher *differentialdiagnostisch Schwierigkeiten.*
Ätiologie: verschiedene Viren, spez. *Coxsackie-Viren* und *Echo-Viren.*
Klinik: Es finden sich, wie auch bei anderen Virusinfektionen, typische Symptome von *Prodromalerscheinungen* und katarrhalischen Beschwerden, Lymphknotenschwellungen, Fieber sowie im Labor eine Leukopenie.
Diagnose: Eine *endgültige Diagnose der rubeoliformen Virusexantheme* ist häufig nur durch *Virusisolierung* aus Rachenspülwasser, Stuhl, Blut oder Liquor sowie durch *spezielle serologische Untersuchungen* möglich.
Differentialdiagnose: Arzneimittelexanthem, Röteln, Masern, Lues II (pos. Serologie), infektiöse Mononukleose, Scharlach.
Therapie: symptomatisch.

Rubeoliforme Virusexantheme

Ätiologie:
verschiedene Viren, spez. Coxsackie-Viren und Echo-Viren
Klinik:
- Inkubationszeit unterschiedlich
- häufig Prodromalerscheinungen
- Exantheme ähnlich wie bei Rubeolen, klinisch nicht abgrenzbar
- häufig Lymphknotenschwellung

Diagnose:
- klinisch
- zweifelsfrei nur durch Virusisolierung

Differentialdiagnose
- Arzneimittelexanthem
- Röteln
- Masern
- Lues II

Therapie
symptomatisch

12.1.1.4 Erythema infectiosum (Ringelröteln)

Definition, Allgemeines: Das **Erythema infectiosum** ist eine weltweit verbreitete, hauptsächlich Kinder und jüngere Erwachsene befallende, virale Infektionskrankheit, die zu epidemischer Verbreitung neigt. Die Erkrankung ist wenig kontagiös, die Ansteckung erfolgt durch den Respirationstrakt (Tröpfcheninfektion).
Erreger: *Parvovirus (RNS-Virus).*
Klinik: Nach einer Inkubationszeit von 4 bis 14 Tagen zeigt sich ein im Gesicht beginnendes **Exanthem** in Form von *dunkelroten Knötchen* an den *Wangen,* die schnell zu einer abgegrenzten plattenartigen Rötung konfluieren *(schmetterlingsförmiges Wangenerythem).* Prodromalerscheinungen in Form von Fieber und Arthralgien können auftreten, aber auch fehlen. Anschließend erscheint ein *makulopapulöses Exanthem* mit auffallenden, girlanden- und *streifenförmigen* leicht *urtikariellen Erythemen,* die miteinander *konfluieren* (Abb. 12-1). Die Hautveränderungen sind besonders an Oberarmen und Oberschenkeln ausgeprägt, breiten sich *zentripetal* über den Rumpf aus und klingen nach 1 bis 3 Wochen spontan ohne Schuppung ab.

Erythema infectiosum (Ringelröteln)

Ätiologie
Parvovirus
Klinik:
- Inkubationszeit 4–14 Tage
- Exanthem im Gesicht in Form von dunkelroten Knötchen, später Konfluenz zu plattenartigen Erythemen

anschließend:
- makulo-papulöses Exanthem mit girlanden- und streifenförmigen, urtikariellen Erythemen
- Ausbreitung zentripetal

Diagnose
klinisch
Differentialdiagnose:
- Arzneimittelexanthem
- Masern
- Röteln
- Enterovirusinfektion
Therapie
symptomatisch

Diagnose: Die *Diagnose* erfolgt *klinisch,* im *Labor* häufig Leukopenie, bei Einsetzen des Exanthems eventuell leichte Leukozytose, gelegentlich Absinken des Hämoglobins.
Differentialdiagnose: Arzneimittelexanthem, Masern, Röteln, Enterovirusinfektion.
Therapie: symptomatisch.

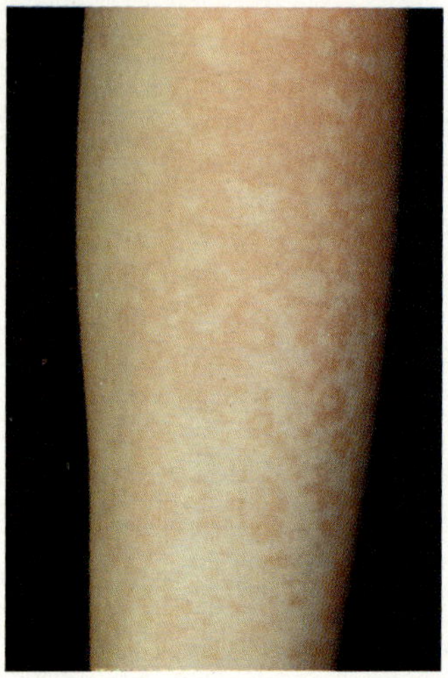

Abb. 12-1
Erythema infectiosum.
Charakteristisch girlandenförmige und urtikarielle Erytheme

Exanthema subitum (Dreitagefieber)

Definition, Allgemeines
Ätiologie
Herpesvirus 6
Klinik:
- Inkubationszeit ca. 14 Tage
- Fieber bis 40 °C
- anschließend nach Entfieberung Exanthem
- • konfluierende makulöse Exantheme am Rumpf
Diagnose:
- überwiegend klinisch
- spez. Antikörper gegen Herpesvirus 6
Differentialdiagnose:
- Röteln
- Masern
- Scharlach
- Erythema infectiosum
- Enterovirusinfektion
Therapie symptomatisch

12.1.1.5 Exanthema subitum (Dreitagefieber)

Definition, Allgemeines: Das **Exanthema subitum** ist eine weltweit verbreitete, seltenere Erkrankung der Säuglinge und Kleinkinder von relativ geringer Kontagiosität und zeigt eine Häufung der Erkrankung im Frühjahr und Herbst.
Erreger: *Herpesvirus 6.*
Klinik: Nach einer *Inkubationszeit* von bis zu zwei Wochen kommt es zu *hohem* (bis zu 40 °C und mehr), etwa 5 Tage andauernden *Fieber* ohne wesentliche Beeinträchtigung des Allgemeinzustandes. Mit dem *anschließenden Einsetzen* des *Exanthems* findet ein plötzlicher Temperaturabfall statt. Das 1 bis 2 Tage bestehende *Exanthem* ist durch *kleine, nicht konfluierende makulöse Erytheme* am *Rumpf* charakterisiert, das *Gesicht bleibt ausgespart,* und verschwindet spontan ohne Abschuppung.
Diagnose: Klinisches Bild. Im *Labor* häufig eine Leukopenie, ca. 2 Wochen nach Erkrankung *spezifische Antikörper* gegen *Herpesvirus 6* im Serum.
Differentialdiagnose: Röteln, Masern, Scharlach, Erythema infectiosum, Enterovirusinfektion.
Therapie: Symptomatisch.

Infektiöse Mononukleose (Pfeiffersches Drüsenfieber)

12.1.1.6 Infektiöse Mononukleose (Pfeiffersches Drüsenfieber, Monozytenangina)

Definition, Allgemeines: Die **infektiöse Mononukleose** ist eine Viruserkrankung, hervorgerufen durch das *Epstein-Barr-Virus,* die überwiegend bei Kleinkindern (hier bei 90% klinisch inapparenter Verlauf) und jungen Erwachsenen auftritt. Das *Epstein-Barr-Virus* wird meist über *oralen Kontakt* (virushaltiger Speichel) übertragen. Die Inkubationszeit beträgt ca. 1 bis 2 Wochen (bei Erwachsenen häufig längere Inkubationszeit, bis zu 50 Tagen).
Erreger: *Epstein-Barr-Virus.*
Klinik: Besonders im jugendlichen Alter und bei jungen Erwachsenen kommt es nach einer *unterschiedlich langen Inkubationszeit* zur manifesten Erkrankung, die dadurch gekennzeichnet ist, daß *initial Kopfschmerzen, Abgeschlagenheit* und *Fieber* und nach einigen Tagen auch *Schluckbeschwerden,* eine *membranöse Tonsillitis* sowie *charakteristische Petechien*

Ätiologie
Epstein-Barr-Virus
Klinik:
- Inkubationszeit unterschiedlich
- membranöse Tonsillitis
- Lymphadenitis, besonders zervikal

am Übergang vom harten zum weichen *Gaumen* zu beobachten sind. Eine *Lymphadenitis*, vor allem zervikal (groß, weich, nicht verbacken, schmerzhaft), häufig aber auch generalisiert, sowie eine *Splenomegalie* (50% der Fälle) und *Hepatomegalie* (25% der Fälle) treten ebenfalls auf.
In 10 bis 15% der Fälle zeigt sich speziell am *Stamm* ein *rubeolenähnliches Exanthem*, das in Ausnahmefällen (schwerer Verlauf) auch hämorrhagisch oder vesikulös sein kann. Weiterhin ist ein *supraorbitales Ödem* charakteristisch.
Komplikationen: Überwiegend neurologischer Natur (Meningoenzephalitis, Myelitis, Neuritis, ophthalmologische Störungen); Hepatitis, Pneumonie, thrombozytopenische Purpura, Milzruptur).
Diagnose: Die Diagnostik erfolgt zum einen durch das *klinische Bild*. *Laborchemisch* zeigen sich eine *Lymphozytose* (mehr als 10% atypische Lymphozyten), eine *Monozytose, Transaminasenerhöhung, positiver* (unspezifisch) *Paul-Bunnell-Test, spezifischer IgM-Test.*
Differentialdiagnose der Hautsymptomatik: Rubeolen, andere rubeoliforme Virusexantheme.
Therapie: Symptomatisch.

- Splenomegalie (50%), Hepatomegalie (25%)

- rubeolenähnliches Exanthem (10–15%)

Komplikationen
neurologischer Natur
Diagnose:
- Klinik
- Labor
  - Lymphozytose (10% atypische Lymphozyten)
  - Monozytose
  - spezifischer IgM-Test

Differentialdiagnose:
- Rubeolen
- andere rubeoliforme Virusexantheme

Therapie symptomatisch

12.1.2 Exantheme bei systemischer bakterieller Infektion

Exantheme bei systemischer bakterieller Infektion

Hautsymptome bei bakteriellen Erkrankungen im Sinne einer *exanthematischen Manifestation* treten meist nur bei *systemischer Infektion mit beta-hämolysierenden Streptokokken* der *serologischen Gruppe A* auf.

12.1.2.1 Scharlach (Scarlatina)

Scharlach (Scarlatina)

Definition, Allgemeines: Scharlach ist eine *extrakutane, ansteckende Streptokokken-Infektion,* vorwiegend bei Kindern in der kälteren Jahreszeit, die durch *hämatogene Ausschüttung* des **erythrogenen Toxins** aus einem *Streptokokkenherd* (häufig Tonsillopharyngitis) zu einer *exanthematischen Krankheit* führt. Die Infektion (Tröpfcheninfektion) erfolgt durch Übertragung *beta-hämolysierender Streptokokken* der *Gruppe A,* die in *Anwesenheit* von *lysogenen Bakteriophagen* zunächst im Rachenraum das **erythrogene Toxin** bilden. Die Hautveränderungen werden durch das **erythrogene Toxin** bewirkt, das als *Antigen* auch die Bildung von *Antikörpern* stimuliert und zur Bildung einer *dauernden Immunität* gegen *Scharlach* führt. Daher bleiben bei entsprechender Immunisierung bei *späteren Streptokokkeninfektionen* die *Hautexantheme* aus. Nur bei *Immundefizienz* unterbleibt eine *Antikörperbildung,* hier sind Rezidive von Scharlach möglich.
Erreger: *Beta-hämolysierende Streptokokken* der serologischen *Gruppe A = Streptokokkus pyogenes.*
Klinik: Nach einer *Inkubationsperiode* (2 bis 4 Tage) treten eine akute *Pharyngotonsillitis, Schüttelfrost, Kopfschmerzen, Fieber* (bis 40 °C), *Übelkeit* und *Erbrechen* auf. Nach einem Höhepunkt der Fieberkurve, etwa am 2. Tag, fällt die Temperatur innerhalb einer Woche auf Normalwerte. Schon während dieser Zeit, oder aber 1 bis 2 Tage nach der Pharyngotonsillitis, zeigt sich ein **dunkelrotes Enanthem** in Form einer *fleckigen, dunklen Rötung* sowie einer Schwellung des *Rachens* und des *weichen Gaumens.* Die Tonsillen sind vergrößert und gerötet und weisen gelbliche Beläge auf. Eine *diffuse Rötung* und *Schwellung der Zunge* mit deutlich sichtbaren *Papillen* führen zum Bild der sogenannten **Erdbeerzunge.**
Etwa zur gleichen Zeit tritt ein sich rasch ausbreitendes *erythematöses, makulöses Exanthem* auf, beginnend im Gesicht (hinter den Ohren) und am Hals, das dann nach etwa einem weiteren Tag auf den gesamten Körper ausgebreitet ist. Charakteristisch ist eine *Aussparung der Handflächen* und *Fußsohlen* sowie der Region um Mund und Kinn. Eine besondere Ausprägung zeigt das *Exanthem* in den *großen Beugen,* hier finden sich innerhalb des *Erythems* oft auch *Petechien* und *papulöse Hautveränderungen.*
Das *Exanthem* verschwindet nach 4 bis 5 Tagen in der Reihenfolge des

Definition, Allgemeines
Extrakutane, ansteckende Streptokokken-Infektion
Hautveränderungen durch erythrogenes Toxin

Ätiologie
Beta-hämolysierende Streptokokken der Gruppe A
Klinik:
- Inkubationszeit: 2–4 Tage
- Pharyngotonsillitis, Fieber (40 °C)
- meist gleichzeitig dunkelrotes Enanthem
  - fleckige Rötung
  - Schwellung (Rachen, weicher Gaumen)
  - „Erdbeerzunge"
- Lymphknotenschwellung zervikal
- etwa gleichzeitig auch ein makulöses Exanthem, Beginn hinter den Ohren
  - anschließend Übergreifen auf große Gelenkbeugen
  - Aussparung: perioral, Palmae und Plantae
- nach 4–5 Tagen Desquamation bes. palmoplantar

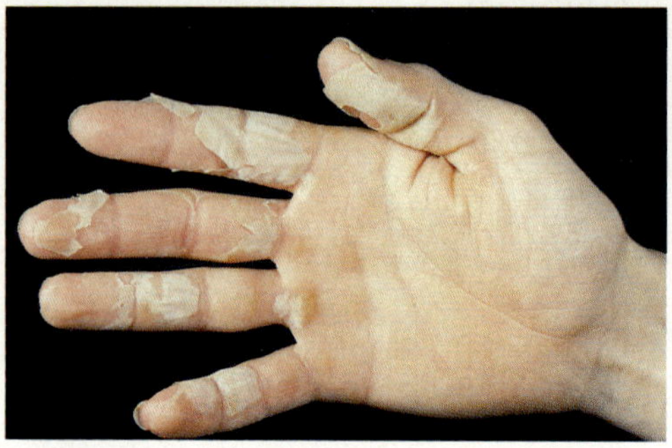

Abb. 12-2
Scharlach.
Charakteristische palmare Desquamation

Diagnose:
- überwiegend klinisch
- Leukozytose
- Neutrophile Granulozyten mit Döhle-Körperchen
- Antistreptolysin-Titer
- Nachweis von beta-hämolysierernden Streptokokken der Gruppe A im Rachenabstrich

Komplikationen:
- septischer Scharlach mit nekrotisierender Angina
- akutes rheumatisches Fieber

Differentialdiagnose:
- Masern
- mukokutanes Lymphknotensyndrom
- infektiöse Mononukleose
- Arzneimittelexantheme

Therapie:
Penizillin

Auftretens mit *nachfolgender Schuppung,* wobei besonders *palmar* und *plantar* eine oft mehrere Tage persistierende *Desquamation* (Abb. 12-2) von großen Arealen erfolgt.

Diagnose: Die *Diagnosestellung* erfolgt überwiegend klinisch. Im *Labor* zeigen sich eine *Leukozytose* mit sogenannten *Döhle-Körperchen* im Zytoplasma von neutrophilen Granulozyten, eine starke *BSG-Beschleunigung* und im späteren Verlauf eine *Eosinophilie.* Im Rachenabstrich ist der Nachweis von *beta-hämolysierenden Streptokokken* der Gruppe A möglich.

Weitere Laboruntersuchungen: Antistreptolysin-Titer, erhöhte Titer gegen Desoxyribonuklease und Hyaluronidase.

Komplikationen: Scarlatina fulminans, Purpura, Kreislaufkollaps, *septischer Scharlach* mit *nekrotisierender Angina* sowie *akutes rheumatisches Fieber* in der zweiten bis sechsten Woche.

Differentialdiagnose: Masern, mukokutanes Lymphknotensyndrom, infektiöse Mononukleose, Arzneimittelexantheme.

Therapie: Penizillin.

Psoriasis

12.2 Psoriasis

E. Christophers, Ch. Schubert

Psoriasis vulgaris

12.2.1 Psoriasis vulgaris

Definition, Allgemeines: Die **Psoriasis vulgaris** (Schuppenflechte) ist eine häufige Erkrankung mit Bevorzugung des hellhäutigen Menschentyps. Die *Häufigkeit* liegt in Europa und Nordamerika zwischen *1%* und *2%* der Bevölkerung *(Morbidität).* Die Hautveränderungen (Abb. 12-3, 12-4) können von einzelnen münzförmigen Herden an Knie und Ellenbogen bis zu einer generalisierten Ausbreitung über das ganze Integument *(Erythrodermie)* (Abb. 12-10) reichen.

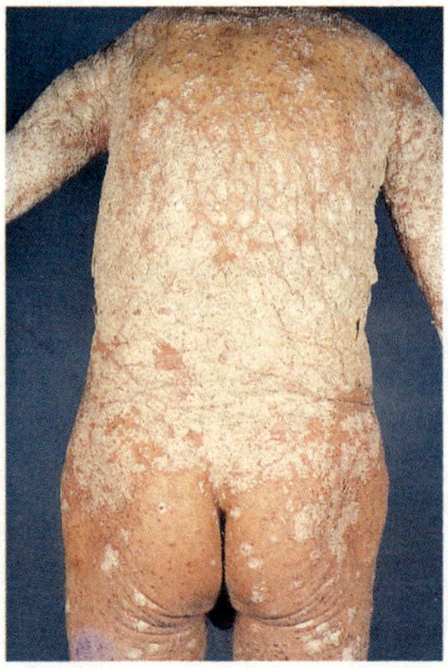

Abb. 12-3
Psoriasis vulgaris, chronisch stationäre Form

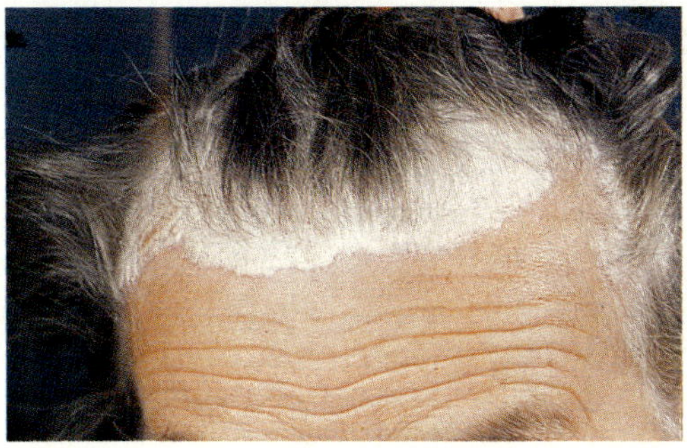

Abb. 12-4
Psoriasis vulgaris,
Befall des Capillitiums

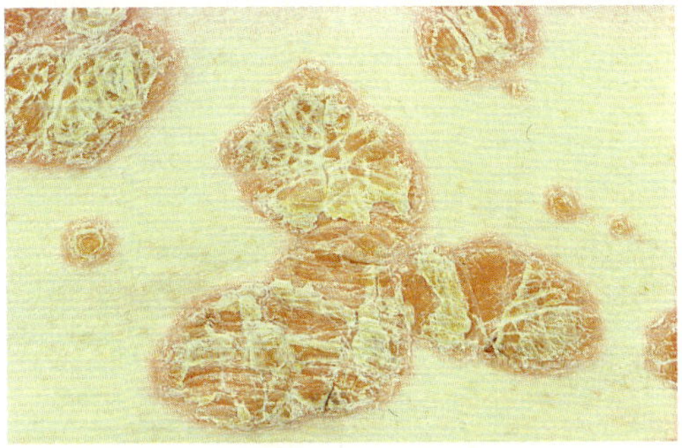

Abb. 12-5
Psoriasis vulgaris,
vollentwickelte Läsionen

Klinische Diagnostik: Die *Einzeleffloreszenz* besteht aus *scharf begrenzten* rundlichen *Herden* mit einer *silbrigen lockeren* Schuppung und einem darunterggelegenen *hochroten Erythem* (Abb. 12-5). Die Schuppenauflagerungen sind mechanisch leicht zu entfernen (Kratzen), es entsteht dabei das Bild einer *plötzlichen Ablösung* („letztes Häutchen") und dem Auftreten *einzelner Blutstropfen* („blutiger Tau"). Diese als *Auspitz-Phänomen* bekannten Eigenarten der **Psoriasis** sind *spezifisch* und gute diagnostische Hilfsmittel.

Klinische Diagnostik:
Scharf begrenzte rundliche Herde mit silbriger Schuppung, leicht lösbar, Auspitz-Phänomen

Vererbung, Beginnalter: Die *Psoriasis* wird *multifaktoriell* und *polygen* vererbt, wobei die Disposition zur *Psoriasis genotypisch* veranlagt ist. Grundsätzlich werden **zwei verschiedene Typen** unterschieden:

Typ I (mehr als $^2/_3$ der Patienten): *Beginnalter* in der *2. Lebensdekade* mit dem plötzlichen (schubartigen) Auftreten anfangs hellroter, dann schuppender Einzelherde, die konfluieren. Voraus geht oft ein *Streptokokkeninfekt* (Angina, Tonsillitis, Pharyngitis etc.). Bei diesen Patienten wird sich im Laufe des Lebens wiederholt schubweise die Schuppenflechte zeigen. Es besteht eine *hohe Assoziation* zum *HLA-Muster*, insbesondere zu den *HLA-Antigenen Cw6, B 13, BW57.* Bei etwa $^1/_3$ der Patienten zeigt sich eine *familiäre Häufung.*

Typ II: Bei diesen Patienten tritt die Krankheit im *höheren Alter* (Maximum 5. bis 6. Lebensdekade) auf und zeigt sich in einzelnen gut abgrenzbaren erythematosquamösen Herden. Die *Einzelherde* sind durchweg *therapieresistenter.* Eine *Assoziation zu HLA-Antigenen besteht nicht.* Auch *fehlt* eine *positive Familienanamnese.*

Vererbung, Beginnalter:
multifaktoriell und polygen

Typ I:
- ca $^2/_3$ der Patienten
- $^1/_3$ der Patienten zeigen fam. Häufung
- Beginn in 2. Lebensdekade
- hohe Assoziation zu:
- • HLA-Cw6
- • B13
- • Bw57

Typ II:
- Erkrankungsmaximum: 5.–6. Lebensdekade
- keine HLA-Assoziation

– ø pos. FA
– therapieresistenter

12.2.2 Sonderformen der Psoriasis

Sonderformen der Psoriasis

12.2.2.1 Psoriasis pustulosa

Psoriasis pustulosa:
- sterile Pusteln auf gerötetem Grund
- häufiges Fieber und BSG-Erhöhung

Neben der häufigen **Psoriasis vulgaris** gibt es Einzelformen, die mit der plötzlichen Entwicklung von *Pusteln* am gesamten Integument auftreten. Es handelt sich dabei um schubartig auftretende, *dichtstehende bis linsengroße Pusteln, die intraepidermal* liegen und von einem kräftigen, oftmals schmerzhaften Erythem umgeben sind (Abb. 12-6). Die *Pusteln* sind *steril.* Die Patienten zeigen *Fieber* und eine *erhöhte Blutsenkung* sowie alle Zeichen einer Entzündung einschließlich Krankheitsgefühl. Charakteristisch ist das *exanthematische Auftreten* von schubweise sich darstellenden Pu-

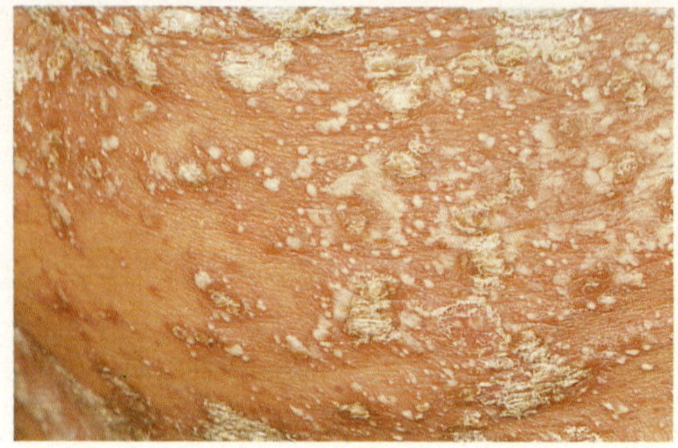

Abb. 12-6
Psoriasis pustulosa generalisata, konfluierende Lakunen gelb-eitriger Pusteln

steln, die innerhalb von Stunden an der Haut in Erscheinung treten können.

Psoriasis arthropathica:

- bei 5–10% der Patienten zusätzlich leichter bis schwer mutilierender Arthritistyp:
- • periphere Gelenke
- • gelegentlich auch sakroiliakal
- häufig HLA-B 27
- Strahlbefall der Finger

12.2.2.2 Psoriasis arthropathica

Bei *5 bis 10%* der *Patienten* zeigt sich im Zusammenhang mit den Hautveränderungen der **Psoriasis vulgaris** ein leichter bis *schwer mutilierender Arthritis-Typ* im Bereich der *peripheren* Gelenke, gelegentlich auch größerer Gelenke sowie der *Sakroiliakalgelenke.* Während die **Psoriasisarthritis** durchweg röntgenologisch *nicht* immer von einer *primär chronischen Polyarthritis* unterscheidbar ist, finden sich bei diesen Patienten *keinerlei Hinweise* auf *serologische Veränderungen* (Rheumafaktor, C-reaktives Protein etc.). Dadurch läßt sich eine **Psoriasisarthritis** diagnostizieren. Es besteht eine *Assoziation* mit dem *HLA-B 27*-Antigen (bei 20% der Patienten).

Psoriasis pustulosa an Handtellern und Sohlen:

- lokalisierte pustulöse Psoriasisformen
- keine HLA-Assoziation

12.2.2.3 Psoriasis pustulosa an Handtellern und Sohlen (Abb. 12-7)

Diese **lokalisierten pustulösen Psoriasisformen** unterscheiden sich grundsätzlich von allen anderen Psoriasiserkrankungen. Sie werden nicht vererbt und zeigen *keinerlei HLA-Assoziation* auf. Ihr Auftreten ist sporadisch, meist im mittleren Alter, Frauen und Männer werden gleichmäßig befallen. Im einzelnen handelt es sich um das Auftreten von *Pusteln* bis zu *Linsengröße* innerhalb von Stunden an den genannten Arealen (Abb. 12-7) (Sohlen, Handteller), die sich nach wenigen Tagen bräunlich verfärben und durch Abschuppung verlorengehen. Der Krankheitsprozeß kann über Wochen und Monate anhalten, spontan abheilen und nach Monaten erneut rezidivieren.

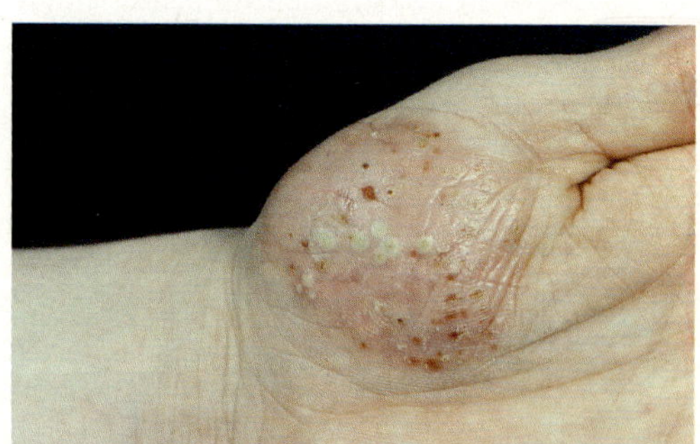

Abb. 12-7
Psoriasis pustulosa palmaris et plantaris

Acrodermatitis continua suppurativa Hallopeau:

- Pustelbildung mit destruierendem Charakter führt zum Verlust der Nägel und evtl. Haare

12.2.2.4 Acrodermatitis continua suppurativa Hallopeau (Abb. 12-8)

Die **Acrodermatitis continua Hallopeau** (Abb. 12-8) ist gleichfalls ein *pustulöses Krankheitsbild,* das an den *Akren,* insbesondere an den *Fingern, Daumen,* aber auch an *Ohr* oder *selten Nase* auftreten kann. Bemerkenswert ist der *destruierende Charakter* dieser *Pustelbildung,* da *Nägel* und

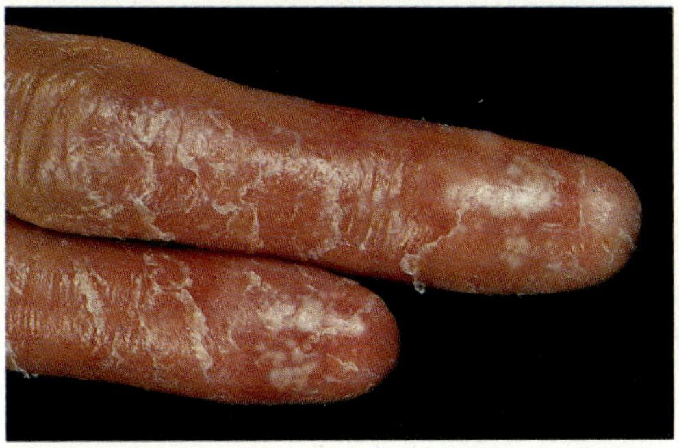

Abb. 12-8
Acrodermatitis continua Hallopeau

Haare verloren gehen, ebenso ist eine starke *Atrophie* der Endglieder oftmals die Folge.

Histopathologie (Abb. 12-9): Die **Psoriasis vulgaris** unterscheidet sich von den *pustulösen Psoriasisformen* durch *folgende Zeichen* (Abb. 12-9): Hochgradige *Hyperplasie* der *Epidermis* mit Verdickung des Epidermisvolumens um das 3 bis 5fache. Die basalen Zellagen weisen eine große Zahl an Mitosen auf, das *Stratum granulosum fehlt* streckenweise, dabei gehen die absterbenden Epidermiszellen in eine **parakeratotische Hornschicht** über. Verstreut, besonders über den Papillenspitzen, zeigen sich sogenannte **Mikroabszesse,** das sind *spongiforme Ansammlungen* von *neutrophilen Granulozyten.* Die Dermis zeigt eine Verdickung der dermalen Papillen im Stratum papillare sowie *weit dilatierte geschlängelt verlaufende Papillarkörpergefäße.* In der Umgebung finden sich mononukleäre Infiltrate wechselnder Ausprägung. Es zeigt sich somit das Bild einer epithelialen Hyperplasie (psoriasiforme Akanthose) mit starker Zellneubildung (Erneuerungsrate der Epidermis 3 bis 5 Tage gegenüber 30 bis 40 Tagen normal) und einer Entzündung, die durch Anwesenheit von **neutrophilen Granulozyten** in der *Epidermis* geprägt ist.

Die **Psoriasis pustulosa** zeigt demgegenüber das Fehlen einer markanten *Epidermishyperplasie* und gesteigerten Epidermopoese, dafür überwiegt das Entzündungsbild mit der *Ansammlung von neutrophilen Granulozyten intraepidermal* (spongiforme Pustel).

Histopathologie
- **Psoriasis vulgaris:**
  - psoriasiforme Akanthose
  - Parakeratose
  - leichte Spongiose
  - Mikroabszesse
  - dermale perivaskuläre entzündliche Infiltrate
- **Psoriasis pustulosa:**
  - intraepidermale spongiforme Pustel mit Neutrophilen

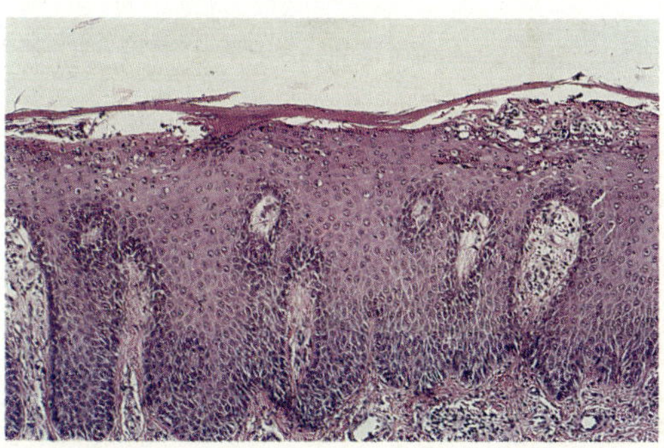

Abb. 12-9
Psoriasis vulgaris, ältere Läsion mit psoriasiformer Akanthose, Papillomatose und Parakeratose der Epidermis sowie subkornealer Ansammlung neutrophiler Granulozyten

12.2.3 Nagelpsoriasis

Am *Nagel* kann die Schuppenflechte eine *Pilzerkrankung* vortäuschen. Kennzeichen einer Nagelpsoriasis ist einmal die *subunguale Keratose,* wodurch es zu einem gelblichen Durchscheinen einer im Nagelbett befindlichen Psoriasis kommt (Ölfleck). Weiterhin kann die *Nagelpsoriasis* sogenannte *Pits* (stanzförmige Aussparung in der Nagelplatte) zeigen, die bei einer **Psoriasis** im Bereich der *dorsalen Umschlagfalte* des *proximalen Nagelfalzes* auftritt. Auch eine **Psoriasis** der *gesamten Nagelmatrix* führt zu einer *Onychodystrophie* mit *Verlust des Nagels* oder Bildung einer *krümeligen dystrophen Nagelplatte.*

Nagelpsoriasis:
- subunguale Keratose
- Ölflecken
- Pits / Tüpfelnägel
- krümelige Nageldystrophie

Therapie der Psoriasis: Die **Therapie** kann entweder *lokal, systemisch* oder durch *Kombination* von *lokalen* Therapeutika mit *systemisch* wirksamen Medikamenten erfolgen.

Therapie:
- lokal (nach Keratolyse mit 3–5%iger Salicylvaseline):

- Kortikosteroide (möglichst in Kombination mit Lichttherapie, keine Monotherapie)
- Dithranol
- selektive ultraviolette Phototherapie
- PUVA

Lokaltherapie: Wichtig ist die *Entfernung* von *Schuppen,* um die lokal aufzubringenden Medikamente an die erkrankte Epidermis bringen zu können. Entfernung der *Schuppen (Keratolyse)* erfolgt durch *Salizylsäure* 3–5% in *Vaseline, Harnstoffsalben* und Bäder.
Hemmung der erhöhten Epidermisproliferation wie auch Unterbrechung des entzündlichen Geschehens sind Hauptziele einer antipsoriatischen Lokaltherapie.
Dithranol: Als wirksam erweist sich das inzwischen 80 Jahre alte **Dithranol,** das in *steigender Dosierung* aufgebracht wird ($^1/_8$ bis 1% in Vaseline oder Zinkpaste). **Dithranol** greift an verschiedenen Orten des Zellstoffwechsels ein und wirkt *entzündungsbremsend.* Eine *Alternative* besteht in der sogenannten *Kurzzeittherapie.* Es wird *1–2% Salizyl-Cignolin* in einer abwaschbaren *Grundlage* für die Dauer von $^1/_2$ bis 1 Stunde aufgetragen und anschließend entfernt.
Die *Nebenwirkungen* einer **Cignolin-Therapie** bestehen in einer *Überdosierung* und dem nach 1 bis 2 Tagen sichtbar werdenden *heftigen Cignolin-Erythem,* das sich durch starkes *Brennen* bis hin zur *Blasenbildung* darstellt. Es ist durch **Kortikoidtherapie** *nicht* zu *unterbrechen.*
Selektive ultraviolette Phototherapie: Eine *Lokaltherapie* kann durch die Verabreichung von **ultraviolettem Licht (selektive ultraviolette Phototherapie)** erfolgen, dabei wird *UV-B* (280–320 nm) in *langsam steigender Dosierung* unter Vermeidung eines Sonnenbrandes 4 bis 5 mal pro Woche *verabreicht.*
PUVA: Eine *intensivere antipsoriatische* Wirkung wird durch die **Photochemotherapie (PUVA)** erzielt, bei der *systemisch* ein *Photosensibilisator* (Psoralen 0,5–0,7 mg/kg) 4 × pro Woche verabreicht wird. *Zwei Stunden später* erfolgt die *Bestrahlung mit selektivem UV-A* (320–400 nm, sog. blacklight). Die Dosierung ist hier vorsichtig zu stellen und richtet sich nach dem jeweiligen *Pigmentierungstyp* (Hauttyp 1–6 nach Fitzpatrick).

Systemische Therapie:
- Methotrexat (nur bei schwerem Verlauf, z. B. schwere Arthritis)
- Ciclosporin A
- Etretinat, nicht als Monotherapeutikum geeignet

Systemische Therapie
Methotrexat: Eine *systemische* Therapie, besonders bei starken *arthritischen Beschwerden,* erfolgt durch die Verabreichung von *Methotrexat.* Das *Zytostatikum* wird in einer *niedrigen Dosierung* (20–25 mg i. m. oder i. v. einmal pro Woche) verabreicht und führt zu einer *Besserung* der Hautveränderungen ebenso wie auch zu einer *Verbesserung* der *arthritischen Beschwerden.*
Ciclosporin A: In letzter Zeit wird **Ciclosporin A** (Sandimmun®) bei der Psoriasis erfolgreich eingesetzt. Die damit verbundenen *Nebenwirkungen* verlangen eine *sorgfältige Indikationsstellung* **(schwere Psoriasis, Erythrodermie).**
Adjuvanstherapie: Eine **Adjuvanstherapie,** bei der die oben genannten *Therapieformen* (UV-Licht, PUVA, Cignolin) rascher zur Wirkung kommen, besteht in der Verabreichung von **Etretinat (Tigason®)** (20–25 mg täglich). Auch kann man *intermittierend* eine *lokale Kortikosteroidtherapie,* möglichst unter *Folienokklusion,* gleichzeitig anwenden. Während unter der **Etretinat-Behandlung** die Hautschuppung rascher erfolgt und die Haut **strahlensensibler** wird, vermindert sich unter topischer Kortikoidbehandlung rasch die Epidermishyperplasie und die entzündliche Reaktion. Beide Therapieformen sind als Monotherapie nicht ausreichend.

Psoriasiforme Hautveränderungen

12.2.4 Psoriasiforme Hautveränderungen

Morbus Reiter

12.2.4.1 Morbus Reiter

Beim Morbus Reiter handelt es sich um ein

Definition ⟹

> postinfektiös auftretendes Krankheitsbild mit einer typischen klinischen Trias aus **Urethritis (oder Enteritis), Konjunktivitis** und **Arthritis;**

es wird zu den reaktiven Arthritiden gezählt.

In **Ätiologie** und **Pathogenese** spielen zwei Faktoren eine zentrale Rolle:

- **Immungenetische Prädisposition.** 80% aller Betroffenen sind HLA-B27 positiv; darüber hinaus sind die meisten Patienten junge Männer.
- **Postinfektiöse Genese.** Wenige Wochen nach einer Enteritis (Shigellen, Salmonellen, Campylobacter) oder Urethritis treten die charakteristischen klinischen Beschwerden auf, die nach Basis- und Nebensymptomen unterschieden werden.

Zwei wesentliche Teilursachen:
- HLA-B27
- vorausgehende Enteritis oder Urethritis

Basissymptome
Veränderungen an Haut- und Schleimhäuten:
Balanitis erosiva circinata: kleinbogige Erosionen an der Glans penis.
Psoriasiforme Hautveränderungen: von Schuppenkrusten bedeckte rötliche Plaques an Knien, Ellbogen und Fußsohlen, die durch ihren exsudativen Charakter von Psoriasisherden abweichen.
Stomatitis
Arthritis mit Betonung der Wirbelsäule und der unteren Extremitäten

Basissymptome:
- Balanitis erosiva circinata
- Psoriasiforme Hautveränderungen
- Stomatitis
- Arthritis

Nebensymptome:
- **Urethritis**
- **Enteritis**
- **Konjunktivitis oder Iridozyklitis.**

Die **Diagnose** kann bei Vorliegen mindestens zweier Haupt und eines Nebensymptoms gestellt werden. Der **Verlauf** des Morbus Reiter ist durch chronische Rezidivneigung gekennzeichnet, so daß nicht selten eine Invalidisierung resultiert. In der **Therapie** sind daher neben nichtsteroidalen Antiphlogistika, Methotrexat auch Etretinat zu berücksichtigen; eine Beseitigung der auslösenden Infektion ist unerläßlich.

Nebensymptome

Diagnose:
mindestens
2 Basissymptome
1 Hauptsymptom
Therapie wegen chronisch-rezidivierendem Verlauf schwierig

12.2.4.2 Psoriasiforme Arzneimittelexantheme

Eine Reihe von Medikamenten lösen Hautveränderungen aus, die einer Psoriasis ähneln können; die wichtigsten sind Beta-Blocker, Lithium oder Malariamittel. Einige dieser Medikamente können auch eine vorbestehende Psoriasis verschlechtern.

12.3 Erythrodermien

Ch. Schubert, E. Christophers

Erythrodermien

Definition, Allgemeines: Die **Erythrodermie** ist eine generalisierte entzündliche Rötung, die das gesamte Integument betrifft und meist mit einer Schuppung einhergeht, wobei die Art der Schuppung *(psoriasiform, pityriasiform, lamellös)* differentialdiagnostisch von Bedeutung sein kann. Die klinische Diagnose **Erythrodermie,** die keinen Hinweis auf die Ätiologie enthält, ist eine *rein deskriptive Diagnose* und sollte nur dann gestellt werden, wenn die *gesamt Haut* befallen ist.

Definition, Allgemeines
Generalisierte, entzündliche Rötung, betrifft das gesamte Integument, Schuppung

Pathophysiologie: Erythrodermien sind meist für den Organismus eine erhebliche Belastung und können daher zu einem reduzierten *Allgemeinzustand* führen. Ursachen hierfür sind *weitgestellte kutane Blutgefäße* mit erhöhter *Blutzirkulation,* die zu einer starken *Wärmeabgabe* bis hin zur *Hypothermie* führen kann. Gleichzeitig tritt eine *Exsikkose* durch erhöhten Wasserverlust auf. Eine kompensatorische Erhöhung des Gesamtstoffwechsels kann zu einem erhöhten Grundumsatz führen.

Die gesteigerte *epidermale Proliferation* mit anschließender Desquamation (Schuppung, bei länger andauernden Erythrodermien bis zu täglich 10 g/m² Körperoberfläche) kann *sekundär zu Hypoproteinämien* mit Albuminverminderung und relativer Vermehrung von Globulinen, speziell x-Globulinen, führen. Ferner kann bei länger bestehenden *Erythrodermien* eine diffuse Alopezie auftreten und es kann zu einer Lockerung von Zehen- und Fingernägeln kommen. *Erythrodermien* sind daher meist schwer verlaufen-

Pathophysiologie
Häufig reduzierter Allgemeinzustand durch:
- Gefäßweitstellung mit erhöhter Blutzirkulation → Wärmeabgabe bis zur Hypothermie
- erhöhte epidermale Proliferation oft mit sekundärer Hypoproteinämie

Tab. 12-2 Erythrodermien: Ursachen, Diagnostik

	häufige Ursachen	seltene Ursachen
Erwachsene	– Ekzeme unterschiedlicher Genese (Histologie) – Neurodermitis (oft beugenbetont, Anamnese, IgE) – Psoriasis vulgaris (Histologie, Anamnese, Nagelveränderungen) – Lymphome (Histologie, Immunhistochemie, weitere hämatopathologische Untersuchungen)	– Lichen ruber – Pityriasis rubra pilaris – Tinea corporis – Pemphigus foliaceus – Arzneimittelexantheme
Kinder	– Neurodermitis (s. Erw.) – seborrhoisches Ekzem – Candidose (Nativpräparat, Kultur)	– lamelläre Ichthyosis – epidermolytische Hyperkeratose – Erythrodermia desquamativa – Psoriasis vulgaris

de Krankheitsbilder, die nicht unterschätzt werden dürfen und einer *intensiven Diagnostik* (Laborchemie, Histologie) und *Therapie* bedürfen.

Ätiologie:
- Ursachen unterschiedlich
- Diagnose oft nur durch Histologie möglich

Ätiologie: Erythrodermien können durch unterschiedliche Ursachen bedingt sein (Tab. 12-2). Bei länger bestehender Erythrodermie sind bei der klinischen Inspektion differentialdiagnostisch verwertbare morphologische Leitkriterien häufig nicht mehr erkennbar, so daß zusätzlich histologische Untersuchungen durchgeführt werden müssen.

Ekzem

- Erythrodermie durch Generalisation
- Diagnose oft anhand der typischen Ekzemmorphe oder der Histologie möglich

12.3.1 Ekzem

Eine der häufigsten Formen der **Erythrodermie** ist die Generalisation von *Ekzemen* (Kontaktekzeme, seborrhoische Ekzeme) unterschiedlicher Genese. Zusätzlich kann bei diesem Krankheitsbild eine *dermatopathische Lymphadenopathie* mit Schwellung der inguinalen und axillären Lymphknoten auftreten. Häufig zeigt das klinische Bild jedoch noch eine typische *Ekzemmorphe* (Knötchen, Bläschen, Lichenifikation, mittellamellöse Schuppung), die dann richtungsgebend für die Diagnose ist. Andernfalls muß zur Diagnosestellung eine histologische Untersuchung von Hautbiopsien erfolgen.

Dermatitis atopica: (Neurodermitis)

- hervorgerufen durch Generalisation
- Diagnose:
  - Ekzemmorphe
  - atopische Stigmata
  - Histologie

12.3.2 Dermatitis atopica (Neurodermitis)

Eine Generalisation einer atopischen Dermatitis kann ebenfalls zu einer **Erythrodermie** führen. Das klinische Leitsymptom ist hier, zusätzlich zur *Ekzemmorphe* und weiteren atopischen Stigmata (s. Kap. 8), stets ein heftiger Juckreiz, ansonsten gleicht das klinische Bild der **ekzematösen Erythrodermie.** Weitere Hinweise zur Diagnose erbringt die histologische Untersuchung.

Psoriasis:

- Generalisation der Grundkrankheit
- Diagnostik
  - Klinik
  - Auspitzphänomen
  - Histologie

12.3.3 Psoriasis (Abb. 12-10)

Ebenfalls häufig ist die **psoriatische Erythrodermie,** wobei aber die *charakteristische psoriatische Schuppung* (s. Abb. 12-10) oft nur noch fokal erkennbar ist. Die klinische Inspektion zeigt eine intensiv entzündlich gerötete Haut mit meist mittel- bis groblamellöser Schuppung. Neben dem typischen *histologischen* Bild sind hier oft die *psoriatischen Nagelveränderungen* sowie ein *positives Auspitz-Phänomen* die diagnostischen Leitsymptome.

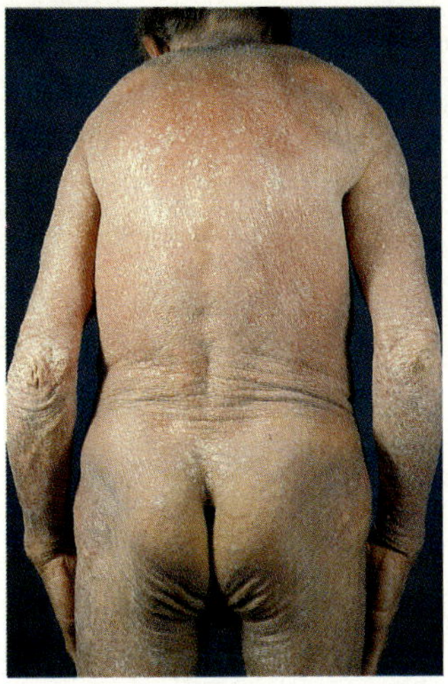

Abb. 12-10
Psoriatische Erythrodermie mit charakteristischer psoriasiformer Schuppung

12.3.4 Maligne Lymphome

Nicht selten ist eine **Erythrodermie,** besonders wenn sie länger besteht, Ausdruck einer *hämatologischen Erkrankung* oder eines *malignen Lymphoms der Haut.* Besonders zu nennen sind hier die **Erythrodermie** bei *Mycosis fungoides* und beim *Sézary-Syndrom.* Aber auch bei anderen Lymphomen, insbesondere bei *Leukämien,* können sich **chronische Erythrodermien** entwickeln, die sich häufig durch starke *Lichenifikation* sowie durch einen *heftigen Pruritus* auszeichnen. Lymphknotenschwellungen können auftreten aber auch fehlen. Entscheidend für die Diagnose ist die *histologische* und die *immunhistochemische Untersuchung* der Haut, wobei sich häufig spezifische Infiltrate der Grunderkrankung zeigen, sowie die *hämatopathologische* Untersuchung.

Unbekannte Ursachen: Bei etwa 5 bis 10% der Patienten kann die Ursache einer **Erythrodermie** nicht ermittelt werden, gerade bei diesem Patientengut muß durch *wiederholte* klinische- und Laboruntersuchungen die *spätere Entwicklung* eines *Lymphoms* ausgeschlossen werden.

Therapie: Therapeutische Maßnahmen richten sich hauptsächlich nach der Grundkrankheit.

Die **psoriatische** und **ekzematöse Erythrodermie** sprechen häufig gut auf eine *externe Kortikosteroidbehandlung* unter *Folienokklusion* an. Neuerdings hat sich gerade bei diesen Formen die orale Applikation von *Ciclosporin A* bewährt.

Speziell im Fall der **Erythrodermie** bei *Psoriasis* und bei *Mycosis fungoides* hat sich die *Photochemotherapie (PUVA)* sehr gut bewährt.

Wichtig ist die Überwachung der *laborchemischen* Parameter (Eiweiß und Elektrolytverschiebungen). Weiterhin sollte auf genügende *Flüssigkeitszufuhr* sowie *ausreichende Wärme* geachtet werden.

Maligne Lymphome:

- Grunderkrankung häufig Mycosis fungoides oder Sézary-Syndrom
- Diagnostik
  - Histologie
  - Immunhistologie
  - hämatopathologische Untersuchungen

Unbekannte Ursachen

- 5–10% der Erythrodermien können ätiologisch nicht abgeklärt werden.
- wiederholte Untersuchungen zum Lymphomausschluß

Therapie

Richtet sich nach Grundkrankheit, bewährte Therapiemaßnahmen:

- Psoriasis
  - Kortikosteroide extern
  - PUVA
- Ekzem
  - Kortikosteroide extern
  - ev. Ciclosporin-A
- Mycosis fungoides
  - PUVA

13 Papulöse Hauterkrankungen

P. C. M. van de Kerkhof, C. M. Perret

Leiteffloreszenz der papulösen Hauterkrankungen ist die Papel, ein über das Hautniveau erhabenes Knötchen bis 0,5 cm Durchmesser. Der Ursprung der Papel kann epidermal, dermal oder gemischt sein. In diesem Kapitel werden einige häufige Hauterkrankungen besprochen, bei denen die gemischte Papel das Hauptsymptom darstellt.

Lichen ruber planus

13.1 Lichen ruber planus

Begriffsbestimmung
Dermoepidermale Papel weist charakteristisches histopathologisches Substrat auf

Der Begriff Lichen stammt aus der griechischen Sprache und bedeutet „Flechte", „Moos". Der Lichen ruber planus ist eine Hautkrankheit, deren dermoepidermale Papel ein charakteristisches histopathologisches Substrat aufweist. Hauterkrankungen mit einem dem Lichen ruber planus ähnelnden histopathologischen Bild werden als *lichenoide Hautreaktionen* bezeichnet.

Epidemiologie, Ätiologie
Der Lichen ruber planus manifestiert sich häufig zwischen dem 30. und 60. Lebensjahr, nicht geschlechtsspezifisch

Epidemiologie und Ätiologie: Der Lichen planus ist eine häufige Hauterkrankung. Die Morbidität in der Bevölkerung beträgt ungefähr 0,02%. In Hautkliniken variiert die Frequenz zwischen 0,9 und 1,2% aller neuen Konsultationen. Der Lichen ruber planus kommt sporadisch bei Kindern vor; am häufigsten manifestiert sich diese Hauterkrankung zwischen dem 30. und 60. Lebensjahr. Beide Geschlechter sind gleichermaßen betroffen. Im allgemeinen tritt der Lichen ruber planus nicht familiär auf, vereinzelt ist jedoch ein familiäres Vorkommen beschrieben worden.

Pathogenetisch spielen immunologische Faktoren vermutlich eine wichtige Rolle

Der Lichen ruber planus ist eine entzündliche Hauterkrankung, bei der immunologische Faktoren wahrscheinlich eine wichtige Rolle spielen. So läßt sich in der frischen Papel eine erhöhte Langerhanszell-Dichte nachweisen. Dies ließe sich dahingehend interpretieren, daß den Lymphozyten ein Antigen präsentiert wird. Das Infiltrat enthält viele HLA-DR-positive T-Lymphozyten, ein Hinweis darauf, daß es sich hierbei um aktivierte Lymphozyten handelt. Eine Korrelation mit HLA B27 ist nachgewiesen worden, es handelt sich jedoch nicht um eine Genodermatose.

Pathogenese und Histopathologie

Grenzflächendermatitis

Pathogenese und Histopathologie: Die initiale Veränderung besteht in einer Vermehrung von Langerhanszellen in der Epidermis. Danach erfolgt eine Infiltration der dermo-epidermalen Junktionszone mit Lymphozyten und Histiozyten. Die Basalzellen weisen eine Vakuolisierung auf, nicht selten werden sie nekrotisch. Ihre Reste werden in der oberen Dermis als homogene, eosinophile Strukturen, sog. „Colloid bodies", gefunden. Die Epidermis ist hierbei irregulär verdickt, die epidermalen Reteleisten sägezahnartig ausgezogen. Weiterhin finden sich eine Hypergranulose; das Stratum corneum ist orthohyperkeratotisch. Die Abtropfung von Pigment in die Dermis mit Einlagerung in Makrophagen führt zum Auftreten von Melanophagen. Die Schädigung der epidermo-dermalen Junktionszone kann so ausgeprägt sein, daß histologisch und auch klinisch eine Blasenbildung erkennbar wird. Subepidermal findet sich ein dichtes bandförmiges lymphohistiozytäres Infiltrat, das nach unten scharf begrenzt ist, nach oben in die Epidermis penetriert.

Klinik: Der Lichen ruber planus manifestiert sich in Form multipler polygonaler Papeln mit typischer livider Farbe. Die Papeln können zu Plaques konfluieren. Prädilektionsstellen sind die Beugeseiten der Unterarme, die Unterschenkel sowie die Regio sacralis (Abb. 13-1). Die Papeln weisen als

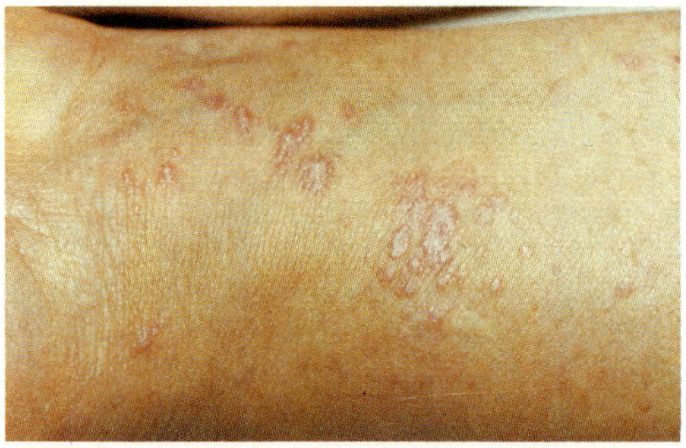

Abb. 13-1
Lichen ruber planus am Unterarm

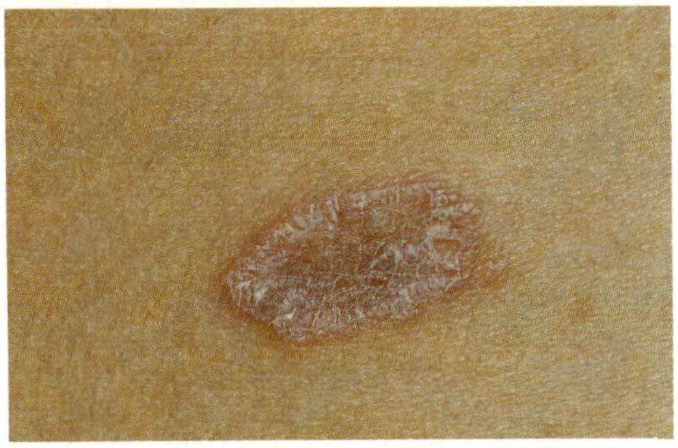

Abb. 13-2
Wickhamsche Striae

charakteristisches Phänomen die sog. „Wickhamschen Streifen" auf (Abb. 13-2). Hierbei handelt es sich um feinste Linien, oft nur unter Lupenvergrößerung und nach Verbesserung der Brechungsverhältnisse durch Betupfen der Effloreszenz mit einem ölgetränkten Läppchen sichtbar, die ein vernetztes Muster bilden. Die „Wickhamschen Streifen" sind das makroskopische Korrelat der Hypergranulose, der Verdickung des Stratum granulosum.

Schleimhautveränderungen sieht man bei 25–75% der betroffenen Patienten. An der Mundschleimhaut sieht man eine netzförmige, „arborisierende", weißliche Zeichnung. Ähnliche Bilder lassen sich im Analtrichter beobachten. An den äußeren Genitalien können sich anuläre, stecknadelkopfgroße Papeln ausbilden, die unter Diaskopie eine Restpigmentierung aufweisen.

Die Effloreszenzen können disseminiert in Form kleiner, stecknadelkopfgroßer Papeln auftreten; man spricht dann vom *Lichen ruber exanthematicus.* Andererseits gibt es auch ausgeprägt hyperkeratotische Formen: *Lichen ruber verrucosus.*

Nagelveränderungen sind nicht selten. Längsriffelung und Onychodystrophie mit subungualer Keratose sind die häufigsten Manifestationen. Typisch für den Lichen ruber planus sind die Synechien zwischen proximaler Nagelfalz und Nagelbett, *Pterygium* genannt.

Seltene Sonderformen des Lichen ruber planus sind der *bullöse Lichen ruber planus,* der *Lichen ruber acuminatus,* der eine wichtige Ursache der Pseudopelade Brocq darstellt, sowie der *Lichen ruber actinicus,* bei dem es sich um eine rasch verlaufende, lichtprovozierte Variante handelt.

Der **Lichen nitidus** ist charakterisiert durch winzige, weißliche Papeln. Histologisch liegen ihnen Granulome zugrunde. Es wird noch diskutiert, ob der Lichen nitidus als eigene Entität aufzufassen ist, oder ob es sich um eine Variante des Lichen ruber handelt.

Diagnostik: Beim Auftreten von typischen lividen, polygonalen Papeln mit Wickhamschen Streifen stellt die Diagnose kein Problem dar. In Zweifelsfällen sollte man eine Probeexzision zur histologischen Untersuchung entnehmen.

Differentialdiagnose: Disseminierte lichenoide Hautreaktionen können von verschiedenen Medikamenten induziert werden wie z. B. Gold, Trimethoprim-Sulfamethoxazol, Bupivacain, Difluorphenylsalizylat, Phenytoin, Chinin, Triamteren-Hydrochlorothiazid, Atenolol, Hydroxychloroquin, Propanolol. Lokalisierte lichenoide Hautreaktionen sind auch durch Kon-

Klinik:
- polygonale, livide Papeln
- Wickhamsche Streifen
- Prädilektionsstellen: Unterarm, Unterschenkel, Regio sacralis
- Schleimhautbeteiligung häufig
- Nagelveränderungen

Sonderformen:
- Lichen ruber exanthematicus
- Lichen ruber verrucosus
- Lichen ruber bullosus
- Lichen ruber acuminatus
- Lichen ruber actinicus

Lichen nitidus: Entität oder Variante des Lichen ruber?

Diagnose
Livide, polygonale Papeln mit Wickhamschen Streifen

Differentialdiagnose:
Lichenoide Hautreaktionen können u. a. durch folgende Medikamente induziert werden:
- Antidiabetika
- Atenolol

- Bupivacain
- Gold
- Hydroxychloroquin
- Neurolytika
- Phenytoin
- Propanolol
- Tetrazykline
- Triamteren-Hydrochlorothiazid
- Trimethoprim-Sulfamethoxazol
- Tuberkulostatika
- Antimalariamittel

Therapie:
- Kortikosteroide (topisch/systemisch)
- evtl. PUVA oder Retinoide

takt mit Farbfilm-Entwicklern beschrieben. Differentialdiagnostisch müssen *Verrucae planae* abgegrenzt werden. Hierbei hilft eine genaue Betrachtung ihrer feinen, verrukösen Oberfläche.

Lichen amyloidosus ist durch derbe, hautfarbene Papeln ohne polygonale Begrenzung und ohne Wickham'sche Streifung gekennzeichnet.

Bei **exanthematischem Lichen ruber** sollte man eine sekundäre Syphilis ausschließen.

Falls ein deutliches retikuläres Muster vorliegt, lassen sich Leukoplakien im Schleimhautbereich leicht ausschließen. In Zweifelsfällen sollte die Diagnosesicherung durch histologische Untersuchung erfolgen.

Therapie: Bei den lokalisierten Formen hat sich die topische Kortikoidapplikation bewährt, bei den systemischen Formen werden Kortikosteroide systemisch verabreicht.

Beim Versagen dieser Behandlung oder auch beim Vorliegen einer Kortikoidkontraindikation kann ein Versuch mit PUVA-Therapie, am besten in Kombination mit Retinoiden erwogen werden.

Prognose
Bei 50% Remission innerhalb von 9 Monaten

Vorsicht bei langjährigem Lichen ruber: Plattenepithelkarzinome möglich!

Verlauf und Prognose: Im allgemeinen ist der Lichen ruber planus eine selbstlimitierende Krankheit. Bei 50% der Patienten soll innerhalb von 9 Monaten eine Remission eintreten. Andererseits weisen der Lichen ruber verrucosus und der Lichen ruber der Schleimhäute ein mehr chronisches Bild mit Verläufen über mehrere Jahre auf.

Eine sehr seltene, jedoch prognostisch bedeutsame Komplikation des erosiven Lichen ruber der Schleimhäute und des Lichen ruber verrucosus ist die Entwicklung eines Plattenepithelkarzinoms.

Rosazea und periorale Dermatitis

13.2 Rosazea und periorale Dermatitis

Definitionen

Die **Rosazea** ist eine chronische Hauterkrankung des Gesichts mit Erythem, Teleangiektasien, Papeln und episodisch auftretenden Pusteln.
Bei der **perioralen Dermatitis**, die ebenfalls chronisch verläuft, weist das Gesicht perioral – aber mit einer charakteristischen Aussparung einer schmalen Zone direkt am Lippenrot – erythematöse Papeln auf, ein im Grunde monomorphes Bild.

Rosazea

13.2.1 Rosazea

Epidemiologie
Manifestation im 3./4. Lebensjahrzehnt
Frauen erkranken häufiger

Epidemiologie, Ätiologie, Pathogenese: Im allgemeinen manifestiert sich die Rosazea im 4. und 5. Lebensjahrzehnt. Obwohl exakte Zahlen über die Häufigkeit fehlen, steht außer Zweifel, daß es sich bei der Rosazea um eine sehr häufige Hauterkrankung handelt. Frauen erkranken öfter als Männer.

Ätiologie unklar

Die **Ätiologie** der Rosazea ist nicht aufgeklärt. Verschiedene Faktoren werden für pathogenetisch wichtig gehalten, wiewohl ihr genauer Einfluß häufig nicht auszumachen ist: Gastrointestinale Dysregulationen, Infestation mit der Milbe Demodex folliculorum und Sonnenlicht-Exposition.

Pathogenese
perifollikuläre und perivaskuläre Entzündung

Das **histologische Bild** ist gekennzeichnet durch ein perivaskulär und perifollikulär angeordnetes entzündliches Infiltrat. In akuten Effloreszenzen findet man die Entzündung vornehmlich geprägt durch histiozytäre und lymphozytäre Elemente, während in mehr chronischen Herden große Histiozyten und Riesenzellen überwiegen. Ansammlungen von Granulozyten sind das Korrelat der Pustel.

Klinik
Lokalisation: Gesicht

Klinik: Bei Rosazea sind die zentrofazialen Bezirke befallen: Stirn, Wangen, Nase und Kinn.

Häufig zeigt die Erkrankung einen *stadienhaften Verlauf,* wobei jedoch nicht regelmäßig alle Stadien durchlaufen werden müssen.

Im Beginn finden sich Erytheme im Gesichtsbereich, die anfallsweise auftreten und durch eine Reihe von Faktoren ausgelöst werden können. Diese schubweise auftretenden Erytheme können mit der Zeit einen mehr persi-

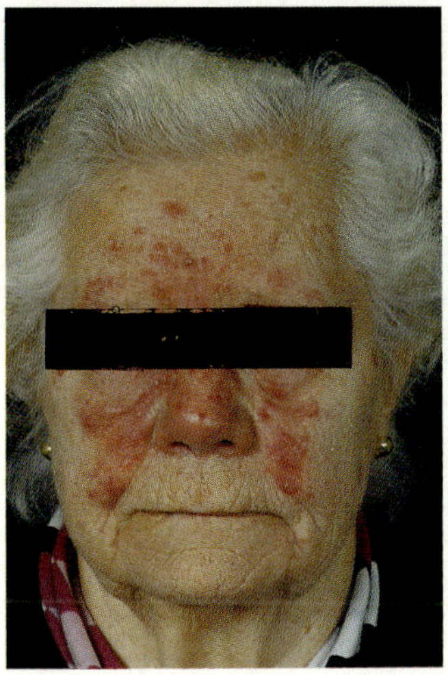

Abb. 13-3 a Rosazea

Abb. 13-3 b Rhinophym

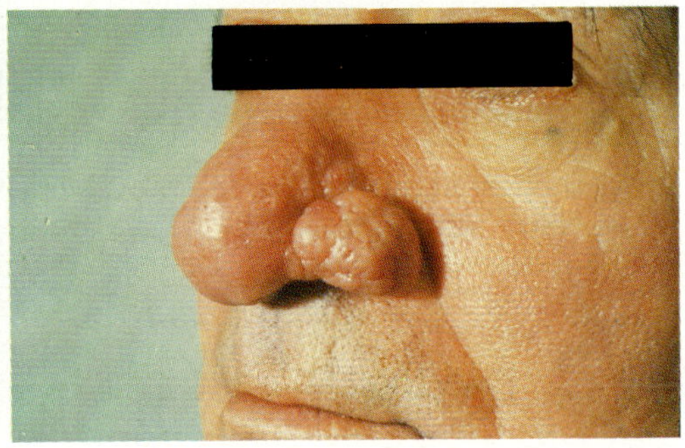

stierenden Charakter annehmen. Hinzu kommen Teleangiektasien, livide Papeln, Papulopusteln und Pusteln (Abb. 13-3 a).
Die entzündlichen Papeln können zu größeren Plaques konfluieren, die zudem von einer Bindegewebshypoplasie begleitet sein können.
Eine spezielle Manifestationsform der Rosazea ist das *Rhinophym* (Knollen- oder Pfundsnase) (Abb. 13-3 b). Hierbei findet sich als Ausdruck einer Talgdrüsen- und Bindegewebshyperplasie eine teils monströse, oft entstellende Auftreibung der Nase.

Auslösefaktoren des Rosazea-Erythems:
- Heiße Getränke, u. a. Kaffee, Tee
- Alkohol
- Temperaturschwankungen
- Sonnenexposition

Gefürchtet ist eine Beteiligung der Augen: Blepharitis. Konjunktivitis, Iritis, Iridozyklitis und Keratitis sind möglich. Die Keratitis kann zu deutlichen Sehminderungen führen.

Komplikation: Augenbeteiligung

Bei der *Steroidrosazea* handelt es sich um eine durch Kortikosteroidanwendung komplizierte Rosazea. Außer den für die Rosazea typischen Merkmalen kann man eine Atrophie und zahlreiche Teleangiektasien beobachten.
Diagnostik: Zentrofaziale Lokalisation einer durch Erythem, Teleangiektasien, Papeln und Pusteln gekennzeichneten Hauterkrankung.

Differentialdiagnose

Differentialdiagnose: In der Regel stellt die Diagnose einer Rosazea kein Problem dar. In Einzelfällen müssen folgende, ebenfalls im Gesichtsbereich auftretende Dermatosen abgegrenzt werden (Tab. 13-1).
Die *Akne vulgaris* unterscheidet sich von der Rosazea vor allem durch das Vorhandensein von Komedonen. Es handelt sich zudem um eine Erkrankung von Jugendlichen. Im Gegensatz zur Rosazea tritt die Akne extrafazial auf. Die *periorale Dermatitis* ist, wie die Definition andeutet, perioral lokalisiert, sie läßt lediglich einen schmalen Saum am Lippenrot frei. Sie weist mit kleinen erythematösen Papeln ein monomorphes Bild auf. Der seltene *Lupus miliaris disseminatus faciei* ist zwar ebenfalls eine papulöse Erkrankung, ihm fehlen jedoch Teleangiektasien und Erytheme. Stattdessen kann man bei Diaskopie eine gelbbraune Eigenfarbe beobachten, und das histologische Bild ist mit der Ausbildung von zumeist verkäsenden Epitheloid-

Tab. 13-1 Differentialdiagnose der Rosazea

Krankheitsbild	unterscheidende Merkmale
Akne vulgaris	Komedonen, Lokalisation
Periorale Dermatitis	Lokalisation, keine Teleangiektasien oder Pusteln
Lupus miliaris disseminatus faciei	Histologie mit Granulomen und Nekrose
Glukokortikoidhaut	Atrophie
Erythrosis faciei	Ausgeprägte Teleangiektasien, keine Papeln/Pusteln

zellgranulomen nicht zu verkennen. Die *Glukokortikoidhaut* weist vor allem einen glänzenden, atrophischen Aspekt auf. Teleangiektasien schimmern durch. Da sie eine Komplikation einer verfehlten Rosazeatherapie darstellen, können selbstverständlich auch andere rosazea-typische Elemente gefunden werden. Die konstitutionelle *Erythrosis faciei* ist durch Erytheme und Teleangiektasien gekennzeichnet. Papeln und Pusteln fehlen.

Therapie
- 1% Metronidazol in Creme-Grundlage
- systemisch Tetrazyklin, evtl. Metronidazol oder Retinoide

Wichtige Maßnahmen:
- keine Kortikosteroide
- Sonnenlicht vermeiden

Therapie: Die topische Behandlung mit 1% Metronidazol in einer nicht zu fetten Creme-Grundlage hat sich bewährt. Schwerere Formen lassen sich auch systemisch mit Tetrazyklinen, gelegentlich auch Metronidazol behandeln. Die Extremvarianten reagieren gut auf Retinoide (Isotretinoin). Der Patient sollte darauf hingewiesen werden, daß die Erkrankung chronischer Natur ist und durch lokale Kortikosteroidanwendung sowie durch Sonnenlichtexposition verschlimmert werden kann.

Periorale Dermatitis

13.2.2 Periorale Dermatitis

Epidemiologie:
- Frauen
- 3./4. Lebensjahrzehnt

Pathogenetischer Faktor: Übermäßiger Gebrauch von Feuchtigkeitscremes

Epidemiologie und Pathogenese: Die periorale Dermatitis ist ein erst seit 25 Jahren bekanntes Krankheitsbild, das inzwischen sehr häufig auftritt und vor allem Frauen im 3. und 4. Lebensjahrzehnt befällt.
Histopathologisch ist die periorale Dermatitis gekennzeichnet durch ein perivaskuläres und perifollikuläres Infiltrat bestehend aus Granulozyten, jedoch ohne Ausbildung von Granulomen. Die epidermo-dermale Junktionszone zeigt eine mäßige Spongiose. Pathogenetisch bedeutsam sind nach neueren Forschungen vor allem der übermäßige Gebrauch von sog. Feuchtigkeitscremes und Gesichtsreinigungen, gefolgt von stets häufigerer Applikation von Kortikosteroiden. Hierbei resultiert das wiederholte Auftragen von Feuchtigkeitscremes in einer chronischen Überfeuchtung der Hornschicht. Dies führt zur Quellung mit Beeinträchtigung der Barrierefunktion, mit resultierendem Spannungsgefühl und Trockenheit. Da diese Symptome durch erneuten Gebrauch dieser Cremes „behandelt" werden, entsteht ein Circulus vitiosus. Es resultieren Störungen der Keimflora und entzündliche Veränderungen: Das Vollbild der perioralen Dermatitis mit diffusem Erythem und follikelbezogenen Papeln ist erreicht. Kortikosteroidapplikation verschlimmert die Situation noch erheblich.

Klinik:
- Papeln
- Pseudopusteln
- typische periorale Verteilung

Klinik und Diagnostik: Die Primäreffloreszenz ist eine kleine, bis 2 mm große, erythematöse Papel. Gelegentlich bilden sich als Resultat eines dermalen Ödems Pseudopusteln. Echte Pustelbildung kann zwar vorkommen, ist jedoch kein Hauptmerkmal. Die Erkrankung weist ein pathognomonisches Verteilungsmuster auf: Die Papeln finden sich in dichter Aussaat perioral lokalisiert, wobei charakteristischerweise ein schmaler Saum am Lippenrot frei bleibt. Die Nasolabialfalte, das Kinn, die Glabella und die Wangen bis an den Unterlidbereich sind befallen (Abb. 13-4).
Das klinische Bild ist in den meisten Fällen pathognomonisch, nur ausnahmsweise ist eine Probeentnahme zur histologischen Untersuchung erforderlich.

Differentialdiagnose

Differentialdiagnose (Tab. 13-2): Die Rosazea weist andere Prädilektionsstellen auf; Teleangiektasien auf erythematösem Grund und teils ausgeprägte Pustelbildung sind typisch. Die Akne zeigt neben papulösen oder

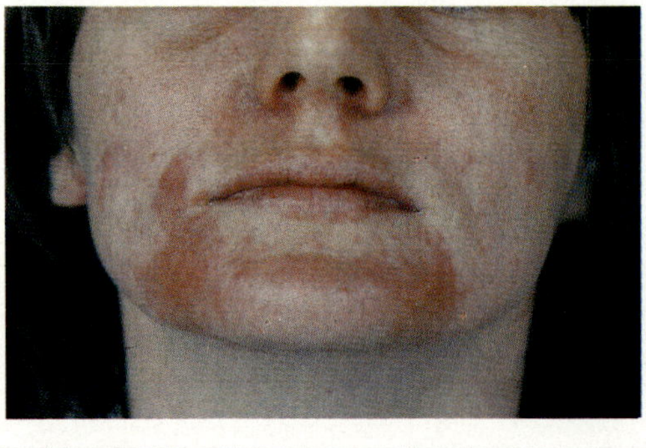

Abb. 13-4
Dermatitis perioralis

Tab. 13-2 Differentialdiagnose der perioralen Dermatitis

Krankheitsbild	unterscheidende Merkmale
Rosazea	Pusteln, Teleangiektasien, Lokalisation
Akne	Komedonen, Pusteln, Lokalisation, Alter
Lupus miliaris disseminatus faciei	Lokalisation, Granulome, Atrophie

papulopustulösen Elementen typische Komedonen. Sie weist eine andere Altersverteilung auf, Brust und oberer Rücken sind häufig mitbeteiligt. Der Lupus miliaris disseminatus faciei ist mehr periorbital lokalisiert und weist Atrophie sowie diaskopisch eine gelb-bräunliche Eigenfarbe auf. In Zweifelsfällen bringt die histologische Untersuchung mit Granulomen ein typisches Bild.

Therapie und Verlauf: Die Patienten sind gewöhnt an die chronische Applikation von Feuchtigkeitscremes, deren pathogenetische Rolle ihnen nicht deutlich ist. Viel ärztliche Überzeugungskraft ist vonnöten, um dieses Suchtverhalten zu durchbrechen. Empfohlen wird das Verschreiben einer blanden Pflegecreme, die nicht mehr routinemäßig benutzt werden darf, sondern nur noch beim Auftreten eines akuten Spannungsgefühls dünn aufgebracht werden soll. Die Anwendung topischer Kortikosteroide muß unbedingt unterbleiben, auch wenn dadurch kurzfristig eine Verschlechterung eintreten sollte. In den meisten Fällen gelingt es durch diese Maßnahmen, die periorale Dermatitis innerhalb einiger Wochen bis Monate auszuheilen. Für therapieresistente Fälle bzw. bei Exazerbationen kommt auch orale Gabe von Tetrazyklinen in Betracht.

Therapie:
- Kortikosteroide absetzen
- ausschließlich sparsamer Gebrauch einer blanden Pflegecreme
- in Einzelfällen Tetrazykline systemisch

13.3 Prurigo-Erkrankungen

Prurigo-Erkrankungen

Definition
Papulöse Hauterkrankung mit heftigem Juckreiz

Die Prurigo ist eine papulöse Hauterkrankung mit heftigem Juckreiz, so daß charakteristischerweise die Papeln zwanghaft zerkratzt werden. Es handelt sich um eine häufige Hauterkrankung, bei der eine akute und eine mehr subakute/chronische Form unterschieden werden können. Als *hoch-*

Tab. 13-3 Übersicht der verschiedenen Formen der Prurigo-Erkrankung

	Prurigo acuta	Prurigo subacuta/chronica	Prurigo nodularis Hyde
Ätiologie/ Pathogenese	häufig Epizootie	Stoffwechselerkrankungen (?) Erkrankung innerer Organe (?) psycho-emotionale Faktoren	Psycho-emotionale Faktoren
Alter	Kindesalter	Erwachsene	Erwachsene
Klinik	Urtikarielle Papeln, evtl. Vesikel	aufgekratzte Papeln bis keratotische Knoten	kallottenförmige derbe Knoten
Therapie	Juckreizstillung Wäschewechsel ggf. Raumdesinfektion	lokal Teer/Antiseptika; systemisch Antihistaminika/ Sedativa; ggf. PUVA-Therapie	lokal Teer; intraläsionale Kortikoidinjektionen; systemisch Tranquilizer; ggf. Zusammenarbeit mit Psychiater/Psychologe

chronische Sonderform wird die *Prurigo nodularis Hyde* abgegrenzt. Eine Übersicht über die Merkmale der verschiedenen Prurigo-Formen gibt die Tabelle 13-3.

Prurigo simplex acuta

Ätiologie:
häufig Epizootie

Klinik:
Juckende Papel

Histologie
Infiltrat von Lymphozyten und Eosinophilen

Therapie
- Juckreizstillung
- Wäschewechsel, Raumdesinfektion

13.3.1 Prurigo simplex acuta (Strophulus, Urticaria papulosa)

Diese Prurigoform manifestiert sich in der Regel im Kindesalter. Ätiologisch handelt es sich häufig um eine Epizootie. Sie wird durch Insektenstiche oder -bisse ausgelöst. Die nach dem Stich in der Haut verbleibenden Substanzen wirken teilweise als Antigen und lösen eine allergische Reaktion vom Soforttyp aus.
An der Haut beobachtet man gruppiert stehende Papeln mit einer charakteristischen Entwicklung: Am Beginn steht eine stark juckende Seropapel mit erythematösem Hof, die meist in eine derbe Papel mit kleinem, zentralem Bläschen übergeht und teilweise zerkratzt werden kann. In Einzelfällen kommt es zum Auftreten von großen Blasen (Strophulus bullosa).
Das *histopathologische Substrat* besteht aus Ödem, subkornealem Bläschen und lymphozytär-eosinophilem Infiltrat, ggf. mit Akanthose der Epidermis. Die Behandlung besteht vorwiegend in lokaler, ggf. systemischer Juckreizstillung. Zur Vermeidung von Rezidiven ist Wäschewechsel und ggf. eine Raumdesinfektion zu empfehlen.

Prurigo simplex subacuta sive chronica

Ursachen:
- Parasiten
- psychogene Faktoren
- innere Erkrankungen
- chron. ven. Insuffizienz
- Atopie

Klinik:
- zerkratzte Papeln
- hyperkeratotische Knoten

Differentialdiagnose:
- Dermatitis herpetiformis
- Follikulitis
- Akne

13.3.2 Prurigo simplex subacuta sive chronica

Im Gegensatz zur Prurigo acuta sind hier Erwachsene betroffen. Ätiologisch spielt eine Epizootie keine Rolle. Die Frage, ob Juckreiz die Effloreszenzen induziert, oder vielmehr umgekehrt die Effloreszenzen den Juckreiz auslösen, wird derzeit noch nicht einheitlich beantwortet. Es steht jedoch außer Zweifel, daß psycho-emotionale Faktoren eine wesentliche Rolle spielen. Andere Faktoren, deren pathogenetische Bedeutung diskutiert wird, sind Stoffwechselerkrankungen und andere Erkrankungen der inneren Organe. Epidemiologisch wurden folgende Störungen mit erhöhter Frequenz bei Patienten mit chronischer Prurigo gefunden: eine Anämie, Leberfunktionsstörungen, Urämie, Myxödem, Insektenstiche, venöse Insuffizienz, Follikulitis, Ekzem.
Die pathogenetische Signifikanz dieser Faktoren bleibt dennoch kontrovers. Zudem werden bei vielen Patienten trotz intensiver Suche keine derartigen Faktoren gefunden. Zumindest ist der Zusammenhang mit Prurigo subacuta sive chronica sicher nicht so überzeugend, daß bei all diesen Patienten intensive internistische Untersuchungen gerechtfertigt wären.
Das **klinische Bild** der subakuten Prurigo ist charakterisiert durch pralle Papeln mit zentralem Bläschen, welches jedoch so schnell und erfolgreich zerkratzt wird, daß es kaum je klinisch sichtbar ist (Abb. 13-5). Bei den chronischen Formen beobachtet man größere hyperkeratotische Knötchen bis Knoten. Die Vorzugslokalisationen sind Extremitäten, obere Rückenpartie und Kopfhaut. Differentialdiagnostisch kommen in Betracht: Der-

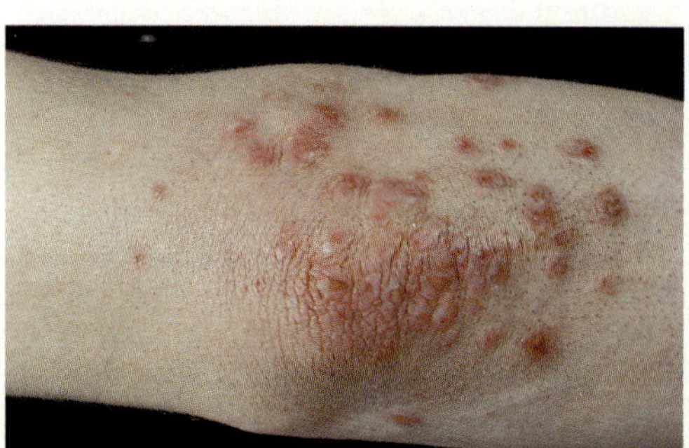

Abb. 13-5
Prurigo simplex subacuta

matitis herpetiformis (herpetiform angeordnete, weniger derbe Papeln und Bläschen), Follikulitis (follikulär gebunden, meist nicht exkoriiert), Akne (Komedonen!).
Die Behandlung ist oft schwierig. Der Verlauf ist chronisch mit Remissionen und Exazerbationen. Zur Lokalbehandlung eignen sich Teerpräparate, bei Superinfektion Antiseptika, systemisch sind Antihistaminika mit sedierender Komponente hilfreich. Bei schweren Formen ist Lichtbehandlung, evtl. PUVA-Therapie zu erwägen. Ggf. ist Mitbehandlung durch einen Psychologen nötig.

Therapie:
- antientzündlich
- antiseptisch
- antipruritisch
- psychotherapeutisch

13.3.3 Prurigo nodularis Hyde

Prurigo nodularis Hyde

Definition

Hierbei handelt es sich um eine seltene, hochchronische Hauterkrankung mit kalottenförmigen, knotigen Effloreszenzen. Die Ätiologie ist nicht geklärt. Psycho-emotionale Faktoren werden für pathogenetisch wichtig gehalten.

Bevorzugt an den Streckseiten der Extremitäten beobachtet man ausgeprägte, derbe Knoten mit starker Hyperkeratose. Die Größe dieser Elemente kann zwischen einem halben bis zu mehreren Zentimetern variieren. Das feingewebliche Bild ähnelt dem bei chronischer Prurigo, wobei die epidermale Komponente noch stärker ausgeprägt ist.

Klinik
Derbe, hyperkeratotische Knoten an Extremitäten

Differentialdiagnostisch kann allein aufgrund klinischer Kriterien ein *Lichen ruber verrucosus* schwer abgrenzbar sein, die histologische Untersuchung bringt jedoch Klärung.
Die oben besprochenen Therapieprinzipien bei Prurigo finden auch bei der Prurigo nodularis Hyde Anwendung. Zusätzlich kann ein Versuch mit intraläsionaler Injektion von Kortikosteroiden unternommen werden. Dennoch bleibt die Therapie häufig unbefriedigend, der Verlauf ist chronisch über Jahre.

Therapie:
- wie bei Prurigo
- Verlauf chronisch

Granulomatöse und fibrosierende und atrophisierende Hautkrankheiten und -veränderungen

14 Granulomatöse und fibrosierende und atrophisierende Hautkrankheiten und -veränderungen

R. Stadler, B. Tebbe

Sarkoidose

Definition
Granulomatöse Systemerkrankung
Ätiologie unbekannt
Viszerale Organe können betroffen sein
Histologie: nicht-verkäsende Granulome
Epidemiologie:
- selten
- junge Erwachsene
- häufiger bei Schwarzen

Ursachen:
- unbekannt
- ? Infektion
- genetische Prädisposition

Immunologie:
unbekanntes Antigen
Makrophagenaktivierung
alterierte T-Zellfunktion
B-Zellhyperaktivität
Epitheloid- und Riesenzellbildung
Negative Tuberkulinreaktion
Kveim-Test:
- Diagnostischer Test
- Bildung von Epitheloidzellgranulomen nach intrakutaner Injektion von Sarkoidosematerial

Klinik

Akute Sarkoidose:
- akuter Krankheitsbeginn mit Allgemeinsymptomatik
- Erythema nodosum

Löfgren-Syndrom:
- Erythema nodosum
- bihiläre Lymphknotenbeteiligung
- Arthralgien

Chronische Sarkoidose
- mehrere Organe beteiligt
- Lunge bei ca. 60% der Patienten

14.1 Sarkoidose

Die Sarkoidose ist eine granulomatöse Systemerkrankung unbekannter Ätiologie, bei der neben der Haut auch viszerale Organe betroffen sein können. Histologisch ist die Erkrankung durch nicht verkäsende Epitheloidzellgranulome charakterisiert. Bevorzugt erkranken junge Erwachsene. Die Prävalenz in den USA und Europa liegt zwischen 10 bis 40 pro 100000 Einwohnern. Markant ist allerdings, daß *Schwarze* 10 mal häufiger als weiße Bevölkerungsgruppen betroffen sind.

Ätiopathogenese: Granulombildung ist eine unspezifische Reaktion des Organismus auf ein exogenes oder endogenes Antigen. Das Sarkoidose-auslösende Antigen ist unbekannt. Unklar ist daher auch, ob die Sarkoidose eine monokausale oder multikausale Erkrankung ist. Diskutiert werden als krankheitsauslösende Faktoren Infektionen mit Mykobakterien, Pilzen oder Viren, ohne daß bislang ein Keimnachweis erbracht werden konnte.
Eine genetische Prädisposition wird angenommen, da die Sarkoidose sowohl familiär als auch bei Schwarzen gehäuft auftritt.
Pathogenetisch liegt eine Aktivierung von Makrophagen auf ein bislang unbekanntes Antigen vor. In den Granulomen formieren sich die aktivierten Makrophagen zu Epitheloidzellen und Riesenzellen. Über makrophagenmediierte Lymphokinfreisetzung wird zunächst das zelluläre Immunsystem aktiviert, das seinerseits ebenfalls lymphokingesteuert eine B-Zellhyperaktivität in Gang setzt. Die T-Zell-vermittelte Immunität zeigt markante Auffälligkeiten. Einerseits ist die Reaktion vom Spättyp gegen bakterielle und mykotische Antigene vermindert. Die Tuberkulinreaktion ist typischerweise aufgehoben. Andererseits bildet sich nach intrakutaner Injektion von inaktiviertem Sarkoidosematerial ein kutanes Epitheloidzellgranulom *(Kveim-Test)*. Dieser Test wurde früher zur Diagnosesicherung und differentialdiagnostischen Abgrenzung gegen Tuberkulose benutzt. Heute hat der Kveim-Test nur noch historische Bedeutung. Ausdruck einer regelmäßig vorzufindenden B-Zellhyperaktivität sind serologisch nachzuweisende Immunglobulinvermehrungen und zirkulierende Immunkomplexe.

Klinik: Die Sarkoidose kann in eine akute und chronische Manifestationsform eingeteilt werden.
Zur **akuten Sarkoidose**, häufig mit Allgemeinsymptomatik wie Fieber, Abgeschlagenheit und Polyarthralgien einhergehend, gehört mit meist prätibial lokalisierten, druckdolenten Knoten das **Erythema nodosum**. Besteht gleichzeitig ein bihilärer Lymphknotenbefall, wird diese Form der Sarkoidose als **Löfgren-Syndrom** bezeichnet. Die Prognose der akuten Sarkoidose ist günstig. In der Regel kommt es innerhalb von 2 Jahren zur Remission.
Die **chronische Sarkoidose** zeigt einen weniger dramatischen Krankheitsbeginn. In der Regel sind mehrere Organe beteiligt. Am häufigsten ist in ca. 60% der Patienten die Lunge betroffen mit den klinischen Stadien I–III. Im Stadium I liegt eine bihiläre Lymphknotenvergrößerung vor, Stadium II ist durch Parenchymbeteiligung, Stadium III durch Lungenfibrose gekennzeichnet. Andere häufig betroffene Organe sind das lymphoretikuläre Sy-

stem (20%), die Leber (20%), die Haut (20%) und die Augen (10–25%). Prinzipiell kann sich die Sarkoidose in jedem Organ manifestieren. Andere Organe sind jedoch weitaus seltener betroffen.
Seltene Sonderformen der chronischen Sarkoidose sind das **Heerfordt-Syndrom**, charakterisiert durch Irodozyklitis und Parotitis, einhergehend mit hohem Fieber sowie Beteiligung einzelner Hirnnerven. In 50% der Fälle ist der Nervus facialis betroffen. Gleichfalls selten ist die **Ostitis multiplex Jüngling** mit kutaner Sarkoidose und radiologisch nachweisbaren Knochenzysten, bevorzugt in den Phalangen.

Heerfordt-Syndrom:
- Iridozyklitis
- Parotitis
- Fieber
- Hirnnervenparese

Ostitis multiplex Jüngling:
- kutane Sarkoidose
- Knochenzysten

Die chronische Sarkoidose der Haut **(Morbus Boeck)** läßt sich aufgrund klinisch-morphologischer Kriterien einteilen in:

Sarkoidose der Haut:
- kleinknotig disseminiert
- anulär
- nodulär
- subkutan-nodulär
- plaqueförmig
- angiolupoid
- Narbensarkoidose

- **Kleinknotig-disseminierte Form:** Aus zunächst orange bis gelbbraunen Papeln entwickeln sich braunrote oder violette, schmerzlose Papeln, die betont im Gesicht und an den Extremitätenstreckseiten z.T. gruppiert auftreten (Abb. 14-1a). Unter Glasspateldruck zeigt sich ein graugelbliches *lupoides Infiltrat.* Durch Druck mit einer Metallsonde kann die Läsion nicht penetriert werden *(negatives Sondeneinbruchphänomen).* Differentialdiagnostisch ist diese Form der Sarkoidose von Miliartuberkulose, Lichen ruber planus, Lupus erythematodes und Lues II abzugrenzen. In der Regel ist die Prognose günstig.
- **Anuläre Form:** Vorzugsweise im Gesicht und am Kapillitium bestehende konfluierende Papeln, die sich zentrifugal ausbreiten unter Ausbildung eines zentral depigmentierten und gelegentlich vernarbenden Areals.
- **Noduläre Form:** Kennzeichnend sind rötliche, später violette Läsionen im Gesicht, an den proximalen Extremitätenabschnitten und am Stamm. Sonderform: **Lupus pernio** (Abb. 14-1b) bei Befall der Nasenspitze oder der Ohrläppchen.
- **Subkutan-noduläre Form:** Charakteristisch sind noduläre Läsionen an den Unterschenkeln, die meist von kurzer Bestandsdauer sind. Häufig ist diese Variante mit viszeraler Beteiligung assoziiert.
- **Plaque-Form:** Betont an den Extremitäten treten chronisch-persistierende, unregelmäßig begrenzte, bräunlich-rote Plaques auf.
- **Angiolupoid (Brocq-Pautrier):** Diese Variante betrifft vornehmlich junge Frauen mit im Gesicht auftretenden, rotbraunen bis blaubraunen, von Teleangiektasien durchzogenen Infiltraten.
- **Narbensarkoidose:** Innerhalb einer präexistenten Narbe treten gelblich-bräunliche bis livide Plaques auf, die meist einzige kutane Manifestationsform der Sarkoidose.

Histologie: Im Corium findet sich ein charakteristisches Bild mit grup-

Histologie der Sarkoidose:
- nichtverkäsende Epitheloidzellgranulome
- Riesenzellen mit Einschlußkörperchen („asteroid bodies")

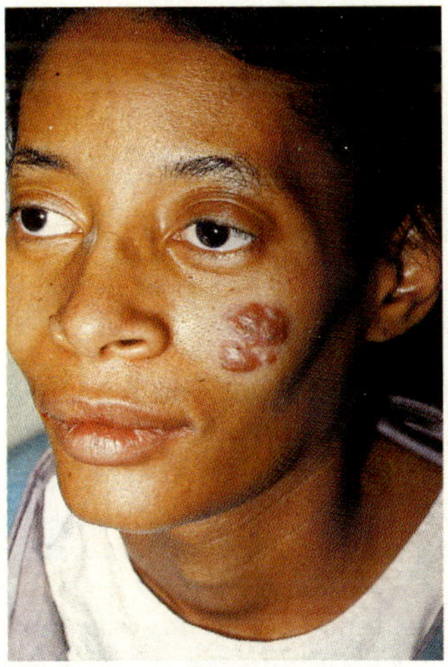

Abb. 14-1a
Sarkoidose der Haut, gruppierte Papeln und Knoten bei einer Schwarzen

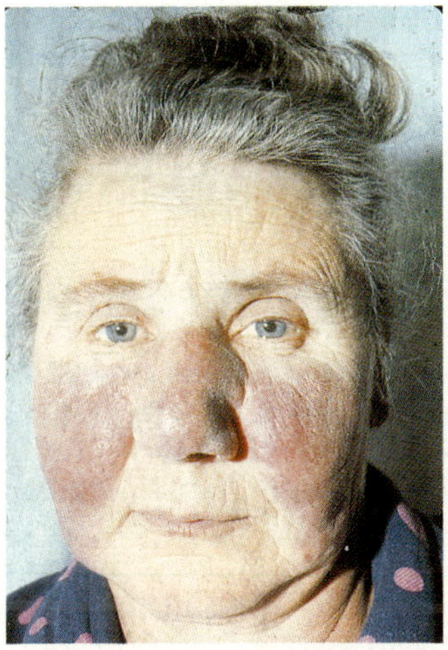

Abb. 14-1b
Sarkoidose der Haut mit Lupus pernio Verteilung

pierten Epitheloidzellen mit oder ohne Riesenzellen, teils umgeben von wenigen Lymphozyten („nackte Granulome"). Innerhalb dieser Epitheloidzellgranulome wird das Bindegewebe ersetzt durch argyrophile Retikulumfasern. Eine zentrale Verkäsung tritt im Gegensatz zur Tuberkulose nicht auf. Die Riesenzellen besitzen teilweise Einschlußkörperchen („asteroid bodies").

Diagnostik:
- Klinischer Befund
- Histologie
- Laborchemisch:
  - Alpha- u. Gamma-Globulinvermehrung
  - $Beta_2$-Mikroglobulinvermehrung
  - Hyperkalziämie
  - Hyperkalziurie

Diagnostik: Die Diagnose wird aufgrund des klinisch-morphologischen Befundes und des histologischen Nachweises von nichtverkäsenden Epitheloidzellgranulomen gestellt. Unterstützt wird die Diagnose durch eine negative Tuberkulinreaktion. In jedem Fall sollte eine Röntgenuntersuchung des Thorax erfolgen. Die weitere apparative Diagnostik richtet sich nach der klinischen Symptomatik.
Laborchemisch ist häufig eine Alpha- und Gamma-Globulinerhöhung sowie eine $Beta_2$-Mikroglobulinvermehrung nachzuweisen. Eine Hyperkalziämie und Hyperkalziurie werden in 20% der Patienten gefunden. Als Aktivitätsparameter der Sarkoidose bei Lungenbeteiligung dienen Bestimmung des Angiotensin-converting Enzyms, Galliumszintigraphie und T-Lymphozytenzahl in der Bronchiallavage.

Differentialdiagnose

⇨

Differentialdiagnose:

Lupus vulgaris, kutane lupoide Leishmaniose, sarkoide Fremdkörperreaktion, Lepra, Necrobiosis lipoidica, lupoide Rosacea, Granuloma eosinophilicum faciei, Lupus erythematodes.

Therapie der akuten Sarkoidose
Systemisch:
- nichtsteroidale Antiphlogistika,
- Kortikosteroide

Therapie der chronischen Sarkoidose
Lokal:
- Kortikosteroide

Systemisch:
- Chloroquin
- Kortikosteroide
- Azathioprin
- Methorexat

Therapie: Das therapeutische Vorgehen richtet sich nach dem Vorliegen einer akuten oder chronischen Manifestationsform der Sarkoidose und der Schwere der viszeralen Beteiligung.
Die **akute Sarkoidose** mit Erythema nodosum und bihilärer Lymphknotenvergrößerung, dem Löfgren-Syndrom, ist durch kurzfristige Behandlung mit nichtsteroidalen Antiphlogistika und Kortikosteroiden zur Remission zu bringen. Die Behandlung der **chronischen Hautsarkoidose** ist abhängig von der Beteiligung viszeraler Organe. In der Regel ist nur ein morbostatischer Effekt zu erzielen. Lokal werden kortikosteroidhaltige Cremes oder intraläsionale Injektionen von kortikosteroidhaltigen Kristallsuspensionen eingesetzt. Ein günstiger therapeutischer Effekt kann insbesondere bei kutan-disseminiertem Befall mit mittleren Kortisondosen bei gleichzeitigem tuberkulostatischem Schutz mit Isonikotinsäurehydralazin erreicht werden. Alternativ bieten sich für die systemische Behandlung Chloroquin und in schweren Fällen Azathioprin oder Methotrexat an. Vor jeder Therapieentscheidung muß berücksichtigt werden, daß die Sarkoidose durchaus in bis zu 50% der Fälle zur Spontanremission neigt.

Sklerodermie (s. Kap. 9)

14.2 Sklerodermie (s. Kap. 9)

Lichen sclerosus et atrophicus

Definition
Seltene, atrophisierende Erkrankung an Haut, Schleimhaut; unbekannte Ätiologie
Epidemiologie:
- selten; Frauen bevorzugt
- Häufung: 5.–6. Lebensjahrzehnt

Pathogenese:
- unbekannt

Klinik:
- bei 60-80% in der Anogenitalregion lokalisiert
- porzellanartige, atrophische Plaques

14.3 Lichen sclerosus et atrophicus

Allgemeines: Seltene, atrophisierende Erkrankung an Haut und Schleimhaut unbekannter Ätiologie. Bevorzugt betroffen sind Frauen in der 5.–6. Lebensdekade, gelegentlich wird ein Auftreten im Kindesalter beobachtet.
Pathogenese: Als auslösende Faktoren werden erniedrigtes Testosteron und erhöhtes Androstendion vermutet sowie eine gesteigerte Elastaseaktivität.
Klinik: An Haut und Schleimhaut entwickeln sich aus erythematösen Papeln porzellanartige, konfluierende Plaques, die atrophisieren: Gelegentlich bestehen Hyperkeratosen und Bullae. In 60–80% der Fälle manifestiert sich der Lichen sclerosus et atrophicus in der Anogenitalregion, meist in Verbindung mit quälendem Juckreiz. In dieser Lokalisation wird die Krankheit bei der Frau auch als *Kraurosis vulvae*, beim Mann unter Einbe-

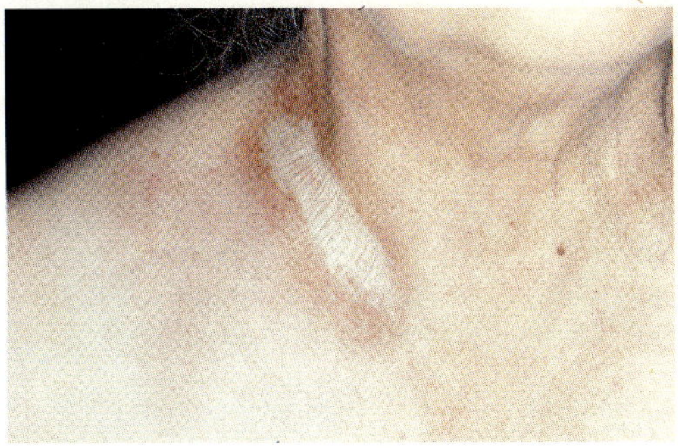

Abb. 14-2
Typische Lokalisation eines Lichen sclerosus et atrophicus in der Clavicularregion

ziehung von Glans penis, Frenulum und Orificium urethrae als *Balanitis xerotica obliterans* bezeichnet. Andere Prädilektionsstellen sind die lateralen Halspartien (Abb. 14-2), Clavicular- und Submammärregion. Ein multilokuläres Auftreten der Läsionen ist möglich.

Histologie: Im Frühstadium zeigt sich eine Verdickung, im Spätstadium eine Atrophie mit hydropischer Degeneration des Stratum basale der Epidermis sowie follikulärer und interfollikulärer Hyperkeratose. Subepidermal imponiert ein Ödem und eine Hyalinisierung der oberen Dermisschichten, unterhalb derer ein bandartiges, lymphohistiozytäres Infiltrat besteht. Charakteristisch ist der Schwund der elastischen Fasern in der Ödemzone.

Diagnose: Die Diagnose wird aufgrund des charakteristischen klinischen und histologischen Befundes gestellt.

Differentialdiagnosen: Zirkumskripte Sklerodermie; kleinfleckiger atrophischer Lichen ruber planus.

Therapie: Die Lokaltherapie besteht aus kortikosteroidhaltigen Cremes oder Salben in Kombination mit östrogenhaltigen Externa. Die Injektion von Kortikosteroidkristallsuspensionen verdünnt mit Lokalanästhetika ist insbesondere bei Läsionen im Anogenitalbereich zu empfehlen. Beim Mann zeigt die Anwendung von 2% Testosteronpropionat günstige Resultate. Neuere therapeutische Ansätze sind die lokale Behandlung mit Thymusextrakten und die systemische Behandlung mit Retinoiden.

Verlauf, Prognose: Insgesamt ist trotz langfristiger, intensiver Lokaltherapie nur ein morbostatischer Effekt zu erzielen. Komplikationen sind bei der Frau eine Einengung des Introitus vaginae mit Kohabitationsbeschwerden. Beim Mann kann sich eine Phimose entwickeln und eine Zirkumzision erforderlich sein. Bei Manifestationen des Lichen sclerosus et atrophicus im Kindesalter kommt es meist zum Zeitpunkt der Menarche zu einer Spontanremission.

Bei 50% der Patienten enstehen im Krankheitsverlauf Leukoplakien in den Läsionen des Lichen sclerosus et atrophicus, einhergehend mit einem erhöhten Risiko zur Entstehung eines Plattenepithelkarzinoms.

Histologie:
- Epidermisatrophie mit hydropischer Degeneration des Stratum basale
- subepidermales Ödem, Schwund der elastischen Fasern, bandartiges lymphohistiozytäres Infiltrat

Diagnose:
Klinik + Histologie

Differentialdiagnose:
- Zirkumskripte Sklerodermie
- kleinfleckiger atrophischer Lichen ruber planus

Therapie
- Lokal:
  - Kortikosteroide
  - Östrogene
  - Testosteronpropionat
  - Thymusextrakte
- Systemisch: Retinoide

Komplikationen:
- Einengung des Introitus vaginae
- Phimose
- Leukoplakien, Plattenepithelkarzinome

14.4 Striae cutis distensae

Allgemeines: Hormonell bedingte, irreversible, streifige Atrophien der Haut.

Pathogenese: Unter dem Einfluß von Kortikosteroiden kommt es zu **strukturellen Kollagenveränderungen**. Die Läsionen können in der Pubertät, in der Schwangerschaft, beim Morbus Cushing, unter lokaler wie systemischer Kortikosteroidtherapie, beim Marfan-Syndrom, infolge rascher Gewichtszunahme aber auch schneller Gewichtsabnahme, chronischen Lebererkrankungen und Infektionen (z.B. Typhus, Tuberkulose) auftreten.

Klinik: Senkrecht zu den Hautspannungslinien entwickeln sich zunächst rötlich-livide, später weißlich aufgehellte, zentimeterlange Atrophien vornehmlich in mechanisch belasteten Hautarealen (Abb. 14-3).

Striae cutis distensae

Definition
Hormonell bedingte, irreversible, streifige Atrophien

Ursachen:
- Hormone
  - Pubertät
  - Schwangerschaft
  - Kortikosteroidtherapie
  - Marfan-Syndrom
- rasche Gewichtsveränderungen
- chronische Lebererkrankungen
- chronische Infektionen

Klinik
streifige Atrophien
Histologie:
wie bei Narben

Diagnose: Klinisch
Therapie: Keine

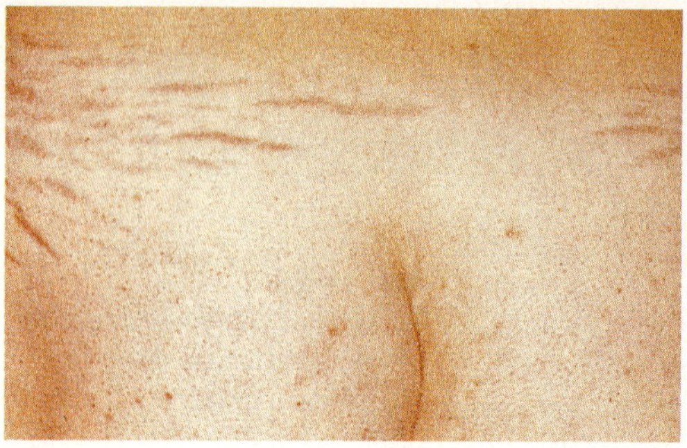

Abb. 14-3
Striae cutis distensae infolge systemischer Kortikoidtherapie

Histologie: Zunächst erfolgt eine Streckung der elastischen und kollagenen Fasern, der sich eine Reduktion der elastischen Fasern und plattenartig zur Hautoberfläche verlaufende Anordnung der kollagenen Fasern anschließt.
Diagnose: Die Diagnose wird klinisch gestellt.
Therapie: Eine therapeutische Beeinflussung ist nicht möglich.

Altershaut

Einteilung:
- senile Altershaut
- aktinische Altershaut

Pathophysiologie der Altershaut:
- Abflachung der dermoepidermalen Grenzzone → erhöhte mechanische Vulnerabilität
- Reduktion des epidermalen Umsatzes → verzögerte Wundheilung
- Abnahme der Melanozyten → Ergrauen
- Abnahme der Langerhanszellen → reduzierte Immunabwehr
- Abnahme der Talg- und Schweißdrüsensekretion → trockene Haut
- Veränderungen im Kollagenstoffwechsel, Verdickung der elastischen Fasern → reduzierte Dehnbarkeit, Elastizitätsverlust, Faltenbildung
- Veränderung der Gefäße → Blässe, dermale Blutungen nach Trauma (Ekchymosen, Purpura senilis)

Klinik:
- senile Altershaut
  - Abnahme des Hautturgors
  - Neigung zur Schuppung

Mikrotraumen → Purpura senilis

- aktinische Altersveränderungen bei lichtexponierten Hautarealen
  - Elastosis actinica
  - Morbus Favre Racouchot

14.5 Altershaut

Allgemeines: Mit zunehmendem Lebensalter entwickelt sich die Haut zu einem wenig elastischen und auf exogene Reize in veränderter Form reagierenden Gewebe. Grundsätzlich ist zwischen der **senilen** und der **aktinischen Altershaut** zu unterscheiden.
Pathophysiologie/Histologie: Wesentliches histologisches Merkmal ist eine Abflachung der dermoepidermalen Grenzzone mit verminderter Adhäsionsfähigkeit zwischen den Hautschichten. Dadurch kommt es bei Mikrotraumen zu einer erhöhten mechanischen Vulnerabilität. Die Proliferation der Keratinozyten ist im Alter reduziert und führt zur Verlangsamung des epidermalen Umsatzes mit verzögerter Reepithelisierung bei Wundheilungsprozessen. Das Stratum corneum ist verdickt, da die Hornschichten verzögert abschilfern. Melanozyten und Langerhanszellen nehmen an Zahl ab. Daraus resultieren Ergrauen und Abnahme der kutanen Immunabwehr. Dermal finden sich eine Verdickung und Verklumpung der elastischen Fasern („basophile Bindegewebsreaktion") und eine Veränderung der biochemischen Eigenschaften des Kollagens bei gleichzeitiger Fibroblastenreduktion mit Abnahme von Dehnbarkeit und Elastizitätsverlust. Talgdrüsen- und Schweißdrüsensekretion sind vermindert. Die Kapillaren sind reduziert, die postkapillären Venolen zeigen einen Verlust der Adventitiazellen, Weitstellung und Wandstarre. Wesentliches klinisches Korrelat sind Blässe der Altershaut und verschlechterte Thermoregulation. Letztere ist sicherlich mitbedingt durch gleichzeitigen Schwund des Fettgewebes.
Klinik: Ausdruck der *senilen Altershaut* ist eine Abnahme des Hautturgors, die Neigung zu pityriasiformer oder ichthyosiformer Schuppung bis hin zum Exsikkationsekzem. Die Haut läßt sich von der Unterlage abheben, durchscheinende Gefäße und Poikilodermie kennzeichnen das Bild. Durch Mikrotraumen kann eine *Purpura senilis* entstehen. Gelegentlich werden kleine, weißlich-atrophische Narben – sog. *pseudocicatrices stellaires spontanées* – gesehen.
In besonders lichtexponierten Hautarealen wie Gesicht, Nacken, Händen und Unterarmen sind neben der *senilen* auch *aktinische Altersveränderungen* zu finden (Kap. 16; Abb. 16-3). Das Ausmaß des aktinischen Schadens hängt einerseits ab vom Pigmentierungstyp und ist beim hellblonden Kaukasier am stärksten ausgeprägt, andererseits von der im Laufe des Lebens akkumulierten Gesamtdosis des Sonnenlichtes. Zu den aktinischen Altersveränderungen zählen *Elastosis actinica* mit schlaffem, faltigem und gefeldertem Hautrelief bedingt durch Einlagerung von elastotischem Material in die Dermis. Ist diese Hautfelderung im Nacken besonders ausgeprägt, wird sie als *Cutis rhomboidalis nuchae* bezeichnet. Bestehen neben dem Bild der Elastosis actinica zusätzlich lichtinduzierte Komedonen (Prädilek-

tionsstellen sind hierfür Schläfen, Wangen und Stirn) spricht man vom *Morbus Favre Racouchot*.
Die Inzidenz von benignen und malignen kutanen Neoplasien steigt im Alter. Häufig zu beobachtende Veränderungen sind Lentigines seniles, Verrucae seborrhoicae, senile Hämangiome, aktinische Keratosen, Basaliome und Plattenepithelkarzinome.
Therapie: Die alternde Haut ist ein physiologischer Prozeß, der sich nicht therapeutisch beeinflussen läßt. Der Einfluß von aktinischen Realisationsfaktoren kann dagegen durch Lichtschutz gemindert werden. Die Anwendung von Lichtschutzcremes ist insbesondere hellhäutigen, zu Sonnenbränden neigenden Personen und beruflich regelmäßiger Sonnenbestrahlung exponierten Menschen zu empfehlen. Die aktinischen Hautveränderungen lassen sich nach neueren Erkenntnissen durch lokale Anwendung von Retinoiden wie Vitamin A-Säure beeinflussen.

Therapie
Die Altershaut ist ein physiologischer Prozeß; Prävention und Rückbildung von aktinisch bedingten Schäden kann durch Anwendung von Lichtschutzcremes und Vitamin-A-Säure versucht werden

Tumoren der Haut

15 Tumoren der Haut

Nävi und Neoplasien der Epidermis; epitheliale Zysten

15.1 Nävi und Neoplasien der Epidermis; epitheliale Zysten

W. Sterry

Nävi der Epidermis
Definition
Epidermale Nävi sind durch somatische Mutationen bedingt und treten innerhalb der Blaschko-Linien auf

15.1.1 Nävi der Epidermis

Definition: Es handelt sich um Veränderungen der Epidermis, die sich durch Mutationen während der Embryogenese ergeben. Bedingt durch das (nicht Dermatomen entsprechende) streifen- bis wirbelförmige Auswachsen der embryonalen Haut sind epidermale Nävi typischerweise lineär, bogig oder wirbelförmig angeordnet.
Ätiologie und Pathogenese: Je nachdem, wann während der Embryonalphase die zugrunde liegende Mutation erfolgte, sind unterschiedlich große Teile des Hautorgans betroffen. Nach dem Erstbeschreiber der embryonalen Auswachslinien der Epidermis, dem russischen Arzt Blaschko, wird von Blaschko-Linien gesprochen.

Verruköser epidermaler Nävus

Klinik
Streifenförmige, papillomatöse, bräunliche Hautveränderungen, die seit Geburt bestehen (Abb. 15-1:)

Therapie
Bei kleinerer Ausdehnung Exzision

15.1.1.1 Verruköser epidermaler Nävus

Klinik: Mehr oder weniger erhabene, papillomatöse, meist bräunliche streifenförmige Hautareale (Abb. 15-1). Lokalisation an jeder Stelle möglich, keine subjektiven Beschwerden. Je nach der Ausdehnung jedoch entsprechende psychische Belastung.
Histologie: Verbreiterte Epidermis ohne Kern- und Zellatypien, häufig basale Hyperpigmentierung sowie Ausbildung von Pseudohornzysten. Das Bindegewebe ist unauffällig.
Therapie: Bei kleinerer Ausdehnung Exzision möglich. Eine Schleifbehandlung ist zwecklos, da die Reepithelialisierung durch Keratinozyten aus den tiefer gelegenen Hautanhangsgebilden wie Haarfollikeln oder Schweißdrüsen erfolgt, die ebenfalls den genetischen Defekt aufweisen, der zur Bildung des epidermalen Nävus geführt hat.

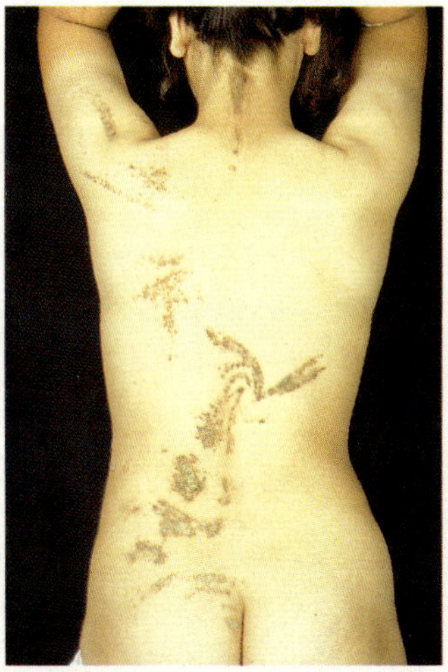

Abb. 15-1
Verruköser epidermaler Nävus. Gut zu erkennen ist die Lokalisation innerhalb der Blaschkoschen Linien

15.1.1.2 Inflammatorischer linearer verruköser epidermaler Nävus (ILVEN)

Klinik: Rötliche, leicht schuppende, klinisch an eine Psoriasis erinnernde Hautveränderungen mit Anordnung in Blaschko-Linien. Häufig streifenförmiger Befall entlang der Extremitäten. Auftreten meist im Kindesalter, jedoch auch bis zum 3. Lebensjahrzehnt möglich.
Subjektiv häufig Juckreiz.
Histologie: Hyperparakeratose, psoriasiforme Hyperplasie der Epidermis, sowie ein epidermotropes Infiltrat aus Lymphozyten und Makrophagen im Bereich des oberen Koriums.
Therapie: Außerordentlich schwierig und unbefriedigend; fetthaltige Externa lindern den Juckreiz.

Inflammatorischer linearer verruköser epidermaler Nävus (ILVEN)

Klinik:
- psoriasiformer streifenförmiger Nävus
- Manifestationsalter: oft 2. Dekade
- chronischer Verlauf; Juckreiz

15.1.1.3 Akantholytischer epidermaler Nävus

Klinik: Im Bereich von Blaschko-Linien angeordnete, häufig relativ ausgedehnte streifenförmige Hautveränderung mit Rötung und relativ grober Schuppung. Beginn in der Embryonalphase oder während der ersten Lebensmonate.
Histologie: Ausgeprägte Hyperkeratose. Im Bereich der oberen Epidermis aufgeblähte Keratinozyten mit vergröbertem Keratohyalin und vereinzelt Ablösung der Keratinozyten voneinander (akantholytische Hyperkeratose).
Therapie: Symptomatische Anwendung von salizyl- oder harnstoffhaltigen Externa.

Akantholytischer epidermaler Nävus

Klinik:
Streifenförmiger, groblamellär, schuppender Nävus

15.1.2 Gutartige Tumoren der Epidermis

15.1.2.1 Verruca seborrhoica (Seborrhoische Keratose)

Epidemiologie: Seborrhoische Keratosen treten ab dem dritten Lebensjahrzehnt zunehmend häufiger auf; jeder Mensch weist im höheren Alter zahlreiche seborrhoische Keratosen auf.
Ätiologie und Pathogenese: Insbesondere irritierte seborrhoische Keratosen zeigen histologisch große Ähnlichkeit zu HPV-induzierten Verrucae; daher erscheint eine Virusgenese möglich.
Klinik: Seborrhoische Keratosen weisen in der Regel ein charakteristisches Aussehen auf und können ohne Schwierigkeiten klinisch diagnostiziert werden. Im typischen Fall ist die seborrhoische Keratose ein mehrere Millimeter bis Zentimeter im Durchmesser betragender, oft ovalär und entlang der Hautspaltlinien angeordneter gelblicher bis tiefbrauner Plaque (Abb. 15-2). Die Oberfläche erscheint fett und stumpf, bei Betrachtung aus

Gutartige Tumoren der Epidermis

Seborrhoische Keratosen

Epidermiologie:
Zunahme ab dem 3. Lebensjahrzehnt
Lokalisation
Seborrhoische Areale (vordere und hintere Schweißrinne, Gesicht)
Morphologie:
Fette, stumpfe, gepunzte Oberfläche

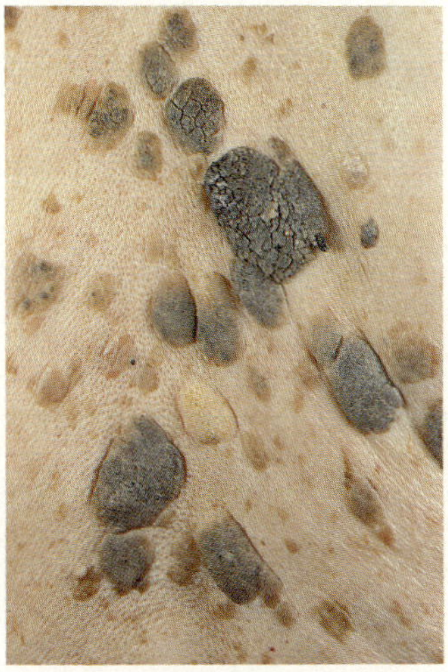

Abb. 15-2
Seborrhoische Keratosen. Typische Veränderungen mit leicht gepunzter, etwas fett und stumpf wirkender Oberfläche.

der Nähe sind kleine Einsenkungen sichtbar (durch Pseudohornzystenbildung bedingt); in Analogie zu der bekannten Verzierungstechnik bei Kupfertellern spricht man von einer *gepunzten Oberfläche*.

Klinische Sonderformen der seborrhoischen Keratose:
- pigmentierte seborrhoische Keratose
- gestielte seborrhoische Keratose
- Stuccokeratose
- Dermatosis papulosa nigra

Klinische Sonderformen:
- Pigmentierte seborrhoische Keratose im Gesicht: Diese Sonderform verdient ihre Erwähnung wegen differentialdiagnostischer Abgrenzungsschwierigkeiten zur Lentigo maligna. Wie die Lentigo maligna, so ist auch die pigmentierte seborrhoische Keratose im Gesichtsbereich flach und kann sich über mehrere Zentimeter ausdehnen. Ebenfalls können Unterschiede in der Pigmentierungstärke bestehen, so daß die Lupenuntersuchung zum Nachweis von Pseudohornzysten erforderlich wird. Nicht immer läßt sich klinisch mit letzter Sicherheit eine Differenzierung herbeiführen, so daß in solchen Fällen eine bioptische Sicherung notwendig werden kann.
- Gestielte seborrhoische Keratosen: Im Bereich der Augenwinkel, im Halsbereich sowie an den Axillen und der Leistenregion stülpen sich seborrhoische Keratosen häufig aus und ähneln dann klinisch weichen Fibromen.
- Stuccokeratose: An Unterarmen und Unterschenkeln in chronisch lichtexponierter Haut sind gelegentlich multiple, nicht pigmentierte hyperkeratotische Verrucae seborrhoicae anzutreffen, die wie Stuck auf die Haut aufgesetzt zu sein scheinen.
- Dermatosis papulosa nigra: Pigmentierte seborrhoische Keratosen im Gesichtsbereich bei negroiden Rassen.

Histologie: Akanthotische Epidermis ohne Kern- und Zellatypien. Die Epidermisoberfläche ist immer wieder eingesenkt und weitet sich zu kleinen Pseudohornzysten aus, die jedoch alle eine Verbindung zur Oberfläche aufweisen. Diese Eigenschaft führt zu dem typischen klinischen Oberflächenaspekt.

Differentialdiagnose:
- Verruca vulgaris
- weiche Fibrome
- malignes Melanom

Therapie

Differentialdiagnose: Verruca vulgaris. Weiche Fibrome (bei gestielten seborrhoischen Keratosen), malignes Melanom (bei pigmentierten seborrhoischen Keratosen).
Therapie: Therapie der Wahl ist die Abtragung der seborrhoischen Keratosen mit der Kürette in Lokalanästhesie.

Klarzellakanthom

Gutartiger Epidermistumor, der klinisch als erodierter Plaque am Unterschenkel von Frauen auftritt

Differentialdiagnose:
- Morbus Bowen
- irritierte seborrhoische Keratose

Therapie
Exzision

15.1.2.2 Klarzellakanthom

Definition: Gutartiger Epidermistumor, der histologisch durch seine hellen Tumorzellen auffällt und so seinen Namen erhalten hat.
Klinik: Meist solitäre Papel oder erodierter münzgroßer, rötlicher, gelegentlich nässender Plaque. Hauptlokalisation ist der Unterschenkel; das weibliche Geschlecht ist bevorzugt.
Differentialdiagnose: Morbus Bowen, irritierte seborrhoische Keratose.
Histologie: Verbreiterte Epidermis mit scharfer Abgrenzung zur gesunden Haut. Die Tumorzellen sind groß und zeigen ein helles Zytoplasma. In den Tumor wandern zahlreiche Neutrophile ein. Das Stratum corneum fehlt fast vollständig.
Therapie: Exzision.

Verruköses Dyskeratom

Klinisch an eine Warze erinnernder gutartiger Epidermistumor mit Einzelzellverhornungen (Dyskeratosen)

Therapie
Exzision

15.1.2.3 Verruköses Dyskeratom

Definition: Klinisch an eine Warze erinnernder Tumor, der feingeweblich zahlreiche Einzelzellverhornungen (Dyskeratosen) und Spaltbildungen aufweist.
Klinik: Linsen- bis erbsgroßer Knoten mit verruköser, grau-brauner Oberfläche. Lichtexponierte Hautareale bevorzugt.
Histologie: Von der Epidermis ausgehender Tumor, der sich in das Korium kolbenförmig einsenkt. Suprabasal finden sich Spaltbildungen, viele der Tumorzellen zeigen Einzelverhornungen (Dyskeratose). Hierdurch histologische Ähnlichkeiten zur Dyskeratosis follicularis (M. Darier).
Therapie: Exzision.

15.1.2.4 Verrucae vulgares, planae und juveniles

Definition: Durch verschiedene Human-Papilloma-Virus-Typen induzierte gutartige Epidermisproliferationen (s. Kap. 3).

Verrucae vulgares, planae und juveniles
(s. Kap. 3)

15.1.3 Maligne Neoplasien der Epidermis und ihre Frühformen

Maligne Neoplasien der Epidermis und ihre Frühformen

Vorbemerkungen: Plattenepithelkarzinome der Epidermis können in allen Hautlokalisationen entstehen. Wichtigste ätiologische Faktoren sind UVB-Strahlung, ionisierende Strahlungen (z.B. Röntgentherapie) oder chemische Karzinogene. Wie auch an anderen Lokalisationen (Zervix, Magenschleimhaut) entwickelt sich die Veränderung zunächst intraepithelial (Carcinoma in situ), die nach mehr oder minder langem Bestand das Korium infiltriert und auch metastasieren kann. Die intraepitheliale Phase läßt sich an der Haut klinisch gut diagnostizieren; je nach auslösendem Agens ist die Morphologie unterschiedlich und wird daher im folgenden jeweils gesondert behandelt.

Karzinome der Haut entstehen **durch verschiedene Ursachen**. Je nach auslösender Schädigung unterscheidet sich das klinische Bild der intraepithelialen Frühphasen (Carcinoma in situ)

15.1.3.1 Aktinische Keratosen

Aktinische Keratose

Definition: Carcinoma in situ durch chronische UVB-Exposition im Bereich lichtexponierter Hautareale.

In-situ-Karzinom durch chronische UV-Exposition

Pathogenese: UVB ist ein gesichertes Karzinogen, das durch direkte Schädigung der DNA kurz- und langfristige genomische Veränderungen induziert. Die Epidermis verfügt über ein ausgedehntes Reparatursystem von UV-induzierten DNA-Veränderungen; bei chronischer und zu hoher UV-Exposition wird jedoch die Reparaturkapazität überschritten und es entwickeln sich epitheliale Tumoren.

Klinik: Initiale Veränderungen der aktinischen Keratose bestehen häufig in einer Verdünnung der Epidermis; durch die gleichzeitige UVB-Licht bedingte degenerative Bindegewebsschädigung treten erweiterte Blutgefäße stärker hervor: Es entwickelt sich ein scharf begrenzter teleangiektatischer Fleck. Im weiteren Verlauf kommt es zu einer zunehmenden Verhornung, wobei die Hornschicht grau oder graubraun ist und auf der Epidermis fest haftet (Abb. 15-3). Bei ausgeprägter Verhornung können sich regelrechte Hauthörner (Cornu cutaneum) entwickeln.

Klinik
Aktinische Keratosen finden sich bevorzugt im Gesicht und an Handrücken älterer Menschen
Beginn als **teleangiektatische Flecken**, dann Entwicklung einer **festhaftenden Hyperkeratose**

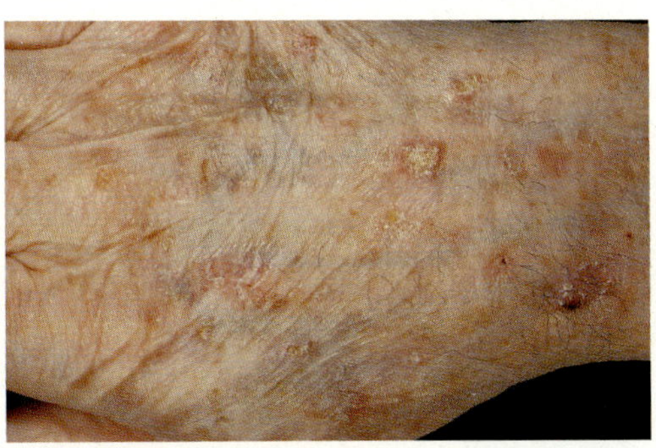

Abb. 15-3
Aktinische Keratosen auf dem Handrücken. Man erkennt frühe Veränderungen mit epidermaler Atrophie und Weitstellung der Gefäße, während in den späteren Stadien eine festhaftende, schmutzig-braune Hyperkeratose vorliegt

Differentialdiagnose: Seborrhoische Keratose, Verruca vulgaris.

Histologie: Variable Kern- und Zellatypien der Epidermis. Zusätzlich finden sich im Bindegewebe immer Zeichen der degenerativen UV-Schädigung: Basophile Degeneration des Kollagens, Teleangiektasien.

Therapie: Kürettage in Lokalanästhesie. Touchieren mit Phenolum liquefactum. Lokalanwendung von 5-Fluor-Urazil (5-FU).

Prophylaxe: Ausgiebige Beratung des Patienten über die Ursachen. Verwendung von Lichtschutzmitteln. Physikalischer Sonnenschutz durch Hüte und Kleidung, vernünftiges Verhalten gegenüber dem Sonnenlicht.

Differentialdiagnose:
- Seborrhoische Keratose
- Verruca vulgaris

Therapie
Kürettage oder lokale Chemotherapie
Wichtig: **UV-Prophylaxe!**

Morbus Bowen

Meist durch chemische Karzinogene ausgelöstes in-situ-Karzinom

15.1.3.2 Morbus Bowen

Definition: Carcinoma in situ der Epidermis, welches histologisch durch ausgeprägte Kern- und Zellatypien charakterisiert ist.
Ätiologie: Arsenexposition beruflich (Winzer, Bergleute) oder iatrogen (früher Arsentherapie neurologischer, hämatologischer oder dermatologischer Erkrankungen). Daneben auch sporadisches Auftreten.
Klinik: Scharf begrenzte, braun-rote, mittel- bis groblamellös schuppende Plaques von 1–2 cm Größe. Prädilektionsstellen: Stamm, Unterschenkel, Hand- oder Fingerrücken.
Differentialdiagnose: Psoriasisherde, Tinea, chronische Ekzeme.
Histologie: Parakeratotische akanthotische Epidermis mit massiven Kern- und Zellatypien, die für den Morbus Bowen charakteristisch sind.
Therapie: Exzision.

Klinik
Bräunliche, scharf begrenzte Plaques mit mittellamellärer Schuppung
Differentialdiagnose:
- Psoriasisherde
- Tinea
- chronische Ekzeme

Therapie
Exzision

Erythroplasie Queyrat

Ist als Pendant des M. Bowen an den Übergangsschleimhäuten aufzufassen

15.1.3.3 Erythroplasie Queyrat

Definition: Pendant des Morbus Bowen im Bereich der Übergangsschleimhäute mit entsprechend verändertem klinischen Aussehen.
Klinik: Meist an Glans penis oder den Labia minora lokalisierte, scharf begrenzte, hellrote, glänzende Plaques.
Histologisches Aussehen und **Therapie** entsprechen dem Morbus Bowen.

Plattenepithelkarzinome

Entstehen am häufigsten aus aktinischen Keratosen, seltener auf Röntgenbestrahlungsfeldern oder aus einem M. Bowen

15.1.3.4 Plattenepithelkarzinom

Definition: Maligner epithelialer Tumor, im Bereich der Haut vom verhornenden Plattenepithel der Epidermis oder der Hautanhangsgebilde ausgehend.
Ätiologie und Pathogenese: Wichtigste Faktoren sind chronische UV-Exposition oder vorausgegangene Exposition mit ionisierenden Strahlen.
Klinik: Von Schuppenkrusten bedeckte, zentral oft ulzerierte und in die Umgebung infiltrierende Knoten oder Plaques mit meist nur geringer entzündlicher Infiltration sind klinisch kennzeichnend (Abb. 15-4).
Entsprechend der Lokalisation und Häufigkeit der bereits oben geschilderten Carcinomata in situ (aktinische Keratose, Morbus Bowen, Morbus Queyrat) finden sich die meisten Plattenepithelkarzinome im Bereich chronisch lichtexponierter Haut bei älteren Menschen. Seltener treten sie innerhalb von Röntgenbestrahlungsfeldern, z.B. nach Mammakarzinom auf. Karzinome auf Morbus Bowen (Bowenkarzinom) oder Morbus Queyrat sind in ihrer Gesamthäufigkeit selten, jedoch wegen ihrer relativ frühzeitigen Metastasierung besonders gefürchtet.

Klinik
Zentral oft ulzerierte, krustig belegte und in die Umgebung einwachsende Plaques oder Knoten

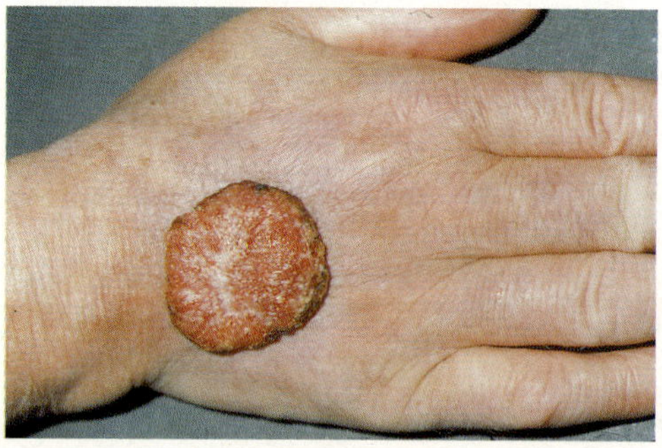

Abb. 15-4
Plattenepithelkarzinom am Handrücken. Exophytischer, exulzerierter Tumor

Histologie: Eosinophile Keratinozyten mit deutlichen Kern- und Zellatypien und Horninselbildung innerhalb des Tumors. Invasives Wachstum zwischen die Kollagenfaserbündel.
Therapie: Therapeutisches Ziel ist die chirurgische Exzision im Gesunden mit histologisch kontrollierter Chirurgie. Sorgfältige Palpation und ggf. histologische Untersuchung der regionären Lymphknotenstationen.

Therapie
Mikroskopisch kontrollierte Chirurgie

15.1.3.5 Basaliom

Basaliom

Invasiv wachsender, aber nicht metastasierender epidermaler Tumor

Definition: Semimaligner Tumor, der in seinen Differenzierungsmöglichkeiten denen des embryonalen Haarkeims entspricht. Eine Metastasierung des Basalioms ist extrem selten, lokal destruierendes Wachstum jedoch gefürchtet.

Ätiologie und Pathogenese: Chronische UV-Exposition sowie Arsenexposition begünstigen die Basaliomentstehung. Auch genetische Faktoren, z.B. im Rahmen des Gorlin-Goltz-Syndroms (Naevobasaliomatose, s.u.) begünstigen ihr Auftreten. Während im Gesicht und Kopfbereich Basaliome in der Regel knotig wachsen und zur Exulzeration oder Penetration in tiefere Gewebsstrukturen neigen, dringen sie im Bereich des Stammes und der Extremitäten nur in die oberen Schichten des Koriums ein (oberflächliches Basaliom = Rumpfhautbasaliom).

Klinik:

- *Knotiges, solides Basaliom:* Hautfarbene glänzende Papel oder Knoten, die einen deutlich kleinknotigen Aufbau erkennen läßt und von Teleangiektasien überzogen wird. Relativ scharfe Begrenzung, aber selten symmetrische Konfiguration (Abb. 15-5).
- *Sklerosierend wachsendes Basaliom* (sklerodermiformes Basaliom, morphaeaartiges Basaliom, vernarbendes Basaliom): Eingesunkene, unscharf begrenzte, an Narben erinnernde Hautareale, an deren Randbereich ein aus 1–2 mm großen hautfarbenen Knötchen bestehender Randsaum erkennbar wird. Klinisch gelegentlich schwierig zu diagnostizieren und leicht zu übersehen! Bemerkenswert ist das Vorwachsen des sklerosierend wachsenden Basalioms weit über die klinisch sichtbaren Grenzen hinaus.
- *Ulcus rodens:* Oberflächlich weit ausgedehnte, flächenhaft exulzerierte Basaliome im Bereich von Stirn oder Kapillitium. In der Regel keine Neigung zur Infiltration tieferer Strukturen.
- *Ulcus terebrans:* Aggressiv in die Tiefe eindringendes Basaliom mit Ulzerationsneigung. Durch Destruktion der daruntergelegenen Strukturen im Kopf-Halsbereich letaler Ausgang möglich.
- *Oberflächliches Basaliom* (superfizielles Basaliom, Rumpfhautbasaliom): Rötlich-braune, nur im Randbereich saumartig kleinknotig erhabene flache Basaliome, die gelegentlich zu stärkerer Pigmentierung neigen. Praktischer Tip: durch Straffung der Haut besonders gut sichtbar.

Klinik

Je nach histologischer Differenzierung tritt das **Basaliom** in **verschiedenen klinischen Varianten** auf:
- knotiges (solides) Basaliom
- sklerosierend wachsendes Basaliom
- Ulcus rodens
- Ulcus terebrans
- oberflächliches Basaliom (Rumpfhaut-Basaliom)

Die Differentialdiagnose der verschiedenen Basaliomformen ist in Tab. 15-1 zusammengefaßt.

Differentialdiagnose
s. Tab. 15-1

Histologie: Kennzeichen des Basalioms sind seine stark basophilen, relativ monomorph erscheinenden Tumorzellen, die in meist knotigen Verbänden wachsen und im Randbereich eine palisadenförmige Anordnung zeigen, wie wir sie auch von den Adnexstrukturen kennen. Nach denjenigen Ad-

Histologie
Das Basaliom ist durch **basophile**, von der Epidermis ausgehende **Tumorzellen** charakterisiert, die in wechselndem Ausmaß die verschiedenen Abkömmlinge des Haarkeims nachahmen

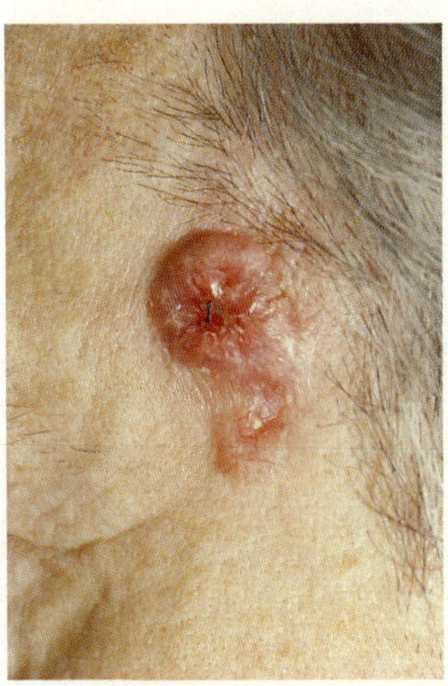

Abb. 15-5
Knotiges Basaliom: Relativ glatte, von Teleangiektasien durchzogene Oberfläche, in der sich bei genauerer Beobachtung kleine Knötchen erkennen lassen

Tab. 15-1 Differentialdiagnose der Basaliome

Basaliomtyp	Differentialdiagnosen
Knotiges, solides Basaliom	Adnextumoren; dermaler Naevuszell-Naevus
Sklerosierend wachsendes Basaliom	Zirkumskripte Sklerodermie (Morphaea); Narbe
Ulcus rodens	Erosive Dermatitis
Ulcus terebrans	Plattenepithel-Ca
Oberflächliches Basaliom (superfizielles Basaliom, Rumpfhautbasaliom)	M. Bowen; Psoriasisherde

nexstrukturen, die vom Tumor nachgeahmt werden, spricht man histologisch vom
- soliden Basaliom (ohne Ähnlichkeit zu Adnexen),
- adenoiden Basaliom (Verwandtschaft zu apokrinen Drüsen),
- zystischen Basaliom (Talgdrüsen werden nachgeahmt)
- oberflächlichen Basaliom (mit knospenartiger Aussprossung aus der Epidermis und der somit stärksten Ähnlichkeit zum embryonalen Haarkeim).

Das sklerosierend wachsende Basaliom ist durch feine Basaliomstränge mit starker Bindegewebsinduktion charakterisiert, wobei die Tumorstränge zwischen den Kollagenfaserbündeln des Koriums vordringen.

Therapie:
- mikroskopisch kontrollierte Exzision
- an besonderen Lokalisationen Röntgentherapie möglich

Therapie: Therapie der Wahl ist die Exzision im Gesunden mit mikroskopisch kontrollierter Chirurgie. Bei besonderer Lokalisation, besonders im Lidbereich, ist auch eine Röntgenbestrahlung möglich, da hier die kosmetischen Ergebnisse günstig sind. Die Röntgentherapie sollte jedoch nur bei älteren Patienten zur Anwendung kommen.

Naevobasaliomatose (Gorlin-Goltz-Syndrom)
Autosomal dominant vererbtes Krankheitsbild mit
- Kierferzysten
- multiplen Skelettanomalien
- multiplen Basaliomen

Frühzeitige Erkennung und Exzision der Basaliome entscheidend!

15.1.3.6 Naevobasaliomatose (Gorlin-Goltz-Syndrom)

Definition: Autosomal dominant vererbtes Krankheitsbild, das durch die beiden Leitsymptome *Kieferzysten* sowie *zahlreich auftretende Basaliome im Gesicht und Stammbereich* charakterisiert ist. Zusätzlich sind bei diesem Syndrom zahlreiche weitere Symptome, insbesondere Skelettanomalien bekannt. Entscheidend ist die frühzeitige Erkennung und Exzision der Basaliome, da ihre Zahl leicht in die Hunderte geht.

Zysten der Epidermis

15.1.4 Zysten der Epidermis

Milien

1–2 mm große epitheliale Zysten, die im oberen Korium liegen. Entstehung ohne Ursache **(primär)** im Jochbeinbereich oder **nach Verletzungen (sekundär)**

15.1.4.1 Milien

Definition: 1–2 mm große, im oberen Korium gelegene und von Epidermis ausgekleidete Hornzysten.
Klinik: Meist im Jochbein- und Schläfenbereich lokalisierte, weißliche, 1–2 mm große Papeln ohne subjektive Beschwerden, die kosmetisch als störend empfunden werden. Nach Verletzungen oder bei blasenbildenden Hauterkrankungen können Epithelinseln bei der Wundheilung zurückbleiben und zu sekundären Milien Anlaß geben. Lokalisation dann entsprechend der zugrundeliegenden Dermatose.
Therapie: Inzision der darüberliegenden Epidermis mit einer sterilen Kanüle und Exprimierung des Zysteninhaltes.

Epidermale Zyste

Atherome sind bis zu mehrere Zentimeter große **Zysten des Haarkanals**, die oft nach Haarfollikelentzündungen (z. B. Akne) auftreten

15.1.4.2 Epidermale Zyste (Atherom, Grützbeutel)

Definition: Vom Akroinfundibulum des Haarkanals ausgehende, oft mehrere Zentimeter große Zysten.
Pathogenese: Spontane Entstehung möglich; häufiger nach Entzündungen des Haarfollikelapparats (z. B. Akne).

Klinik: Subkutan gelegene, weiche Knoten, in deren Zentrum oft der Haarkanalporus erkennbar ist. Prädilektionsstellen sind Gesichtsbereich, Rükken sowie die Inguinalregion.
Histologie: Zysteninhalt ist lockeres Hornmaterial, die Wand entspricht in ihrem Aufbau der Epidermis.
Therapie: Exzision; alternativ zentrale Eröffnung mit dem Elektrokauter, Exprimierung des Zysteninhalts und Entfernung der Zystenwand mit einer Klemme.

Therapie
- Exzision
- alternativ zentrale Eröffnung

15.1.4.3 Trichilemmalzyste

Trichilemmalzyste

Tritt fast ausschließlich am Kopf auf. Der Verhornungstyp der Zystenwand entspricht dem der inneren Haarwurzelscheide (Trichilemm)

Definition: Von den tieferen Anteilen des Haarkanals ausgehende Zysten.
Klinik: Fast ausschließlich im Bereich des behaarten Kopfes lokalisierte, hasel- bis walnußgroße kutansubkutane Knoten.
Histologie: Zysteninhalt ist kompaktes Haarkeratin, die Verhornung der Zystenwand entspricht mit Fehlen eines Stratum granulosum dem Verhornungstyp der inneren Haarwurzelscheide.
Therapie: Exzision.

Therapie
Exzision

15.1.4.4 Seltene Zysten

Seltene Zysten:

Eruptive Vellushaarzysten: Linsen- bis erbsgroße, kutan gelegene, bläulich durchschimmernde Zysten, in denen sich zahlreiche dünne Vellushaare aufgerollt haben. Lokalisation meist im Bereich des Abdomen.
Steatokystom: Zysten der Talgdrüsen, bei denen in die (an die Epidermis erinnernde) Zystenwand kleine Talgdrüsenelemente eingelagert sind. Klinisch wie Epidermalzysten. Der Zysteninhalt ist jedoch ölig gelblich.
Dermoidzyste: Im Bereich der embryonalen Spalten auftretende, sich meist in der frühen Kindheit manifestierende Zysten, in denen sich ekto- und mesodermale Strukturen wie Haare, Knochen oder Zähne ausbilden können.
Kiemengangszysten: Meist im lateralen Halsbereich lokalisierte Zysten, die als Überbleibsel der embryonalen Kiemengänge aufzufassen sind.
Mediane Raphezyste des Penis: An der Dorsal- selten auch Ventralseite des Penis auftretende Zyste von Erbsgröße, deren Wandung von Zilien besetzt ist.

- Vellushaarzysten
- Steatokystom
- Dermoidzyste
- Kiemengangszyste (branchogene Zyste)
- mediane Raphezyste des Penis

15.2 Adnextumoren

Adnextumoren

H.P. Soyer

15.2.1 Gutartige Adnextumoren der Haut

Gutartige Adnextumoren der Haut

Es handelt sich um eine heterogene Gruppe von Hauttumoren, die eine Differenzierung in Richtung der Hautanhangsgebilde zeigen. Das klinische Bild ist uncharakteristisch, und in den meisten Fällen kann die Diagnose nur histologisch gestellt werden. Die Totalexzision in Lokalanästhesie ist die adäquate Therapie für die solitären Adnextumoren. Bei den *multiplen Verlaufsformen* (z.B. Syringome, Trichoepitheliome) kommen Kryotherapie, Elektrochirurgie und Laserbehandlung in Betracht.
Die gutartigen Adnextumoren lassen sich in folgende Gruppen unterteilen:

Klinik
Uncharakteristisch

Diagnose
Histologische Untersuchung

Einteilung:

- **Follikuläre Tumoren**
  - Trichoepitheliom (solitär, multipel, desmoplastisch)
  - Trichoadenom
  - Trichofollikulom
  - Haarscheidenakanthom
  - Pilomatrixom
  - Fibrofollikulom
  - Tricholemmom (solitär, multipel)
  - Trichoblastom

- **Talgdrüsentumoren**
  - Talgdrüsenadenom
  - Talgdrüsenfollikulom
  - Talgdrüsenepitheliom
- **Ekkrine Schweißdrüsentumoren**
  - Syringom
  - Ekkrines Porom
  - Dermaler Gangtumor
  - Noduläres Hidradenom (solid-zystisch, hellzellig)
  - Ekkrines Spiradenom
  - Ekkrines papilläres Adenom
  - Zylindrom
  - Chondroides Syringom (ekkriner Typ)
- **Apokrine Schweißdrüsentumoren**
  - Syringocystadenoma papilliferum
  - Hidradenoma papilliferum
  - Apokrines tubuläres Adenom
  - Mamillenadenom
  - Chondroides Syringom (apokriner Typ)

Trichoepitheliom

15.2.1.1 Trichoepitheliom

Es handelt sich um relativ häufige, gutartige, solitäre oder multiple Tumoren mit follikulärer Differenzierung.

• Solitäres Trichoepitheliom

- **Solitäres Trichoepitheliom:** Klinisch sind diese hautfarbenen, erbsgroßen Knoten, die häufig im Gesicht jugendlicher Personen lokalisiert sind, schwierig von dermalen Nävuszellnävi oder knotigen Basaliomen abzugrenzen. Das desmoplastische Trichoepitheliom repräsentiert eine durch ausgeprägte Fibrose und Sklerose gekennzeichnete, besondere histologische Variante.

• Multiple Trichoepitheliome

Differentialdiagnose
- Adenoma sebaceum bei Bourneville-Pringle-Syndrom
- Basalzellnävus-Syndrom (Gorlin-Goltz-Syndrom)

- **Multiple Trichoepitheliome (Epithelioma adenoides cysticum Brooke):** Im Bereich der Stirn, perinasal und perioral finden sich hautfarbene, erbsgroße, dicht stehende Knötchen, die sich meist vor dem 30. Lebensjahr entwickeln. **Differentialdiagnostisch** sollte an ein Adenoma sebaceum (multiple Angiofibrome) bei Bourneville-Pringle-Syndrom, aber auch an das Basalzellnävus-Syndrom (Gorlin-Goltz-Syndrom) gedacht werden. Ferner findet man bei ca. 50% der Patienten mit multiplen Trichoepitheliomen eine Kombination mit Zylindromen (Brooke-Spiegler-Syndrom).

Syringome

15.2.1.2 Syringome

Syringome sind benigne Tumoren mit ekkriner Differenzierung. Klinisch finden sich zahlreiche, meist gruppiert stehende, stecknadelkopfgroße, hautfarbene bis rotbraune Knötchen mit bevorzugter Lokalisation im Bereich der Unterlider, der Wangen, des Halses und der oberen Brustregion.

Maligne Adnextumoren der Haut

15.2.2 Maligne Adnextumoren der Haut

Diese seltene Gruppe primär bösartiger Hauttumoren ist durch ein uncharakteristisches klinisches Bild mit derben, hautfarbenen bis rötlich-braunen, meist halbkugeligen Knoten mit glatter, höckriger oder ulzerierter Oberfläche gekennzeichnet. Maligne Adnextumoren findet man im Bereich des gesamten Integuments, bevorzugt jedoch am Kopf. Die Diagnose erfolgt durch die histologische Untersuchung. Eine Klassifikation der malignen Adnextumoren entsprechend ihrer Differenzierungsrichtung ist nachfolgend angegeben:

- **Haarfollikelkarzinome**
  - Malignes Pilomatrixom
  - Maligne proliferierende Tricholemmalzyste
  - Tricholemmales Karzinom
- **Talgdrüsenkarzinome**
- **Schweißdrüsenkarzinome**
  - Aggressives digitales papilläres Adenom
  - Mikro-zystisches Adnexkarzinom
  - Adenoid-zystisches Karzinom
  - Muzinöses Schweißdrüsenkarzinom
  - Malignes Hidradenom
  - Malignes ekkrines Porom
  - Malignes chondroides Syringom
  - Malignes Spiradenom
  - Malignes Zylindrom
  - Extramammärer Morbus Paget
  - Apokrines Adenokarzinom

Klassifikation: ⇦

Zur Therapie ist die radikale operative Entfernung des Tumors notwendig. Die Prognose ist schwierig zu beurteilen (Neigung zu Metastasen).

Therapie
Radikale operative Entfernung

15.2.2.1 Morbus Paget

Morbus Paget

Man unterscheidet zwei klinische Manifestationsformen:
Mammärer Morbus Paget: Beim mammären Morbus Paget handelt es sich um ein epidermotropes Karzinom der Milchdrüsenausführungsgänge. Die früher übliche Einordnung des Morbus Paget in der Gruppe der Präkanzerosen ist heute nicht mehr gerechtfertigt, weil ein intraduktales Mammakarzinom vorliegt.

Mammärer Morbus Paget
Epidermotropes Karzinom der Milchdrüsenausführungsgänge

Das **klinische Bild** zeigt meist einseitig im Bereich der Mamille und der angrenzenden Hautbezirke einen scharf und vielbogig begrenzten, infiltrierten, erythematösen Krankheitsherd, der mit Schuppenkrusten bedeckt ist oder Erosionen aufweist. Die Brustwarze kann verstrichen oder verzogen sein. Palpatorisch sind manchmal Knoten in der Mamma tastbar. Subjektive Beschwerden sind eher selten. **Differentialdiagnostisch** ist vor allem ein Mamillenekzem, eine Psoriasis vulgaris, ein Morbus Bowen oder ein superfizielles Basaliom abzugrenzen.

Klinik
Erythematöser schuppender oder erosiver Krankheitsherd der Mamille

Differentialdiagnose
Morbus Paget versus Mamillenekzem

Histologisch findet man eine akanthotisch verbreiterte Epidermis mit zahlreichen, vorwiegend einzeln und in Nestern angeordneten, großen Zellen mit hellem Zytoplasma und hyperchromatischen Kernen (sog. Paget-Zellen). Diese diffuse Durchsetzung der Epidermis mit Zellen wird als „pagetoides" Verteilungsmuster bezeichnet und ist typisch für den Morbus Paget, das superfiziell-spreitende maligne Melanom sowie eine besondere Variante der Mykosis fungoides (sog. pagetoide Retikulose).

Histologie
Sog. Paget-Zellen in der Epidermis

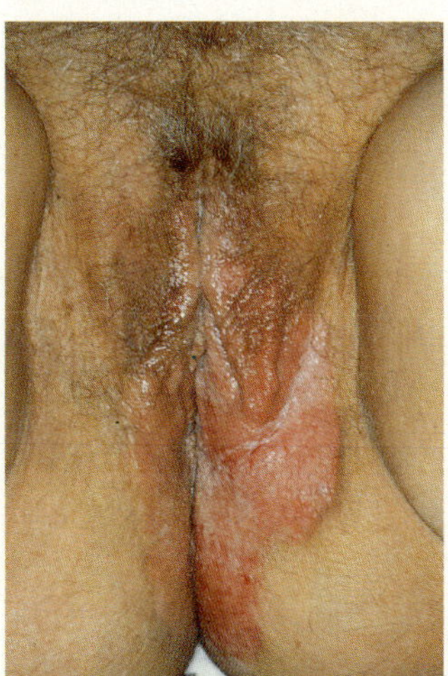

Abb. 15-6
Extramammärer Morbus Paget

Therapie
Ablatio mammae
Extramammärer Morbus Paget
Apokrines Schweißdrüsenkarzinom
Lokalisation
- Anogenitalregion
- Nabelgegend
- Achselhöhlen

Therapie
Großzügige Exzision

Therapeutisch ist die Mammaamputation notwendig.
Extramammärer Morbus Paget: Beim extramammären Morbus Paget handelt es sich um ein in der Anogenitalregion, in den Achselhöhlen oder selten in der Nabelgegend lokalisiertes epidermotropes apokrines Schweißdrüsenkarzinom. Das **klinische** (Abb. 15-6) und auch **histologische Bild** ist ähnlich wie beim mammären Morbus Paget.
Therapeutisch ist die großzügige Exzision (nicht selten findet man auch ein primäres Karzinom des Rektums) ev. mit plastischer Defektdeckung erforderlich.

Melanozytäre Tumoren

15.3 Melanozytäre Tumoren

H. Kerl

Gutartige melanozytäre Tumoren

Nävuszellnävi
Gutartige Proliferationen der Melanozyten
• Kongenitale Nävuszellnävi
• Erworbene Nävuszellnävi

15.3.1 Gutartige melanozytäre Tumoren

Es handelt sich um benigne Proliferationen der Melanozyten (Nävuszellen), die auch als Nävuszellnävi, melanozytäre Nävi oder Muttermale bezeichnet werden. Sie gehören zu den häufigsten Hautveränderungen. Man unterscheidet *kongenitale* und *erworbene* Nävuszellnävi.

Kongenitale Nävuszellnävi
- klein
- mittelgroß
- groß

15.3.1.1 Kongenitale Nävuszellnävi

Dies sind Nävuszellnävi, die bei der Geburt vorhanden sind oder in den ersten Lebenswochen entstehen. Ihre Häufigkeit wird mit ca. 1% angegeben. Entsprechend ihrer Größe werden kleine (< 1,5 cm Durchmesser), mittelgroße (1,5–20 cm Durchmesser) und große (> 20 cm Durchmesser) kongenitale Nävuszellnävi unterschieden.

Klinik

Kleine kongenitale Nävuszellnävi sind meist relativ scharf begrenzte, runde oder ovale, makulöse bzw. papulöse Pigmentläsionen mit uniformer Pigmentierung und glatter Oberfläche. *Große und mittelgroße kongenitale Nävuszellnävi* variieren beträchtlich in der Ausdehnung (Riesennävi) und zeigen meist eine grobe, unregelmäßige Oberfläche, Hypertrichose (Tierfellnävus) und eine verstärkte Pigmentierung mit verschiedenen Braunschattierungen und Schwarztönen (Abb. 15-7).

Histologie
Nävuszellen auch in der tieferen Dermis und Subkutis
Infiltration der Anhangsgebilde

Das histologische Bild ist durch eine bandartige Anordnung der Nävuszellen (Melanozyten) im Stratum papillare mit Beteiligung der tieferen Dermis und Subkutis, Nävuszellen einzeln und in Strängen zwischen den Kollagenfasern, neuroide Differenzierung und die häufige Assoziation der Zellen mit Anhangsgebilden, Gefäßen und Nerven charakterisiert.

Risiko zur Entwicklung eines Melanoms

Es ist bekannt, daß Melanome im Bereich kongenitaler Nävuszellnävi entstehen können. Das Lebenszeitrisiko der Entwicklung eines Melanoms bei

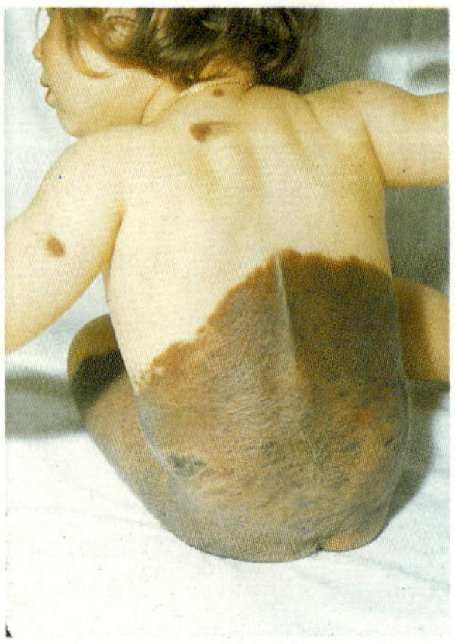

Abb. 15-7
Kongenitaler Riesennävus

Patienten mit großen kongenitalen Nävuszellnävi wird mit 6,3% angegeben und bei kleinen kongenitalen Nävuszellnävi auf 5% geschätzt.
Die Behandlung kongenitaler Nävuszellnävi ist individuell zu gestalten. Große kongenitale Nävuszellnävi sollten – falls technisch möglich – exzidiert werden. Oft sind mehrere plastisch-chirurgische Sitzungen notwendig. Ist die Exzision nicht möglich, sind photographische Dokumentation und regelmäßige Kontrollen angezeigt. Kleinere kongenitale Nävuszellnävi können (prophylaktisch) entfernt oder in bestimmten Abständen kontrolliert werden. Atypische Läsionen mit einem ungewöhnlichen klinischen Bild werden selbstverständlich operiert.

Therapie
- photographische Dokumentation bei der Geburt
- Exzision, falls möglich
- Kontrolluntersuchungen

Naevus spilus
Es handelt sich um eine Sonderform eines kongenitalen Nävuszellnävus. Man findet ein großflächiges hellbraunes Areal, ähnlich einem café-au-lait-Fleck, mit zahlreichen „gesprenkelten", stecknadelkopfgroßen, dunklen Pigmentierungen. Histologisch zeigt der hellbraune Fleck die Veränderungen der Lentigo simplex, während die „kleinen" schwarzbraunen Bezirke das Bild des kongenitalen Nävuszellnävus zeigen.

Naevus spilus
Sonderform eines kongenitalen Nävuszellnävus

15.3.1.2 „Gewöhnliche" erworbene Nävuszellnävi

Diese entwickeln sich schubweise während der Kinderjahre, zur Zeit der Pubertät und seltener auch im Erwachsenenalter am gesamten Integument. Im Durchschnitt findet man bei jüngeren Erwachsenen etwa 15–40 Nävuszellnävi. Man unterscheidet Junktions-, Compound- und dermale Nävuszellnävi. Abb. 15-8 zeigt den Lebensweg „gewöhnlicher" erworbener Nävuszellnävi.

„Gewöhnliche" erworbene Nävuszellnävi
- Junktions-Nävus
- Compound-Nävus
- Dermaler Nävus

Das klinische Bild ist variabel und vom Evolutionsstadium abhängig. Charakteristisch sind 3 mm (Lentigo simplex) bis 6 mm (Junktionsnävus) große, runde oder ovale, eher scharf begrenzte, flache Läsionen mit homogenem hell- bis dunkelbraunem Farbton. Compound-Nävi entsprechen Papeln und kleinen Knoten; sie zeigen nicht selten eine dunkel pigmentierte papillomatöse Oberfläche (Naevus pigmentosus et papillomatosus). Das klinische Bild der dermalen Nävuszellnävi ist durch meist hellbraune Knötchen charakterisiert. Im Alter bilden sich die Nävuszellnävi zurück; es resultieren dann hautfarbene, manchmal gestielte Läsionen.

Klinik
Symmetrische, runde oder ovale, scharf begrenzte, flache Läsionen, Papeln oder kleine Knoten mit einheitlich pigmentiertem Farbton

Histologisch ist die Lentigo simplex (= Vorläufer des Junktions-Nävus) durch dünne verlängerte Reteleisten, epidermale Hyperpigmentierung und Vermehrung von aus der Neuralleiste in die Haut eingewanderten Melanozyten in der Basalzone gekennzeichnet. Beim Junktionsnävus bilden die Melanozyten Nester an der dermo-epidermalen Junktionszone. Nach „Ab-

Histologie
Melanozytennester an der Junktionszone und in der Dermis

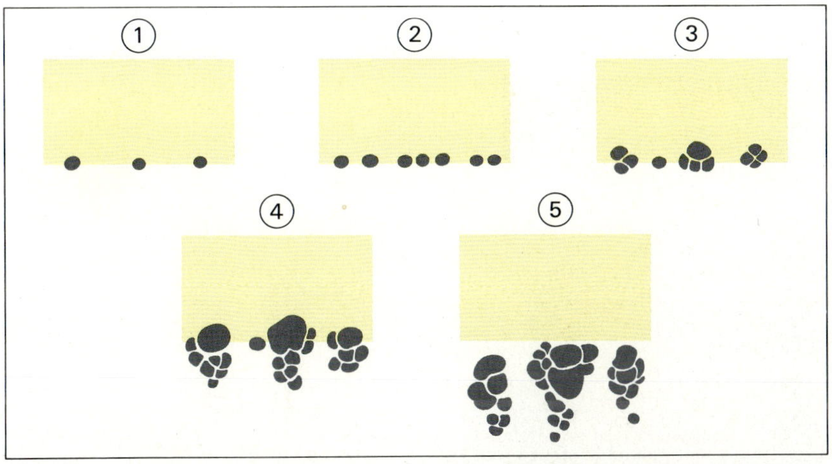

Abb. 15-8 Lebensweg gewöhnlicher erworbener Nävuszellnävi. 1 = Melanozyten in normaler Haut; 2 = Lentigo simplex; 3 = Junktions-Nävus; 4 = Compound-Nävus; 5 = dermaler Nävus

tropfung" dieser Nester in die Dermis (Theorie von Unna) findet man Melanozyten in Einzelformationen und Nestern sowohl an der Junktionszone wie auch in der Dermis. Diese Veränderungen sind für den Compound-Nävus charakteristisch. Beim dermalen Nävuszellnävus liegen die Melanozyten (Nävuszellen) in Strängen und Nestern in der Dermis und zeigen nicht selten eine neuroide Differenzierung.

Melanom-Risiko
Personen mit sehr vielen und atypischen Nävi sind besonders gefährdet

Die genauen Beziehungen zwischen „gewöhnlichen" erworbenen Nävuszellnävi und malignen Melanomen sind heute noch unklar. Bei der histologischen Untersuchung von Melanomen findet man relativ häufig Nävuszellnester in Assoziation mit den malignen Tumorzellen. Besonders wichtig ist, daß Personen mit einer sehr großen Anzahl „gewöhnlicher" erworbener Nävuszellnävi und zusätzlich sehr vielen atypischen Nävi (dysplastischen Nävi) ein erhöhtes Risiko zur Melanomentwicklung aufweisen. In diesem Fall repräsentieren diese Nävuszellnävi sog. Melanom-Marker.
Die Indikation zur Exzision gewöhnlicher erworbener Nävuszellnävi ist bei Vorliegen folgender Punkte gegeben:

Therapie
Indikation zur Exzision
⟹

- Kosmetische Aspekte (z. B. Lokalisation des Nävuszellnävus an der Nase).
- Beobachtung verschiedener Veränderungen wie z. B. der Farbe, Form, Größe und Oberfläche („changing mole").
- Chronische Irritation (z. B. Sitz an der Gürtellinie).
- ‚Versteckte' Lokalisationen wie z. B. im Genitalbereich oder am Kapillitium.
- Atypisches Aussehen.

Dysplastische Nävi

Erworbene atypische melanozytäre Nävi, die im Zusammenhang mit der Frühdiagnose und Vorsorge des Melanoms von besonderer Bedeutung sind:
- Familiäres dysplastisches Nävussyndrom
- Sporadische dysplastische Nävi

Klinik

Die Unterscheidung von einem frühen Melanom ist oft schwierig

15.3.1.3 Dysplastische Nävi (Clarks Nävi)

Dysplastische Nävi sind erworbene atypische melanozytäre Nävi, die familiär (**dysplastisches Nävus-Syndrom,** autosomal-dominant oder polygen) oder bei Einzelindividuen **(sporadischer Typ – nicht familiär)** auftreten können. Ihre Häufigkeit in der Bevölkerung wird mit 2–9% angegeben. Dysplastische Nävi sind vor allem im Zusammenhang mit der *Frühdiagnose* und *Vorsorge* des Melanoms von Bedeutung.
Man findet einzelne oder mehrere, manchmal aber auch über hundert Läsionen (Abb. 15-9), die sich besonders in der Pubertät, nicht selten aber auch später entwickeln. Bevorzugte Lokalisationen sind die obere Rückenregion, Arme, Gesäß, Brust und Kopfhaut.
Häufig sieht man eine unregelmäßig konfigurierte, unscharf begrenzte, makulöse Komponente, die oft eine Papel oder ein Knötchen aufweist. Die Farbe variiert zwischen rötlich, hellbraun, dunkelbraun und schwarz. Eine sichere klinische Abgrenzung von einem frühen Melanom ist in vielen Fällen nicht möglich.

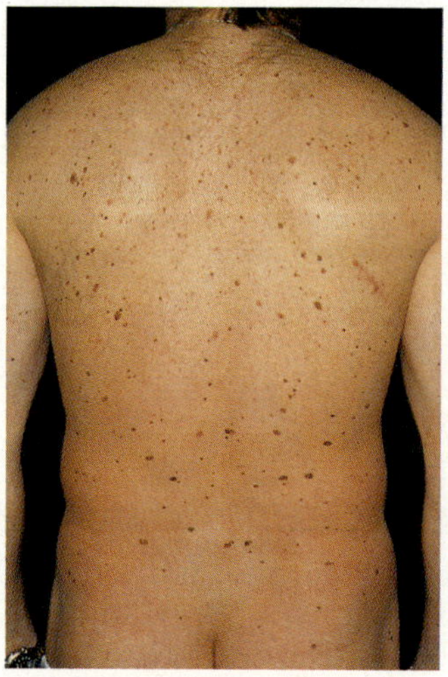

Abb. 15-9
Multiple dysplastische Nävi bei familiärem dysplastischem Nävus-Syndrom

Das **histologische Bild** zeigt einen Junktions- oder häufiger einen Compound-Nävus mit Zeichen der Dysplasie insbesondere in den Randzonen. Dysplastische Nävi repräsentieren offenbar eine Differenzierungsstörung im Entwicklungsgang eines „gewöhnlichen" erworbenen Nävuszellnävus, die durch eine persistierende melanozytäre Hyperplasie in Kombination mit einer melanozytären Atypie (= Dysplasie) charakterisiert ist.

Histologie
Hauptkriterien:
- lentiginöse melanozytäre Hyperplasie
- atypische Melanozyten (Melanozyten-Kernatypie)

Es besteht kein Zweifel, daß Individuen mit dysplastischen Nävi in Familien mit familiärem Melanom (= dysplastisches Nävus-Syndrom) ein erhöhtes Melanomrisiko zeigen. Das Lebenszeitrisiko der Entwicklung eines Melanoms kann für Patienten mit dysplastischen Nävi bis zu 100% betragen, wenn mehr als 2 Verwandte ersten Grades ein Melanom aufweisen. Bei Patienten mit dem dysplastischen Nävus-Syndrom stellen die dysplastischen Nävi daher **Melanom-Marker** dar, die zur Identifizierung von Melanom-gefährdeten Familienmitgliedern beitragen können. Zusätzlich wird durch die Erfassung dieser Patienten die Diagnose und Behandlung früher, heilbarer Melanome ermöglicht, weil die dysplastischen Nävi beim dysplastischen Nävus-Syndrom wahrscheinlich auch histogenetische Melanom-Vorläufer repräsentieren. Auch die nicht-familiären, sporadischen dysplastischen Nävi repräsentieren offenbar Melanom-Marker, wobei das Risiko jedoch nicht genau definiert ist. Hier sind offensichtlich noch andere individuelle Faktoren, wie die Anzahl „gewöhnlicher" erworbener Nävuszellnävi, die Sonnenempfindlichkeit und der Hauttyp von Bedeutung.

Melanom-Risiko
Patienten mit dysplastischem Nävus-Syndrom sind besonders gefährdet.
Melanom-Vorläufer und Melanom-Marker

Folgende Maßnahmen werden bei Vorliegen dysplastischer Nävi empfohlen:

Behandlung

⇦

- Detaillierte klinische Anamnese mit Information über das Vorkommen von dysplastischen Nävi und Melanomen bei Familienmitgliedern ersten Grades.
- Genaue Inspektion der Haut einschließlich Kapillitium, Mundschleimhaut, Ano-Genital-Region und Nägel.
- Photographische Dokumentation.
- Exzision verdächtiger Läsionen mit einem Sicherheitsabstand von 2 mm–5 mm.
- Regelmäßige Kontrolluntersuchungen.
- Patientenberatung mit Erklärungen zur Selbstuntersuchung und Anweisungen zur Vermeidung extremer Sonnenexposition (Anwendung von UVA- und UVB-Filter-Sonnencremen mit hohem Sonnenschutzfaktor).
- Screening der Familienmitglieder bei positiver Familienanamnese.

15.3.1.4 Sonderformen melanozytärer Nävuszellnävi

Sonderformen melanozytärer Nävuszellnävi
Spitz-Nävus
- Auftreten im Kindesalter
- Lokalisation häufig im Gesicht
- Rötlicher bis brauner Knoten

Spitz-Nävus („nevus of large spindle and/or epithelioid cells")
Dieser Tumor wurde nach der amerikanischen Pathologin Sophie Spitz benannt. Es handelt sich um meist rasch wachsende, gutartige, überwiegend bei Kindern und Jugendlichen, seltener bei Erwachsenen beobachtete Nävuszellnävi. Die bevorzugte Lokalisation ist das Gesicht. Man sieht einen halbkugeligen Knoten mit glatter Oberfläche und hellroter (Hämangiom-ähnlich) bis brauner Farbe (Abb. 15-10).

Das histologische Bild ist durch eine Proliferation spindeliger und epitheloider Melanozyten mit großen Kernen charakterisiert. Die Unterscheidung von einem malignen Melanom ist oft extrem schwierig. Wegen des ungewöhnlichen histologischen Bildes wurde der Spitz-Nävus früher auch als *juveniles Melanom* bezeichnet.

- Histologische Abgrenzung vom Melanom oft sehr schwierig

Eine Variante des Spitz-Nävus repräsentiert der **pigmentierte Spindelzelltumor,** der besonders bei jüngeren Frauen am Oberschenkel beobachtet wird. Charakteristisch sind scharf begrenzte, dunkelschwarze Papeln, Plaques oder Knoten mit stark pigmentierten, spindeligen Tumorzellen. Zur Behandlung der Spitz-Nävi wird die Exzision empfohlen.

Pigmentierter Spindelzell-Tumor

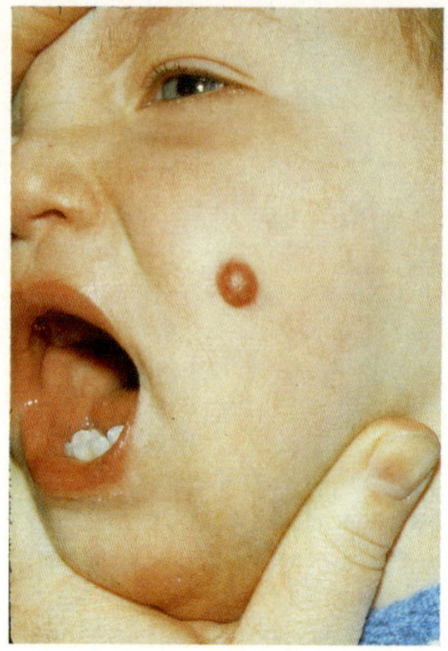

Abb. 15-10
Spitz-Nävus

Halo-Nävus
Nävuszellnävus mit konzentrischem depigmentiertem Randsaum (= Zeichen der Regression)

Halo-Nävus (Sutton-Nävus, Leukoderma acquisitum centrifugum)
Es handelt sich um Nävuszellnävi, die meist bei Jugendlichen am Stamm beobachtet werden. Das klinische Bild ist durch einen zentralen Nävuszellnävus mit einem Vitiligo-artigen weißen Randsaum gekennzeichnet. Nicht selten wird als Folge einer immunologischen Reaktion eine komplette Regression des Nävuszellnävus beobachtet. Histologisch sieht man meist einen Compound-Nävus mit einem ausgeprägten lymphoidzelligen Infiltrat. Halo-Nävi mit ungewöhnlichem Aussehen sollten operativ entfernt werden.

Blauer Nävus
- Einfacher Typ
- Zellreicher blauer Nävus
- „Combined"-Typ

Blauer Nävus (Naevus coeruleus)
Blaue Nävi repräsentieren gutartige, halbkugelige, derbe, glatte Knötchen und Knoten von blaugrauer oder blauschwarzer Farbe. Bevorzugte Lokalisationen sind das Gesicht, die distalen Extremitäten und die Gesäßregion. Maligne blaue Nävi werden sehr selten beobachtet.
Histologisch lassen sich verschiedene Typen unterscheiden:
- Einfacher („common") Typ mit stark pigmentierten dendritischen Melanozyten und Melanophagen in der Dermis.
- Zellreicher blauer Nävus; neben pigmentierten dendritischen Melanozyten sind große ovale und spindelige Zellen mit neuroiden Zügen vorhanden.
- „Combined"-Typ mit zwei Komponenten, nämlich dendritischen Melanozyten und typischen Nävuszellen.

Die Therapie der Wahl ist die Exzision.

Therapie
Exzision

Pseudo-Melanom
Rezidiv eines unvollständig entfernten Nävus
Melanom-Simulator

Pseudo-Melanom („Rezidiv"-Nävus)
Nach unvollständiger Entfernung melanozytärer Nävi beobachtet man nicht selten Rezidive, die klinisch und/oder histologisch mit einem malignen Melanom verwechselt werden können.
Klinisch sieht man meist flache unregelmäßig begrenzte Läsionen mit verschiedenen braunen bis schwarzen Farbtönen. Histologisch liegen eine Ausbreitung der Melanozyten – einzeln und in Nestern – in höhere Epidermislagen und fibrotisches Narbengewebe vor.
Zur Behandlung ist die Totalexzision angezeigt.

Malignes Melanom

15.3.2 Malignes Melanom

15.3.2.1 Definition und Vorbemerkungen

Bösartiger Tumor der Melanozyten
Entstehung:
- „de novo" auf klinisch unauffälliger Haut oder
- im Bereich bestimmter Nävuszellnävi

Das Melanom wird als bösartiger Tumor der pigmentbildenden Zellen der Epidermis (Melanozyten) mit frühzeitiger Neigung zu lymphogener und hämatogener Metastasierung definiert. Der Tumor entsteht entweder „de novo" auf klinisch unauffälliger Haut oder im Bereich bestimmter Nävuszellnävi.

Dem malignen Melanom der Haut ist heute höchste Priorität einzuräumen. Nach neuen epidemiologischen Untersuchungen gehört nämlich das Melanom wahrscheinlich zu den häufigsten bösartigen Neoplasien. In Deutschland und Österreich kann die Gesamthäufigkeit des Melanoms derzeit mit 10 bis 12 Melanomen pro 100000 Einwohner angegeben werden. Im Jahr 2000 wird wahrscheinlich 1 Individuum von 90 im Verlaufe seines Lebens ein Melanom entwickeln. Die Ursache für die **steigende Inzidenz des Melanoms** ist wahrscheinlich auf verschiedene Faktoren wie das *höhere Durchschnittsalter* der Bevölkerung, eine *genetische Disposition, onkogene Viren, spezifische Immunsuppression* und *chemische Karzinogene* zurückzuführen. Von wesentlicher Bedeutung ist jedoch die **zunehmende Sonnenbelastung** der Haut, wobei insbesondere intermittierende, kurzdauernde sehr starke UV-Exposition (z.B. Sonnenbaden auch im Winter, häufiger Besuch von Solarien) anzuführen sind. Auch zahlreiche Sonnenbrände mit Blasen im Kindesalter spielen eine Rolle. Namentlich sind Personen mit heller Haut, heller Augenfarbe, zahlreichen Sommersprossen, rotblondem Haar („irischer Typ") und ungenügender Bräunungstendenz gefährdet (s. auch Tab. 15-5).

Häufigkeitszunahme

Zusammenhang mit Sonnenbestrahlung!

15.3.2.2 Klinik (Tab. 15-2)

Das Melanom kann in allen Altersstufen vorkommen, gehäuft jedoch zwischen dem 20. und 60. Lebensjahr (Durchschnittsalter 52 Jahre); die Geschlechtsverteilung beträgt nahezu 1:1. Melanome werden besonders häufig an den Beinen bei Frauen und am Rücken bei beiden Geschlechtern beobachtet.

Klinik

- Vorkommen gehäuft zwischen 20 und 60 Jahre
- Geschlechtsverteilung 1:1

Tab. 15-2 Klinische Kriterien zur Diagnose des Melanoms

Frühstadien
Asymmetrischer, unscharf begrenzter Fleck
Variables Pigmentmuster mit verschiedenen Farbnuancierungen
Durchmesser > 5 mm
Fortgeschrittene Melanome
Exophytischer Knoten (dunkelbraun bis schwarz, rot, weiß und blau)
Flacher, bräunlich-schwarzer, unscharfer Rand
Entzündung, Ulzeration, Blutung
Schon länger vorher bestehendes Muttermal

Klassifikation: Die 4 häufigsten klinisch-histologischen Typen des Melanoms sind:

- **Das „superficial-spreading" (oberflächlich-spreitende)-Melanom** (Abb. 15-11)
  Etwa 70% aller Melanome gehören zu dieser Gruppe. Die frühe Wachstumsphase des Tumors zeigt eine horizontale Ausbreitung; nach einigen Jahren ist die Tendenz zu vertikalem Wachstum mit knotiger Transformation festzustellen. Je nach Krankheitsdauer zeigt das „superficial-spreading"-Melanom münzgroße, flache Herde oder Knoten mit

Klassifikation

- „superficial-spreading"-Melanom

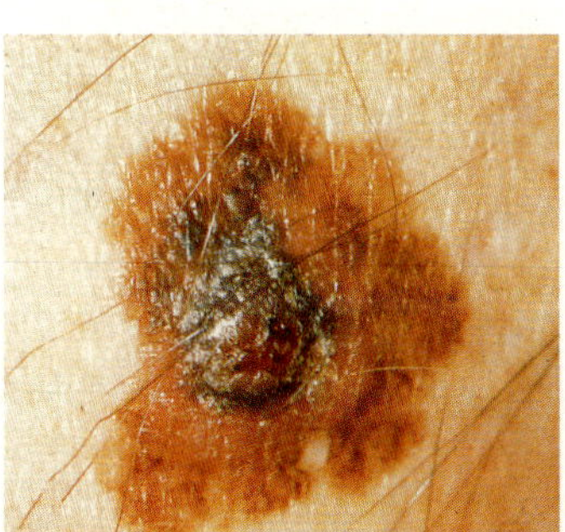

Abb. 15-11
„Superficial-spreading"-Melanom

scharf oder unscharf begrenztem Rand und nicht selten halbkreisförmigem Umriß. Ein wichtiger diagnostischer Aspekt ist der Farbton des Tumors mit verschiedenen Schattierungen von Braun, Grau, Blau, Schwarz und Weiß.

• knotiges Melanom

- **Das knotige (noduläre) Melanom** (Abb. 15-12)
  Dieser Melanomtyp zeigt die ungünstigste Prognose und betrifft ca. 15% der Patienten. Man beobachtet ein rasches vertikales Wachstum; typisch sind rötlich-blauschwarze bis graubraune halbkugelig vorragende Knoten (mit Ulzeration) oder plaqueförmige Läsionen.

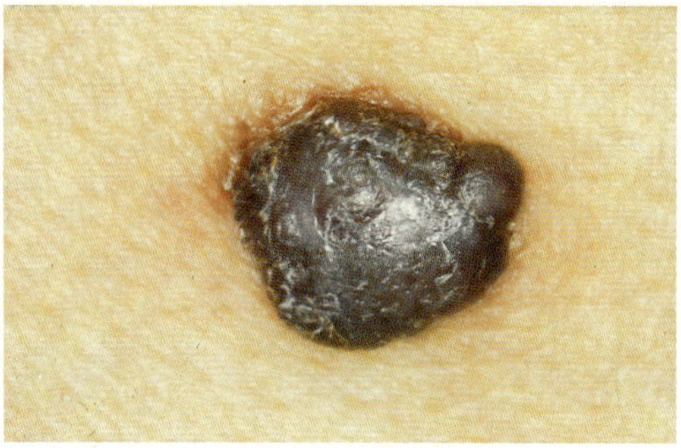

Abb. 15-12
Knotiges Melanom

• Lentigo-maligna-Melanom

- **Das Lentigo-maligna-Melanom** (Abb. 15-13)
  Diesen Tumor findet man bei 5% der Patienten (ältere Menschen) insbesondere an sonnenexponierter Haut im Gesicht. Die frühen nicht-invasiven Stadien (= „melanoma in situ“) werden als Lentigo maligna bezeichnet. Klinisch steht eine flache (später auch knotige) Läsion mit unregelmäßiger, unscharfer Begrenzung und unterschiedlichen Brauntönen mit manchmal maschig-retikulärem Aspekt oder schwarzer Fleckung im Vordergrund.

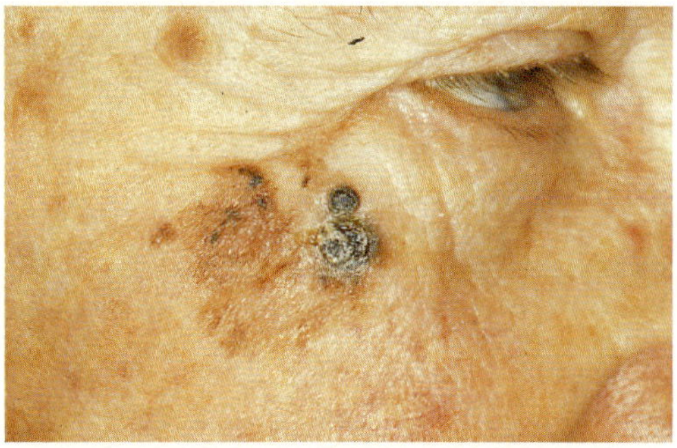

Abb. 15-13
Lentigo-maligna-Melanom

• akral-lentiginöses Melanom

- **Das akral-lentiginöse Melanom** (Abb. 15-14)
  Dieses Melanom (Häufigkeit etwa 7%) ist durch seine anatomische Lokalisation im palmar-plantar-subungualen Bereich charakterisiert. Das klinische Bild zeigt viele Facetten mit kleinen unscheinbaren braunen bis schwarzbraunen Flecken bis zu ulzerierten Knoten. Subunguale Melanome beginnen als braunschwarz gesprenkelte Flecke oder streifige Pig-

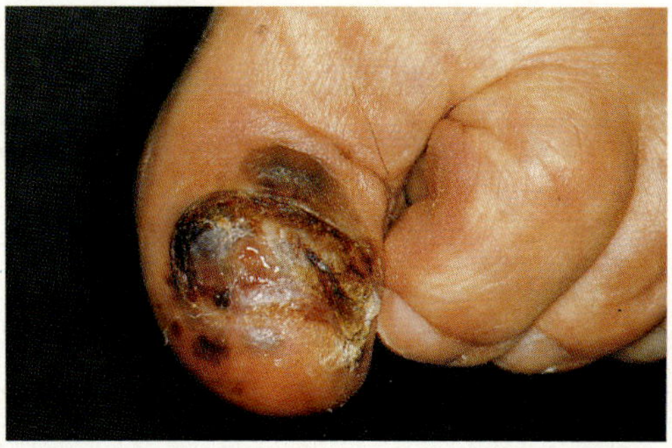

Abb. 15-14
Akral-lentiginöses Melanom

mentierung des Nagelbettes („Melanonychia striata"). Die Pigmentierung kann auf die Umgebung übergreifen („Hutchinson-Zeichen").
Spezielle Melanom-Lokalisationen können auch die Mund- und Genitalschleimhaut sein.
Auf ein Melanom verdächtig sind pigmentierte Läsionen, die eine Größenzunahme aufweisen. Auch Veränderungen am Rand (unregelmäßige Begrenzung) des Tumors und an der Oberfläche, wie Schuppung, Rötung, Erosionen, Blutung sowie subjektive Symptome (Juckreiz) sind zu beachten. Sehr wichtig sind auch Änderungen der Farbe, wie dunklere Pigmentierung oder Farbverlust. Die unregelmäßige Randbegrenzung des Melanoms wird durch die sich in verschiedener Richtung mit unterschiedlicher Geschwindigkeit zentrifugal ausbreitenden intraepidermalen malignen Melanozyten verursacht. Der braunschwarze Farbton resultiert aus der Migration der Melanomzellen an die Epidermisoberfläche. Weiße Areale korrespondieren histologisch mit regressiven Veränderungen. Blaue (braunes Pigment in der tieferen Dermis – Tyndalleffekt) und rote Farbtöne (dilatierte Gefäße) findet man meist bei fortgeschrittenen Melanomen.

Veränderungen bei einem Muttermal: Melanom-Verdacht!

Sonderformen

Es gibt noch verschiedene klinische und histologische Melanomvarianten wie z.B. *amelanotische Melanome,* die klinisch wegen der fehlenden Pigmentierung schwierig zu erkennen sind. **Differentialdiagnostisch** ist vor allem das *Granuloma pyogenicum* abzugrenzen. *Desmoplastische Melanome* werden an sonnenexponierten Körperstellen beobachtet. Das histologische Bild ist durch spindelige Zellen mit Nerveninvasion und eine fibrotische Stromareaktion charakterisiert.

Sonderformen

15.3.2.3 Klinische Differentialdiagnose

Über 70 gut- und bösartige Hauttumoren weisen eine große Ähnlichkeit mit dem Melanom auf. Tab. 15-3 zeigt praktisch wichtige Hautveränderungen, die in erster Linie differentialdiagnostisch in Betracht zu ziehen sind.
Im Zusammenhang mit der Differentialdiagnose des Melanoms sei auf die intravitale Auflichtmikroskopie hingewiesen, welche durch die Darstellung bestimmter Charakteristika (z.B. Pigmentnetzwerk) eine sichere Unterscheidung von melanozytären und nicht-melanozytären Pigmenttumoren gestattet. Diese Methode stellt eine wertvolle Hilfe bei der Melanomfrüherkennung und präoperativen Diagnostik pigmentierter Läsionen dar.

Melanom-Differentialdiagnose

- Melanozytäre Nävi
- Pigmentiertes Basaliom
- Verruca seborrhoica
- Hämangiom
- Pigmentiertes Dermatofibrom

Auflichtmikroskopie

Tab. 15-3 Häufige Differentialdiagnosen maligner Melanome

Melanozytäre Nävi
- Verschiedene melanozytäre Nävi
- Spitz-Nävus (einschl. pigmentiertem Spindelzelltumor)
- Naevus coeruleus

Epitheliale Tumoren
- Verruca seborrhoica
- Pigmentiertes Basaliom
- Pigmentierte aktinische Keratose
- Verruköses Karzinom
- Adnextumoren

Vaskuläre Tumoren
- Angiokeratom
- Granuloma pyogenicum
- Kaposi-Sarkom

Verschiedenes
- Subkorneale Hämorrhagie („Tennis-Ferse")
- Subunguales Hämatom
- Pigmentiertes Dermatofibrom
- Mastozytom

Frühdiagnose

15.3.2.4 Frühdiagnose

Die Entwicklung des Melanoms spielt sich unmittelbar vor unseren Augen ab. Es gibt daher keinen bösartigen Tumor, der in einem früheren Entwicklungsstadium diagnostiziert werden kann als das Melanom.

Klinik

Klinisch (Tab. 15-2; Abb. 15-15a) entspricht in den frühen Stadien jedes primäre Hautmelanom einem asymmetrischen, unscharf begrenzten Fleck mit Farbschattierungen von hellbraun bis dunkelbraun oder schwarz. Der Durchmesser überschreitet meist 5 mm.

ABCD-Regel
Klinische Differentialdiagnose: Nävuszellnävus versus Melanom

Es gilt die sog. **ABCD-Regel:**
Asymmetrie: **Nävuszellnävi** sind rund und symmetrisch. **Melanome** wachsen stärker in eine Richtung und sind daher asymmetrisch.
Begrenzung: **Nävuszellnävi** sind in der Randzone scharf zur normalen Haut begrenzt. **Melanome** zeigen eine zackige, unregelmäßige und unscharfe Begrenzung zur normalen Haut. Dunkel gefärbte Stellen und helle Haut gehen scheinbar übergangslos ineinander über.
Colorit: **Nävuszellnävi** weisen einen einheitlichen (homogenen) hellbraunen bis dunkelbraunen Farbton auf. **Melanome** sind durch verschiedene braune und schwarze bzw. rötliche und auch graue Farbtöne gekennzeichnet.
Durchmesser: **Nävuszellnävi** bleiben nach ihrer anfänglichen Wachstumsphase über viele Jahre gleich groß. **Melanome** nehmen immer an Größe zu.

Wachstumsphasen
- horizontal
- vertikal (Möglichkeit zur Metastasierung)

Die Größenzunahme erfolgt zunächst durch horizontale Ausbreitung (horizontale Wachstumsphase). Nach einer variablen Zeitperiode (Monate, Jahre und manchmal Jahrzehnte) findet sich eine palpable Elevation (vertikale Wachstumsphase). Knotige Melanome werden leider häufig in den frühen Stadien nicht identifiziert.

Histologie

15.3.2.5 Histologie

Entscheidend für die Diagnose eines Melanoms ist der histologische Befund. Das Spektrum der Entwicklung der frühen Stadien des Melanoms zeigt Abb. 15-15b.

„melanoma in situ“:
Proliferation atypischer Melanozyten – einzeln und in Nestern – in der Epidermis und entlang der Adnexstrukturen.
Beteiligung der Dermis: invasives Melanom

Zunächst findet man eine Vermehrung von individuell in den basalen Epidermislagen verteilten Melanozyten. Diese initiale Phase wird als *melanozytäre Hyperplasie* bezeichnet. Im weiteren Verlauf breiten sich die Melanozyten teils einzeln, teils in Nestern entlang der dermo-epidermalen Junktionszone und schließlich in allen Epidermislagen (einschließlich der Hornschicht) aus. Die Melanozyten zeigen Atypien mit Variationen der Zellgröße, hyperchromatischen Kernen, deutlichen Nukleolen, Zunahme der Kern-Zytoplasma-Ratio und Vermehrung atypischer Mitosen. Diese Veränderungen werden als atypische melanozytäre Hyperplasie und „melanoma in situ“ bezeichnet. Schließlich gelangen die atypischen Melanozyten von der Epidermis in die Dermis (vertikale Wachstumsphase). Nun liegt ein invasives Melanom mit der Potenz zur Metastasierung vor.

Prognose

15.3.2.6 Prognose

Die Prognose des Melanoms hat sich in letzter Zeit entscheidend verbessert. Die 5-Jahres-Überlebensraten, die 1936 mit 12% und 1947 mit 18% angegeben wurden, liegen derzeit bei etwa 80%. Wir kennen eine ganze Reihe von Kriterien, die die Prognose und Überlebenszeit beeinflussen.

Das wichtigste prognostische Kriterium ist das **klinische Krankheitsstadium:**
Stadium I: Primärtumor ohne Metastasen
Stadium II: Primärtumor und Lymphknotenmetastasen
Stadium III: Primärtumor und Fernmetastasen

Entscheidend ist zunächst das klinische Krankheitsstadium:
Stadium I: Primärtumor ohne Lymphknoten- oder Fernmetastasen.
Stadium II: Primärtumor mit regionären Lymphknoten-Metastasen.
Stadium III: Vorliegen von Fernmetastasen.
Im Stadium I (ohne melanoma in situ) beträgt die 5-Jahresüberlebensrate 79%. Die Prognose bei Patienten im Stadium II ist vor allem von der Anzahl der befallenen Lymphknoten abhängig; 5 Jahre überleben etwa 25% der Patienten. Im Stadium III sterben mit gelegentlicher Ausnahme alle Patienten.

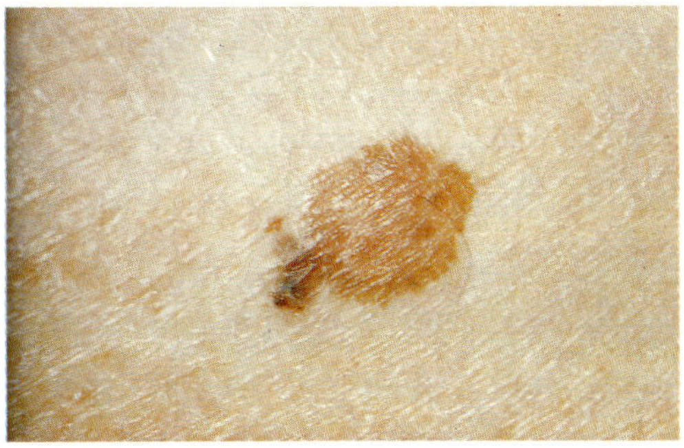

Abb. 15-15 a
„Melanoma in situ" –
Klinisches Bild

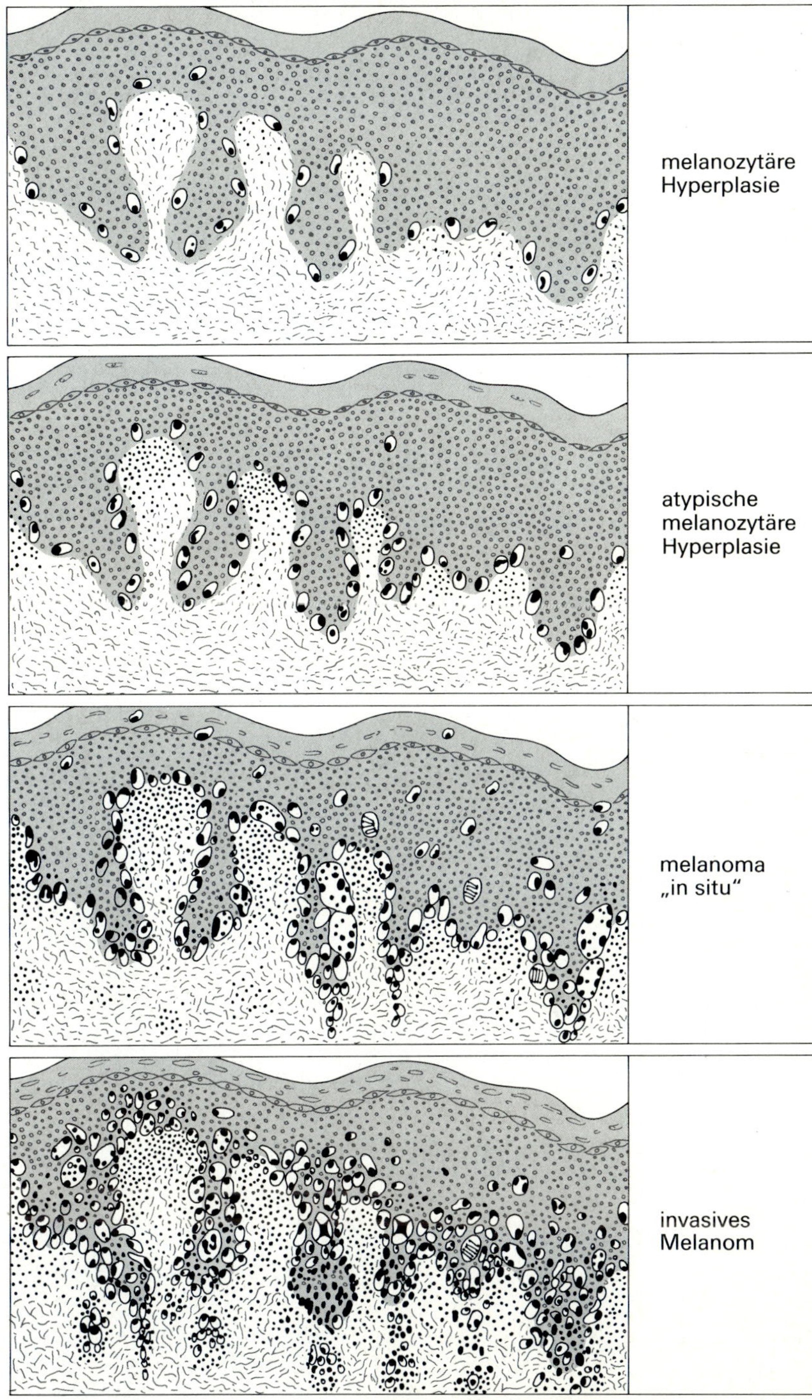

Abb. 15-15 b
Konzept der Evolutionsstadien des Melanoms

Als unabhängiges **histologisch-prognostisches Hauptkriterium** hat sich die **Bestimmung der maximalen Tumordicke** nach Breslow herausgestellt, welche sehr klare prognostische Aussagen gestattet. Dazu wird die zur Hautoberfläche vertikale Distanz zwischen Stratum granulosum der Epidermis und den am tiefsten eingedrungenen Melanomzell-Komplexen im Mikroskop gemessen (Abb. 15-16). Im Stadium I besitzen Melanome mit einer Tumordicke $< 0{,}75$ mm eine 5-Jahres-Überlebensrate von 98%, während z. B. bei Tumoren > 3 mm Eindringtiefe die Überlebensrate nach 5 Jahren unter 50% absinkt (Tab. 15-4).
Neben der Beurteilung der Tumordicke sind die Bestimmung der Invasionstiefe („level of invasion") nach Clark (Abb. 15-17) und der mitotischen Aktivität wichtig. Eine hohe Mitoserate ($= > 6/mm^2$) gilt als Hinweis

Prognostische Kriterien im Stadium I:
- **Tumordicke (Breslow)**
- Invasionstiefe (Clark)
- Mitoserate
- Stromareaktion
- Lokalisation
- Geschlecht

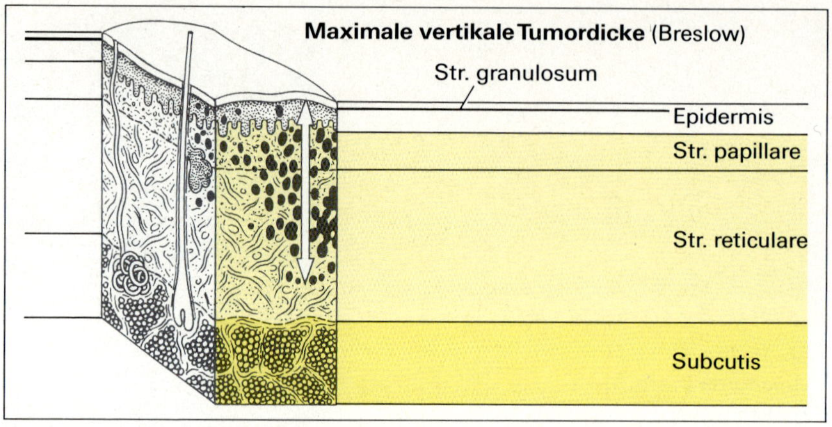

Abb. 15-16 Maximale vertikale Tumordicke (Breslow). Sie ist als ein Maß für das Tumorvolumen anzusehen. Dabei wird die zur Hautoberfläche vertikale Distanz zwischen Stratum granulosum und den untersten Melanomzellen im Mikroskop gemessen.

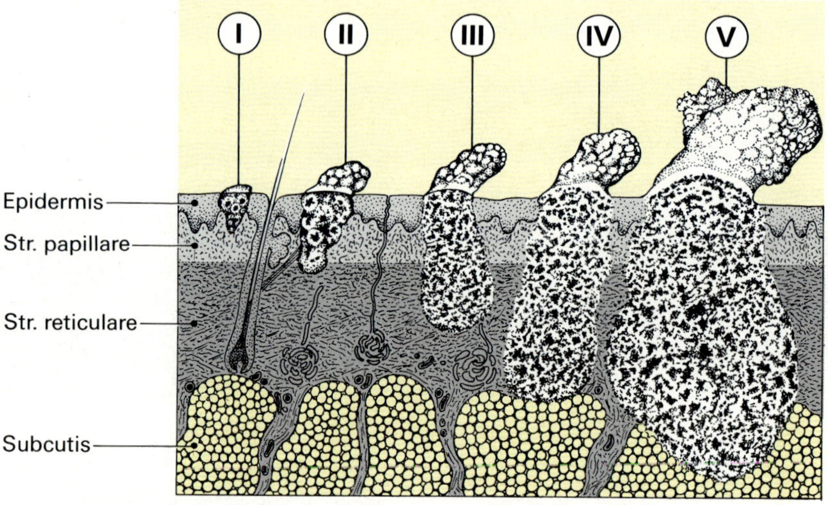

Abb. 15-17 Levels of invasion (Clark)
Level I: 'melanoma in-situ'; Level II: Eindringen in das Str. papillare; Level III: Eindringen bis zur Grenze Str. papillare/reticulare und Ausfüllen des Str. papillare; Level IV: Eindringen in das Str. reticulare; Level V: Eindringen in das subkutane Fettgewebe

Tab. 15-4 Melanom-Stadium I: 5-Jahres-Überlebensrate

Tumordicke (mm)	
< 0,75	98–99%
0,76–1,5	90–94%
1,51–2,25	83–84%
2,26–3,00	72–77%
> 3,00	46%

für eine schlechte Prognose. Auch auf die Stromareaktion („tumor infiltrating lymphocytes") und regressive Veränderungen (Melanophagen mit Fibrose) sollte geachtet werden. Bei Vorliegen regressiver Veränderungen ist es manchmal unmöglich, die Tumordicke zu messen und die Prognose zu evaluieren, weil der Tumor zu einem gewissen Zeitpunkt in der Vergangenheit vor der partiellen Involution möglicherweise eine Dicke mit der Möglichkeit zur Metastasierung aufgewiesen hat.

Weitere klinische Parameter betreffen das Geschlecht der Patienten und die anatomische Lokalisation des Tumors. Die Prognose bei Frauen ist besser als bei Männern. Ungünstige Lokalisationen sind z.B. die Kopfhaut, Schleimhäute und akral-volare Regionen. Oberflächlich ulzerierte Melanome zeigen ein deutlich aggressiveres Verhalten als nicht-ulzerierte Tumoren.

15.3.2.7 Therapie

Therapie

Die oft vertretene Meinung, daß ein Muttermal oder Melanom durch die Operation „bösartig" wird, ist falsch.

Ein gutartiges Muttermal kann durch eine richtig durchgeführte Operation nicht bösartig und ein Melanom dadurch nicht noch bösartiger werden

Die großzügige chirurgische Exzision des Tumors ist die wichtigste Behandlungsmaßnahme. Bei einer Tumordicke > 1 mm wird ein Sicherheitsabstand von mindestens 3 cm für erforderlich gehalten. Der unter Mitnahme des subkutanen Fettgewebes bis zur Muskelfaszie gesetzte Defekt wird vorzugsweise durch Spalthaut gedeckt. Die Frage, ob eine prophylaktische Ausräumung der regionären Lymphknoten nützlich ist, wird kontrovers beurteilt.

Großzügige chirurgische Exzision

Chemotherapie und Immuntherapie (z.B. mit Interferon) werden als adjuvante Maßnahmen bei Tumoren mit ungünstiger Prognose und metastasierenden Melanomen in Betracht gezogen.

Evtl. Chemotherapie

Melanompatienten sollten in regelmäßigen Abständen nachuntersucht werden. Dies ist – abgesehen von den klinischen Aspekten (frühes Erfassen einer Tumorprogression, Überwachung einer laufenden Therapie und Dokumentation des Krankheitsverlaufes) – auch für die psychische Betreuung der Patienten wichtig.

Nachsorge

15.3.2.8 Melanom-Vorsorge (Definitionen)

Melanom-Vorsorge

Frühformen

Melanom-Frühformen: Pigmentläsionen, die bereits ein „melanoma in situ" (intraepidermales Melanom) oder ein oberflächliches „frühinvasives" Melanom repräsentieren.

Marker

Melanom-Marker: Personen mit sogenannten Melanom-Markern (z.B. dysplastische Nävi) zeigen ein erhöhtes Risiko zur Melanomentwicklung.

Vorläufer

Melanom-Vorläufer (-Präkursoren): Es handelt sich um bestimmte melanozytäre Nävi (z.B. kongenitale Nävi, dysplastische Nävi), aus denen sich mit erhöhter Wahrscheinlichkeit ein Melanom entwickelt.

Die Unterscheidung zwischen Melanom-Frühformen, Melanom-Markern und Melanom-Vorläufern ist im Hinblick auf die therapeutischen Konsequenzen von besonderem Interesse. Vorläufer und Frühformen werden exzidiert, Personen mit Melanom-Markern kurzfristig kontrolliert.

Früherkennung des Melanoms → Operation → Heilung

Die heute günstigere Prognose des Melanoms ist im wesentlichen der verbesserten Frühdiagnostik zu verdanken. Nahezu alle Melanom-Frühformen sind durch die chirurgische Exzision heilbar. Durch die Kenntnis der Melanom-Marker und der Melanom-Vorläufer sowie verschiedener anderer Risikofaktoren können wir jedoch heute auch Melanom-gefährdete Patienten identifizieren und damit die Melanom-Entwicklung verhindern. Tab. 15-5 informiert über die wichtigsten Risikofaktoren, die bei der Melanom-Entstehung bedeutsam sind.

Tab. 15-5 Risiko-Faktoren beim malignen Melanom

Dysplastisches Nävus-Syndrom
Positive Melanom-Familienanamnese
Helle Haut, zahlreiche Sommersprossen, rotblondes Haar, helle Augenfarbe, ungenügende Bräunungstendenz
Anzahl der Sonnenbrände in der Kindheit
Anzahl dysplastischer Nävi
Anzahl „gewöhnlicher" erworbener Nävi
Kongenitale Nävi

Gutartige mesodermale Tumoren

15.4 Gutartige mesodermale Tumoren

H. P. Soyer, H. Kerl

Gutartige Tumoren der Blutgefäße

15.4.1 Gutartige Tumoren der Blutgefäße

Gutartige Blutgefäßtumoren zeigen eine vermehrte Ansammlung bzw. Proliferation von Gefäßen mit unterschiedlicher Differenzierung. Neben echten Tumoren gehören auch Hamartome und reaktive Hyperplasien zu diesem Krankheitsspektrum.

Teleangiektasien

Klinik
Feine rötliche Gefäßnetze

15.4.1.1 Teleangiektasien

Teleangiektasien sind Erweiterungen kleiner oberflächlicher Hautgefäße, die sich klinisch als feines Netzwerk von rötlichen Gefäßreisern darstellen. Histologisch sieht man eine Dilatation von Kapillaren und kleinen postkapillären Venolen. Teleangiektasien sind sehr häufig und werden bei verschiedenen Krankheiten beobachtet.

Einteilung:

Primäre Teleangiektasien
- Naevus flammeus (Naevus teleangiectaticus)
- Naevus araneus

Symptomatische Teleangiektasien
- Progressive Teleangiektasien (z. B. Sklerodermie)
- Dermatomyositis
- Poikilodermatische Mykosis fungoides
- Teleangiectasia macularis eruptiva perstans (Mastozytose)
- Rosacea

Teleangiektasien im Rahmen von Symptomenkomplexen
- Morbus Osler (Teleangiectasia hereditaria haemorrhagica)
- Ataxia teleangiectatica (Louis-Bar-Syndrom)
- Bloom-Syndrom
- Kongenitale Poikilodermie (Rothmund-Thomson-Syndrom)

Exogene Teleangiektasien
- Chronischer Kälteschaden
- Chronischer UV-Schaden
- Chronische Radiodermatitis
- Chronischer Kortikoidschaden

Naevus flammeus

- mediale Naevi flammei
- laterale Naevi flammei: Häufig mit Syndromen assoziiert

15.4.1.2 Naevus flammeus (Feuermal, Naevus teleangiectaticus)

Es handelt sich um eine angeborene nävoide Fehlbildung des oberen Gefäßplexus der Haut mit Dilatation von Kapillaren und Venolen. Man unterscheidet mediale Naevi flammei (nuchal – „Storchenbiß" – oder frontal) und die in vielen Fällen mit Syndromen (Klippel-Trenaunay-Syndrom; Sturge-Weber-Krabbe-Syndrom) assoziierten lateralen Naevi flammei.
Pathogenetisch wird eine permanente Gefäßerweiterung durch lokalen Gefäßrezeptormangel bzw. eine Störung der sympathischen und parasympathischen Nervenversorgung vermutet.

Klinik
Hell- bis dunkelrote Flecke mit feinverästelten Teleangiektasien

Das **klinische Bild** ist durch einen unregelmäßigen, eher scharf begrenzten, hell- bis dunkelroten Fleck unterschiedlicher Größe charakterisiert. Bei näherer Betrachtung sieht man zahlreiche, feinverästelte Teleangiektasien. Im Gegensatz zu manchen medialen Naevi flammei werden bei den lateralen Formen Spontanregressionen nicht beobachtet.

Klippel-Trenaunay-Syndrom

Das Auftreten eines einseitigen großflächigen Naevus flammeus an einem Arm oder Bein auf dem Boden einer embryonalen Entwicklungsstörung kombiniert mit Riesenwuchs (Weichteil- und Knochenhypertrophie) und Varizen wird als **Klippel-Trenaunay-Syndrom** bezeichnet.

Finden sich zusätzlich arterio-venöse Anastomosen im Bereich der betroffenen Extremität, so spricht man von **Parkes-Weber-Syndrom.**
Die **Behandlung** des Naevus flammeus erfolgt mit dem Argon-Laser.

Parkes-Weber-Syndrom

Therapie
Argon-Laser

15.4.1.3 Naevus araneus (Angioma stellatum)

Naevus araneus

Naevi aranei sind harmlose, meist kosmetisch störende Läsionen, die z.B. bei Patienten mit Leberzirrhose oder Sklerodermie aber auch bei gesunden Personen beobachtet werden.
Das **klinische Bild** zeigt zahlreiche radiär angeordnete, feinverästelte Teleangiektasien, die von einer zentralen pulsierenden Arteriole ausgehen. Die Läsionen sind häufig multipel und sind bevorzugt im Gesicht, am Hals und an den Armen lokalisiert.
Therapie: Elektrokoagulation mit der Diathermie-Nadel.

Klinik
Radiäre Teleangiektasien ausgehend von einer pulsierenden Arteriole

Therapie
Elektrokoagulation

15.4.1.4 Morbus Osler (Rendu-Weber-Osler-Syndrom, Teleangiectasia hereditaria haemorrhagica)

Morbus Osler

Das Leitsymptom dieser seltenen, autosomal-dominanten, erst nach der Pubertät auftretenden Krankheit ist Nasenbluten. Zusätzlich kommt es gelegentlich zu bedrohlichen Blutungen aus dem Gastrointestinaltrakt oder aus den ableitenden Harnwegen. Die häufigen Blutverluste bedingen eine Eisenmangel-Anämie.
Das **klinische Bild** ist durch multiple stecknadelkopfgroße, dunkelrote Flecke und Gefäßknötchen mit radiären Teleangiektasien gekennzeichnet. Prädilektionsstellen sind Gesicht, Ohren, Lippen, Hände und vor allem die Zunge sowie Mund- und Nasenschleimhaut. In der Leber und in den Lungen sind manchmal arterio-venöse Anastomosen nachweisbar.

Leitsymptom
Nasenbluten

Klinik
Multiple dunkelrote Flecke und Gefäßknötchen im Bereich des Gesichtes und der Schleimhäute

15.4.1.5 Hämangiom (Blutschwamm)

Hämangiom

Es handelt sich um einen sehr häufigen gutartigen Gefäßtumor des Säuglingsalters. Die Tumoren sind entweder bereits bei der Geburt vorhanden, oder sie entwickeln sich in den ersten Lebenswochen. Zunächst sieht man nur einen weißlichen Fleck, der sich über ein teleangiektatisches Erythem zum typischen Hämangiom entwickelt. Innerhalb der ersten 5 Lebensjahre kommt es, namentlich bei den kutanen (selten bei den subkutanen) Formen in über 90% der Fälle zur spontanen Regression. Der Beginn der Rückbildung ist durch eine weißliche, leicht eingesunkene netzförmige Zeichnung charakterisiert. Komplikationen betreffen Blutungen und Ulzerationen.

Häufiger gutartiger Gefäßtumor des Säuglingsalters

In 90% innerhalb von 5 Jahren spontane Regression

Zwei klinische Hämangiom-Typen werden unterschieden:

- **Kutanes Hämangiom**
  Man findet einen scharf begrenzten, sattroten bis rötlich-blauen, flachen oder erhabenen Knoten (plano-tuberöses Angiom) mit teils glatter, teils himbeerartig strukturierter Oberfläche (Abb. 15-18). Histologisch liegen lobuläre Gefäßstrukturen mit kleinen noch nicht voll ausgebildeten Gefäßräumen und plumpen Endothelzellen vor (solides kapilläres Hämangiom).

- Kutanes Hämangiom
  Klinik
  Rote bis rötlich-blaue Knoten
  Histologie
  Kleine Gefäßräume und Proliferation von Endothelzellen

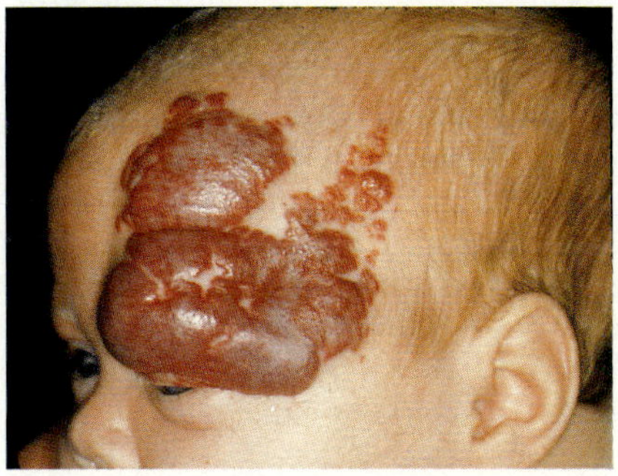

Abb. 15-18
Hämangiom

• Subkutanes Hämangiom

• **Subkutanes Hämangiom**
Es handelt sich um in der Subkutis lokalisierte, unscharf begrenzte, weiche, schwammartige, bläulich durchschimmernde Knoten. Subkutane Hämangiome zeigen histologisch venöse Hohlräume (kavernöses Hämangiom).

Therapie
Wegen der häufigen Spontanregression abwartendes Verhalten
Bei Komplikationen:
- systemische Kortikoid-Therapie
- chirurgisches Vorgehen
- Embolisationsbehandlung

Angesichts der sehr häufigen Spontanrückbildung der Hämangiome im Säuglingsalter ist ein abwartendes konservatives Verhalten anzuraten. Durch Fotovergleiche können Involution und Wachstum des Tumors objektiviert werden. Bei Hämangiomen mit aggressivem biologischem Verhalten und mit Bedrohung wichtiger Organe (Auge, Obstruktion der Atemwege) ist eine systemische Kortikoid-Therapie indiziert (s. Abb. 15-18). Weitere Behandlungsmöglichkeiten betreffen chirurgische Interventionen, Röntgenbestrahlung und Kryotherapie. Bei kutan-subkutanen Hämangiomen kann auch eine Embolisationsbehandlung durchgeführt werden.

Kasabach-Merrit-Syndrom
Lebensbedrohliche Erkrankung mit Verbrauchskoagulopathie bei Riesenhämangiomen

Das **Kasabach-Merrit-Syndrom** ist durch Riesenhämangiome mit Thromben gekennzeichnet. Thrombopenie und Verbrauchskoagulopathie können zu einem lebensbedrohlichen Zustand führen.

Granuloma pyogenicum

15.4.1.6 Granuloma pyogenicum (Granuloma teleangiectaticum)

Es handelt sich um eine gutartige, häufig eruptiv auftretende, sekundär meist entzündlich infiltrierte Gefäßproliferation, welche sich häufig nach Verletzungen entwickelt.

Klinik
Hautfarbene oder rötlich-blaue erodierte Knoten

Differentialdiagnose
Amelanotisches malignes Melanom

Das **klinische Bild** des Granuloma pyogenicum ist durch erbsgroße, halbkugelige, hautfarbene bis rötlich-blaue, oberflächlich erodierte Knoten gekennzeichnet. Typisch ist die leichte Verletzlichkeit und die Neigung zu anhaltender Blutung. Neben Mundschleimhaut und Lippen sind insbesondere die Finger bevorzugte Lokalisationen. **Differentialdiagnostisch** muß vor allem ein amelanotisches malignes Melanom ausgeschlossen werden.
Das histologische Bild zeigt ein lobuläres kapilläres Hämangiom mit Granulationsgewebe und Leukozyten.
Therapeutisch wird die operative Entfernung (Exzisionsbiopsie oder Elektrokoagulation) empfohlen.

Seniles Angiom

Harmlose Angiome älterer Menschen

15.4.1.7 Seniles Angiom

Am Stamm älterer Personen auftretende, harmlose Angiome, die klinisch durch stecknadelkopf- bis linsengroße, rote, flach erhabene Papeln gekennzeichnet sind. Beziehungen zum Diabetes mellitus werden vermutet.

Seniles Unterlippenangiom

15.4.1.8 Seniles Unterlippenangiom („venous lake")

Typischerweise an der Unterlippe lokalisiert, findet sich bei älteren Personen ein bläuliches, erbsgroßes, weiches Knötchen.

Angiokeratom

Angiome mit keratotischer Oberfläche

15.4.1.9 Angiokeratom

Angiome, die klinisch eine keratotische Oberfläche aufweisen, werden unter dem Begriff Angiokeratome zusammengefaßt. Man unterscheidet folgende Varianten:

Angiokeratoma circumscriptum

• **Angiokeratoma circumscriptum (Angiokeratoma corporis naeviforme)**
Dieser seit der Geburt oder frühesten Kindheit bestehende nävoide, keratotische Gefäßtumor tritt meist im Bereiche der unteren Extremität auf und weist in vielen Fällen eine lineare Konfiguration auf.

Solitäres Angiokeratom

• **Solitäres Angiokeratom (Papulöses Angiokeratom)**
Man sieht solitäre, papulöse, dunkelrote bis schwarzblaue Läsionen insbesondere bei Kindern und bei jüngeren Erwachsenen an den unteren Extremitäten. **Differentialdiagnostisch** ist vor allem das *Melanom* abzugrenzen.

- **Angiokeratoma Mibelli (Angiokeratoma acroasphycticum digitorum)**
  Hier handelt es sich um vorwiegend bei jüngeren Mädchen mit Neigung zu Akrozyanose auftretende, akral (Finger) lokalisierte multiple, linsengroße, dunkelrote Angiome mit z.T. verruköser Oberfläche.
- **Angiokeratoma scroti/vulvae**
  Diese stecknadelkopf- bis linsengroßen Angiokeratome sind im Skrotal- bzw. Vulvabereich lokalisiert. Wichtig ist die **differentialdiagnostische** Abgrenzung vom *Angiokeratoma corporis diffusum.*
- **Angiokeratoma corporis diffusum (Morbus Fabry, Thesaurismosis hereditaria lipoidica)**
  Das Angiokeratoma corporis diffusum ist eine seltene, x-chromosomal vererbte Genodermatose mit einem Enzymdefekt der Alpha-Galaktosidase. Dadurch kommt es zur Anreicherung von Trihexosylceramid in verschiedenen Geweben. Die Krankheit kann heute im Rahmen der pränatalen Diagnostik durch Amniozentese diagnostiziert werden.
  Klinik: Die Erkrankung (betroffen ist nur das männliche Geschlecht; Frauen sind Konduktorinnen) beginnt in der Pubertät mit multiplen, purpurroten bis schwarzblauen, stecknadelkopfgroßen Angiokeratomen am Skrotum, periumbilikal und an den großen Gelenken. Zusätzlich entwickeln sich neurologische, kardiovaskuläre und gastrointestinale Beschwerden sowie Augensymptome (Cornea verticillata und streifenförmige Linsentrübungen).
  Der Nachweis doppeltbrechender Lipide in den Endothelzellen befallener, aber auch normaler Haut sichert die Diagnose. Ultrastrukturell finden sich intrazelluläre myelinfigurenartige Lipidablagerungen.
  Für die Prognose entscheidend ist der Befall der Nieren mit Hypertonie und Urämie.

Angiokeratoma Mibelli

Angiokeratoma scroti/vulvae
Differentialdiagnose
Angiokeratoma corporis diffusum

Angiokeratoma corporis diffusum

Genodermatose
Enzymdefekt der Alpha-Galaktosidase
Pränatale Diagnostik möglich
Klinik:
- multiple Angiokeratome
- systemische Beteiligung, Augensymptome

15.4.1.10 Glomustumor (Glomangiom)

Glomustumoren sind gutartige Tumoren mit Beziehungen zu dermalen arterio-venösen Anastomosen (Glomus-Körperchen; Sucquet-Hoyer-Kanal). Man unterscheidet zwei Varianten:
Solitäre Glomustumoren sind bevorzugt akral (subungual) lokalisierte, erbsgroße, dunkelrote Knötchen mit lanzinierenden Schmerzen in Folge von Temperaturwechsel und/oder mechanischer Irritation. Bei den **multiplen Glomustumoren** findet man zahlreiche, kutan-subkutan gelegene, graubläulich durchschimmernde Knötchen und Knoten. Die typische Schmerzhaftigkeit solitärer Glomustumoren fehlt. **Differentialdiagnostisch** sind vor allem *kavernöse Hämangiome, diffuse Phlebektasien* und *Hautmetastasen* abzugrenzen.
Histologisch findet sich eine angiomatöse und eine zellreiche Komponente, wobei letztere aus monomorphen, kuboidalen, undifferenzierten Zellen, den sog. Glomuszellen, aufgebaut ist. Ultrastrukturell entspricht die Glomuszelle einer modifizierten glatten Muskelzelle.
Glomustumoren können in seltenen Fällen auch an inneren Organen – Magen (multipel), Lunge (multipel), Trachea, Mediastinum, Uterus, Vagina – vorkommen. **Differentialdiagnostisch** sind das sog. *Blue-rubber-bleb-nevus-Syndrom* (multiple gummiartige Hämangiome am Integument und im Bereich des Magen-Darm-Traktes) und das *Mafucci-Syndrom* (Dysplasien des Skelettes) abzugrenzen.

Glomustumor

Beziehung zu arterio-venösen Anastomosen

Solitärer Glomustumor:
- lanzinierende Schmerzen
- bevorzugt akral lokalisiert

Multiple Glomustumoren
Keine Schmerzhaftigkeit
Differentialdiagnose
- Kavernöse Hämangiome
- diffuse Phlebektasien
- Hautmetastasen

Histologie
Die sog. Glomuszelle entspricht einer modifizierten Muskelzelle

15.4.1.11 Angiolymphoide Hyperplasie mit Eosinophilie (Histiozytoides Hämangiom)

Vorwiegend bei Frauen im mittleren Lebensalter findet man solitäre oder multiple (gruppiert stehende), rötliche Knoten am behaarten Kopf sowie im Ohr- und Nackenbereich. Das histologische Bild ist durch Gefäßproliferationen mit „histiozytoiden Endothelzellen“, die oft zytoplasmatische Vakuolen aufweisen, gekennzeichnet. In der Umgebung liegt eine dichte lymphoidzellige Infiltration mit zahlreichen eosinophilen Granulozyten vor. Das Bild erinnert an ein *Pseudolymphom.*

Angiolymphoide Hyperplasie mit Eosinophilie

Klinik
Solitäre oder multiple rötliche Knoten insbesonders am Kopf
Histologie
Anklänge an ein Pseudolymphom
Therapie
- Exzision
- Röntgentherapie

Therapeutisch wird die Exzision oder Röntgentherapie empfohlen.

Intravaskuläre papilläre endotheliale Hyperplasie

Abgrenzung von einem Angiosarkom oft schwierig

15.4.1.12 Intravaskuläre papilläre endotheliale Hyperplasie (Massonsches Pseudoangiosarkom)

Es handelt sich um eine reaktive endotheliale Proliferation in einem thrombosierten Gefäß. Klinisch sieht man einen derben, ca. kirschgroßen, rötlichblauen Knoten. Die histologische Abgrenzung von einem Angiosarkom kann schwierig sein.

Gutartige Tumoren der Lymphgefäße

Lymphangiom

Im Gegensatz zum Hämangiom selten spontane Rückbildung

Solitäres Lymphangiom
Zystisches Knötchen

Lymphangioma circumscriptum cysticum
Froschlaichartige „Pseudovesikel" in herpetiformer Aussaat

Lymphangioma subcutaneum
Umschriebene oder diffuse Schwellung
Lokalisation im Bereich der Mundschleimhaut und Zunge:
- Makroglossie
- Makrocheilie

15.4.2 Gutartige Tumoren der Lymphgefäße

15.4.2.1 Lymphangiom

Lymphangiome sind im Vergleich zu den Hämangiomen seltene Hauttumoren; sie treten wie die Hämangiome meist im frühen Säuglingsalter auf. Eine spontane Rückbildungstendenz wird kaum beobachtet. Man unterscheidet folgende Formen:

- **Solitäres Lymphangiom**
  Das klinische Bild zeigt ein stecknadelkopfgroßes mit klarer Flüssigkeit gefülltes zystisches Knötchen.
- **Lymphangioma circumscriptum cysticum**
  Man sieht bereits im frühen Säuglingsalter ohne Bevorzugung bestimmter Prädilektionsstellen froschlaichartige, hämorrhagisch imbibierte „Pseudovesikel" in herpetiformer Aussaat. Die Kombination mit subkutanen Lymphangiomen wird beobachtet.
  Therapie: Exzision. Bei oberflächlichen Formen kann eine Lasertherapie oder Kryotherapie durchgeführt werden.
- **Lymphangioma subcutaneum**
  Dieses Lymphangiom ist durch eine zystische, umschriebene oder diffuse Schwellung gekennzeichnet. Gelegentlich liegen riesige Tumoren vor. Bei Lokalisation im Bereich der Mundschleimhaut und der Zunge kann sich eine *Makroglossie* oder *Makrocheilie* mit möglicher Erschwerung der Nahrungsaufnahme und der Atmung entwickeln.
  Therapie: Chirurgische Behandlung; eventuell Röntgenstrahlen.

Gutartige Bindegewebstumoren

Bindegewebsnävus

Naevus elasticus
Kollagen-Nävus

Morbus Bourneville-Pringle
Buschke-Ollendorf-Syndrom

15.4.3 Gutartige Bindegewebstumoren

15.4.3.1 Bindegewebsnävus

Bindegewebsnävi sind anlagebedingte Fehlbildungen des Bindegewebes, welche isoliert oder im Rahmen von Syndromen vorkommen. Klinisch finden sich meist mehrere, am Stamm lokalisierte, hautfarbene oder gelbliche, mäßig derbe, flach erhabene Papeln und Plaques. Je nach Überwiegen der kollagenen oder der elastischen Komponente wird feingeweblich zwischen einem Kollagen-Nävus und einem Naevus elasticus unterschieden. Bei Patienten mit Bindegewebsnävi muß an die tuberöse Hirnsklerose (Morbus Bourneville-Pringle – lumbosakraler Pflasterstein-Nävus) und an das Buschke-Ollendorf-Syndrom (Kombination von Bindegewebsnävi mit Osteopoikilie) gedacht werden.

Dermatofibrom

Häufiger dermaler Tumor
Entstehung nach Insektenstichen

15.4.3.2 Dermatofibrom (Histiozytom)

Dermatofibrome sind sehr häufige Hauttumoren mit Differenzierung in Richtung Histiozyten und Fibroblasten. Wahrscheinlich handelt es sich in vielen Fällen nicht um echte Neoplasien sondern um entzündliche Veränderungen z.B. nach Insektenstichen.
Klinisch (Abb. 15-19) liegt ein 0,5–2,0 cm großer, derber, hautfarbener, rötlich-brauner oder dunkelbraun pigmentierter Knoten vor, der kalottenförmig das Hautniveau überragt (Fibroma durum). Beim Zusammendrücken

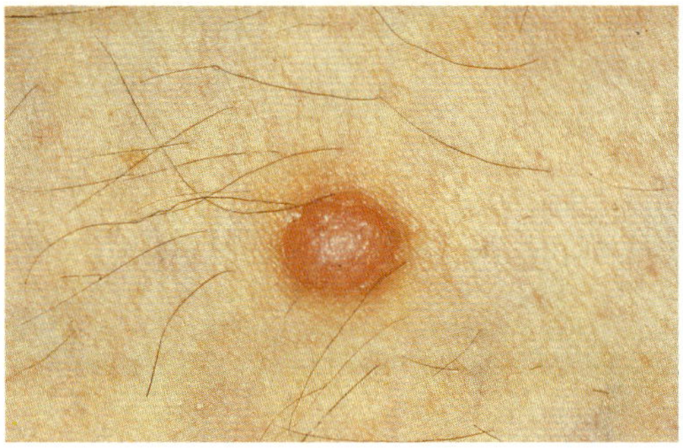

Abb. 15-19
Dermatofibrom

des Knotens zwischen Daumen und Zeigefinger wird dieser mit der fixierten Epidermis in die Tiefe gezogen und bildet eine kleine Delle (sog. „Dimple-sign"). Dermatofibrome treten häufig bei jüngeren Erwachsenen im Bereich der unteren Extremitäten auf. Gelegentlich findet man Juckreiz.
Differentialdiagnostisch sind vor allem dermale Nävuszellnävi, knotige Melanome und kutane Metastasen abzugrenzen.
Histologisch findet sich unter einer meist akanthotischen Epidermis eine unscharf begrenzte geflechtartig angeordnete, fibrohistiozytäre Zellansammlung. Nicht selten sieht man auch Hämosiderin und Lipidspeichernde Histiozyten.
Therapie: Exzision.

Klinik
Derbe, rötlich-braune oder dunkelbraun pigmentierte Knoten an den unteren Extremitäten

Differentialdiagnose
- dermale Nävuszellnävi
- knotige Melanome
- kutane Metastasen

Histologie
Fibrohistiozytärer Tumor

15.4.3.3 Weiche Fibrome (Fibroma molle, Fibropapillom)

Weiche Fibrome

Es handelt sich um gestielte, schlaffe, bis linsengroße, besonders im Bereich der Achseln, der seitlichen Halsregion und der Leistenbeugen von adipösen Personen lokalisierte Knötchen. Ein Zusammenhang zwischen multiplen weichen Fibromen und dem vermehrten Auftreten von Kolonpolypen (Kolon-Polypose) wird vermutet.
Therapeutisch können weiche Fibrome durch Scherenschlag abgetragen werden.

Gemeinsames Vorkommen mit Kolonpolypen wird vermutet

15.4.3.4 Fibromatosen

Fibromatosen

Unter dem Begriff Fibromatosen wird eine heterogene Gruppe von angeborenen und erworbenen Krankheiten zusammengefaßt, die mit umschriebener, diffuser oder multilobulärer Bindegewebsvermehrung und Fibroblastenproliferation einhergehen. Nachfolgend sind die einzelnen Krankheitsbilder aufgelistet:

Angeborene Fibromatosen
- Kongenitale generalisierte Fibromatose
- Kongenitale multiple Fibromatose
- Kongenitale fibrosarkomartige Fibromatose
- Infantile digitale Fibromatose
- Aggressive infantile Fibromatose
- Fibröses Hamartom der Kindheit
- Fibromatosis colli

Erworbene Fibromatosen
- Palmare Fibromatose (Dupuytrensche Kontraktur)
- Plantare Fibromatose (Morbus Ledderhose)
- Induratio penis plastica (Morbus Peyronie)
- Juvenile palmoplantare Fibromatose
- Fingerknöchelpolster

Angeborene Fibromatosen

⇦

Erworbene Fibromatosen

Palmare Fibromatose (Dupuytrensche Kontraktur)
Man findet vorwiegend bei Männern eine strangförmige Verdickung der Palmaraponeurose (meist ulnar), die zu einer Beugekontraktur der Finger

Palmare Fibromatose
- vorwiegend bei Männern
- strangförmige Verdickung der Palmaraponeurose
- Beugekontraktur der Finger

führt. Beziehungen zu Alkoholismus, Leberzirrhose und Diabetes mellitus werden diskutiert.

Keloide

Reaktive Proliferation von Narbengewebe
- individuelle und rassische Disposition
- Entwicklung meist posttraumatisch

Klinik
Derbe, wulstartige Stränge und Platten

Bevorzugte Lokalisation
Brust

Differentialdiagnose
Hypertrophische Narben

Therapie
- intraläsionale Injektion mit Glukokortikoiden
- ev. Kombination mit Röntgen-Bestrahlung
- Druckverbände

15.4.3.5 Keloide

Keloide sind gutartige meist posttraumatisch induzierte reaktive Proliferationen von Narbengewebe. Sog. Spontankeloide entwickeln sich scheinbar ohne vorangehenden Defekt. Für das Auftreten von Keloiden ist sowohl eine individuelle als auch eine rassische Disposition (Neger) entscheidend.
Das **klinische Bild** zeigt hellrote bis hautfarbene, derbe, wulstartige Stränge und Platten mit glatter Oberfläche. Typisch ist das periphere Vordringen von Ausläufern in die umliegende, normale Haut. Keloide treten meist an bevorzugten Lokalisationen (Brust, insbesondere Sternum) auf und werden z.B. im Anschluß an Verbrennungen, nach Akne vulgaris, Impfungen oder nach Operationen beobachtet.
Histologisch finden sich in der Dermis neben einem eher zellarmen Narbengewebe zahlreiche eosinophile, homogene Kollagenbündel.
Differentialdiagnostisch müssen vor allem hypertrophe Narben abgegrenzt werden. Im Gegensatz zu diesen breiten sich Keloide deutlich über den Bereich des Traumas hinweg aus. Hypertrophe Narben zeigen nach Jahren spontane Rückbildung.
Therapeutisch kommt – namentlich bei frischen Keloiden – die intraläsionale Injektion von Glukokortikoiden in Betracht. In schweren Fällen kann die Kombination mit Röntgen-Bestrahlung indiziert sein. Vor allem nach Verbrennungen wird prophylaktisch das Tragen von gutsitzenden Druckverbänden (sog. Jobst-Bandagen) empfohlen.

Gutartige Tumoren des Fettgewebes

Naevus lipomatodes superficialis

15.4.4 Gutartige Tumoren des Fettgewebes

15.4.4.1 Naevus lipomatodes superficialis (Hoffmann – Zurhelle)

Es handelt sich um nävoide Fehlbildungen mit umschriebener Vermehrung von Fettgewebe im Stratum reticulare. Das klinische Bild ist durch meist unilateral im Glutealbereich lokalisierte hautfarbene bis gelbliche, weiche Knoten charakterisiert.

Lipom

Klinik
Subkutane Knoten von weicher bis prallelastischer Konsistenz

Differentialdiagnose
- Zysten
- Neurofibrome
- kutane Metastasen

Histologie
Fettgewebsläppchen aus reifen Lipozyten

Multiple Lipome
- Morbus v. Recklinghausen
- Lipomatosis dolorosa (Morbus Dercum)
- Benigne symmetrische Lipomatose (Launois-Bensaude-Syndrom)

15.4.4.2 Lipom

Lipome sind sehr häufige, gutartige mesenchymale Tumoren, die überwiegend aus reifem Fettgewebe aufgebaut sind.
Klinisch sieht man subkutane, weiche bis prallelastische Knoten, die auf der Unterlage verschieblich sind. Die darüberliegende Haut ist unauffällig. Gelegentliche Schmerzhaftigkeit wird meist bei Angiolipomen beobachtet. Lipome können überall am Integument einzeln oder multipel auftreten; bevorzugte Lokalisationen sind der Stamm und die Extremitäten.
Differentialdiagnostisch müssen vor allem Zysten, Neurofibrome und kutane Metastasen abgegrenzt werden. Bei sehr raschem Wachstum ist ein Liposarkom in Erwägung zu ziehen.
Histologisch finden sich Fettgewebsläppchen aus reifen Lipozyten, die von einer dünnen bindegewebigen Kapsel umgeben sind. Fibrolipome bzw. Angiolipome sind durch eine fibromatöse oder angiomatöse Komponente gekennzeichnet. Das pleomorphe Lipom und das spindelzellige Lipom sind gutartige „pseudosarkomatöse" Lipom-Varianten, die histologisch von Liposarkomen abgegrenzt werden müssen.
Therapie: Exzision.
Multiple Lipome findet man beim Morbus v. Recklinghausen, bei der Lipomatosis dolorosa (Morbus Dercum) und bei der benignen symmetrischen Lipomatose – Launois-Bensaude (Beziehungen zu Lebererkrankungen und Alkoholismus). Eine weitere seltene klinische Verlaufsform einer dif-

fusen Lipomatose im Hals- und Schulterbereich wird als Madelungscher Fetthals bezeichnet.

15.4.5 Gutartige Tumoren der glatten Muskulatur

Gutartige Tumoren der glatten Muskulatur
Leiomyom

15.4.5.1 Leiomyom

Dieser gutartige Tumor der glatten Muskulatur läßt sich in folgende Typen unterteilen:

- **Piläres Leiomyom**
  Klinisch handelt es sich um solitäre oder multiple, erbsgroße, mäßig derbe, hautfarbene bis bräunlich oder bläulich gefärbte Knoten, die nicht selten streifenförmig bzw. gruppiert auftreten und bevorzugt an den proximalen Streckseiten der Extremitäten lokalisiert sind.
  Histologisch findet man faszikuläre Bündel von spindeligen, eosinophilen Zellen mit zigarrenförmigen Kernen. Dieser Leiomyom-Typ leitet sich von den Mm. arrectores pilorum ab.
- **Genito-areoläres Leiomyom**
  Diese Leiomyome finden sich am Skrotum (Tunica dartos) bzw. an der Vulva und an der Mamille.
- **Angioleiomyom**
  Die von den dermalen und subkutanen Gefäßen ausgehenden solitären Angioleiomyome sind bevorzugt im Bereiche der unteren Extremitäten lokalisiert.
- Ein wichtiger diagnostischer Hinweis ist Druckschmerzhaftigkeit. Zu den schmerzhaften Hauttumoren zählen:
  - Angiolipom
  - Neurogene Tumoren
  - Leiomyom
  - Noduläres Hidradenom
  - Ekkrines Spiradenom
  - Glomangiom.

Piläres Leiomyom

- Druckschmerzhaftigkeit

Genito-areoläres Leiomyom

Angioleiomyom

15.4.6 Gutartige neurogene Hauttumoren

Gutartige neurogene Hauttumoren

15.4.6.1 Neurofibrom

Neurofibrom
- solitär
- multipel: Morbus v. Recklinghausen

Neurofibrome sind gutartige Tumoren der Schwannschen Zellen mit endo- und perineuralen Komponenten. Neurofibrome treten solitär und multipel (im Rahmen des Morbus v. Recklinghausen) auf.
Das **klinische Bild** ist durch unterschiedlich große, meist hautfarbene Knoten von weicher Konsistenz gekennzeichnet. Bei größeren Knoten läßt sich durch Fingerdruck oft das sog. Klingelknopfphänomen auslösen.
Histologisch findet man monomorphe Zellen mit S-förmigen Kernen und zahlreiche Mastzellen in einem myxoiden Stroma.
Therapie: Exzision.

Klinik
- hautfarbene Knoten von weicher Konsistenz
- sog. Klingelknopfphänomen

15.4.6.2 Neurilemmom (Schwannom, Neurinom)

Neurilemmom

Es handelt sich um solitäre benigne Nervenscheidentumore, die sich von den Schwann-Zellen ableiten. Schwannome werden häufig beim Morbus v. Recklinghausen beobachtet.
Das **klinische Bild** ist durch derbe, subkutane Knoten gekennzeichnet. **Histologisch** liegt ein Spindelzelltumor mit faszikulärem Muster vor. Diagnostisch wichtig sind die sog. *Verrocay-bodies,* die aus palisadenartigen Kernreihen mit zentralen kernfreien Arealen bestehen.

Narbenneurom

15.4.6.3 Narbenneurom (Amputationsneurom, traumatisches Neurom)

Narbenneurome sind schmerzhafte, reaktive Proliferationen von peripheren Nerven, die nach Traumen entstehen.

Granularzelltumor

Bevorzugte Lokalisation
Zunge

15.4.6.4 Granularzelltumor (Granularzellmyoblastom, Abrikosoff-Tumor)

Dieser seltene Tumor wird bevorzugt an der Zunge beobachtet.
Klinisch sieht man meist einen kirschgroßen, derben, schmerzlosen Knoten. Die Histogenese ist nicht eindeutig geklärt, wahrscheinlich handelt es sich um einen neurogenen Tumor.

Sarkome

Bösartige nichtepitheliale Tumoren der Haut und der Weichteile mit invasivem Wachstum und Neigung zu Rezidiven sowie Metastasen

Diagnose
Histologische Untersuchung

Therapie
- Radikale Exzision
- Strahlentherapie
- Chemotherapie

15.5 Sarkome der Haut

H. Kerl, E. Rieger

Die Haut- und Weichteilsarkome stellen eine für den Dermatologen wichtige Tumorgruppe dar, weil sie nicht nur primär in der Dermis und Subkutis entstehen, sondern auch von tiefer gelegenen Geweben wie Muskulatur und Faszien sekundär die darüberliegende Haut infiltrieren können.
Das klinische Bild zeigt ein vielgestaltiges Spektrum, und es ist meist nicht möglich, ohne histologische Untersuchung eine eindeutige Diagnose zu stellen.
Die histogenetische Klassifikation erfolgt entsprechend dem Aussehen der normalen Zellvorbilder (z. B. Differenzierung in Richtung Fettzellen beim Liposarkom).
Zur Behandlung ist die radikale Exzision der erkennbaren Tumormasse mit einer weiten Zone gesunden Gewebes indiziert. Zahlreiche Sarkome (z. B. Liposarkom) zeigen makroskopisch eine scharfe Begrenzung. Es handelt sich hierbei jedoch um eine „Pseudokapsel", die bei der histologischen Untersuchung eine Infiltration mit Tumorgewebe zeigt. Eine bloße Ausschälung des Tumors führt in diesen Fällen immer zu einem Rezidiv. Postoperativ wird in vielen Fällen eine Strahlentherapie und/oder Chemotherapie durchgeführt.

Atypisches Fibroxanthom

Superfizielles malignes fibröses Histiozytom

Klinik
Hautfarbene oder bräunlich-rote Knoten bei älteren Patienten im Gesicht

15.5.1 Atypisches Fibroxanthom

Das atypische Fibroxanthom, welches auch als „Pseudosarkom der Haut" bezeichnet wurde, kann heute als superfizielle Variante des malignen fibrösen Histiozytoms interpretiert werden.
Der Tumor wird vor allem an sonnenexponierten Arealen (Gesicht) bei älteren Patienten beobachtet; nicht selten wird ein rasches Wachstum angegeben. Eine Variante des atypischen Fibroxanthoms findet sich bei jüngeren Personen am Stamm und an den Extremitäten.
Das **klinische Bild** ist durch hautfarbene, gelblich-braune oder bräunlich-

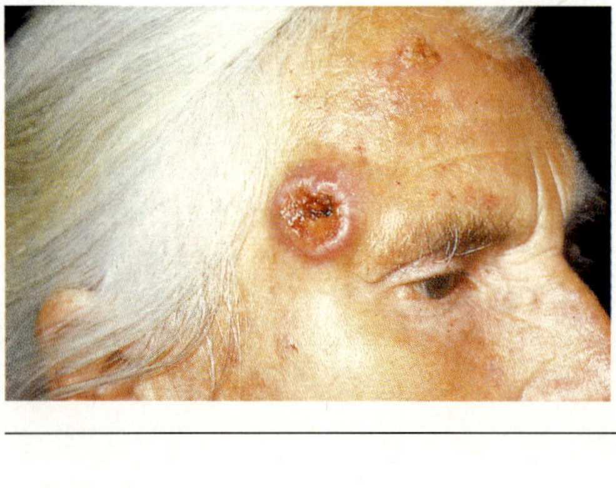

Abb. 15-20
Atypisches Fibroxanthom

rote Knoten mit glatter oder ulzerierter Oberfläche charakterisiert (Abb. 15-20). Die Abgrenzung von Basaliomen und Keratoakanthomen ist oft schwierig.
Histologisch sieht man spindelige und runde Zellen, Schaumzellen sowie mehrkernige Riesenzellen mit ausgeprägten Atypien und atypischen Mitosen in der Dermis. Die histologische **Differentialdiagnose** betrifft vor allem spinozelluläre Karzinome und Melanome mit spindelförmigen Zellen. Bei entsprechender chirurgischer Exzision ist die Prognose günstig.

Histologie
Proliferation atypischer Histiozyten und mehrkerniger Riesenzellen
Differentialdiagnose
Spinozelluläre Karzinome, Melanome

15.5.2 Dermatofibrosarcoma protuberans

Dermatofibrosarcoma protuberans

Das Dermatofibrosarcoma protuberans ist ein lokal aggressiv wachsender fibrohistiozytärer Tumor mit hoher Rezidivhäufigkeit und sehr geringer Metastasierungstendenz (intermediäre Malignität).

Fibrohistiozytärer Tumor mit hoher Rezidivhäufigkeit
Selten Metastasen

In der Mehrzahl der Fälle findet sich der Tumor bei Männern mittleren Alters am Stamm und an den proximalen Extremitäten. Ein wichtiges Kriterium ist das langsame Wachstum mit nicht selten jahrelanger Bestandsdauer.
Das **klinische Bild** ist durch solitäre oder multiple linsen- bis kleinfaustgroße Knoten im Bereich einer derben Platte charakterisiert. Die Oberfläche ist glatt oder buckelig und nur selten exulzeriert. Der Farbton des Tumors kann zwischen grauweißlich, gelblichbraun oder bläulichrot schwanken. Manchmal findet man auch knollig-weiche myxoide Knoten.

Klinik
Plattenartige Infiltrate und Knoten

Histologisch überwiegen in der Dermis und Subkutis plumpe Fibroblasten, die häufig in faszikulärer oder radiärer Anordnung („storiformes" Muster) gelagert sind. Die Histogenese ist nicht eindeutig geklärt. Der Tumor wird jedoch im allgemeinen in die Gruppe der fibrohistiozytären Neoplasien eingeordnet. Es gibt jedoch auch Hinweise, daß die Tumorzellen Fibroblasten mit Differenzierung in Richtung Schwannsche Zellen repräsentieren.

Histologie
Fibroblasten in faszikulärer und radiärer Anordnung

Die Rezidivrate ist hoch (ca. 50%); Metastasierung oder Transformation in ein Fibrosarkom wurden in Ausnahmefällen beobachtet. Zur Behandlung wird die Exzision mit einem weiten Sicherheitsabstand (> 3 cm) empfohlen.

Therapie
Radikale Exzision

15.5.3 Fibrosarkom

Fibrosarkom

Das Fibrosarkom, welches als maligner Tumor der Fibroblasten definiert wird, ist relativ selten. Es ist anzunehmen, daß die Diagnose Fibrosarkom zu häufig gestellt wird und viele Fälle maligne fibröse Histiozytome und maligne Schwannome repräsentieren.

Maligner Tumor der Fibroblasten

Man unterscheidet infantile Fibrosarkome und Tumoren bei Erwachsenen (4.–6. Lebensdekade). Bevorzugte Lokalisationen sind die unteren Extremitäten (Oberschenkel) und der Stamm. Gelegentlich können sich Fibrosarkome nach einem langen Zeitintervall auf dem Boden chronischer Entzündungen und Narben (z.B. nach Verbrennungen) oder nach einer Röntgenbehandlung („postradiation fibrosarcoma") entwickeln.

- kongenital und bei Kindern
- bei Erwachsenen

Das klinische Bild ist uncharakteristisch. Meist findet man tiefsitzende Knoten von derber Konsistenz. Auch exophytische ulzerierte Tumoren mit grauweißlicher oder graurötlicher Verfärbung werden beobachtet. Manche Fibrosarkome zeigen myxoide Veränderungen.

Klinik
Tiefsitzende oder exophytische ulzerierte Knoten

Histologisch sieht man eine zellreiche Proliferation atypischer Fibroblasten in faszikulärer Anordnung.

Histologie
Proliferation atypischer Fibroblasten in faszikulärer Anordnung

Die Prognose wird in erster Linie vom Differenzierungsgrad des Tumors bestimmt. Die infantilen Fibrosarkome haben insgesamt eine günstige Prognose.

15.5.4 Liposarkom

Liposarkom
Sehr häufiges Weichteilsarkom bei Erwachsenen
Maligne Proliferation von Lipoblasten

Das Liposarkom wird als maligne Proliferation der Lipoblasten, die ein variables Differenzierungsspektrum aufweisen können, definiert. Liposarkome gehören neben den malignen fibrösen Histiozytomen zu den häufigsten Weichteil-Sarkomen des Erwachsenen.

Klinik
Tiefsitzende Knoten, oft enorme Größe

Histologische Klassifikation:
(wichtig für die Prognose)
- myxoid
- rundzellig
- gut differenziert
- pleomorph

Bevorzugte Lokalisationen sind die unteren Extremitäten (Überwiegen des männlichen Geschlechts, 5.–7. Dekade) und das Retroperitoneum.
Klinisch handelt es sich um tiefliegende, nicht schmerzhafte Knoten, die manchmal eine enorme Größe aufweisen können (Durchmesser > 30 cm).
Unter Berücksichtigung des histologischen Musters und Differenzierungsgrades werden myxoide, rundzellige, gut differenzierte und pleomorphe Liposarkome unterschieden.
Die Prognose steht in enger Korrelation mit dem histologischen Typ; pleomorphe und rundzellige Liposarkome zeigen im Vergleich zu den 2 anderen Varianten einen ungünstigeren Verlauf.

Leiomyosarkom

15.5.5 Leiomyosarkom

Maligne Proliferationen spindeliger Zellen mit Differenzierungsrichtung zur glatten Muskulatur (Arrector pili, Gefäßmuskulatur)

Superfizielle Leiomyosarkome

Schmerzhafte Tumoren

Histologie:
- spindelige Tumorzellen mit „Zigarren-ähnlichen" Kernen und eosinophilem Zytoplasma
- Mitosen

Es handelt sich um maligne Proliferationen spindeliger Zellen, deren Differenzierungsrichtung zur glatten Muskulatur weist (Arrector pili, Gefäßmuskulatur). Für den Dermatologen bedeutsam sind die superfiziellen Leiomyosarkome, die in der Dermis oder Subkutis entstehen.
Superfizielle Leiomyosarkome sind hauptsächlich an den behaarten Streckseiten der Extremitäten lokalisiert. Männer zwischen 50 und 70 Jahren sind bevorzugt betroffen.
Klinisch (Abb. 15-21) findet man meist solitäre, rötlich-braune, selten multiple Knoten mit glatter Oberfläche oder Ulzeration. Schmerzhaftigkeit ist oft ein wichtiges diagnostisches Kriterium.
Histologisch zeigen die Tumoren faszikuläre Bündel spindelförmiger Tumorzellen mit plumpen, an den Enden abgestumpften Kernen („Zigarrenähnlich") und eosinophilem Zytoplasma. Die Zahl der Mitosen ist vor allem für die Beurteilung der Prognose bedeutsam.
Rezidive werden häufig beobachtet. Die Prognose, insbesondere des dermalen Typs des Leiomyosarkoms, ist jedoch günstig.

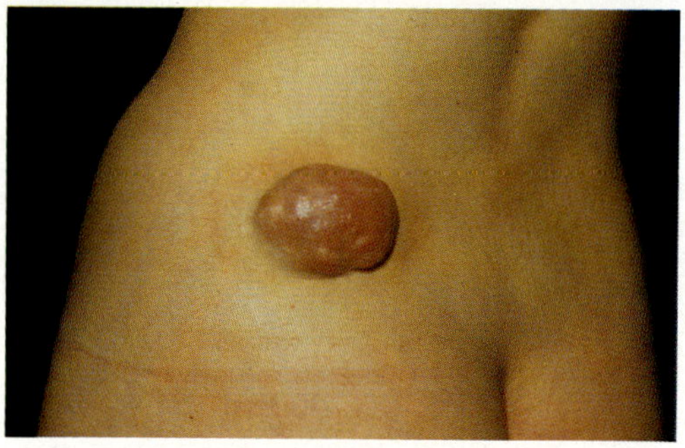

Abb. 15-21
Superfizielles Leiomyosarkom

Malignes Schwannom

15.5.6 Malignes Schwannom (Neurofibrosarkom, „malignant nerve sheath tumor")

Maligner neurogener Tumor mit Differenzierung zu Schwannschen Zellen oder zu perineuralen Fibroblasten

2 Gruppen:
- Maligne Schwannome bei Neurofibromatose v. Recklinghausen
- Sporadische maligne Schwannome

Der Begriff malignes Schwannom wird synonym mit den Bezeichnungen Neurofibrosarkom oder „malignant nerve sheath tumor" verwendet. Die Tumorzellen weisen eine Differenzierung zu Schwannschen Zellen oder zu perineuralen Fibroblasten auf.
Man unterscheidet 2 Gruppen:
- Maligne Schwannome bei Neurofibromatose v. Recklinghausen (bei 3% der Patienten).
- Sporadische maligne Schwannome ohne Assoziation mit einer Neurofibromatose.

Die Tumoren sind hauptsächlich am Stamm und an den Extremitäten lokalisiert (Altersverteilung 20.–50. Lebensjahr). In typischen Fällen findet man einen großen Tumor in Verbindung mit einem peripheren Nerven. Beim Mor-

bus v. Recklinghausen können sich die malignen Schwannome im Bereich tiefsitzender oder oberflächlicher Neurofibrome entwickeln (rasches Wachstum und Oberflächenveränderung des Neurofibroms sind verdächtig).
Das histologische Bild ist ähnlich wie beim Fibrosarkom. Man findet spindelige Tumorzellen mit gewellten und „Beistrich-ähnlichen" Kernen. Daneben liegen viele andere Hinweise für eine neuroide Differenzierung vor.
Maligne Schwannome repräsentieren aggressive Tumoren mit hoher Rezidiv- und Metastasierungsneigung; die Prognose bei Patienten mit Morbus v. Recklinghausen ist besonders schlecht (5-Jahres-Überlebensrate 15%–30%).

Histologie
Proliferation spindeliger Zellen, ähnlich wie beim Fibrosarkom

15.5.7 Epitheloidsarkom

Epitheloidsarkom

Das Epitheloidsarkom wird vor allem bei jüngeren Männern um das 30. Lebensjahr an den Händen und Unterarmen, prätibial sowie am Kapillitium beobachtet.
Klinisch manifestiert sich das meist langsam wachsende Epitheloidsarkom als derbe Platte sowie in Gestalt von Tumoren und Ulzera. Häufig gestellte klinische Fehldiagnosen sind: Abszeß, infizierte Warze, Sporotrichose oder Fibromatose.
Die histologische Untersuchung ergibt ein noduläres Muster mit azidophilen epitheloiden und spindeligen Zellen. Typisch sind auch degenerative Veränderungen mit Nekrosen. Die Histogenese des Tumors ist nicht geklärt, wahrscheinlich bestehen Beziehungen zu synovialen Sarkomen.
Der Verlauf ist durch Rezidive und Metastasen (Lymphknoten, Lunge, Kopfhaut) gekennzeichnet (5-Jahres-Überlebensrate ca. 70%).

Besonders bei jungen Männern an den Extremitäten und am Kapillitium

Klinik
Derbe Platten, Tumoren und Ulzera. Das Epitheloidsarkom wird häufig fehldiagnostiziert

Histologie
- noduläres Muster mit epitheloiden und spindeligen Zellen
- nekrotische Areale

Histogenese: Wahrscheinlich bestehen Beziehungen zu synovialen Sarkomen

15.5.8 Angiosarkom (Hämangiosarkom, Lymphangiosarkom, Hämangioendotheliom)

Angiosarkom

Es handelt sich um hochgradig maligne Tumoren der Blut- und Lymphgefäße mit Endothelzell-Differenzierung.
Man unterscheidet kutane Angiosarkome im Bereich chronischer Lymphödeme und Angiosarkome ohne Assoziation mit einem Lymphödem.

Maligne Tumoren der Blut- und Lymphgefäße mit Differenzierung in Richtung Endothelzellen

15.5.8.1 Angiosarkom und chronisches Lymphödem (Stewart-Treves-Syndrom, Lymphangiosarkom)

Angiosarkome im Bereich chronischer Lymphödeme

Dieser Tumor tritt bevorzugt an den Armen mammaamputierter älterer Frauen auf (bei 0,45% aller an Brustkrebs operierten Patientinnen). Meist wurde prä- oder postoperativ eine Röntgentherapie durchgeführt. Durchschnittlich vergehen zwischen der Mammaamputation und der klinischen Manifestation des neoplastischen Prozesses 10 Jahre. In seltenen Fällen entstehen Angiosarkome in posttraumatischen Lymphödemen oder auf dem Boden eines kongenitalen Lymphödems.
Das klinische Bild ist durch Ekchymosen, hämorrhagische „Flecke" und Knötchen bzw. ulzerierte Knoten von lividroter bis bläulichschwarzer Farbe gekennzeichnet.

Bevorzugt an den Armen mammaamputierter Frauen (Stewart-Treves-Syndrom)

15.5.8.2 Angiosarkom ohne Assoziation mit einem Lymphödem

Angiosarkome ohne Assoziation mit einem Lymphödem

Für den Dermatologen besonders wichtig ist das am Kopf (Kapillitium, Gesicht) lokalisierte Angiosarkom bei älteren Patienten.
Das klinische Bild zeigt erythematös-hämorrhagische Flecke und Plaques, die manchmal den Aspekt einer traumatischen Erosion oder Quetschung aufweisen. Charakteristisch ist eine flächenhafte horizontale Ausbreitung und ödematöse Schwellung des Gesichtes. Im weiteren Verlauf sieht man

Lokalisation am Kopf bei alten Patienten

Klinik
Hämorrhagische, Hämatom-ähnliche Läsionen und Knoten

multiple rote, purpurfarbene oder dunkelblaue Knoten und Tumormassen von schwammartiger Konsistenz.
Das histologische Bild der beiden Angiosarkom-Typen ist weitgehend identisch. Neben unregelmäßigen vaskulären Kanälen, die von plumpen atypischen Endothelzellen ausgekleidet sind, gelangen papilläre Projektionen, solide undifferenzierte pleomorphe sowie spindelige Zellen und Mitosen zur Ansicht.
Die Prognose der Angiosarkome ist sehr ungünstig und die 5-Jahresüberlebensrate liegt <20%.
Zur Behandlung kommen die Exzision und Röntgentherapie (schnelle Elektronen) in Betracht.

Histologie
Unregelmäßige vaskuläre Hohlräume und Proliferation atypischer Endothelzellen und spindeliger Zellen

Prognose sehr ungünstig

15.5.8.3 Kaposi-Sarkom (Sarcoma idiopathicum multiplex haemorrhagicum)

Kaposi-Sarkom

Angiosarkom, wahrscheinlich Virus-assoziiert

Das Kaposi-Sarkom kann als multizentrische systemische vaskuläre Neoplasie mit variabler Malignitätspotenz definiert werden. Das klinische Spektrum ist vielfältig, und es finden sich Beziehungen zu epidemiologischen Faktoren und immunologischen Phänomenen. Wahrscheinlich handelt es sich um einen Virus-assoziierten oder Virus-induzierten Tumor.
Nach dem klinischen Bild werden folgende Formen des Kaposi-Sarkoms unterschieden:

Klinische Klassifikation

- Kaposi-Sarkom bei AIDS-Patienten
- Transplantations-assoziiertes Kaposi-Sarkom
- Lymphadenopathie-assoziiertes Kaposi-Sarkom
- Chronisches („klassisches") Kaposi-Sarkom
Besonders bei älteren Männern an den unteren Extremitäten
Beginn mit hellroten oder violetten Flekken („patch"-Stadium), später Papeln, Plaques und Knoten

- **Kaposi-Sarkom bei AIDS-Patienten:** (s. Kap. 26)
- **Transplantations-assoziiertes Kaposi-Sarkom:** Diese Variante mit raschem Wachstum generalisierter angiomatöser Hauttumoren wird gelegentlich bei Patienten mit immunsuppressiver Therapie z.B. nach Nierentransplantation beobachtet.
- **Lymphadenopathie-assoziiertes Kaposi-Sarkom:** Die Erkrankung ist besonders häufig und endemisch in bestimmten Gebieten Zentral-Afrikas und findet sich besonders bei Kindern. Der Verlauf erinnert an ein malignes Lymphom mit generalisierten Lymphknotenschwellungen. Hautveränderungen sind eher selten.
- **Chronisches (‚klassisches') Kaposi-Sarkom:** Das Krankheitsbild findet man in Europa bei deutlicher Prävalenz des männlichen Geschlechts (50.–70. Lebensjahr) vor allem in östlichen Ländern (Polen, Rußland, dort vor allem bei der jüdischen Bevölkerung) und in Italien.

Die klinische Symptomatik ist zunächst durch einseitig oder häufiger symmetrisch multifokal besonders an den Füßen und Unterschenkeln auftretende, hellrote oder violette „Flecke" mit manchmal bräunlichen Farbtönen charakterisiert. Dieses „patch"-Stadium kann jahrelang bestehen bleiben. Im weiteren Verlauf, der manchmal durch spontane Rückbildung einzelner Herde gekennzeichnet ist, treten an den Extremitäten multiple Papeln und durch Konfluenz bis handflächengroße Plaques und linsen- bis kirschgroße Knoten von braunrotem oder bläulichschwarzem Farbton auf. Nach längerer Krankheitsdauer entstehen mitunter größere Knoten und vegetierende ulzeröse Läsionen. An den Schleimhäuten (Mundhöhle, Nase, genital) entwickeln sich gelegentlich hämorrhagische Infiltrate. Mit einer Beteiligung der inneren Organe (gastro-intestinale Manifestationen, Leber, Milz, Lymphknoten, Knochen, Gehirn u.a.) muß nun gerechnet werden.

Systemische Manifestationen

Differentialdiagnose
- Akroangiodermatitis
- Naevus flammeus
- Metastasen
- Hämangiome
- Lymphome

Histologie
„Patch"-Stadium:
bizarre, kleine vaskuläre Hohlräume und lymphoidzellig-plasmazelluläre Stromareaktion
Tumor-Stadium:
Schlitzförmige Gefäßräume mit atypischen Endothelzellen, Erythrozytenextravasate und Proliferation spindeliger Zellen

Anfangsstadien des Kaposi-Sarkoms sind oft schwierig von Hautveränderungen bei der Akroangiodermatitis, beim Klippel-Trenaunay-Syndrom bzw. bei arterio-venösen Fisteln (Pseudo-Kaposi-Sarkom vom Typ Stewart-Bluefarb) zu unterscheiden. Die klinische **Differentialdiagnose** knotiger Läsionen betrifft vor allem Melanome mit Satellitenmetastasen, Angiokeratome, Lymphome, Lichen ruber verrucosus u.a.
Die **histologischen Veränderungen** des Frühstadiums („patch stage"), die vor allem bei AIDS-Patienten untersucht wurden, sind durch eine Vermehrung bizarrer, oft zackig begrenzter, kleiner vaskulärer Hohlräume und eine lymphoidzellig-plasmazelluläre Stromareaktion charakterisiert.
Die späteren Stadien zeigen neben der vaskulären Komponente mit atypischen Endothelzellen eine Proliferation spindeliger Zellen (Fibrosarkom-ähnlich) mit schlitzförmigen Hohlräumen und Erythrozytenextravasaten.

Die Histogenese des Kaposi-Sarkoms ist nicht eindeutig geklärt (Differenzierung in Richtung Endothelzellen der Lymph- oder Blutgefäße).
Die Prognose der chronischen Verlaufsform ist im Vergleich zu den anderen Typen sehr günstig (Mortalitätsrate 10–20%). Zur Therapie sind wegen des multifokalen Wachstums vor allem eine Radio- und Chemotherapie (Vinblastin) oder Interferon indiziert.

Histogenese
Differenzierung in Richtung Blut- oder Lymphgefäße
Prognose: günstig
Therapie
- Radiotherapie
- Chemotherapie
- Interferon

15.6 Mastozytose

B. M. Czarnetzki

Mastozytose

Die Mastozytose wird definiert als eine lokalisiert (Mastozytom) oder generalisiert auftretende, meist benigne Proliferation der Bindegewebsmastzellen in der Haut und/oder in inneren Organen (Knochenmark, Leber/Milz, Gastrointestinaltrakt).

Definition
Lokalisiert oder generalisiert auftretende, benigne Proliferation der Bindegewebsmastzellen

Allgemeines: Die Mastozytose ist insgesamt relativ selten. Sie tritt gehäuft im ersten Lebensjahr auf, mit Rückbildung aller solitären Tumoren (s. Einteilung, Tab. 15-6) innerhalb weniger Jahre sowie der meisten generalisierten Formen bis zur Pubertät. Beim Erwachsenen entsteht die Krankheit zu jedem beliebigen Lebensalter und zeigt keine Rückbildungstendenzen.

Inzidenz
selten
Gipfel:
Kindheit (spontane Rückbildung)
Erwachsenenalter (persistierend)

Eine maligne Entartung ist selten und dann primär bei alten Menschen, bei Männern und bei Patienten, die früher oder zur selben Zeit andere maligne Tumoren hatten. Ein Mitbefall der Haut ist ein gutes prognostisches Zeichen. Bei einer extensiven, benignen Mastozytose können allerdings massive Histaminausschüttungen einen anaphylaktischen Schock oder andere lebensbedrohliche Reaktionen hervorrufen.

Maligne Mastozytosen
äußerst selten
Lebensbedrohung bei benignen Mastozytosen durch anaphylaktischen Schock

Pathogenese: Die Krankheit wird nicht vererbt. Aufgrund von Untersuchungen in Gewebekulturen weiß man, daß Bindegewebsmastzellen sich aus der myeloischen Reihe im Knochenmark entwickeln und unter dem Einfluß von Interleukin 3 und Fibroblastenfaktoren proliferieren und reifen. Bei der Mastozytose könnte dieser Prozeß überaktiv sein.

Pathogenese
unbekannt;
möglicherweise Überaktivität normaler Wachstumsfaktoren für Mastzellen

Morphologisch und funktionell gleichen die Zellen reifen Bindegewebsmastzellen. Die Braunfärbung der Haut oberhalb der dermalen Mastzellproliferationen (Urticaria pigmentosa) ist auf eine Stimulation der Melanozyten durch Mastzellmediatoren zurückzuführen.

Morphologie: reife Bindegewebsmastzellen
Pigmentierung: melanozytäre Stimulation durch Mastzellmediatoren

Klinik: *Solitäre Mastozytome* treten einzeln oder multipel an jeder beliebigen Körperstelle auf und sind im Durchmesser bis zu 4 cm groß, erhaben und hautfarben oder bräunlich-violett pigmentiert, mit oft vergröberter Hautoberfläche (peau d'orange). Nach Reiben der Oberfläche schwellen die Tumoren an, werden rot und können jucken. Mastozytome unter den Füßen können Gehbeschwerden verursachen. **Histologisch** bestehen die Tumoren aus massiven dermalen Mastzellinfiltraten.

Klinik:
- solitäre Mastozytome

~4 cm große, erhabene, hautfarbene bis braune Knoten
Histologie:
Massive Mastzellinfiltrate

Außer den Mastozytomen stellt sich die Mastozytose im Kindesalter auch in Form von großfleckigen, braunen Herden oder als kleinfleckiges oder papulöses, braun-rotes, generalisiertes Exanthem (Abb. 15-22) dar, das in Extremfällen diffus infiltrierend und erythrodermisch werden kann. Bis zum 3. Lebensjahr tendiert die befallene Haut zur Blasenbildung nach Reibedruck. Bei der feingeweblichen Untersuchung sieht man die Mastzellen meist in gruppierter Anordnung in der oberen Dermis.

- exanthematische Kindheitsformen
  - großfleckig braun
  - kleinfleckig makulopapulös
  - blasenbildend
  - erythrodermisch

Histologie:
Meist nävoide Mastzellgruppierungen

Bei Erwachsenen ist der Hautbefall ausschließlich kleinfleckig bis papulös und exanthematisch. Histologisch sieht man die Mastzellen eher in verstreuter Anordnung in der oberen Dermis. Bei einer Sonderform, die sich

- exanthematische Formen bei Erwachsenen
  - kleinfleckig makulopapulös
  - teleangiektatisch

Histologie:
- verstreute dermale Mastzellen
- Anordnung um dermale Kapillaren

Tab. 15-6 Klassifikation der Mastozytose

- solitäres, benignes Mastozytom der Kindheit
- exanthematische kutane Mastozytose (Urticaria pigmentosa)
- systemische Mastozytose
- maligne Mastozytose/Mastzellenleukämie

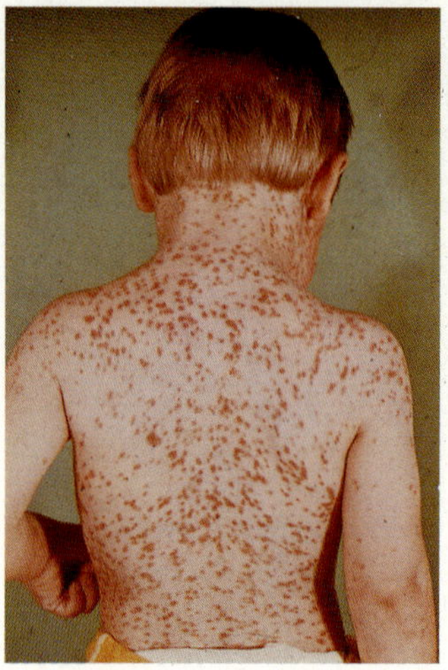

Abb. 15-22
Makulopapulöse, exanthematische Form der Urticaria pigmentosa bei einem Kind

klinisch nur als Teleangiektasien (Teleangiectasia macularis eruptiva perstans) an der Haut darstellt, liegen die vermehrten Mastzellen eng um die Kapillaren der oberen Dermis.

Hautsymptome
- Juckreiz
- Quaddeln
- Flush

Die Hautsymptomatik der meisten Patienten beschränkt sich auf einen milden Juckreiz und die kosmetische Störung. Massive Reizung der Haut (starke Temperaturschwankungen, heißes Baden und Reiben), innerlich verabreichte Histaminliberatoren und in seltenen Fällen psychischer Streß lösen lokale oder generalisierte Quaddeln, Flush- und im Extremfall anaphylaktische Reaktionen aus.

Systemischer Befall
- Knochenmark
- Gastrointestinaltrakt
- Leber/Milz
- Knochen

Der Befall innerer Organe ist am ehesten im Knochenmark nachweisbar, mit positivem Befund bei mehr als 50% der Erwachsenen, aber bei weniger als einem Drittel der Kinder mit Urtikaria pigmentosa. Der Befall von Leber und Milz bleibt, abgesehen von einer Organvergrößerung, meist asymptomatisch, während es bei Befall des Gastrointestinaltraktes häufig zu Durchfällen, seltener auch zu Magengeschwüren oder Blutungen kommt. Ein Befall der Knochen stellt sich im Kindesalter als fokale Sklerose oder Osteoporose der Schädel- und Röhrenknochen dar. Bei Erwachsenen entstehen selten auch diffuse Osteoporosen oder Sklerosen.

Maligne Mastozytose
Prognose infaust

Maligne Mastozytosen sind äußerst selten und können im Endstadium in myeloische Leukämien übergehen. Die Prognose ist sehr schlecht (Überlebenszeit meist nur wenige Monate).

Diagnose
- Erscheinungsbild
- Darier Test
- Hautbiopsie
- Histaminspiegel (Blut, Urin)
- Knochenmarksbiopsie

Diagnose: Mastozytosen sind leicht erkennbar aufgrund der typischen, fleckigen oder tumorösen Pigmentierungen und der Quaddelbildung nach Reibedruck, die bei $\geq 90\%$ der läsionalen und bei $\approx 50\%$ der normalen Haut auslösbar ist (Darier Test). Die Diagnose sollte durch eine Hautbiopsie gesichert werden. Fast alle Patienten haben erhöhte Histaminspiegel in Blut und Urin. Bei Knochenmarksbefall besteht oft eine Anämie und eine Leukozytose.

Differentialdiagnose

Differentialdiagnostisch kann man *exanthematische Arzneimittelreaktionen* aufgrund der Dauer der Krankheit leicht unterscheiden. *Xanthome, Histiozytome, Lymphome* und *Insektenstichreaktionen* müssen ebenfalls ausgeschlossen werden.

Therapie
- Aufklärung
- Antihistaminika
- Glukokortikoide (Prophylaxe, mögl. Lokaltherapie)
- DNCG
- Aspirin, PAF-Inhibitor
- PUVA

Therapie: Patienten bzw. Eltern müssen gut über die Natur der Krankheit aufgeklärt werden, damit eventuell lebensbedrohliche anaphylaktische Reaktionen vermieden werden. Vor chirurgischen Eingriffen ist eine prophylaktische Therapie mit Antihistaminika und/oder Kortikosteroiden sinnvoll, besonders bei Patienten mit ausgedehntem Befall. Antihistaminika können zur Linderung des Juckreizes und anderer Symptome zur Dauerbehandlung eingesetzt werden. Der Mastzelldegranulationsinhibitor Dinatriumcromoglykat (DNCG) hilft bei gastrointestinaler Symptomatik. Aspirin und ein PAF-Inhibitor sind erfolgreich bei der Flushsymptomatik eingesetzt worden. PUVA-Therapie reduziert Juckreiz und dermale Mastzellzahlen; bei Erwachsenen ist diese Wirkung jedoch nur vorübergehend, und insgesamt muß Nutzen gegen Risiko sorgfältig abgewogen werden. Lo-

kale Okklusivtherapie mit potenten Glukokortikoiden reduziert ebenfalls temporär die dermalen Mastzellzahlen.
Für die maligne Mastozytose ist bisher keine wirksame Therapie bekannt.

maligne Mastozytosen therapieresistent

15.7 Reaktive, benigne und maligne Lymphozytenproliferationen

W. Sterry

Reaktive, benigne und maligne Lymphozytenproliferationen der Haut der Haut

Allgemeines: Die Haut verfügt als Grenzorgan über ein speziell adaptiertes Immunsystem, welches gewährleistet, daß von außen auf oder in die Haut gelangende Antigene eliminiert werden. Sämtliche Komponenten dieses kutanen Immunsystems können bei reaktiven Vorgängen zahlenmäßig derart im Vordergrund stehen, daß klinisch der Eindruck eines Lymphoms entsteht. Daneben kann auch aus jeder Komponente des kutanen Immunsystems ein maligner Tumor entstehen: maligne kutane Lymphome und die Langerhanszell-Histiozytose (Histiozytosis X).

Allgemeines
Die Haut verfügt über ein spezialisiertes Immunsystem, dessen einzelne Komponenten sich polyklonal (reaktiv) oder monoklonal (tumorös) vermehren können

Klassifikation: Die Klassifikation kutaner maligner Lymphome schließt sich eng an die aktualisierte Kiel-Klassifikation an, berücksichtigt aber zusätzlich einige Besonderheiten primär kutaner maligner Lymphome (Tab. 15-7).

Klassifikation kutaner maligner Lymphome
Schließt sich mit einigen Modifikationen an die neue Kiel-Klassifikation an

Tab. 15-7 Klassifikation kutaner maligner Lymphome

Zytopathologie	Immunphänotyp	Klinische Entität
Niedrige Malignität:		
zerebriform, kleinzellig	T	Mycosis fungoides
	T	Sézary-Syndrom
lymphozytisch	T	– chronisch lymphatische Leukämie vom T-Typ (T-CLL)
	T	– T-Zonen-Lymphom
	B	– B-CLL
pleomorph, kleinzellig	T	pleomorphes T-Zell-Lymphom
lymphoepitheloid	T	Lennert-Lymphom
lymphoplasmozytisch	B	LP-Immunozytom
plasmozytisch	B	Plasmozytom
zentrozytisch	B	zentrozytisches Lymphom
zentroblastisch – zentrozytisch	B	zentroblastisch – zentrozytisches Lymphom
unklassifiziert	T/B	
Hohe Malignität:		
lymphoblastisch	B	Burkitt-Typ non Burkitt-Typ
	T	lymphoblastisches T-Zell-Lymphom
immunoblastisch	T/B	immunoblastisches Lymphom
pleomorph, mittelgroß, groß, gemischt	T	Adult T-cell Lymphoma/Leukemia
anaplastisch großzellig	T/B	Großzellig anaplastisches Lymphom der Haut
unklassifiziert	T/B/„null"	

Reaktive lymphozytäre Infiltrate mit Ähnlichkeit zu malignen Lymphomen („Pseudolymphome")

15.7.1 Reaktive lymphozytäre Infiltrate mit Ähnlichkeit zu malignen Lymphomen („Pseudolymphome")

Zwei auch klinisch gut zu erkennende **reaktive lymphoide Infiltrate:**
- Lymphadenosis cutis benigna
- lymphocytic infiltration

15.7.1.1 Lymphadenosis cutis benigna

An den Akren im Kopf- und Stammbereich (Nasen, Ohren, Mamillen) auftretende blaurote oder rötlich-braune Knoten bis Kirschgröße (Abb. 15-23), die bei disseminierter Borrelieninfektion auftreten. Histologisch zahlreiche regulär gebaute Keimzentren. Therapie mit Cephalosporinen wie bei systemischer Borrelieninfektion. Bei Persistenz: Exzision.

15.7.1.2 Lymphocytic infiltration

Meist im Wangenbereich lokalisierte, kissenartige rote Infiltrate, denen histologisch dichte perivaskuläre T-Zell-Infiltrate im gesamten Korium zugrunde liegen. Die Ursache ist unbekannt. Eine Therapie kann nur symptomatisch, z. B. mit Steroidinfiltrationen durchgeführt werden.

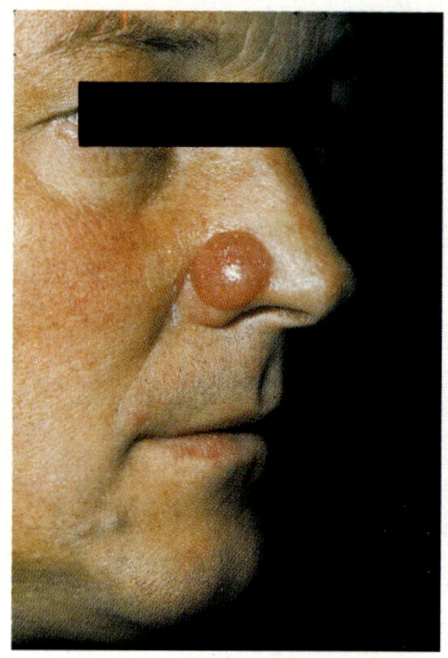

Abb. 15-23
Lymphadenosis cutis benigna.
Rötlich-brauner Knoten bei generalisierter Borrelieninfektion

Benigne T-Zell-Lymphome der Haut

15.7.2 Benigne T-Zell-Lymphome der Haut

Pagetoide Retikulose

Klonale T-Zell-Proliferation mit hochgradigem Epidermotropismus
Klinik:
akral lokalisierte Plaques
gutartiger chronischer Verlauf
selten Übergang in T-Zell-Lymphom

15.7.2.1 Pagetoide Retikulose

Im Hand- oder Fußbereich meist streckseitig lokalisierte Plaques, die über viele Monate und Jahre persistieren. Histologisch in der Epidermis zahlreiche atypische pleomorphe T-Zellen mit aberrierenden Phänotypen, während subepidermal nur ein diskretes Rundzellinfiltrat auffällt. Wegen der histologischen *Ähnlichkeit zum Morbus Paget der Brust* wurde diese klonale T-Zell-Proliferation pagetoide Retikulose genannt. Der Verlauf ist günstig. Lediglich bei den sehr seltenen disseminierten Varianten sind Übergänge in T-Zell-Lymphome möglich.

Lymphomatoide Papulose

Chronisch verlaufende Erkrankung, bei der selbstheilende Papeln auftreten.
Jede Papel entspricht einem klonalen T-Zell-Infiltrat
Bei 10% Entwicklung maligner Lymphome

15.7.2.2 Lymphomatoide Papulose

Krankheitsbild, bei dem über Jahre und Jahrzehnte linsen- bis haselnußgroße, z. T. exulzerierende Papeln im gesamten Hautorgan auftreten, die sich innerhalb von Wochen oder Monaten spontan zurückbilden. Jede Papel entspricht einem Klon von Lymphozyten, der offenbar ein selbstlimitiertes Wachstum aufweist. Histologisch imponieren große bizarre pleomorphe T-Zellen, teils auch mit *Ähnlichkeit zu Sternberg-Reed-Zellen und Hodgkin-Zellen.* Bei etwa 10% der Betroffenen ist die Entstehung von malignen Lymphomen möglich. Die **Therapie** erfolgt mit PUVA.

15.7.3 Kutane maligne Lymphome

15.7.3.1 Parapsoriasis en plaques

Unter diesem Namen werden zwei Krankheitsbilder geführt, die beide eine ekzemartige Morphe aufweisen und über Jahre chronisch verlaufen.

- **Kleinfleckige Parapsoriasis en plaques:** Gutartiges Krankheitsbild ungeklärter Ursache, bei dem am Stamm in den Hautspaltlinien verlaufende bräunlich gelbliche und atrophische, leicht schuppende Herde entstehen. Therapie mit PUVA.
- **Großfleckige Parapsoriasis en plaques:** 10–15 cm große, am Stamm und den proximalen Extremitäten lokalisierte, atrophische poikilodermatische Herde (Poikilodermie: Pigmentverschiebungen, Atrophie und Teleangiektasien). Häufig Übergang in Mycosis fungoides. Sorgfältige Therapie mit PUVA kann jedoch diesen Übergang unterbrechen und zur Abheilung der Dermatose führen.

Kutane maligne Lymphome

Parapsoriasis en plaques

- **kleinfleckige Form:** harmlose, chronische Dermatose
- **großfleckige Form:** oft Vorläufererkrankung der Mycosis fungoides

15.7.3.2 Mycosis fungoides

Kutanes T-Zell-Lymphom niedriger Malignität mit typischem klinischen Verlauf und histologischem Bild. Beginn mit ekzematösen Hautveränderungen, die dem Bild der großfleckigen Parapsoriasis en plaques entsprechen. Später zunehmende Verdickung dieser Herde und Ausbildung von Plaques.

Mycosis fungoides

Niedrigmalignes Helfer-T-Zell-Lymphom mit dreiphasigem Verlauf:
- ekzematöse Herde
- Plaque-Stadium
- Tumorstadium

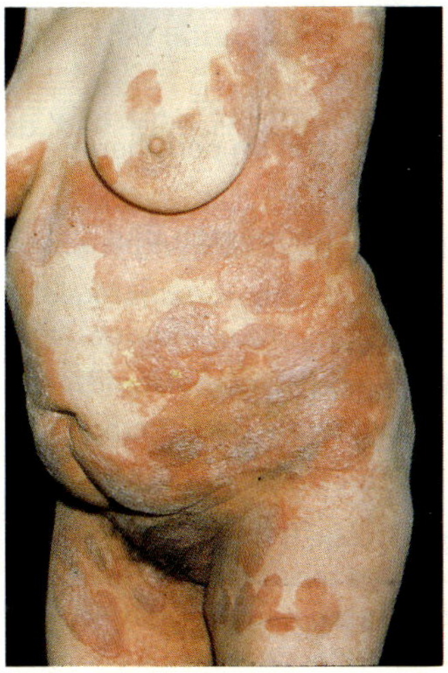

Abb. 15-24
Mycosis fungoides mit charakteristischen ekzematösen und plaqueförmigen Veränderungen sowie flachen Tumoren

Histologisch findet sich ein charakteristisches Bild mit einem epidermotropen T-Zell-Infiltrat, das überwiegend aus mäßig aktivierten Helfer-T-Zellen besteht. Nach jahre- oder gar jahrzehntelangem Verlauf Entwicklung von rasch wachsenden Tumoren und Infiltration von Lymphknoten und inneren Organen (Stadieneinteilung: Tab. 15-8 a, b).
Zytologisch zeigen sich die Tumorzellen als kleine Lymphozyten mit stark gewundenem (zerebriformem) Zellkern. Nach Einwanderung in die Epidermis liegen sie häufig in kleinen Gruppen *(Pautrier'sche Mikroabszesse)* zusammen. Therapeutisch ist in den frühen Stadien die **PUVA-Therapie** sehr wirksam und kann in dieser Phase bei bis zu 50% der Patienten eine echte Heilung erzielen. Therapeutische Alternativen sind die Interferon-Therapie, die topische Behandlung mit Stickstofflost, sowie in Ausnahmefällen die Ganzhautelektronentherapie.

Therapie
PUVA führt in frühen Stadien zu langdauernden oder permanenten Vollremissionen

15.7.3.3 Pleomorphes T-Zell-Lymphom

Diese T-Zell-Lymphome der Haut haben einen aggressiveren Verlauf als die Mycosis fungoides; die Diagnose wird zytologisch aufgrund der pleomorphen T-Zellen gestellt, wobei eine klein- bis mittelgroßzellige und eine

Pleomorphes T-Zell-Lymphom

Von der Mycosis fungoides abweichendes klinisches Bild, histologisch durch **pleomorphe T-Zellen** gekennzeichnet

Stadien der Langerhanszell-Histiozytose
- lokalisiertes Stadium
- disseminiertes Stadium

Stadieneinteilung der Langerhanszell-Histiozytose (LZH)
A. Lokalisierte LZH;
- Knochen (1–2 benachbarte Herde)
- Lymphknoten
- Haut

B. Disseminierte LZH:
- Knochen (multifokal)
- Knochen plus Weichteile oder Weichteile allein (ausgenommen die unter A aufgeführten Lokalisationen)
- Organdysfunktion (Leber, Lunge, Knochenmark).

Kutane Manifestationen: Typisch sind rötliche bis gelbliche, krustige Makeln und Papeln (Abb. 15-25), die spärer erosiv werden können. Prädilektionsstellen sind Stamm, Axillar- und Inguinalregion; generalisierter Hautbefall ist möglich.

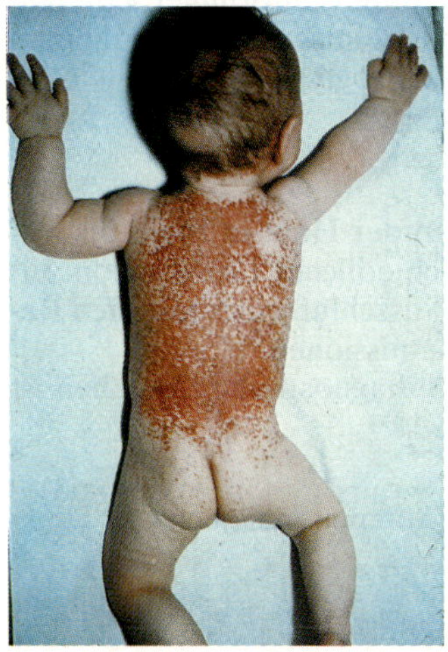

Abb. 15-25 Histiozytosis X

Prognose: Im Stadium A ist die Prognose gut, jedoch ist bei Disseminierung eher mit einem ungünstigen Verlauf zu rechnen. Besonders Kinder im ersten Lebensjahr und alte Menschen im Stadium B haben eine sehr schlechte Prognose.

Therapie
Muß immer interdisziplinär geplant und durchgeführt werden

Therapie: Die therapeutischen Möglichkeiten umfassen Chemo-, Strahlen- und Immuntherapie und werden durch lokale chirurgische Maßnahmen ergänzt; ein interdisziplinäres Vorgehen ist unerläßlich.

Leukämische Hautinfiltrate

15.7.6 Leukämische Hautinfiltrate

Allgemeines: Eine Reihe von Leukämien kann mit spezifischen Hautinfiltraten einhergehen; nicht selten findet in diesen Fällen eine Proliferation der malignen Zellen in der Haut statt.

Variabel, je nach zugrunde liegendem Krankheitsbild, bei z. B.:

Im folgenden wird kurz das klinische Bild der Hautveränderungen bei solchen Leukämien besprochen, die besonders häufig kutane Infiltrate verursachen.

- akuter myeloischer Leukämie

Akute myeloische Leukämie: Knotige, rasch wachsende Infiltrate, die wegen des Myeloperoxidase-Reichtums beim Anschneiden grünlich aussehen (Chlorome).

- akuter Monozyten-Leukämie

Akute Monozyten-Leukämie: Blaugraue, disseminierte Papeln oder Plaques mit raschem Auftreten sind typisch; oft gleichzeitig Gingivabefall.

- chronischer myeloischer Leukämie

Chronische myelomonozytäre Leukämie: Typisch sind rötliche bis rötlichbraune Papeln, die gelegentlich dem Knochenmarksbefall vorausgehen können!

- chronischer lymphatischer Leukämie

Chronisch-lymphatische Leukämie: Manchmal treten per continuitatem von den Lymphknoten aus bretthart Hautinfiltrate auf, die mit einem Blastenschub assoziiert sein können. Daneben ist der diffuse, zu Wulst- und Knotenbildung führende Gesichtsbefall für die CLL nahezu pathognomonisch: *facies leonina.*

15.8 Kutane Metastasen

H. P. Soyer

Kutane Metastasen

Kutane Metastasen sind sekundäre Hauttumoren, welche in erster Linie durch lymphogene und hämatogene Aussaat der Tumorzellen von Karzinomen, Melanomen und eher selten von Sarkomen entstehen. Bei etwa 1–4% aller viszeralen Karzinome werden kutane Metastasen beobachtet. Hautmetastasen sind gelegentlich das erste Symptom eines bislang nicht diagnostizierten viszeralen malignen Tumors. Besonders häufig sind Hautmetastasen beim Mammakarzinom.

Häufigster Primärtumor: Mammakarzinom

Kutane Metastasen zeigen folgende klinische Typen:

- **Nodöse Metastasen**
  Es handelt sich um solitäre oder multiple, meist asymptomatische, hautfarbene oder bräunlich-rote derbe Knoten. Im weiteren Krankheitsverlauf beobachtet man Größenzunahme und Exulzeration.
- **Lentikuläre Metastasen**
  Dieser Metastasentyp ist durch lymphogene Aussaat von Tumorzellen gekennzeichnet und zeigt multiple, symptomlose, rötliche bis rötlichbraune oder schwarze (Melanom!) Knötchen, die häufig in der Umgebung des Primärtumors lokalisiert sind.
- **Cancer en cuirasse**
  Vorwiegend beim Mammakarzinom kommt es durch diffuses kontinuierliches Einwachsen der Tumorzellen in die Haut zu einer plattenartigen, rötlichen, brettharten Induration, die im fortgeschrittenen Stadium nahezu panzerartig den Brustbereich einschließt.
- **Erysipelähnlicher Metastasentyp (Carcinoma erysipelatoides)**
  Diese lymphogene Metastasierung wird insbesondere beim Mammakarzinom beobachtet und führt zu einer Rötung der betroffenen Region. Wichtig ist die differentialdiagnostische Abgrenzung eines Erysipels.

Nodöse Metastasen

Lentikuläre Metastasen

Cancer en cuirasse

Carcinoma erysipelatoides

Die Kenntnis bestimmter Prädilektionsstellen von Hautmetastasen ist für die Zuordnung bei unbekanntem Primärtumor in manchen Fällen eine Hilfe. So stellt z. B. die Bauchwand, insbesondere der Nabelbereich, einen bevorzugten Metastasensitz für Urogenital- und Intestinalkarzinome dar.
Bei Bronchus- und Mammakarzinomen findet man nicht selten Metastasen im Bereich der behaarten Kopfhaut *(Alopecia neoplastica)*. Solitäre akrallokalisierte Hautmetastasen an den Fingern und an der Nasenspitze sind ein Hinweis für Bronchus- und Mammakarzinome.

Bevorzugte Lokalisationen:
- Akren (Nase, Finger)
- behaarte Kopfhaut
- Nabelbereich

Das **histologische Bild** erlaubt im allgemeinen die Klassifikation der Hautmetastase als *Karzinom, Melanom* oder *Sarkom*. Probleme bereitet jedoch häufig der Versuch, aus dem feingeweblichen Aufbau der kutanen Metastase auf den Primärtumor rückzuschließen. Die Anwendung immunhistochemischer Methoden mit verschiedenen monoklonalen Antikörpern erleichtert allerdings in vielen Fällen die Suche nach dem Primärtumor. Als Beispiele seien der Nachweis von *saurer Prostataphosphatase bei Prostatakarzinom-Metastasen* oder von *Thyreoglobulin bei Schilddrüsenkarzinom-Metastasen* genannt.

Histologie:
Rückschluß auf den Primärtumor oft schwierig

Therapeutisch kommt – unabhängig vom Behandlungskonzept des Primärtumors – die operative Entfernung der Hautmetastase bzw. die Röntgenbestrahlung in Betracht.

Therapie:
- Entfernung der Hautmetastase
- Röntgenbestrahlung

Erkrankungen des Pigmentsystems der Haut

16 Erkrankungen des Pigmentsystems der Haut

E.B. Bröcker

Transiente Störungen des Pigmentsystems

Pigmentstörungen sind ein Begleitsymptom vieler Hautkrankheiten

Man unterscheidet:
- Hypopigmentierungen
- Hyperpigmentierungen

Leukoderm = Umschriebene, temporäre Depigmentierung

16.1 Transiente Störungen des Pigmentsystems

Da die Melanozyten ein Bestandteil der Epidermis sind, kommen vorübergehende Störungen der Pigmentierung als Begleitsymptom bei vielen Hautkrankheiten vor.

- **Beispiele für transiente Hypopigmentierung:** Eine transiente Beeinträchtigung der Melanozytenfunktion kommt bei der Syphilis im Sekundärstadium vor, bei der Pityriasis versicolor und der Psoriasis vulgaris im Abheilungsstadium. Klinisch entsteht ein Leukoderm. Ein völliges Zugrundegehen epidermaler Melanozyten nach Traumen oder z. B. in CDLE-Herden führt zu depigmentierten Narben.
- **Beispiele für transiente Hyperpigmentierung:** Zu einer lokalen Stimulierung der Melanogenese kommt es bei der kutanen Mastozytose (Urticaria pigmentosa) und gelegentlich beim allergischen Kontaktekzem und anderen Entzündungen (postinflammatorische Hyperpigmentierung). Insbesondere bei Krankheiten, bei denen Basalzellen zugrunde gehen (Lichen ruber, CDLE) kommt es zum „Abtropfen" von Melanin in die Dermis, wo es in Makrophagen gespeichert wird (Pigmentinkontinenz).

Krankheiten, bei denen eine Störung des Pigmentsystems primär vorhanden ist oder das klinische Leitsymptom darstellt, sind eher selten.

Erworbene Hypomelanosen

Vitiligo

Erworbener Melanozytenverlust in der Epidermis

Klinik:
Beginn im jungen Erwachsenenalter, weiße Flecken im Bereich Handrücken, Gesicht, Analfalte

Poliosis
Erworbener Melanozytenverlust in den Haarwurzeln

Verlauf der Vitiligo
unberechenbar
- Spontane Heilung
- Persistenz
- Progredienz

16.2 Erworbene Hypomelanosen

16.2.1 Vitiligo

Die Vitiligo ist eine Erkrankung, bei der wahrscheinlich durch autoimmunologische Vorgänge (Antikörper und zytotoxische Zellen) die Melanozyten zugrunde gehen.

Klinik: Die Krankheit beginnt meist im jungen Erwachsenenalter. An umschriebenen Stellen, oft symmetrisch im Bereich der Handrücken, im Gesicht, und besonders häufig in der Analfalte entstehen scharf begrenzte, weiße Flecken (Abb. 16-1). Den Mitbefall der Haare in Form depigmentierter Haarbüschel nennt man Poliosis. Die Vitiligo ist zwar eine harmlose Erkrankung, kann aber, insbesondere bei dunkelhäutigen Rassen, kosmetisch störend sein, und führt u. U. zu sozialer Isolation, da z. B. bei Lepra auch depigmentierte Herde an der Haut auftreten. Die Vitiligo kann in Assoziation mit anderen, vornehmlich endokrinologischen und autoimmunologischen Erkrankungen, auftreten (perniziöse Anämie, Hypo- und Hyperthyreosen, Diabetes mellitus, Sklerodermie, Alopecia areata). Gelegentlich tritt eine Vitiligo, sozusagen als paraneoplastisches Syndrom, bei Melanompatienten auf. Der Verlauf der Vitiligo ist unberechenbar. Sie kann sich spontan zurückbilden durch Repopulation der Epidermis mit Melanozyten vom Rande her oder aus den äußeren Wurzelscheiden der Haarfollikel in den befallenen Herden, sie kann jahrelang persistieren oder auch fortschreiten bis zum Verlust sämtlicher Melanozyten der Epidermis. Obwohl die Anzahl der antigenpräsentierenden Langerhans-Zellen in Vitiligoherden normal oder sogar erhöht ist, wird über eine Verminderung kontaktallergischer Ekzemreaktionen in Vitiligoherden berichtet.

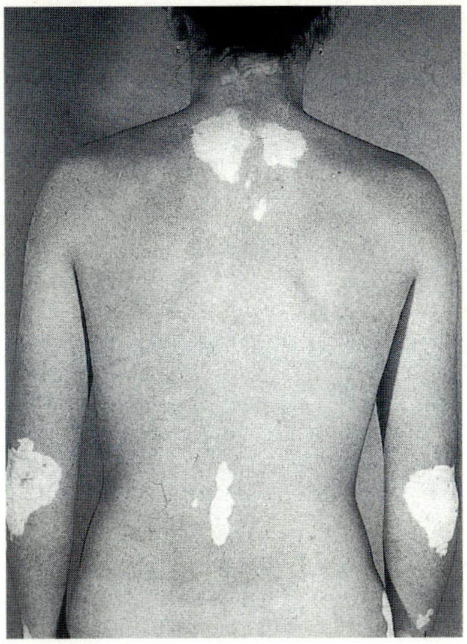

Abb. 16-1 Vitiligo

Histologie: Im Vergleich zur umgebenden Haut findet man in Vitiligoherden eine verminderte Anzahl oder einen vollständigen Verlust der Melanozyten. Selten sind subepidermale entzündliche Infiltrate vorhanden.
Differentialdiagnosen: Vogt-Koyanagi-Syndrom, Hypomelanosis guttata, depigmentierte Narben, z.B. beim CDLE.
Therapie: Die Behandlung der Vitiligo ist unbefriedigend. Ein Versuch mit PUVA oder Khellin-UVA ist möglich, ebenso wie die Verwendung von Trimethylpsoralen (TMP) anstelle von 8-Methoxypsoralen (8-MOP) in Kombination mit natürlicher Sonne. Allerdings besteht die Gefahr, daß die Vitiligoherde, anstatt sich mit Melanozyten zu repopulieren, kosmetisch durch die Bräunung der umgebenden gesunden Haut noch auffälliger werden. Da die Vitiligoherde besonders UV-empfindlich sind, kann auch ohne Psoralen bei natürlicher Sonnenexposition ein blasiger Sonnenbrand entstehen. Deshalb empfiehlt sich Lichtschutz mit Sonnenschutzmitteln oder auch Abdecken z.B. durch Make up (Covermark®). Eine beginnende Vitiligo kann u.U. durch lokale Kortikosteroid-Applikation aufgehalten werden.

Histologie
Verminderte Anzahl oder Verlust der Melanozyten

Differentialdiagnose:
- Vogt-Koyanagi-Syndrom
- Hypomelanosis guttata
- depigmentierte Narben

Therapie
Versuch mit:
- PUVA
- Khellin-UVA
- Trimethylpsoralen

Sonnenschutzmittel
ev. Kortikosteroid-Therapie

16.2.2 Andere erworbene Hypomelanosen

Andere erworbene Hypomelanosen

Eine Reihe von **Chemikalien**, vor allem Phenole, sowie Chloroquin und Hydroxychloroquin führen bei beruflichem Kontakt zu Vitiligo-ähnlichen Depigmentierungen. Auch hierbei gehen die Melanozyten zugrunde. Melanozytopenische Hypomelanosen findet man auch bei Vitamin-B12-Mangel, nach Verbrennungen und anderen Traumen, bei der Pityriasis lichenoides chronica und bei tropischen Infektionskrankheiten (Pinta, Yaws, Onchocerciasis). Erworbene Hypomelanosen, die nicht auf dem Verlust von Melanozyten, sondern auf verminderter Melaninproduktion beruhen, kommen z.B. im Sekundärstadium der Syphilis, bei der Lepra, in abheilenden Psoriasisherden und bei der Pityriasis versicolor vor.

Melanozytopenische Hypomelanosen
Depigmentierung durch Melanozytenverlust, hervorgerufen durch:
- Chemikalien
- Vitamin-B12-Mangel
- Verbrennungen und andere Traumen
- Pityriasis lichenoides chronica

Die *idiopathische Hypomelanosis guttata* ist eine nicht seltene, ätiologisch unbekannte Erkrankung mit multiplen kleinen, etwa 0,5 cm großen weißen Flecken, insbesondere in sonnenexponierten Hautregionen. In den Herden findet man Melanozyten, deren Melanosomen unvollständig pigmentiert sind. Die **Prognose** ist gut, als **Therapie** kann ein Versuch mit PUVA empfohlen werden.

Idiopathische Hypomelanosis
- selten
- ätiologisch unbekannt

Therapie
PUVA

Das *Vogt-Koyanagi-Syndrom* ist eine seltene, schwere Multisystemerkrankung, möglicherweise viral ausgelöst, bei der vitiligoartige Depigmentierungen und Poliosis kombiniert sind mit Uveitis, Hörverlust, Muskelschwäche und Fieber. Cortisontherapie verhindert die drohende Erblindung.

Vogt-Koyanagi-Syndrom
schwere Multisystemerkrankung (viral?)

Erworbener Pigmentverlust der Haare

Canities
Weißwerden der Haare im Alter
Poliosis
Herdförmiger Pigmentverlust der Haare

16.2.3 Erworbener Pigmentverlust der Haare

Das Grau-, bzw. Weißwerden der Haare im Alter wird als Canities bezeichnet. Es beruht auf allmählicher Abnahme der Melaninproduktion und schließlich irreversiblem Zugrundegehen der Melanozyten in den Haarbulbi. Poliosis ist ein herdförmiger Pigmentverlust der Haare bei Vitiligo (s. 16.2.1) und bei der Alopecia areata (s. 18.5.2.2).

Kongenitale Hypomelanosen – Melanozytenverlust

16.3 Kongenitale Hypomelanosen – Melanozytenverlust

Piebaldismus

Angeborenes, umschriebenes Fehlen von Melanozyten
Weiße Haarlocke frontal charakteristisch

16.3.1 Piebaldismus

Piebaldismus ist eine seltene, autosomal dominant erbliche Anomalie mit angeborenen, melanozytenfreien, Vitiligo-ähnlichen, aber sehr großflächigen Depigmentierungen der Haut. In den depigmentierten Hautherden finden sich typischerweise kleine pigmentierte Flecken. Für die Erkrankung charakteristisch ist eine weiße Haarlocke frontal.

Waardenburg-Syndrom

Piebaldismus-artige Pigmentstörungen in Kombination mit
- Irisheterochromie
- Taubheit
- Skelettmißbildungen

16.3.2 Waardenburg-Syndrom

Das Waardenburg-Syndrom ist ein sehr seltenes, autosomal dominant erbliches Syndrom, bei dem Piebaldismus-artige Pigmentstörungen mit Irisheterochromie, Taubheit und Skelettmißbildungen kombiniert sind.
Pathogenese: Eine Störung der Neuralleisten-Differenzierung wird vermutet.

Hypomelanosis Ito
Neurokutanes Syndrom mit streifenförmigen Hypopigmentierungen in Kombination mit
- Augenveränderungen
- Skelettmißbildungen

Das Waardenburg-Syndrom und die Hypomelanosis Ito sind Beispiele für schwere genetisch determinierte Syndrome mit Hypopigmentierung als Leitsymptom

16.3.3 Hypomelanosis Ito

(Synonym: Incontinentia pigmenti achromians) ist ein wahrscheinlich autosomal dominant vererbtes neuro-kutanes Syndrom mit streifenförmigen Hypopigmentierungen, kombiniert mit neurologischen Symptomen, Augenveränderungen und Skelettmißbildungen. In den befallenen Hautherden findet man histologisch eine Melanozytenverminderung.
Differentialdiagnose: Naevus depigmentosus (s. 16.4.1).

Kongenitale Hypomelanosen – Melanozytendysfunktion

16.4 Kongenitale Hypomelanosen – Melanozytendysfunktion

Naevus depigmentosus

normale Anzahl an Melanozyten mit verminderter DOPA-Reaktivität

16.4.1 Naevus depigmentosus

Der Naevus depigmentosus, angeboren, aber nicht erblich, ist meist am Stamm lokalisiert und kann, wenn er streifenförmig angeordnet ist, zur Verwechslung mit der Hypomelanosis Ito führen. Im Gegensatz zum Ito-Syndrom findet man im histologischen Schnitt eine normale Anzahl an Melanozyten, deren DOPA-Reaktivität aber vermindert ist.
Pathogenese: Ein lokaler Defekt des Melanosomentransports wird vermutet.

Okulokutaner Albinismus

Definition
Seltene erbliche Störung der Melanin-Synthese in Haaren, Haut, Augen

16.4.2 Okulokutaner Albinismus

Unter **Albinismus** versteht man eine seltene (1:20000) erbliche Störung der Melanin-Synthese in Haaren, Haut und Augen. Es gibt 11 bekannte Unterformen des okulokutanen Albinismus; die meisten werden autosomal rezessiv vererbt. Die wichtigsten Formen sind:

16.4.2.1 Tyrosinase-negativer Albinismus

Tyrosinase-negativer Albinismus

Klinik: Schneeweiße Haare, rosa-weiße Haut, graublaue Iris mit roter Pupille (da der Augenhintergrund pigmentfrei ist), Photophobie, Verminderung der Sehstärke, Strabismus, Myopie und starker Nystagmus.
Pathomechanismus: Die Melanozyten produzieren kein Melanin, da ihnen Tyrosinase fehlt. Der Serum-Tyrosinspiegel ist normal.
Komplikation: Es besteht eine Neigung zur Entwicklung UV-induzierter Hautkarzinome.
Therapie: Sonnenschutz der Augen und der Haut.

16.4.2.2 Tyrosinase-positiver Albinismus

Tyrosinase-positiver Albinismus

Klinik: Gelblich-weiße Haare, die mit dem Alter nachdunkeln, rosa-weiße Haut mit Neigung zu Pigmentnaevi und Sommersprossen (diese fehlen völlig beim Tyrosinase-negativen Albinismus!), blaue oder gelblichbraune Iris. Je nach Rasse ist der Augenhintergrund pigmentiert oder pigmentfrei.
Pathomechanismus: Störung der Melanosomenreifung. Elektronenoptisch charakteristisch sind Polyphagosomen in den Melanozyten.
Therapie: Zur Vermeidung UV-induzierter Hautkarzinome: Lichtschutz.
Der Unterscheidung zwischen Tyrosinase-negativem und Tyrosinase-positivem Albinismus dient der *Haarwurzeltest*: Einige Haare werden ausgezupft und in DOPA inkubiert. Bei Vorhandensein von Tyrosinase schwärzt sich die Flüssigkeit nach einigen Stunden (Melaninbildung).
Weitere, sehr seltene Formen von okulokutanem Albinismus sind:

Wichtigste Maßnahme bei Albinismus: **Lichtschutz** von Haut und Augen!
Haarwurzeltest zur Unterscheidung von Tyrosinase-negativem und Tyrosinase-positivem Albinismus

16.4.2.3 YM (yellow mutant)-Albinismus

YM (yellow mutant)-Albinismus

Im Haarwurzeltest bei Zusatz von L-Cystein bildet sich rötliches Pigment.
Klinik: Bei Geburt weiße Haare, die im Verlauf des 1. Lebensjahres rötlich werden. Sonst ähnlich wie Tyrosinase-negativer Albinismus.

16.4.2.4 Hermansky-Pudlak-Syndrom

Hermansky-Pudlak-Syndrom

= Speicherkrankheit

Klinik: Ähnlich wie Tyrosinase-positiver Albinismus, aber schwere Augenbeteiligung und Thrombozytendefekt. Ab dem 30. Lebensjahr Lungenfibrose durch Speicherung Zeroid-ähnlicher Substanz in Alveolarmakrophagen.

16.4.2.5 Chediak-Higashi-Syndrom

Chediak-Higashi-Syndrom

Mit einem Tyrosinase-positiven Albinismus assoziiert sind bei diesem Syndrom eine schwere Immundefizienz und neurologische Symptome. Es besteht eine hohe Neigung zu malignen Lymphomen und Leukämien.
Pathomechanismus: Generalisierte Störung der Lysosomenfunktion mit Riesenlysosomen, und dadurch auch Störung des Pigmenttransfers.

16.5 Hypermelanosen

Hypermelanosen

16.5.1 Hypermelanosen durch vermehrte Melanozytenanzahl

Hypermelanosen durch vermehrte Melanozytenanzahl

Eine Hypermelanose aufgrund vermehrter Melanozytenzahl (melanozytotische Hypermelanose) gibt es nur umschrieben, und zwar anlagebedingt bei einigen Syndromen, sowie erworben.

Es gibt keine generalisierten, sondern nur umschriebene melanozytische Hypermelanosen

16.5.1.1 Lentigines (simplex und solaris)

Lentigines (simplex und solaris)

Man unterscheidet die Lentigo simplex von der Lentigo solaris (Synonym: Lentigo senilis).

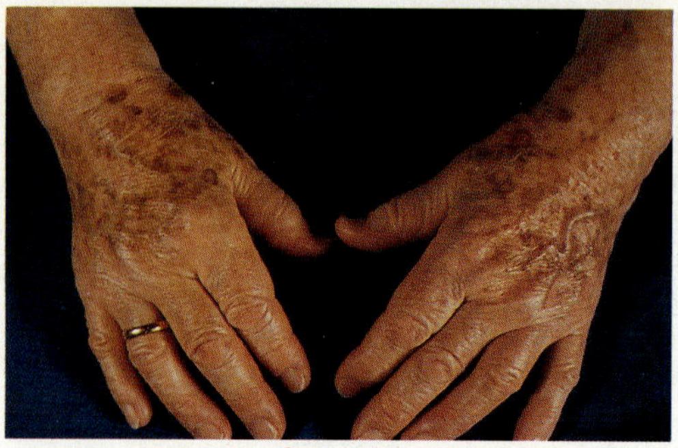

Abb. 16-2
Lentigines seniles

Klinik: Die Lentigo simplex ist ein kleiner, regelmäßig und scharf begrenzter Fleck mit glatter Oberfläche. Die Farbe ist braun bis schwarz. Die Lentigines solares treten in der zweiten Lebenshälfte in ansteigendem Maße und meist in der Mehrzahl auf. Sie finden sich in Form unregelmäßig begrenzter, hell- bis dunkelbraun pigmentierter Flecken in sonnengeschädigter Haut, insbesondere am Handrücken (Abb. 16-2).

Histologie: Verlängerte Reteleisten, mit verstärkter Pigmentierung der Basalzellen. Die Melanozyten im Bereich der Basalzellschicht sind zahlenmäßig vermehrt. Bei der solaren Lentigo zusätzlich Elastose im dermalen Bindegewebe.

Pathogenese: Die Lentigo simplex wird als Vorstadium eines junktionalen Naevuszellnaevus angesehen. Solare Lentigines sind UV-induziert. Sie können unter PUVA-Therapie in Vielzahl auftreten (sog. PUVA-Lentigines).

Differentialdiagnose:
- Junktions-Nävus
- Lentigo maligna
- pigmentierte, flache seborrhoische Warze

Differentialdiagnose: Junktions-Nävus, Lentigo maligna, pigmentierte flache seborrhoische Warze.

Peutz-Jeghers-Syndrom

16.5.1.2 Peutz-Jeghers-Syndrom (Syn: *mukokutane Melanose mit gastrointestinaler Polyposis*)

Die Darmpolypen beim Peutz-Jeghers-Syndrom sind keine Präkanzerosen

Das Peutz-Jeghers-Syndrom (Abb. 16-3) ist autosomal dominant erblich. Manchmal schon bei Geburt vorhanden, sonst in den ersten Lebensjahren entstehend, finden sich „Sommersprossen", insbesondere perioral und in der Mundschleimhaut. Assoziiert sind Darmpolypen, insbesondere im Dünndarm. Als Komplikation können Darmblutungen auftreten, jedoch **nicht** maligne Entartung.

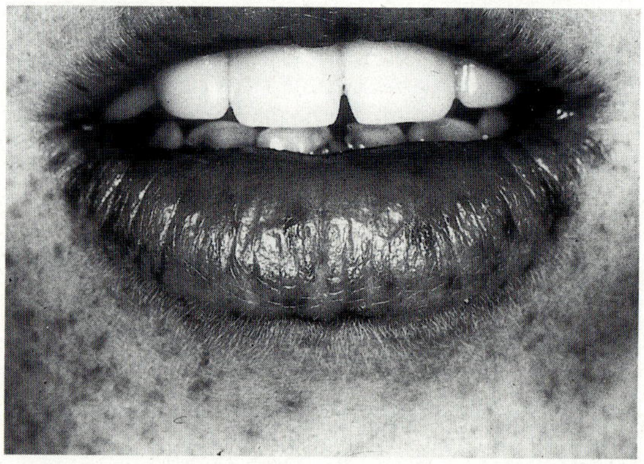

Abb. 16-3
Periorale Lentigines bei Peutz-Jeghers-Syndrom

LEOPARD-Syndrom

16.5.1.3 LEOPARD-Syndrom

Lentigines sind das kutane Leitsymptom des LEOPARD-Syndroms

Das LEOPARD-Syndrom, eine autosomal dominant erbliche Erkrankung, zeigt als kutanes Leitsymptom zahllose Lentigines, welche auch die Kopfhaut mitbefallen. Der Name setzt sich aus den assoziierten Symptomen zusammen: **L**entigines, **E**KG-Veränderungen, **O**kulärer Hypertelorismus, **P**ulmonalstenose, **A**bnormale Genitalentwicklung, **R**etadiertes Wachstum, **D**eafness (Schwerhörigkeit).

16.5.1.4 Dermale Hypermelanosen

Insbesondere bei Asiaten, sehr viel seltener bei der weißen Bevölkerung, gibt es anlagebedingte Ansammlungen von Melanozyten in der Dermis, die klinisch als blaugraue Flecken imponieren. Je nach Lokalisation unterscheidet man den Mongolenfleck (Lumbosakral-Region), den Ota-Naevus (Augen- und Kiefer-Region, häufig Mitbefall der Skleren und Konjunktiven) und den Ito-Naevus (Schulter- und oberer Brustbereich).

Dermale Hypermelanosen

Mongolenfleck bei 90% der Neugeborenen mongoloider Völker, bei 1% der Neugeborenen in Europa
Ota-Naevus
Meist nicht angeboren

16.5.2 Hypermelanosen durch verstärkte Melaninbildung

Eine Vielzahl endogener und exogener Ursachen können zu Hyperpigmentierungen durch verstärkte Melaninsynthese führen. Diese können sowohl umschrieben als auch generalisiert auftreten.

Hypermelanosen durch verstärkte Melaninbildung

Hypermelanotische Hyperpigmentierung durch erhöhte Melaninbildung

16.5.2.1 Melasma (Synonym: *Chloasma uterinum*)

Diese großfleckige, meist symmetrische Hyperpigmentierung im Gesicht (Stirn und Schläfen) tritt bei Frauen während einer Schwangerschaft oder unter Einnahme oraler Kontrazeptiva auf. Sonnenbestrahlung verstärkt die Hyperpigmentierung, die in den meisten Fällen nach Beendigung der Schwangerschaft, bzw. nach Absetzen der Kontrazeptiva reversibel ist.

Melasma

16.5.2.2 Melanodermatitis toxica (Syn: *Berloque-Dermatitis*)

Die Melanogenese (Melaninbildung) in den epidermalen Melanozyten kann durch 5-Methoxypsoralen (Bergapten), das als Bergamotteöl Parfüms zugesetzt ist, unter Einfluß langwelligen UV-Lichts (über 330 nm Wellenlänge) so stark stimuliert werden, daß bizarr konfigurierte, scharf begrenzte Hyperpigmentierungen auftreten. Diese sind häufig seitlich am Hals lokalisiert und persistieren jahrelang. In anderen Körperregionen tritt eine ähnliche, weniger lange bestehende Hyperpigmentierung z.B. nach Kontakt mit psoralenhaltigen Pflanzen und anschließender Sonnenbestrahlung auf (Phyto-Photodermatitis).

Melanodermatitis toxica

Berloque-Dermatitis
Jahrelange Persistenz der Hyperpigmentierung
Phyto-Photodermatitis
Monatelange Persistenz der Hyperpigmentierung

16.5.2.3 Hyperpigmentierung durch Medikamente

Es gibt eine Reihe medikamentös ausgelöster Hyperpigmentierungen. Nicht immer ist die Pigmentierung durch Melanin bedingt (Tab. 16-1).

Hyperpigmentierung durch Medikamente
Bei medikamentös ausgelösten Hyperpigmentierungen ist das Pigment oft kein Melanin

16.5.2.4 Hypermelanosen bei inneren Erkrankungen

Einige erworbene Erkrankungen innerer Organe können mit Hyperpigmentierungen einhergehen, die durch verstärkte Aktivität der Melanozyten bedingt sind. Bei einigen Erkrankungen (z.B. *M. Addison*), liegt die Ursache in einer verstärkten Produktion melanotroper Hypophysenhormone. Dann besteht stets Schleimhautbeteiligung. Eine Übersicht (Auswahl) gibt Tab. 16-2.

Hypermelanosen bei inneren Erkrankungen

16.5.2.5 Hereditäre Syndrome mit Hypermelanosen

Hyperpigmentierungen, meist in charakteristischer Form, sind das kutane Leitsymptom einiger schwerwiegender genetisch bedingter Syndrome.
Die **Incontinentia pigmenti (Bloch-Sulzberger)** ist eine X-chromosomal dominante Erbkrankheit, die fast nur bei Mädchen vorkommt, da das Gen bei fehlendem zweiten X-Chromosom Letalwirkung hat. Knaben mit einem XXY-Genotyp (Klinefelter-Syndrom) mit dieser Erkrankung sind lebensfähig.

Hereditäre Syndrome mit Hypermelanosen

Incontinentia pigmenti:
X-chromosomal dominant
Letalgen für männliche Embryonen

Tab. 16-1 Medikamentös induzierte Hyperpigmentierungen (Auswahl)

Medikament (Präparat)	Pigment	Klinisches Bild
Amiodaron (Cordarex®)	Lipofuszin perivaskulär	graubraune Verfärbung lichtexponierter Haut
Aurothioglukose u. a. (Aureotan®)	Gold, perivaskulär und in Makrophagen	CHRYSIASIS: blaugraue Verfärbung bes. periorbital. Kein Schleimhautbefall
Bleomycin (Bleomyzinium®)	Melaninsynthese erhöht	streifenförmige Pigmentierung an Brust und Rücken, Pigmentierung der Fingerknöchel
Chloroquin (Resochin®)	Hämosiderin und Melanin in Makrophagen	blaugraue Verfärbung bes. prätibial
Chlorpromazin (Megaphen®)	Melanin (die Anzahl der Melanosomen ist vermehrt)	violett-graue Verfärbung bes. Stirn, Jochbein, Nase
Minocyclin (Klinomycin®)	Eisen und Schwefel in Makrophagen	blaugraue Verfärbung bes. periorbital, in Narben, auch Schilddrüse(!)
Silber-Eiweiß (Rollkur Gödecke®)	Silber in Fibroblasten, Gefäßen und Schweißdrüsen	ARGYROSE: tritt bis zu 20. J. nach Einnahme auf: schwarz-graue Verfärbung lichtexponierter Haut. Schleimhautbefall
Wismut (Nervogastrol®)	Wismutgranula in papillärer und oberer retikulärer Dermis	ähnlich wie Argyrose; charakteristischer Pigmentstreifen am Zahnfleisch („Wismutband“)
Zidovudin (Retrovir®)	Melanin	streifenförmige Nagelpigmentierung

Tab. 16-2 Hypermelanosen bei Inneren Erkrankungen (Auswahl)

Krankheit	Klinisches Bild an der Haut
M. Addison	Hyperpigmentierte Handlinien, Brustwarzen. Schleimhautbefall (Mund, seltener Genitale). Ursache: Vermehrte MSH-Produktion in der Hypophyse.
Phäochromozytom	wie bei M. Addison.
Biliäre Zirrhose	Verstärkte Bräunung nach Sonnenexposition. Kein Schleimhautbefall.
Niereninsuffizienz	Hyperpigmentierung, besonders Gesicht und Hände. Ursache: Verminderte MSH-Ausscheidung.
Haemochromatose	bronzefarbene bis graubraune Verfärbung, bes. in sonnenexponierten Hautarealen. Schleimhautbeteiligung bei ca. 20%. Pigmente: Melanin und Hämosiderin.
Vitamin-B12-Mangel	scheckige Hyperpigmentierung, bes. Gesicht, Hände und Füße.
M. Still	generalisierte Hyperpigmentierung (häufig). Bei rheumatoider Arthritis Erwachsener selten.
Sklerodermie	Hyperpigmentierung, die häufig ausgedehnter als die Sklerose der Haut ist.

Die Krankheit verläuft in drei Stadien:
1. Beim Neugeborenen oder in den ersten Lebenswochen treten Bläschen auf gerötetem Grund auf (vesikulöses Stadium). Einige Wochen später tritt das 2. verrucöse Stadium auf. Nach 2 bis 3 Monaten tritt das 3. pigmentierte Stadium auf. Im Verlauf der Blaschko-Linien (streifenförmig, am Rücken springbrunnenartig) finden sich schmutzig-graue Pigmentierungen, die verursacht sind durch pigmentspeichernde Makrophagen in der Dermis (Pigmentinkontinenz). Diese Pigmentierung bleibt einige Jahre bestehen und blaßt dann langsam ab. Assoziiert sind verschiedene neurologische Symptome, z.B. geistige Retardierung, sowie Mißbildungen der Augen und des Skelettsystems.
Das **Albright-Syndrom** (Polyostotische fibröse Dysplasie Jaffé-Lichtenstein) und die **Neurofibromatose** (M.Recklinghausen) gehen mit charakteristischen umschriebenen Hypermelanosen in Form sog. „Café au lait"-Flecken einher (s. Kap. 2.4.1) Bei der **Fanconi-Anämie** (autosomal rezessiv vererbt) findet sich eine diffuse Hyperpigmentierung, insbesondere an mechanisch beanspruchten Köperteilen, kombiniert mit Panzytopenie, Skelettmißbildungen und einer erhöhten Neigung zur Entwicklung maligner Lymphome. Die **Dyskeratosis congenita** (Zinsser-Engman-Cole-Syndrom) ist X-chromosomal rezessiv erblich und tritt deshalb nur bei Knaben auf. An der Haut sind eine netzartige Hyperpigmentierung, insbesondere am Hals, Nageldystrophien und Schleimhaut-Leukoplakien charakteristisch. Assoziiert ist eine Panzytopenie, eine Immundefizienz und eine erhöhte Neigung zur Entwicklung von Plattenepithelkarzinomen der Schleimhäute.

Verlauf in 3 Stadien

Albright-Syndrom
Neurofibromatose

Fanconi-Anämie und **Dyskeratosis congenita** sind Beispiele für schwerwiegende genetisch determinierte Syndrome mit Hyperpigmentierung als Leitsymptom

Erkrankungen der Nagelplatte und des Nagelbettes

17 Erkrankungen der Nagelplatte und des Nagelbettes

H. Zaun

Funktion von Nagel und Nagelbett: Tast- und Greiforgan
Struktur: s. Abb. 17-1
Wachstum: 0,5–1 mm pro Woche
Ursachen krankhafter Nagelveränderungen
- erworben:
  - Störungen der regelrechten Bildung oder Verhornung der Nagelzellen durch (innerliche) krankhafte Einwirkungen
  - lokale Erkrankungen umgebender Gewebe
- angeboren:
  - kongenitale Fehlbildungen

Nägel sind plattenartige Anhangsgebilde der Finger- bzw. Zehenspitzenhaut, die von spezialisierten Matrixzellen unterhalb des dorsalen Nagelfalzes gebildet werden und auf dem Epithel des Nagelbetts, welches die ventrale Schicht des freien Nagels liefert, distal vorwachsen. Mit dem umgebenden Gewebe einschließlich der Fingerspitzen bilden sie eine funktionelle Einheit als *Tast- und Greiforgan*. Struktur und topographische Beziehungen des Fingerendorgans zeigt die Abb. 17-1. Ein gesunder Nagel wächst kontinuierlich etwa 0,5–1 mm pro Woche. Im Alter ist das Nagelwachstum verlangsamt. Krankhafte Einwirkungen, die die Proliferation der Matrixzellen oder ihre regelrechte Verhornung stören, können vielgestaltige Strukturänderungen der Nagelplatte bewirken. Weiterhin kann verändertes Aussehen der Nägel durch Krankheitsprozesse bedingt sein, die sich im Nagelbett abspielen oder aus umgebenden Geweben in die Nagelregion übergreifen. Angeborene Nagelstörungen finden sich bei verschiedenen kongenitalen Fehlbildungssyndromen (ektodermale Dysplasie), oft als kennzeichnendes Leitsymptom. Sie sind irreversibel. Erworbene Nagelveränderungen sind überwiegend reversibel. Nicht immer erlaubt das klinische Bild unmittelbare Rückschlüsse auf die auslösende Störung.

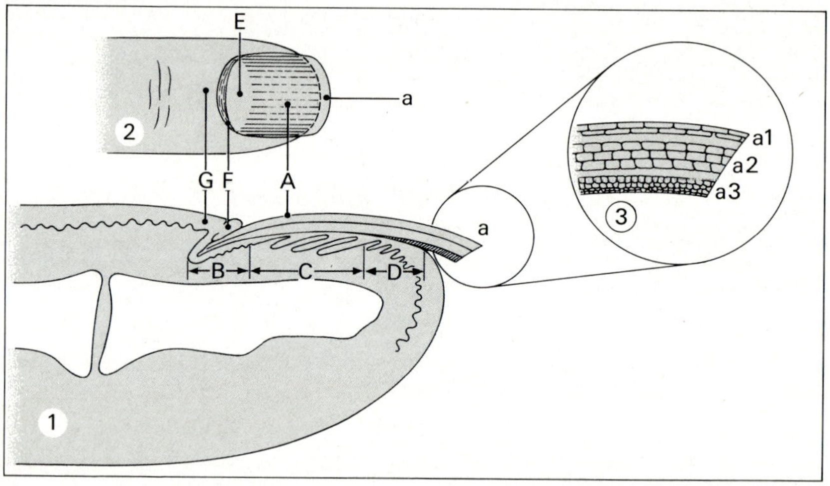

Abb. 17-1 Bestandteile des Fingerendorgans und ihre Benennung. (1) Längsschnitt durch Fingerendglied und Fingernagel. (2) Fingerspitze von dorsal. (3) Schichtung der Zellen im freien Nagelanteil; a = freier Nagelrand: a_1 = Dorsalnagel, a_2 = Intermediärnagel, a_3 = Ventralnagel (hyponychiales Keratin) A = Nagelplatte. B = Nagelmatrix. C = Nagelbettepithel. D = Hyponychium. E = Lunula. F: Kutikula. G = dorsaler Nagelfalz (mod. nach Zaun)

Nagelpsoriasis
Häufiges Psoriasissymptom, nicht selten isoliert, Erscheinungsbild vielgestaltig
Bei Psoriasis arthropathica regelmäßig Nagelbefall (!)

17.1 Nagelpsoriasis

Psoriatische Nagelveränderungen finden sich bei über 50% der Patienten mit Schuppenflechte. Zeitweilig können sie das einzige klinische Symptom sein. Fußnägel sind seltener als Fingernägel und nur ausnahmsweise allein

betroffen. Bei *Psoriasis arthropathica* sind Nagelveränderungen so gut wie immer nachzuweisen.
Pathogenetisch liegen der Nagelpsoriasis gleichartige Störungen der regelrechten Verhornung zugrunde wie den Hautsymptomen (s. 12.2). Die resultierenden klinischen Phänomene sind aber vielgestaltiger, abhängig von der Lokalisation des krankhaften Prozesses und seiner Intensität.

Klinik

- **Grübchenbildung (sog. „Tüpfel“)**

Grübchen sind bis zu stecknadelkopfgroße Einsenkungen in die dorsale Nagelplatte. Sie entstehen durch Abstoßung parakeratotisch verhornten Zellmaterials, das infolge psoriatischen Befalls der dorsalen Matrixregion gebildet wurde. Grübchen finden sich immer in der Mehrzahl, meist regellos verstreut an einem, mehreren oder allen (Finger-) Nägeln (Abb. 17-2a), gelegentlich in regelmäßiger Anordnung in querlaufenden Reihen.

- **„Ölfleck“ und psoriatische Onycholyse**

Psoriatrische Papeln im Nagelbett, die als 2–5 mm große gelb-rötliche Flecke durch den Nagel hindurchschimmern, werden als **Ölflecke** bezeichnet. Sie führen zur Kontinuitätstrennung des Nagels vom Nagelbettepithel. Mit Vorwachsen des Nagels schieben sie sich distalwärts vor. Wird der freie Rand erreicht, dann kommt es zur Ablösung der Nagelplatte vom erkrankten Epithel **(Onycholyse)**. Das durch den entstehenden Luftspalt bedingte trüb-weiße Aussehen der gelösten Nagelplatte läßt das Ausmaß der Lyse erkennen. Oft ist sie durch einen gelblichen Saum vom normalen Nagelbett abgegrenzt.
Bei randständigem Befall des Nagelbetts kann es auch ohne vorausgehende Ölfleckbildung zur Ablösung kommen. Bei massiver Psoriasis des Nagelbetts kann die Lyse total sein, so daß der Nagel nur noch locker auf dem Nagelbett liegt oder abgestoßen und durch ein schuppendes Hornmaterial ersetzt wird.

Klinische Symptome:
- Grübchen
  bis stecknadelkopfgroße Einsenkungen in die dorsale Nagelplatte, immer in der Mehrzahl, meist regellos ausgestreut
- Ölfleck
  durch den Nagel schimmernde psoriatische Papel im Nagelbett
- Onycholyse
  vom freien Rand ausgehende Ablösung des Nagels (nach Ölfleck oder randständiger Psoriasis des Nagelbetts)

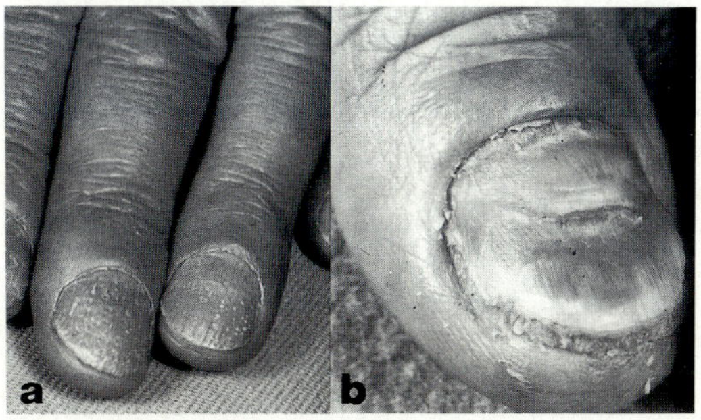

Abb. 17-2 Nagelpsoriasis: a) unregelmäßig verstreute Grübchen in den Nagelplatten. b) Querrille in der Nagelplatte und Pseudoverdickung des Nagels durch hyponychiale Hyper-Parakeratose

17.1.1 Sonstige psoriatische Nagelveränderungen

Befällt die Psoriasis tiefer gelegene Matrixbereiche oder das Hyponychium, dann resultieren weniger krankheitstypische Veränderungen. Fehlverhornung von Zellkomplexen in mittleren Schichten der Nagelplatte zeigt sich als **fleckige Weißfärbung** infolge veränderter Lichtbrechung. Ausgeprägte Erkrankung von Matrix und Nagelbett führt zum Wachstum bröckelnder **Krümelnägel**, phasenweise Störung der Nagelproduktion zu querlaufenden **Rillenbildungen** (Abb. 17-2b). Bei Erkrankung des Hyponychiums kommt es zu gesteigerter parakeratotischer Hornbildung an der Grenze des freien Nagelrandes. Die **bröckeligen Verdickungen** können zur Abhebung der Nagelplatte führen (Abb. 17-2b). **Pustelbildungen** in und unter der Nagelplatte finden sich gelegentlich bei pustulösen Psoriasisvarianten.

Sonstige psoriatische Nagelveränderungen

- fleckige Weißfärbung des Nagels
- Krümelnägel
- querlaufende Rillen
- bröckelig-hornige Verdickungen unter dem freien Nagelrand
- Pustelbildungen in und unter dem Nagel (bei pustulöser Psoriasis)

Diagnose
Klinisch kennzeichnend ist der Nachweis mehrerer bei Psoriasis vorkommender Nagelveränderungen an einem oder verschiedenen Nägeln

Differentialdiagnose:
- Alopecia areata (Grübchen)
- Onychomykosen (alle anderen Veränderungen)

Nagelmykose

häufige Pilzerkrankung
Erreger:
- Dermatophyten
- Hefen
- Schimmelpilze

Klinik:
Vielgestaltig (s. u.)

Dermatophyteninfektionen

Klinische Symptome:
- streifige Weißfärbungen oder weiße Flecke in der Nagelplatte
- Onycholyse
- Nageldystrophie
- Leukonychia trichophytica (oberflächliche Auflockerung und Weißfärbung der dorsalen Nagelplatte)

Bei Befall mehrerer Nägel typischerweise unterschiedliche Veränderungen, asymmetrische Verteilung

Diagnose: *Da keines der aufgeführten Phänomene pathognomonisch ist*, kann die klinische Abgrenzung von ähnlichen Erscheinungen anderer Ursache Schwierigkeiten machen. Relativ *kennzeichnend ist der Nachweis mehrerer der vorbeschriebenen Phänomene*, die nebeneinander am gleichen Nagel oder an verschiedenen Nägeln – oft ganz unregelmäßig verteilt – gefunden werden können. Psoriatische Veränderungen am Nagelfalz und/oder in anderen Hautregionen stützen den Verdacht, wie andererseits typische Nagelveränderungen bei der diagnostischen Zuordnung weniger typischer Hautveränderungen helfen können. *Histologisch* sind bei allen psoriatischen Nagelveränderungen Zeichen parakeratotischer Verhornung nachzuweisen. Diagnostische Nagelbiopsien werden aber von den Patienten kaum geduldet.

Differentialdiagnose: Den psoriatrischen Grübchenbildungen ähnliche Erscheinungen kommen bei Alopecia areata häufiger vor. Kombinierte Phänomene sind in erster Linie mit Onychomykosen zu verwechseln (s. 6 und 17.2)

17.2 Nagelmykose (Onychomykose, Tinea unguium)

Pilzinfektionen der Nägel sind häufig. Als Erreger werden überwiegend *Dermatophyten* (meist Trichophyton rubrum) gefunden, zu einem erheblichen Anteil auch *Hefen* (vorwiegend Candida albicans), seltener *Schimmelpilze* (vor allem Scopulariopsis-Species). Die klinischen Erscheinungen sind vielgestaltig, abhängig von der Art des Erregers, dem primären Angriffspunkt der Infektion am Nagel, der Infektionsdauer und der individuellen Abwehrlage des Erkrankten.

17.2.1 Onychomykosen durch Dermatophyten

Dermatophyten befallen den Nagel in der Regel vom freien Rand her, wobei sie zunächst ins hyponychiale Keratin und von dort in die weicheren Zellagen des Intermediärnagels eindringen. Zunehmend breiten sie sich im Nagelbettepithel und den unteren und mittleren Nagelschichten in proximaler und transversaler Richtung aus. Durch enzymatische Keratinolyse entstehen dabei gasgefüllte Hohlräume zwischen den Nagelzellen, die als **streifige Weißfärbungen** („transversales Netzwerk") oder **weiße Flecke** durch die obere Nagelplatte schimmern (Abb. 17-3a). Zunehmende Durchwachsung des Nagels mit Pilzhyphen und fermentativer Abbau von Nagelsubstanz führen zur Ansammlung aufgelockerter verdickter Hornmassen unter dem Nagel, wodurch es zu **Onycholyse**, bröckligem **Zerfall von Teilen des Nagels** und fortschreitender Destruktion **(Nageldystrophie)** kommt (Abb. 17-3b). Seltener dringen Dermatophyten von oben in die (mechanisch arrodierte) dorsale Nagelplatte ein. Hier werden oberflächliche kleine Bezirke des Keratins durchwachsen und aufgelockert, die kli-

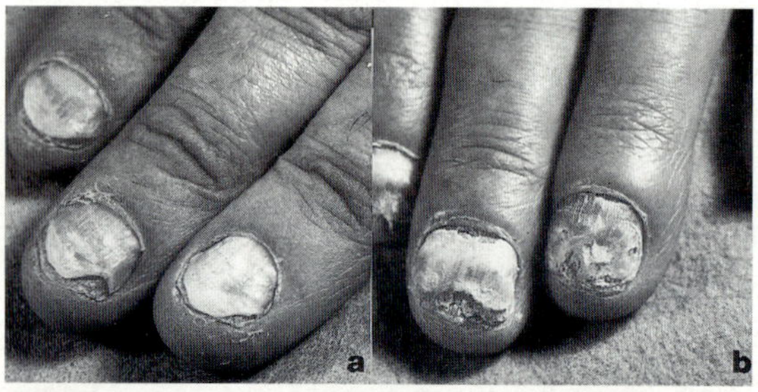

Abb. 17-3 Onychomykosen durch Dermatophyten; a) streifige und fleckige Weißfärbungen und Onycholyse; b) Durchwachsung der Nägel mit bröckeliger Auflockerung und Destruktion

nisch als weiße Fleckbildungen („*Leukonychia trichophytica*") hervortreten. Da die Infektion typischerweise zunächst nur einen oder wenige Nägel befällt und in regelloser Folge auf weitere Nägel übergreift, finden sich bei Befall mehrerer Nägel meist unterschiedlich ausgeprägte Krankheitserscheinungen in asymmetrischer Verteilung.

17.2.2 Onychomykosen durch Hefen

Hefeinfektionen des Nagelbereichs werden durch periphere Durchblutungsstörungen, Hyperhidrose oder Arbeiten im feuchten Milieu begünstigt. Initialsymptom ist meist eine **perionychiale Entzündung**. Überwiegend beginnt sie schleichend, seltener mit starker Rötung, Schwellung und Druckempfindlichkeit des Nagelwalls. Im chronischen Stadium (Abb. 17-4) zeigen sich unscharf verfließende livid-rötliche Schwellungen am Nagelwall, die meist nur mäßig druckempfindlich sind. Die hornige Kutikula kann ganz oder teilweise verloren gehen. Breitet sich die Infektion im Nagelbett aus, dann entstehen charakteristische **grünlich-braune Verfärbungen** der seitlichen Nagelanteile als Folge einer Diffusion mikrobieller Farbstoffe in die Nagelplatte. Wachsen die Hefen in die Nagelplatte ein, dann resultieren ähnliche Veränderungen wie bei Dermatophytenbefall. Hinweisend ist der Ausgang von paronychialen Entzündungen.

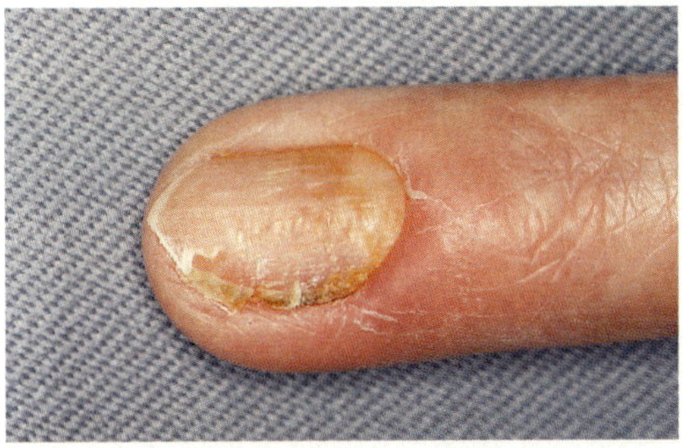

Abb. 17-4 Hefeparonychie mit entzündlicher Rötung des Nagelwalls, Verlust der hornigen Kutikula, Verfärbungen am Nagelrand (diskret) infolge Nagelbettbefalls sowie Querrillenbildungen durch entzündungsbedingte Wachstumsstörung

Hefeinfektionen

Ausgang von paronychialen Entzündungen
begünstigende Faktoren:
- Durchblutungsstörungen
- Hyperhidrose
- Arbeiten in feuchten Milieu

Initialsymptom
Paronychie (meist primär chronisch)
Folgesymptome:
- grün-braune Verfärbungen unter dem Nagel (!)
- weitere Veränderungen wie bei Dermatophytenbefall

17.2.3 Onychomykosen durch Schimmelpilze

Schimmelpilze befallen bevorzugt die Fußnägel älterer Menschen, nur selten Fingernägel. Oft finden sich anamnestisch Hinweise auf vorausgegangene Verletzungen der betroffenen Nägel bzw. Zehen. Klinisch sind die Nagelveränderungen von Dermatophyten-bedingten Onychomykosen kaum zu unterscheiden. Mischinfektionen mit Dermatophyten kommen vor.
Diagnostik: Die klinischen Erscheinungen sind hinweisend, jedoch nicht immer charakteristisch für eine Pilzinfektion oder für einen Erreger bestimmter Art. **Kultureller Erregernachweis** ist daher für die Diagnosestellung unverzichtbar. **Differentialdiagnostisch** sind in erster Linie psoriatische und ekzematöse (s. unten) Nagelveränderungen abzugrenzen; fallweise ist Verwechslung mit vielen anderen Nagelkrankheiten möglich *(im Zweifel wiederholte Pilzkultur)*.
Prinzipien der Therapie: Durch *Lokalbehandlung* mit Antimykotika ist eine Heilung kaum zu erzielen. Äußerliche Therapie kann aber die Ausbreitung der Infektion verhindern. *Bei systemischer Therapie* mit Ketokonazol oder Griseofulvin (letzteres nur bei Dermatophyteninfektion wirksam) sind Heilungsraten von 60% (Zehennägel) bis 80% (Fingernägel) erreichbar, wenn genügend lange behandelt wird. Pilzfrei ist nur das Nagelmaterial, das während der Einnahme des Medikaments neugebildet wurde. Durch

Schimmelpilzinfektionen:
- fast nur bei älteren Menschen
- fast nur an den Fußnägeln
- fast nur nach vorausgehenden Traumen

Symptome wie bei Dermatophyteninfektionen
Diagnostik
Pilzkultur (ggf. wiederholt bei klinisch verdächtigen Veränderungen)
Differentialdiagnose:
- Nagelpsoriasis
- Ekzemnägel (mykoseverdächtige Nagelveränderungen können zahlreiche andere Ursachen haben)

Therapie:
- Lokalbehandlung (Antimykotika) unzureichend
- innerlich Ketokonazol oder Griseofulvin (Dermatophyten)
- Langzeitbehandlung notwendig
- fallweise Nagelextraktion zweckmäßig

operative Entfernung der erkrankten Nägel oder Ablösung mit hochprozentigen Harnstoffsalben kann die notwendige Behandlungsdauer verkürzt werden (vermindertes Nebenwirkungsrisiko).

Paronychie

Entzündung von Nagelfalz und/oder Nagelbett
Symptome abhängig von Erreger bzw. Ursache
bakterielle Paronychie:
- akut-eitrige Entzündung
- Eiteransammlung unter dem Nagel (schmerzhaft)
- Granulationen im Nagelfalzbereich

Herpes-Paronychie
- ödematöse Schwellung mit sehr starkem Initialschmerz (später Bläschen)

Hefeparonychie
- meist schleichend-chron. beginnend (s. o.)

nichtinfektiöse Paronychie
- Retinoid-Nebenwirkung, häufig akut und an mehreren Nägeln synchron auftretend

Diagnostik:
Erregernachweis, Arzneimittelanamnese
Therapie:
- für Eiterabfluß sorgen (Nagelentfernung, Inzision)
- Antiseptika lokal
- fallweise system. Antibiotika

17.3 Paronychie

Entzündungen des perionychialen Gewebes und des Nagelbetts sind überwiegend erregerbedingt. Gewöhnlich zeigt sich primär Rötung oder ödematöse Schwellung eines umschriebenen paronychialen Bezirks. **Bei bakterieller Infektion** (Staphylokokken, Streptokokken, Pseudomonasarten u. a.), die meist Folge einer Verletzung ist, entwickeln sich *akute serös-eitrige Entzündungen*, die oft auf das Nagelbett übergreifen, gelegentlich auch dort ihren Ausgang nehmen. Fallweise führen sie zu *schmerzhafter Eiteransammlung* unter dem Nagel oder *eitrigen Granulationen* im Nagelfalzbereich. Starke initiale Schmerzhaftigkeit einer ödematösen Paronychie findet sich beim **Herpes simplex** des Fingerendorgans. *Chronische Entzündung* mit lividroter – oft diskreter – Anschwellung und geringer Ausbreitungstendenz (vgl. Abb. 17-4) spricht für eine Hefeinfektion (s. dort). Klinisch kaum unterscheidbar sind **nichtinfektiöse Paronychien**, die als Nebenwirkung bei (meist hochdosierter) Retinoidbehandlung auftreten. Arzneimittelanamnese und (häufig) synchrones Auftreten der Krankheitserscheinungen an mehreren Nägeln weisen auf diese Genese hin.
Diagnostik: klinisches Bild, Erregernachweis.
Therapie: Bei Eiterretention Entfernung des Nagels oder Inzision des periungualen Gewebes. Lokale Behandlung mit Antiseptika; nach Bestimmung von Erreger und Resistenz gezielt antibiotisch/antimykotisch, bei massiver Infektion auch systemisch.

Unguis incarnatus

Ursachen:
Fehler bei der Nagelpflege, Druck auf den Nagel
begünstigende Faktoren:
- Fehlstellung der Zehen
- Deformierungen der Nagelplatte
- Diabetes mellitus (?)

Großzehen bevorzugt befallen
Symptome:
- Einschneiden des Nagels in die seitliche Nagelfalte
- Entzündung
- Schmerzen bei Druck
- Bildung von Granulationsgewebe
- Zunahme der Entzündung (Schwellung, Nässen, Schmerz)

17.3.1 Unguis incarnatus

Für das seitliche **Einwachsen eines Nagels** mit der Folge lateraler Paronychie sind meist Pflegefehler (zu tiefes seitliches Ausschneiden der Nägel) und chronische Druckeinwirkungen durch ungünstiges Schuhwerk verantwortlich. Fehlstellungen der Zehen (Hallux valgus) und Deformierungen der Nagelplatte begünstigen die Manifestation. Begünstigung durch Zuckerstoffwechselstörungen wird vermutet. Überwiegend sind die Großzehen betroffen, nur selten Finger. Nach anfänglich geringfügiger Entzündung mit Schmerzen bei Druckbelastung kommt es mit fortdauerndem Bestand zur Bildung von *Granulationsgewebe* in der seitlichen Nagelfalte, *Nässen*, Intensivierung der Entzündung und *Zunahme des Schmerzes*. **Die**

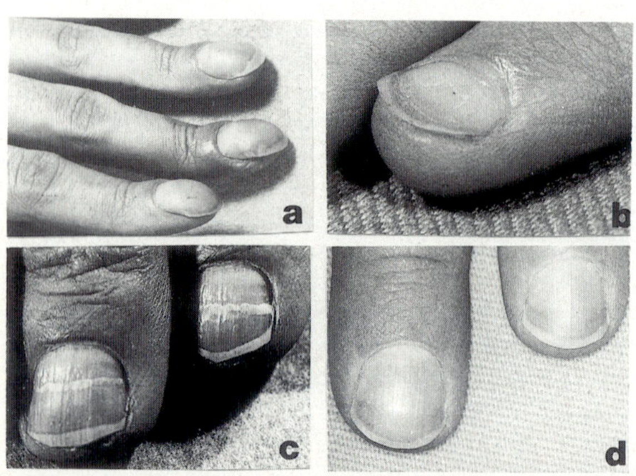

Abb. 17-5 Monitorische Nagelveränderungen bei inneren Erkrankungen: a) Uhrglasnägel auf Trommelschlägelfingern; b) Löffelnagel; c) Beau-Reil'sche Querfurchen; d) distale Nagelbetterytheme („half-and-half-nails")

Diagnose wird klinisch gestellt. **Therapeutisch** steht Ausschaltung von Drucktraumen und Anleitung zur richtigen Nagelpflege im Vordergrund. Überschießende Granulationen werden kürettiert, sekundäre Infektionen lokal behandelt (Antiseptika). Fallweise ist operative Behandlung (Keilexzision nach Emmert) notwendig.

Diagnose
klinisch
Therapie:
- Drucktraumen vermeiden
- richtige Nagelpflege
- Granulationen kürettieren
- Lokalbehandlung (Antiseptica)
- evtl. operative Behandlung

Symptomatische Nagelveränderungen

17.4 Symptomatische Nagelveränderungen

Zahlreiche *Dermatosen* können bei Lokalisation an der Fingerhaut zu krankhaften Erscheinungen an den Nägeln führen. Auch *Erkrankungen*

Tab. 17-1 Monitorische Nagelveränderungen bei Erkrankungen innerer Organe

Symptom	Definition	Vorkommen
Uhrglasnägel (Abb.17–5a:)	vergrößerte und verstärkt gekrümmte Nagelplatten auf verdickten Fingerendglieder („Trommelschlegelfinger"), i.d.R. an allen Fingern	zyanotische Herzfehler, Lungenerkrankungen (pulmonale Sklerose, Emphysem), Karzinome, biliäre Zirrhose u.a.
Löffelnägel (Koilonychie) (Abb. 17–5b:)	konkave Krümmung der Nagelplatte (häufiger bei Kleinkindern, bedeutungslos; monitorisch ist Manifestat. im späteren Leben)	hypochrome Anämie, Durchblutungsstörungen, Avitaminosen (B, C) u.a.
Querfurchen (Beau-Reil) und Querkerben (Abb. 17–5c)	querlaufende, nach distal auswachsende Furchen- oder Kerbenbildungen an allen Nägeln als Folge vorübergehender Verzögerung oder Unterbrechung des Nagelwachstums.	akute Infektionen (Pneumonie, Typhus u.a.) Intoxikationen (Thallium, Arsen, Barbiturate, Vitamin A) u.a.
Querbänder (Mees)	weißliche, parallel zur Lunula laufende und nach distal auswachsende Streifen an (meist) allen Nägeln, durch vorübergehende Keratinisationsstörungen	Intoxikationen (Arsen, Thallium, Quecksilber), Fleckfieber
Milchglasnägel	weißliche Trübung der Nagelplatten mit Verschwinden der Lunulaabgrenzung	Leberzirrhose, Colitis ulcerosa
gelbe Nägel und Skleronychie	von distal nach proximal fortschreitende Gelbfärbung der Nägel, im weiteren Verlauf Verdickung und verlangsamtes Wachstum	pulmonale Störungen (Bronchitis, Pleuritis, Lungenfibrose, Bronchiektasen, Pneumocystis carinii-Pneumonie), periphere Störung der Lymphzirkulation
distale Nagelbetterytheme (Abb. 17–5d:)	an den freien Nagelrand angrenzende sichelförmige („crescents") oder die halbe Länge der Nägel einnehmende („half-and-half-nails") Erytheme aller Nagelbetten, bei Druck auf den Nagel ablassend	schwere Niereninsuffizienz (half-and-half-nails sind pathognomonisch)

hinweisende Nagelsymptome bei inneren Erkrankungen:
s. Tab. 17-1
Nagelveränderungen bei Dermatosen
Vielgestaltig, relativ typische Erscheinungen werden gefunden bei:

- Ekzemen
- Alopecia areata
- Lichen ruber
- Morbus Darier
- Erythrodermie
- Epidermolysis bullosa
- Prophyrie
- blasenbildenden Krankheiten

innerer Organe, Stoffwechselstörungen, infektiöse Allgemeinerkrankungen, Giftwirkungen und *Medikamente* beeinflussen Wachstum, Gestaltung, Konsistenz und Farbe der Nägel. Neben wenig typischen Symptomen, denen kaum diagnostischer Wert zukommt, zeigen sich dabei von Fall zu Fall Veränderungen, die sehr charakteristisch für eine bestimmte auslösende Krankheit sind. Eine Übersicht über **Nagelsymptome, die auf innere Krankheiten hinweisen**, gibt die Tab. 17-1. Typische und **diagnostisch bedeutsame Nagelveränderungen bei Hautkrankheiten** werden nachfolgend stichwortartig aufgeführt.

„Ekzemnägel": Dellen, unregelmäßige Querkerben, Querfurchen, subunguale Blutungen, Onycholysen, brüchige Nägel sowie (bei chronischen Ekzemen) Nagelhypertrophie finden sich als isolierte oder kombinierte Erscheinungen bei Ekzemen verschiedener Genese.

Alopecia areata: Sehr feine Grübchenbildung, Ausbildung von Längsrillen oder längsfasrige Aufsplitterungen (Sandpapiernägel).

Lichen ruber: Längsfasrige Aufsplitterung der Nagelplatten, auch Abstoßen des Nagels, Nagelatrophie, Vernarbung des Nagelbetts.

Morbus Darier: Longitudinale weiße Streifenbildungen – oft parallellaufend –, subunguale Keratosen, splitternde Nägel.

Erythrodermie: Verdickung der Nagelplatten mit subungualer Hyperkeratose, Onycholyse.

Epidermolysis bullosa: Traumatische Nagellyse, Nagelatrophie, Vernarbung des Nagelbetts.

Porphyrien: Traumatische Onycholyse.

Blasenbildende Krankheiten: Querfurchen, blasenartige Nageldefekte, Abstoßung der Nägel (Onychomadese).

18 Erkrankungen der Haare und Haarfollikel

H. Hamm

Erkrankungen der Haare und Haarfollikel

18.1 Normales Haar

18.1.1 Aufbau, Entwicklung und Wachstum
(s. Kap. 1.1.7)

Aufbau, Entwicklung und Wachstum
(s. Kap. I)

18.1.2 Trichogramm (Haarwurzelstatus)

Trichogramm (Haarwurzelstatus):

standardisierte Untersuchungsmethode zur Objektivierung eines Effluviums

Das Trichogramm ist ein standardisiertes Untersuchungsverfahren, bei dem die Haarwurzeln lichtmikroskopisch den verschiedenen Phasen des Haarzyklus zugeordnet werden. Hierzu wird an einer frontalen und einer okzipitalen Standardepilationsstelle ein Büschel von etwa 50 bis 70 Haaren mit einer kräftigen Klemme direkt über der Kopfhaut gefaßt und mit einem Ruck in Haaraustrittsrichtung ausgerissen. Das Verfahren erlaubt lediglich eine orientierende Beurteilung der Stärke und der Region eines pathologisch vermehrten Haarausfalls (Effluvium), jedoch kaum Rückschlüsse auf seine Ursache.

Normalwerte

⇦

> Als Faustregel kann gelten, daß die Telogenrate im Normalfall bei Männern unter 20%, bei Frauen unter 15% und bei Kindern unter 10% liegt.

18.1.3 Haartypen

Haartypen:

- Lanugohaar (Flaumhaar)
- Vellushaar (Wollhaar)
- Terminalhaar (Körper-, Borsten-, Langhaare)

Das fetale Lanugohaar (Flaumhaar) wird kurz vor der Geburt durch das zarte Vellushaar (Wollhaar) ersetzt. Durch hormonellen Einfluß entwickelt sich in der Pubertät das lange, kräftige, oft markhaltige Terminalhaar (Untertypen: Körperhaare, Borstenhaare, Langhaare). Im Alter können sich Terminalhaare in Vellushaare rückverwandeln (regressive Metamorphose).

18.1.4 Hormonelle Einflüsse

Hormonelle Einflüsse

Thyroxin:
Beschleunigung,
Östrogene:
Verlangsamung des Haarzyklus
Androgene:
Ausbildung der Geschlechts- und Körperbehaarung

Haarwachstum und Haarzyklus unterliegen hormonellen Einflüssen. Der Haarzyklus wird durch Thyroxin beschleunigt und durch Östrogene verlangsamt. Für die Ausbildung der Geschlechtsbehaarung (Bart, Achsel- und Schamhaare) und der Körperbehaarung sind Androgene (Testosteron und besonders sein aktiver Metabolit 5-α-Dihydrotestosteron) von ausschlaggebender Bedeutung. Zirkulierendes Testosteron ist überwiegend an Geschlechtshormon-bindendes Globulin (SHBG) gebunden; nur freies Testosteron kann jedoch zu den spezifischen intrazellulären Rezeptoren gelangen. Der Einfluß auf die Haarfollikel hängt daher nicht nur von der Konzentration des Gesamt-Testosterons, sondern auch von der Menge seines Trägerproteins im Serum ab.
Das Wachstum der Kopfhaare ist nicht androgenabhängig. Paradoxerweise sind Androgene jedoch eine notwendige Voraussetzung für die Manifestation einer androgenetischen Alopezie bei entsprechender genetischer Disposition.

Einteilung der Haarkrankheiten

(s. Tab. 18-1)

18.2 Einteilung der Haarkrankheiten

In Tab. 18-1 sind die Haarkrankheiten nach klinischen und anamnestischen Leitmerkmalen eingeteilt. Am häufigsten sind nicht-narbige Alopezien.

Tab. 18-1 Einteilung der Haarkrankheiten nach Leitmerkmalen (nach Zaun 1979)

Klinisches Hauptmerkmal	Anamnestisches Hauptmerkmal	Zweites klinisches Hauptmerkmal	Krankheitsgruppe
Haare vermindert	angeboren	Follikelöffnungen erhalten	Hypotrichosen, Atrichien
		Follikelöffnungen fehlen	Aplasien
	erworben	Follikelöffnungen erhalten	nicht-narbige Alopezien
		Follikelöffnungen fehlen (Follikel zerstört)	narbige Alopezien
Haare strukturell verändert und/oder abgebrochen	angeboren oder erworben	mit oder ohne Haarmangel	Haarschaftanomalien
Haare vermehrt	angeboren oder erworben	nicht dem männlichen Behaarungstyp entsprechend	Hypertrichosen
	erworben, bei Frauen und Kindern	dem männlichen Behaarungstyp entsprechend	Hirsutismus

Atrichien und Hypotrichosen

Atrichie
- Anlagebedingtes, völliges Fehlen der (Kopf-) Behaarung
- isolierte und assoziierte Atrichien

Hypotrichose
- Anlagebedingter diffuser Haarmangel, oft mit Haarschaftanomalien
- isolierte und assoziierte Hypotrichosen

18.3 Atrichien und Hypotrichosen

Atrichie nennt man ein anlagebedingtes, völliges Fehlen der (Kopf-) Behaarung. Die Haarfollikel sind angelegt, aber hypoplastisch. Atrichien kommen isoliert und mit anderen Anomalien der Haut, der Anhangsgebilde, der Zähne, des Zentralnervensystems und anderer Organe vor.
Hypotrichosen sind anlagebedingte Zustände diffusen Haarmangels. Häufig sind die Haare nicht nur quantitativ vermindert, sondern weisen auch strukturelle Veränderungen (Haarschaftanomalien) auf. Auch bei den Hypotrichosen können isolierte (Beispiel: *Hypotrichosis congenita hereditaria Marie Unna*) und assoziierte Krankheitsbilder unterschieden werden.
Die X-chromosomale hypohidrotische ektodermale Dysplasie ist ein klassisches Beispiel für eine assoziierte Hypotrichose. Sie ist gekennzeichnet durch die Trias Hypohidrose (herabgesetzte oder fehlende Schweißsekretion), Hypodontie (anlagebedingtes Fehlen von Zähnen) und Hypotrichose.

Aplasien

Aplasia cutis congenita:
- angeborener Hautdefekt, oft im Scheitelbereich → flächige, unbehaarte Narbe
- isolierte und assoziierte Aplasien

18.4 Aplasien

Als *Aplasia cutis congenita* bezeichnet man angeborene Hautdefekte, die nach der Geburt durch sekundäre Wundheilung zuwachsen und eine flächige, unbehaarte Narbe hinterlassen. Meist sind die Herde im Scheitelbereich gelegen und haben eine runde oder ovale Form. Die Aplasia cutis congenita kann mit Hautdefekten bzw. Narben an anderen Körperstellen, epidermalen Nävi, ektodermalen Dysplasien, Mißbildungen der Gliedmaßen und anderen Fehlbildungen kombiniert sein. Meist tritt sie sporadisch auf; seltener wird sie autosomal dominant vererbt. Die flächigen Narben, die besonders am Kapillitium kosmetisch stören, können nur operativ entfernt werden.

18.5 Nicht-narbige Alopezien

Nicht-narbige Alopezien

Alopezie = Haarlosigkeit (Zustand)
Effluvium = Haarausfall (Vorgang)

Die nicht-narbigen Alopezien machen die größte Gruppe unter den Erkrankungen der Haare und Haarfollikel aus. Begrifflich ist die *Alopezie* (*Zustand* der Haarlosigkeit) vom *Effluvium* (*Vorgang* des krankhaft gesteigerten Haarausfalls) zu trennen. In der Regel gilt: Keine Alopezie ohne vorangegangenes Effluvium (Ausnahmen: Atrichien, Hypotrichosen, Aplasien).

18.5.1 Pathogenese diffuser nicht-narbiger Alopezien

Pathogenese diffuser nicht-narbiger Alopezien

- Schädigung der teilungsaktiven Haarmatrixzellen →Effluvium
- typische Haarwurzelmuster:

Durch die hohe Teilungsaktivität der Haarmatrixzellen im Bulbus erklärt sich ihre außerordentliche Empfindlichkeit gegenüber schädlichen Einwirkungen. Je nach Intensität der Haarmatrixschädigung lassen sich 2 charakteristische Haarwurzelmuster im Trichogramm unterscheiden, wobei die Übergänge fließend sind.

18.5.1.1 Anagen-dystrophisches Effluvium (Alopezie vom Frühtyp)

Anagen-dystrophisches Effluvium
(Alopezie vom Frühtyp)

- bei schwerer toxischer Schädigung der Haarmatrix
- Effluvium 1 bis 3 Wochen später

Ursachen:
- Intoxikationen (Schwermetalle)
- Zytostatika
- Antikoagulantien
- ionisierende Strahlen
- Alopecia areata (progredient)

Bei einer schweren toxischen Schädigung der anagenen Haarmatrix tritt eine sofortige Hemmung der Haarproduktion ein. Die Anagenphase geht innerhalb von Stunden bis Tagen in eine *dystrophe* Anagenphase über. Der Haarschaft verdünnt sich, bricht im Haarfollikel ab und fällt als dystrophisches Haar etwa 1 bis 3 Wochen nach dem Schädigungsereignis aus. Derartige dystrophische Haare werden im Trichogramm – abhängig von der Stärke der Schädigung – in großer Zahl angetroffen, während sie physiologischerweise nicht vorkommen. Der geschilderte Prozeß, der als *anagen-dystrophisches Effluvium* bezeichnet wird, führt zu einer fast vollständigen Alopezie (Alopezie vom Frühtyp). Ursächlich kommen vor allem Intoxikationen (Thallium) und Behandlungen mit Zytostatika, Antikoagulantien und ionisierenden Strahlen in höherer Dosis in Betracht. Auch bei rascher Progredienz einer Alopecia areata kann ein anagen-dystrophisches Effluvium entstehen.

18.5.1.2 Telogenes Effluvium (Alopezie vom Spättyp)

Telogenes Effluvium
(Alopezie vom Spättyp)

- bei schwächerer toxischer Schädigung der Haarmatrix
- Effluvium 2 bis 4 Monate später

Ursachen des telogenen Effluviums (s. Tab. 18-2)

Schwächere Schädigungen der anagenen Haarmatrix führen zu einer vorzeitigen Beendigung der Anagenphase mit Übergang in Katagen- und Telogenphase. Das Trichogramm zeigt dann vermehrt telogene Haarwurzeln. Entsprechend der Länge der Telogenphase tritt das Effluvium 2 bis 4 Monate nach dem Schädigungsereignis ein.
Die meisten diffusen Effluvien sind telogene Effluvien. Sie kommen auch physiologischerweise vor, nämlich beim Neugeborenen, postpartal und im Alter. Das Effluvium der Neugeborenen entsteht durch den synchronen Eintritt aller Haarfollikel in die Telogenphase zum Zeitpunkt der Geburt. Das postpartale Effluvium erklärt sich dadurch, daß während der Schwangerschaft viele Haarfollikel durch den Einfluß von Östrogenen länger in der Anagenphase verweilen und nach der Entbindung synchron in die Telogenphase übergehen. Ein gleichartiges Effluvium kann nach Absetzen hormoneller Kontrazeptiva einsetzen. Auch das androgenetische

Tab. 18-2 Ursachen des telogenen Effluviums

- Physiologisch
  Effluvium der Neugeborenen
  postpartales Effluvium
  androgenetisches Effluvium (bei Männern)
  seniles Effluvium
- Hohes Fieber
- Akute Streßsituationen
  große Operationen, massiver Blutverlust, Schockzustände, schwerer psychischer Streß
- Fehl- und Unterernährung, Diät, Malabsorption
- Infektionskrankheiten
  Grippe, Typhus, Syphilis, Erysipel, Tuberkulose etc.
- Chronische und konsumierende Krankheiten
  Kollagenosen (systemischer Lupus erythematodes), Blutkrankheiten (Leukämien, Eisenmangelanämie), Hepatopathien (Zirrhose), Erythrodermien, Neoplasien
- Endokrine Krankheiten
  Hyper- und Hypothyreose, Hypopituitarismus
- ZNS-Erkrankungen, Psychosen
- Medikamente
  Zytostatika (in niedrigerer Dosierung), Antikoagulantien (Kumarine, Heparin und Heparinoide), Vitamin A und Abkömmlinge (Etretinat, Isotretinoin), Lipidsenker, Antikonvulsiva, Beta-Rezeptorenblocker, Thyreostatika, gestagenhaltige Kontrazeptiva, Schwermetalle, nichtsteroidale Antiphlogistika, einige Antibiotika und viele andere

Effluvium ist zumindest bei Männern als physiologischer Prozeß anzusehen.
Die zahlreichen krankhaften Ursachen eines telogenen Effluviums sind in Tab. 18-2 aufgeführt. Effluvien im Rahmen einer Fehl- oder Mangelernährung sind vor allem durch unzureichende Zufuhr von Proteinen, Vitaminen (Vitamin-B-Komplex) und Zink bedingt. Die Alopezie bei Frühsyphilis betrifft entweder ebenso wie alle anderen telogenen Effluvien das gesamte Kapillitium oder kann – als Folge spezifischer Infiltrate – stellenweise („mottenfraßartig“: Alopecia areolaris specifica) betont sein.

Sonderformen

18.5.2 Sonderformen

Androgenetische Alopezie

18.5.2.1 Androgenetische Alopezie

Definition ⟹

> Der androgenetischen Alopezie liegt ein polygen determinierter, durch Androgene realisierter Haarausfall mit geschlechtstypisch unterschiedlichem Ausprägungsmuster („male pattern“ – „female pattern“) zugrunde.

Sie ist die weitaus häufigste Alopezie des Erwachsenenalters.

Pathogenese
Polygen vererbte Androgenempfindlichkeit der Haarfollikel (Dispositionsfaktor) plus tatsächliches Androgenangebot (Realisationsfaktor)

beschleunigter Haarzyklus mit regressiver Metamorphose der Terminal- in Velushaarfollikel

Pathogenese: Die androgenetische Alopezie resultiert aus dem Zusammenwirken einer polygen vererbten Androgenempfindlichkeit der Haarfollikel und eines tatsächlichen Androgenangebots; bei entsprechender Disposition reichen physiologische Androgenmengen schon für die Manifestation aus. Eine wichtige Rolle spielt das im Haarfollikel vorhandene Enzym 5-α-Reduktase, das aus zirkulierendem freien Testosteron seinen peripher wirksamen Metaboliten 5-α-Dihydrotestosteron entstehen läßt (s. auch 19.1.2). In den betroffenen Arealen der Kopfhaut kommt es zu einer immer stärkeren Beschleunigung des Haarzyklus mit zunehmender Verkürzung der Anagenphase und progredienter Umwandlung der Terminal- in Vellushaarfollikel (regressive Metamorphose). Zahlreiche Vellushaarfollikel atrophieren und verschwinden schließlich vollends. Der geschilderte Prozeß äußert sich klinisch in einer Verminderung der Dichte, des Schaftdurchmessers und der Wachstumsgeschwindigkeit der Haare.

Klinik: Beim Mann **(„male pattern")** lassen sich 4 Stadien der androgenetischen Alopezie unterscheiden. Sie beginnt im frühen Erwachsenenalter, seltener schon in der Pubertät mit einer beidseitigen, frontotemporalen Haarlichtung (Stadium I: Geheimratsecken). In den folgenden Jahren schreitet der Prozeß mehr oder weniger rasch, häufig schubweise verstärkt im Scheitelbereich fort. Schließlich entsteht eine zentrale Haarlichtung im Tonsurbereich (Stadium II). Durch Konfluenz der Alopezieherde (Stadium III) und periphere Ausdehnung resultiert die männliche Glatze (Stadium IV) mit erhaltenem, etwa handbreitem Haarkranz. Der Prozeß kann in jedem Stadium sistieren; jenseits des 40. Lebensjahres ist keine starke Progredienz mehr zu erwarten.

geschlechtstypische Ausprägungsmuster:
„male pattern":
Geheimratsecken → „Tonsur" → Glatze

Bei der Frau **„(female pattern")** beginnt das androgenetische Effluvium später, verläuft langsamer und kommt später zum Stillstand als beim Mann. Hier entwickelt sich eine diffuse Ausdünnung des Scheitelbereichs, wobei ein frontaler Haarstreifen von 1 bis 2cm Breite erhalten bleibt. Schwere Manifestationsformen sind selten. Das Gesamt-Testosteron im Serum ist meist nicht erhöht; allerdings kann eine Erhöhung des freien Testosterons aufgrund einer Verminderung des Geschlechtshormon-bindenden Globulins vorliegen.

„female pattern":
diffuse Ausdünnung des Scheitelbereichs

Diagnostik: Die androgenetische Alopezie ist aufgrund ihres typischen klinischen Erscheinungsbildes meist leicht zu diagnostizieren. Im Trichogramm findet sich ein telogenes Haarwurzelmuster im Scheitelbereich bei normaler Anagen/Telogen-Ratio am Hinterkopf. Bei Frauen mit ungewöhnlich früh einsetzender oder ausgeprägter Alopezie, mit begleitender schwerer Akne, mit Hirsutismus, anderen Virilisierungserscheinungen oder Zyklusanomalien muß durch Hormonanalysen (Testosteron und Dihydroepiandrosteronsulfat im Serum) ein androgenproduzierender Tumor ausgeschlossen werden („androgene Alopezie").

Diagnostik
Trichogramm: frontal telogenes Muster, okzipital normal
bei Frauen ggf. „androgene Alopezie" durch androgenproduzierenden Tumor ausschließen!

Therapie: Bei Männern genügt häufig Aufklärung darüber, daß es sich um einen physiologischen Vorgang handelt. Bei frühzeitigem Einsatz kann die langfristige topische Anwendung von Minoxidil (in der BRD nicht im Handel) den Prozeß aufhalten. Sehr aufwendig und daher auf Einzelfälle beschränkt ist die mehrere Sitzungen erfordernde Haartransplantation; dabei werden haartragende Stanzzylinder vom Hinterkopf auf den unbehaarten Scheitelbereich verpflanzt. Auch die operative Reduktion der unbehaarten Kopfhaut wird empfohlen. Eine Behandlung der häufig begleitenden Seborrhoe (verstärkte Talgproduktion), z.B. mit teerhaltigen Externa, ist sinnvoll, hat aber keinen Einfluß auf die Alopezie.

Therapie:
- Bei Männern evtl. Minoxidil topisch oder operative Maßnahmen (Haartransplantation, Reduktionsplastik)

Bei Frauen werden orale Antiandrogene, vor allem Cyproteronacetat (Androcur®) eingesetzt, bei jüngeren Frauen zusammen mit einem Östrogen in Form eines Kontrazeptivums (Diane 35®). Zur langfristigen Lokalbehandlung empfehlen sich östrogenhaltige Haarwässer. Vor den genannten hormonellen Therapien sollte eine gynäkologische Konsiliaruntersuchung veranlaßt werden.

- Bei Frauen Antiandrogene (Cyproteronacetat) oral und Östrogene topisch

18.5.2.2 Alopecia areata (kreisrunder Haarausfall)

Alopecia areata

Definition

Die Alopecia areata ist ein akut einsetzender, potentiell reversibler, meist umschriebener Haarausfall ohne klinische Entzündungszeichen.

Sie kann sich in jedem Lebensalter manifestieren; meist beginnt sie im 2. oder 3. Lebensjahrzehnt. Atopiker erkranken häufiger und durchschnittlich um ein Jahrzehnt früher. Die Alopecia areata tritt familiär gehäuft auf: Bei etwa 1/6 der Patienten sind oder waren weitere Familienmitglieder betroffen.

Pathogenese: Folgende Argumente sprechen für eine Autoimmunpathogenese:

Autoimmunpathogenese wahrscheinlich

(Argumente ⇒)

- Genetische, wahrscheinlich polygen determinierte Disposition
- Assoziation mit Autoimmunkrankheiten (Schilddrüsenkrankheiten, Typ-I-Diabetes, Morbus Addison, Vitiligo)
- Assoziation mit Immundefizienz-Syndromen (Atopie, Trisomie 21)
- erhöhte Prävalenz zirkulierender Autoantikörper
- Verminderung zirkulierender Suppressor-T-Zellen
- Funktionsstörung zirkulierender T-Zellen
- therapeutische Wirksamkeit von Immunsuppressiva und „Immunmodulatoren".

Histologische Kennzeichen:
- peribulbäres Infiltrat, überwiegend aus Helfer-T-Zellen
- „Miniaturisierung" von Anagenfollikeln

Histologische Kennzeichen sind ein dichtes, „bienenschwarmartiges" *peribulbäres Infiltrat*, das auf den Haarbulbus übergreift und eine *Verkleinerung* („Miniaturisierung") *betroffener Anagenfollikel*. Peribulbär überwiegen T-Lymphozyten vom Helfer-Typ (peribulbäre Helfer/Suppressor-T-Zell-Ratio etwa 3:1). Sowohl intra- als auch peribulbär finden sich viele Langerhanszellen, während ein normaler Haarbulbus Langerhanszell-frei ist. Möglicherweise präsentieren diese Zellen hier den T-Lymphozyten das „Areata-Antigen", dessen Existenz allerdings noch spekulativ ist.

Klinik
Rundliche, scharf begrenzte Kahlstelle mit erhaltenen Follikelöffnungen ohne klinische Entzündungszeichen

am Herdrand Ausrufungszeichenhaare und Kadaverhaare

Klinik: Die Alopecia areata beginnt unvermittelt. Der Patient bemerkt die Erkrankung gewöhnlich nicht am Effluvium, sondern erst an der Existenz einer Kahlstelle. Typisch sind ein oder mehrere rund oder oval konfigurierte Herde am Kapillitium, die völlig haarlos und zur normal behaarten Umgebung scharf begrenzt sind. Die Kopfhaut erscheint unauffällig; die Follikelöffnungen sind sichtbar; ein klinisches Korrelat der histologisch ausgeprägten Entzündung fehlt. Auf die Progredienz eines Herdes weisen leichte Epilierbarkeit der randständigen Haare sowie die häufig am Herdrand anzutreffenden **„Ausrufungszeichenhaare"** hin (Abb. 18-1): kurze, abgebrochene Härchen, die nur am distalen Ende pigmentiert sind und deren Haarschaft sich nach proximal verjüngt. Seltener finden sich sogenannte **Kadaverhaare**: pigmentierte Haarreste, die den Follikelkanal komedoartig ausfüllen. Unpigmentierte Haare werden häufig vom Ausfall ausgespart. Im Krankheitsschub können die regionären Lymphknoten tastbar anschwellen.

hohe Spontanheilungsrate

Bei der Erstmanifestation beschränkt sich die Alopecia areata häufig auf einen solitären Herd, der die Größe einer Münze nicht überschreitet. Die Aussicht einer vollständigen spontanen Wiederbehaarung innerhalb von einigen Wochen bis Monaten ist dann sehr groß. Kommt das Effluvium jedoch nicht zum Stillstand, so resultieren durch Vergrößerung, Zunahme und Konfluenz der Herde große Kahlstellen. Eine prognostisch ungünstige Manifestationsform ist der sogenannte **Ophiasis-Typ**, der durch einen breiten, von okzipital nach beidseits temporal reichenden kahlen Streifen gekennzeichnet ist. Der Haarausfall kann bis zur völligen Kahlheit der Kopfhaut **(Alopecia areata totalis)** oder des gesamten Körpers **(Alopecia areata universalis)** fortschreiten. Diese schweren Manifestationsformen kommen bei Kindern und Atopikern häufiger vor.

schwere Manifestationsformen:
- Ophiasis
- Alopecia areata totalis
- Alopecia areata universalis

Diagnose
Meist klinisch eindeutig, in Zweifelsfällen histologische Untersuchung der Kopfhaut

Diagnostik: Die Diagnose ist meist schon klinisch eindeutig zu stellen. Besonders bei Rezidiven kann sich die Alopecia areata aber auch in einer diffusen Alopezie äußern und dann erhebliche differentialdiagnostische Schwierigkeiten bereiten. Hilfreich ist der Nachweis von Ausrufungszei-

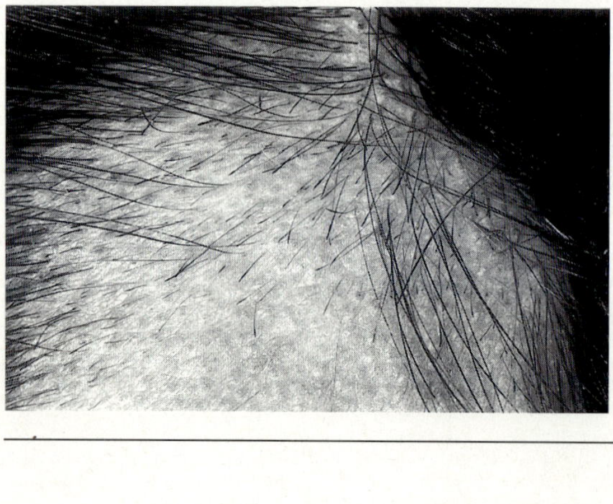

Abb. 18-1
Alopecia areata; Herdrand mit Ausrufungszeichenhaaren

chenhaaren und der oft begleitenden Nagelveränderungen (s. Kap. 17.4). In Zweifelsfällen wird eine histologische Untersuchung der Kopfhaut durchgeführt.

Therapie: Eine zugleich sicher wirksame und ungefährliche Behandlung ist nicht bekannt. Gebräuchlich sind Kortikosteroide topisch oder intraläsional, Dithranol (Cignolin®) topisch, Photochemotherapie und eine orale Zinkbehandlung. Am erfolgversprechendsten ist die topische Immuntherapie mit einem obligaten Kontaktallergen (Diphencyprone, Quadratsäuredibutylester), das einmal wöchentlich zur Induktion einer milden allergischen Kontaktdermatitis auf die Kopfhaut aufgetragen wird; allerdings verlangt sie große Erfahrung des Therapeuten und hohe Compliance des Patienten.

Therapie
Schwierig; am aussichtsreichsten bei schweren Formen: topische Immuntherapie mit obligaten Kontaktallergenen

Prognose:

prognostisch ungünstige Zeichen

> Als prognostisch ungünstig gelten frühes Manifestationsalter, ausgedehnter Befall (besonders Ophiasis, Alopecia areata totalis und universalis), Befall der Augenbrauen und Wimpern, schwere Nagelveränderungen, lange Erkrankungsdauer, begleitende Atopie, Autoimmunkrankheiten und Trisomie 21 sowie familiäre Belastung.

18.5.2.3 Trichotillomanie

Als Trichotillomanie wird das vorwiegend bei Kindern vorkommende, gewohnheitsmäßige, häufig unbewußte Ausreißen von Haaren bezeichnet. Bei kleineren Kindern ist sie ähnlich wie Nägelkauen und Daumenlutschen oft nur Ausdruck eines lustvoll erlebten Beruhigungseffektes; bei Jugendlichen und Erwachsenen, besonders bei längerem Fortbestehen, können schwere psychische Störungen zugrunde liegen. Klinisch besteht meist ein solitärer, relativ scharf begrenzter und ungewöhnlich konfigurierter, nie völlig kahler Herd. Die Haare im Herd sind unterschiedlich kurz; sie können eben erst dann wieder ausgezogen werden, wenn sie eine bestimmte Länge erreicht haben. Im Trichogramm vom Herdrand finden sich keine oder nur wenige Telogenhaare, da diese am leichtesten ausgezogen werden. In Zweifelsfällen, besonders zum Ausschluß einer Alopecia areata, ist eine histologische Untersuchung der Kopfhaut angezeigt. Für eine Trichotillomanie sprechen der Nachweis von Katagenhaaren und intrafollikulären Melaninschollen; entzündliche Veränderungen fehlen. Therapeutisch genügt in leichteren Fällen die behutsame Aufklärung über die Ursache; bei Verdacht auf psychische Störungen ist psychiatrische Hilfe notwendig.

Trichotillomanie:

- gewohnheitsmäßiges Ausreißen von Haaren, meist bei Kindern;
- evtl. zugrunde liegende psychische Störungen

Klinik
Ungewöhnlich konfigurierter Herd mit unterschiedlich kurzen, fest sitzenden Haaren

Diagnostik
Trichogramm, evtl. Kopfhautbiopsie

Therapie
Aufklärung, ggf. psychiatrische Behandlung

18.5.2.4 Anagener Haarausfall des Kindesalters

Dieser erst kürzlich erkannten Haarkrankheit des Kindesalters liegt ein Defekt der inneren Wurzelscheide mit gestörter Haftung der Haarschäfte im Follikel zugrunde. Typisch ist die Angabe, daß die Haare nicht mehr oder kaum noch wachsen. Anagenhaare können – manchmal büschelweise – schmerzlos ausgerissen werden und weisen pathologische Querschnitte auf. Im Trichogramm finden sich fast ausschließlich Anagenhaare ohne Wurzelscheide. Eine Therapie ist nicht möglich, die Prognose wohl günstig.

Anagener Haarausfall des Kindesalters

Durch gestörte Haftung der Haarschäfte in Anagenfollikeln

18.5.2.5 Mechanische Alopezien

Umschriebene Alopezien können durch Druck (berufsbedingte Kopfbedeckungen, Fixation des Kopfes bei langen Operationen) und durch Zug (Frisuren, vor allem Pferdeschwanz; Haartrachten) verursacht werden.

Mechanische Alopezien

Durch Druck oder Zug

Narbige Alopezien

Haarfollikel zerstört, meist infolge entzündlicher Veränderungen; haarlose Narbe = irreversibler Endzustand

18.6 Narbige Alopezien

Von den potentiell reversiblen nicht-narbigen Alopezien sind die narbigen Alopezien zu unterscheiden. Bei diesen sind die Haarfollikel, meist infolge entzündlicher Veränderungen, zugrunde gegangen. Die haarlose Narbe ist ein irreversibler Endzustand zahlreicher Krankheiten der Kopfhaut (Tab. 18-2). Der idiopathischen Pseudopelade Brocq werden die *Pseudopeladezustände* gegenübergestellt, die klinisch identisch aussehen können, jedoch auf definierten Krankheitsbildern beruhen.

Tab. 18-3 Ursachen narbiger Alopezien (Auswahl)

- Physikalische Schädigungen
  mechanische Verletzungen
  Verbrennungen
  Verätzungen
  Strahlenschäden (Radioderm)
- Infektionen
  bakteriell: tiefe Staphylodermien (Furunkel, Karbunkel), Lupus vulgaris, Lepra
  mykotisch: tiefe Trichophytie, Favus
  viral: Windpocken, Zoster
- Erbliche/anlagebedingte Störungen
  Aplasia cutis congenita
  einige Ichthyosen
  Epidermolysis bullosa dystrophicans
  Keratosis follicularis spinulosa decalvans
  Incontinentia pigmenti
  Naevus sebaceus
  epidermale Nävi
- Erworbene Dermatosen
  Pseudopelade Brocq
  Lichen planopilaris
  chronisch-diskoider Lupus erythematodes
  zirkumskripte Sklerodermie („en coup de sabre")
  Folliculitis decalvans
  Folliculitis sclerotisans nuchae
  Sarkoidose
  Necrobiosis lipoidica
  Alopecia mucinosa
- Maligne Tumoren
  Basaliom
  Stachelzellkarzinom
  maligne Lymphome

Pseudopelade Brocq

Definition
Vernarbende Alopezie unklarer Genese ohne klinische Entzündungszeichen
Klinik
Kleine, ovaläre narbige Herde ohne Entzündungszeichen; sehr langsame Progredienz
Therapie
Nur operativ

18.6.1 Pseudopelade Brocq

Die Pseudopelade Brocq ist eine ursächlich ungeklärte, umschriebene vernarbende Alopezie ohne klinische Entzündungszeichen. Sie kommt überwiegend bei Frauen mittleren Alters vor. Typisch sind relativ kleine, scharf begrenzte, leicht eingesunkene, ovaläre narbige Herde am Kapillitium, die wie „Fußstapfen im Schnee" angeordnet und in denen keine Follikelöffnungen mehr nachweisbar sind. Durch langsame Konfluenz der Herde können größere, kahle Narbenflächen entstehen. Histologisch sind die zerstörten Follikel durch bindegewebige Stränge ersetzt; im Randbereich kann eine geringe perifollikuläre Entzündung vorhanden sein. Therapeutisch kommen nur operative Maßnahmen (Exzision, Haartransplantation) in Betracht.

18.6.2 Pseudopeladezustände

Als Pseudopeladezustände werden alle narbigen Alopezien bezeichnet, denen definierte Krankheitsbilder zugrunde liegen. Hierzu zählen neben vielen anderen Dermatosen (Tab. 18-3) der chronisch-diskoide Lupus ery-

Tab. 18-4 Charakteristische Haarschaftanomalien

Schaftanomalie	Mikroskopischer Befund	Vorkommen
Haarschaftanomalien mit erhöhter Brüchigkeit des Haarschaftes		
Spindelhaar	spindelförmige Kaliberschwankungen des Haarschaftes durch marklose Einschnürungen und markhaltige scheinbare Auftreibungen in regelmäßigen Abständen (Abb. 18-3a)	Monilethrix (Abb. 18-4)
Pili torti	Abflachung des Haarschaftes mit mehrfacher Drehung um die eigene Langsachse (Abb. 18-3b)	als eigenständige Anomalie und bei verschiedenen Syndromen, z. B. Menkes-Syndrom
Trichorrhexis invaginata („Bambushaar")	knotige Auftreibungen des Haarschaftes durch Stauchung des distalen in den proximalen Schaftteil (Abb. 18-3c)	Netherton-Syndrom
Trichorrhexis nodosa	knotenförmiger Schaftbruch mit gegeneinander gerichteten pinselförmig-faserigen Bruchenden (Abb. 18-3d)	sehr heterogen; meist traumatisch bedingt bei genetischer Disposition; häufigste Form des Schaftbruchs
Trichoschisis	glatter transversaler Schaftbruch (Abb. 18-3e)	bei Trichothiodystrophie (Schwefelmangelhaar); isoliert oder in Kombination mit Ichthyosen
Haarschaftanomalien ohne erhöhte Brüchigkeit des Haarschaftes		
Pili anulati	abwechselnd helle und durch Lufteinschlüsse bedingte dunkle Banden im Verlauf des Haarschaftes	meist als autosomal dominante Anomalie ohne Assoziationen
Pili trianguli et canaliculi	dreieckförmige Gestalt des Haarschaftes mit longitudinalen Furchen zwischen den abgerundeten Enden	heterogen; besonders beim Syndrom der unkämmbaren Haare

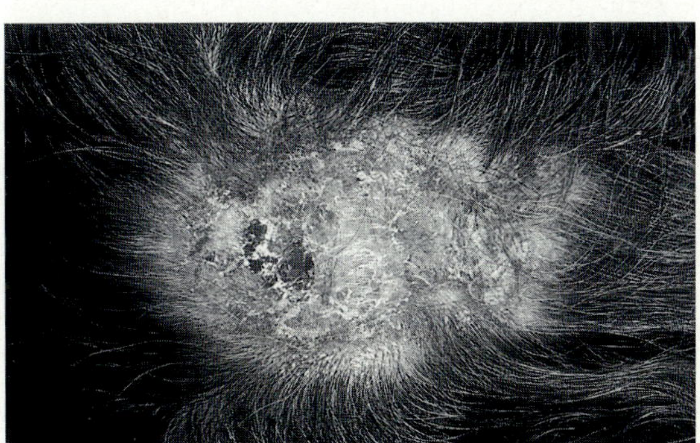

Abb. 18-2
Narbige Alopezie durch chronisch-diskoiden Lupus erythematodes

Pseudopeladezustände

Definition
Narbige Alopezien aufgrund definierter Krankheitsbilder
Ursachen narbiger Alopezien (s. Tab. 18-3)
Diagnostik
Kopfhautbiopsie (Histologie und direkte Immunfluoreszenz)
Therapie
je nach Grundkrankheit

thematodes (Abb. 18-2), der Lichen planopilaris, die zirkumskripte Sklerodermie und die Folliculitis decalvans. Eine genaue Untersuchung der Randbereiche kann Aufschlüsse über die Art der vernarbenden Alopezie und die Progredienz des Prozesses geben. Auch die Begutachtung kapillitiumferner Regionen kann eine exakte Diagnosestellung ermöglichen, so z. B. das Auffinden begleitender Mundschleimhaut- und Nagelveränderungen beim Lichen (ruber) planopilaris. In allen unklaren Fällen muß eine histologische und immunfluoreszenzoptische Untersuchung der Kopfhaut durchgeführt werden. Die Behandlung richtet sich nach der Grundkrankheit.

Haarschaftanomalien:

Struktur- und Konfigurationsveränderungen des Haarschaftes (s. Tab. 18-4) isolierte und assoziierte Haarschaftanomalien

Diagnostik
Licht- und Rasterelektronenmikroskopie

Beispiele für „harmlose" Haarschaftanomalien
- Monilethrix (Spindelhaar!)

18.7 Haarschaftanomalien

Diese große, sehr heterogene Gruppe umfaßt alle Struktur-und Konfigurationsveränderungen des Haarschaftes (Tab. 18-4, Abb. 18-3). Die meisten Haarschaftanomalien sind harmloser Natur; schwerwiegende assoziierte Symptome fehlen in der Regel. Häufig überwiegt die kosmetische Beeinträchtigung, insbesondere dann, wenn eine erhöhte Brüchigkeit der Haarschäfte vorliegt. Die Diagnose kann häufig schon klinisch vermutet werden; gestellt wird sie durch die licht- und rasterelektronenmikroskopische Untersuchung des Haarschaftes.

Die **Monilethrix**, eine autosomal dominante Erkrankung mit sehr variabler Expressivität, ist ein klassisches Beispiel für eine harmlose, aber kosmetisch sehr beeinträchtigende Haarschaftanomalie des Kindesalters. Die Haarschäfte weisen Einschnürungen in regelmäßigen Abständen auf (Abb. 18-3a). An diesen pathologisch dünnen Stellen brechen die Haare ab, wenn sie eine Länge von nur wenigen Millimetern erreicht haben. Prädilektionsstelle ist die Okzipital- und Nackenregion (Abb. 18-4); hier sind oft gleichzeitig follikuläre Keratosen vorhanden.

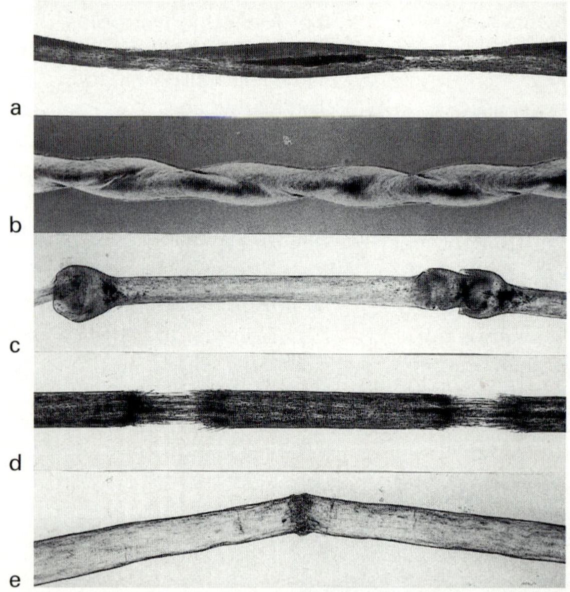

Abb. 18-3 Haarschaftanomalien im mikroskopischen Bild. a) Spindelhaar bei Monilethrix; b) Pilus tortus bei Menkes-Syndrom; c) Trichorrhexis invaginata („Bambushaar") bei Netherton-Syndrom; d) Trichorrhexis nodosa; e) Trichoschisis bei Trichothiodystrophie
(Abb. 18-3a,c,e aus: Hamm H., Steijlen P.M.: Diagnostik von Haarkrankheiten. In: Macher E., Knop J., Bröcker E.-B. (Hrsg.): Jahrbuch der Dermatologie 1987. Regensberg und Biermann, Münster 1988. Abdruck mit freundlicher Genehmigung des Verlags)

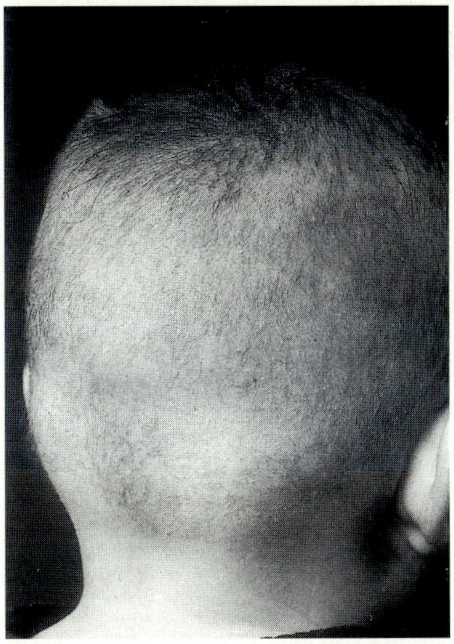

Abb. 18-4 Monilethrix

Beim **Syndrom der unkämmbaren Haare** (bekanntester Patient: Struwwelpeter) ist die Unkämmbarkeit der störrisch vom Kopf abstehenden Haare durch eine longitudinale Furchung mit dreieckförmiger Entrundung der Haarschäfte bedingt.

– Syndrom der unkämmbaren Haare (Pili trianguli et canaliculi!)

Haarschaftanomalien können auch mit schwerwiegenden Erkrankungen assoziiert sein, die daran sogar diagnostiziert werden können:
Pathognomonisch für das **Netherton-Syndrom** sind knotige Auftreibungen des Haarschaftes durch Stauchung des distalen in den proximalen Schaftteil (Trichorrhexis invaginata, „Bambushaar"; Abb. 18-3c). An der Haut äußert sich dieses autosomal rezessive Leiden entweder als Ichthyosis linearis circumflexa oder als kongenitale nichtbullöse ichthyosiforme Erythrodermie. Diese kann mit einer schweren Gedeihstörung des Säuglings kombiniert sein und innerhalb der ersten Lebensmonate zum Tode führen. Atopische Diathese, rezidivierende Infektionen und neurologische Störungen kommen fakultativ vor.

Beispiele für schwerwiegende Erkrankungen mit charakteristischen Haarschaftanomalien:
Netherton-Syndrom (Trichorrhexis invaginata = „Bambushaar"!)

Schwefelmangelhaar (Trichothiodystrophie), bedingt durch einen Mangel des Haarschaftes an der schwefelhaltigen Aminosäure Cystin, äußert sich in glatten, transversalen Schaftbrüchen (Trichoschisis; Abb. 18-3e) und in einer Hell-Dunkel-Bänderung des Haarschaftes im polarisierten Licht. Es kommt als isolierte Störung oder in Kombination mit Photosensibilität, Ichthyose, körperlicher und geistiger Retardierung und Hypogonadismus vor.

Syndrome mit Trichothiodystrophie (Trichoschisis!)

Beim **Menkes-Syndrom** weist das schüttere, eigenartig struppige Haar schon im Säuglingsalter spiralige Drehungen um die Längsachse (Pili torti; Abb. 18-3b) auf. Gleichzeitig besteht eine schwere neurologische Symptomatik mit Krampfanfällen und zunehmender psychomotorischer und geistiger Retardierung. Die von diesem X-chromosomal rezessiv vererbten Syndrom betroffenen Jungen sterben meist schon vor dem 4. Lebensjahr. Ursache ist eine Störung im Kupferstoffwechsel.

Menkes-Syndrom (Pili torti!)

18.8 Hypertrichosen

Hypertrichosen

Hypertrichose bedeutet verstärkte Behaarung, meist hervorgerufen durch Übergang von Vellus- in Terminalhaare. Normal starke Behaarung und pathologische Überbehaarung sind nicht scharf zu trennen; individuelle, familiäre, Alters-, Geschlechts- und rassische Unterschiede sind zu berücksichtigen.

Definition
Verstärkte Behaarung
(Übergang von Vellus- in Terminalhaare)

Hypertrichosis lanuginosa congenita (Abb. 18-5): Diese seltene, autosomal-dominant vererbte Form einer generalisierten Hypertrichose ist schon

Hypertrichosis lanuginosa congenita
Harmlos, erblich

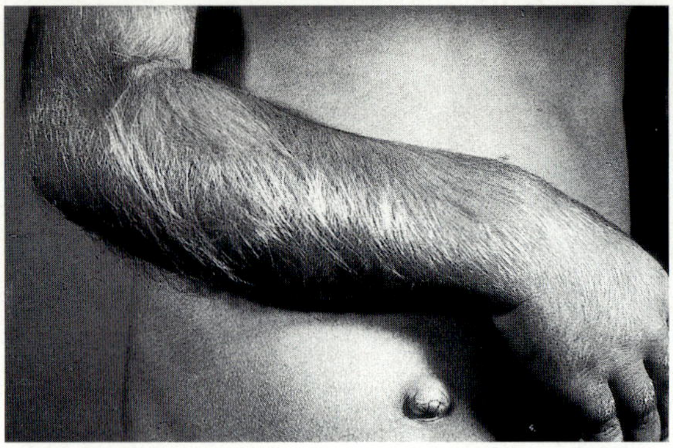

Abb. 18-5 Hypertrichosis lanuginosa congenita

bei Geburt erkennbar oder manifestiert sich in den ersten Lebensjahren. Zahnanomalien können assoziiert sein.

Hypertrichosis lanuginosa acquisita
Obligate Paraneoplasie!

Hypertrichosis lanuginosa acquisita: Diese erworbene, generalisierte Hypertrichose mit Betonung des Gesichts ist die kutane Manifestation eines metastasierenden Karzinoms innerer Organe (obligate Paraneoplasie).

Kongenitale umschriebene Hypertrichosen

Kongenitale umschriebene Hypertrichosen kommen auf kongenitalen Nävuszellnävi und Becker-Nävi vor. Eine pferdeschwanzartige Hypertrichose über der Wirbelsäule kann ein Hinweis auf Spina bifida occulta sein.

Erworbene umschriebene Hypertrichosen

Erworbene umschriebene Hypertrichosen entstehen nach längerer lokaler Reizeinwirkung physikalischer (Reibung), chemischer oder entzündlicher Natur.

Symptomatische Hypertrichosen

Symptomatische Hypertrichosen kennzeichnen einige seltene Syndrome (z.B. Lawrence-Seip-Syndrom, Cornelia-de-Lange-Syndrom, Hurler-Syndrom). Häufiger sind sie erworben, z.B. bei erythropoetischer Porphyrie, Porphyria cutanea tarda (Schläfen!), Akromegalie, Myxödem (prätibial!), Anorexia nervosa, Unterernährung sowie nach Schädel-Hirn-Traumen.

Medikamentöse Hypertrichosen

Medikamentöse Hypertrichosen kommen als unerwünschte Wirkung nach längerer Gabe verschiedener Pharmaka vor, z.B. nach Streptomycin, Hydantoinen, Kortikosteroiden, Penicillamin, Psoralenen, Minoxidil und Cyclosporin A.

Hirsutismus

Definition
Verstärkte, dem männlichen Behaarungstyp entsprechende Behaarung bei Frauen und Kindern
durch Androgene induziert

Ausschluß androgenproduzierender Tumoren durch Bestimmung von Testosteron und Dihydroepiandrosteronsulfat im Serum!

18.9 Hirsutismus

Unter Hirsutismus versteht man eine dem männlichen Behaarungstyp entsprechende, verstärkte Behaarung bei Frauen und Kindern. Der Hirsutismus ist im Gegensatz zur Hypertrichose durch Androgene induziert. Er kann entweder auf einer erhöhten Empfindlichkeit der Haarfollikel für normale Androgenmengen (idiopathischer Hirsutismus) oder einem erhöhten Androgenangebot beruhen. Letzteres ist der Fall bei der Behandlung mit androgen wirkenden Pharmaka und bei verschiedenen endokrinen Erkrankungen, vor allem des Ovars, der Nebennierenrinde und des Hypophysenvorderlappens. Androgenproduzierende Tumoren müssen bei allen mittelschweren und schweren Formen von Hirsutismus, vor allem bei Erstmanifestation nach der Pubertät und Progredienz, durch die Bestimmung von Testosteron und Dihydroepiandrosteronsulfat im Serum ausgeschlossen werden.

19 Erkrankungen der Hautdrüsen

B. M. Czarnetzki

Erkrankungen der Hautdrüsen

Allgemeines: Die menschliche Haut ist mit apokrinen, ekkrinen (schweißproduzierenden) und seborrhoischen (talgproduzierenden) Drüsen ausgestattet, die mehr oder minder wichtige physiologische Funktionen ausüben (s. Kap. 1.1.7) und sich pathologisch im Sinne entzündlicher, zystischer oder tumoröser (s. Kap. 15.2) Prozesse verändern können.

Apokrine Drüsen Krankheiten: (s. Tab. 19-1)

Pathologie der apokrinen Drüsen: Pathologische Veränderungen der **apokrinen Drüsen** stellen sich als **M. Fox-Fordyce** dar, eine seltene, entzündliche Erkrankung des Drüsenkanals, die hauptsächlich postpubertäre Frauen betrifft und sich als stark juckende, lichenifizierte Papeln der Drüsenareale, besonders der Axillen, darstellt. Die Therapie ist schwierig. Lokale Kortikoidcremes oder Kontrazeptiva können Linderung bringen.

Ekkrine Schweißdrüsen Krankheiten: (s. Tab. 19-1)

Pathologie der ekkrinen Schweißdrüsen: Pathologische Veränderungen der über den ganzen Körper verteilten **ekkrinen Schweißdrüsen** stellen sich in Form von Über- oder Unterfunktion **(Hyperhidrosis, Anhidrosis)** dar. Bei übermäßigem Schwitzen und gleichzeitiger Okklusion kann es zur Blockierung des Schweißdrüsenausgangs kommen (Miliaria). Die **Miliaria cristallina** entsteht oft bei fieberhaften Erkrankungen durch eine Blockade des Ductus in der Hornschicht der Epidermis und besteht aus oberflächlichen, nicht-juckenden, flüchtigen Bläschen mit klarem Inhalt (Abb. 19-1). Bei der eher in den Tropen auftretenden **Miliaria rubra** liegt die Blockade des Schweißdrüsenausgangs in den tieferen Epidermisschichten oder in der Dermis und löst eine Entzündungsreaktion aus, die sich als juckende, gerötete Papeln mit oder ohne Bläschen darstellt.

Seborrhoische Drüsen Krankheiten (s. Tab. 19-1)

Pathologie der seborrhoischen Drüsen: Die Talg- oder Sebum-produzierenden, **seborrhoischen Drüsen** sind am größten und zahlreichsten im Gesicht (bis zu $400/cm^2$) und im oberen Rückenbereich. Möglicherweise sind

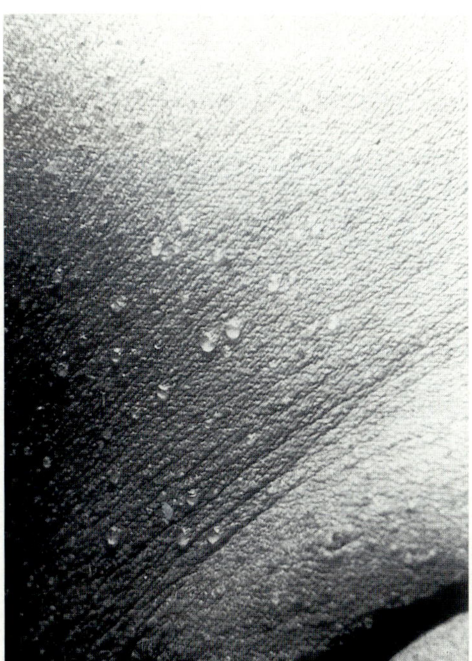

Abb. 19-1
Klinisches Bild der Miliaria cristallina. Die kleinen, prallen, mit klarer Flüssigkeit gefüllten Bläschen liegen sehr oberflächlich auf ansonsten normaler Haut

Tab. 19-1 Übersicht der physiologischen und pathologischen Veränderungen der Hautdrüsen

Drüsentyp	assoziierte Krankheiten
• Apokrine Drüsen	Morbus Fox-Fordyce
• Ekkrine Drüsen	Anhidrosis congenital erworben Hyperhidrosis diffus lokalisiert Schweißretention Miliaria cristallina Miliaria rubra
• Seborrhoische Drüsen	Sebostase (bei atopischem Ekzem, Ichthyosis vulgaris, ektodermaler Dysplasie) Seborrhoe idiopathisch (S. oleosa) erworben (bei ZNS Erkrankungen, durch Arzneimittel) Entzündungen seborrhoisches Ekzem Akne vulgaris

Akne rosacea
akne-ähnlich, ohne erhöhte Sebumproduktion

Unterfunktionen dieser Drüsen mitverantwortlich für die trockene Haut bei Krankheiten wie dem atopischen Ekzem, der Ichthyosis vulgaris und der ektodermalen Dysplasie. Eine **Überfunktion** ist mit einer einfachen öligen Seborrhoe, einem seborrhoischen Ekzem (s. 8.3.1) oder einer Akne vulgaris assoziiert. Bei der **Akne rosacea** (Tab. 19-1, s. Kap. 13.2) besteht keine erhöhte Sebumproduktion, obgleich diese Krankheit oft zu den erst im mittleren Lebensalter auftretenden, Akne-ähnlichen Krankheiten gezählt wird.

Akne vulgaris

19.1 Akne vulgaris

Definition

⟹

Eine häufige, hormon-abhängige, während der Adoleszenz auftretende, multifaktorielle, unterschiedlich ausgeprägte entzündliche Erkrankung des Talgdrüsen-Haarfollikelkomplexes.

Epidemiologie

- 80–100% aller Jugendlichen,
- bei 10–15% ausgeprägt,
- schwerer bei Männern
- bis zu 60% familiäre Belastung
- auch bei Zwillingen
- Rassenunterschiede!

Verlauf:
Spontanabheilung meist bis zum 25. Lebensjahr
Ausnahmen: Frauen (bis 40)
Inzidenz der Aknetypen: s. Tab. 19-2

19.1.1 Epidemiologie

Während der Pubertät entwickeln 80–100% aller Jugendlichen Akneeffloreszenzen, von denen allerdings nur 10–15% wegen ihres Schweregrades vom Arzt behandelt werden müssen. Beim männlichen Geschlecht nimmt die Krankheit häufiger als bei Frauen schwere Formen an. Bis zu 60% der Patienten sind familiär belastet. Für eine genetische Prädisposition sprechen auch Zwillingsuntersuchungen und eindeutige Rassenunterschiede (niedrigere Inzidenz bei Orientalen).
Die Krankheit heilt gewöhnlich spontan bis zum 25. Lebensjahr ab, obwohl sie besonders bei Frauen bis zum Alter von 40 Jahren fortbestehen kann. Tab. 19-2 zeigt die jeweils höchste Inzidenz der verschiedenen Akneformen zu unterschiedlichen Lebensaltern bei einem großen Schülerkollektiv und illustriert einerseits das zeitlich spätere Auftreten der schwereren Akneeffloreszenzen, andererseits ihre insgesamt niedrigere Inzidenz.

Tab. 19-2 Untersuchungsergebnisse an 2249 Gymnasialschülern. Die Daten zeigen sowohl die Evolution des Krankheitsbildes wie auch die jeweilige Häufigkeit der unterschiedlichen Aknetypen zu verschiedenen Lebensaltern.

Aknetyp	Alter bei Häufigkeitsgipfel (Jahre)	% Anteil
Komedonenakne	12	54
papulöse Akne	16	58
pustulöse Akne	16–20	21
knotige Akne	16–20	12

19.1.2 Pathogenese

Die eigentliche Ursache der Akne ist unbekannt. Es gibt jedoch zahlreiche Beobachtungen und Untersuchungen, die mehrere Faktoren als auslösend oder aggravierend erkennen lassen. Zwei anatomische Bereiche, über deren jeweilige Bedeutung sich die Schulen streiten, spielen dabei eine wesentliche Rolle: die Talgdrüse selber und das Infundibulum des Haarfollikelausgangs (Abb. 19-2 u. -3). Diese Strukturen werden bei Aknepatienten durch Hormone, mikrobielle Besiedlung und Entzündungsprozesse pathologisch verändert.

Pathogenese

- unbekannt
- mögliche Zielstrukturen (Abb. 19-3):
  - Talgdrüse
  - Infundibulum des Haarfollikelausgangs
- auslösende oder aggravierende Faktoren:
  - Hormone;
  - Mikroben;
  - Entzündung

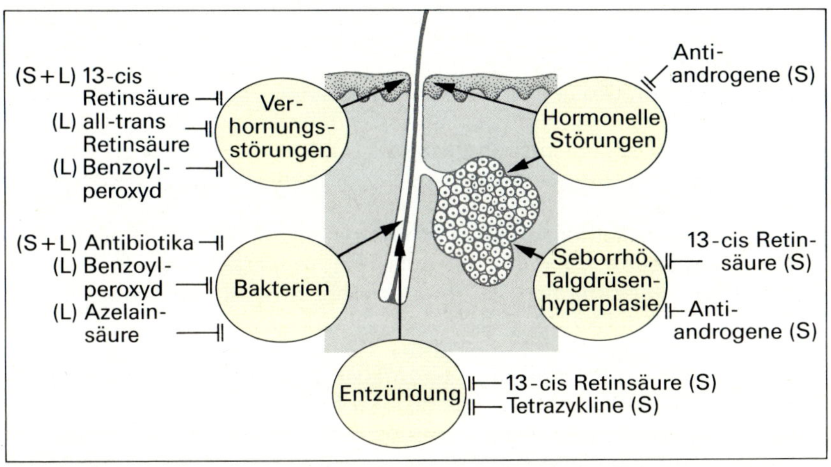

Abb. 19-2 Schematische Darstellung der wichtigsten pathogenetischen Faktoren bei der Akne und die entsprechenden Therapieansätze (L = lokal; S = systemisch)

Hormonelle Faktoren

Die Bedeutung hormoneller Veränderungen auf die Entwicklung der Akne wird durch zwei klinische Beobachtungen unterstützt, dem Beginn der Krankheit zur Zeit der Pubertät und ihrem Fehlen bei Kastraten. Die exakte Rolle der Hormone bei der Entwicklung der Akne ist jedoch umstritten. Man kann nur die folgenden Beobachtungen für gesichert halten:

- Zur Zeit der Pubertät vergrößern sich die Talgdrüsen, und die Sebumproduktion steigt massiv an.
- Die Nebennierenhormone sind für die Entwicklung der Akne wichtiger, als die Hormone der Gonaden.
- Es besteht keine Korrelation zwischen Serumtestosteronspiegeln und dem Schweregrad der Akne.
- Im befallenen Aknegewebe sind die Alpha-Reduktasespiegel, welche für die Produktion von 5-alpha-Dihydrotestosteron (DHT) verantwortlich sind, erhöht. Dies ist bedeutsam, weil DHT biologisch fünffach potenter ist als Testosteron.

Hormonelle Faktoren
Beginn der Akne bei Pubertät,
Fehlen bei Kastraten!
exakter Pathomechanismus ist aber ungewiß

gesicherte Aspekte:
- erhöhte Sebumproduktion bei Pubertät
- Aggravierung durch Nebennierenhormone
- mangelnde Korrelation, Serumtestosteron und Schweregrad der Akne
- erhöhte Alpha-Reduktasespiegel im Aknegewebe

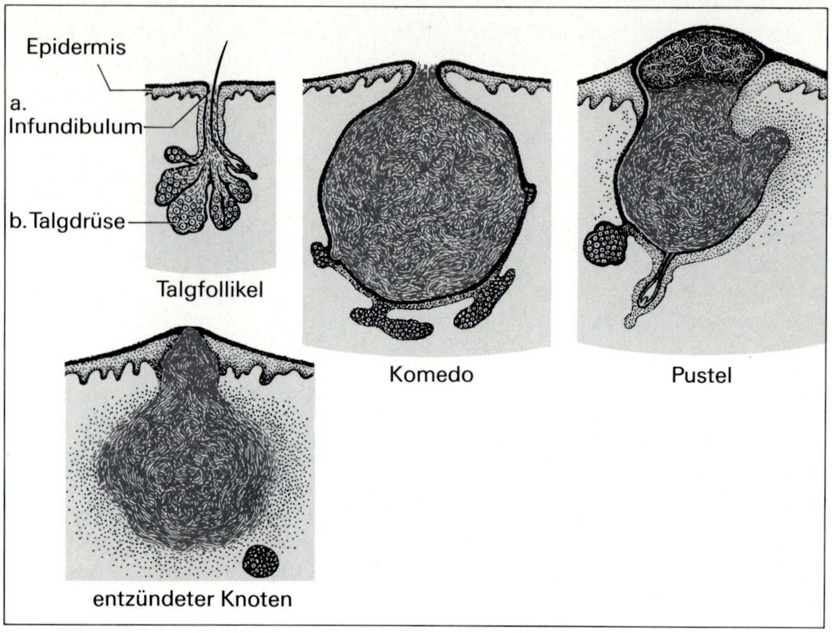

Abb. 19-3 Schematische Darstellung der Histologie eines normalen Talgfollikels sowie eines daraus entstandenen offenen Komedos, einer Pustel und eines nach Ruptur der Follikelwand entstandenen entzündeten Knotens

– Östrogene unterdrücken die Akne

– Progesteron hat keine Bedeutung
– Verschlimmerung durch Hypophysenhormone
– Keine Virilisierung bei weiblichen Patienten

– Proliferation des Infundibulumepithels unter Hormoneinfluß
Resultat: Hornpfropfen (Komedo)
(Komedogenese auch durch Mangel an Linolensäure und Oxidationsprodukte der Sebumfette)

– Östrogene unterdrücken die Akne, werden aber andererseits durch nur geringe Mengen von Testosteron wieder inhibiert.
– Progesteron hat keinen Einfluß auf die Akne.
– Die meisten Hypophysenhormone, mit Ausnahme von MSH, können die Akne verschlechtern.
– Bei weiblichen Patienten mit Akne bestehen gewöhnlich keine Zeichen der Virilisierung, so daß man auch ein verstärktes Ansprechen der Talgdrüse auf Hormone, z. B. durch erhöhte Rezeptorexpression, bei der Akne vermutet. Dafür gibt es bisher jedoch keine harten Daten.
– Der zweite Angriffspunkt der Akne, das Epithel des Infundibulum im Haarfollikel, proliferiert unter Hormoneinfluß und induziert so die Bildung des Hornpfropfens (Komedo) (Abb. 19-3). Andere Faktoren, wie ein Mangel an Linolensäure und Oxidationsprodukte der Sebumfette, tragen eventuell ebenfalls zur Komedobildung bei.

Mikrobenbesiedlung
Keime:
• Propionibacterium acnes
• Staphylococcus epidermidis
• Pityrosporon ovale (Malassezia furfur)
wahrscheinlich nicht wesentlich, s. Abb. 19-4:
Keimbesiedlung und Schweregrad der Akne korrelieren nicht

Follikulitiden: M. furfur
cave: gramnegative Follikulitis nach Antibiotika

Mikrobenbesiedlung
Aknefollikel werden hauptsächlich von drei Bakteriengruppen bevölkert,
• dem Propionibacterium acnes (seltener P. granulosum und P. avidum),
• dem Staphylococcus epidermidis, und
• dem Pityrosporon ovale (Fadenform: Malassezia furfur).

Abb. 19-4 zeigt, daß die Zahl der Mikroben in Komedonen im Vergleich zum normalen Follikel massiv zunimmt, aber die Vermehrung nicht obligat ist. **P. acnes,** ein fakultativer Anaerobier im infrainfundibulären Teil des Follikels, scheint für die Aknepathogenese der wichtigste dieser drei Keime zu sein. Trotz seiner Fähigkeit, die Komedobildung und Entzündung bei der Akne durch Enzyme und Entzündungsmediatoren wie Histamin und chemotaktische Faktoren zu fördern, ist er jedoch nicht wesentlich für die Akneentstehung, weil er nicht in allen entzündlichen Follikeln nachweisbar ist und weil die Schwere der Akne nicht mit der bakteriellen Besiedlung korreliert (Abb. 19-4). *M. furfur* wird hauptsächlich bei *Follikulitiden* gefunden. Als Komplikation einer schon länger mit Antibiotika behandelten Akne kann sich eine sogenannte *gramnegative Follikulitis* entwickeln. Ursache ist eine Überbesiedlung des Follikels mit Proteus, E. coli, Klebsiella, Serratia oder Pseudomonas.

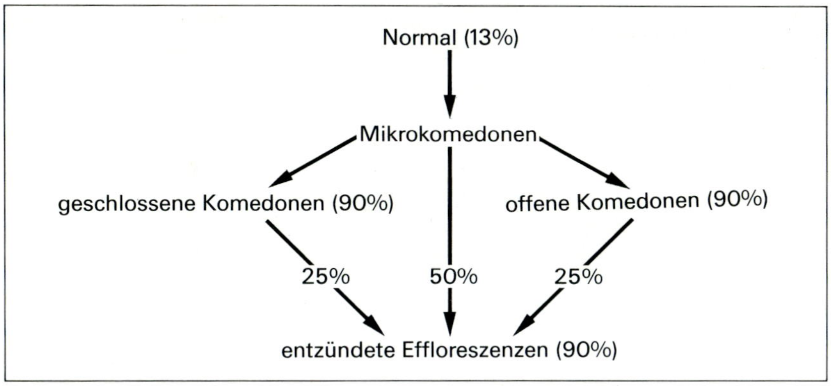

Abb. 19-4 Sequentielle Evolution der Akneeffloreszenzen vom normalen Follikel. Zunächst entstehen Mikrokomedonen und meist direkt von diesen (50%) oder auf dem Umweg über offene (25%) oder geschlossene (25%) Komedonen entzündliche Effloreszenzen. In Klammern wird die prozentuale Besiedlung der normalen und der pathologisch veränderten Follikel mit P. acnes angegeben (nach Cunliffe)

Entzündungsfaktoren

Der pathologisch wichtigste Aspekt der Akne ist der *entzündete Follikel,* das sich aus scheinbar normaler Haut oder sichtbaren Komedonen bildet (Abb. 19-3; 19-4). Die Theorie einer Blockade des Sebumabflusses durch den Komedo als Auslöser dieser Entzündung wird heute nicht mehr akzeptiert. Aufgrund feingeweblicher Untersuchungen, die eine frühe Durchsetzung der Follikelwand mit Lymphozyten, weniger auch mit neutrophilen Granulozyten gezeigt haben, könnte das Epithel genügend geschwächt sein, um einen spontanen oder durch Manipulation geförderten Durchbruch des Follikels in das dermale Bindegewebe zu erlauben. Folgen sind die Bildung von entzündlichen Knoten, möglicherweise auch von Granulomen und Zysten (Abb. 19-3).
Mögliche, die Entzündung des Follikels fördernde Mediatoren sind bisher noch wenig studiert worden. Sie könnten aus der Sebumflüssigkeit stammen oder von follikulären Bakterien, Haut- oder Infiltratzellen sezerniert werden.
In den Gefäßwänden von Aknepapeln sind auch Ablagerungen von C3 und IgM nachgewiesen worden. Dies weist auf eine Komplementaktivierung und eine Immunreaktion gegen Bakterien oder andere Follikelkomponenten hin. Antikörper gegen P. acnes sind ebenfalls nachgewiesen worden; sie entstehen jedoch nur sekundär.

Entzündungsfaktoren
Wahrscheinlich sehr wichtig

keine Blockade des Sebumabflusses

dagegen: Einwanderung von Lymphozyten und neutrophilen Granulozyten in die Follikelwand

Folge:
Durchbruch des Follikels ins dermale Bindegewebe: Bildung von entzündlichen Knoten, Granulomen und Zysten

entzündungsfördernde Mediatoren aus
- Sebumflüssigkeit
- follikulären Bakterien
- Haut- oder Infiltratzellen

Wertung der verschiedenen pathogenetischen Aspekte

Bisher ist es nicht gelungen, einen einzigen der soweit diskutierten Faktoren als auslösendes oder wesentliches Element der Aknegenese zu identifizieren. Auch die Aknetherapie (s. 19.1.5) schafft diesbezüglich keine Klarheit. Systemisch verabreichte Tetrazykline reduzieren z. B. die Keimflora, haben aber auch eine antientzündliche Wirkung. Zudem unterdrücken sie die Akne nur, solange die Therapie anhält. Das gleiche gilt für Kontrazeptiva mit antiandrogener Wirkung. Isotretinoin ist zur Zeit die einzige Substanz, die eine andauernde Abheilung der Akne bewirkt; aber auch dieses Medikament hat eine multifaktorielle Wirkung (sebostatisch mit gleichzeitiger Reduktion der Talgdrüsengröße, antikeratinisierend und darum komedolytisch, antientzündlich). Bis auf weiteres muß daher die Pathogenese der Akne als ein polyätiologisches Geschehen angesehen werden.

Wertung insgesamt:
Bedeutung der einzelnen pathogenetischen Faktoren ist ungewiß; auch therapeutische Angriffspunkte helfen diesbezüglich nicht weiter
Fazit: polyätiologische Pathogenese

19.1.3 Klinik

Das klinische Bild der Akne wird im wesentlichen von der Art und der Vorherrschaft der vier charakteristischen Effloreszenzen geprägt (Abb. 19-5 a,

Klinik: vier wesentliche Effloreszenzen:
- Komedonen
- Papeln
- Pusteln
- Knoten (die in Zysten, Abszesse, Fisteln und Narben übergehen können)

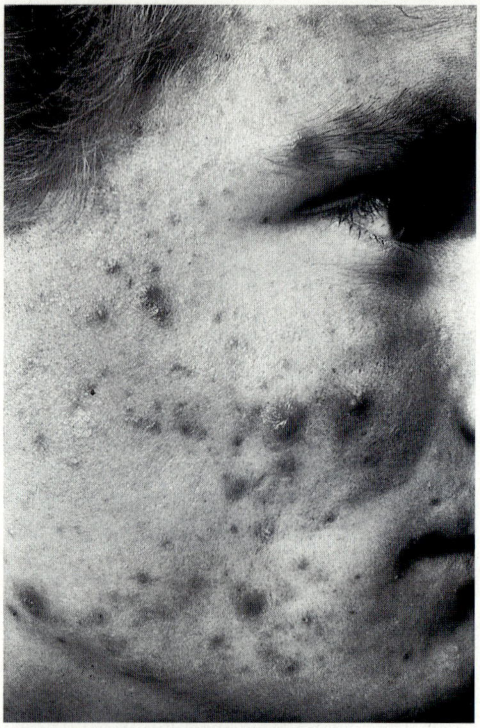

Abb. 19-5 a
Akne vulgaris mit zahlreichen schwarzen und weißen Komedonen und einigen entzündlichen Knoten

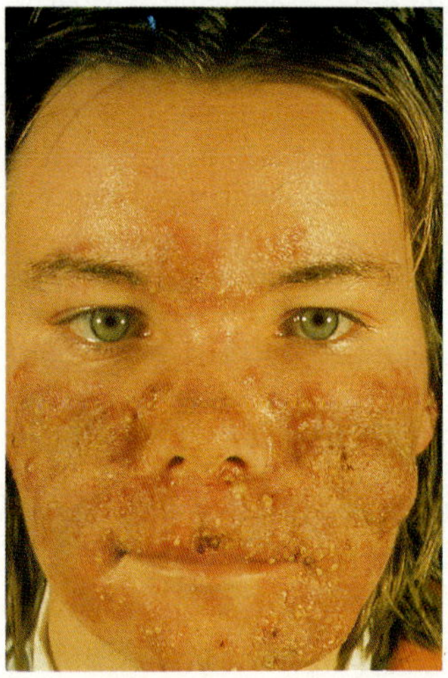

Abb. 19-5 b
Schwere, entstellende Akne conglobata mit zahlreichen Pusteln und einigen großen Abszessen

b) und wird unter anderem auch auf dieser Basis klassifiziert (Tab. 19-2). Zusätzliche Effloreszenzen sind Zysten, Abszesse und Fisteln bei der Akne conglobata und Narben nach Abheilung stark entzündeter Follikel.

Juvenile, milde Akne vulgaris

Juvenile, milde Akne vulgaris (Abb. 19-5 a)
Bei dieser häufigsten Form der Akne findet man die typischen, vielgestaltigen Akneeffloreszenzen, deren Entstehung in einer bestimmten zeitlichen Folge abläuft:

Beginn:
Seborrhoe → Komedonen → Papeln → Pusteln

- Zunächst beginnt, oft schon vor der Pubertät, eine **Seborrhoe.** Gesicht und Haare werden glatt, glänzend und ölig, und die Hautporen erweitern sich.
- Danach entstehen **Komedonen** (Mitesser), d. h. Hornpfröpfe im Follikel, die entweder offen und schwarz (durch Melanin, nicht durch oxidierte Fette) oder geschlossen und weiß bis hautfarben sind (Mikrozysten aus Keratin und Sebum) (Abb. 19-5 a). Diese Komedonen bilden sich entweder spontan zurück oder gehen in

- entzündliche **Papeln** (Abb. 19-5 a) über. Durch massive leukozytäre Infiltrate können sich die Papeln in
- **Pusteln** umwandeln, die im Extremfall den Follikel und seinen Inhalt zerstören. Nur selten sieht man bei der Akne vulgaris
- **Abszesse, entzündliche Zysten** und **eiternde Knoten** (Abb. 19-5 b). Die befallenen Areale sind primär das Gesicht und der seitliche Hals, obgleich besonders bei Männern häufig auch Schultern, Dekolletébereich und Rücken befallen sind. Bleibende Narben sind bei der gewöhnlichen Akne selten und von geringer Zahl.

selten: Abszesse, entzündliche Zysten, eiternde Knoten
Krankheitsareale:
Gesicht, seitlicher Hals

Eine postinflammatorische Hyperpigmentierung stellt sich nur bei dunkelhäutigen Patienten ein, kann allerdings kosmetisch sehr belastend sein.

Schwere Akneformen

Schwere Akneformen

Diese Formen der Akne haben nicht nur gesundheitliche Folgen, sondern beeinträchtigen oft auf markante Weise die psychosozialen Lebensaspekte der Patienten.

Die **nodulozystische Akne** (Abb. 19-5 b) ist durch tiefere und ausgeprägtere Effloreszenzen (große entzündliche Knoten, Abszesse, Fisteln, tiefe Narben) und eine größere Körperflächenbeteiligung (Ohren, Gesäß) gekennzeichnet. Diese Form der Akne sieht man auch bei XYY-Männern und bei Frauen mit Hirsutismus.

Nodulozystische Akne
Ausgeprägte Effloreszenzen
große Ausdehnung

Die **Akne conglobata** ist eine chronisch suppurative Akne mit sehr ausgeprägter Seborrhoe, die durch noch intensivere entzündliche Effloreszenzen als bei der nodulozystischen Akne gekennzeichnet ist, mit hemorrhagischen Ulzerationen einhergehen kann und sich selbst auf Arme und Hüften ausdehnen kann. Sie verheilt mit dicken, verbrückenden Narben, auch mit Keloiden, und kann bis ins Erwachsenenalter fortbestehen. Der Krankheitsprozeß kann sich auch auf die Axillen und das Perineum ausdehnen (**Hidradenitis suppurativa;** s. 19.2). Bei zusätzlichen, **abszedierenden Perifollikulitiden der Nacken- und Kopfhaut,** die mit vernarbender Alopezie abheilen, sowie bei **entzündeten Pilonidalzysten** spricht man von der **Aknetetrade.** Alle vier Aspekte können auch isoliert auftreten. Komplikationen sind neben der schweren Narbenbildung eine Leukozytose, BSG-Erhöhungen und als Spätfolgen eine kutane Amyloidose und Spinaliome.

Akne conglobata
Chronisch suppurativ, ausgeprägter, noch ausgedehnter, selbst mit hemorrhagischen Ulzerationen
Folge:
dicke, verbrückende Narben und Keloide, langer Verlauf

Akne-Tetrade
- Akne conglobata
- Hidradenitis suppurativa
- abszedierende Perifollikulitiden der Nacken- und Kopfhaut
- entzündete Pilonidalzysten

Die **Akne fulminans** ist eine akut verlaufende Akne conglobata mit Fieber, Leukozytose, Polyarthralgien, Abgeschlagenheit und BSG-Erhöhungen. Gleichzeitig kann ein Erythema nodosum auftreten.

Akne fulminans
Akut verlaufende Akne conglobata

19.1.4 Sonderformen der Akne

Sonderformen der Akne

- **Neugeborenenakne** (Acne neonatorum): Eine wahrscheinlich durch mütterliche Hormone induzierte, vorübergehende, milde Akne der ersten Lebensmonate.

Neugeborenenakne (Acne neonatorum)

- **Altersakne:** Eine in sonnenbestrahlten Bereichen (um Augen, an Stirn und Wangen) auftretende, wahrscheinlich durch Degeneration des Kollagens entstandene, nicht-entzündliche Akne mit Zysten und Komedonen (M. Favre-Racouchot).

Altersakne

- **Mechanische Akne:** Entsteht auf abgeschlossenen Reibungsflächen (unter Hutbändern, Stirnbändern, Büstenhaltern) oder durch Manipulation von Minimalläsionen bei unter Zwang handelnden Persönlichkeiten (Acne excoriée des jeunes filles).

mechanische Akne

- **Acne cosmetica:** Eine durch komedogene Externa induzierte, milde Akne (umfaßt wahrscheinlich auch die Mallorca-Akne, obgleich bei letzterer auch die Sonneneinstrahlung eine Rolle spielen könnte).

Acne cosmetica

- **Superinfizierte Akne:** Umfaßt sowohl die durch S. aureus induzierte Acne tropica wie auch die nach lokalen oder systemischen Antibiotika auftretende, sehr therapieresistente, gramnegative Follikulitis (s. S. 300). Besonderes Kennzeichen: infranasale Follikulitis!

Superinfizierte Akne

- **Acne medicamentosa:** Zweifelsohne induzieren oder aggravieren anabolische Steroide, Androgene sowie systemische und lokale Kortikosteroide eine Akne. Andere, weniger häufig angeschuldigte Medikamente sind

Acne medicamentosa

Halogene, INH, Lithium, Cyklosporin, Barbiturate, Vitamin B 12 und eine PUVA oder Kobalt-60-Bestrahlung. Der Grund, warum nur einige Patienten auf diese Substanzen mit einer Akne reagieren, ist unbekannt.

Berufsakne (Chlorakne)

- **Berufsakne** (Chlorakne): Diese Form der Akne beobachtet man bei Berufstätigen oder bei Exponierten nach Industrieunfällen. Typische Kontaktsubstanzen: Teere, Öle, Petroleum sowie chlorhaltige organische Chemikalien wie Chlorphenol (TCDD), Perchlornaphthalen, Chlorbenzol oder polychlorinierte Biphenyle. Klinisch ist der Befall der Ohren und des äußeren Genitale auffällig. Komedonen sind häufig. Bei schwerem Befall entstehen auch Knoten und Zysten. Als Mechanismen liegen wahrscheinlich eine Metaplasie des Follikelepithels und eine Verhornung der Talgdrüsenzellen zugrunde.

19.1.5 Therapie der Akne

Therapie
wichtigstes Prinzip:
individuelle, stadiengerechte Behandlung;
bei milder Akne: Lokaltherapeutika
bei schwerer Akne: systemische Therapie

Die Wahl einer gezielten Aknetherapie muß sich nach dem jeweiligen Krankheitsbild und der Ausprägung der pathologischen Komponenten der Krankheit richten. Grundsätzlich sollten Lokaltherapeutika bei milder, und interne Medikamente bei schwerer Akne eingesetzt werden. Die individuelle psychologische Belastung sollte ebenfalls in Betracht gezogen werden. Eine Pustel ist gravierender bei einem Mannequin als bei einer Telefonistin. Diätvorschriften haben bisher keinen erwiesenen Wert gezeigt und sollten mit Zurückhaltung betrachtet werden, weil sie eine zusätzliche psychologische Belastung darstellen können.

Antiseborrhoische Therapie:
nur oral möglich durch:
- Antiandrogene,
- Östrogene,
- Isotretinoin (am wirksamsten, auch auf andere Parameter); cave: Isotretinoin ist teratogen

Antiseborrhoische Therapie: Topische Aknemittel entfernen bestenfalls vorübergehend die Oberflächenlipide, haben jedoch keine eigentlich sebostatische Wirkung. Diese wird dagegen nur durch oral verabreichte Antiandrogene, Östrogene oder vor allem durch Isotretinoin erreicht.
Antiandrogene in Kombination mit **Östrogenen** vermindern die Verfügbarkeit von körpereigenem Testosteron. Mit Antikonzeptiva (Zyproteronazetat in Diane oder Chlormidanonazetat in Eunomin) sieht man gute Therapieerfolge bei der Akne. Allerdings können diese Mittel wegen ihrer femininisierenden Eigenschaften nur bei Frauen eingesetzt werden.
Mit **Isotretinoin** (Roaccutan®), einem Vitamin A-Abkömmling, steht seit einigen Jahren zum ersten Mal ein Mittel zur Verfügung, das die Sebumproduktion markant und dauerhaft reduziert und innerhalb weniger Monate eine Abheilung auch der schwersten Akneformen bewirkt. Ob dies nur auf die antiseborrhoische oder auch auf die antientzündliche und komedolytische Wirkung der Substanz zurückzuführen ist, bleibt dabei offen (s. 19.1.2). Aufgrund seiner Teratogenität ist diese Substanz allerdings nur beschränkt und mit großer Vorsicht einzusetzen. Bei Frauen im gebärfähigen Alter ist sie, von Ausnahmen abgesehen, kontraindiziert. Der Dermatologe muß mit dieser Problematik wie auch mit den anderen Nebenwirkungen der Substanz (trockene Schleimhäute, Dermatitis, Lipiderhöhungen, Veränderungen im Skelett und in der Muskulatur) gründlich vertraut sein, um Vor- und Nachteile dieses wertvollen Medikamentes klug zu nutzen.

Komedolytische Therapie
All-trans-Retinsäure (Tretinoin), Benzoylperoxyd

Komedolytische Therapie: Von den vielen topisch anwendbaren komedolytischen Substanzen sind die all-trans-Retinsäure (Tretinoin) und das Benzoylperoxyd am wirksamsten. Beide Substanzen wirken jedoch bei sensiblen Hauttypen und bei zu hoher Konzentration irritierend, und der Patient muß geschickt vom behandelnden Arzt bezüglich Anwendungsfrequenz und Wahl der Konzentration sowie Behandlung der Irritation geführt werden. Gute Wirkungen auf die Akne werden innerhalb von 4 bis 12 Wochen beobachtet.

Antimikrobielle und antientzündliche Therapie
topisch:
Benzoylperoxid,
Antibiotika,
Azelainsäure

Antimikrobielle und antientzündliche Therapie: Topisch appliziertes Benzoylperoxid reduziert durch seine Antioxidanswirkung die bakterielle Flora im Aknefollikel. Auch topisch applizierte Antibiotika (Erythromyzin, Tetrazyklin, Klindamyzin) sind bei milder Akne wirksam. Die gute Wirkung der topisch ohne Irritation vertragenen Azelainsäure scheint neben

der komedolytischen Effekte ebenfalls primär auf eine Reduktion der bakteriellen Flora zu beruhen.
Bei pustulöser und zystischer Akne müssen orale Antibiotika verschrieben werden. Tetrazykline, zunächst in hohen Dosen, dann niedrigdosiert für eine Langzeittherapie, waren vor der Einführung von Isotretinoin das wirksamste Aknemittel. Andere Antibiotika sind weniger wirksam, was neben der antibakteriellen auch auf eine antientzündliche Wirkung der Tetrazykline schließen läßt. Minozyklin und Doxyzyklin sind weitere Alternativen, Erythromyzin kann bei Schwangeren oder bei Patienten mit Tetrazyklinunverträglichkeit eingesetzt werden, und Trimethoprim wirkt unter anderem auch bei gramnegativer Follikulitis. Nach einer Behandlung mit Isotretinoin wird die bakterielle Flora ebenfalls reduziert; aber dies geschieht nur sekundär aufgrund der allgemeinen Verbesserung der Akne.

systemisch:
(bei schwerer Akne)
Antibiotika
Isotretinoin

19.2 Hidradenitis suppurativa

Hidradenitis suppurativa

Eine vorwiegend bei Männern auftretende, chronisch entzündliche, eitrige und vernarbende Erkrankung der Follikel unbekannter Ursache in den mit apokrinen Drüsen besetzten Hautarealen.

Definition ⇦

Epidemiologie: Die Krankheit tritt relativ selten auf, primär bei Männern nach dem 20. Lebensjahr, und kann mit einer Akne conglobata verbunden sein. Zeichen einer Akne, wie schwarze Komedonen, bestehen bei bis zu 90% der Patienten. Die Krankheit klingt in höheren Lebensaltern ab.

Epidemiologie:
- primär bei postpubertären Männern,
- oft mit Akne conglobata,
- Abklingen im Alter

Pathogenese: Die Entstehung der Hidradenitis ist ungeklärt, wird aber als der Akne zugehörig betrachtet wegen des ebenfalls postpubertären Auftretens und der häufigen Assoziation mit dieser Krankheit. Wie bei der Akne sind primär die Haarfollikel und nicht die apokrinen Drüsen befallen. Die mikrobielle Besiedlung mit Staphylokokken und gramnegativen Keimen wird, ähnlich wie bei der Akne, eher als sekundär angesehen. Die bei vielen Patienten erhöhten Plasmatestosteronspiegel werden ebenfalls nicht für krankheitsauslösend gehalten. Bei über 60% der Patienten besteht eine genetische Prädisposition. Mechanische Belastung durch starkes Schwitzen, Rasieren und irritierende Kosmetika und Kleidungsstücke wirken aggravierend.

Pathogenese
Unbekannt
60% familiäre Belastung
Aggravierung durch mechanische Belastung

Klinik: Das Krankheitsbild ist in seiner Schwere und Ausdehnung sehr unterschiedlich ausgeprägt. Die Axillen sind am häufigsten befallen (Abb. 19-5c), gefolgt von der Inguinalregion, mit möglicher Ausdehnung auf den Mons pubis sowie die After- und Gesäßbereiche und seltener den Brustbereich. Anfänglich bilden sich schmerzhafte, oft bewegungseinschränkende

Klinik
Unterschiedliche Ausprägung
häufigster Befall: Axillen

Effloreszenzen:
- schmerzhafte Knoten
- Furunkel
- Verschmelzung und Vernarbung
- Fisteln

Systemische Zeichen: BSG-Erhöhung, Leukozytose

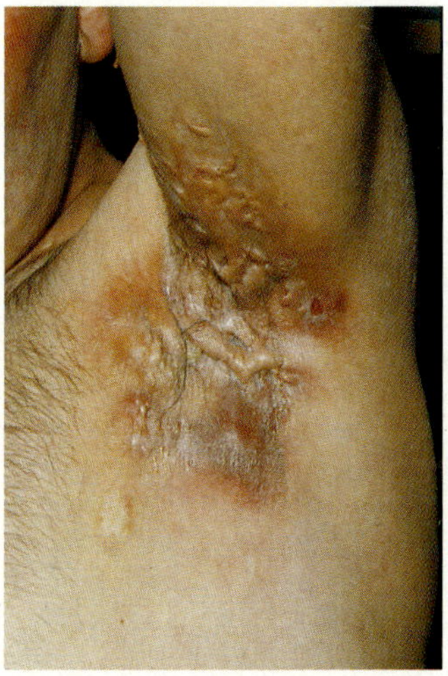

Abb. 19-5c
Hidradenitis suppurativa

Knoten, die sich zu Furunkeln ausbilden, mit anderen Knoten verschmelzen und schließlich vernarben. Bei rezidivierendem Verlauf kommt es zur Bildung von Narbensträngen und Fisteln (Abb. 19-5c). Systemische Zeichen einer Entzündung wie BSG-Erhöhung und Leukozytose sind bei ausgedehnterem Befall oft vorhanden. Häufige Arbeitsunfähigkeit stellt ein soziales Problem dar.

Therapie
Präventiv (Lokalhygiene, evtl. Antibiotikaprophylaxe)
bei aktiver Krankheit:
- Tetrazykline, oder
- Antiandrogene
- Isotretinoin
- chirurgische Maßnahmen

Therapie: Eine Neigung zu dieser Krankheit muß früh erkannt werden, um durch präventive Maßnahmen und prompte Behandlung die Spätfolgen gering zu halten. Der gefährdete Bereich muß trocken und peinlichst rein gehalten werden. Reife Abszesse müssen indiziert werden. Schon bei den ersten Zeichen einer Entzündung sollten Tetrazykline in hoher Dosierung eingesetzt werden, mit einer möglichen niedrigeren Dauertherapie zur Prophylaxe. Antiandrogene sind bei 40–70% der Patienten hilfreich, Isotretinoin in hohen Dosen nur bei 30–50%. Bei ausgedehnten Vernarbungen hilft oft nur eine weite chirurgische Exzision der befallenen Areale mit Hauttransplantation.

20 Erkrankungen des subkutanen Fettgewebes

Erkrankungen des subkutanen Fettgewebes

20.1 Pannikulitis

S. Hödl

Pannikulitis

Das **subkutane Fettgewebe (Panniculus adiposus)** ist eine fettspeichernde Sonderform des retikulären Bindegewebes der Haut und dient als Polstermaterial, thermischer Isolator und Energiereservoir.
Unter dem Oberbegriff **„Pannikulitis“** werden *entzündliche Krankheiten* des **subkutanen Fettgewebes** zusammengefaßt. Der entzündliche Prozeß ist entweder auf die Subkutis beschränkt oder diese wird in systemische bzw. lokale Entzündungsprozesse mit einbezogen.
Klinisch manifestieren sich die Pannikulitiden als mehr oder weniger schmerzhafte und gerötete, unscharf begrenzte, tiefliegende, eher palpable **Knoten** oder **plattenartige Indurationen.** *Klinisches Bild* und *Verlauf* sind vom **histotopographischen Schwerpunkt der Entzündung** abhängig. Überwiegt sie **im Fettgewebe,** wird dieses zerstört, und es bilden sich dellenförmige Einziehungen bzw. fallweise fluktuierende Knoten, Fisteln und Ulzera. Das zugrunde gegangene Fettgewebe wird durch Bindegewebe ersetzt, es tritt **Defektheilung** mit eingezogenen, unverschieblichen Narben ein. Dominiert die Entzündung in den bindegewebigen **Septen,** bleibt das Fettgewebe weitgehend erhalten, es kommt dann meist zur **Restitutio ad integrum.** Die Diagnostik stützt sich daher auf eine subtile *klinisch-pathologische Korrelation.*
Bevorzugter **Sitz** der Pannikulitiden sind die **unteren Extremitäten,** bedingt durch die Änderung der vaskulären Strömungsverhältnisse beim Übergang zum aufrechten Gang und durch die traumatische Exposition. Während der kalten Jahreszeit scheinen Pannikulitiden begünstigt aufzutreten.

Definition
Entzündliche Krankheiten des subkutanen Fettgewebes

Klinik
Tiefliegende, palpable, derbe, rötliche Knoten oder plattenartige Indurationen

Prädilektionsstellen der Pannikulitiden: untere Extremitäten
Erhöhte Inzidenz in der kalten Jahreszeit

Pathophysiologie des Fettgewebes

Das Fettgewebe reagiert auf pathogene Reize verschiedenster Art – *mikrobielle, chemische, physikalische, traumatische* und *ischämische Noxen* – sehr empfindlich und antwortet **monoton** mit *Nekrobiose* oder *Nekrose.* Daran schließt sich eine gesetzmäßige Sequenz pathophysiologischer Vorgänge, die als *„allgemeines* oder *stereotypes Reaktions-* und *Reparationsmuster der Subkutis“* zusammenzufassen sind.
Aus zerstörten Fettzellen freigesetzte Lipide werden im Gewebe hydrolytisch zu Glyzerin und *freien Fettsäuren* gespalten. Letztere rufen eine akute Entzündung hervor, wodurch neuerlich Fettzellen zugrunde gehen, wieder Fettsäuren entstehen und damit einen **Circulus vitiosus** unterhalten. Das *akute reaktive Stadium* geht meist in ein *chronisches granulomatöses Stadium* über. Eingewanderte Histiozyten (Makrophagen) phagozytieren Fett und werden zu sog. **Schaumzellen (Lipophagen)** bzw. organisieren sich zu **Lipophagen-Granulomen.** Persistiert die Noxe, können neben *histiozytären* auch *epitheloidzellige, tuberkuloide, nekrobiotische* und *palisadenartige Granulome* sowie *Fremdkörpergranulome* entstehen. Im anschließenden Reparationsstadium wird zerstörtes Fettgewebe durch fibröses Gewebe ersetzt.

Pathophysiologie

Allgemeines oder stereotypes Reaktions- und Reparationsmuster der Subkutis

Histologie der Pannikulitiden

Zur *histologischen* Untersuchung wird eine **große und tiefe Biopsie** aus einer möglichst *frischen* Läsion benötigt. Das *histotopographische Vertei-*

Histologie
Große und tiefe Biopsie notwendig

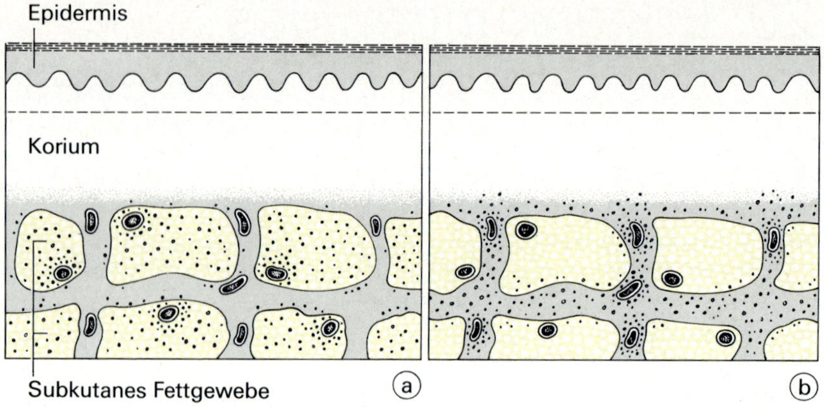

Abb. 20-1 Histologische Entzündungsmuster der Pannikulitiden: a) Lobuläre Pannikulitis. Entzündliche Infiltrate überwiegend in den Fettgewebslobuli der Subkutis; b) Septale Pannikulitis. Entzündliche Infiltrate überwiegend in den bindegewebigen Septen der Subkutis

lungsmuster der Entzündung bietet eine grobe Orientierung zur **Einteilung von Pannikulitiden.**

Im wesentlichen läßt sich ein überwiegend **lobuläres,** d.h. auf die Fettgewebslobuli konzentriertes und ein überwiegend **septales,** vorwiegend im interlobulären Bindegewebe lokalisiertes *Entzündungsmuster* unterscheiden (Abb. 20-1).

Lobuläre und septale Pannikulitiden mit oder ohne Vaskulitis

Entsprechend der Vaskularisierung des Fettgewebes lassen *lobuläre Pannikulitiden* auf Prozesse am *arteriellen, septale* auf Vorgänge am *venösen Gefäßschenkel* schließen. Grundsätzlich lassen sich **lobuläre und septale Pannikulitiden** jeweils **mit oder ohne Vaskulitis** klassifizieren.

Ätiopathogenese
Weitgehend ungeklärt

Ätiopathogenese

Ätiologie und Pathogenese sind weitgehend ungeklärt, ausgenommen die enzymatischen, erreger- oder ablagerungsbedingten Pannikulitiden. Anhaltspunkte für immunpathologische Phänomene geben Nachweise von Immunreaktantien (Immunglobuline, Komplement) im Gefäßbereich.

Nodularvaskulitis (Erythema induratum)

Seltener, chronischer, zur Ulzeration neigender knotiger Prozeß an adipösen Waden jüngerer Frauen

20.1.1 Nodularvaskulitis (Erythema induratum)

Definition: Eher seltener, chronischer, entzündlicher, zur Ulzeration neigender, auf die Subkutis beschränkter, wahrscheinlich hyperergischer Krankheitsprozeß bei jüngeren adipösen Frauen mit gesteigerter Kälteempfindlichkeit.

Ätiopathogenese: Unbekannt. In Zeiten erhöhter Tuberkulosemorbidität häufiger beobachtet (Tuberkulid?). Nachweis von Immunreaktantien im Gefäßbereich (IgG, IgM, Komplement C3 und C1q).

Klinik: Bilateral an den **Waden** wenig schmerzhafte, prall-elastische, lividbräunliche *Knoten,* Tendenz zur Erweichung und zum fistulierenden bzw. ulzerierenden Durchbruch zur Oberfläche. Abheilung mit eingesunkenen, entstellenden hyperpigmentierten Narben (Abb. 20-2). Erhöhte Inzidenz und Rezidivneigung in der kalten Jahreszeit.

Histologie: *Lobuläre und septale Pannikulitis* mit okklusiver fibrinoid-nekrotischer Arteriitis. Ausgesprochen epitheloidzellig-granulomatöser Prozeß.

Differentialdiagnose:
- Periarteriitis nodosa cutanea
- Pfeifer-Weber-Christian-Syndrom
- Lupuspannikulitis

Therapie
- sog. vasoaktive Therapie
- bei entsprechender Genese Tuberkulostatika

Differentialdiagnose: Periarteriitis nodosa cutanea (benigna), Pfeifer-Weber-Christian-Syndrom, Lupuspannikulitis.

Therapie: Kompressionsverbände, sog. vasoaktive Therapie, Kälteschutz; bei tuberkulogener Genese kombinierte Tuberkulostatika-Therapie.

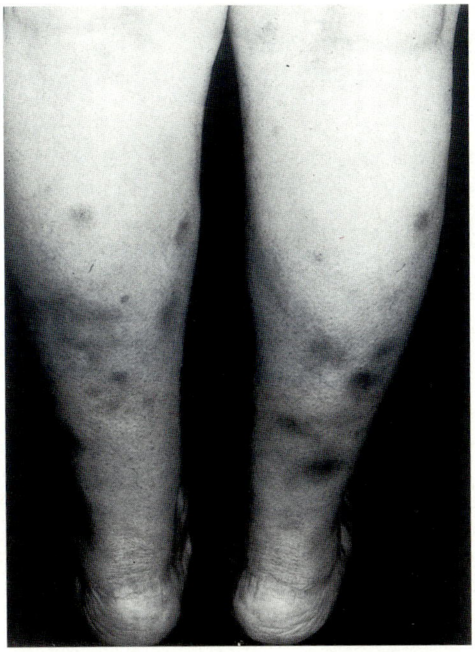

Abb. 20-2
Nodularvaskulitis (Erythema induratum): Bilateral an adipösen Waden livid-bräunliche, prall-elastische, exulzerierte Knoten. An der linken Wade eingesunkene Narben

20.1.2 Erythema nodosum

Erythema nodosum

Relativ häufige, akute, schmerzhafte knotige Dermatose an den Extremitätenstreckseiten

Definition: Relativ häufiger, meist im Verlauf oder Gefolge von Infektionskrankheiten auftretender, akut-entzündlicher, niemals exulzerierender knotiger Krankheitsprozeß der Subkutis mit Prädilektion an den *Extremitätenstreckseiten* bei Kindern und jüngeren Frauen.

Ätiopathogenese: „Réaction cutanée" auf variable Auslöser bei einheitlicher Pathogenese

Ätiopathogenese: „Réaction cutanée" auf variable Auslöser, aber mit einheitlicher, wahrscheinlich immunpathologischer Genese (Typ-III- und/oder Typ-IV-Reaktion nach Gell und Coombs).

Auslöser und Realisationsfaktoren des Erythema nodosum: ⇦

> **Auslöser bzw. Realisationsfaktoren:**
> Medikamente (Penizillin, Analgetika, Antipyretika, Kontrazeptiva), Streptokokken-, Yersinia enterocolica-Infektionen, Tuberkulose, Sarkoidose, Colitis ulcerosa, Morbus Crohn, Morbus Behçet, Leukämien, Morbus Hodgkin, Lepra, tiefe Mykosen, nach Strahlenbehandlungen.

Klassischer Typ des Erythema nodosum

Klinik (Klassischer Typ des Erythema nodosum): Prodromal und während der Erkrankung grippeähnliche Allgemeinsymptomatik. Rasche Eruption und danach schubweise Entwicklung von hochroten, sehr schmerzhaften, unterschiedlich großen, teigig-derben **Knoten** bilateral im Bereich der **Tibiakanten** und übrigen **Extremitätenstreckseiten** sowie **Glutäen** (Abb. 20-3).

Nicht selten kontusiformer Aspekt der Knoten mit dem typischen Farbwechsel. Meist Selbstlimitation der Krankheit innerhalb von 4 bis 6 Wochen.

Loefgren-Syndrom
Symptomenkombination von Erythema nodosum und bihilärer Lymphadenopathie bei Sarkoidose

Loefgren-Syndrom: Symptomenkombination von Erythema nodosum und bihilärer Lymphadenopathie einer frühen, prognostisch günstigen Sarkoidose.

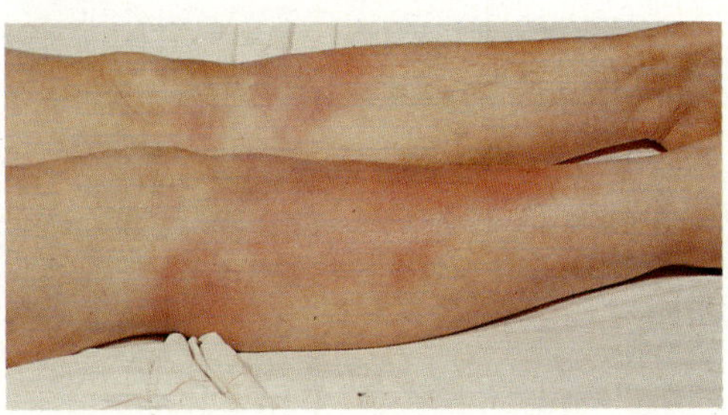

Abb. 20-3
Erythema nodosum: An den Streckseiten der unteren Extremitäten sehr schmerzhafte, teigig-derbe, hochrote Knoten und plattenartige Indurationen

Diagnostik
Thorax-Röntgenuntersuchung und ACE-Bestimmung!

Diagnostik: Klinik; stark beschleunigte BSG, Leukozytose, erhöhter ASL-Titer bei streptogenem Erythema nodosum. ACE-Bestimmung. Immer *Thorax-Röntgenuntersuchung*, damit nicht eine **floride Tuberkulose** oder **frühe Sarkoidose** übersehen wird!
Histologie: Initial akute fokale leukozytäre lobuläre Pannikulitis, lobulär und paraseptal sog. Mieschersche Radiärknötchen, dann septale Pannikulitis mit Ödem, sichelförmiger Hämorrhagie, nekrotisierender und thrombosierter Venulitis und überwiegend lymphozytärem Infiltrat. Später epitheloidzellige Granulome, Ansammlungen von Fremdkörperriesenzellen, Fibrose bis zur Verödung einzelner Lobuli.

Differentialdiagnose:
- nodöse Erytheme
- subkutane Sarkoidose

Differentialdiagnose: Atypische Formen des Erythema nodosum, sog. nodöse Erytheme, subkutane Sarkoidose.
Therapie: Rasche Schmerzlinderung durch Bettruhe und Kompressionsverbände. Antibiotika. Lokal Kortikosteroide oder Ichthyolzubereitungen.

Pfeifer-Weber-Christian-Syndrom

Seltene, rezidivierende, systemische nekrotisierende Pannikulitis des subkutanen und periviszeralen Fettgewebes
Idiopathische Form
Symptomatische polyätiologische Formen

20.1.3 Pfeifer-Weber-Christian-Syndrom

Definition: Seltene, schubweise über Jahre rezidivierende, von grippeähnlichen Allgemeinsymptomen begleitete, systemische, nekrotisierende lobuläre Pannikulitis des subkutanen und periviszeralen Fettgewebes.
Ätiopathogenese: Unbekannt („*idiopathische*" Form). Die Existenz einer eigenständigen nosologischen Entität wird bezweifelt! Dem Syndrom werden heute mehrere, klinisch und histologisch ähnliche, ätiologisch sehr uneinheitliche Pannikulitiden zugeordnet („*symptomatische*" Formen).

„Idiopathische" Form

Gynäkotropie, Knoten bilateral an Oberschenkeln und Gesäß. Narbige Abheilung

20.1.3.1 „Idiopathische" Form

Klinik: Vorwiegend bei Frauen im mittleren Alter bilateral an Oberschenkeln und Gesäß mäßig derbe, mitunter fluktuierende und exulzerierende, subkutane Knoten. Abheilung mit dellenförmigen Einziehungen. Fieber und Begleitarthralgien.
Histologie: Lobuläre Pannikulitis ohne Vaskulitis; Fettnekrosen mit Neutrophileninfiltration, Mikropseudozysten. Später schaumzellige histiozytäre Granulome, Lymphozyten, Plasmazellen und Fibrose.

Differentialdiagnose
- „symptomatische" Formen des Pfeifer-Weber-Christian-Syndroms
- Lupuspannikulitis

Differentialdiagnose: „Symptomatische" Formen des Pfeifer-Weber-Christian-Syndroms, Lupuspannikulitis.
Therapie: Systemische Glukokortikosteroide in mittlerer Dosierung.

Lipogranulomatosis subcutanea Rothman-Makai
Milde, afebrile, nicht rezidivierende Variante des Pfeifer-Weber-Christian-Syndroms bei Kindern

Lipogranulomatosis subcutanea Rothman-Makai
Wird als milde, afebrile, bei Kindern vorkommende, nicht rezidivierende Variante des Pfeifer-Weber-Christian-Syndroms angesehen.

„Symptomatische" Formen

20.1.3.2 „Symptomatische" Formen

Alpha-1-Antitrypsinmangel-Pannikulitis

Alpha-1-Antitrypsinmangel-Pannikulitis
Sehr seltenes Krankheitsbild, gekennzeichnet durch episodenartiges posttraumatisches Auftreten äußerst schmerzhafter, ulzerierender **Knoten** an Stamm und Glutäen. Androtrope Erkrankung, Inzidenzgipfel im 4. und 5. Lebensdezennium.
Pathogenese: Genetisch determinierte Insuffizienz der Inaktivierung proteolytischer Enzyme.

Pankreopathische subkutane Fettnekrose
Frühsymptom bei entzündlichen oder malignen Pankreasaffektionen!

Pankreopathische subkutane Fettnekrose (sog. pankreatische Pannikulitis)
Frühsymptom bei chronischen Pankreatitiden und Pankreaskarzinomen!
Klinik: Rot-violette, schmerzhafte **Knoten,** meist zuerst an der inneren Supramalleolarregion, später disseminiert. Wenn Einschmelzung, Durchbruch zur Oberfläche unter Absonderung öliger Flüssigkeit. Fieber, Arthralgien und viszerale Komplikationen.
Ausgesprochene Androtropie!

Pathogenese: Hämatogen antransportierte Lipasen führen zur Fettgewebsnekrose.
Histologie: Typische schattenhafte Fettzellmembranen mit basophilen Kalkseifengranula.

Faktitielle Pannikulitiden

> **Auslöser:**
> Druck, Blutung, Kälte, chirurgische Eingriffe, subkutane Injektionen von Fremdsubstanzen wie Morphium, Pentazocin, öligen Substanzen wie Paraffin oder flüssigem Silikon, Milch, Faeces, Metalle und Mineralsalze (Polarisationsmikroskopie!) u. a.

Klinik: Schmerzhafte, mitunter exulzerierte Knoten.
Histologie: Sehr ähnlich dem „idiopathischen" Pfeifer-Weber-Christian-Syndrom.
Beim **Paraffinom** *Schweizer-Käse-Muster* der Pannikulitis infolge Extraktion des Paraffins.
Sonderform des Ölgranuloms: *Sklerosierendes Lipogranulom* meist im Genitalbereich von Männern nach Selbstinjektion von Paraffinöl.
Traumatische Fettnekrose: Nicht selten bei stark adipösen Frauen Knoten im Bereich von Mammae pendulantes (DD: Karzinom!), Armen, Stamm, Gesäß und Oberschenkeln.
Histologie: Verschieden große und geformte *Fettzellen* infolge *Ruptur der Fettzellen,* die *kernlos* sind und *eosinophilen granulären Debris* enthalten. Schaumzellansammlungen, Hämosiderinansammlungen. Ersatz durch fibrotisches Gewebe.

Faktitielle Pannikulitiden

Auslöser
⇦

Bei Pannikulitiden mit Fremdkörperriesenzellen – polarisationsoptische Untersuchung

Paraffinom
Histologisch Schweizer-Käse-Muster
Sklerosierendes Lipogranulom
Meist durch Selbstinjektion von Paraffinöl im Genitalbereich von Männern
Traumatische Fettnekrose
Bevorzugt bei stark adipösen Frauen
Bei Vorkommen in Mammae DD: Karzinom!

20.1.4 Lupus-Pannikulitis (Lupus erythematodes profundus) (s. Kap. 9)

Lupus-Pannikulitis
(Lupus erythematodes profundus)
s. Kap. 9

20.1.5 Neugeborenen-Pannikulitiden

Neugeborenen-Pannikulitiden

Subkutane Fettnekrose des Neugeborenen (Adiponecrosis subcutanea neonatorum)
Definition: Seltene, selbstlimitierende, nekrotisierende, knotige oder plattenartige Pannikulitis.
Ätiopathogenese: Unbekannt. Erniedrigte Schwelle der traumatischen Resistenz des Fettgewebes infolge intrauteriner oder postnataler Vorschädigung?
Klinik: In den ersten Lebenswochen auftretende, gerötete, sehr derbe **Knoten oder Platten** an Knochenvorsprüngen, Wangen, Rücken und Gesäß. Neigung zur Einschmelzung und **Exulzeration.** Komplikation: Letale Hyperkalziämie.
Histologie: Lobuläre Pannikulitis mit extensiver Fettzellnekrose, Schaumzellgranulomen und charakteristischen eosinophilen kristallähnlichen Spalten innerhalb von **Histiozyten.**
Differentialdiagnose: Sclerema neonatorum.
Therapie: Meist Spontanheilung, Punktion fluktuierender Knoten.

Subkutane Fettnekrose des Neugeborenen (Adiponecrosis subcutanea neonatorum)
Seltene, selbstlimitierende, nekrotisierende knotige oder plattenartige Pannikulitis

Klinik
Auftreten in den ersten Lebenswochen
Prädilektionsstellen: Knochenvorsprünge, Wangen, Rücken und Gesäß
Differentialdiagnose
Sclerema neonatorum
Therapie
Spontanheilung, Punktion fluktuierender Knoten

Sclerema neonatorum
Definition: Äußerst seltene, mit hoher *Mortalitätsrate* (ca. 70%) einhergehende, sich rasch ausbreitende *Induration* der Subkutis vorwiegend bei schwerkranken Frühgeborenen. *Eigentlich keine Pannikulitis!*
Ätiopathogenese: Persistenz des fetalen Fettes und pathologisch erhöhter Gehalt an gesättigten Fettsäuren führen bei Hypothermie zum **„Erstarren"** des Fettgewebes.
Klinik: Von den Extremitäten aus aufsteigende und sich diffus ausbreitende, *wachsartig blasse, plattenartige Verdickungen der Subkutis* mit *speckartiger* Konsistenz. Schwere Beeinträchtigung des Allgemeinzustandes.

Sclerema neonatorum
Äußerst seltene, vorwiegend bei Frühgeborenen auftretende, generalisierte Induration der Subkutis mit hoher Mortalität (~70%)

Klinik
Wachsartig blasse Platten mit speckartiger Konsistenz

Therapie
- Behandlung der Grundkrankheit
- Glukokortikosteroide

Histologie: Verdickung des subkutanen Fettgewebes und der Septen. Keine entzündlichen Infiltrate, keine Nekrose der hypertrophischen **Fettzellen,** die kristallähnliche Strukturen enthalten (DD: bei subkutaner Fettnekrose des Neugeborenen in **Histiozyten**).
Therapie: Behandlung der Grundkrankheit, Glukokortikosteroide.

21 Hautveränderungen bei Gefäßerkrankungen

H. Partsch

Hautveränderungen bei Gefäßerkrankungen

Vorbemerkungen: Periphere Gefäßerkrankungen gehen häufig mit Hautveränderungen einher. So hat durchschnittlich jeder vierte Patient in der Ordination eines Hautarztes gefäßbedingte Beschwerden, wobei vorwiegend die Beine betroffen sind.

Hautarzt = oft erste Anlaufstelle bei peripherer Gefäßerkrankung

21.1 Varizen

Varizen

Definition: Varizen oder Krampfadern sind erweiterte und geschlängelte oberflächliche Venen, die man in der Regel sehen und oft auch tasten kann.

Epidemiologie und Ätiologie: In unserer Zivilisation kommen Varizen überaus häufig vor. Ca 50% der erwachsenen Berufstätigen haben Krampfadern verschiedenen Ausprägungsgrades.

Die Ätiologie des Krampfadernleidens ist letztlich unklar. Konstitutionelle Faktoren (Vererbung, Hormone) und akzidentelle Noxen (Stehberufe, Übergewicht) spielen eine Rolle.

Pathogenese: Durch degenerative Umbauvorgänge vor allem im Bereich der Media kommt es zu einer zunehmenden Umwandlung von kontraktilen Mediamyozyten in metabolisch aktive Zellen mit Synthese von zum Teil atypischen kollagenen und elastischen Fasern, sowie mit einer Vermehrung der intermyozytären Grundsubstanz.

Die entsprechenden Gefäßwandveränderungen sind unspezifisch und finden sich auch in arteriosklerotischen Arterien.

Pathophysiologie: Der Motor des venösen Rücktransportes ist die sogenannte **venöse Beinpumpe,** welche auf einem raffinierten Zusammenspiel von Gelenks- und Muskelpumpe und dem Ventilmechanismus der Venenklappen beruht, der ein Zurücksacken des Blutes bei aufrechter Körperhaltung verhindert.

Pathophysiologie
Venöse Beinpumpe
= Sprunggelenkspumpe + Muskelpumpe + Ventilmechanismus der Venenklappen

Der Tonusverlust infolge des Auseinanderrückens der Mediamyozyten und die damit verbundene Venenerweiterung führen zu einer relativen Venenklappeninsuffizienz. Die Venenklappen schließen nicht mehr und Blut strömt zum Teil in retrograder Richtung. Wir sprechen von Pendelblut und meinen damit, daß beim Gehen bei jedem Schritt Blut in den klappeninsuffizienten Venenanteilen während der Muskelanspannung herzwärts gepreßt wird, bei Muskelerschlaffung aber entsprechend der Schwerkraft wieder nach distal sackt. Über die klappeninsuffiziente Saphena-magna-Mündung („Crosse") und den insuffizienten Saphena-Stamm dringen die Rückströmungen nach distal bis in den Unterschenkel vor. Hier gelangt die Strömung über Perforantes in die tiefen Venen, in denen eine orthograde Hauptstromrichtung herrscht. Ein Teil des bis in die Leistengegend hochtransportierten Blutes fällt dann wieder über die insuffiziente Saphena-Mündung nach distal („Trendelenburgscher Privatkreislauf").

Saphena-magna-Insuffizienz:
Trendelenburgscher Privatkreislauf mit retrogradem Strom in der Saphena magna („blow down"), orthograder Fluß in den tiefen Venen

Zum Teil durch Überlastung der tiefen Venen, welche nun die gesamte Last des Rücktransportes übernehmen müssen, zum Teil durch eine primäre Dilatation analog der Entwicklung der Oberflächeninsuffizienz schließen nun auch die Klappen in den tiefen Venen oft nicht mehr dicht. Wir sprechen von einer „tiefen Leitveneninsuffizienz".

Eine Unterscheidung von **primären** und **sekundären** Varizen ist zwar didaktisch plausibel aber realitätsfremd. Bei Auftreten eines tiefen venösen Abstromhindernisses erfolgt die Kollateralisierung über die oberflächliche

Primäre Varikose
= anlagebedingt
Sekundäre Varikose
= Kollateralkreislauf

Vene, die auch einer primären Varize entsprechen kann. Nach rein klinischen Kriterien kann die primäre nicht von der sekundären Varikose unterschieden werden.
Das Schema in Abb. 21-1 zeigt die wichtigsten hämodynamischen Konstellationen mit alleiniger Saphena-Insuffizienz (a), sowie mit insuffizienten Perforantes ohne (b) und mit Tiefeninsuffizienz (c).

Bedeutung der insuffizienten Perforantes:
- Hautveränderungen
- Rezidiv

Insuffiziente Perforantes haben eine determinierende lokalisatorische Bedeutung für das Auftreten von Hautveränderungen im Bereich des Unterschenkels und können nach einer Varizenoperation oder Sklerosierung einen Ausgangspunkt für Rezidive darstellen.

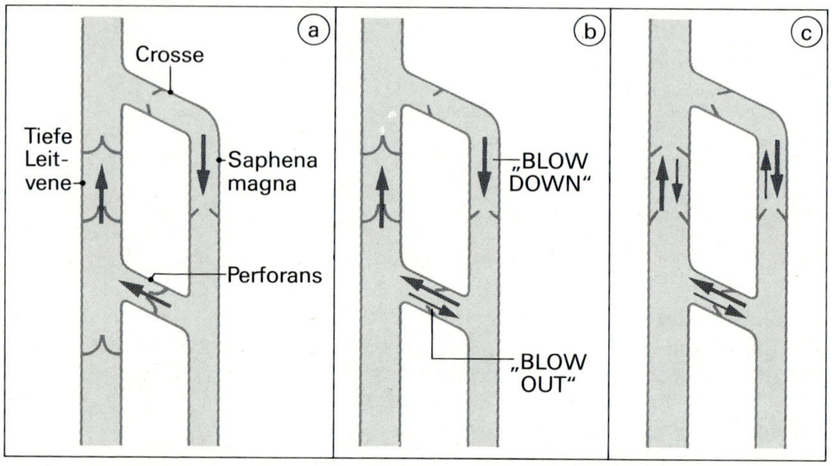

Abb. 21-1 Schema der wichtigsten haemodynamischen Muster bei Varizen; a) Saphena magna-Insuffizienz mit „blow down" (Trendelenburgscher Privatkreislauf); b) Zusätzliche Perforantesinsuffizienz mit „blow out"; c) zusätzliche tiefe Leitveneninsuffizienz. Die Pfeile signalisieren die Hauptstromrichtung des Blutes

Varizentypen

21.1.1 Klinische Varizentypen

Nach rein klinischen Kriterien können 5 Varizentypen unterschieden werden:
- Stammvarikose (Saphena magna und Saphena parva)
- Seitenastvarikose (Circumflexa anterior bzw. posterior)
- Retikuläre Varizen
- Besenreiservarizen
- Isolierte Perforansvarikose.

- Stammvarikose (Saphena magna, Saphena parva)

Stammvarikose
Die **Saphena magna**, an der Medialseite des Beines verlaufend, ist erweitert und geschlängelt. Im Stehen kann man die bis zur Mündung vordringende Blutwelle in der Leiste palpieren, wenn distal die Vene mit der anderen Hand beklopft wird („Schwartzscher Undulationsversuch"). Beim Hustenlassen des Patienten spürt man im Falle einer insuffizienten Mündung den Rückschwall des Blutes. Die Saphena magna kann gedoppelt sein und gelegentlich eine suffiziente Mündung aufweisen, wobei dann die proximalste Oberschenkelperforans als oberster Insuffizienzpunkt bezeichnet wird. Am Unterschenkel kommt der vordere Ast aus der Gegend des Innenknöchels, vom hinteren Ast führen nach der klassischen Beschreibung vor allem die Cockettschen Perforantes in die Tiefe, die nach neueren anatomischen Untersuchungen eine erhebliche Lagevarianz aufweisen können. (Abb. 21-2).
Die **Saphena parva** mündet in der Kniekehle mit einem beträchtlichen Variantenreichtum (oft hohe Mündung mehrere Zentimeter oberhalb der Fossa poplitea). In der Wadenmitte führt gelegentlich eine Perforans in die

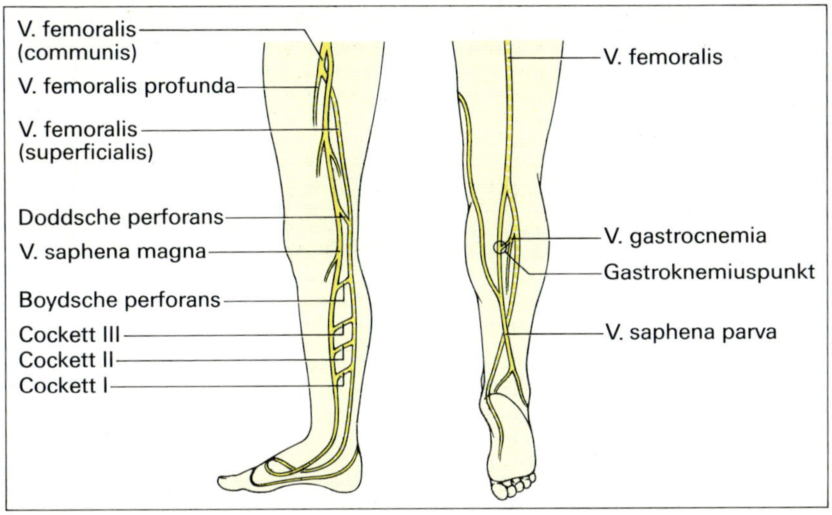

Abb. 21-2 Schematische Darstellung des Venensystems des Beins. Strichliert: Tiefe Venen und Verbindungsvenen zwischen oberflächlichem und tiefem System (Venae perforantes)

Tiefe, welche insuffizient sein kann (Gastroknemiuspunkt). Die Parva hat ihren Anfangsteil in der Regel lateral vom Außenknöchel.

Seitenastvarikose

• Seitenastvarikose

„Circumflexa anterior-Varizen" verlaufen quer über die Vorderseite, „Circumflexa posterior-Varizen" über die Rückseite des Beins jeweils von unten lateral nach oben medial (Abb. 21-3).

Retikuläre Varizen

• Retikuläre Varizen

Diese in der Regel kleinerkalibrigen Varizen stehen in keinem erkennbaren Zusammenhang mit einem insuffizienten Saphena-Stamm.

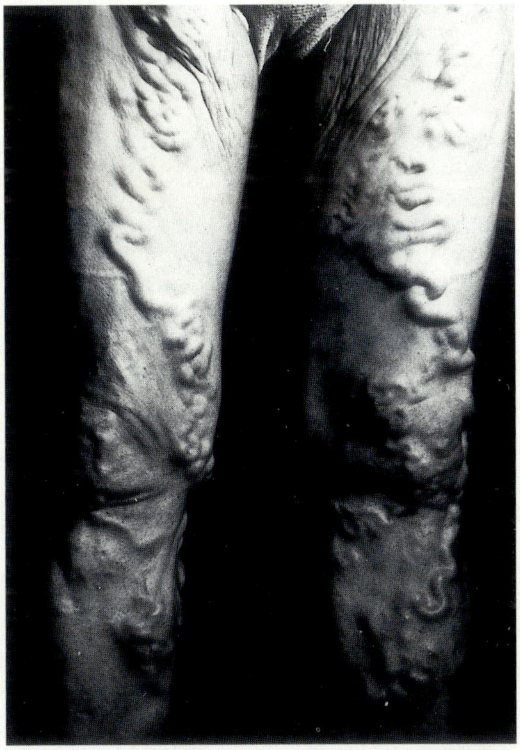

Abb. 21-3
Ausgeprägte Seitenastvarikose bei Saphena magna-Mündungsklappeninsuffizienz

- Besenreiservarizen

Besenreiservarizen
Die ganz oberflächlich intradermal gelegenen Venenerweiterungen, welche vor allem bei Frauen auftreten, haben mehr kosmetische als medizinische Relevanz.

- Perforansvarikose

Perforansvarikose
In seltenen Fällen finden sich Varizen isoliert im Bereich einer insuffizienten Perforansvene.
Subjektive Beschwerden können bei ausgeprägteren Krampfadern in Form von Schweregefühl, Anschwellen des Beins und Müdigkeit auftreten.
Dies gilt in besonderem Maß für die **Schwangerschaftsvarizen,** welche sich erstaunlicherweise nach der Entbindung teilweise spontan rückbilden. Nächtliche Krämpfe, Parästhesien und andere Sensationen, die vom Patienten oft auf seine Krampfadern zurückgeführt werden, sind in der Regel nicht durch die Varizen zu erklären.

Differentialdiagnose:
- Athletenvenen
- Muskelhernien

Differentialdiagnostisch sind von massiven Varizen vor allem gerade verlaufende, großkalibrige „Sportler- oder Athletenvenen" abzugrenzen. Am Unterschenkel können im Stehen gelegentlich Muskelhernien, die aus Faszienlücken im Bereich der Tibialis anterior-Loge hervortreten, mit Varizen verwechselt werden.
Verlauf und Prognose: Besonders die ausgeprägteren Formen des Krampfadernleidens verlaufen im allgemeinen progredient. Entscheidend ist dabei die Tatsache, daß bei vielen Patienten auch massive Varizen trotz jahrzehntelangen Bestehens keine Hautveränderungen am distalen Unterschenkel verursachen („gut kompensierte Varikose"), wogegen bei anderen derartige Zeichen einer chronischen Veneninsuffizienz schon in einem frühen Stadium auftreten können („dekompensierte Varikose").

Komplikationen:
- Hautveränderungen (CVI)
- Varizenblutung
- Phlebitis

Mögliche **Komplikationen** des Krampfadernleidens sind neben der „Dekompensation" die Varizenblutung und die Varikophlebitis.

Apparative Diagnostik

21.1.2 Apparative Diagnostik

Vor jeder aktiven Varizenbehandlung ist heute eine hämodynamische Abklärung zu fordern, welche auch in der Praxis mit Hilfe von zwei Methoden durchgeführt werden kann:
- Doppler-Ultraschall,
- Photoplethysmographie.

Doppler-Ultraschall:
- Klappenfunktion
- Durchgängigkeit proximaler Venensegmente

Doppler-Ultraschall
Mit Hilfe von Doppler-Ultraschallgeräten kann die Blutströmung in oberflächlichen Blutgefäßen akustisch wahrgenommen werden. Direktionale Geräte können auch die Strömungsrichtung des Blutes unterscheiden. Für praktische Belange genügen nichtdirektionale Taschengeräte.
Die Methode ist heute vor jeder aktiven Therapie von Varizen unerläßlich. Die entscheidenden Fragen nach einer Mündungsklappeninsuffizienz der Saphena magna bzw. parva, nach einer tiefen Veneninsuffizienz bzw. proximalen venösen Okklusion sowie nach dem Vorhandensein von insuffizienten Venae perforantes können mit dieser nichtinvasiven Untersuchung klar beantwortet werden.

Photoplethysmographie (PPG):
= Funktionsuntersuchung der venösen Pumpe
- Verifizierung der venösen Insuffizienz
- Vorhersage eines Therapieeffektes (besserbar oder nicht besserbar)

Photoplethysmographie
Die Funktionstüchtigkeit der venösen Beinpumpe kann durch die Registrierung des peripheren Venendrucks oder von Blutvolumenänderungen an distalen Beinabschnitten erfolgen. Unter standardisierten Bewegungsübungen wie Fußwippen, Kniebeugen oder Zehenständen kommt es bei intakten Venenklappen zu einem Abfall von Druck und Volumen. Ist die venöse Pumpe aufgrund einer Klappeninsuffizienz leck, dann pendelt Blut unter den Bewegungen auf und ab, und es kommt zu keinem ausreichenden Abfall. Mit Hilfe von kleinen, auf die Haut angebrachten photophlethysmographischen Abnehmern können Änderungen des Blutvolumens in den oberen Dermisschichten fortlaufend registriert werden. Unter standardisierten

Sprunggelenksbewegungen kann so die Qualität der venösen Beinpumpe beurteilt werden. Außerdem kann eine Vorhersage getroffen werden, ob bei einem Patienten mit venöser Insuffizienz die Pumpfunktion durch eine Ausschaltung von Varizenabschnitten gebessert werden kann oder nicht.

Phlebographie

Phlebographie
Die Röntgenphlebographie ist nach wie vor die Referenzmethode zur Abklärung der Venenmorphologie, wobei ihre Indikation durch Voruntersuchung mit nichtinvasiven Methoden auf ein vernünftiges Maß eingeschränkt werden kann. Im Fall von Varizen brauchen wir die Phlebographie nur bei Rezidiven, komplizierten Fällen sowie in Form der gezielten **Varikographie** für die exakte Mündungslokalisation der Saphena parva.

Therapie

Vorgehen bei unkomplizierten Varizen:
- Ignorieren
- Sklerosieren
- Operieren

21.1.3 Therapie

Nicht jede unkomplizierte Varikose muß unbedingt aktiv behandelt werden. Indikationen dafür sind vor allem rasch fortschreitende, subjektive Symptome verursachende, ausgeprägte Varizen besonders beim jüngeren Menschen, wobei allerdings auch durchaus einer kosmetischen Befindlichkeitsstörung Rechnung getragen werden muß.
Die Tab. 21-1 zeigt die empfohlenen Behandlungsmethoden.

Tab. 21-1 Aktive Therapie von Varizen

Varizentyp	Therapie
Stammvarizen	Operation (Crossektomie, Stripping)
Astvarizen	Operation („Minichirurgie", Verödung)
Retik. Varizen	Verödung
Besenreiser	Verödung
Perforantes	Diszission, Verödung

Im Anschluß an eine der genannten Therapieformen ist immer eine exakte **Kompressionstherapie** durchzuführen.
Eine Dauerkompression, am besten in Form von Kompressionsstrümpfen, ist nur bei ausgeprägten Varizenformen mit venenspezifischen Beschwerden, nicht aber bei jeder harmlosen Varikose erforderlich.
Wichtig sind einige **Verhaltensregeln** für den Patienten:

„Lebensregeln" bei Beinvenenleiden

- viel gehen und bewegen,
- schwimmen,
- kalt duschen,
- Übergewicht abbauen,
- Stuhl regulieren,
- lange warme Sitzbäder vermeiden.

Sogenannte **Venenpharmaka** auf Basis von venentonisierenden Substanzen sowie von ödemprotektiven Stoffen sind von einer gewissen adjuvanten Bedeutung, besonders bei Beschwerden des Patienten.

21.2 Oberflächliche Phlebitis und tiefe Thrombose

Oberflächliche Phlebitis und tiefe Thrombose

Definition
Gerinnsel in Vene:
- **Phlebitis** (oberflächliche Vene)
- **Thrombose** (tiefe Vene)

Definition: Durch Blutgerinnsel kommt es zu einem Verschluß des Venenlumens.
Histologisch besteht kein prinzipieller Unterschied zwischen einer thrombosierten oberflächlichen bzw. tiefen Vene, so daß die Begriffe Phlebitis und Thrombose synonym verwendet werden können. Wichtig ist allerdings der Zusatz, ob es sich um einen Prozeß in den oberflächlichen oder in den

tiefen Venen handelt. Im klinischen Jargon hat es sich eingebürgert, im ersteren Fall von einer Phlebitis, im zweiten Fall von einer Thrombose zu sprechen.

Ätiologie

Epidemiologie und Ätiologie: Thrombosen in den Beinvenen kommen überaus häufig vor, wobei wir heute wissen, daß die Mehrzahl klinisch stumm verläuft. So wird ohne spezielle vorbeugende Maßnahmen bei Patienten nach einer Bauchoperation mit einer Thrombosefrequenz von ca. 30% gerechnet, nach Unterschenkelfrakturen liegt die Häufigkeit über 50% und nach Hüftendoprothesen über 80%.

Trotz Einführung spezieller thromboseprophylaktischer Maßnahmen sterben heute noch weltweit mehr Patienten an einer Thromboembolie als an Verkehrsunfällen.

Virchowsche Trias:
- Strömungsverlangsamung, Stase
- Endothelläsion
- Gerinnungsstörung

Für die Ätiologie der venösen Thrombosen haben die Faktoren der **Virchowschen Trias** entscheidende Bedeutung:
- Strömungsverlangsamung, Stase
- Endothelläsion,
- Gerinnungsstörung.

Pathogenese

Pathogenese: Bei Zusammenspiel von mindestens zwei Faktoren aus der Virchowschen Trias kann eine Thrombose auftreten. Typische Beispiele sind Thrombosen nach Traumen bzw. Operationen (Endothelläsion und Strömungsverlangsamung) oder etwa die „Pillenthrombose" (prokoagulatorische Wirkung von Östrogen, eventuell kombiniert mit langem Sitzen: „Autofahrerthrombose").

Ursachen einer Armvenenthrombose
- Schultergürtelkompressionssyndrom
- Injektions-Infusionsphlebitis
- Malignom

Im Gegensatz zur Beinvenenthrombose, bei der die auslösende Ursache im Einzelfall oft unklar bleibt, läßt sich bei einer **Armvenenthrombose** fast immer eine der drei folgenden Ursachen eruieren:
- Schultergürtelkompressionssyndrom,
- Injektions-Infusionsphlebitis,
- Malignom.

Pathophysiologie
Ausgangspunkt einer Beinvenenthrombose:
Meistens **Wadenmuskelvenen** (aszendierender Verlauf)
selten **Beckenvenensporn** (deszendierender Verlauf)

Pathophysiologie: Die meisten Thrombosen im Bein beginnen in den venösen Muskelsinus der Waden und steigen von dort aus auf.

Nur relativ selten ist dagegen der Beginn im Bereich der Beckenvenen (auf Grund des Beckenvenensporns vornehmlich links) mit einem deszendierenden Verlauf.

An den oberen Extremitäten entwickeln sich Thrombosen besonders nach Injektionen und Infusionen. Die heute üblichen intensivmedizinischen Bemühungen bei präterminalen Patienten (Cavakatheter) bringen es mit sich, daß neuerdings autoptisch verifizierte Lungenembolien etwa zu 20% aus den oberen Extremitäten stammen.

Nach histologischen Untersuchungen ist ein Thrombus nach einer bis drei Wochen mit der Venenwand fixiert. Es kommt zum Einwachsen von Bindegewebe und in den folgenden Monaten zu einer zunehmenden Rekanalisation, die zwischen 6 Monaten und einigen Jahren abgeschlossen ist.

Klinik

21.2.1 Klinik

Oberflächliche Phlebitis
klinische Diagnose:
- Rubor
- Calor
- Tumor
- Dolor

Die **Thrombophlebitis superficialis,** welche überwiegend variköse Venenabschnitte befällt **(„Varikophlebitis"),** kann nach rein klinischen Kriterien klar diagnostiziert werden.

Es finden sich die klassischen Entzündungssymptome Rubor, Calor, Tumor und Dolor in Form von harten, druckschmerzhaften Strängen direkt unter der Haut im Bereich oberflächlich liegender Venen oder Varizen.

Tiefe Thrombose:
Zusatzuntersuchung erforderlich!

Die Diagnose der **tiefen Beinvenenthrombose** ist dagegen schwierig und bedarf immer einer apparativen bzw. phlebographischen Bestätigung.

Folgende klinische Zeichen können bei einer tiefen Beinvenenthrombose vorliegen (die wichtigsten):

Klinische Thrombosezeichen

- Schmerzen bei: Auftreten, Dorsalextension im Sprunggelenk (Homann)
  Druck auf Fußsohle (Payr)
  Kompression der Wade (Lowenberg)

- Zyanose, bes. im Stehen (DD: Acrodermatitis chron. atr.)
- Schwellung, Kollateralvenen: oft erst nach Tagen.
- Unruhe, Fieber.

Als **Phlegmasia coerulea dolens** wird eine Massenthrombose des Beins mit starker Schwellung des gesamten Beins, hochgradiger livider Verfärbung und im Extremfall fehlenden peripheren Pulsen verstanden (sofortige Spitaleinweisung zur Thrombektomie!).

Bei atypisch verlaufenden und rezidivierenden Phlebitiden und Thrombosen empfiehlt sich eine Suche nach einem Malignom bzw. der Ausschluß einer Kollagenose. Eine rezidivierende, multilokuläre Phlebitis **(Phlebitis migrans, saltans)** läßt an eine Endangitis obliterans denken.

Atypische, rezidivierende Phlebitiden:
- Paraneoplasie
- Endangitis obliterans
- Kollagenosen

Seltene, atypisch lokalisierte Phlebitiden können an der seitlichen Thoraxwand **(Mondorsche Erkrankung)**, am Penis sowie an den Fingern (in „Fingervarizen") auftreten.

Verlauf und Prognose: Die Thrombophlebitis superficialis macht nur selten Komplikationen.

Bei der tiefen Beinvenenthrombose sind die Frühkomplikation der Lungenembolie und die Spätkomplikation des postthrombotischen Syndroms gefürchtet.

Komplikationen der tiefen Thrombose:
- Lungenembolie
- Postthrombotisches Syndrom

Eine klinisch vorwiegend stumme **Lungenembolie** tritt bei mehr als der Hälfte aller Thrombosen auf. Die Frequenz einer tödlichen Lungenembolie liegt bei ca. 1%.

Ein **postthrombotisches Syndrom** mit Hautveränderungen am Unterschenkel entwickelt sich bei ca 20%, ein venöses Ulkus bei ca 7% der Patienten mit einer massiven Thrombose im Verlauf von Jahren.

Einer **Thromboseprophylaxe** durch physikalische Maßnahmen (Kompression, Bewegung) sowie durch Medikamente (niedrig dosiertes Heparin, Dextran, Kumarine) kommt heute nicht nur bei den operativen Risikopatienten, sondern auch bei allen Bettlägrigen eine besondere Bedeutung zu.

21.2.2 Apparative Diagnostik

Apparative Diagnostik

Suchmethoden für die Diagnostik der tiefen Beinvenenthrombose sind in der folgenden Aufzählung zusammengestellt. Die Sicherung der Diagnose, die zumeist vor Einleitung einer aggressiven Therapie erforderlich ist, erfolgt mit der Phlebographie.

- Doppler-Ultraschall: bes. proximale Thrombosen
- Venenstauplethysmographie: bes. proximale Thrombosen
- Duplex-Scan: bes. proximale Thrombosen
- Isotopenphlebographie: bes. proximale Thrombosen
- Thermographie: floride, auch distale Thrombosen
- Isotopen-Uptake-Teste: floride, auch distale Thrombosen

21.2.3 Therapie

Die **Phlebitis superficialis** wird mit festen Kompressionsverbänden und Gehübungen behandelt. Mit Hilfe von Schaumgummieinlagen kann der lokale Druck im Bereich der verhärteten Phlebitisstränge erhöht werden. Eine Stichinzision mit Expression der Blutkoagula bringt oft eine sofortige Erleichterung.

Therapie der Phlebitis:
- Stichinzision
- Kompression
- Gehübungen

Die **tiefe Beinvenenthrombose** erfordert ein differenziertes Vorgehen. Eine Entfernung der Thromben mit der Hoffnung auf eine Restitutio ad integrum durch Fibrinolyse bzw. Thrombektomie wird angestrebt, wenn
- das Thrombenalter geringer ist als 3–7 Tage,
- das Lebensalter geringer ist als 65 Jahre,
- die Thromben über das Knieniveau nach proximal reichen.

Für die überwiegende Mehrzahl der Thrombosepatienten bleibt nur die konservative Therapie übrig: Anfangs Heparin dosiert nach Thrombinzeit

Therapie der Thrombose:
Wenn möglich
- Fibrinolyse oder
- Thrombektomie,

konservative Therapie:
- Antikoagulation
- Kompressionsverband

bzw. PTT, überlappend Vitamin K-Antagonisten (Marcoumar, Sintrom), Kompressionsverbände.
Bis zum Zeitpunkt der Diagnosestellung mobile Patienten sollten nach Möglichkeit weiter gehen, bei den übrigen Patienten ist Bettruhe bis zur Erreichung einer vollen Antikoagulation (3 bis 7 Tage) zu empfehlen.
Exakt anmodellierte Dauerverbände werden mindestens 4 Wochen angelegt, anschließend sollte der Patient für ein halbes Jahr einen Kompressionsstrumpf tragen.
Die Antikoagulation wird mindestens 3 bis 6 Monate aufrecht erhalten, bei Rezidivthrombosen und komplizierten Verläufen auch lebenslänglich.

Chronische venöse Insuffizienz, postthrombotisches Syndrom

21.3 Chronische venöse Insuffizienz, postthrombotisches Syndrom

Definition:
Stauungsbedingte Hautveränderungen an den distalen Unterschenkeln (besonders Gegend des Innenknöchels)

Definition: Als chronische venöse Insuffizienz bzw. chronische Veneninsuffizienz **(CVI)** definieren wir venöse Stauungserscheinungen, welche mit sichtbaren Hautveränderungen an den Beinen einhergehen. Eine mögliche Ursache ist eine durchgemachte Thrombose. In diesem Fall sprechen wir von einem **postthrombotischen Syndrom.**
Der früher oft verwendete Begriff des „varikösen Symptomenkomplexes" ist heute obsolet.
Epidemiologie, Ätiologie: Mehr als 10% der Erwachsenen leiden in unserer Zivilisation an einer chronischen Veneninsuffizienz. Über 1% hat oder hatte schon einmal ein Unterschenkelgeschwür.
Die wichtigste Ursache für die Hautveränderungen an den Unterschenkeln ist die Insuffizienz der venösen Beinpumpe.
Ursachen der chronischen Veneninsuffizienz:

Ursachen der CVI

⇨

- „Dekompensierte Varikose": In der Regel ausgeprägte Stammvarikose mit insuffizienten Perforantes und oft zusätzlich tiefe Leitveneninsuffizienz.
- Postthrombotisches Syndrom: Klappenzerstörung, Wandveränderungen und mangelhafte Rekanalisation im Bereich der tiefen Venen.
- Ausfall der venösen Pumpe: Bei Paresen, steifem Sprunggelenk und vorwiegend bewegungslosem Sitzen sind Schwellungen häufig („Dependency syndrome").
- Große arteriovenöse Fisteln: Der erhöhte arterielle Einstrom kann venös nicht mehr bewältigt werden (z. B. im Rahmen von Angiodysplasien der Extremitäten, die meist mit einem Riesenwuchs der betreffenden Extremität und Hautveränderungen entsprechend einer CVI einhergehen: F.-P.-Weber-Syndrom).

Pathogenese

Pathogenese: Die Venenpumpe ist infolge der Klappeninsuffizienz leck. Im Gehen sowie bei Bewegung im Sprunggelenk wird das Blut in den Venen und Venolen im Bereich von Fuß und Unterschenkel nur mangelhaft hochgepumpt. Die resultierende venöse Hypervolämie und Hypertonie führt zu einer Dilatation der Blutkapillaren und zum Ödem. Es kommt zu einer verstärkten Extravasation von Eiweiß und sogar von korpuskulären Blutelementen in das Gewebe. „Lipodermatosklerose" sowie Hämosiderose und Hyperpigmentation sind die Folgen. Die Veränderungen in der Endstrombahn von Blut- und Lymphgefäßen sowie im umgebenden Bindegewebe mit der Ausbildung von perikapillären Fibrinmanschetten können so weitreichend sein, daß es sogar zum Gewebstod und zur Ulkusbildung kommt.

Pathophysiologie

Pathophysiologie: Die auslösenden Veränderungen in der venösen Makrozirkulation sind bereits dargestellt.
Mögliche Realisationsfaktoren, die dafür verantwortlich sind, daß nur ein Teil der Patienten mit einer gestörten venösen Hämodynamik Hautveränderungen im Sinne einer CVI entwickelt, sind die Kompensationsmöglichkeiten der Lymphdrainage sowie der lokalen fibrinolytischen Kapazität.

21.3.1 Klinik, Stadieneinteilung

Klinik (Abb. 21-4)

Nach der klinischen Morphologie orientiert sich die Stadieneinteilung (Abb. 21-4) nach Widmer:

Stadieneinteilung

Stadium I:	Ödem, subfasziale Stauung, Corona phlebectatica paraplantaris.
Stadium II:	Dermatoliposklerose, Induration, Hyperpigmentation, Atrophie blanche, Ekzem.
Stadium III:	venöses Ulkus bzw. Ulkusnarbe.

Neben dem **Ödem,** welches besonders am Abend und in der warmen Jahreszeit in Erscheinung tritt, ist vor allem die **subfasziale Stauung,** welche durch sorgfältige Palpation der Wadenmuskulatur erfaßt werden kann, ein typisches Symptom für eine venöse Stauung. Erweiterte kleine, besenreiserartige Hautvenen unterhalb des Innenknöchels werden als **Corona phlebectatica paraplantaris** bezeichnet.

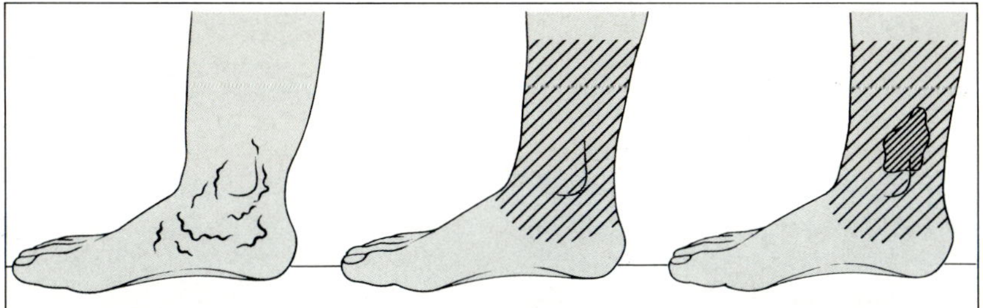

Abb. 21-4 Stadien der chronischen Veneninsuffizienz. Charakteristische Hautveränderungen finden sich in der Gegend des Innenknöchels

„Pseudo-Kaposi"
- bei CVI infolge venöser Stauung
- bei Angiodysplasien mit AV-Fisteln
- bei Paresen (Ausfall der venösen Pumpe)

Die **Dermatoliposklerose** geht mit einer Konsistenzerhöhung der Haut vorwiegend am distalen medialen Unterschenkel einher, es kann zu einer manschettenförmigen Verschwielung der gesamten Beinzirkumferenz kommen. Als relativ akute Erscheinungsform kann die sogenannte **Hypodermitis** differentialdiagnostisch einem Erysipel ähneln. Hyperpigmentierte **(„Dermite ocre")** und indurierte Areale können auch auf Fuß- und Zehenrücken übergreifen **(„Akroangiodermatitis")** und klinische sowie histologische Ähnlichkeiten mit einem M. Kaposi aufweisen **(„Pseudo-Kaposi").** Beim **Unterschenkelekzem** spielen neben der venösen Zirkulationsstörung der Haut oft eine Kontaktsensibilisierung (Selbstbehandlung des Patienten mit „Venensalben") sowie mikrobielle Faktoren eine Rolle.

Als **Atrophie blanche** werden narbenartige, avaskuläre Hautareale verstanden, welche typischerweise von Riesenkapillaren umgeben sind, die makroskopisch als rote Pünktchen imponieren.

Das **Ulcus cruris venosum** ist ein Substanzdefekt der entsprechend den eben beschriebenen Veränderungen vorgeschädigten Haut.

Überblick über die wichtigsten **Ursachen von Unterschenkelgeschwüren,** wobei die CVI die weitaus häufigste Ätiologie darstellt:

Ursachen von Unterschenkelgeschwüren

- **Vaskuläre Noxen**
  - Venöse Ulzera: bei CVI
  - Arterielle Ulzera: bei arterieller Verschlußkrankheit
  - Gemischte Ulzera: CVI + AVK, AV-Fisteln
  - Arterioläre Ulzera: Diabetes, Hypertonie, Embolie
  - Vaskulitische Ulzera: Livedovaskulitis, Nodularvaskulitis
  - Hämatologische Ulzera: Thrombozytose, Thalassämie
  - Exulzerierte Malignome: Epitheliome, Lymphome

- **Exogene Noxen**
  - Mechanisch: Druckstellen, Dekubitus, Artefakte
  - Aktinisch: Röntgenstrahlen
  - Iatrogen: Verödung, Phlebographie, paravasale Injektion
  - Mikrobiell: Pyodermien, Ekthyma
- **Neurotrophische Noxen**
  (immer Sensibilitätsstörung und Druckstellen, häufig Sekundärinfektion und Akroosteolyse)
  - Periphere Neuropathien:
    Diabetes mellitus,
    Alkoholismus,
    Lepra,
    Amyloidose,
    Verletzungen,
    Hereditäre Formen
  - Zentralnervöse Ursachen: Syringomyelie, Myelodysplasie.

Die chronische Veneninsuffizienz und das postthrombotische Syndrom gehören zu den häufigsten **Ursachen für ein „dickes Bein“**, mit dem der Hautarzt oft konfrontiert wird.

Differentialdiagnose

⟹

- Venös: Thrombose, CVI, PTS, Dependency syndrome (Sitzen mit hängenden Beinen)
- Kardial: Symmetrisch bei Herzdekompensation
- Onkotisch-dysproteinämisch: Nephropathie, Hepatopathie
- Erhöhte Kapillarpermeabilität:
  - Entzündlich (z.B. Erysipel)
  - Posttraumatisch (Hämatom)
  - Zyklisch-idiopathisch (Frauen mittleren Alters)
  - Postischämisch (z.B. nach Arterienrekonstruktion)
- Endokrin: z.B. Myxödem
- Lymphödem
- Lipödem

Verlauf und Prognose: Manifeste Hautveränderungen im Rahmen einer CVI können zwar durch entsprechende Therapiemaßnahmen gebessert werden, begleiten aber trotzdem den Patienten praktisch lebenslänglich und bedürfen deshalb einer Dauerbehandlung. Besonders das postthrombotische Ulcus cruris neigt zum Rezidiv.

Apparative Diagnostik

21.3.2 Apparative Diagnostik

Bei der **Doppler-Ultraschalluntersuchung** interessiert neben der Frage nach einer Insuffizienz der Saphenastämme und der Perforantes vor allem die Klappenfunktion in den tiefen Venen.
Mit Hilfe der **Photoplethysmographie** kann entschieden werden, ob eine Ausschaltung von Varizen bzw. von insuffizienten Leckstellen (Saphena-Mündung, Perforantes) zu einer Verbesserung der venösen Pumpfunktion führt („besserbare und nicht besserbare“ CVI).
Die **Venenstauplethysmographie** kann Hinweise für persistierende venöse Abstromhindernisse liefern.
Duplex-Sonographie und **Phlebographie** vermögen den klinischen Verdacht auf ein postthrombotisches Syndrom zu verifizieren.

21.3.3 Therapie

Basistherapie der CVI inklusive Ulcus cruris venosum:
- Kompressionsverbände
- plus Gehübungen

Die **Kompressionsbehandlung** ist die Basistherapie der CVI. Während der „Entstauungsphase“ verwenden wir wenig nachgiebige Kurzzugbinden, die unter hohem Druck von geschultem Personal anmodelliert werden und die

einige Tage belassen werden sollten (Dauerverband z. B. nach Fischer, Pütter).
Nach Abschwellen des Beines bzw. nach Abheilung des Ulkus beginnt die Erhaltungstherapie, in der sich der Patient entweder elastische Binden selbst anlegt oder in der er medizinische Kompressionsstrümpfe anzieht. Eine Dauerkompression für den Alltag ist anzustreben.
Es werden *„Lebensregeln“* wie bei der Varikose empfohlen, Venenpharmaka haben nur adjuvante Bedeutung.
Die Lokalbehandlung beim Ulkus (ev. gemäß Antibiogramm) spielt keine entscheidende Rolle. Vordringlich ist eine exakte Kompression, wobei der Druck auf das Ulkus durch Schaumgummipolster erhöht werden kann.

21.4 Arterielle Verschlußkrankheiten

Arterielle Verschlußkrankheiten

Definition: Nach Ratschow werden „Angioorganopathien“ (Verschlüsse in den Arterien durch Embolie, Arteriosklerose bzw. Endangitis obliterans, Trauma und Kompression von außen), „Angiolopathien“, also Veränderungen in der Endstrombahn sowie „Angioneuropathien“ vorwiegend entsprechend Vasospasmen unterschieden.

Definition:
- Verschlüsse in den großen Arterien
- Angiolopathie
- Angioneuropathie

Epidemiologie, Ätiologie: Von unserer Bevölkerung haben ca 10% im Alter zwischen 35 und 74 Jahren eine periphere arterielle Verschlußkrankheit. Hauptursache ist die Arteriosklerose, die sich in Abhängigkeit von verschiedenen Risikofaktoren (Nikotin, Diabetes, Hyperlipidämie, Hypertonie) mit zunehmendem Alter entwickelt.
Auf Grund ihres Nikotinkonsums sind Frauen heute fast ebenso häufig betroffen wie Männer. Vasospastische Erscheinungen treten in kühleren Klimazonen wesentlich häufiger auf als in südlichen Ländern.
Pathogenese: Die **Arteriosklerose** ist gekennzeichnet durch einen degenerativen Umbau aller Wandschichten, der mit Intimaveränderungen, Anlagerung von Thromben und damit zunehmender Gefäßeinengung einhergeht. Besonders bei Diabetikern sind oft ausschließlich die peripheren Arterienabschnitte, zum Teil auch nur die Zehenarterien **(„small vessel disease“),** befallen, so daß eine akrale Gangrän bei tastbaren Fußpulsen auftreten kann.

Hauptursachen der AVK mit Verschluß der großen Arterien:
- Arteriosklerose
- Endangitis obliterans
- Embolie

Bei der **Thrombangitis obliterans Winiwarter-Bürger** handelt es sich um eine segmental-multilokulär auftretende, entzündliche Erkrankung von kleinen bis mittleren Arterien, die praktisch nur bei Rauchern vorkommt.
Embolien werden vorwiegend von losgelösten Thromben verursacht, die aus dem Herzen (Vorhofflimmern), seltener auch aus den peripheren Arterienabschnitten stammen (z.B. thrombosierte Aneurysmen). Kleinere **Cholesterinemboli** können peripherste Arteriolen okkludieren.
Angiolopathien betreffen die Endstrombahn und sind im Vaskulitis-Kapitel dargestellt. Eine **Mikroangiopathie,** etwa im Rahmen eines Diabetes mellitus, ist zwar bei entsprechenden Patienten von erheblicher pathogenetischer Relevanz, stellt aber keine eigene klinische Entität dar. Ein Sludge-Phänomen sowie Thrombosierungen im Bereich der Endstrombahn sind bei verschiedensten Grundkrankheiten für konsekutive Hautveränderungen bedeutsam (Hyperviskositätssyndrome wie Thrombozytose, Polyzythämie, Kryoglobulinämie usw.).
Als **Angioneuropathien** werden vorwiegend vasospastisch bedingte Gefäßerkrankungen verstanden (Raynaud-Phänomen), wobei funktionelle („primärer Raynaud“) und organisch bedingte Störungen („sekundärer Raynaud“) unterschieden werden.

Vasospastische Gefäßerkrankungen:
Primäres Raynaud-Phänomen – funktionell spastisch
Sekundäres Raynaud-Phänomen – organisch bedingt

Die **Akrozyanose,** die **Erythrocyanosis crurum** sowie die **Cutis marmorata (Livedo reticularis)** werden durch eine spastische Dysregulation der Endstrombahn erklärt.
Pathophysiologie: Vor allem die Lokalisation des Gefäßprozesses determiniert das klinische Bild, welches im Folgenden ausschließlich im Hinblick auf die dermatologischen Konsequenzen skizziert werden soll.

21.4.1 Klinik, Stadieneinteilung

Die Symptomatik der chronischen arteriellen Verschlußkrankheit **(Arteriosklerose, Endangitis obliterans)** an den unteren Extremitäten wird nach Fontaine in 4 Stadien eingeteilt:

Klinische Stadien

Stadium I:	Klinisch asymptomatisch
Stadium II:	Claudicatio intermittens
Stadium III:	Ruheschmerz
Stadium IV:	Gangrän.

Wachstumsstörungen von Haaren und Nägeln sowie eine kühle und blasse Haut sind unspezifisch und nur selten klinisch verwertbare Hinweise auf arterielle Strombahnhindernisse.
Dagegen sind akral lokalisierte Substanzdefekte sowie **Nekrosen** und **Gangrän** (Stadium IV) an den Fingern und Zehen praktisch immer durch Gefäßverschlüsse bedingt. Nach dem klinischen Bild können zwei Formen unterschieden werden, die ineinander übergehen können:

- die progrediente Form mit Auftreten einer Sekundärinfektion mit Lymphangitis, Lymphadenitis, Leukozytose und Fieber (feuchte, progrediente Gangrän, Amputation nach Ausschöpfung aller gefäßchirurgischen sowie medikamentösen Maßnahmen erforderlich),
- relativ stabile Gewebsdefekte bzw. trockene Nekrosen ohne Allgemeinerscheinungen („stabiles Stadium IV").

Diabetische Gangrän
- tastbare Fußpulse
- Gangrän infolge peripherster Gefäßverschlüsse

Besonders häufig treten derartige Erscheinungen bei Diabetikern auf, wobei auf Grund einer ganz distal lokalisierten Angiopathie das Stadium II und III übersprungen werden kann **(„diabetische Gangrän").** Von diesen ischämisch bedingten Läsionen sind rein neurotrophische Veränderungen im Rahmen einer diabetischen Neuropathie (alte Bezeichnung „Pseudotabes diabetica") abzugrenzen.

Ischämie/Neuropathie beim **diabetischen Fuß**

Differentialdiagnose

Differentialdiagnose von ischämischen und neuropathischen Fußläsionen bei Diabetikern:

Arterielle Gangrän	**Neurotrophische Läsion**
Akral, meist einseitig	Druckstellen Sohle, oft bds.
Schwarze Zehe, Gangrän	Schwielen mit Exulzeration
Fußpulse +/–	Fußpulse +
Sensibilität erhalten	Sockenförm. Sensib.störungen
Osteoporose	Osteolyse, Osteodestruktion

Häufig sind die Erscheinungen der diabetischen Neuropathie mit jenen einer peripheren Ischämie kombiniert. Es resultieren ausgedehnte, infizierte Gewebsnekrosen mit Sekundärinfektion der Osteolyseherde (Osteomyelitis) sowie Spontanfrakturen und Spontanamputationen von Zehen, die mit Hinterlassung hochgradiger Fußdeformitäten abheilen können.

Ulzeromutilierende Neuropathie
- Ulzera an Druckstellen der Füße
- Mutilationen und Deformationen des Fußskelettes
- Neuropathie (sockenförmige Sensibilitätsstörungen)

Neurotrophische Ulzera an den Druckstellen der Füße können zusammen mit osteolytischen Veränderungen des Fußskelettes auch im Rahmen anderer neurologischer Erkrankungen auftreten (Syringomyelie, Myelodysplasie, Tabes dorsalis, Zustand nach Nervenverletzungen). Die häufigste Ursache ist eine periphere Neuropathie, wie sie außer beim Diabetes auch bei Alkoholismus (Bureau-Barriere-Syndrom), bei Lepra, Amyloidose, Malabsorption sowie Intoxikationen vorkommen kann **(„ulzeromutilierende Neuropathie").** Selten treten entsprechende Veränderungen familiär gehäuft auf („hereditäre sensorische Neuropathie", „familiäre Akroosteolyse", „Acropathie ulcero-mutilante pseudo-syringomyelique familiale Thévenard").

Arteriell-arterioläre Ulzera:
- vorwiegend lateraler Unterschenkel
- schmerzhaft
- schlechte Heilungstendenz

Verschlüsse in den Arteriolen der Haut, bevorzugt im Bereich des lateralen distalen Unterschenkels bei Diabetikern und Hypertonikern, können zu schmerzhaften, schlecht heilenden Ulzera **(„arteriell-arterioläre Ulzera")** führen. Auch jene Geschwüre, welche sich aus hämorrhagischen Nekrosen im Rahmen etwa einer Vaskulitis bei rheumatoider Arthritis oder nach einer Cholesterinembolie entwickeln, sind ebenso wie das **„Ulcus**

hypertonicum Martorell“ bei Bluthochdruck als arterioläre Ulzera aufzufassen.
Beim Auftreten von blauen Zehen bei tastbaren Fußpulsen **(„blue toe syndrome“)** muß an periphere Embolien, aber auch an ein Hyperviskositätssyndrom (z.B. Thrombozytose!) gedacht werden.
Das **„primäre Raynaud-Phänomen“** ist durch anfallsartige, schmerzhafte vasospastische Attacken mit Weißverfärbung vorwiegend im Bereich der Finger II–V charakterisiert und tritt bevorzugt bei jungen Frauen unter Kältestress auf. („Tricolore-Phänomen“ bei anschließender Wiedererwärmung mit Rot- und Blauverfärbung). Als **„sekundäres Raynaud-Phänomen“** werden periphere Finger- und Zehenischämien im Rahmen einer Grundkrankheit verstanden (z.B. SLE, Sklerodermie vom Akrosklerosetyp), die bis zu „Rattenbißnekrosen“ der Fingerendkuppen führen können. Eine Raynaud-Symptomatik kann der Manifestation einer Kollagenose um Jahre vorangehen.
Hochgradige Vasospasmen, die bis zur Gangrän führen, können in seltenen Fällen durch ergotaminhaltige Medikamente ausgelöst werden (Migränemittel, Thromboseprophylaxe mit DHE-Heparin bei Polytraumatisierten) **(Ergotismus).**

Ergotismus
Vasospasmen nach ergotaminhaltigen Medikamenten (z.B. Migränemittel)

Vasospasmen im Bereich der Endstrombahn bei gleichzeitiger Weitstellung von Hautvenolen im Sinne einer Dysregulation führen zu umschriebenen Lividverfärbungen an Handen und Füßen **(Akrozyanose)** und an der Vorderseite von adipösen Unterschenkeln **(Erythrocyanosis crurum puellarum).**
Verlauf und Prognose: Haben sich einmal arteriell bedingte Substanzdefekte der Haut eingestellt, ist damit in der Regel ein langwieriger, höchstens mit einer vorübergehenden Heilung einhergehender Verlauf vorgezeichnet. Die Prognose des Patienten mit einer peripheren arteriellen Verschlußkrankheit wird meistens durch die gleichzeitige bestehenden Veränderungen in den Herzkranzgefäßen determiniert.

21.4.2 Apparative Diagnostik

Als nichtinvasive Untersuchungen sind heute in jedem Fall von durchblutungsbedingten Hautläsionen an den Extremitäten eine Messung des systolischen Knöchelarteriendruckes mit Doppler-Ultraschall sowie eine akrale Oszillographie zu fordern. Die Indikation für eine Angiographie ergibt sich aus dem Ergebnis dieser Methoden sowie immer bei Amputationsgefährdung.

Systolischer Knöchelarteriendruck (Doppler-Ultraschall)
In Horizontallage wird am distalen Unterschenkel eine Blutdruckmanschette übersystolisch aufgeblasen und unter langsamer Druckreduktion mittels Doppler-Sonde das Wiedereinsetzen des ersten arteriellen Signals über der A. dorsalis pedis sowie der A. tibialis posterior hinter dem Innenknöchel registriert. Bei offenen Stammarterien ist der systolische Knöchelarteriendruck höher als der Brachialisdruck. Ein systolischer Knöchelarteriendruck von unter 50 mm Hg ist bei gleichzeitig bestehender akraler Nekrose ein Beweis für eine ausgeprägte arterielle Verschlußkrankheit im Sinne einer kritischen Ischämie und eine klare Indikation für eine Angiographie sowie für intensivste Bemühungen, die bedrohte Extremität zu retten.
Druckwerte zwischen 50 mm Hg und dem Brachialisdruck gehen mit allen Stadien einer arteriellen Verschlußkrankheit einher.
Eine diabetische Mediasklerose kann eine gültige Druckmessung unmöglich machen.

Arterielle Dopplerultraschalluntersuchung:
Messung des systolischen Knöchelarteriendruckes. Beste Screeningmethode für große Arterienverschlüsse

Akrale Oszillographie
Mit Hilfe verschiedener Sensoren (elektronische Druckaufnehmer, Photoplethysmographie) kann die Pulskurvenform über den Akren oder in der Umgebung interessierender Hautläsionen aufgezeichnet und beurteilt wer-

den. Vasospasmen beim Raynaud-Phänomen können durch Kälte provoziert werden, nicht organisch bedingte Spasmen lösen sich nach sublingualer Applikation von Nitroglyzerin.

Angiographie
In jedem Fall einer Amputationsgefährdung ist zwecks Beurteilung einer gefäßchirurgischen oder interventionell-radiologischen Therapiemöglichkeit eine Angiographie (– heute in der Regel Katheterangiographie mit digitaler Subtraktionstechnik –) erforderlich.

21.4.3 Therapie

Therapie der AVK
(Stadium IV)
- Wiedereröffnung der Strombahn (Operation, Kathetereingriffe)
- Verbesserung der Fließeigenschaften des Blutes
- Lokaltherapie

Bei der arteriellen Verschlußkrankheit mit Gangrän müssen zunächst alle Möglichkeiten einer Wiedereröffnung der Strombahn ausgeschöpft werden (gefäßchirurgische Eingriffe, Kathetereingriffe im Rahmen der interventionellen Radiologie). Eine chemische bzw. operative Sympathikusblockade stellt manchmal einen letzten verzweifelten Therapieversuch dar.
Konservativ-medikamentöse Maßnahmen versuchen die Fließfähigkeit des Blutes (Hämodilution, vasoaktive Pharmaka), die Kollateralenzirkulation und die Durchströmung der Endstrombahn zu verbessern (Prostazyklin, PGE 1).
Eine exakte Einstellung des Diabetes (Insulin!), Antibiotika bei Sekundärinfektion sowie eine kardiotonische Therapie bei Herzinsuffizienz sind obligat.
Bei infizierten Fußläsionen ist für eine chirurgische Ausräumung von Abszeßhöhlen, Nekroseabtragung und Wunddrainage zu sorgen. Bei neurotrophischen Ulzera an der Sohle ist eine Druckentlastung durch entsprechende orthopädische Versorgung vordringlich.

Therapie des Raynaud-Phänomens:
- Warmhalten
- Bewegungsübungen
- Sympathikusblocker
- Kalziumantagonisten

Eine vasodilatatorische Behandlung etwa mit Alpha-Blockern (Prazosin), Kalziumantagonisten (Nifedipin) oder Serotoninantagonisten (Ketanserin) ist bei vasospastischen Erkrankungen, wegen bedenklicher Umverteilungseffekte aber nicht bei organischen Gefäßverschlüssen zu empfehlen.
Zur medikamentösen Progressionsprophylaxe stehen vor allem Vitamin-K-Antagonisten und Azetylsalizylsäure-Präparate zur Verfügung.

Lymphödem

21.5 Lymphödem

Definition: Es handelt sich um einen Schwellungszustand, dessen Ursache in einer Einschränkung der Transportkapazität des Lymphgefäßsystems für die in normaler Menge anfallende lymphpflichtige Last besteht.
Epidemiologie und Ätiologie: Weltweit spielen vor allem sekundäre Lymphödeme nach Filariose eine beträchtliche Rolle. Primäre, anlagemäßige Störungen der Lymphdrainage sind wesentlich häufiger als sie diagnostiziert werden.

Einteilung der Lymphödeme
- **Primäres Lymphödem:**
- Kongenital hereditär
- Kongenital nicht hereditär
- Lymphoedema praecox
- Lymphoedema tardum
- **Sekundäre Lymphödeme:**
- bei Metastasenbefall von Lymphknoten
- rezidivierendes Erysipel

Pathogenese: Primäre Lymphödeme entwickeln sich in den meisten Fällen zur Zeit der Pubertät, wenn – besonders bei Mädchen – ein defizient angelegtes Lymphgefäßsystem ein durch die verstärkte Hormonproduktion vermehrt anfallendes Kapillarfiltrat bewältigen muß **(„Lymphoedema praecox“).**
Seltener sind kongenitale Formen sowie Lymphödeme, die nach dem 35. Lebensjahr auftreten **(„Lymphoedema tardum“).**
Hereditäre Formen können kongenital auftreten **(Nonne-Milroy)** oder nach der Pubertät **(Meige-Syndrom).**
Sekundäre Lymphödeme werden in unseren Breiten meistens bei Lymphknotenbefall im Rahmen von Malignomen bzw. nach entsprechenden Radikaltherapien (Postmastektomie-Lymphödem) beobachtet. Auch eine Vorschädigung des Lymphtransportes durch Erysipele kann zu einem Lymphödem führen, wobei allerdings meist eine klinisch inapparente Lymphdrainagestörung schon dem ersten Rotlaufschub zugrundeliegt.

Pathophysiologie: Durch die defekte Lymphdrainage bleibt Eiweiß, welches physiologischerweise lymphogen abtransportiert wird, im Gewebe liegen und führt hier zu Veränderungen der Grundsubstanz sowie zur Faservermehrung (Sklerose und Fibrose).

Klinik: Das **primäre Lymphödem** beginnt überwiegend an den Streckseiten der Zehen und am Fußrücken und steigt von hier aus auf. Seltener ist eine Schwellung der gesamten Extremität.

Primäres Lymphödem:
= aszendierender Verlauf

Das **sekundäre Lymphödem** beginnt dagegen im Bereich der Extremitätenwurzel und breitet sich nach distal zu aus.

Sekundäres Lymphödem:
= deszendierender Verlauf

Typisch sind die Konsistenzerhöhung der Haut, welche dazu führt, daß keine Hautfalte aufgehoben werden kann (Stemmersches Zeichen an der Dorsalseite der 2. Zehe), die Vergröberung der natürlichen Hautfalten und der pombierte Fußrücken. Schließlich kommt es zu einer säulenartigen Deformierung des Beins („Elephantiasis"). Manchmal kann die derb-ödematöse Haut warzenartige Papillome aufweisen.

Differentialdiagnostisch muß neben den venösen, den kardialen, arthrogenen, zyklisch-idiopathischen und dysproteinämischen Ödemen vor allem das **Lipödem** abgegrenzt werden (symmetrisch auftretende regionale Adipositas vorwiegend der distalen Unterschenkel bei flachem, nichtödematösem Fußrücken, mittelalte Frauen betreffend).

Lipödem
- Symmetrisch,
- mittelalte Frauen,
- Fußrücken frei,
- Fettpolster distaler Unterschenkel

Verlauf und Prognose: Nach einem meist nur kurzen reversiblen Stadium, in dem sich das Ödem über Nacht rückbildet, kommt es zum Auftreten eines irreversiblen Stadiums. Traumen, Erysipele, Schwangerschaften und Ovulationshemmer fördern die Progredienz.

Komplikationen sind das Erysipel und die Ausbildung von sezernierenden Lymphfisteln, in seltenen Fällen tritt eine maligne Entartung ein **(Lymphangiosarkom nach Stewart-Treves).**

Apparative Diagnostik: Hilfreich zur Verifizierung der klinischen Diagnose eines Lymphödems sind die Isotopenlymphographie, bei entsprechender Erfahrung der Patentblautest, die Mikrolymphangiographie und die indirekte Röntgenlymphographie.

Diagnose des Lymphödems:
- Klinik
- Bestätigung durch Isotopenlymphographie

Entscheidend ist in jedem Verdachtsfall der Ausschluß einer zugrundeliegenden malignen Erkrankung, wobei dem Ultraschall und der Computertomographie eine vorrangige Bedeutung zukommen. Die konventionelle Röntgenlymphographie ist heute nur mehr für sehr ausgewählte Fragestellungen reserviert.

Therapie: Im Vordergrund steht die komplexe physikalische Entstauungstherapie (konsequente Kompression, manuelle Lymphdrainage, Bewegungstherapie). Eine chirurgische Behandlung sollte bezüglich Indikation und Operateur sehr restriktiv gehandhabt werden. Bei rezidivierenden Erysipelen ist eine antibiotische Dauerprophylaxe erforderlich.

21.6 Vaskulitiden

Vaskulitiden

B. M. Czarnetzki

Allgemeines: Die Vaskulitiden umfassen eine Vielzahl von primären Entzündungen der Gefäßwände oder Krankheiten, die mit solchen Entzündungen einhergehen. Je nach Schwerpunkt der Entzündung unterscheidet man zwischen einer sich an kleinen Venolen manifestierenden, *nekrotisierenden Venolitis,* einer *Entzündung der kleinen Arterien* und eine Gefäße aller Größen erfassenden *granulomatösen Arteriitis* (Tab. 21-2). Im klinischen Alltag sind die durch Arzneimittel oder Infekt ausgelösten Vaskulitiden am häufigsten, gefolgt von den Vaskulitiden bei chronischen, meist autoimmunologischen Krankheiten. Die Inzidenz der Arteriitiden der kleinen Gefäße oder der granulomatösen Entzündungen von Gefäßen aller Größen ist selten.

Definition
Primäre Entzündungen der Gefäßwände oder Krankheiten mit solchen Entzündungen

Klassifikation
s. Tab. 21-2

Pathogenese: Im Zentrum des Geschehens steht eine *erhöhte Gefäßdurchlässigkeit,* die im Minimalfall nur das Austreten von Erythrozyten und Leukozyten erlaubt, im Extremfall durch Nekrose der Gefäße bei akuter Ent-

Tab. 21-2 Einteilung der Vaskulitiden aufgrund der primär befallenen Gefäße

Entzündung	Krankheit
A. Venolitis	• Bei akuten Krankheiten wie – Arzneimittelreaktionen – bakteriellen Infektionen – viralen Infektionen • Bei chronischen Krankheiten wie – rheumatoider Arthritis – Sjögren Syndrom – SLE – Hypergammaglobulinämie – Lymphomen, anderen Neoplasmen – Kryoglobulinämie – ulzerativer Kolitis • Bei idiopathischen Krankheiten wie – Erythema elevatum et diutinum – Henoch-Schönlein-Syndrom – Livedo-Vaskulitis – urtikarielle Vaskulitis – hereditäre Komplementdefekte (C2)
B. Arteriitis	• Panarteriitis nodosa • Riesenzell-Arteriitis
C. Allgemeine Gefäßentzündungen (teils granulomatöse)	• Allergische Granulomatose Churg-Strauss • Wegenersche Granulomatose • Thrombangiitis obliterans (M. Bürger)

Pathogenese (Abb. 21-5)
- Endothelschäden durch:
  - Immunkomplexe
  - Mediatoren (Histamin, Komplement)
  - Leukozyten
- Gewebeödem, Fibrinablagerung
- Erythrozytenextravasate
- Leukozyteninfiltrate
- Leukozytoklasie

zündung ein massives, akutes entzündliches Infiltrat induziert (Abb. 21-5). Die Gefäßschädigungen werden meistens durch zirkulierende Immunkomplexe verursacht, welche Zellen und die Komplementkaskade aktivieren. Deren Ablagerung ans Endothel wird wiederum durch Freisetzung von vasoaktiven Mediatoren wie Histamin (aus Basophilen), Serotonin (aus Plättchen) oder die Anaphylatoxine der Komplementkaskade (C3a, C4a und C5a) begünstigt. Freisetzung von weiteren Mediatoren aus Zellen (Chemotaxine, Enzyme) und die terminalen Komplementkomplexe führen zur **Leukozytenadhärenz, Leukozyten-Auswanderung** ins Gewebe und zu **Endothel-** und **Leukozytenschädigungen.** Neben Zellmediatoren und der Komplementkaskade werden auch das fibrinolytische und das Gerinnungssystem aktiviert.

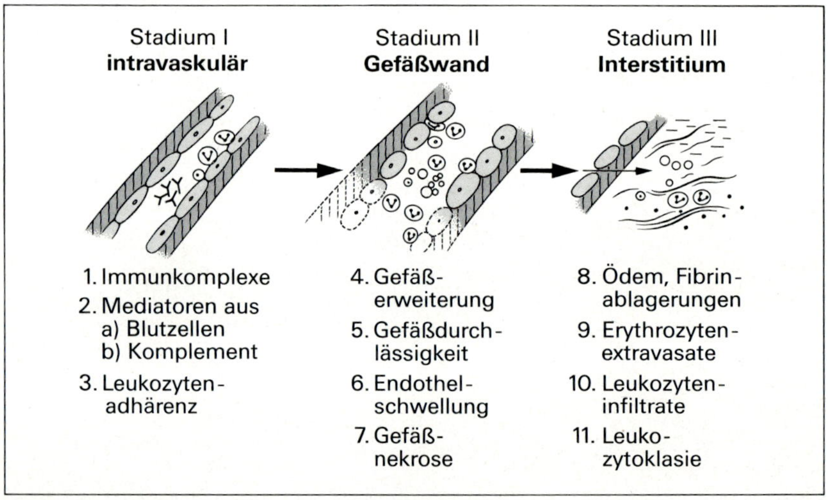

Abb. 21-5 Schematische Darstellung der pathogenetischen Vorgänge bei der nekrotisierenden Venolitis

21.6.1 Klinik der Venolitis

Je nach Dominanz und Ausprägung der verschiedenen pathogenetischen Mechanismen stellt sich die Venolitis als *Gewebeschwellung* (Urtikaria, Blasenbildung), *Extravasation* (Purpura) (Abb. 21-6) oder *Leukozyteninfiltrate* (Papeln, Pusteln) (Abb. 21-7) und Nekrosen (Ulzerationen, Gangräne) dar. Häufig ist das Bild gemischt. Aufgrund der Begünstigung von Immunkomplexablagerungen in abhängigen Körperbereichen und an Druckstellen stellt sich die Venolitis klinisch besonders häufig an den Beinen (Abb. 21-6; 21-7) und bei bettlägrigen Patienten am Gesäß dar. Alle anderen Körperregionen, einschließlich Palmae und Plantae sowie Schleimhäute, können ebenfalls befallen sein. Einzelne Effloreszenzen bleiben von 1 bis zu 4 Wochen bestehen, je nach Eliminierung der Immunkomplexe oder anderer Auslöser. Lokal verspürt der Patient Juckreiz, Brennen oder Schmerz. Gleichzeitig können Fieber, Arthralgien, Muskelschmerzen und Abgeschlagenheit auftreten. Außer der Haut können auch kleine Gefäße der Gelenke, Muskeln, des peripheren und zentralen Nervensystems, des Magendarmtraktes und der Nieren befallen sein. Cave: Akutes Nierenversagen!

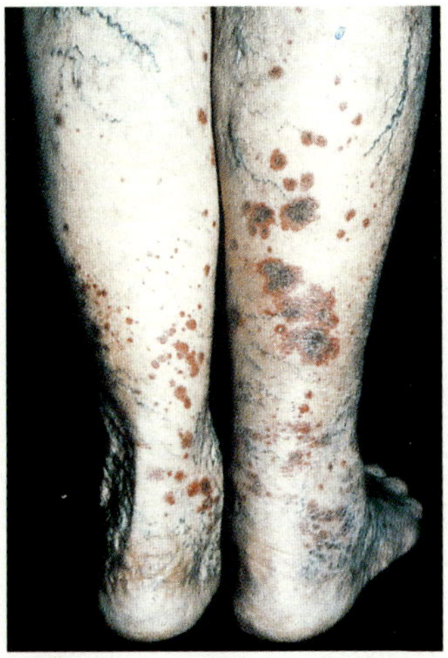

Abb. 21-6
Haemorrhagische allergische Vaskulitis

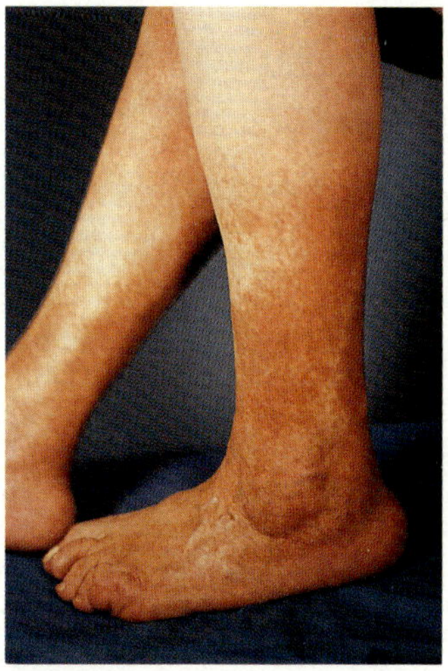

Abb. 21-7
Oberflächliche allergische Vaskulitis

21.6.2 Spezielle Formen der Venolitis

- **Arzneimittel-induzierte Venolitis** wird durch eine große Vielzahl von Medikamenten ausgelöst. Häufige Beispiele sind Antibiotika wie Penizillin und Tetrazykline, Sulfonamide, nicht-steroidale Antiphlogistika, Antirheumatika, Chemotherapeutika, Thiazide und Diuretika. Außer im Falle der Serumkrankheit sind die pathogenetischen Vorgänge ungeklärt. Meistens stellt sich die Reaktion als *papulöse* oder *nekrotisierende Venolitis* dar.
- **Auslöser der infektiösen Venolitis** sind Hepatitis B, hämolysierende Streptokokken der Gruppe A, Staphylococcus aureus und Mykobakterium Leprae (Erythema nodosum leprosum). Klinisch bestehen meistens papulöse oder urtikarielle Effloreszenzen. Das Henoch-Schönlein-Syndrom ist eine weitere Sonderform der Venolitis nach Streptokokkeninfektionen von Schulkindern mit Beteiligung von Magendarmtrakt, Nieren und Gelenken.
- Bei **Autoimmunkrankheiten** variiert das klinische Bild der Venolitis von subkutanen Knoten und Ulzera zu Purpura und Nekrosen, insbesondere an den Akren und im Gesicht. Die urtikarielle Vaskulitis kann als Begleiterscheinung oder als Frühmanifestation des SLE auftreten.

Venolitis

Klinik
gemischtes Bild;
Effloreszenzen:
Urtikae, Blasen
Papeln, Pusteln, Nekrosen,
Ulzerationen, Gangräne

Lokalisation:
bes. abhängige Bereiche

Symptome:
- lokal: Juckreiz, Schmerz
- systemisch: grippal

Spezielle Formen der Venolitis

Arzneimittel-induziert
häufige Auslöser:
- Antibiotika, Sulfonamide
- nicht-steroidale Antiphlogistika
- Thiazide, Diuretika
- Antirheumatika
- Chemotherapeutika

Infektionen als Auslöser
- Hepatitis B
- hämolysierende Streptokokken (Gruppe A)
- Staphylokokkus aureus

Sonderformen:
Erythema nodosum leprosum
Henoch-Schönlein-Syndrom

Autoimmunkrankheiten als Ursache
Besonderheiten:
- Purpura und Nekrosen an Akren
- urtikarielle Vaskulitis

Erythema elevatum et diutinum

Noduläre Vaskulitis

Livedo racemosa:
- Durchblutungsstörung kleiner Gefäße
- zahlreiche Ursachen

• Beim **Erythema elevatum et diutinum** entstehen gerötete Papeln, Plaques und Knoten, zusammen mit Arthralgien, besonders am Gesäß und an den Streckseiten der Extremitäten. Die Ursache ist unbekannt.
• Zur **nodulären Vaskulitis,** die sich als schmerzhafte, gerötete, gelegentlich ulzerierende Knoten an den Unterschenkeln von Frauen mittleren Alters darstellt, wird auch das *Erythema induratum* gezählt (Kap. 4.4).
• Die **Livedo-Vaskulitis (racemosa)** (Abb. 21-8) muß von der Livedo reticularis (Cutis marmorata – physiologisch bei Kälte) aufgrund der unregelmäßigen, bizarr konfigurierten, oberflächlichen Rötungen unterschieden werden. Neben der nekrotisierenden Venolitis können auch Thromben oder arterielle Durchblutungsstörungen (Panarteriitis nodosa, Arteriosklerose) die Ursachen sein.

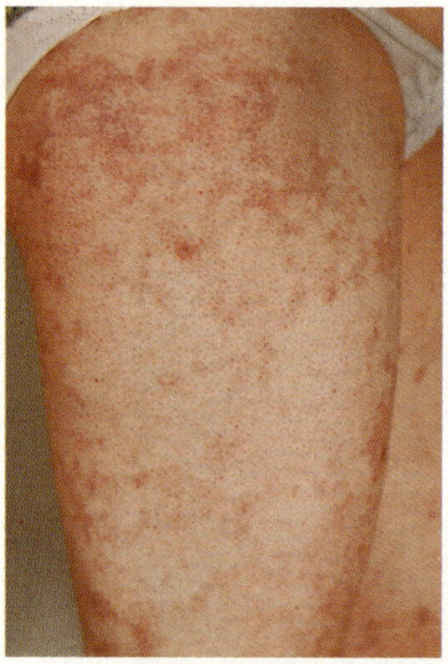

Abb. 21-8
Livedo racemosa-Vaskulitis

Diagnose:
- Klinisches Bild
- Histologie

Diagnose: Zur Diagnosestellung gehören das klinische Bild, sowie die Untersuchung möglicher Ursachen und die histologische Untersuchung bezüglich bestimmter charakteristischer Veränderungen wie *Endothelschäden, Fibrin-, Komplement-* und *Immunglobulinablagerungen* und *leukozytäre Infiltrate,* bei akuten Prozessen mit Kernstaub *(Leukozytoklasie)* als Zeichen für Leukozytenzerfall.

Differentialdiagnose:
- reaktive Erytheme
- chronische Pigmentpurpura
- Urtikaria

Differentialdiagnostisch müssen u.a. reaktive Erytheme (wegdrückbar durch Spateldruck) und die seltenen idiopathischen Formen der chronischen Pigmentpurpura unterschieden werden (jahrelanger Verlauf, Hämosiderinablagerungen, keine Venolitis). Urtikarielle Reaktionen ohne Venolitis sind flüchtig (wenige Stunden).

Therapie:
- Antiphlogistika
- Antimalariamittel
- Zytostatika

Therapie: Die wichtigste Behandlung besteht in der Identifikation der Ursache und ihrer Beseitigung. Wenn das nicht möglich ist und auch zur Erleichterung der Symptomatik reicht je nach Krankheitsbild evtl. schon ein Antihistaminikum, ansonsten kommen Antiphlogistika, Antimalariamittel oder Zytostatika zum Einsatz.

21.6.3 Entzündungen der Arterien oder der Gefäße im Allgemeinen

Nekrotisierende Arteriitiden und Angiitiden

- selten
- idiopathisch
- häufig schwere Beteiligung innerer Organe
- oft granulomatös
- oft lebensbedrohlich

Diese unter B und C in Tab. 21-2 aufgeführten, relativ seltenen Erkrankungen beruhen meist ebenfalls auf zirkulierenden Immunkomplexen, sind aber aufgrund des Befalls vieler innerer Organe lebensbedrohlich und gehen oft mit Granulombildung einher. Bei der *Panarteriitis nodosa* kommt es an der Haut zur Livedo racemosa, zu schmerzhaften, entzündlichen Knoten und Strängen im Verlauf befallener Gefäße und zu Nekrosen. Der Befall innerer Organe manifestiert sich insbesondere als Perikarditis oder Koronarinfarkt oder als blutige Diarrhoe, Bluthochdruck und Nierenversagen. Bei der *Wegenerschen Granulomatose* sind die granulomatösen, exulzerierenden Herde an den Extremitäten und im Gesicht, den oberen und unteren Atemwegen und an der Niere besonders ausgeprägt. Beim letalen *„Midline"-granulom* ist der klinische Verlauf besonders foudroyant. Ebenfalls rasch tödlich verläuft die der Wegenerschen Granulomatose ähnliche *lymphomatoide Granulomatose.* Nach neueren Untersuchungen werden das Midline-granulom und die lymphomatoide Granulomatose als T-Zell Lymphom klassifiziert.

Die *Riesenzell-Arteriitis* ist dagegen auf die oberflächliche A. temporalis und auf andere Arterien im Gesichtsbereich beschränkt und stellt eine segmentale, langsam wachsende, granulomatöse Reaktion in der Media der Arterie dar. Symptome sind Kopfschmerz, Nekrosen, Gesichtsausfall und Myalgien. Die *Takayasu-Arteriitis* ist auf den Aortenbogen und seine Äste beschränkt, mit ähnlicher Pathologie.

Als **Therapie** müssen bei diesen Gefäßentzündungen neben Kortikosteroiden auch Zytostatika eingesetzt werden.

Therapie
Kortikosteroide, Zytostatika

22 Erkrankungen der Lippen und Mundschleimhaut

E. Haneke

Erkrankungen der Lippen und Mundschleimhaut

22.1 Cheilitis

Cheilitis

22.1.1 Herpes simplex labialis

(s. Kap. 3.4.1)

Herpes simplex labialis
s. Kap. 3.4.1

22.1.2 Lippenekzem

Lippenekzem

Lippenekzeme sind nicht-infektiöse Entzündungen, die allergisch, (photo)-toxisch oder endogen bedingt sind.

22.1.2.1 Allergisches Kontaktekzem der Lippen

Allergisches Kontaktekzem

Häufige Ursachen:
- Lippenpflegemittel und Kosmetika
- Zahnpasten
- Mundwässer
- Tromantadin

Klinik:
- Rötung
- Schwellung
- Papulovesikeln
- Nässen
- Krusten;

bei chronischem Lippenekzem:
- rauhe Lippen
- Schuppung
- Rötung

Diagnostik
Versuch der Ursachenklärung durch Epikutantest
Differentialdiagnostik:
- Atopisches Lippenekzem
- Sonnenbrand
- Psoriasis labiorum

Therapie
Allergenkarenz
kurzfristig: externe Kortikosteroidtherapie → blande Lippencreme
Verlauf
Abhängig vom Erfolg bei der Ursachenklärung
Rezidive häufig, wenn Allergen nicht identifiziert werden kann

Bezüglich Pathogenese und immunologischer Grundlagen s. Kap. 8.1.1
Ätiologie: Häufige Ursachen des allergischen Kontaktekzems der Lippen sind Lippenstifte, die Lanolin, Eosin (phototoxisch und photosensibilisierend) oder Lichtschutzmittel enthalten, andere Lippentherapeutika, tromantadinhaltige Gele, aber gelegentlich auch Zahnpasta, Mundwässer, Kräuterbonbons, Mentholzigaretten usw..
Klinik: Das *akute allergische Lippenekzem* ist durch Schwellung, Rötung, kleinste Bläschen, Nässen und Krustenbildung gekennzeichnet. Häufigste Ursache ist Tromantadin. *Chronische allergische Lippenekzeme* zeigen kaum Schwellung, sondern fallen durch mäßige Rötung, Schuppung und Rhagadenbildung auf.
Diagnostik: Eine Epikutantestung zur Identifizierung der vermuteten Ursache ist wichtig, erfordert aber oft spezielle Testbedingungen.
Differentialdiagnostik: Wichtigste Differentialdiagnose ist das *chronische atopische Lippenekzem* (s. auch Kap. 8.1.2), daneben die *akute Cheilitis* durch starke UV-Belastung (Urlaub an der See, im Süden), trockene Luft und Kälte (alpines Skifahren).
Therapie: Wichtigste Maßnahme ist striktes Meiden des identifizierten Kontaktallergens. Akut nässende und krustöse Ekzeme sprechen gut auf kühle feuchte Umschläge an; über Nacht empfiehlt sich eine allergenfreie (Lanolinallergie!) Creme mit einem mittelstarken Kortikosteroid, das nach wenigen Tagen abgesetzt werden kann.
Verlauf und Prognose: Bei *akuten allergischen Kontaktekzemen* besteht eine höhere Chance, das verursachende Allergen zu identifizieren. Daher läßt sich oft eine definitive Heilung erzielen. Beim *chronischen Lippenekzem* muß mit Rezidiven gerechnet werden, wenn sich die Ursache nicht eindeutig klären läßt.

22.1.2.2 Atopisches Lippenekzem

Atopisches Lippenekzem

Im Rahmen eines atopischen Ekzems oder auch isoliert als Minimalvariante auftretend
Klinik:
- Rötung
- Infiltration

Lippenekzeme bei Atopikern sind häufig und können als chronische Lippenentzündung mit ausgeprägter Neigung zur Rhagadenbildung, Leck-, Nuckelekzem, besonders häufig als **Cheilitis angularis** (Perlèche) auftreten. Bezüglich der Ätiopathogenese wird auf Kap. 8.1.2 verwiesen.
Klinik: Bei diffusem Befall findet sich eine Verdickung des Lippenrots mit Pseudo-Parrott-Falten, Rhagaden, oft eine persistierende mediane Lippenfissur und Schuppung, die den Patienten reizt, ständig an den Lippen zu

zupfen oder wegen des Trockenheitsgefühls zu lecken, wodurch das Ekzem noch stärker wird.
Differentialdiagnose: Bei chronischer Cheilitis ohne eindeutig nachweisbare äußere Ursache muß an ein atopisches Ekzem gedacht werden, aber auch bei Patienten, die bei rauher Witterung schnell „rauhe Lippen" bekommen, könnte eine atopische Diathese vorliegen.
Bei *Mundwinkelentzündung* (Cheilitis angularis, Perlèche) kommen Eisen-, Zink-, Folsäuremangel, Diabetes mellitus, chronische Candidose, Staphylokokkeninfektion, bei älteren Menschen relative Speichelinkontinenz, bei Zahnlosigkeit oder bei Prothesenträgern ungenügende Bißhöhe in Betracht.
Therapie: Die Behandlung ist bei dieser anlagebedingten Sonderlokalisation des atopischen Ekzems schwierig und sollte möglichst mit blanden Salben, Cremes und Schutzstiften auskommen; Kortikosteroide können kurzfristig bei Exazerbation angewandt werden.

- Rhagadenbildung sowohl median als auch am Mundwinkel
- festhaftende Schuppung
- Gefühl der trockenen Lippen

Differentialdiagnose:
- Chronisches allergisches Lippenekzem
- Lippenpsoriasis
- Bei Mundwinkelrhagaden:
  - chronische Candidose
  - Eisen-, Zink-, Riboflavinmangel
  - Staphylokokkeninfektion

Therapie
Konsequente Lippenpflege mit gut haftenden fettenden Externa
Externe Kortikosteroide nur im Ausnahmefall und kurzfristig

22.2 Stomatitis

Stomatitis

22.2.1 Gingivostomatitis herpetica

s. Kap. 3.4.1

Gingivostomatitis herpetica
s. Kap. 3.4.1

22.2.2 Candidose, s. Kap. 5.1.2

Candidose
s. Kap. 5.1.2

22.3 Aphthen

Aphthen

22.3.1 Rezidivierende benigne Aphthen (RBA)

Rezidivierende benigne Aphthen

Aphthen sind umschriebene, linsenförmige, mit einer Fibrinmembran bedeckte, von einem entzündlichen Saum umgebene, schmerzhafte Defekte der Mundschleimhaut.

Epidemiologie: Etwa 20% der Bevölkerung sollen gelegentlich Aphthen bekommen, bei amerikanischen Studenten wurde sogar eine Häufigkeit bis zu 50% beobachtet.

Ätiologie und Pathogenese: Die eigentliche Ursache der Aphthen ist unbekannt.
Häufige Auslöser sind bestimmte Nahrungsmittel, zum Beispiel Tomaten, Nüsse, Zitrusfrüchte u. v. a., hormonelle Veränderungen, wie Menstruation, psychische Anspannung in Prüfungssituation, direktes Trauma, Blut- und Magen-Darm-Krankheiten.

Klinik: Nach dem klinischen Bild werden 3 Formen der RBA unterschieden:
- Minor-Aphthen – (Typ Mikulicz)
- Maior-Aphthen – (Typ Sutton)
- herpetiforme Aphthen – (Typ Cooke)

Die *Mikulicz-Aphthen* sind weitaus am häufigsten. Nach umschriebenen Mißempfindungen entwickeln sich pro Schub bis zu 5 rötliche Flecken, die schnell eine graue Oberfläche bekommen und sich innerhalb von Stunden in kleine Ulzera umwandeln. Vorzugslokalisationen sind das Vestibulum oris, insbesondere die Umschlagsfalten, der Mundboden und die Wangen. Die Minor-Aphthen heilen gewöhnlich innerhalb von 8 bis 12 Tagen narbenlos ab.
Die *Sutton-Aphthen* sind wesentlich seltener. Sie entwickeln sich zu tiefen nekrotischen Ulzera mit einem Durchmesser von über 10 mm (Abb. 22-1). Schmerzen sind oft sehr stark. Die Abheilung kann mehrere Wochen dauern.

Linsenförmige, mit Fibrin bedeckte, von rotem entzündlichem Saum umgebende, schmerzhafte Mundschleimhautdefekte

Epidemiologie
5–20% der Bevölkerung sollen gelegentlich an Aphthen leiden, häufig rezidivierende Aphthen bei 1–2% der Bevölkerung

Ätiologie
unbekannt

Pathogenese
Individualspezifische, offenbar vererbbare Neigung, auf unspezifische Reize mit Aphthen zu reagieren. Auslösung gelegentlich durch Nahrungsmittel, Blut-, Darmkrankheiten

Klinik
- **Minor-Aphthen:** vorzugsweise an nicht verhornter Schleimhaut, selten mehr als 5 Aphthen pro Schub, narbenlose Spontanheilung der einzelnen Aphthen innerhalb von 8 bis 12 Tagen, häufige Rezidive
- **Maior-Aphthen:** tiefe schmerzhafte Ulzera mit Durchmesser über 10 mm, Abheilung dauert mehrere Wochen und erfolgt im allgemeinen mit Narben

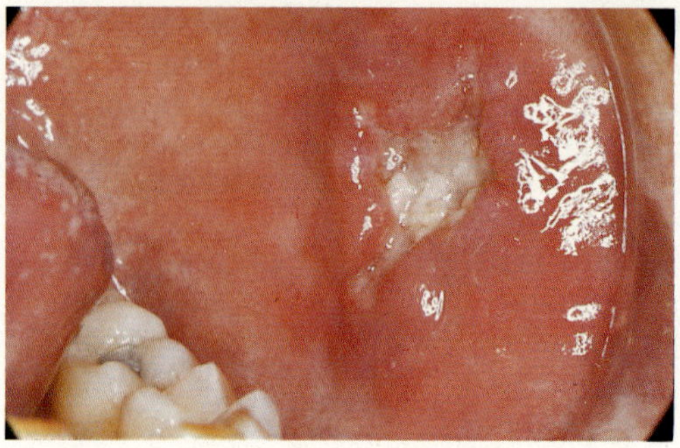

Abb. 22-1
Major Aphthe:
großes Ulkus
mit nekrotischem Grund

- **Herpetiforme Aphthen**
  Selten. Viele kleine, unter Umständen zur Konfluenz neigende Ulzerationen

Diagnostik
Schmerzhafte Ulzerationen mit häufigen Rezidiven

Differentialdiagnostik:
- Sog. infektiöse Aphthen bei Viruskrankheiten
- Erythema exsudativum multiforme
- bullöse Dermatosen

Therapie
Keine spezifische Behandlung
Bekannte Auslöser müssen gemieden werden
Frühstadium: lokale Kortikosteroide
→ Mundantiseptika

Keine ungezielte „Substitutionstherapie"

Die *Cooke-Aphthen* sind durch rezidivierendes Auftreten zahlreicher, oft gruppiert angeordneter, gelegentlich konfluierender, meist sehr kleiner Ulzera gekennzeichnet.
Diagnostik: Die Anamnese häufig rezidivierender, schmerzhafter Mundschleimhautulzerationen ist charakteristisch für die Minor-Aphthen. Diagnosesichernde Laboruntersuchungen gibt es nicht.
Differentialdiagnostik: Von den habituellen Aphthen sind die mit aphthoiden Ulzera einhergehenden Viruskrankheiten der Mundschleimhaut abzugrenzen: *Gingivostomatitis herpetica, Herpangina Zahorsky, Hand-Fuß-Mund-Krankheit.* Die Mundschleimhauterosionen beim rezidivierenden (postherpetischen) Erythema exsudativum multiforme und bei bullösen Dermatosen sind ausgedehnter als die typische Aphthen.
Therapie: Entsprechend der unbekannten Ursache und den variablen Auslösefaktoren gibt es bisher keine einheitliche Therapie. Im Frühstadium, möglichst noch vor Entstehung der Ulzeration, sind lokal anwendbare Steroide (z.B. Triamcinolonacetonid in Haftsalbe, Betamethason-Lutschpastillen) gut wirksam. Alternativen sind desinfizierende und leicht adstringierende Pinselungen (z.B 1% wäßrige Methylenblaulösung, Tct. Myrrhae). Ätzmittel sollen keinesfalls angewandt werden.
Verlauf und Prognose: Die Aphthen beginnen oft im Schulalter und können, obwohl sie harmlos sind, die Lebensqualität sehr mindern.

Zungenveränderungen

22.4 Zungenveränderungen

Lingua geographica

22.4.1 Lingua geographica (LG)

Häufige Zungenveränderung ohne Krankheitswert

Ätiopathogenese
Ursache unbekannt – genetisch bedingt?
Intraepitheliale spongiforme Pustelbildung mit Verlust der obersten Epithelschichten des Zungenrückens

Klinik
Von gelblichem Randsaum umgebene, sich schnell vergrößernde rote Flecken auf der Zunge

Diagnostik
Typischer klinischer Befund

Differentialdiagnostik
Psoriasis pustulosa generalisata

Die LG wird auch als *Exfoliatio linguae areata* oder *Lingua (Glossitis) migrans* bezeichnet und stellt eine harmlose Anomalie ohne Krankheitswert dar.
Epidemiologie und Ätiologie: Die LG ist eine sehr häufige Veränderung, deren Ursache nicht genau bekannt ist.
Pathogenese: An umschriebener Stelle wandern neutrophile Granulozyten in das Epithel des Zungenrückens ein und sammeln sich im oberen Drittel, wo sie das Epithel schwammartig durchsetzen (spongiforme Pustel; s. 12.2) und zur Nekrose der obersten Schichten und zu deren Abstoßung führen. Durch langsame Ausbreitung dieser Herde entstehen im Inneren Erosionen, die deutlich rot sind und keine filiformen Papillen mehr aufweisen. Die Restauration des Epithels geschieht vom Zentrum her.
Klinik: Von weißlich-grauem bis gelblichem Randsaum umgebene, unregelmäßig gestaltete rote Flecken, die sich innerhalb eines Tages sichtbar verändern, sind charakteristisch. Brennen kann beim Genuß scharfer und saurer Speisen, Getränken und Gewürzen, selten spontan auftreten.
Diagnostik: Der klinische Befund und die Beobachtung, daß die „nackten" Flecken schnell größer werden, erlauben praktisch immer die Diagnose.
Differentialdiagnose: Bei der *generalisierten Psoriasis pustulosa von Zumbusch* wird gelegentlich eine Mundschleimhautbeteiligung beobachtet, die klinisch durch zirzinäre gelbliche Herde gekennzeichnet und histologisch

praktisch identisch mit der LG sind. Die beim *Morbus Reiter* gelegentlich auftretende *Stomatitis circinata* ist fast stets am Gaumen lokalisiert, histologisch aber ebenfalls mit der LG identisch.
Therapie: Eine Therapie der LG gibt es nicht, sie ist auch nicht erforderlich und sollte deshalb keinesfalls versucht werden. Bei stärkerem Brennen hat sich lediglich das Pinseln mit Leinsamenöl bewährt.
Verlauf und Prognose: Üblich ist ein Verlauf in Schüben. Eine Assoziation mit Zungenkrebs besteht nicht.

Therapie nicht erforderlich

22.4.2 Lingua pilosa nigra

Die schwarze Haarzunge ist eine harmlose, aber hartnäckige Zungenveränderung.
Epidemiologie und Pathogenese: Die Haarzunge ist relativ häufig, die Farbe kann von schmutzig-weiß bis tiefschwarz reichen. Die genaue Ursache ist unbekannt; vermutet werden chromogene Bakterien, Hepatopathien, Nikotinabusus, Vitamin-B-, insbesondere Niacinamidmangel, Antibiotikatherapie u.a.v.m. Histologisch sieht man eine exzessive Verlängerung der verhornten Spitzen der filiformen Papillen mit starker Bakterien-Besiedelung.
Klinik: Vor dem Zungen V besteht eine pelzartige Beschaffenheit des Zungenrückens, bedingt durch eine Verlängerung der filiformen Papillen. Die Farbe kann sehr unterschiedlich sein und von schmutzig-weiß bis zu tiefschwarz reichen. Die Patienten geben eine Beeinträchtigung des Geschmacks an, oft besteht eine Dysgeusie mit pappigem Geschmack.
Diagnostik und Differentialdiagnostik: Bei starker Exsikkation (längerfristigem hohem Fieber, Mundatmung), gelegentlich bei Diabetes mellitus und bei Hepatopathien kann die Zunge trocken und borkig werden, verlängerte filiforme Papillen bestehen jedoch nicht. Mit der Haarleukoplakie, einer durch humane Papillomviren bei Patienten mit erworbenem Immundefektsyndrom hervorgerufenen streifigen bis flächenhaften Veränderung vorzugsweise am Zungenrand, besteht weder klinisch noch histologisch die geringste Ähnlichkeit.
Therapie: Wirksamste Behandlung ist regelmäßige mechanische Verringerung des Belages durch Bürsten mit einer mittelharten Zahnbürste ohne weitere Medikamentenzusätze. Auch die Pinselung mit 20% Harnstofflösung ist wirksam. Etretinat kann den Belag beseitigen, sein Einsatz ist im allgemeinen aber nicht gerechtfertigt.
Verlauf und Prognose: Nach meist monatelangem Verlauf klingt die Haarzunge im allgemeinen langsam ab.

Lingua pilosa nigra

Epidemiologie:
- häufig
- Färbung unterschiedlich braun bis schwarz
- Ursache nicht exakt bekannt

Klinik
Haarförmige Verlängerung der filiformen Papillen
Geschmacksbeeinträchtigung

Differentialdiagnostik
Trockene Zunge bei fieberhaften Erkrankungen und Exsikkose

Therapie
Mechanische Abtragung der verlängerten filiformen Papillen mit der Zahnbürste

22.5 Mundschleimhautbefall bei Hautkrankheiten

22.5.1 Lichen ruber planus der Mundschleimhaut (s. Kap. 13.1.1)

22.5.2 Sklerodermie (s. Kap. 14.2)

22.5.3 Systemischer Lupus erythematodes (SLE) (s. Kap. 9.1.2)

22.5.4 Pemphigus vulgaris (s. Kap. 9.1.1)

22.5.5 Erythema exsudativum multiforme (EEM) (s. Kap. 8.1.7)

Mundschleimhautbefall bei Hautkrankheiten

Lichen ruber planus der Mundschleimhaut (s. 13.1.1)

Sklerodermie
(s. Kap. 14.2)
Systemischer Lupus erythematodes
(s. Kap. 9.1.2)

Pemphigus vulgaris
(s. Kap. 9.1.1)
Erythema exsudativum multiforme
(s. Kap. 8.1.7)

Schleimhautveränderungen bei inneren Krankheiten

- **Eisenmangel:**
- Schleimhautatrophie
- Mundwinkelrhagaden
- Dysphagie
- Karzinomrisiko
- **Vitamin-B-12-Mangel:**
- brennende Zungenschmerzen
- Atrophie des Zungenrückenepithels
- Möller-Hunter-Glossitis

- **Riboflavinmangel:**
- Mundwinkelrhagaden
- **Leberkrankheiten:**
- Rote glatte Zunge
- **Diabetes mellitus:**
- Rezidivierende Candidose
- Perlèche
- Pökelzunge
- **Sjögren-Syndrom:**
- Xerostomie
- Schleimhautbrennen
- Parotisschwellung
- **Morbus Crohn:**
- Aphthen
- granulomatöse Lippen- und Wangenschwellung
- **Exsikkose:**
- Trockene borkige Zunge

22.6 Schleimhautveränderungen als Zeichen innerer Erkrankungen

Schleimhautveränderungen bei inneren Krankheiten sind wenig spezifisch und erlauben selten deren exakte Diagnose, können aber trotzdem wertvolle *Hinweise* geben.
Bei *Eisenmangel* kann es zu einer *Atrophie des Zungenrückenepithels* sowie *Dysphagie* (Plummer-Vinson-, Patterson-Kelly-Syndrom) kommen; *Hypopharynx-Karzinome* sind gefürchtete Spätkomplikationen. Bei der perniziösen Anämie entwickelt sich durch *Vitamin-B-12-Mangel* die *Möller-Hunter-Glossitis* mit Epithelatrophie, brennenden Zungenschmerzen und einem eigenartig grau-roten Kolorit; beim forcierten Herausstrecken kann man anämische Wellen über die Zunge laufen sehen.
Bei *Riboflavin (B2)-Mangel* können sich, wie bei Eisenmangel, schmerzhafte Mundwinkelrhagaden entwickeln.
Lebererkrankungen führen gelegentlich zu einer intensiv roten Zunge.
Beim *Diabetes mellitus* kann man eine sog. Pökelzunge beobachten; außerdem kommt es häufig zur Perlèche und anderen, insbesondere atrophisierenden Candidoseformen.
Das *Sjögren-Syndrom* ist durch eine lymphoepitheliale Speicheldrüsenentzündung mit Parenchymverlust und extremer Mundtrockenheit, glatter roter Zunge, xerostomiebedingten Schluckstörungen, schmerzloser Parotisschwellung, warmer roter Haut und durch verschiedene andere Autoimmunphänomene gekennzeichnet.
Beim *Morbus Crohn* können Aphthen, aber auch granulomatöse Lippen- und Wangenentzündungen wie beim Melkersson-Rosenthal-Syndrom auftreten.
Bei allgemeiner Exsikkose, hochfieberhaften Erkrankungen, Mundatmung bei Schwerkranken, Urämie wird die Zunge trocken, borkig belegt und neigt zu blutenden Rhagaden.

Tumoren

Papillome

Viruswarzen:
- Verrucae vulgares
- Condylomata acuminata
- fokale epitheliale Hyperplasie

Traumatisch oder mechanisch bedingte Papillome. Beetartige papillomatöse Wucherungen bei Acanthosis nigricans maligna, Cowden-Syndrom, Prothesenträgern

Klinik

Viruswarzen: Hyperkeratose durch Quellung weiß

Condylomata acuminata: himbeerartig

Fokale epitheliale Hyperplasie
breitbasig mit grau-weißlichem Epithel

Nicht-virale Papillome
Vorzugsweise an mechanisch irritierten Stellen, oft mit sekundärer Verhornung

22.7 Tumoren

22.7.1 Schleimhautpapillome

Papillome der Mundschleimhaut sind relativ häufige, gutartige Wucherungen.
Ätiologie: Humane Papillomviren können gelegentlich auch an der Mundschleimhaut Warzen hervorrufen. HPV-2 und HPV-4 werden meist bei Kindern nachgewiesen, die Warzen an den Fingern haben, an denen sie herumknabbern. HPV-6 und -11 rufen Condylomata acuminata der Mundschleimhaut hervor, HPV-13 die fokale epitheliale Hyperplasie Heck. Nichtvirale Papillome werden besonders an der Zunge und an chronisch traumatisierten Regionen, insbesondere bei Prothesenträgern beobachtet.

Klinik:
Viruswarzen: Schleimhautwarzen ähneln denen der äußeren Haut, jedoch sind die die Warze bedeckenden Hyperkeratosen durch Quellung intensiv weiß.
Condylomata acuminata: Spitze Condylome der Mundschleimhaut sind klinisch identisch mit denen in anogenitaler Lokalisation. Sie sind papillomatös, rot, himbeerartig, ohne weißlich mazerierte Hyperkeratosen.
Fokale epitheliale Hyperplasie Heck (FEH): Für die FEH klinisch charakteristisch sind breitbasig aufsitzende, rötliche Papeln, die mit einem weißlich-grau verquollen anmutenden Schleimhautepithel bedeckt sind. Die FEH ist häufig bei Eskimos und Indianern; gelegentliche Berichte stammen auch von Türken, bei Deutschen ist sie äußerst selten.
Benigne nicht-virale Schleimhautpapillome: Besonders am Zungenrücken und am Gaumen treten gelegentlich Reizfibrome mit papillomatöser Ober-

fläche auf. Sie beruhen vermutlich auf chronischer Irritation, z.B. durch scharfe Zahnkanten, -lücken oder schlecht sitzende Prothesen.

Diagnose von Schleimhautpapillomen: Diagnostisch wegweisend ist die Oberfläche der Papillome, die einen himbeer- bis blumenkohlartigen Aspekt aufweisen. Kräftige Verhornung ist typisch für Schleimhautwarzen, fehlende Hyperkeratosen für Condylomata acuminata und Zungenrückenpapillome, während die Papeln der FEH breitbasig aufsitzen. Histologisch sind bei HPV-indizierten Papillomen meist nur gering ausgeprägte zytopathogene Effekte nachweisbar; der immunhistochemische Nachweis des gemeinsamen Strukturproteins der Warzenviren oder der Nachweis der HPV-DNS mittels Hybridisierung sichern die Diagnose.

Diagnose
Histologie!

Therapie von Schleimhautpapillomen: Schleimhautpapillome lassen sich meist mit der Schere basal abtragen, und der Wundgrund kann zur Blutstillung elektrokoaguliert werden. Dieses Vorgehen ermöglicht die vollständige histologische Kontrolle, die stets erforderlich ist.

Therapie
Chirurgische Entfernung

22.7.2 Epulis

Epulis

vom Zahnfleisch ausgehende bzw. ihm aufsitzende Tumore

Vom Zahnfleisch ausgehende bzw. ihm aufsitzende Tumoren werden als Epulis bezeichnet. Man unterscheidet die *Epulis connata* der Neugeborenen von den erworbenen Formen der *Epulis fissurata* und *Epulis granulo matosa.*

Epulis connata: Die Epulis connata ist bei Mädchen etwa 10mal häufiger als bei Knaben. Vorzugslokalisation ist der Oberkiefer. Klinisch handelt es sich um einem von der Alveolarschleimhaut ausgehenden, meist gestielten Weichteiltumor. Therapie der Wahl ist die Exzision.

Epulis connata
Meist bei Mädchen, vorzugsweise am Oberkiefer gestielter Weichteiltumor
Therapie der Wahl: Exzision

Epulis fissurata: Die Epulis fissurata ist eine häufige traumatisch bedingte, tumorähnliche Wucherung, die meist am Rand schlecht sitzender Prothesen entsteht. Sie blutet leicht, ist weich, schmerzhaft und wird durch den Druck des Prothesenrandes eingekerbt. Zur Therapie muß das überschüssige Gewebe abgetragen und die Prothese korrigiert werden.

Epulis fissurata
Traumatisch bedingt bei funktioneller Protheseninsuffizienz
Therapie:
- Chirurgische Abtragung
- Korrektur der Zahnprothese

Epulis granulomatosa: Die Epulis granulomatosa ist eine tumorartige Wucherung von Granulationsgewebe nach Zahnextraktion oder Abstoßung eines kleinen Sequesters. Klinisch besteht große *Ähnlichkeit mit dem Granuloma teleangiectaticum,* einem eruptiven Angiom. Wird die Epulis granulomatosa zu groß, ist die Currettage angezeigt.

Epulis granulomatosa
Tumorartige Wucherung von Granulationsgewebe nach Zahnextraktion
Therapie:
Exkochleation

22.7.3 Cheilitis actinica

Cheilitis actinica

Durch lebenslange Sonnenlichtbelastung bedingt, nur an der Unterlippe, sehr häufig

Unter Cheilitis actinica wird allgemein die auf lebenslanger Sonnenlichtbelastung beruhende chronische Schädigung des (unteren) Lippenrots verstanden; die akute Cheilitis actinica ist ein Sonnenbrand der Unterlippe.

Klinik: Das Lippenrot wird allmählich weißlich-gelblich, die Oberfläche trocken, pergamentartig, rauh, schuppend, grob gefeldert, rhagadiform. Schließlich bilden sich festhaftende Hyperkeratosen, die den aktinischen Keratosen der übrigen Haut entsprechen. Eine tastbare Infiltration besteht in diesem Stadium noch nicht, anderenfalls muß ein beginnendes Unterlippen-Karzinom angenommen werden.

Klinik
Lippenrot wird elfenbeinfarben
Bildung von rauhen Hyperkeratosen

Differentialdiagnose: Bei tastbarem Infiltrat ist ein Karzinom histologisch auszuschließen.

Differentialdiagnostik
Beginnendes Unterlippenkarzinom

Therapie: Regelmäßige Lippenpflege mit Fettstiften und intensiver Sonnenschutz sind meist ausreichend. Im fortgeschrittenen Stadium ist die *chirurgische Entfernung des Lippenrots* (Vermilionektomie, Lip Shaving) indiziert.

Therapie:
- regelmäßige Anwendung fettender Lichtschutzstifte
- bei Verdacht auf präkanzeröse Cheilitis: Exzision des Lippenrotes

Verlauf und Prognose: Bei fortgeschrittener Cheilitis actinica muß die Entwicklung eines Unterlippen-Karzinoms befürchtet werden.

Verlauf
Langsam progredient
Prognose
Entwicklung eines Unterlippenkarzinoms möglich

Leukoplakien

Weißer, nicht abwischbarer Schleimhautbezirk, keiner definierten Haut- oder Schleimhautkrankheit zuzuordnen

Klassifikation:
nosogen (endogen) – noxigen (exogen)
erblich – erworben
benigne – (prä)maligne

Epidemiologie
Häufigkeit abhängig von sozioökonomischen und kulturellen Bedingungen
Leukoplakien werden nur selten vom Hausarzt/Hauszahnarzt bemerkt
Ätiologie
Reversible Leukoplakie durch chronisch mechanische Irritation
Tabakabusus häufigste Ursache für Leukoplakien und Mundhöhlenkarzinom
Prognostisch ungünstige Faktoren:
- Alkoholabusus
- schlechte Mundhygiene

Klinik
Weiße Farbe durch Mazeration der Hornschicht bedingt, nicht abwischbar

Einfache Leukoplakie:
(Fast) kein Karzinomrisiko

Verruköse Leukoplakie:
Karzinomrisiko 4–6%

Erosive Leukoplakie:
Entartungsrisiko > 33%, oft liegt schon ein invasives Karzinom vor

Erythroplakie:
Carcinoma in situ oder invasives Karzinom
Prognostisch ungünstige Lokalisation:
- Mundboden
- Zungenunterseite
- Zungenrand

Diagnostik
Klinik
Histologie

22.7.4 Leukoplakien

Leukoplakien sind weiße, nicht abwischbare, keiner anderen definierten Krankheit zuzuordnende Schleimhautbezirke (WHO-Definition 1967). Obwohl sie die häufigsten oralen Präkanzerosen sind, darf man Leukoplakie nicht mit Präkanzerose gleichsetzen (s. Kap. 15.4). Die Diagnose einer Leukoplakie im engeren Sinne setzt die Kenntnis aller mit weißen, nicht abwischbaren Mundschleimhautveränderungen einhergehenden Krankheiten (Leukoplakien im weiteren Sinne) voraus.

Klassifikation: Leukoplakien können nach ihrer Pathogenese in nosogene (Leukoplakien im weiteren Sinne, endogen) und noxigene (exogene, Leukoplakien im engeren Sinne), nach ihrer Entstehung in erbliche und erworbene, nach ihrer Dignität in benigne und (prä) maligne Leukoplakien eingeteilt werden. Eine eindeutige Zuordnung ist oft nicht möglich, da Übergangsformen bestehen und die Entwicklung einer Leukoplakie ein dynamischer, manchmal auch noch reversibler Prozeß ist.

Epidemiologie und Ätiologie: Die Prävalenz der Leukoplakien im engeren Sinne ist weltweit sehr unterschiedlich, bedingt durch verschiedene kulturelle, sozioökonomische, soziale und klimatische Bedingungen. Sie ist besonders hoch bei Betelkauern; in Europa sind vorzugsweise Raucher betroffen.

Reversible Leukoplakien sind am häufigsten durch *mechanische Faktoren,* etwa schlecht sitzende Prothesen, Reibung an vorstehenden Zähnen und Klammern etc. bedingt. *Hauptfaktor* für Leukoplakien mit der Potenz zur *malignen Entartung* ist chronischer *Tabakkonsum,* weitere zusätzliche Faktoren sind Alkoholismus, schlechte Mundhygiene, Leberschaden, chronischer Eisenmangel, chronische Unterernährung, Lues III (Glosstitis interstitialis luica), genetische Faktoren und Immundefektsyndrome.

Klinik: Leukoplakien sind Hyperkeratosen der Mundschleimhaut, die ihre weiße Farbe durch Quellung erhalten. Sie lassen sich im Gegensatz zum Soor nicht abwischen und im Gegensatz zum Leuködem nicht durch Streckung der Schleimhaut zum Verschwinden bringen. Klinisch unterscheidet man einfache von verrukösen und erosiven Leukoplakien (Tab. 22-1).

Die *einfache Leukoplakie* ist ein homogen weißer, im allgemeinen scharf begrenzter Schleimhautbezirk mit glatter Oberfläche. Bei der *Leukoplakia verrucosa* ist die Oberfläche warzig aufgeworfen. Bei der *Leukoplakia erosiva* finden sich rote Areale innerhalb der meist sehr unregelmäßigen Leukoplakie, deren Ränder oft wie abgerissen anmuten. Findet sich kaum noch eine weiße Hyperkeratose, spricht man von einer *Erythroplakie,* die praktisch immer schon ein Carcinoma in situ darstellt. Vorzugslokalisation ist die untere Mundhöhle: Mundboden, Zunge, Unterkiefer. Häufig sind Leukoplakien primär multipel.

Tab. 22-1 Klinik der Leukoplakien

		Karzinomrisiko (%)
Leukoplakia simplex	homogen	0
Leukoplakia verrucosa		3– 5
Leukoplakia erosiva Erythroplakie	gesprenkelt	28–35

Diagnostik: Heilt eine Leukoplakie nach Beseitigung der vermuteten ätiologischen Faktoren nicht innerhalb von 2 bis 4 Wochen ab, ist eine histologische Klärung erforderlich. Wegen der oft erheblichen Ausdehnung ist die wünschenswerte diagnostisch-therapeutische Totalexzision oft nicht möglich. Dann muß der klinisch suspekte Anteil entnommen werden. Dieser läßt sich mit der Toluidinblauprobe leichter finden: Die Leukoplakie wird mit 1% Toluidinblau eingepinselt und der Bezirk nach 60 Sekunden mit 3% Essigsäure entfärbt; Stellen, die blau bleiben, sind am verdächtigsten. Häufig sind multiple Biopsien erforderlich.

Tab. 22-2 Leukoplakien im weiteren Sinne

hereditär	erworben nosogen
Weißer Schleimhautnävus	Lichen ruber planus
Verruköser Schleimhautnävus	Chronische Candidose
Konstitutionelles Leuködem	Granulomatös-hyperplastische Mykosen
Dyskeratosis follicularis Darier	Vernarbendes Schleimhaut-pemphigoid
Benigne intraepitheliale Dyskeratose	Lichen sclerosus et atrophicans
Fibromatosis gingivae	Zirkumskripte Sklerodermie
Hyalinosis cutis et mucosae	Glossitis interstitialis luica
Pachyonychia congenita	Glossitis granulomatosa
Dyskeratosis congenita	Lupus erythematodes
Epidermolysis bullosa hereditaria dystrophica	Hypervitaminosis A
	Reaktiv auf Fibromen, Xanthoma verruciforme u.a.

Differentialdiagnostik: Differentialdiagnostisch sind alle Erkrankungen, die an der Mundschleimhaut mit Hyperkeratosen einhergehen können (Leukoplakien im weiteren Sinne), abzugrenzen (Tab. 22-2).
Eine Sonderform ist die **Leukokeratosis nicotinica palati,** die bei starken Rauchern auftritt. Der Gaumen ist diffus weiß und zeigt kleine rote Punkte, die den Mündungen der Gaumenspeicheldrüsen entsprechen. Gelegentlich ist die Leukokeratosis nicotinica palati durch Teerprodukte braun bis schwarz eingefärbt. Eine maligne Degeneration kommt nur vor bei „reverse smokern", die das brennende Ende der Zigarette in den Mund nehmen.
Therapie und Verlauf: Behandlung der Wahl ist die völlige Entfernung, am besten durch Exzision mit histologischer Untersuchung; bei großflächigen Leukoplakien sind Laser- und Kryochirurgie wirkungsvolle Alternativen. Die Therapie mit Etretinat oder lokal mit 0,1% Vitamin-A-Säure in Haftsalbe ist weniger sicher.
Verlauf und Prognose: Alle Leukoplakie-Patienten haben ein hohes Risiko, neue Leukoplakien zu entwickeln, da die leukoplakogenen Noxen noch jahrzehntelang nachwirken. Deshalb ist auch nach Totalexzision eine regelmäßige Kontrolle erforderlich. Sehr häufig bestehen gleichzeitig Leukoplakien im Rachen und Kehlkopfbereich. Weiterhin ist zu betonen, daß die Faktoren, die Leukoplakien hervorrufen, auch die wichtigsten Krebsauslöser darstellen. Daher ist eine regelmäßige – vermutlich lebenslange – Kontrolle der gesamten Schluckstraße (Mundhöhle, Rachen, Kehlkopf, Ösophagus, selbstverständlich auch Bronchialsystem) erforderlich.

Differentialdiagnostik
Alle mit Hyperkeratose einhergehenden Mundschleimhautkrankheiten

Leukokeratosis nicotinica palati:
Durch Tabakrauch induzierte diffuse Verhornung des harten Gaumens, in der die Mündungen der kleinen Gaumenspeicheldrüsen als rote Pünktchen erkennbar bleiben

Therapie:
- Exzision der Leukoplakie
- Absolute Nikotinkarenz
- Eventuell Kryo- oder Lasertherapie

Verlauf
Neuauftreten weiterer Leukoplakien jederzeit möglich

Hohes Risiko für Mundhöhlen-, Rachen-, Larynx-, Bronchial- und Ösophagus-Karzinom

22.7.5 Lippen- und Zungenkarzinom

Lippen- und Zungenkarzinom

Lippen- und Zungenkarzinome sind Plattenepithelkarzinome mit hohem Metastasierungspotential, das von außen nach innen-hinten stark zunimmt (s. Kap. 15.5.3).
Epidemiologie und Ätiologie: Das Unterlippenkarzinom ist, bezogen auf die kleine Fläche, sehr häufig, was in der hohen UV-Belastung begründet ist. Hauptursache des Zungenkarzinoms sind chronischer Tabakabusus, Alkoholismus, schlechte Mundhygiene (s. 22.7.4); besonders gefährdet sind Personen mit erosivem Lichen ruber planus, die zusätzlich stark rauchen oder Betel kauen (22.5.1).
Klinik: An der Unterlippe entwickelt sich – meist auf einer Cheilitis actinica – allmählich ein keratotischer derber Knoten mit tastbarem Infiltrat. Er wird krustös, die Oberfläche kann schließlich ulzerös zerfallen oder papillomatös bis verrukös werden.
Zungenkarzinome treten entweder am Rand oder an der Unterseite auf. Es handelt sich um relativ derbe Knoten mit höckriger, weißer bis roter Ober-

Häufigste Lokalisation: Unterlippe, im Mund: Zunge, Mundboden

Überwiegend bei Rauchern, die auch viel Alkohol trinken

Klinik
Derber, keratotischer, krustöser oder ulzerierter Knoten

fläche mit Neigung zur Exulzeration; gelegentlich ist die Umgebung derb infiltriert.
Regionäre Lymphknotenschwellungen können Zeichen einer Superinfektion oder bereits einer Metastasierung sein.
Eine besonders langsam wachsende, spät oder *nicht metastasierende Variante* ist das *verruköse Karzinom* der Mundschleimhaut.

Diagnose
Histologie!

Diagnose: Derbe Tumoren mit unregelmäßig hyperkeratotischer Oberfläche und in der Tiefe tastbarem Infiltrat sind verdächtig. Die histologische Klärung durch Totalexzision ist einer bloßen Probeexzision vorzuziehen.

Differentialdiagnostik
Sekundär leukoplakische benigne Tumoren

Differentialdiagnostik: *Sekundär leukoplakische Tumoren,* wie z. B. Fibrome, das Xanthoma verruciforme, der Granularzelltumor u. a. *müssen histologisch ausgeschlossen werden.*

Therapie
Exzision

Therapie: Die Behandlung der Wahl ist die Exzision im Gesunden, bei T2-Tumoren der Zunge und Lippen mit suprahyoidaler Lymphknotenausräumung. Die Möglichkeiten der plastischen Chirurgie und Mikrochirurgie haben hier neue Dimensionen eröffnet. Inoperable Karzinome werden mit Röntgenbestrahlung oder Zytostatika behandelt.

Prognose
Abhängig vom Tumorstadium bei Therapie

Verlauf und Prognose: Das Metastasierungs-Risiko bei Unterlippenkarzinomen ist bei T1- und T2-Tumoren relativ gering, so daß die Überlebensrate sehr hoch ist. Die Prognose beim Zungenkarzinom ist wegen der oft schon weit fortgeschrittenen Tumoren wesentlich schlechter.

23 Anorektaler Symptomenkomplex

V. Wienert

23.1 Hämorrhoiden

Definition: Hämorrhoiden sind weiche, breitbasig aufsitzende, orthologische Gefäßpolster in der Submukosa der distalen Rektumschleimhaut. Vergrößern sich diese Kissen und verursachen sie Beschwerden, so reden wir von einem Hämorrhoidalleiden.

Ätiopathogenese: Das Auftreten von vergrößerten Hämorrhoiden ist sicherlich ein multifaktorielles Geschehen, in dessen Mittelpunkt jedoch die chronische Obstipation steht, die meist durch eine falsche Ernährung im Sinne mangelnder Ballaststoffzufuhr und nicht ausreichender Flüssigkeitszufuhr bedingt ist. Durch übermäßiges und häufiges Pressen bei der Defäkation kommt es zunächst zur Vergrößerung, dann zum temporären Prolaps der Kissen (Hämorrhoiden II. und III. Grades) und weiter zum permanenten Vorfall (Hämorrhoiden IV. Grades, fixierter Analprolaps).

Klinik: Die Symptome des Hämorrhoidalleidens sind von Patient zu Patient unterschiedlich und korrelieren nicht mit Größe und Beschaffenheit der Hämorrhoiden. Leitsymptom des Leidens ist der schmerzfreie Abgang von hellrotem Blut während oder am Schluß der Defäkation, und zwar tropfend oder auch spritzend ins Becken, auf dem Stuhl aufgelagert oder am Toilettenpapier. Weitere Symptome sind: seröse Sekretion aus dem After, Wäschebeschmutzung, Juckreiz, Brennen, Gefühl der unvollständigen Darmentleerung und Nachschmieren nach der Defäkation. Im fortgeschrittenen Stadium verursacht der Vorfall Beschwerden. Als Folgeerkrankung eines Hämorrhoidalleidens können auftreten: Analekzem, -thrombose und -fissur.

Diagnostik: Der Untersuchungsgang beginnt mit der äußeren Inspektion durch starkes Spreizen der Nates, wiederholt bei anschließendem Pressversuch. Der Finger kann bei der rektalen Tastuntersuchung die weichen inneren Hämorrhoiden nicht tasten. Die Diagnostik, also die eigentliche Darstellung der Hämorrhoiden I. Grades, erfolgt mit Hilfe eines Proktoskops. Die Knoten wölben sich mehr oder weniger stark in das Proktoskop vor. Bei Hämorrhoiden II. und III. Grades prolabieren diese aus dem Analkanal bei maximaler Betätigung der Bauchpresse, können sich spontan retrahieren oder müssen manuell reponiert werden. Die Hämorrhoiden IV. Grades sind identisch mit dem fixierten Prolaps (partiell oder total), der allein durch äußerliche Inspektion schon zu diagnostizieren ist. Neben der Proktoskopie ist unbedingt auch eine Rektoskopie durchzuführen, um eine Proktokolitis, ein anorektales Karzinom oder Polypen auszuschließen.

Therapie: Die Behandlung muß stadiengerecht erfolgen, d.h. je progredienter das Hämorrhoidalleiden ist, desto radikaler muß vorgegangen werden. Die therapeutische Skala reicht von der Pharmakobehandlung über die Injektion und Gummibandligatur bis zur Operation. Heute können rund 90% der Patienten mit den nicht operativen Verfahren saniert werden. *Basisbehandlung* ist die *ballaststoffreiche Ernährung* mit ausreichender Flüssigkeitszufuhr bei Laxansverbot.

Pharmakotherapie (topisch): Sicher haben die Oberflächenanästhetika, die Kortikosteroide und die Metallsalze bei einem Hämorrhoidalleiden einen guten allerdings nur vorübergehenden Therapieeffekt, wenn sie z. B. in ein Analtampon inkorporiert sind und so nach Applikation am gewünschten Ort im Analkanal und etwas höher in der Hämorrhoidalzone wirken können.

Anorektaler Symptomenkomplex

Hämorrhoiden

Weiche Gefäßpolster in der distalen Rektumschleimhaut

Ätiopathogenese:
- chronische Obstipation
- übermäßiges Pressen bei der Defäkation

Resultat: vergrößerte Polster
Hämorrhoiden I. bis IV. Grades

Klinik
Leitsymptom:
Blut während der Defäkation
weitere Symptome:
- seröse Sekretion
- Wäschebeschmutzung
- Juckreiz
- Brennen
- Vorfall

Folgeerkrankungen:
- Ekzem
- Fissur
- Thrombose

Diagnostik:
- Inspektion, auch bei Preßversuch
- Proktoskopie

Keine Diagnose durch rektale Tastuntersuchung und Rektoskopie möglich

Therapie
Basisbehandlung → ballaststoffreiche Ernährung mit ausreichender Flüssigkeitszufuhr

Pharmakotherapie (topisch)
Kurzfristig mit Analtampons bei Hämorrhoiden I. Grades

Sklerotherapie

Suprahämorrhoidäre Methode
bei Hämorrhoiden I. und II. Grades:
- Injektion einer 5% Phenol-Erdnuß- oder Mandelöllösung

risikoarm, aber hohe Rezidivquote

Intrahämorrhoidäre Methode bei Hämorrhoiden I., II. und III. Grades:
- Injektion einer 20%igen Chininbihydrochloridlösung

Komplikationen möglich, jedoch hohe Erfolgsquote

Gummiringligaturbehandlung
Bei Hämorrhoiden I. und II. Grades:
- Anlegen eines elastischen Gummirings an der Basis der Hämorrhoiden mögliche Komplikationen:
- Schmerzen
- transanale Blutung

hohe Erfolgsquote

Injektions-, Abdrosselungs- oder Sklerotherapie: Sie ist die am häufigsten praktizierte Methode; in Abhängigkeit von Injektionsort und Injektionslösung stehen dem Arzt bei Anwendung zwei unterschiedliche Methoden zur Verfügung:
Die suprahämorrhoidäre Methode: Es werden durch ein vorne offenes Proktoskop je Sitzung insgesamt mehrere Milliliter einer 5% Phenol-Erdnuß- oder 5% Phenol-Mandelöllösung unmittelbar oberhalb der sichtbaren Knoten injiziert. In der Regel sind drei Sitzungen in 4wöchigen Abständen ausreichend. Mit Nebenwirkungen ist nicht zu rechnen, jedoch ist nur Besserung bei Hämorrhoiden I. und II. Grades zu erwarten.
Die intrahämorrhoidäre Methode: Sie ist effizienter als die suprahämorrhoidäre Behandlung, allerdings auch technisch schwieriger und risikoreicher. Hier wird durch ein Proktoskop mit seitlichem Fenster je Sitzung insgesamt maximal 1 ml Sklerosierungslösung (z.B. 20%ige Chininbihydrochloridlösung) tropfenweise submukös sowohl in den Hämorrhoidalknoten selbst als auch proximal und distal davon injiziert. In der Regel sind 6 bis 8 Sitzungen in 3- bis 4wöchigen Abständen für eine ausreichende Sklerosierung der Hämorrhoiden notwendig. Als *Frühkomplikation* bei weniger als 1% der Patienten treten *chininallergische Reaktionen* auf. Als *Spätkomplikation* kennen wir das *Rektalulkus,* das 7 bis 14 Tage nach der Behandlung entstehen kann.
Gummiringligaturbehandlung: Das Verfahren besteht im Anlegen einer elastischen Ligatur mittels hochelastischer Gummiringe an der Basis des Hämorrhoidalknotens durch ein Spezialinstrument, nachdem der Knoten selbst im Proktoskop eingestellt ist. Nach 24 bis 48 Stunden kommt es zu einer Strangulation über die Ischämie zur Nekrose des Knotens, nach 7 bis 14 Tagen zur Abstoßung mitsamt des Gummirings. Daraufhin granuliert der ulcusähnliche Defekt und heilt mit kleiner Narbe ab, die aber kaum sichtbar ist. Durchschnittlich sind 3 Ligaturen zur Sanierung notwendig. Als Komplikationen – auch bei lege-artis-Therapie – stellen sich bei etwa $^1/_3$ der Patienten für wenige Tage heftige Schmerzen ein. In 0,5% der Fälle tritt eine transanale Blutung auf. Die Dauererfolgsquote ist erfreulich hoch.

Analekzem

Häufigste proktologische Erkrankung
Ätiopathogenese:
- Hämorrhoiden
- Candida-Infektion
- Kontaktallergie
- Psoriasis
- Neurodermitis
- mangelnde oder übertriebene Hygiene

Symptom:
- Pruritus ani
- Erosionen

Diagnostik:
- Proktoskopie
- Stuhl auf Candida untersuchen

23.2 Analekzem

Definition: Das Analekzem ist die häufigste proktologische Erkrankung.
Ätiopathogenese:
- **Stauungsekzem:** Seine Ursache ist das Vorhandensein innerer Hämorrhoiden, die zunächst eine venöse Stauung in der analen oder perianalen Region bewirken, die ihrerseits dann über die Ödembildung zum Ekzem führt.
- **Pilzekzem:** Häufig kommt es bei intestinaler Candidose durch Schmierinfektion zu einem perianalen Hefeekzem.
- **Allergisches Kontaktekzem:** Hier liegt eine spezifische Sensibilisierung gegenüber Substanzen vor, die in Hämorrhoidalsalben und Suppositorien enthalten sind.
- **Anale Psoriasis:** Die Schuppenflechte zeigt in der Analregion keine Schuppung, imponiert also als juckende Rötung.
- **Anale Neurodermitis.**
- **Analekzem** durch *mangelnde* oder *übertriebene Hygiene.*

Klinik: Symptom dieser Erkrankung, gleich welcher Art, ist der Pruritus ani. Häufig tritt er besonders intensiv nachts auf. Die Patienten reagieren während der Juckanfälle mit Kratzen.
Diagnostik: In der Regel kann aufgrund der Morphe des Ekzems nicht auf die Genese geschlossen werden. Da innere Hämorrhoiden der häufigste Grund im Einzelfalle, also die wahrscheinlichste Ursache des Ekzems sind, und da sie nur mit Hilfe des Proktoskops zu diagnostizieren sind, ist bei jedem Analekzem die Proktoskopie an den Anfang der Untersuchung zu stellen. Zum Beweis einer *Candidose* sollte der Nachweis im Direktpräpa-

rat und kulturell vom oralen, analen und dem Stuhlabstrich erfolgen. Die Abklärung eines *allergischen Kontaktekzems* erfolgt durch den Läppchentest mit Standardstoffen und suspekten Substanzen. Die Diagnose der *analen Psoriasis* oder *Neurodermitis* ist nicht leicht zu stellen, insbesondere dann nicht, wenn ansonsten keine Stigmata an den Prädilektionsstellen vorhanden sind, d.h., wenn nur solitärer Befall in der Analregion besteht. Pathognomonisch für die anale Psoriasis ist das Vorhandensein einer mittelständigen Erosion in der *Rima ani.*

- Epikutantest
- Psoriatische Prädilektionsstellen inspizieren
- Atopische Anamnese

Therapie: Prinzipell soll eine **kausale Behandlung** erfolgen, bei der auch die Akuität des Ekzems berücksichtigt wird. Beim Vorhandensein von inneren Hämorrhoiden sollte eine *Sklerotherapie* oder *Ligaturbehandlung* als *Kausalbehandlung* eingeleitet werden. Bei der Candidose besteht die Behandlung neben der Pharmakotherapie (Nystatin) der Mundhöhle und des Darmes in der Durchführung einer kohlenhydratarmen Diät. Bei nachgewiesener Kontaktallergie sollte ab sofort die entsprechende Substanz nicht mehr angewendet werden. Bei der Behandlung der analen Psoriasis und der Neurodermitis kann in der gleichen Weise vorgegangen werden: Applikation von hochenergetischem UVA-Licht täglich über einen Zeitraum von 3 Wochen oder Verabreichung einer doppel-fluorierten Steroidsalbe über eine Woche.

Therapie
Erfolg nur nach **kausaler** Therapie, z.B.:
- Sklerotherapie der Hämorrhoiden
- Nystatinbehandlung (oral + lokal)
- Eliminieren des Allergens
- hochenergetische UVA-Therapie

Verlauf: Nur die Kenntnis der dem Analekzem zugrunde liegenden Erkrankung, wie sie durch eine eingehende dermatologische und proktologische Untersuchung erreicht wird, ermöglicht eine danach ausgerichtete kausale Therapie, die erfolgversprechend ist.

23.3 Analvenenthrombose

Analvenenthrombose

Definition: Bei der Analthrombose handelt es sich um einen perianal, selten intraanal, akut auftretenden dolenten, dunkellividen, ödematösen Knoten bis zu Pflaumengröße.

Perianaler, dolenter Knoten

Ätiopathogenese: Als pathogenetische Grundbedingung des Krankheitsbildes sind innere Hämorrhoiden anzunehmen, denn die subkutanen Venen des Analrandes gehören zum *Plexus hämorrhoidalis,* der durch zahlreiche Anastomosen mit dem *Plexus hämorrhoidalis cranialis* in Verbindung steht. Die Analthrombose wird oft durch folgende Randbedingungen ausgelöst: Übermäßiges Pressen bei der Defäkation, Entbindung, chronischer Husten, ungewöhnliche körperliche Anstrengung, lokale Kälte- oder Wärmeapplikation, Alkoholabusus oder Menses.

Ätiopathogenese
- innere Hämorrhoiden, ausgelöst durch:
- übermäßiges Pressen
- Entbindung
- Alkoholabusus
- Menses

Klinik: Die Patienten geben plötzliches Druck- und Spannungsgefühl, später lokalisierten Schmerz mit Sitz- und Gehbeschwerden, gelegentlich auch nur Juckreiz an. Ohne Therapie bildet sich die Thrombose über Tage und Wochen langsam zurück. Histologisch konnte gezeigt werden, daß es sich um einen *Gerinnungsthrombus* handelt.

Klinik
Plötzliche Schmerzen

Diagnostik: Die Diagnose läßt allein durch Inspektion und Palpation (hart) stellen; später erfolgt die Proktoskopie zum Nachweis der Hämorrhoiden. **Differentialdiagnostisch** kommen kleine perianale Abszesse, Marisken und thrombosierte äußere Hämorrhoiden in Frage.

Diagnostik:
- Inspektion
- Palpation

Therapie und Verlauf
- Keine Therapie bei schmerzfreien Thrombosen.
- Chirurgisch: In den ersten drei Tagen ist die Stichinzision mit Exprimation auch ohne Lokalanästhesie möglich.
- Konservativ: In jedem Stadium ist die orale Gabe von Antiphlogistika (z.B. Indometacin 3× 25 mg über 3 Tage) zu empfehlen. Die Therapie führt sofort zu Schmerzfreiheit.
- Zur Rezidivprophylaxe Sanierung des Hämorrhoidalleidens.

Ohne Therapie oder nach konservativer Behandlung bildet sich die Thrombose über Tage oder Wochen langsam ohne Residuen zurück.

Therapie
Nur bei Schmerzen:
- Stichinzision mit Exprimation
- orale Gabe von Antiphlogistika über 3 Tage

Rezidivprophylaxe:
Sanierung des Hämorrhoidalleidens

Analfissur

Ovalärer Defekt im Analkanal, meist auf 6 Uhr Steinschnittlage, oft mit distaler Mariske und proximaler hypertropher Analpapille

Ätiopathogenese:
- harter Stuhl
- Hämorrhoiden
- Infektion

Klinik:
Stärkste Schmerzen nach der Defäkation, stundenlang anhaltend

Diagnostik
Inspektion, u. U. nach Lokalanästhesie

Therapie
Akute Fissur: Bougieren mit lokalanästhetischer Salbe
Chronische Fissur: chirurgische Exzision mit partieller Sphinktermyotomie

23.4 Analfissur

Definition: Bei der Analfissur handelt es sich um einen ovalären bis kreisrunden gutartigen Defekt im hochsensiblen Anoderm des Analkanals. Der Häufigkeitsgipfel liegt im mittleren Erwachsenenalter. Männer und Frauen werden etwa gleich häufig betroffen.

Ätiopathogenese
Trauma: Hier sollen Einrisse des Anoderms bei chronisch Obstipierten durch den Durchtritt harter Stuhlmassen aus dem Analkanal entstehen.
Vaskuläre Genese: Diese Theorie sagt, daß das Anoderm, bedingt durch die venöse Stauung, z.B. Hämorrhoiden, mangeldurchblutet ist. Ein durch ein geringfügiges Trauma entstandener Riß läßt aufgrund der venösen Abflußstörung den Hautdefekt nicht abheilen.
Infektiöse Genese: Chronisch entzündliche Veränderungen am Anoderm, wie sie sich z.B. zwischen Mariske und Analpapille manifestieren, können eine Fissur entstehen lassen, zumal eine Kryptitis nachweisbar ist. Die Analfissur ist intraanal distal der Linea dentata in 75% der Fälle auf 6 Uhr Steinschnittlage lokalisiert. Die akute Analfissur imponiert als Erosion oder Rhagade, die chronische als Geschwür, oft mit distaler Mariske und proximaler hypertropher Analpapille.
Klinik: Die Patienten geben heftigste, brennende, krampfartige Schmerzen bei der Defäkation an, die oft mehrere Stunden anhalten, außerdem bemerken sie einen kleinen hellroten Blutstreifen am Stuhl oder Toilettenpapier.
Diagnostik: Die typische Anamnese und die anale Inspektion nach Spreizung der Nates, die oft erst nach Durchführung einer Lokalanästhesie möglich ist, sichern die Diagnose. Durch die digitale Untersuchung kann die hypertrophe Analpapille getastet werden. **Differentialdiagnostisch** müssen *luische Ulzera,* das *exulzerierende Analkarzinom* und die *Crohnfissur* ausgeschlossen werden.
Therapie: Die akute Fissur wird konservativ behandelt. Der Patient bougiert täglich seinen Analkanal mit einem konischen Dilatator, der mit einer lokalanästhetischen Salbe bestrichen ist. Heilt die Fissur unter dieser Maßnahme nicht ab oder liegt sogar eine chronische Analfissur vor, hat sich die ambulant durchzuführende *Fissurektomie* mit partieller Spinktermyotomie, mit Abtragung der Analpapille und der Mariske in Lokalanästhesie bewährt.

Mariske

Perianaler Knoten (Fibrom) unterschiedlicher Größe solitär oder multipel

Ätiopathogenese:
- idiopathisch

23.5 Mariske

Definition: Die Mariske ist ein perianaler, indolenter, hautfarbener bis pflaumengroßer Knoten, von weicher bis harter Konsistenz, mit glatter oder auch leicht runzeliger Oberfläche. Man findet sie am anokutanen Übergang solitär, multipel oder zirkulär. In seltenen Fällen bilden sie einen vollständigen Ring um den Anus, der an eine geschlossene Blumenknospe erinnert. Beim Öffnen stellt sich dieser Mariskenring als eine Art Rosette dar. Marisken sind *eigenständige Kutishyperplasien,* die sich histomorphologisch nicht von den sogenannten pendelnden Fibromen unterscheiden. Sie können in jedem Alter auftreten, auch beim Säugling. Das häufigste Beginnalter liegt bei Frauen bereits im 2. und bei Männern im 4. Lebensjahrzehnt. 80% der Frauen und 75% der Männer werden schließlich Mariskenträger.

Ätiopathogenese:
- Meist primär oder idiopathisch entstehend: Bei der Mehrzahl der Mariskenträger findet sich in der Vorgeschichte nichts, was die Annahme einer konsekutiven Genese erlaubt, so daß mit Recht hier von **idiopathischen Marisken** gesprochen werden kann. So finden sich bei gesunden Probanden etwa gleichviele Mariskenträger wie bei proktologisch Erkrankten

(35% bei den Männern und 60% bei den Frauen). Proktologische Leiden provozieren also nicht.

- Sekundär oder symptomatisch entstehend: Marisken, die an dem distalen Ende einer Analfissur stehen und dann als Vorposten bezeichnet werden, haben ihre Ursache eben in jener Fissur, so daß in diesem Falle von sekundären Marisken gesprochen werden kann.
- Die weitverbreitete Ansicht, daß Marisken nichts anderes als Folgezustände nach Thrombose seien, ist eher unwahrscheinlich, da histomorphologisch weder Hämosiderin noch fibröses Narbengewebe nachgewiesen werden konnte.

– sekundär als Folge einer Analfissur, sog. Vorposten

Klinik: Gewöhnlich verursachen die Marisken keine Beschwerden, so daß der Patient sie nicht registriert; bei entsprechender Größe können sie jedoch bei der Analhygiene stören, ein Analekzem auslösen oder unterhalten und zum Juckreiz führen. Sie treten hauptsächlich in den Sektoren 12 und 6 Uhr Steinschnittlage auf.

Klinik
Keine Beschwerden

Diagnostik: Durch ein sorgfältiges Spreizen der Nates läßt sich die Mariske durch bloße Inspektion leicht von anderen tumorösen Gebilden unterscheiden. **Differentialdiagnostisch** kommen solitäre Kondylome, vorfallende hypertrophe Analpapillen und Analkarzinome in Frage.

Dignostik
Inspektion

Therapie und Verlauf: Verursachen Marisken Beschwerden, sollten sie in Lokalanästhesie abgetragen werden, jedoch sollte eine zirkuläre Abtragung wegen der Gefahr einer Analstenose unterbleiben.
Marisken haben Wachstumstendenz, jedoch ist eine maligne Entartung nicht zu erwarten. Sie können die Entstehung einer Analfissur mitverursachen.

Therapie nur bei Beschwerden
Abtragung in Lokalanästhesie

24 Erkrankungen des äußeren Genitales

Th. Schwarz

Erkrankungen des äußeren Genitales

24.1 Erkrankungen des männlichen Genitales

Erkrankungen des männlichen Genitales

Bei Untersuchungen des äußeren Genitales sollte die gesamte Glans begutachtet werden (komplettes Zurückziehen des Präputiums notwendig)!

Allgemeines: Skrotum, Penisschaft und äußeres Präputialblatt besitzen ein verhornendes, mehrschichtiges Plattenepithel; inneres Vorhautblatt, Glans und Harnröhrenanfang ein nicht verhornendes mehrschichtiges Plattenepithel. Das subepitheliale Bindegewebe des äußeren Genitales ist besonders locker und gefäßreich und neigt daher zu rascher Ödembildung bei entzündlichen Reizen. Der Präputialraum stellt einen Spaltraum zwischen Glans und innerem Präputialblatt dar und ist ein günstiger Boden für entzündliche Veränderungen durch Bakterien, Pilze und Viren. Untersuchungen des äußeren männlichen Genitales sollten immer eine komplette Begutachtung der Glans beinhalten, was ein komplettes Zurückziehen der Präputialhaut erfordert.

24.1.1 Phimose

Phimose

Ursache:
- angeboren
- erworben:
  entzündlich oder degenerativ

Klinik

Symptome der entzündlichen Phimose:
- Erythem
- Schwellung
- Ödem
- Austritt von Sekret aus der Präputialöffnung

Paraphimose

Symptome der Paraphimose:
- massives Ödem
- Blauverfärbung der Glans
- ringförmig geschwollene Präputialblätter
- starke Schmerzen

Gefahr der Nekrose, daher rasche Reposition notwendig!

Therapie:
Bei angeborener bzw. degenerativer Phimose Zirkumzision, bei entzündlicher Phimose Behandlung der Grundkrankheit (Ausschluß einer Geschlechtskrankheit!)

Definition: Zu enge Vorhaut, wodurch deren Zurückziehen erschwert bzw. unmöglich ist.
Ätiologie: Phimosen sind *angeboren* oder *erworben,* die häufigste Ursache für erworbene Phimosen sind Entzündungen bzw. degenerative Prozesse (z.B. bei Lichen sclerosus et atrophicus).
Klinik: Angeborene Phimosen sind durch eine zu enge Präputialöffnung gekennzeichnet, die entweder durch ein zu langes, rüsselförmiges Präputium *(hypertrophe Phimose)* oder durch eine zu kurze Vorhaut *(atrophe Phimose)* bedingt ist. Bei Neugeborenen sind Glans penis und inneres Präputialblatt oft miteinander verklebt und lösen sich normalerweise innerhalb des ersten Lebensjahres („physiologische Phimose"). Akut erworbene Phimosen sind meist durch Entzündungen bedingt und weisen Erythem, Schwellung, Ödem und Schmerzen des Präputiums auf. Häufig betrachtet man Austritt von Sekret aus der Präputialöffnung. Die chronische Phimose z.B. im Rahmen eines Lichen sclerosus et atrophicus verläuft meist schmerzlos.
Die wichtigste Komplikation der Phimose ist die **Paraphimose,** bei der sich das hinter die Glans zurückgetretene verengte Vorhautblatt nicht mehr über die Glans nach vorne zurückführen läßt (tritt häufig nach Erektionen bei Entzündungen bzw. ausgeprägter Phimose auf). Durch das Einschnüren des verengten Präputialringes wird der Blutabfluß von der Glans verhindert. Als Folge treten ein massives Ödem, Blauverfärbung der Glans, ringförmig geschwollene Präputialblätter („spanischer Kragen") und starke Schmerzen auf. Bei ausbleibender Reposition besteht die Gefahr der Nekrose des Präputialringes!
Therapie: Bei akut entzündlicher Phimose steht die Behandlung der zugrundeliegenden Entzündung (Antibiotika, Antimykotika, Antiphlogistika) im Vordergrund. Das Vorliegen einer Geschlechtskrankheit sollte vor Therapiebeginn immer ausgeschlossen werden! Bei chronischer bzw. angeborener Phimose ist die Zirkumzision angezeigt. Bei Paraphimose ist eine rasche manuelle Reposition eventuell in Narkose und manchmal eine Dorsalinzision erforderlich.

24.1.2 Fourniersche Gangrän

Fourniersche Gangrän

Definition: Akute gangräneszierende Entzündung mit raschem nekrotisierendem Zerfall von Penis und Skrotum.
Epidemiologie und Ätiologie: Es handelt sich um ein sehr seltenes, manchmal lebensbedrohliches Krankheitsbild, welches sich oft im Anschluß an Traumen mit Infektionen entwickelt.
Klinik: Plötzliches Auftreten von nekrotischen Ulzerationen, die sich rasch ausbreiten und in großflächige, jauchige Nekrosen mit matschigem, fauligem, übelriechendem Detritus übergehen. Meist bestehen Allgemeinsymptome (Fieber, Schüttelfrost). Der Zerfall der Skrotalwand kann bis zum Freiliegen der Hoden führen, auch eine Ausbreitung auf die Bauchwand ist möglich.
Die **Therapie** (hochdosierte Antibiotika, großzügige chirurgische Exzision der nekrotischen Areale) sollte möglichst rasch einsetzen!

Symptome:
- großflächige Nekrosen des Skrotums
- übelriechender Detritus
- rasche Ausbreitung

Therapie:
- großzügige Nekrektomie
- Antibiotika

24.1.3 Induratio penis plastica

Induratio penis plastica

Definition: Strang- bzw. knotenförmige bindegewebige Verhärtung im Bereich des Penisschaftes.
Epidemiologie und Ätiologie: Die Altersgruppe zwischen 40 und 60 Jahren ist meist von dieser seltenen Erkrankung betroffen. Die Ätiologie ist ungeklärt, es wurde eine Koinzidenz mit Dupuytrenscher Kontraktur und „knuckle pads" (Verhärtungen im Bereich der Fingergrundgelenke) beobachtet.
Klinik: Die anfangs knotigen entzündlichen Veränderungen beginnen meist im Bereich des Penisschaftes und der Peniswurzel und breiten sich nach distal aus, so daß strang- bzw. knotenförmige Verhärtungen entstehen, die schließlich bei der Erektion des Penis zum Abknicken jeweils nach der Seite der Induration führen (Folge: Impotentia coeundi).
Die **Therapie** ist schwierig und oft ohne Erfolg. Röntgenbestrahlungen bzw. Steroidinjektionen können manchmal bei frühzeitigem Einsatz eine Besserung hervorrufen.

Symptome:
- strang- bzw. knotenförmige Verhärtung im Bereich des Penisschaftes
- Erektionsstörungen

24.1.4 Balanitis und Balanoposthitis

Balanitis und Balanoposthitis

Definition: Entzündung der Glans penis (Balanitis) und des inneren Präputialblattes (Posthitis). Die Balanitis bzw. Balanoposthitis wird sehr häufig beobachtet und kann verschiedene Ursachen haben:

Klinische Einteilung ⇦

- Balanitis candidomycetica
- Balanitis erosiva circinata
- Balanitis plasmazellularis Zoon
- kontaktallergische Balanitis
- „Reinlichkeitsbalanitis"
- Balanitis xerotica obliterans (s. Kap. 24.2.3)

Die **Balanitis erosiva circinata** stellt ein Symptom des Morbus Reiter (Arthritis, Spondylitis, Konjunktivitis, Iritis, psoriasiforme Hauterscheinungen, Urethritis) dar. Die Balanitis circinata ist durch girlandenförmige bis landkartenartige Erytheme und Erosionen gekennzeichnet, die nach außen hin von einem weißlichen Epithelsaum begrenzt sind. Neben der Behandlung der Grundkrankheit werden lokale Kortikosteroide verwendet.

Balanitis erosiva circinata
Klinik:
- landkartenartige Erytheme und Erosionen
- peripherer weißlicher Epithelsaum

Symptom des Morbus Reiter!

Die **Balanitis plasmacellularis Zoon** ist eine ätiologisch ungeklärte, bei älteren Patienten auftretende Veränderung an der Glans, die durch eine plasmazelluläre Entzündung hervorgerufen wird. Klinisch finden sich meist solitäre, eher großflächige im Hautniveau liegende, scharf begrenzte Erytheme mit typisch spiegelnder Oberfläche. Wichtig ist die *differentialdiagnostische Abgrenzung* zum Morbus Queyrat! Eine exakte Diagnose kann nur durch eine histologische Untersuchung gestellt werden. Eine lokale Be-

Balanitis plasmazellularis Zoon

Klinik:
- scharf begrenzte erythematöse Herde
- spiegelnde Oberfläche
- wichtige Differentialdiagnose: Morbus Queyrat (Histologie!)

handlung mit Kortikosteroiden bringt das Krankheitsbild meist zum Abklingen.

Kontaktallergische Balanitiden

Kontaktallergische Balanitiden werden selten nach Verwendung von Externa beobachtet, Kontaktallergien gegen Kondome bei Gummiallergie sind meist nicht nur auf die Glans beschränkt, sondern betreffen auch den Penisstamm. Entzündungen an der Glans können auch durch mechanische Alterationen, z.B. zu häufiges Reinigen, Auftragen von Desinfektionsmittel etc. hervorgerufen werden (**„Reinlichkeitsbalanitis"**).

Andere Erkrankungen des männlichen Genitales

- Kranzfurchenlymphangitis
- Kranzfurchenphlebitis

→ harmlos; meist keine Therapie nötig

24.1.5 Andere Erkrankungen des männlichen Genitales

Die **Kranzfurchenlymphangitis** tritt nicht selten bei jüngeren Patienten oft nach intensivem Geschlechtsverkehr auf. Klinisch finden sich meist quer zum Penisstamm verlaufende, wurstförmige, prallzystische Strangbildungen, die durch varizenartig erweiterte Lymphräume mit einer geringen Begleitentzündung hervorgerufen werden. Eine Therapie ist wegen der Harmlosigkeit der Erkrankung und der meist spontanen Rückbildung nicht notwendig. Das gleiche gilt für die **Kranzfurchenphlebitis,** eine umschriebene strangförmige Phlebitis im Präputialbereich.

Erkrankungen des weiblichen Genitales

24.2 Erkrankungen des weiblichen Genitales

Allgemeines: Vulva und Außenseite der großen Schamlippen besitzen ein verhornendes, mehrschichtiges Plattenepithel; die Innenseite der großen Schamlippen, die kleinen Schamlippen und die Vagina ein nicht verhornendes mehrschichtiges Plattenepithel. Das subepitheliale Bindegewebe der Labia majora ist besonders locker und gefäßreich und neigt daher bei geringen entzündlichen Reizen zur Ödembildung.

Ulcus vulvae acutum Lipschütz

24.2.1 Ulcus vulvae acutum Lipschütz

Definition: Akut auftretende, schmerzhafte Ulzeration im äußeren Genitale.

Epidemiologie und Ätiologie: Selten, in den meisten Fällen sind Mädchen in der Pubertät bzw. Virgines betroffen. Die Ätiologie ist ungeklärt (evtl. mangelnde Genitalhygiene mit sekundärer bakterieller Besiedlung).

Klinik:
- meist Mädchen betroffen
- akut auftretende Ulzera an den kleinen Labien
- rasche Ausbreitung
- starke Schmerzhaftigkeit
- spontane Abheilung

Klinik: Es finden sich meist an den kleinen Labien akut auftretende, sich rasch vergrößernde, mit nekrotischen Belägen bedeckte Ulzera. Perfora-

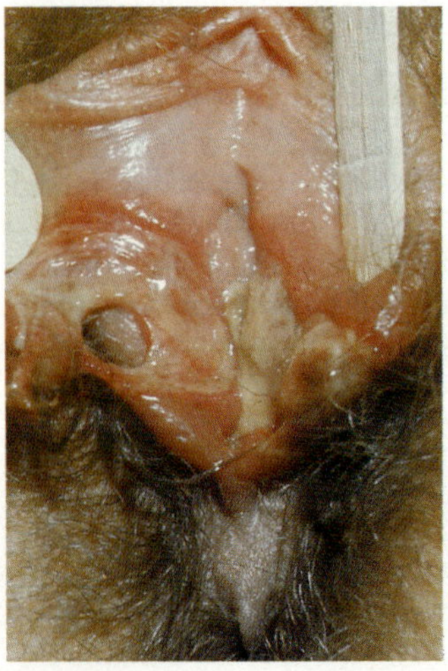

Abb. 24-1
Ulcus vulvae acutum

tion der kleinen Labien ist möglich. Es besteht eine starke Schmerzhaftigkeit, Fieber und regionale Lymphknotenschwellung. Die meist spontane Abheilung erfolgt mit Narbenbildung innerhalb weniger Wochen (Abb. 24-1).
Die **Therapie** umfaßt Bettruhe, systemische Antibiotika, Antiphlogistika sowie lokale Desinfektion.

24.2.2 Vulvitis

Vulvitis

Definition: Entzündung im Bereich der Vulva, häufig in Kombination mit entzündlichen Veränderungen im Bereich der Vagina (Vulvovaginitis).
Epidemiologie und Ätiologie: Die Vulvitis ist ein sehr häufiges Krankheitsbild, das meist durch Infektionen bedingt ist. Als Ursache kommen in Frage: Syphilis, Gonorrhoe, bakterielle Infektionen, Trichomonaden, Skabies sowie Candida albicans.

Ursachen infektiöser Vulvitis:
- Syphilis
- Gonorrhoe
- bakteriell
- Trichomonaden
- Skabies
- Candida albicans

Die **Vulvitis candidomycetica** ist durch eine intensive Rötung und Schwellung der Schleimhäute, die von ausgedehnten weißlichen Belägen bedeckt sind, gekennzeichnet. Charakteristisch ist ferner ein weißlicher krümeliger Fluor sowie ein meist sehr quälender Juckreiz. Ein gehäuftes Auftreten wird bei Diabetes mellitus, Einnahme von Kontrazeptiva und in der Schwangerschaft beobachtet.

Vulvitis candidomycetica
Begünstigende Faktoren:
- Diabetes mellitus
- orale Kontrazeptiva
- Schwangerschaft

Bei Kindern ist an die Möglichkeit einer durch **Oxyuren** bedingten Vulvitis zu denken. Diese werden meist durch Kratzen vom After in die Scheide verschleppt. **Artefakte** werden selten beobachtet, meist als Folge von Selbstmanipulationen oder nach Kindesmißhandlung bzw. nach Vergewaltigung. Eine vorsichtige Untersuchung nach Fremdkörpern sowie Anzeige bei Verdacht ist empfehlenswert.
Bei **Kontaktallergie** besteht ein zeitlicher Zusammenhang zwischen Applikation eines Externums und Beschwerden (z.B. bei Gummiallergie nach Verwendung von Kondomen).
Die **Vulvitis plasmacellularis Zoon** ist klinisch ähnlich der Balanitis plasmacellularis (s. 24.1.4) jedoch wesentlich seltener zu beobachten. Wichtig ist die differentialdiagnostische Abgrenzung zum Morbus Queyrat (Histologie!).

Vulvitis plasmacellularis Zoon
Wichtig ist die differentialdiagnostische Abgrenzung zum Morbus Queyrat (Histologie)!

24.2.3 Lichen sclerosus et atrophicus
(s. auch S.222)

Lichen sclerosus et atrophicus

Definition: Lichenoide, zur Sklerosierung führende chronische Erkrankung, die hauptsächlich die Genitoanal-Region aber auch das übrige Integument betreffen kann (Abb.24-2).
Epidemiologie und Ätiologie: Frauen sind häufiger betroffen als Männer.

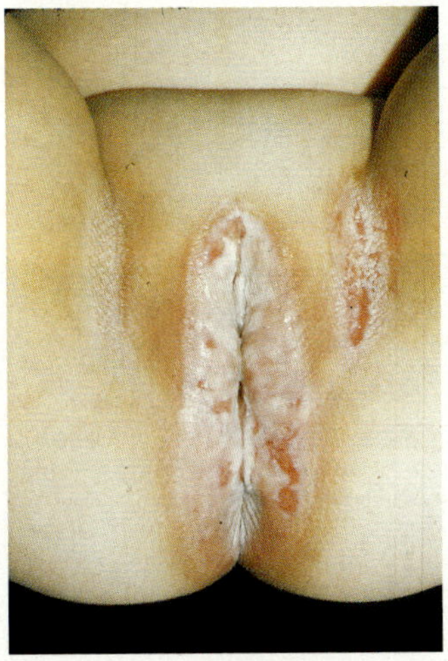

Abb. 24-2
Lichen sclerosus et atrophicus

Die Inzidenz nimmt mit steigendem Alter zu, kann aber bereits in der Kindheit auftreten. Die Ätiologie ist ungeklärt.

Klinik:
- weißliche porzellanartige Herde
- glänzende Oberfläche
- zigarettenpapierdünne Haut

Folgen:
- Einengung des Introitus vaginae
- beim Mann Phimose (Balanitis xerotica obliterans)

Klinik: Die Primäreffloreszenzen sind gruppiert stehende, erythematöse Papeln, die häufig konfluieren und sich in weißliche, porzellanartige Herde umwandeln. Chronische Läsionen treten in ein atrophisch sklerosierendes Stadium ein, erscheinen dann glänzend, pergament- bzw. zigarettenpapierartig. Die Atrophie führt zu einer Einengung des Introitus vaginae und zu einer Verkleinerung der Labia minora. Beim Mann kommt es nicht selten durch die Einengung des Präputialblattes (Balanitis xerotica obliterans) zur Ausbildung einer Phimose (s. 24.1.1). Die Läsionen sind mechanisch leicht irritabel, daher werden Rhagaden oder Hämorrhagien beobachtet. Im Gegensatz zum Mann kann der Lichen sclerosus et atrophicus am weiblichen Genitale (= „Kraurosis vulvae“) erheblichen Juckreiz verursachen. Die histologische Untersuchung zeigt eine extrem atrophe Epidermis, die gesamte papilläre Dermis ist zellarm, das Bindegewebe gequollen und hyalinisiert.

Differentialdiagnose:
- Leukoplakie
- Lichen simplex chronicus
- Lichen ruber planus
- zirkumskripte Sklerodermie

Differentialdiagnostisch sind Leukoplakie, Lichen simplex chronicus, Lichen ruber planus und eine zirkumskripte Sklerodermie in Erwägung zu ziehen.

Die **Therapie** ist wenig befriedigend, eine ätiologische Behandlung ist nicht möglich. Besserung ist eventuell durch die lokale bzw. intraläsionale Applikation von Kortikosteroiden zu erzielen. Eingeschränkt wirksam sind östrogen- bzw. androgenhältige Externa.

Andere Erkrankungen des weiblichen Genitales

24.2.4 Andere Erkrankungen des weiblichen Genitales

senile Vulvaatrophie

Die **senile Vulvaatrophie** wird häufig bei Frauen nach der Menopause bzw. bei Frauen nach Ovarektomie ohne hormonelle Substitution beobachtet. Regressive Veränderungen führen zur Verkleinerung und Schrumpfung der Labien, die Schleimhäute werden trocken und verursachen Juckreiz und Kohabitationsschwierigkeiten. Therapeutisch haben sich fette Externa bzw. östrogenhaltige Salben bewährt.

25 Grundzüge der Therapie in der Dermatologie

Grundzüge der Therapie in der Dermatologie

25.1 Therapie mit Externa

J. Auböck

Grundbegriffe der dermatologischen Therapie mit Externa

Mit einem äußerst geringen Nebenwirkungsrisiko hohe lokale Wirkstoffkonzentrationen zu erzielen, ist der Hauptvorteil einer sachgemäß durchgeführten Lokalbehandlung. Dafür stehen dem Therapeuten neben Kortikosteroiden und pharmazeutischen Spezialitäten, den Fundamenten der modernen Lokalbehandlung, zahlreiche andere traditionelle und neue Externa als Rüstzeug zur Verfügung.

Vorteile der Lokalbehandlung:
- Geringes Nebenwirkungsrisiko
- Hohe lokale Wirkstoffkonzentration

25.1.1 Galenische Darreichungsformen (Tab. 25-1)

Galenische Darreichungsformen

Äußerlich anzuwendende Arzneimittel setzen sich aus der *Grundlage* (= Vehikel) und den *inkorporierten Arzneistoffen* zusammen; vielfach sind verschiedene Hilfsstoffe wie Konservierungsmittel (z.B. Sorbinsäure), Antioxidantien (z.B. Alpha-Tocopherol), Feuchthaltemittel, Farb- und Duftstoffe zugesetzt.

Zusammensetzung äußerlicher Arzneimittel:
- Grundlage (= Vehikel)
- Arzneistoffe
- Hilfsstoffe: Konservierungsmittel, Antioxidantien, Feuchthaltemittel, Farb- und Duftstoffe

25.1.1.1 Indifferente Grundlagen

Indifferente Grundlagen

Ausgehend von den „Aggregatzuständen" flüssig, fest und halbfest unterscheiden wir die 6 klassischen galenischen Zubereitungen Salbe, Lösung, Puder, Creme, Paste und Schüttelmixtur.

- Flüssig, fest, halbfest

Salbe, Lösung, Puder, Creme, Paste, Schüttelmixtur

Flüssige Externa
Es gibt wäßrige, alkoholische (meist Äthanol, Isopropanol), wäßrig-alkoholische oder ölige; am gebräuchlichsten sind Lösung, Tinktur, Firnis, Schüttelmixtur, Milch, Spray und Schaum.

Flüssige Externa
- Wäßrig, alkoholisch, wäßrig-alkoholisch, ölig
- Lösung, Tinktur, Firnis, Schüttelmixtur, Milch, Spray, Schaum

Lösungen
Wäßrige Lösungen werden als Teil- oder Vollbäder zur Spülung und Reinigung eingesetzt und in Form feuchter Verbände angewendet. Je nach Anwendungszweck enthalten sie oberflächenaktive (z.B. Tenside), rückfettende (z.B. Lipide), keratolytische (z.B. 2–5% Kochsalz, Schmierseife), adstringierende (z.B. Gerbstoffe), entzündungshemmende (z.B. Kamille) oder antiseptische (z.B. 0,1% Chloramin, 0,1% Chinosol) Zusätze.
Feuchte Verbände (Umschläge) sind ausgesprochen entzündungswidrig (z.B. beim akuten, nässenden Ekzem), da sie die Haut abkühlen, entquellen und austrocknen.
Anwendung: Mit antiseptischen Lösungen getränkt, unterstützen sie neben der Sekretverflüssigung und Reinigung die Dekontamination von Ulzera. Feuchte Verbände müssen häufig erneuert und dürfen keinesfalls unter okklusiven Bedingungen (Cave Dunstwickel!) angewendet werden! Applikation einer Salbe oder lipophilen Creme vor Anlegen des feuchten Verbandes (= fett-feuchter Verband) erleichtert die Ablösung von Schuppen oder Krusten und hilft die Exsikkation intakter Haut vermeiden.
Alkoholische Lösungen (auch **Tinkturen**) sind in der Regel Gemische aus Äthanol (50–70%) oder Isopropanol (25–35%) mit Wasser. Sie dienen als

Lösungen
Wäßrige Lösungen:
Anwendung: Teil- oder Vollbad, feuchter Verband
Wirkstoffe: z.B.
- Tenside
- Lipide
- Schmierseife
- Kamillenextrakt
- Chloramin

Feuchte Verbände:
- entzündungswidrig, kühlend, austrocknend, sekretverflüssigend
- Reinigung und Dekontamination von Ulzera
- häufig zu erneuern

Sonderform: Fett-feuchter Verband

Tab. 25-1 Galenische Darreichungsform von Externa

Vehikel	Definition und Eigenschaften	Wirkungsweise
Cremes	Bei Raumtemperatur streichfähige Emulsionen aus lipophilen Grundlagen, Emulgatoren und Wasser	proportional zum Wasseranteil kühlend, entzündungswidrig und austrocknend
– Lipophile Cremes	W/Ö-Emulsionen mit 30(–50)% Wasseranteil; unbegrenzt mischbar mit Fetten	mäßig kühlend und austrocknend, deutlich okklusiv (vgl. Salben)
– Hydrophile Cremes	Ö/W-Emulsionen mit meist 70% Wasseranteil, unbegrenzt mischbar mit Wasser	stark kühlend und austrocknend (Dochteffekt), nicht okklusiv
– Ambiphile Cremes	Meist Ö/W-Emulsionen, mit Wasser und Fetten mischbar	je nach Wassergehalt
Firnisse = Lacke	Dünnflüssige Lösungen, die unter rascher Verdunstung des Lösungsmittels einen elastischen Film (z. B. Collodium) hinterlassen	hohe Wirkkonzentration des Wirkstoffes, rasches Eindringen durch Okklusiveffekt
Lösungen	Flüssige, arzneimittelhaltige Zubereitungen in hydrophilen (Wasser, Alkohole) Lösungsmitteln	sekretverflüssigend, stark kühlend (bes. bei Alkoholzusatz), entzündungshemmend, entquellend, austrocknend (Dochteffekt), gelegentlich Irritation durch Alkoholanteil
Lotio = Schüttelmixtur	Trockenpinselung, flüssige Suspension von unlöslichen Pudern in hydrophilen (wäßrigen oder alkoholisch-wäßrigen) Lösungsmitteln	gut kühlend, austrocknend, adstringierend, entzündungswidrig, friktionsmindernd, abdeckend
Lotion = Milch	Flüssige, wasserreiche Ö/W-Emulsion	stark kühlend und austrocknend, entzündungshemmend
Öle	Flüssige Lösungen oder Suspensionen in Ölen oder fettartigen Grundstoffen (z. B. Salizylöl)	austrocknend, kühlend
Pasten	Streichfähige Zubereitungen mit variablem Gehalt an suspendiertem Puder: harte Pasten ($\geq$50% Puderanteil), weiche Pasten (15–30% Puderanteil)	harte Pasten: aufsaugend, austrocknend, abdeckend; weiche Pasten: abdeckend und fettend; je nach Puderanteil adstringierend und entzündungshemmend; Klumpenbildung auf nässender, erosiver Haut
– Lipophile Pasten	Puder in lipophilen Salbengrundlagen	schlecht entfernbar (am besten abölen)
– Hydrophile Pasten	Puder in hydrophilen Emulsionen	zusätzlich kühlend, besser entfernbar (mit Wasser)
Puder	Organische (z. B. Stärke) und anorganische (Talkum, Zinkoxid) unlösliche Pulver bzw. Pulvergemische	kühlend, adstringierend, saugend, trocknend, abdekkend; Glätte und Gleitwirkung, friktionsmindernd; Klumpungsneigung auf erosiv nässenden Läsionen
Salben	Bei Raumtemperatur streichbare, in der Regel wasserfreie Grundlagen	wasserfrei, fettend; okklusiv: gesteigerte Hydration der Hornschicht durch eingeschränkte Perspiratio insensibilis, sekretstauend, wärmestauend (cave Ganzkörperbehandlung von Säuglingen!)
– Hydrophobe Salben	Lipophile Grundlagen ohne Wasseraufnahmevermögen	wasserabweisend, nicht abwaschbar
– Hydrophile Salben	Meist lipophile Grundlagen, die Emulgatoren enthalten und daher Wasser aufnehmen können (i. e. Absorptionsgrundlagen)	besser streichfähig und „einziehend", weniger fettig-glänzend, Ö/W- im Gegensatz zu W/Ö-Emulsionsbildnern abwaschbar
– Polyäthylenglykol-Salben	Gemisch aus Äthylenoxid-Polymeren, kann bis 5% Wasser aufnehmen, eigentlich den Hydrogelen zuzuordnen	nicht fettend, mäßig austrocknend, abwaschbar
Sprays	Sprühbare Externa (z. B. Puderspray, Salbenspray)	je nach Zusammensetzung
Tinkturen	Alkoholische Auszüge aus Drogen und Pflanzen, auch alkoholhaltige Lösungen von Arzneistoffen	rasch austrocknend und kühlend, manchmal irritierend
Transparente Gele	Bei Raumtemperatur streichbare, transparente Zubereitungen aus gerüstbildenden anorganischen (z. B. kolloidale Kieselsäure, Bentonit) oder hochpolymeren organischen Stoffen (z. B. Hydroxyäthylzellulose) und Flüssigkeit	je nach Art des Gels; kosmetisch vorteilhaft
– Lipogele/Oleogele/ Silikongele	Wasserfreie Gele aus öl- oder fettartigen Substanzen (z. B. Isopropylmyristat, flüssiges Paraffin, Polysiloxane); auch kohlenwasserstoffhaltige Grundlagen (Vaseline, Paraffin) allein werden oft als Lipogele bezeichnet	s. Salben, Silikongele sind nicht so stark fettend und ziehen besser in die Haut ein
– Hydrogele	Wasserreiche, fettfreie Gele, häufig mit Alkoholzusatz	stark austrocknend und kühlend, abwaschbar
– Emulsionsgele	„swinging gels", Gele aus äthoxylierten höheren Fettalkoholen oder Fettsäureestern, unpolaren Ölen und Wasser	s. Cremes

Vehikel für entzündungshemmende (z.B. Kortikoide), keratolytische (z.B. Salizylsäure), zytotoxische (z.B. Podophyllin), antimikrobielle (z.B. Antimykotika, Antibiotika) oder juckreizlindernde (z.B. 1% Menthol) Zusätze. Sie sind abwaschbar, wirken hautentfettend, austrocknend, kühlend und manchmal irritierend.
Anwendung: Bevorzugt am behaarten Kopf, im Gesicht, palmo-plantar und bei Seborrhoe.
Firnisse sind dünnflüssige Zubereitungen aus natürlichen (z.B. Kautschuk, Kollodiumwolle) oder synthetischen Polymeren und flüchtigen Lösungsmitteln (z.B. Diäthyläther, Chloroform). Letztere verdunsten rasch, während ein elastischer, festhaftender Film auf der Haut zurückbleibt.
Anwendung: Bewährtes Vehikel für keratolytische Wirkstoffe (z.B. Salizylsäure, Milchsäure) zur Behandlung von Warzen oder Clavi; silikonhaltiger Sprayfirnis zur Dekubitusprophylaxe.

Suspensionen
Eine **Schüttelmixtur** (auch **Lotio** oder **flüssiges Puder**) ist eine Suspension unlöslicher Pulver in (alkoholisch-)wäßriger Lösung. Vor dem Auftragen mit dem Pinsel **(Trockenpinselung)** müssen die nach längerem Stehen sedimentierten Feststoffe aufgeschüttelt werden. Nach Verdunsten des Lösungsmittels bleibt die Puderschicht an der Haut haften. Beimengung von Feuchthaltemitteln (z.B. Glyzerin), Schleimen (z.B. Tylose, Traganth) oder Wollwachsalkoholen verbessert Stabilität, Konsistenz und Haftfähigkeit.
Schüttelmixturen werden teils wirkstoffrei (Lotio alba, Lotio alba aquosa), teils als Vehikel (z.B. für Kortikosteroide) verwendet.
Eigenschaften: Austrocknend, adstringierend, kühlend (Zusatz von Alkohol erhöht die Kühlwirkung aber auch das Irritationspotential!), entzündungshemmend.
Anwendung: Nicht-nässende (sub)akute Dermatosen (z.B. Dermatitis, Sonnenbrand, Pityriasis rosea); Austrocknen intakter Herpesbläschen; irritierte, nicht-erosive intertriginöse Areale; Seborrhoe. Wie Puder sollten auch Schüttelmixturen wegen Klumpungsneigung nicht auf erosive, nässende Stellen gegeben werden.

Feste Externa
Puder sind feindisperse, unlösliche, inerte **anorganische** (z.B. Zink-, Titanoxid, Talkum, Bolus alba, Kalzium-Karbonat) oder **organische** (z.B. Stärke, kolloidale Kieselsäure, mikrokristalline Zellulose) Pulver(gemische). Sie werden wirkstofffrei oder mit meist antimikrobiellen Zusätzen als Streu- oder Spraypuder angewendet.
Eigenschaften: Adstringierend, kühlend (große Oberfläche!), entzündungswidrig, sekretaufnehmend, austrocknend, abdeckend, friktionsmindernd in Beugen und Körperfalten, nur geringe Haftfähigkeit.
Anwendung: Vorwiegend zur Kosmetik und Körperpflege; nur auf intakter, nicht auf erosiver, nässender Haut auftragen, um Klumpung und Sekretstau zu vermeiden.

Halbfeste, streichfähige Externa
Salben: Bei Zimmertemperatur streichfähige, wasserfreie Zubereitungen aus tierischen und pflanzlichen Fetten bzw. Ölen, Kohlenwasserstoffen und wachsartigen Substanzen.
Salbenbestandteile:
- **Tierische oder pflanzliche Öle** (z.B. Oliven-, Erdnuß-, Rizinusöl, Miglyol, Oleyloleat, Isopropylmyristat) und **Fette** (z.B. Schweineschmalz, hydrierte = gehärtete Öle). Sie bestehen aus gemischten Triglyzeriden, Estern aus Glyzerin und Fettsäuren. Da sie schlecht haltbar sind und leicht ranzig werden, ist meist der Zusatz von Konservierungsmitteln und Antioxidantien notwendig.
- **Mineralische Öle und Fette** (z.B. Vaselin, Paraffine [flüssig, dickflüssig, fest]) sind keine echten Fette sondern bei der Destillation von Erdöl oder Kohle gewonnene Kohlenwasserstoffgemische mit fettartiger Konsistenz. Sie sind weitgehend indifferent, inert, gut haltbar, galenisch kom-

Alkoholische Lösungen (auch **Tinkturen**):
- Gemische aus Äthanol oder Isopropanol und Wasser

Wirkstoffe: z.B.
- Kortikoide
- Salizylsäure
- Podophyllin
- Antimykotika
- Menthol
- abwaschbar
- entfettend
- austrocknend
- kühlend
- manchmal irritierend

Anwendung:
behaarter Kopf, palmo-plantar, Seborrhoe
Firnisse
Polymere Substanzen in flüchtigen Lösungsmitteln
Nach Verdunstung festhaftender Film
Suspensionen
Schüttelmixtur (Lotio)
Suspension von Pulver in (alkoholisch-) wäßriger Lösung
Wirkstoffe: z.B. Kortikosteroide,
- austrocknend
- adstringierend
- kühlend
- entzündungshemmend

Anwendung:
- Nicht-erosive (sub)akute Dermatosen
- intertriginöse Areale
- intakte Herpesbläschen
- Seborrhoe

Feste Externa
Puder:
- Anorganische: z.B. Zinkoxid, Talkum
- Organische: z.B. Stärke, kolloidale Kieselsäure

Eigenschaften:
- adstringierend, kühlend, entzündungswidrig, sekretaufnehmend, austrocknend, abdeckend, friktionsmindernd, geringe Haftfähigkeit

Anwendung:
Vorwiegend zur Kosmetik und Körperpflege

Halbfeste streichfähige Externa
Salben:

Bestandteile:
- **Tierische/pflanzliche Öle und Fette:**
  - Ester aus Glyzerin und Fettsäuren
  - Schlecht haltbar, werden leicht ranzig

Mineralische Öle und Fette:
- Kohlenwasserstoffgemische mit fettartiger Konsistenz
- indifferent
- inert
- gut haltbar
- kaum allergisierend

Plastibase
Synthetisches Gel aus Mineralöl und niedermolekularem Polyäthylen
Silikone:
- Siliziumhaltige Polymere
- wasserabstoßend
- inert
- niedrige Oberflächenspannung
- besser streichbar
- weniger stark fettend als Kohlenwasserstoffe
- ausgezeichnete Schutzwirkung gegen Wasser und wasserlösliche Irritantien

Anwendung:
- Windeldermatitis
- Dekubitusprophylaxe; Gewerbeschutzsalben

Wachse und wachsartige Stoffe:
- Ester aus Fettsäuren mit Fettsäurealkoholen

Absorptionsgrundlagen:
Zusammensetzung: Lipophile Grundlagen und Emulgatoren
- Wasserfrei, jedoch äußerst hydrophil
→ bilden unter Aufnahme von Wasser Emulsionen aus

Beispiele:
- Wollwachsalkoholsalbe
- Eucerinum anhydricum®
- Unguentum emulsificans

Emulgatoren:
Polare, oberflächenaktive Moleküle
Mizellenbildung in Anwesenheit von lipophilen Grundlagen und Wasser → Dispersion von Wasser- und Öltröpfchen in der komplementären öligen oder wässrigen Phase
W/Ö-Emulgatoren:
Vorwiegend nicht-ionogene gebräuchlich: z.B. Wollwachs(alkohole), Cholesterin, Sorbitan-Fettsäureester, Cetylstearylalkohol
Ö/W-Emulgatoren:
- Nicht-ionogene (z.B. Polyäthylenglykolstearat)
- Ionogene (z.B. Natriumlaurylsulfat)

Cremes (= Emulsionen):
Feindisperse Systeme aus zwei nicht miteinander mischbaren Phasen
Zusammensetzung:
Öl/Fett, Wasser und Emulgator
Emulsionstypen:
- lipophil (W/Ö)
- hydrophil (Ö/W)
- ambiphil (meist Ö/W)

Milch (auch **Lotion**)
Flüssige Ö/W-Emulsion

patibel mit den meisten Wirkstoffen und kaum allergisierend. Zusatz von Konservierungsmitteln und Antioxidantien ist nicht nötig.
- Weitaus weniger fettig und besser streichbar ist **Plastibase,** ein synthetisches Gel aus 95% Mineralöl und 5% niedermolekularem Polyäthylen.
- **Silikone** (z.B. Dimethylpolysiloxan) sind Polymere aus alternierenden Sauerstoff- und Siliziumatomen, an die Phenyl- oder Methylgruppen gebunden sind.
  Eigenschaften: Wasserabstoßend und inert wie die Kohlenwasserstoffe, aufgrund ihrer niedrigen Oberflächenspannung aber besser streichbar und weniger stark fettend. Ausgezeichnete Schutzwirkung gegen Wasser und wasserlösliche Irritantien.
  Anwendung: Windeldermatitis, Inkontinenz, Stomapflege, Dekubitusprophylaxe; Gewerbeschutzsalben.
- **Wachse und wachsartige Stoffe** (z.B. Bienenwachs, Cetylpalmitat) sind Ester aus Fettsäuren mit Fettsäurealkoholen. Sie sind hautfreundlich, können aufgrund ihrer schwach emulgierenden Wirkung etwas Feuchtigkeit aufnehmen und dienen unter anderem zur Herstellung kohlenwasserstofffreier Salben.

Absorptionsgrundlagen bestehen aus lipophilen Grundlagen und Emulgatoren; sie sind zwar wasserfrei, jedoch ausgesprochen hydrophil und können unter Ausbildung von Emulsionen reichlich Wasser aufnehmen. *Beispiele:* Wollwachsalkoholsalbe, Eucerinum anhydricum®, Unguentum emulsificans.

Emulgatoren sind polare, oberflächenaktive Substanzen. In Anwesenheit von lipophilen Grundlagen und Wasser führen sie zur Mizellenbildung und bewirken je nach Überwiegen lipophiler oder hydrophiler Eigenschaften die Dispersion von Wassertröpfchen in einer öligen (W/Ö-Emulgator) oder von Öltröpfchen in einer wäßrigen (Ö/W-Emulgator) „äußeren" Phase. Dabei wird diejenige zur äußeren Phase, in der sich der Emulgator am besten löst.

Die gebräuchlichsten **W/Ö-Emulgatoren** sind nicht-ionogen: Wollwachs(alkohole), Cholesterin; Sorbitan-, Glyzerin- und Propylenglykol-Fettsäureester; aliphatische Fettalkohole (Cetylstearylalkohol).

Als **Ö/W-Emulgatoren** dienen vor allem nicht-ionogene Ester und Äther der Polyäthylenglykole mit höheren Fettsäuren und Fettalkoholen (z.B. Polyäthylenglykolstearat), außerdem ionogene Schwefelsäureester höherer aliphatischer Alkohole (z.B. Natriumlaurylsulfat, Natriumcetylstearylsulfat). Um besonders stabile Ö/W-Emulsionen zu erzeugen, werden häufig Komplexe aus hydrophilen und lipophilen Emulgatoren, sog. Mischemulgatoren eingesetzt, zum Beispiel emulgierender Cetylstearylalkohol, ein Gemisch aus Natriumcetylstearylsulfat und Cetylstearylalkohol.

Cremes (= Emulsionen)
Emulsionen sind feindisperse Systeme aus zwei nicht miteinander mischbaren Phasen. Sie enthalten Öl/Fett, Wasser und einen Emulgator. Zur Verbesserung der Haltbarkeit sind in der Regel Konservierungsmittel notwendig. Je nach Emulgatortyp liegen *nicht abwaschbare, lipophile W/Ö-Emulsionen* oder *abwaschbare hydrophile Ö/W-Emulsionen* vor. Im Gegensatz dazu sind sog. *ambiphile Cremes* (meist Ö/W-Emulsionen mit höherem Emulgator- und Fettanteil) sowohl mit Wasser als auch Fett etwa gleich gut mischbar. Lipophile Cremes enthalten 30 bis 50%, hydrophile Cremes an die 70% Wasser. Bei noch höherem Wasseranteil liegt eine flüssige Ö/W-Emulsion, die **Milch** (auch **Lotion**), vor.
Beispiele: Wasserhaltige Wollwachsalkoholsalbe (lipophil), Unguentum emulsificans aquosum (hydrophil). Darüber hinaus bieten verschiedene pharmazeutische Firmen wirkstofffreie Salben und Cremes an, die sowohl miteinander als auch mit entsprechenden wirkstoffhaltigen Spezialitäten mischbar sind, um beispielsweise „Verdünnungen" von Kortikoidsalben anzufertigen oder das Vehikel exakt dem vorliegenden Hauttyp bzw. der Akuität der Dermatose anzupassen.
Beachte: Vielfach werden lipophile W/Ö-Cremes auch als Salben und lipophile einphasige Salben als Fettsalben bezeichnet.

Eigenschaften von Salben und Cremes

Lipophile Salben sind wasserabweisend, nicht abwaschbar, okklusiv und hautabdeckend. Durch Hemmung der Perspiratio insensibilis verursachen sie einen Feuchtigkeitsstau und bewirken Quellung und nachhaltige Hydration der Hornschicht.

Absorptionsgrundlagen lassen sich aufgrund des beigemengten Emulgators besser verteilen, glänzen weniger und ziehen besser in die Haut ein. Enthalten sie Ö/W-Emulgatoren, weisen sie zwar unverändert Fettsalbencharakter auf, sind aber mit Wasser abwaschbar. Geringer Zusatz von Puder (5–10%) erhöht die Abdampffähigkeit der Haut und vermindert den wärmestauenden Effekt.

W/Ö-Emulsionen besitzen aufgrund des geringen Wasseranteils eine gewisse Kühlwirkung, verhalten sich aber infolge der vorherrschenden lipophilen Phase im wesentlichen wie Salben. **Ö/W-Emulsionen** haben weiche Konsistenz, sind nicht abdeckend, ziehen rasch ein, wirken stark kühlend, entzündungshemmend und austrocknend. In verstärktem Maße treffen die genannten Merkmale auf Ö/W-Emulsionen vom Typ der Milch zu. Um eine übermäßige Austrocknung der Ö/W-Emulsionen zu verhindern, enthalten sie häufig wasserbindende, hygroskopische **Feuchthaltemittel (= humectants),** wie zum Beispiel Natriumlactat, Aminosäurengemische, Glyzerin, Sorbit, Phospholipide, Propylenglykol, Polyäthylenglykol, Harnstoff oder Kochsalz. Von den Feuchthaltemitteln unbedingt zu unterscheiden sind die lipophilen **Emollientia** (i.e. lipophile Salbengrundlagen, Absorptionsgrundlagen, W/Ö-Emulsionen), die allein aufgrund ihrer Okklusivwirkung dem Austrocknen der Haut entgegenwirken.

Anwendung von Salben und Cremes: Sie sind die bevorzugten Vehikel der modernen topischen Arzneimitteltherapie, gewähren eine außerordentlich gute Verfügbarkeit der Wirkstoffe und lassen sich optimal der Akuität der Dermatosen und dem Hauttyp anpassen. Lipophile, wasserfreie Salben eignen sich hervorragend zum Aufweichen und Ablösen von Schuppen und Krusten (fette Mazeration), bei hyperkeratotischen Ekzemen und allen Dermatosen mit sehr trockener, schuppender Haut (z.B. Ichthyosen, atopische Dermatitis). Auch lipophile Cremes werden bei trockener Haut erfolgreich eingesetzt, etwa bei chronisch-entzündlichen Dermatosen wie Psoriasis oder chronischen Ekzemen. Hingegen sind Ö/W-Emulsionen (hydrophile Creme, Milch) bei akut-nässenden entzündlichen Hautkrankheiten (z.B. Dermatitis, dyshidrotisches Ekzem) sowie Dermatosen des seborrhoischen Formenkreises indiziert und besonders zur Anwendung an intertriginösen Arealen geeignet.

Es ist zu beachten, daß lipophile Salben auf nässenden Dermatosen nicht nur schlecht haften sondern auch Sekretstau und sekundäre Infektion nach sich ziehen würden. Andererseits hätte fälschliche Behandlung trockener Haut mit „Feuchtigkeitscremes" erst recht einen gesteigerten Feuchtigkeitsverlust zur Folge („Dochteffekt"). Dauerhafte Hydration trockener Haut ist allein durch Behandlung mit lipophilen Externa (i.e. Emollientia) zu bewerkstelligen.

Pasten

Pasten sind Suspensionssalben aus Salbengrundlagen und Puder. In der Regel werden zur Herstellung wasserfreie, lipophile Grundlagen (z.B. Vaseline) vorgezogen; werden Emulsionen verwendet, resultieren dreiphasige **Kühlpasten** (auch Pasta aquosa). Als Puder dienen meist Zinkoxid oder Zinkoxid/Stärke-Mischungen. *Beispiel:* Zinkpaste. Bei geringem Puderanteil (15–30%) liegen weiche, bei hohem Puderanteil (≥50%) harte Pasten vor.

Eigenschaften und Anwendung: Kühlend, entzündungshemmend, austrocknend, sekretbindend und abdeckend. Harte Pasten sind besonders stark trocknend und eignen sich bei Seborrhoe, für intertriginöse Areale sowie zur Randabdeckung von Ulzera. Weiche Pasten sind wegen ihrer stärker fettenden Beschaffenheit bei trockener Haut und bei subakuten bis chronischen Dermatosen angezeigt. Gebräuchliche Inhaltsstoffe von Pa-

Eigenschaften von Salben und Cremes

Lipophile Salben:
- wasserabweisend
- nicht abwaschbar
- okklusiv

Hemmung der Perspiratio insensibilis
→ Feuchtigkeitsstau → Quellung
→ Hydration der Hornschicht

Absorptionsgrundlagen:
- besser streichbar
- weniger glänzend als lipophile Salben
- ziehen besser in die Haut ein

Absorptionsgrundlagen, die Ö/W-Emulgatoren enthalten, sind mit Wasser abwaschbar

W/Ö-Emulsionen

Gewisse Kühlwirkung, verhalten sich sonst wegen der vorherrschenden lipophilen Phase wie Salben

Ö/W-Emulsionen

Weiche Konsistenz, nicht abdeckend, ziehen rasch ein, wirken stark kühlend, entzündungshemmend und austrocknend

Feuchthaltemittel (= humectants)

Wasserbindende, hygroskopische Substanzen

Zugabe in Ö/W-Emulsionen verhindert übermäßige Austrocknung

Emollientia

Lipophile Salbengrundlagen, Absorptionsgrundlagen und W/Ö-Emulsionen

Führen aufgrund ihrer Okklusivwirkung der Haut Feuchtigkeit zu

Anwendung von Salben und Cremes

Lipophile, wasserfreie Salben:

Aufweichen und Ablösen von Schuppen und Krusten

Hyperkeratotische Ekzeme, Ichthyosen, atopische Dermatitis, sehr trockene Haut

Lipophile Cremes:

Dermatosen mit trockener Haut (z.B. Psoriasis oder chronische Ekzeme)

Ö/W-Emulsionen:

Akut-nässende entzündliche Hautkrankheiten, seborrhoische Dermatosen, intertriginöse Areale

Merke:
- Lipophile Salben nicht bei nässenden Dermatosen anwenden → Sekretstau → sekundäre Infektion
- Trockene Haut nicht mit „Feuchtigkeitscremes" behandeln → gesteigerter Feuchtigkeitsverlust („Dochteffekt")
- Dauerhafte Hydration trockener Haut ist allein mit lipophilen Externa (i.e. Emollientia) zu bewerkstelligen

Pasten:

Suspensionssalben aus lipophilen Salbengrundlagen und Puder
- Kühlpasten
- Weiche – harte Pasten

Anwendung
- Harte Pasten: Seborrhoe, intertriginöse Areale, Randabdeckung von Ulzera
- Weiche Pasten: trockene Haut

Wirkstoffe: z.B.
- Kortikosteroide, Antimykotika, Antiseptika

sten sind Kortikosteroide, Antimykotika und Antiseptika. Pasten lassen sich am besten mit Öl von der Haut entfernen.

Hydrogele:
Zusammensetzung:
Makromolekulare Gerüstbildner und hoher Wasseranteil
Eigenschaften:
- transparent, fettfrei, hydrophil, abwaschbar, kühlend, juckreizlindernd, entzündungswidrig, austrocknend, sekret-, wärme-, wasserdurchlässig

Anwendung:
- fette, seborrhoische Haut
- Akne vulgaris
- Mykosen

Wirkstoffe:
- Tretinoin
- Benzoylperoxid
- Antimykotika

Hydrogele
Hydrogele sind transparente, fettfreie, ausgesprochen hydrophile, abwaschbare Vehikel. Sie bestehen aus einem Netzwerk makromolekularer Gerüstbildner, in das durch Sorption ein sehr hoher Wasseranteil ($\geq 90\%$) eingelagert ist. Gebräuchlich sind *synthetische* (z.B. Polyacrylsäure-Carbopol®), *organische* (z.B. partiell hydrolisierte Stärke, Natriumalginat, [Carboxy]methylzellulose), seltener *anorganische* (z.B. Bentonit, Aerosil®) Gelbildner. Zusatz von Feuchthaltemitteln (z.B. Glyzerin) verhindert das Verdunsten des Wasseranteils und erhöht die Geschmeidigkeit des hydrophilen Oberflächenfilms.
Eigenschaften und Anwendung: Hydrogele wirken kühlend, juckreizlindernd, entzündungswidrig und austrocknend, sind gut sekret-, wärme- und wasserdurchlässig und besonders geeignet für fette, seborrhoische Haut. *Beispiele:* Tretinoin- und Benzoylperoxid-haltige Hydrogele zur Aknetherapie.

Arzneistoffe in der Lokaltherapie

Kortikosteroide

Wichtigste und wirksamste Substanzgruppe für die Lokalbehandlung
Wirkungsspektrum:
- entzündungshemmend
- antiproliferativ
- vasokonstriktorisch

Wirkungsort:
Epidermis und Dermis
Hydrokortison
Referenzsubstanz aller topischen Steroide
Schwach wirksam – geringste Nebenwirkungen

Kortikoide mit größerer Wirkstärke weisen auch stärkere unerwünschte Wirkungen auf

Übersicht

⟹

25.1.2 Arzneistoffe in der Lokaltherapie

25.1.2.1 Kortikosteroide

Sie stellen fraglos die wichtigste und wohl auch wirksamste Substanzgruppe für die Lokalbehandlung dar, werden bei einer Vielzahl von Hautkrankheiten erfolgreich eingesetzt und sind doch wie keine andere in den letzten Jahren ins Kreuzfeuer nur teils berechtigter Kritik geraten. Kortikosteroide wirken entzündungshemmend, antiproliferativ und vasokonstriktorisch. Ihr Wirkungsort ist sowohl Epidermis als auch Dermis.
Pharmakologie/Pharmakokinetik: Die Referenzsubstanz aller topischen Steroide, das *Hydrokortison,* ist schwach wirksam und weist auch die geringsten Nebenwirkungen auf. Durch chemische Modifikation (z.B. Hydroxylierung, Methylierung, Halogenisierung) ist es zwar gelungen, Kortikoide mit immer größerer Wirkstärke zu entwickeln, ohne jedoch – wie angestrebt – eine gleichzeitige Verminderung der unerwünschten Wirkungen zu erzielen. Eine eindeutige Beziehung zwischen Struktur und Wirkungsintensität ist nicht gegeben.

Übersicht über die Stärke gebräuchlicher topischer Kortikosteroide:

Schwach:
0,01% Dexamethason
0,25 bis 1% Hydrocortison(acetat)
Mäßig stark:
0,05% Clobetasonbutyrat
0,25% Fluocortolonpivalat
0,03% Flumethason-21-pivalat
0,025% Triamcinolonacetonid
Mittelstark:
0,1% Betamethasonvalerat
0,025% Fluocinolonacetonid
0,5% Fluocortolon
0,1% Fluprednidenacetat
0,1% Triamcinolonacetonid
Stark:
0,05% Betamethasondipropionat
0,25% Desoximethason
0,1% Difluocortolonvalerianat
0,01% Fluocinonid

Sehr stark:
0,05% Clobetasol-17-propionat
0,3% Difluocortolonvalerianat
0,05% Fluocinonid
0,1% Halcinonid

Durch **Verbesserung der Penetration** läßt sich die Wirksamkeit – aber auch das Nebenwirkungsrisiko – topischer Kortikoide weiter steigern. Körperpartien mit hoher Haarfollikel- und Schweißdrüsendichte weisen von Natur aus eine besonders gute (transfollikuläre) Permeabilität auf, das gleiche gilt für Hautareale mit dünnem Stratum corneum. Feldman und Maibach geben die relative Hydrokortisonpenetration wie folgt an: Handflächen und Fußsohlen: < 1, Unterarm: 1, Rücken: 1.7, Axilla/behaarter Kopf: 3.5, Gesicht: 6–13, Skrotum: 42. Wichtig für die optimale Penetration von Arzneistoffen ist ferner eine ausreichende Hydration der Haut; diese ist von Natur aus in den großen Beugen besonders hoch. Therapeutisch kann man einen Wärme- und Feuchtigkeitsstau mit nachfolgender Hydration, Quellung und Auflockerung der Hornschichten durch **Okklusivverbände** erreichen; dazu wird die behandelte Hautpartie mit einer Kunststoff-Folie luft- und wasserdicht abgedeckt. Die Penetration topischer Arzneistoffe läßt sich dadurch bis 100fach steigern. Auch hornschichterweichende Hilfsstoffe, wie Harnstoff und Salizylsäure, verbessern das Eindringvermögen. Ebenso erleichtert eine gestörte Barrierefunktion (z. B. Erosionen, Ekzeme) die Penetration. Überdies spielen die Hautdurchblutung und -temperatur, die Größe der behandelten Fläche, die Wirkstoffkonzentration, die Kontaktzeit, die Applikationsfrequenz und nicht zuletzt das Vehikel eine erhebliche Rolle, wobei die Vehikeleffektivität der Salben am höchsten ist: Salbe > Gel > Creme > Lotion.

Vermehrte Penetration topischer Kortikoide
→ erhöhte Wirksamkeit und gesteigertes Nebenwirkungsrisiko

An Körperpartien mit hoher Follikeldichte und dünnem Stratum corneum

Bei vermehrter Hydration der Haut

– Durch Okklusivverbände

– Durch hornschichterweichende Hilfsstoffe: z. B. Harnstoff und Salizylsäure
Bei gestörter Barrierefunktion (z. B. Erosionen, Ekzeme, Verbrennungen)
Bei vermehrter Hautdurchblutung und -temperatur
Bei großen behandelten Fläche, hoher Wirkstoffkonzentration, langer Kontaktzeit
Bei optimaler Vehikeleffektivität: Salbe > Gel > Creme > Lotion

Nebenwirkungen topischer Kortikosteroide

Die in der Öffentlichkeit übertrieben gefürchteten Nebenwirkungen sind bei akuten Dermatosen kaum je ein Problem, bei chronischen Dermatosen können sie durch sachgerechte Anwendung weitgehend vermieden oder gering gehalten werden.

Nebenwirkungen topischer Kortikosteroide sind durch sachgerechte Anwendung weitgehend vermeidbar

Systemische Nebenwirkungen (z. B. Unterdrückung der Nebennierenrindenfunktion, iatrogener Morbus Cushing) durch perkutane Resorption sind grundsätzlich möglich, jedoch nur bei großflächiger Anwendung potenter Steroide (z. B. Clobetasolpropionat), bei gleichzeitiger Gabe von Retinoiden (verdünntes Stratum corneum!) und erheblicher Beeinträchtigung der Barrierefunktion durch den Krankheitsprozeß eine reale Gefahr. Während selbst nach chronischem, sachgerechtem Gebrauch schwacher bis mittelstarker Kortikoide kaum systemische Nebenwirkungen zu befürchten sind, zieht sogar die einmalige Applikation von 15 g Clobetasolpropionat auf normale Haut Erwachsener innerhalb von 9 Stunden eine völlige Suppression der Nebennierenrindenfunktion nach sich, so daß eine derartige Lokaltherapie eigentlich einer systemischen Behandlung gleichkommt.

Systemische Nebenwirkungen:
– Nur bei großflächiger Anwendung potenter Steroide, gleichzeitiger Gabe von Retinoiden (verdünntes Stratum corneum!) und Beeinträchtigung der Barrierefunktion
– Kaum nach chronischem Gebrauch schwacher bis mittelstarker Kortikoide
– Einmalige Applikation von 15 g Clobetasolpropionat auf normale Haut Erwachsener führt innerhalb 9 Stunden zu einer völligen Suppression der Nebennierenrindenfunktion

Lokale Nebenwirkungen stellen sich erst nach längerer Anwendung ein und sind in ihrem Ausmaß proportional zur Behandlungsdauer, Potenz und Menge des verwendeten Präparates. Sie treten vor allem bei Kindern, bei Okklusivanwendung und an Hautregionen mit hoher Permeabilität auf:

- *Atrophie:* teilweise reversible Verdünnung aller Hautschichten, zigarettenpapierartige Fältelung
- *Striae distensae:* typischerweise intertriginös, irreversibel
- *Steroidakne:* selten bei lokaler Applikation
- *Verzögerte Wundheilung*
- *Maskierung* (z. B. Tinea incognita) oder *Verschlechterung* (z. B. periorale Dermatitis) vorbestehender Dermatosen
- *Teleangiektasien:* oft flächenhaft (z. B. Rubeosis faciei), teilweise reversibel
- *Steroidpurpura:* vermehrte Gefäßfragilität mit flächenhaften Hautblutungen bereits nach geringfügigen Traumen
- *Hypertrichose:* meist nach okklusiver Anwendung, rückbildungsfähig

Lokale Nebenwirkungen:
Ausmaß proportional zur Behandlungsdauer, Potenz und Menge des verwendeten Präparates
Vor allem bei Kindern, Okklusivanwendung, Hautregionen mit hoher Permeabilität

- Atrophie
- Striae distensae
- Steroidakne
- Verzögerte Wundheilung
- Maskierung oder Verschlechterung vorbestehender Dermatosen
- Teleangiektasien
- Steroidpurpura
- Hypertrichose

- *Allergische Kontaktdermatitis:* in der Regel auf Salbengrundlagen und Konservierungsmittel, anfänglich oft maskiert.

Steroidabhängigkeit der Haut: Eine meist milde, häufig durch Kosmetika hervorgerufene Irritation der Haut wird zunächst scheinbar erfolgreich mit einem topischen Kortikosteroid behandelt. Wird die ursächliche Noxe nicht erkannt und eliminiert, stellt sich bald ein Rezidiv („rebound dermatitis") ein, das mit ähnlich gutem Erfolg auf Steroide anspricht. Die Rezidive werden jedoch bald intensiver und die erscheinungsfreien Intervalle immer kürzer. Die Folge ist meist eine Dauerbehandlung mit potenteren Steroiden, an deren Ende schließlich massive Steroidschäden stehen („Steroidrosacea", periorale Dermatitis). Dieser Circulus vitiosus kann allein durch Absetzen der Kortikoidexterna durchbrochen werden; wegen der häufig ausgeprägten rebound dermatitis ist eine stationäre Kortikoidentwöhnung anzustreben.

Prinzipien der lokalen Steroidtherapie

- *Topische Steroide* wirken symptomatisch und nicht kausal! Falsche Anwendung etwa bei verkannten Neoplasien (z.B. Morbus Bowen) oder Mykosen („Tinea incognita") führt zu verwaschenen, schwer einordenbaren Bildern, zum Zeitverlust und damit zum Schaden des Patienten.
- Auch *steroidfreie Präparate* (z.B. indifferente Grundlagen, cignolinhaltige Externa) führen manchmal zum Ziel.
- Um frühzeitige Gewöhnung an Kortikoide („Tachyphylaxie") hintanzuhalten und Nebenwirkungen zu verringern, die Behandlung akuter wie chronischer Dermatosen anfangs energisch beginnen und möglichst bald stufenförmig auf die minimale erforderliche Dosis reduzieren (Stufentherapie)! Dies erfolgt entweder durch Verwendung einer geringeren Konzentration („Verdünnung" von Fertigpräparaten mit geeigneten Vehikeln), Wahl schwächerer Präparate oder geringerer Applikationsfrequenz. Bei länger dauernder Behandlung ist eine diskontinuierliche Applikation im Wechsel (12–24stündige Intervalle) mit einer kortikosteroidfreien Salbengrundlage anzustreben (Tandemtherapie). Niemals abrupt absetzen, Rebound-Gefahr!
- Hochpotente Steroide (z.B. Clobetasolpropionat) wegen der Gefahr systemischer Nebenwirkungen nie länger als 2 Wochen anwenden und die wöchentliche Gesamtdosis von 50(–100) g nicht überschreiten.
- *Besondere Vorsicht* im Gesicht (Steroidsucht, periorale Dermatitis), in intertriginösen Arealen (Atrophie, Striae) und bei Kindern (erhöhte Gefahr systemischer Nebenwirkungen)!
- Topische Kortikosteroide sind kontraindiziert bei infektiösen, atrophisierenden und ulzerösen Dermatosen.
- *Kombinationspräparate,* die zusätzlich Antibiotika, Antimykotika oder Antiseptika enthalten, bergen ein gesteigertes Nebenwirkungsrisiko (z.B. Sensibilisierung, Induktion resistenter Keime) und sind daher – von seltenen Ausnahmen abgesehen – abzulehnen! Eine solche „Schrotschußbehandlung" ersetzt keinesfalls die korrekte Diagnose, begünstigt aber die Verschleierung des ursprünglichen Krankheitsbildes.
- Die Patienten sollen über Art und Dauer der Anwendung aufgeklärt und zu wöchentlichen Kontrollen bestellt werden. Es ist wichtig, das Nutzen-Risiko-Verhältnis dieser Behandlungsform darzulegen, um Folgeschäden durch unkritischen Kortisonmißbrauch oder ängstliche Kortisonablehnung zu verhindern.

25.1.2.2 Antihistaminika

Wegen der umstrittenen Wirksamkeit und des beträchtlichen Sensibilisierungspotentials sollte auf ihre Anwendung gänzlich verzichtet werden. Im Gegensatz zur angegebenen Indikation ist beispielsweise ihre lindernde Wirkung nach Insektenstichen nicht besser als die eines Plazebos. Die kühlende Wirkung, ein Vehikeleffekt, läßt sich mit kaltem Wasser oder Eis schneller, effektiver und billiger erreichen.

- Allergische Kontaktdermatitis

Steroidabhängigkeit der Haut

Prinzipien der lokalen Steroidtherapie
Topische Steroide wirken symptomatisch und nicht kausal!

Auch steroidfreie Präparate führen manchmal zum Ziel!

Um Tachyphylaxie und Nebenwirkungen zu verhindern, anfangs energisch behandeln und bald stufenförmig auf die Erhaltungsdosis reduzieren (Stufentherapie). Die Dosisanpassung erfolgt durch Verdünnung, Wahl schwächerer Präparate, geringere Applikationsfrequenz oder Tandemtherapie

Niemals abrupt absetzen, Rebound-Gefahr!

Hochpotente Steroide nie länger als 2 Wochen anwenden und die wöchentliche Gesamtdosis von 50(–100) g nicht überschreiten
Besondere Vorsicht im Gesicht, intertriginösen Arealen und bei Kindern

Kontraindikation
Infektiöse, atrophisierende und ulzeröse Dermatosen
Kombinationspräparate sind – von seltenen Ausnahmen abgesehen – abzulehnen („Schrotschußbehandlung")

Folgeschäden durch unkritischen Kortisonmißbrauch oder ängstliche Kortisonablehnung sollen verhindert werden

Antihistaminika

Umstrittene Wirksamkeit und beträchtliches Sensibilisierungspotential, auf ihre Anwendung sollte gänzlich verzichtet werden

25.1.2.3 Keratolytische Substanzen

Salizylsäure: 5–10% Zubereitungen eignen sich (z.B. bei Psoriasis) hervorragend zur Ablösung von Schuppen; zum Aufweichen der Hornmassen bei Warzen, Schwielen und Clavi sind jedoch 20–40 (60)% erforderlich. Zur Anwendung am Kopf werden gewöhnlich Öle (z.B. Rizinusöl) als Vehikel verwendet, auf der nicht-behaarten Haut lipophile Salbengrundlagen (z.B. Vaseline), Pasten, Pflaster oder Firnisse. Bei großflächiger Anwendung, besonders an Säuglingen und Kindern, besteht die Gefahr einer resorptiven Salizylatintoxikation.

Harnstoff: Wird zwar perkutan resorbiert, ist jedoch nicht toxisch. 10% Zubereitungen wirken ausgezeichnet schuppenlösend und hornschichterweichend; darüber hinaus unterstützt Harnstoff die Hydration trockener Haut und wirkt juckreizlindernd. Bei Onychomykosen eignen sich (20–)40% Harnstoffsalben hervorragend zur atraumatischen Auflösung befallener, bröckeliger Nagelmassen.

Tretinoin: 0,02–0,1% Präparate (Gel, Creme, Lösung, Tupfer) haben einen stark antikeratinisierenden Effekt, führen zur Auflockerung und Verdünnung der Hornschicht und wirken hervorragend komedolytisch. *Nebenwirkungen:* Toxische Kontaktdermatitis (am stärksten irritierend wirkt die Lösung, gefolgt von Gel und Creme). Eine „Schälbehandlung" mit Tretinoin bei Komedonenakne muß langfristig durchgeführt und je nach individueller Empfindlichkeit einschleichend begonnen werden, gegebenenfalls unter Einsatz von „Verdünnungen". Mäßige Rötung, Schuppung und Spannungsgefühl sind tolerierbar und ein Hinweis für die wirksame Anwendung. Klinische „Verschlechterung" infolge „Abstoßung" der Komedonen zwischen der 3. und 6. Behandlungswoche signalisiert beginnenden Therapieerfolg. Aufgrund der Hornschichtverdünnung verstärkte Penetration von gleichzeitig lokal applizierten Substanzen und UV-Strahlen (Gefahr des Sonnenbrandes! Unbedingt auf Lichtschutz achten!).

Benzoylperoxid: Mäßig schälende und komedolytische Eigenschaften. *Anwendung:* 5–10%, meist als Gel oder Creme zur Aknetherapie, dabei ist auch die antibakterielle Aktivität (u.a. gegen P. acnes) vorteilhaft. *Nebenwirkungen:* Toxische und allergische Kontaktdermatitis.

Keratolytische Substanzen

Salizylsäure:
- Zur Ablösung von Schuppen 5–10%, zum Aufweichen von Warzen, Schwielen und Clavi 20–40 (60)% Zubereitungen
- Am Kopf Öle, auf der nicht-behaarten Haut meist lipophile Salbengrundlagen als Vehikel
- Bei großflächiger Anwendung Gefahr der perkutanen Salizylatintoxikation

Harnstoff:
- Nicht toxisch
- 10% Zubereitung schuppenlösend und hornschichterweichend; unterstützt Hydration trockener Haut; juckreizlindernd
- Bei Onychomykosen (20–)40% Harnstoffsalben zur atraumatischen Auflösung befallener Nägel

Tretinoin:
- 0,02–0,1%, vor allem als Gel, Creme und Lösung
- Stark antikeratinisierend, bewirkt Auflockerung und Verdünnung der Hornschicht, komedolytisch

Nebenwirkungen:
Toxische Kontaktdermatitis
Anwendung:
Schälbehandlung bei Komedonenakne
Beachte: Verstärkte Penetration von gleichzeitig lokal applizierten Substanzen und UV-Strahlen
→ Gefahr von Sonnenbrand!

Benzoylperoxid
Anwendung:
5–10% zur Aknetherapie

25.1.2.4 Lokalanästhetika

Sie sind als Monosubstanzen oder in zahlreichen Mischpräparaten zur lokalen Juckreiz- und Schmerzstillung verfügbar. Auf intakter Haut sind sie weitgehend wirkungslos, da sie das Stratum corneum nicht durchdringen. Sie sollten in Ausnahmefällen nur auf Schleimhäuten eingesetzt werden (vorzugsweise Lidocain); *Nebenwirkungen:* Beträchtliches Sensibilisierungspotential, resorptive Vergiftungen.

Lokalanästhetika

Auf intakter Haut weitgehend wirkungslos
In Ausnahmefällen auf Schleimhäuten einsetzen (vorzugsweise Lidocain)
Nebenwirkungen:
Sensibilisierung, resorptive Vergiftungen

25.1.2.5 Antibiotika

Tetrazykline sowie die Makrolidantibiotika **Erythromycin** und **Clindamycin** werden in Form magistraler Rezepturen oder Spezialitäten (jeweils 1–5%) erfolgreich zu Behandlung der *Akne vulgaris* (und verwandter Dermatosen) und *oberflächlicher Pyodermien* (z.B. Follikulitis) eingesetzt. Die Sensibilisierungsrate dieser Substanzen ist gering; Probleme ergeben sich vielmehr aus dem gelegentlichen Auftreten einer gramnegativen Follikulitis und – vor allem bei den Tetrazyklinen – der zunehmenden Entwicklung resistenter Staphylokokken.

Fusidinsäure ist außergewöhnlich wirksam gegen Straphylokokken, in geringerem Ausmaß auch gegen Streptokokken und Corynebakterien, und eignet sich hervorragend zur Behandlung oberflächlicher Pyodermien (Impetigo, Follikulitis); aufgrund der hohen Penetrationsfähigkeit (wohl wegen der steroidähnlichen Ringstruktur) ist sie auch bei tieferen Staphylokokkeninfektionen (z.B. Paronychie, Furunkel) hilfreich. Nachteilig ist einzig die manchmal rasche Resistenzentwicklung der Staphylokokken.

Antibiotika

Tetrazykline, Erythromycin, Clindamycin
1–5% zur Behandlung der Akne vulgaris und oberflächlicher Pyodermien
Nebenwirkungen:
- gramnegative Follikulitis
- Entwicklung resistenter Staphylokokken (vor allem bei Tetrazyklinen)

Fusidinsäure:
- Außergewöhnlich wirksam gegen Staphylokokken
- ausreichend gegen Streptokokken und Corynebakterien.

Anwendung:
Impetigo, Follikulitis
Nebenwirkung: Resistenzentwicklung gegenüber Staphylokokken

Mupirocin
Anwendung:
Impetigo, Follikulitis

Chloramphenicol
Ist entbehrlich als lokales Antibiotikum und sollte wegen Gefahr lebensbedrohlicher Blutbildschäden nicht mehr verordnet werden

Peptidantibiotika:
- Polymyxin B
- Bacitracin
- Gramicidin
- Thyrothricin

Glykosidantibiotika:
- Neomycin
- Gentamycin
- Framycetin

Vielfach unkritisch und zu häufig angewendet
Nebenwirkungen:
- häufig Kontaktsensibilisierung (Neomycin: 3–6%)
- Selektion resistenter Keime
- Hemmung der Wundgranulation durch Aminoglykoside
- nach großflächiger Anwendung Nephro- und Ototoxizität

Mupirocin, ein für Strepto- und Staphylokokken (einschließlich methicillinresistenter Stämme) bakterizides topisches Antibiotikum, wirkt gleichfalls vorzüglich bei Impetigo und Follikulitis.
Chloramphenicol ist entbehrlich als topisches Antibiotikum; da es sogar bei lokaler Applikation lebensbedrohliche Blutbildschäden auf allergischer, nicht dosisabhängiger Basis auslösen kann, sollte es nicht mehr verordnet werden!
Vielfach unkritisch und zu häufig werden die Peptidantibiotika **Polymyxin B, Bacitracin, Gramicidin, Thyrothricin** sowie die Glykosidantibiotika **Neomycin, Gentamycin** und **Framycetin** angewendet. Bacitracin, Gramicidin und Thyrothricin richten sich fast ausschließlich gegen *grampositive,* Neomycin, Gentamycin, Framycetin und Polymyxin B vorwiegend gegen *gramnegative* Erreger. Um das Wirkungsspektrum zu erweitern, sind diese Antibiotika zumeist als Kombinationspräparate in Gebrauch. *Nebenwirkungen:* Recht häufig kommt es zur Kontaktsensibilisierung (für Neomycin beträgt die Inzidenz 3–6%), auch anaphylaktische Reaktionen wurden bekannt (z.B. Polymyxin B). Das Kernproblem ist die Selektion resistenter Keime, die sich mitunter epidemieartig in Krankenabteilungen ausbreiten können; zwischen Neomycin, Gentamycin und Framycetin besteht eine partielle Kreuzresistenz. Aminoglykoside hemmen die Wundgranulation beträchtlich (40–50%!); nach großflächiger Anwendung sind nephrotoxische und ototoxische Nebenwirkungen nicht auszuschließen. Grundsätzlich sollte der Einsatz topischer Antibiotika möglichst kurzzeitig erfolgen und, wo immer es zweckmäßig ist, zugunsten antiseptischer Externa eingeschränkt werden.

Antimykotika

Amphotericin B und **Nystatin**
Ausschließlich bei Hefepilz-Mykosen wirksam

Imidazol-Derivate, Naftifin, Ciclopiroxolamin:
- Gut wirksam und verträglich
- „Breitbandantimykotika"

Wirkungsspektrum:
Hefepilze und Dermatophyten; zusätzlich antibakterielle Wirksamkeit gegen einige grampositive Bakterien

Tolnaftat
Selektiv gegen Dermatophyten wirksam

25.1.2.6 Antimykotika

Zur Lokaltherapie von Dermatomykosen durch Dermatophyten eignen sich alle gängigen Antimykotika mit Ausnahme von **Amphotericin B** und **Nystatin,** die ausschließlich bei Hefepilz-Mykosen eingesetzt werden.
Wegen ihrer guten Wirksamkeit und Verträglichkeit werden bevorzugt **Imidazol-Derivate** (z.B. Bifonazol, Clotrimazol, Econazol, Isoconazol, Ketoconazol, Miconazol, Tioconazol), **Naftifin** und **Ciclopiroxolamin** eingesetzt. Deren Wirkungsspektrum umfaßt sowohl Hefepilze als auch Dermatophyten („Breitbandantimykotika") und erstreckt sich auf einige, überwiegend grampositive Bakterien. Ähnlich breite antimykotische Wirksamkeit weist beispielsweise Polyvidon-Jod (s. Antiseptika) auf. **Tolnaftat** wirkt selektiv gegen Dermatophyten.
Zahlreiche andere traditionelle Antimykotika (z.B. quaternäre Ammoniumbasen, Salizylsäure, Phenole, Farbstoffe, Schwefel) wurden weitgehend von den neuen, weniger toxischen und wirksameren Substanzgruppen verdrängt.

Antiseptika

Anwendung:
primäre und sekundäre Hautinfektionen, z.B. Pyodermien, kontaminierte Ulzera
Sie sollten topischen Antibiotika bei längerem Einsatz vorgezogen werden

Chlorverbindungen
0,1–1% Chloraminlösung wirkt germizid auf die meisten Bakterien, Viren, Pilze und Protozoen
Gut verträglich, keine nennenswerte Granulationshemmung
Spülungen oder feuchte Verbände zur Reinigung kontaminierter Ulzera und Wunden

Jodophore
Ähnliches Wirkungsprofil wie Chlorverbindungen

25.1.2.7 Antiseptika

In der Dermatologie finden Antiseptika in erster Linie zur Behandlung primärer (z.B. Pyodermien) und sekundärer Hautinfektionen (z.B. von Ulzera, Verbrennungswunden) Anwendung. Wenngleich sie im allgemeinen eine schwächere antimikrobielle Aktivität aufweisen als topische Antibiotika, sollten sie diesen zumindest bei längerem Einsatz vorgezogen werden, um Resistenzentwicklungen zu vermeiden. Aus der Vielzahl sehr heterogener Substanzgruppen seien wegen ihres besonders günstigen Nutzen-Risiko-Verhältnisses folgende antiseptische Wirkstoffe hervorgehoben:
Chlorverbindungen und chlorfreisetzende Substanzen (z.B. Chloramin: 0,1–1% wäßrig) wirken germizid auf die meisten Bakterien, Viren, Pilze und Protozoen. Sie sind gut verträglich, weisen keine nennenswerte Granulationshemmung auf und haben sich in Form von Spülungen oder feuchten Verbänden zur Reinigung kontaminierter Ulzera und Wunden bewährt.
Jodophore (z.B. Polyvidon-Jod) weisen ein ähnliches Wirkungsprofil auf

und sind u.a. als Lösung, Salbe, Tüll, Seife, Shampoo, Vaginal-Ovula verfügbar.
Gesteigerte Penetration bei Kindern, in zerstörter Haut (z.B. Verbrennungen) und an Schleimhäuten kann zu erhöhten Jodspiegeln im Blut führen. *Vaginale Applikation* von PVP-Jod *bei Schwangeren* ist *absolut kontraindiziert,* da es sich in der Amnionflüssigkeit anreichert und beim Feten eine manifeste Hypothyreose induzieren kann!
Chlorhexidin (0,1–1%) ist bakterizid gegen ein breites Spektrum grampositiver und -negativer Erreger. *Anwendung* als Mundantiseptikum und bei Wundinfektionen. *Nebenwirkungen:* Granulationshemmung (>60%!), Irritation, Zahnverfärbung bei langdauernder Anwendung.
Chinolinderivate (z.B. 8-Hydroxychinolin, Chlorquinaldol, Clioquinol) wirken fungistatisch und bakteriostatisch gegen grampositive Keime.
Wasserstoffperoxid wird meist in seiner Wirksamkeit weit überschätzt, zumal es eine äußerst geringe, kurzfristige antiseptische Aktivität aufweist, die zudem durch organisches Material (z.B. Sekret) aufgehoben wird. Gefährlich ist die Anwendung in Wundhöhlen mit erschwertem Gasaustritt (Emboliegefahr!).
Auch für die mancherorts wegen ihrer quellenden und austrocknenden Eigenschaften noch geschätzten **organischen Farbstoffe** (z.B. Gentianaviolett (= Pyoktanin), Brilliant-Grün, Fuchsin, Acriflaviniumchlorid) ist nur mehr wenig Platz in der zeitgemäßen Lokaltherapie; sie bewirken eine ausgeprägte Hemmung der Wundgranulation (>90%!) und verhindern aufgrund der Verfärbung eine exakte Beurteilung des Lokalstatus. Darüberhinaus bewirkt Gentianaviolett nicht selten lokale Nekrosen, Fuchsin vereinzelt perkutane Intoxikationen und Acriflaviniumchlorid regelmäßig Irritation und manchmal Photosensibilisierung.
Wegen der Gefahr mitunter tödlicher perkutaner Intoxikationen sollte gänzlich auf Anwendung folgender traditioneller Antiseptika verzichtet werden: Phenol/Resorcin/Hexachlorophen, anorganische und organische Quecksilberverbindungen, Borsäure.

25.1.2.8 Virustatika

Während die Herpes simplex-Keratitis auf die gängigen topischen Virustatika (z.B. Idoxuridin, Vidarabin, Aciclovir) gut anspricht, ist der Behandlungserfolg bei Herpes simplex und zoster der Haut und Schleimhäute im allgemeinen enttäuschend. Allenfalls beim Herpes genitalis scheint topisches Aciclovir günstig zu wirken.

25.1.2.9 Klassische Wirkstoffe

Teere
Sie entstehen durch trockene Destillation von Kohle (Steinkohlenteer) oder Holz (Holzteer).
Steinkohlenteer (Pix lithanthracis) ist ein variables Gemisch aus Kohlenwasserstoffen (50%; darunter Verbindungen aus der Benzol-, Anilin- und Chinolinreihe sowie Pyridinbasen), Kohlenstoff (40%) und Wasser (10%); insgesamt enthält Teer an die 10000! erst zur Hälfte definierter Substanzen, darunter die Karzinogene Benzpyren, Benzanthracen und Dibenzanthracen. Diese und andere Teerinhaltstoffe weisen phototoxische Eigenschaften auf, das Aktionsspektrum liegt im UV-A Bereich.
Die antiproliferativen, entzündungshemmenden und juckreizstillenden Effekte wurden zur Behandlung subakuter bis chronischer Dermatosen, vor allem der Psoriasis, genutzt. Als besonders wirkungsvoll hat sich die von Goeckerman bereits 1925 angegebene kombinierte Teer- und UV-Behandlung erwiesen.
Wegen ihrer bekannten kanzerogenen und mutagenen Natur sollten Teere heute nur noch mit größter Zurückhaltung eingesetzt werden.

Gesteigerte Penetration bei Kindern, Verbrennungen und an Schleimhäuten → erhöhte Jodspiegel im Blut
Vaginale Applikation bei **Schwangeren** ist absolut **kontraindiziert:** Anreicherung von Jod in der Amnionflüssigkeit → manifeste Hypothyreose beim Feten!
Chlorhexidin:
Bakterizid gegen ein breites Spektrum grampositiver und -negativer Erreger
Anwendung:
- Mundantiseptikum
- Wundinfektionen

Nebenwirkungen:
- Ausgeprägte Granulationshemmung
- Irritation
- Zahnverfärbung

Chinolinderivate
Fungistatisch und bakteriostatisch gegen grampositive Keime
Wasserstoffperoxid:
- Äußerst geringe, kurzfristige antiseptische Aktivität.
- Gefährlich: Anwendung in Wundhöhlen mit erschwertem Gasaustritt (Emboliegefahr!)

Organische Farbstoffe:
- Sollten wegen ihrer zahlreichen nachteiligen Wirkungen zurückhaltend eingesetzt werden
- Fast völlige Hemmung der Wundgranulation
- Wegen Verfärbung erschwerte Beurteilung des Lokalstatus
- Lokale Nekrosen (Gentianaviolett), perkutane Intoxikationen (Fuchsin), Irritation und Photosensibilisierung (Acriflaviniumchlorid)

Virustatika
Vertreter:
Idoxuridin, Vidarabin, Aciclovir
Behandlungserfolg:
bei Herpes simplex und zoster der Haut und Schleimhäute enttäuschend, beim Herpes genitalis günstige Wirkung

Klassische Wirkstoffe

Teere (Steinkohlenteer, Holzteere)

Steinkohlenteer (Pix lithanthracis):
Variables Gemisch aus Kohlenwasserstoffen, Kohlenstoff und Wasser.
Enthält Benzol-, Anilin- und Chinolinverbindungen sowie Pyridinbasen, darunter die Karzinogene Benzpyren, Benzanthracen und Dibenzanthracen
Zahlreiche Teerinhaltsstoffe weisen phototoxische Eigenschaften auf
Wirkung:
- antiproliferativ
- entzündungshemmend
- juckreizstillend

Anwendung:
subakute bis chronische Dermatosen
bei Psoriasis kombinierte Teer- und UV-Behandlung (nach Goeckerman)

- Glukokortikoide,
- Antihistaminika,
- Retinoide,
- Zytostatika,
- Immunmodulatoren.

Antibiotika

25.2.1 Antibiotika

Indikationen zur Antibiotikatherapie

Die Antibiotika sind die erste Stoffgruppe gewesen, mit denen eine kausale und gleichzeitig auch eine kurative Therapie in der Medizin möglich war. Die Behandlung der durch Geschlechtsverkehr übertragenen Infektionen sind an anderer Stelle abgehandelt. Prinzipiell werden Antibiotika und Sulfonamide zu häufig und nicht selten in einer nicht adäquaten Dosierung eingesetzt, d. h. unterdosiert. Die Schwere der klinische Symptomatik, Ausdehnung und Intensität der Hautveränderungen, Lymphangitis und -adenitis sowie die Allgemeinsymptome wie Fieber und Schmerzen müssen bei der Indikationsstellung zu einer systemischen antibiotischen Therapie berücksichtigt werden. Bei der Durchführung der antibiotischen Therapie muß außerdem beachtet werden, daß eine nicht indizierte Behandlung die Gefahr einer Resistenzerzeugung in den Bakterien oder eine Sensibilisierung des Patienten zur Folge haben kann.

Lokale Antibiotika sollen wegen Gefahr der Resistenzentwicklung und Allergisierung nur äußerst zurückhaltend eingesetzt werden
Ausnahme: Mupirocin

Bei bereits bestehender oder erworbener Resistenz sind die Antibiotika wirkungslos, bei einer Allergie des Patienten gegen diese chemische Stoffgruppe verbietet sich die Anwendung wegen der Gefahr einer lebensbedrohenden allergischen Reaktion. Aus diesen Gründen sollten möglichst keine Antibiotika in Salben, Cremes, Lotiones oder Puder angewendet werden: Es wird einmal die Möglichkeit der Ausbildung der Antibiotika-Resistenz unterstützt und außerdem führen die meisten Antibiotika, wenn sie lokal appliziert werden, wesentlich häufiger als nach enteraler oder parenteraler Gabe zu einer Allergie. Hat sich die Allergie einmal manifestiert, verbietet sich nachfolgend auch die enterale und parenterale Verwendung.

Das *Mupirocin* (Eismycin®) wird aufgrund seines Wirkungsmechanismus niemals parenteral appliziert werden können; außerdem ist die chemische Struktur völlig different zu anderen Antibiotika, so daß Kreuzallergien nicht vorkommen können und eine lokale Applikation des Präparates vertretbar ist.

Vor einer Antibiotikatherapie:
- kultureller Erregernachweis
- Resistenzbestimmung

muß vorliegen oder veranlaßt sein

Ehe man sich bei einer Hautinfektion zu einer antibiotischen Therapie unter den oben aufgeführten Kautelen entschließt, sollte man möglichst einen **Erregernachweis** und eine **Resistenzbestimmung** vorliegen haben. Es muß gewährleistet sein, daß die Erreger lege artis entnommen worden sind, ein möglichst kurzdauernder Transport in einem adäquaten Medium eine optimale mikroskopische und kulturelle Untersuchung erfolgte und daß die Relevanz der Erregerbefunde richtig und kritisch vom Arzt eingeschätzt werden kann.

Streptokokkeninfektionen wegen der bekannten Komplikationen:
immer systemisch antibiotisch behandeln!

Nicht jede Pyodermie, wohl aber eine streptogene Infektion mit der Gefahr renaler, kardialer oder arthritischer Komplikationen sollte mit entsprechenden Antibiotika behandelt werden.

Streptokokken-Infektionen:

- Mittel der Wahl: Penizilline
- Ausweichpräparat: Erythromycin
- ungünstig:
  - Tetrazykline
  - Gyrasehemmer

25.2.1.1 Streptokokken-Infektionen

Die streptogene *Impetigo contagiosa* spricht gut auf *Penizillin* an: 3 mal 1 Mega eines oral applizierbaren Pencillin über 10 bis 14 Tage bei entsprechender Lokaltherapie sind ausreichend. Das Erysipel kann ebenso behandelt werden. Bei Komplikationen, Rezidiven, Lokalisation im Gesicht, an den Unterschenkeln oder an den Füßen sind zusätzlich intravenöse Penizillin-Kurzinfusionen in einer Dosierung von 10–20 Mega IE/Tag notwendig. Bei einer *Penizillin-Allergie* ist ein Ausweichen auf *Erythromycin* in einer Dosierung von 2 g/Tag sinnvoll. Eine Behandlung mit Tetrazyklinen oder Gyrasehemmern, z.B. Ofloxacin, ist nicht ratsam, da Resistenzen einiger Streptokokkenstämme gegen diese Antibiotika bekannt geworden sind.

25.2.1.2 Staphylokokken-Infektion

Der natürliche Lebensraum der Staphylokokken sind Haut- und Schleimhäute von Mensch und Tier. Die Koagulase-negativen Staphylokokken sind immer nachweisbar und bei etwa 25% der Bevölkerung können sie

Tab. 25-3 Orale oder parenterale Antibiotikatherapie*

Antibiotikum	Dosierung (pro Tag) Erwachsene	Kinder
Vorherrschend Staphylokokken-bedingte Infektionen		
Isoxazolyl-Penizilline:		
Oxacillin (Stapenor®) Cloxacillin (Dichlor-Stapenor®) Flucloxacillin (Staphylex®)	3 × 2–4 g	100–150 mg/kg (in 3 Einzeldosen)
Clindamycin (Sobelin®)	3 × 600 mg	10–25 mg/kg (in 3 Einzeldosen)
Fosfomycin (Fosfocin®)	3 × 5 g	200 mg/kg (in 3 Einzeldosen)
Vancomycin (Vancomycin®)	3 × 1 g	50 mg/kg (in 3 Einzeldosen)
Antibiotika mit breitem Erregerspektrum		
Cephalosporine 2. Generation:		
Cefamandol (Mandokef®)	3 × 2 g	100–150 mg/kg (in 3 Einzeldosen)
Cefotiam (Spizef®)	3 × 2 g	100–150 mg/kg (in 3 Einzeldosen)
Cefazolin (Gramaxin®)	3 × 2 g	100–150 mg/kg (in 3 Einzeldosen)
Cefuroxim (Zinacef®)	3 × 1,5 g	100–150 mg/kg (in 3 Einzeldosen)
Cephalosporine 3. Generation:		
Cefotaxim (Claforan®)	3 × 2 g	100–150 mg/kg (in 3 Einzeldosen)
Ceftizoxim (Ceftix®)	3 × 2 g	100–150 mg/kg (in 3 Einzeldosen)
Ceftazidim (Fortum®)	3 × 2 g	100–150 mg/kg (in 3 Einzeldosen)
Cefmenoxim (Tacef®)	3 × 2 g	100–150 mg/kg (in 3 Einzeldosen)
Orale Cephalosporine:		
Cefaclor (Panoral®)	3 × 0.5 g	30 mg/kg
Cefadroxil (Bidocef®)	2 × 1 g	50 mg/kg (in 2 Einzeldosen)
Cefalexin (Ceporexin®)	2–4 × 0.5–1.0 g	25–100 mg/kg (in 3 Einzeldosen)
Cefradin (Sefril®)	4 × 0.5–1.0 g	50–100 mg/kg (in 3 Einzeldosen)
Aminoglykoside:		
Gentamycin (Refobacin®)	3–5 mg/kg	3–5 mg/kg (2–3 Einzeldosen)
Tobramycin (Gernebcin®)	6 mg/kg	6 mg/kg (in 3 Einzeldosen)
Netilmicin (Certomycin®)	6 mg/kg	6 mg/kg (in 3 Einzeldosen)
Gyrasehemmer:		
Ciprofloxacin (Ciprobay®)	2 × 400 mg	5–10 mg/kg (in 2 Einzeldosen)

* In Anlehnung an Adam D, Guggenbichler JP, Hartlapp JH, Kayser FH, Knothe H, Peters G, Roth B, Vogel F u. Zöller M; Münch Med Wschr 131: S 728–733

Staphylokokken-Infektion

- Koagulase-negativ: nur bei Immunsupprimierten pathogen
- Koagulase-positiv: obligat pathogen

Therapie
s. Tab. 25-3; 25-4

Tab. 25-4 Staphylokokken-bedingte Hautkrankheiten: Empfohlene Antibiotikabehandlung*

Krankheit	Erreger	Empfohlene Antibiotika
Pyodermien	Staph. aureus	Isoxazolyl-Penizillin (+ Cephalosporin der 2. Generation)
	oder	Clindamycin (+ Cephalosporin der 2. Generation)
	oder	Fosfomycin (+ Cephalosporin der 2. Generation)
Sepsis nach Fremdkörper-Infektion	Staph. epidermis Staph. aureus	Isoxazolyl-Penizillin + Aminoglykosid
	oder	Clindamycin + Cephalosporin (3. Generation)
	oder	Vancomycin + Fosfomycin
SSSS (SSSS = Staphylococcal Scalded Skin Syndrome) Toxic Shock Syndrome	Staph. aureus	Clindamycin
Furunkel	Staph. aureus	Orale Cephalosporine Amoxicillin + Clavulansäure (= β-Lactamase-Inhibitor)

* In Anlehnung an Adam D, Guggenbichler JP, Hartlapp JH, Kayser FH, Knothe H, Peters G, Roth B, Vogel F u. Zöller M; Münch Med Wschr 131: S 728–733

pathogen sein, wobei jedoch fast immer eine Immunsuppression vorliegt. Im Gegensatz dazu müssen Koagulase-positive Staphylokokken als pathogen angesehen werden. Bei bestimmten Hautkrankheiten, dem Staphylokokken-induzierten Lyell-Syndrom ist eine Phagentypisierung erforderlich, weil nur bestimmte Staphylokokken dieses Krankheitsbild auslösen. Da die häufigsten Infektionen an der Haut auf Staphylokokken zurückzuführen sind, sind in Tab. 25-3 und 25-4 Übersichten über die Verwendung der oral oder parenteral applizierbaren Antibiotika gegeben. Eine antibiotische Therapie ohne Vorliegen des Antibiogramms kann mit diesen Substanzen durchgeführt werden, wenn dies klinisch erforderlich ist.

Bei nachgewiesenen Staphylokokken-Infekten (s. Tab. 25-4) sind die dort hervorgehobenen antibiotischen Vorschläge sinnvoll. Es muß jedoch nochmals betont werden, daß nicht jede Infektion der Haut einer systemischen Antibiotikabehandlung bedarf.

Sonstige: Bei ausgedehnten Superinfektionen, z. B. bei der atopischen Dermatitis oder im Rahmen von Immundefekten (z. B. AIDS), bei reduziertem Allgemeinzustand, wenn es nicht möglich ist, eine Differenzierung der Erreger und ihrer Resistenzlage abzuwarten, empfehlen wir Gyrasehemmer, z. B. Ciprobay® oder Cephalosporine der 2. und 3. Generation, z. B. Cefamandol®, Cefotaxim.

Antimykotika

Oberflächliche Hautmykosen sind gut mit Azol-Antimykotika zu behandeln

Wirkmechanismus:
Hemmung des Pilzwandaufbaus

25.2.2 Antimykotika

Die Behandlung der **Hautmykosen** ist durch die Entwicklung der antimykotisch wirkenden *Azole* einfach geworden: Die Azole hemmen im Pilz ein P450-Isoenzym, die Lanosterol-Demethylase, so daß das für die Pilzwand essentielle Sterol Ergosterol nicht gebildet werden kann. Während der Lokaltherapie mit Azolen keine systemischen Rückwirkungen auf den P450-abhängigen endogenen Steroidstoffwechsel hat, sollte das Medikament bei systemischer Gabe sehr vorsichtig angewendet werden. Interaktionen mit zahlreichen Medikamenten, aber auch mit endogenen Substraten der P450-Isoenzyme sind bekannt.

Hefepilzinfektionen, in erster Linie Candida-Mykosen, lassen sich meist mit lokal applizierbarem *Nystatin* beherrschen, was auch für die Erkrankung der Mundhöhle und des äußeren Genitales (Vagina) gilt. Die **Candidasepsis** muß systemisch mit *Fluorcytosin*® oder *Amphotericin B* behandelt werden.

Hefepilzinfektionen von Schleimhäuten werden mit Nystatin behandelt

25.2.3 Virustatika

Virustatika

Das Virustatikum *Acyclovir* (Hydroxymethylguanin) ist bei oraler und besonders bei parenteraler Applikation (5 mg/kg – bei schweren Verläufen 10 mg/kg) ein sehr wirksames Mittel zur Behandlung schwerer **Herpes Erkrankungen,** wie Herpes-Encephalitis oder Eczema herpeticatum. Besonders aber bei schwerem Herpes zoster hat sich das Mittel segensreich ausgewirkt. Die Zoster-Neuritis hingegen wird nicht nennenswert beeinflußt. Ob unter dem virustatischen Schutz mit Acyclovir eine Glukokortikoid-Therapie (30–50 mg Prednisolon-Äquivalente/Tag) zur Besserung oder Verhütung der Neuritiden sinnvoll und effektiv ist, kann heute noch nicht beantwortet werden.

Acyclovir
effektives Virustatikum bei schweren Herpes-simplex-Virus- und Varicella-zoster-Virus-Infektionen

25.2.4 Glukokortikoide (s. Tab. 25-5)

Glukokortikoide

Die Einführung der Glukokortikoide in die Therapie entzündlicher („rheumatischer") Erkrankungen durch Hench und Mitarbeiter (1949) war ein Meilenstein in der Entwicklung der Therapie. Ebensolche Bedeutung hat auch die Einführung der lokalen Glukokortikoid-Behandlung durch Sulzberger und Witten (1952), worauf hier nicht näher eingegangen werden soll. Die wichtigsten in der Medizin und somit auch in der Dermatologie verwendeten Hormone sind in Tab. 25-5 zusammengetragen. Die wesentlichen Modifikationen des Cortisol-Moleküls mit maßgeblicher Steigerung der Wirksamkeit waren: Doppelbindung (Δ^1-Δ^2) in Ring A, Halogenierung oder Methylierung in Ring B, Halogenierung oder Methylierung in Ring D und/oder Veresterung in der Seitenkette an C_{17} oder C_{21}. Die wesentlichen Indikationen sind heute die **Autoimmunerkrankungen:** Formenkreis des Pemphigus, bullöses Pemphigoid, Lupus erythematodes (systemische Formen), allergische Krankheiten und solche, bei denen eine derartige Patho-

topisch wirksame Glukokortikoide stehen durch Modifikationen des Cortisolmoleküls zur Verfügung

Indikation
Autoimmunkrankheiten

Bei den meisten entzündlichen Dermatosen, bei denen Glukokortikoiden indiziert sind, genügt die topische Therapie

Tab. 25-5 Zusammenstellung der pharmakologischen und endokrinologischen Eigenschaften der wesentlichen Glukokortikoid-Präparate

Glukokortikoid	Präparate-beispiel	Äquivalenz-Dosis	Entzündungs-Hemmfaktor (Cortisol = 1)	Halbwertszeiten		Hypophysäre Hemmwirkung (mg/m^2)
				T/2 – (in Minuten)	Biologisch (in Stunden)	
Cortison	Cortison	25	0.8	90	8–12	14
Cortisol	Hydrocortison	20	1.0	90	8–12	12
Prednison (Δ^1–Δ^2-Cortison)	Decortin	5	3.5	200	18–36	9
Prednisolon (Δ^1–Δ^2-Cortisol)	Decortin H	5	4.0	200	18–36	9
6α-Methyl-prednisolon	Urbason	4	5.0	200	18–36	9
Fluorcortolon (6α-Fluor-11β,21-dihydroxy-16α-methyl-1,4-pregnadien-3,20-dion)	Ultralan	4	5.0	200	18–36	9
Triamcinolon (9α-Fluor-16α-hydroxyprednisolon)	Volon	4	5.0	200	18–36	9
Dexamethason (9α-Fluor-16α-methyl-prednisolon)	Fortecortin	0.8	30	300	36–54	0.6

genese diskutiert wird, z. B. Vaskulitiden, Pyoderma gangraenosum, Sweet-Syndrom, Urtikaria-Vaskulitis. Bei zahlreichen **allergischen Krankheiten,** z. B. allergische Kontaktdermatitis ist die *lokale Glukokortikoid-Therapie* fast immer ausreichend. Bei sehr chronisch verlaufenden, relativ gering auf die Glukokortikoid-Therapie ansprechende Dermatosen, wie die Psoriasis, sollte man äußerst vorsichtig mit einer oralen oder systemischen Therapie sein, weil man fast immer Dosen über der Cushing Schwelle (7,5–10 mg Prednisolon-Äquivalent/Tag) benötigt und ein Ausschleichen oder ein Absetzen der Therapie häufig mit einem massiven Rezidiv erkauft wird.

Prinzipien der systemischen Glukokortikoid-Therapie:

Tagesrhythmik beachten

Dosis nach
- Grundleiden
- Risikofaktoren

ausrichten

Die **orale Glukokortikoid-Therapie** wird insbesondere bei der Langzeit Therapie unter Beachtung der zirkardianen Cortisol-Rhythmik in Form einer einmaligen morgendlichen Gabe (zwischen 6–8 Uhr) durchgeführt. Neue Untersuchungen über die zirkadiane Expression der Cortisol-Rezeptoren auf Lymphozyten mit einem Maximum um 23 Uhr und einem Minimum um 8 Uhr sprechen jedoch dafür, daß eine zusätzliche abendliche Gabe effizienter sein könnte und damit vielleicht die Gesamtdosis des Glukokortikoid gesenkt werden kann. Da nach Applikation von Dosen über 7,5 mg Prednisolon-Äquivalent pro Tag mit einer Beinflussung der Nebennierenrinden-Regulation gerechnet werden muß, ist immer eine ausschleichende Dosierung erforderlich. Die **Dosierung** der Glukokortikoide richtet sich nach dem Grundleiden und insbesondere auch danach, ob Risikofaktoren wie Hypertonie, Diabetes mellitus und eine angeborene oder erworbene Immunschwächen vorliegen. Wenn notwendig ist eine kurzzeitige hochdosierte (100 mg Prednisolonäquivalent/Tag) sinnvoll. Bei schweren Krankheiten muß hochdosiert begonnen werden, weil eine Unterdosierung meist eine höhere Gesamtdosis erfordert.

Antihistaminika

Systemische Gabe zur ausreichenden therapeutischen Wirkung erforderlich

25.2.5 Antihistaminika

Eine Lokalbehandlung mit Antihistaminika reicht nicht aus. Die Behandlung muß ausnahmslos oral oder parenteral durchgeführt werden. Die Medikamente wirken durch eine Blockade der H_1-Rezeptoren auf Zellen, die bei der allergischen Reaktion betroffen sind, besonders Mastzellen. Der zusätzliche Einsatz von H_2-Blockern (Cimetidin, Ranitidin) kann bei schweren therapieresistenten Urtikariaformen notwendig werden. Die früher verwendeten Antihistaminika wiesen fast ausnahmslos unerwünschte Wirkungen auf: Müdigkeit mit Fahruntauglichkeit. Diese unangenehmen Eigenschaften der H_1-Blocker sind bei stationär behandelten Patienten nicht so gravierend. Häufig gelingt es nur mit der sedierenden Komponente der H_1-Blocker, den massiven Juckreiz zu unterdrücken.
Hier einzuordnen sind:

H_1-Blocker **mit** sedierender Komponente

- Pheniramin (Avil®) 2–3 mal 50 mg/Tag (mittlere Dosierung)
- Dimetindenmaleat (Fenistil®) 3 mal 1 mg/Tag (mittlere Dosierung)
- Alimemazin (Repeltin®) 3 mal 5 mg/Tag (mittlere Dosierung) oder 5,5,25 mg/Tag (mittlere Dosierung)
- Clemastin (Tavegil®) 2–3 mal 1 mg/Tag (mittlere Dosierung)
- Ketotifen (Zaditen®) 2 mal 1 mg/Tag (mittlere Dosierung)

Die neueren Antihistaminika haben diese sedierende Komponente praktisch nicht mehr.

ohne sedierende Komponente:
- Astemizol
- Terfenadin

Dazu zählen:
- Astemizol (Hismanal®) 1 mal 10 mg/Tag (mittlere Dosierung)
- Terfenadin (Teldane®) 2 mal 60 mg/Tag (mittlere Dosierung)

Wie bei fast jeder medikamentösen Therapie ist eine Behandlung mit Kombinationspräparaten – hier die Kombination von Glukokortikoiden mit H_1-Blockern – unsinnig, weil eine optimale Dosierung nicht erreicht wird. Häufig genügt es, die Antihistaminika-Dosis zu steigern, manchmal muß aber die Glukokortikoid-Dosis erhöht werden. Das ist natürlich nicht mit einem Kombinationspräparat möglich. Insgesamt hat jedoch die Entwicklung der modernen H_1-Blocker dazu geführt, daß allergische Typ-I-Reaktionen (Gell-Coombs) besser behandelt werden können und teilweise die spezifische Hyposensibilisierung ersetzen kann.

25.2.6 Retinoide

Retinoide

Zum Teil chemisch stark veränderte Derivate des Vitamin A

Retinoide sind Derivate des Vitamin A, die allerdings z.T. chemisch sehr stark verändert worden sind.

Allgemeines: Penizillin und Cortisol haben eine Revolution in der Therapie von Allgemeinkrankheiten und natürlich auch von Dermatosen eingeleitet. Wenn man von den biologischen und von den biochemischen Befunden ausgeht, die diese Vitamin-A-Derivate an Zellen und insbesondere an epidermalen Zellen auslösen können, mußte eine vergleichbare Revolution in der Dermatotherapie durch die synthetischen Retinoide erwartet werden.

Leider haben sich die Hoffnungen nicht erfüllt: Zahlreiche unerwünschte Wirkungen und das Ausbleiben mancher therapeutischer Effekte haben die Erwartungen, die an diese Substanzen geknüpft wurden, wesentlich eingeschränkt.

Etretinat
Wichtigstes Retinoid bei der Behandlung von Verhornungsstörungen

Unerwünschte Wirkungen müssen bedacht und überwacht werden

Tigason® (= Etretinat): Dies war das erste klinische verwendbare, orale Präparat. Wenngleich sich die anfänglichen Ergebnisse nur z.T. bestätigt haben, ist es heute noch das wichtigste Retinoid bei der Behandlung von **Verhornungsstörungen,** wie der psoriatischen Erythrodermie, der Psoriasis pustulosa und einigen mit Hyperkeratose einhergehenden Genodermatosen: Dyskeratosis follicularis Darier, schwere Ichthyosen (Ichthyosis hystrix). Die initiale Dosierung beträgt 1 mg/kg Körpergewicht, wobei eine Dosis von 75 mg pro Tag nicht überschritten werden sollte. Die Hoffnung, durch eine niedrigere Dosis ohne unerwünschte Wirkungen auch eine Psoriasis vulgaris erfolgreich und dauerhaft mit Tigason® zu behandeln, haben sich nicht bestätigt.

Cave: Teratogenität!

Kontraindikation
Frauen im gebärfähigen Alter

Die **unerwünschten Wirkungen** des Tigason® sind jedoch so gravierend, daß nur ausnahmsweise die Behandlung angewendet werden kann: Trockene Haut, Cheilitis, Alopezie, Lipidstoffwechselstörungen oder Knochenstörungen sind dosisabhängige obligate Nebenwirkungen der Therapie. Nach dem Stand unseres heutigen Wissens scheinen alle diese unerwünschten Wirkungen reversibel. Entscheidend aber ist, daß alle Retinoide, wie auch Vitamin A, **dosisabhängig teratogen** wirken. Frauen, die unter der Therapie konzipieren, müssen mit der Geburt eines mißgebildeten Kindes rechnen. Somit ist die Therapie bei Frauen im gebärfähigen Alter kontraindiziert. Nur ausnahmsweise, und, wenn vor Therapiebeginn eine Schwangerschaft ausgeschlossen ist, eine sichere Kontrazeption während der Retinoid-Gabe auch noch für wenigstens 24 Monate nach Absetzen des Präparates gewährleistet ist, kann ausnahmsweise einmal diese Behandlung auch bei Frauen im gebärfähigen Alter durchgeführt werden.

Etretin
Hauptmetabolit von Etretinat mit kürzerer Halbwertszeit

Neo-Tigason® (= Etretin): Neo-Tigason® hat eine wesentlich *kürzere Halbwertszeit.* Da jedoch die Umwandlung von Neo-Tigason® in Tigason® möglich ist, reduziert sich dieser Vorteil. Nach Beendigung der Neo-Tigason®-Therapie müssen wir den Frauen im gebärfähigen Alter die gleichen Auflagen wie nach Abschluß der Tigason®-Behandlung machen: Zwei Jahre keine Schwangerschaft. Es bleibt außerdem abzuwarten, ob die freie Säure (= Etretin) ebenso effektiv wie der Ester ist.

13-cis-Retinsäure
Wichtiges Therapeutikum bei schwerer Akne

Roaccutan® (Isotretinoin): Dieses Retinoid wird vorherrschend bei der Behandlung der **Akne** (schweren Verlaufsformen!), der **Rosacea** (schwere Verlaufsformen) und einigen pustulösen Dermatosen eingesetzt. Besonders bei den schweren, konglobierenden Akneformen, die zu massiven Entstellungen führen können, ist dieses Präparat segensreich. Da es sich bei den Kranken fast ausnahmslos um junge Frauen im gebärfähigen Alter handelt, muß die teratogene Wirkung der 13-cis-Retinsäure genau beachtet werden.

Zusammenfassung: Alle drei heute gebräuchlichen Retinoide gehen in Abhängigkeit von Dauer und Dosis der Therapie mit massiven unerwünschten Wirkungen einher: Trockene Haut (Cheilitis), Lipidstoffwechselstörungen,

Knochenveränderungen, Teratogenität. Nur in außergewöhnlich seltenen Fällen ist eine orale Retinoid-Therapie indiziert, die jedoch intensiv vom Dermatologen überwacht werden muß.

Zytostatika

Indikationen für Zytostatika in der Dermatologie
- Autoimmunerkrankungen
- maligne Tumoren

25.2.7 Zytostatika

Zytostatika allein oder in Kombination mit Glukokortikoiden haben in der Dermatologie ihre Indikation bei Autoimmunkrankheiten: Formenkreis des Pemphigus, bullöses Pemphigoid, Systemische Sklerodermie, Dermatomyositis, Systemischer Lupus erythematodes, Pyoderma gangraenosum, Vaskulitis usw. Ausgedehnte Lymphome mit systemischem Befall, lokal nicht zu beherrschende Tumoren oder Tumoren mit ausgedehnter Metastasierung. (Die lokale Behandlung mit Zytostatika, in erster Linie 5-Fluorouracil oder Bleomycin, soll nicht berücksichtigt werden).

Autoimmunkrankheiten

25.2.7.1 Autoimmunerkrankungen

Die Grundlage der Therapie von Autoimmunkrankheiten ist die Behandlung mit Glukokortikoiden, vorherrschend Prednisolon, Methylprednisolon, Triamcinolon oder Fluorcortolen in entsprechender Dosierung (Tab. 25-5). Die zusätzliche zytostatische Behandlung – häufig nicht korrekt als immunsuppressive Behandlung – bezeichnet, setzt sich aus verschiedenen Zytostatika zusammen. Heute spielen vorherrschend die Antimetaboliten Azathioprin (Purin-Antimetabolit), wesentlich seltener auch das Methotrexat (Folsäureantagonist) eine Rolle bei der Behandlung. Besonders bei schweren vaskulitischen Veränderungen im Rahmen des systemischen Lupus erythematodes, der Wegener'schen Granulomatose und anderen Vaskulitis-Formen ist die Gabe von Alkylantien in erster Linie von Cyclophosphamid und von Melphalan indiziert.

T-Zell-Lymphome

25.2.7.2 T-Zell-Lymphome

Zur Behandlung der kutanen T-Zell-Lymphome vorherrschend unter dem klinischen Bild der Mycosis fungoides stehen in den fortgeschrittenen Stadien der Krankheit (Stage IV A und IV B) folgende Therapiemöglichkeiten zur Verfügung: UVB-, PUVA-, Ganzkörperfernbestrahlung unter Oberflächenbedingungen und/oder zytostatische Therapie. Leider gibt es heute kein Behandlungsschema, das mit berechtigter Hoffnung auf einen kurativen Effekt eingesetzt werden kann. Kombinationen der Elektronenstrahl-Therapie mit einer Gesamtdosis von 3000–3200 cGy über 8 bis 12 Wochen in Kombination einer jeweils 21tägigen Polychemotherapie:

Beispiel einer Polychemotherapie bei malignen Lymphomen der Haut

- Cyclophosphamid (500 mg/m^2 – Tag 1)
- Doxorubicin (50 mg/m^2 – Tag 1)
- Etoposid (100 mg/m^2 – Tag 1–3)
- Vincristin (1.4 mg/m^2 – Tag 1)

Trotz der guten Ansprechrate und der Remission unter der kombinierten Radio-Chemo-Therapie sind die Langzeit-Therapieerfolge nicht besser als nach der sukzessiv durchgeführten Therapie. Somit ist auch heute noch nicht klar, ob eine möglichst frühzeitig einsetzende Chemotherapie beim kutanen T-Zell-Lymphom unter dem Bilde der Mycosis fungoides effektiver als eine sukzessive Licht-, Photochemotherapie, Strahlen- und schließlich zytostatische Therapie ist.

Malignes Melanom

In den letzten Jahren größte Steigerungsrate

Früherkennung → chirurgische Therapie

25.2.7.3 Malignes Melanom

Das maligne Melanom ist neben dem Kolonkarzinom die maligne Geschwulst des Menschen, die in den letzten Jahren und Jahrzehnten die größte Steigerungsrate aufweist. Bei der Früherkennung und einer ausreichenden chirurgischen Therapie ist in der überwiegenden Mehrzahl der

Fälle mit einer Heilung zu rechnen. Im Gegensatz zu diesen erfreulichen Aspekten ist die Behandlung metastasierender Melanome nahezu hoffnungslos. Die Immuntherapie mit BCG-Impfungen hat versagt und die Behandlung mit Interferonen und Interleukinen ist bisher erst im Anfangsstadium. Bei der zytostatischen Therapie sind weltweit zwei Zytostatika allein oder in Kombination am häufigsten verwendet worden:
- Dacarbazin (DTIC = Dimethyl-triazeno-imidazol-carboxamid) und
- Cisplatin (Diaminodichlorplatin)

haben einen Einfluß auf das maligne Melanom und seine Metastasen. Es kann jedoch höchstens mit einer Ansprechrate der Tumoren und ihrer Metastasen von 20–30% gerechnet werden.

Häufigste Zytostatika:
- Dacarbazin
- Cisplatin

Ansprechrate jedoch nur gering (20–30%)

25.2.8 Immunmodulatoren

Immunmodulatoren

Allgemeines: In Anlehnung an die Definition von A.S. Fauci (1987) sind

Definition

> **Immunmodulatoren** biologisch vorkommende oder synthetisch hergestellte Substanzen, die einen direkten Einfluß auf die spezifische Immunantwort haben, oder eine oder mehrere Komponenten des immunologischen Netzwerkes modifizieren können.

Eine derart weitgefaßte Definition bringt es mit sich, daß nahezu jede Substanz oder eine Konzentrationsänderung physiologischer Mediatoren eine derartige Reaktion auslösen können. Die Entwicklung spezifisch wirkender Substanzen, vergleichbar dem Cyclosporin A, wird hier wahrscheinlich eine Begriffsänderung bewirken, so daß man schließlich von klar definierten, spezifischen Immunmodulatoren ausgehen kann. Die ersten Ansätze in der Klinik mit der Applikation von Interferonen oder einigen Interleukinen sind in den entsprechenden Kapiteln dargestellt.
Zwei Pharmaka, die in der Dermatologie eine besondere Rolle spielen, die als Immunmodulatoren aufgefaßt werden können und deren molekularbiologische Wirkmechanismen noch nicht aufgeklärt sind, sollen näher betrachtet werden.

Chloroquin: (Resochin®) und **Hydroxychloroquin** (Quensyl®) spielen bei der Behandlung verschiedener Dermatosen, insbesondere beim **kutanen Lupus erythematodes** eine vorherrschende Rolle. Der Wirkungsmechanismus ist bisher noch nicht abgeklärt, obwohl eine unüberschaubare Zahl an biochemischen Befunden vorliegt: Interaktionen mit Porphyrinen, Hemmung und Aktivierung von P450-Isoenzymen, pH-Verschiebungen, Hemmung lysosomaler Enzyme, Interaktionen mit der Lymphozyten-Transformation. Chloroquin ist heute bei der Behandlung des kutanen Lupus erythematodes und der Porphyria cutanea tarda nicht mehr wegzudenken. Die Gefahr der unerwünschten Wirkungen betrifft in erster Linie die Augen. Unter Berücksichtigung der Tatsache, daß Chloroquin in den einzelnen Kompartimenten der Zellen in außerordentlich unterschiedlicher Konzentration (Differenzen 2 bis 3 Zehnerpotenzen) vorliegt, sollte bei der Dosis besondere Vorsicht walten. Bei einer Maximaldosis von 250 mg/Tag haben wir bisher nie schwere oder bleibende Schäden am Auge beobachtet.

Chloroquin
Wichtiges Therapeutikum beim kutanen Lupus erythematodes (neben anderen Indikationen)

DADPS (Diamonodiphenylsulfon): Besonders in der Dermatologie (abgesehen von der Anwendung bei der Behandlung der Lepra) wird DADPS bei **entzündlichen Dermatosen** eingesetzt. Insbesondere bei bullösen Hautkrankheiten, wie Dermatitis herpetiformis Duhring, bei subkornealen pustulösen Dermatosen und bei einigen Formen des Lupus erythematodes bzw. bei der Urtikaria kann die Behandlung hilfreich sein. Vor Einleitung der Therapie sollte die Glukose-6-Phosphat-Dehydrogenase in Erythrozyten bestimmt werden, da bei einem entsprechenden Enzymdefekt die Behandlung überdacht und vorsichtig begonnen (25 mg/Tag) werden sollte. Die Dosierung muß individuell erfolgen und beträgt meist 50 bis 150 mg/Tag.

DADPS
Basistherapeutikum bei
- Dermatitis herpetiformis
- subkorneale pustulöse Dermatose
- einigen Lupus-erythematodes-Formen
- manchen Urtikaria-Formen

Dermatochirurgie

Eingriffe an der Haut und den Übergangsschleimhäuten
Standardverfahren:
- Exzisionen
- Hautersatzverfahren (Defektdeckung)
- Dermabrasion
- Elektrochirurgie
- Lasertherapie

Spezielle Verfahren in einzelnen topographischen Regionen und für besondere Indikationen

25.3 Dermatochirurgie

R. Kaufmann

Operative Verfahren sind ein integraler Bestandteil des dermatologischen Fachgebietes. Die Dermatochirurgie umfaßt Eingriffe am gesamten Hautorgan und im Bereich der Übergangsschleimhäute. Mit wenigen Ausnahmen (z.B. Muskelbiopsie bei Dermatomyositis) beschränkt sie sich auf Operationen im *epifaszialen Bereich*. Eng ist die Verbindung zu anderen an der Haut und Schleimhaut operativ tätigen Fachdisziplinen. Dermatochirurgische Standardverfahren beinhalten neben den *Exzisionstechniken* und den *Methoden des Hautersatzes* u.a. auch den Einsatz *elektrochirurgischer Verfahren*, der *Dermabrasion* oder der *Lasertherapie*. Zudem kommen spezielle Techniken in bestimmten Körperregionen und Indikationsgebieten zum Einsatz.

Allgemeine Grundlagen

Dermatochirurgische Indikationen:

- Diagnostisch (Biopsie)
- Therapeutisch (operative Behandlung)

25.3.1 Allgemeine Grundlagen

25.3.1.1 Dermatochirurgische Indikationsgebiete

Operative Eingriffe am Hautorgan dienen sowohl der *Diagnostik* (bioptische Exzisionen) als auch der *Dermatotherapie* (chirurgische Entfernung pathologischer Veränderungen). Diagnostische Indikationen ergeben sich bei allen unklaren Veränderungen im Haut- und Schleimhautbereich. Therapeutische Indikationen bestehen einerseits bei angeborenen oder erworbenen Fehl- und Neubildungen (z.B. kongenitale Nävi, Hauttumoren), aber auch zur Korrektur residueller Folgen von Hauterkrankungen oder Traumata (z.B. Narbenkorrektur). Weitere Indikationen für spezielle Eingriffe erwachsen bei verschiedenen dermatologischen Erkrankungen. Hierzu zählen beispielweise operative Behandlungsformen im Bereich der Hautanhangsgebilde (z.B. Nagelmatrixteilresektion n.Emmert bei chronischer Paronychie, Haartransplantationen bei narbiger Alopezie), Eingriffe im Genitalbereich (z.B. Zirkumzision bei Lichen sclerosus et atrophicans), Eingriffe im Analbereich (z.B. Entfernung von Condylomata acuminata) oder auch im Rahmen der Phlebologie (z.B. Hauttransplantation zur Deckung eines Ulcus cruris).

Instrumente:

- Hautstanzen
- Exzisionsbestecke
- Dermatome
- Dermabrasionsgeräte
- Hochfrequenz-Elektrochirurgiegerät
- Laser

25.3.1.2 Instrumentarium und Nahtmaterialien

Mit Ausnahme der Tumoroperationen, bei denen die erforderliche Radikalität nicht zugunsten kosmetischer Aspekte vernachläßigt werden darf, besteht bei nahezu sämtlichen operativen Interventionen am Hautorgan eine hohe Erwartungshaltung hinsichtlich des ästhetischen Resultates. Dementsprechend groß sind die Ansprüche an den Operateur, durch eine besonders subtile und sorgfältig geplante Arbeitsweise nicht nur in fuktioneller Hinsicht optimale Resultate zu erzielen. Dieses „atraumatische" Operieren erfordert neben der entsprechenden Erfahrung auch das geeignete feine Instrumentarium und Nahtmaterial.
Die dermatochirurgische **Standardausrüstung** zur Durchführung von Biop-

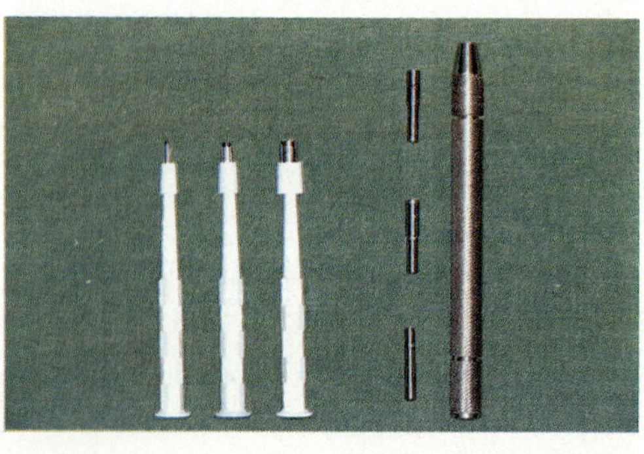

Abb. 25–1
Hautstanzen verschiedener Größe. Links „Einmal-Biopsiestanzen" (erhältlich in verschiedenen Durchmessern von 2 mm bis 8 mm), rechts Hautstanze mit Haltegriff und unterschiedlichen auswechselbaren Messern

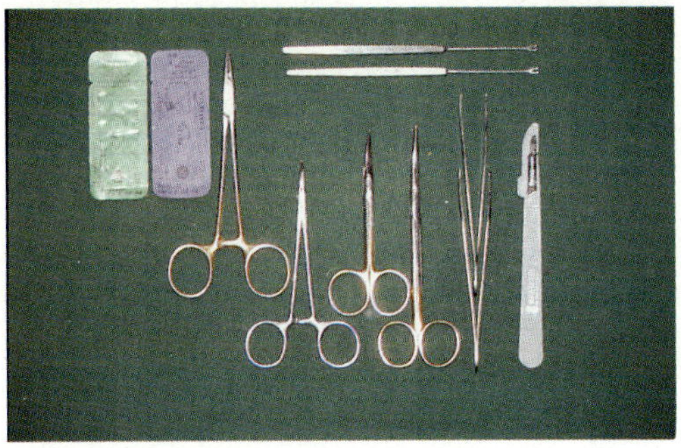

Abb. 25–2 Standardinstrumentarium zur Durchführung kleinerer Exzisionen: Skalpell, anatomische und chirurgische Pinzette, feine Gefäßklemme, Präparierschere und feine spitze Schere, feine Wundhaken, Nadelhalter und Nahtmaterial für Gefäßumstechungen, Subkutannaht und atraumatischer Hautnaht

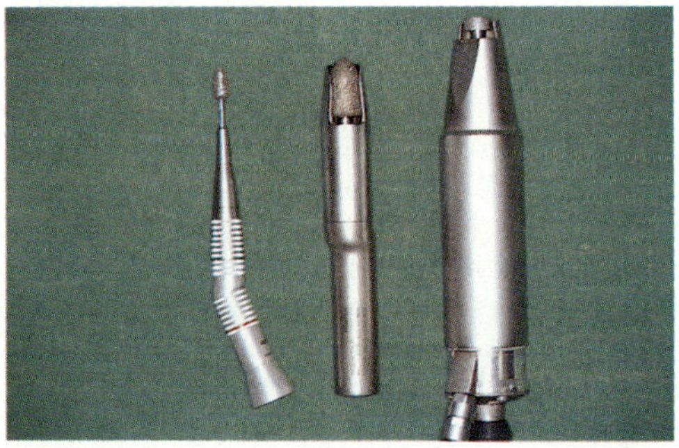

Abb. 25–3
Hautschleifgeräte zur Dermabrasion. Verschiedene Modelle mit unterschiedlichen Haltegriffen und auswechselbaren Schleifköpfen

sien und kleineren Eingriffen umfaßt Hautstanzen verschiedener Größe (Abb. 25–1), Skalpelle, feine Pinzetten, feine Wundhaken, Scheren, Klemmen und Nadelhalter (Abb. 25–2), ferner scharfe Löffel und Küretten. Zum Wundverschluß sind insbesondere im Gesichtsbereich monophile synthetische Kunststoffäden mit eingeschweißten atraumatischen Nadeln zu bevorzugen.

Zur Dermabrasion stehen unterschiedliche Hautschleifgeräte mit auswechselbaren Schleifköpfen zur Verfügung (Abb. 25–3). Für Hauttransplantationen sind zur Entnahme von größeren Spalthautlappen vor allem motorgetriebene Dermatome geeignet. *Elektrochirurgische Geräte* (Hochfrequenzchirurgie) dienen in Abhängigkeit von den gewählten physikalischen Parametern zur gezielten thermischen Zerstörung von erkranktem Gewebe *(monopolare Elektrokoagulation)*, ferner zur Stillung kleinerer venös-kapillärer Sickerblutungen (bipolare Pinzette) oder aber zum Schneiden *(monopolare Elektrotomie)* (s. 25.3.2.7). Alternativ sind verschiedene Lasersysteme in variablem Ausmaße zum Vaporisieren (Abtragen von Gewebe), zur Koagulation und zum Schneiden („Lichtskalpell") geeignet (s. 25.3.2.8).

25.3.1.3 Präoperative Aspekte

Präoperativ:

- exakte Anamnese
- eingehende Patientenaufklärung

Jeder dermatochirurgische Eingriff erfordert eine **exakte Anamneseerhebung** (z.B. Allergien?, Allgemeinerkrankungen?, Gerinnungsstörungen?, Medikamente?) sowie eine **eingehende Patientenaufklärung** hinsichtlich des geplanten Vorgehens und der damit verbundenen Risiken (z.B. Unverträglichkeit von Lokalanästhetika, Wundheilungsstörungen, Narbenkeloide).

25.3.1.4 Anästhesieverfahren

Anästhesieverfahren:

- überwiegend Lokalanästhesie (Infiltration, Leitungsblockade)

Grundsätzlich besteht in allen Fällen die Möglichkeit der Lokal-, der Regional- oder der Allgemeinanästhesie. Das jeweilige Verfahren richtet sich

- Maximaldosis beachten
- Wirkungseintritt nach ca. 5 Minuten (Mepivacain)
- Dauer etwa 2 bis 3 Stunden
- fakultativ Adrenalinzusatz (Ausnahme: Leitungsanästhesie, akrale Lokalisation)

im Einzelfall in erster Linie nach der Größe und Lokalisation der Operation sowie nach dem Patientenalter. Die Mehrzahl dermatochirurgischer Eingriffe wird ohne Prämedikation in lokaler Infiltrations- oder Leitungsanästhesie (Blockade einzelner Nervenleitungsbahnen an den Austrittspunkten sensibler Nervenäste) durchgeführt. Die zulässige Maximalmenge des gewählten Lokalanästhetikums muß beachtet werden, sie ist gleichzeitig limitierend für das Ausmaß des Eingriffes. Bei Infiltrationsanästhesien (nicht bei Leitungsblockaden!) ist ein Zusatz von Vasokonstriktoren (Adrenalin 1:200000) üblich (Ausnahme: akrale Lokalisationen), um einerseits einen Depoteffekt zu erzielen und andererseits die Blutungstendenz zu mindern. Zur Vermeidung unnötiger Schmerzen muß die Zeit bis zum vollständigen Wirkungseintritt des Lokalanästhetikums abgewartet werden. Diese beträgt z.B. für Mepivacain ca. 5 Minuten, die Wirkungsdauer ca. 2 bis 3 Stunden.

Dermatochirurgische Techniken

Hautbiopsien

Inzisionsbiopsien:
- am Rande der Läsion
- repräsentative Stelle

Exzisionsbiopsien:
- Entfernung der gesamten Läsion (grundsätzlich bei Melanomverdacht)

25.3.2 Dermatochirurgische Techniken

25.3.2.1 Hautbiopsien

Grundsätzlich kann eine Gewebeprobe als **Inzisionsbiopsie** oder als **Exzisionsbiopsie** erfolgen. Bei Inzisionsbiopsien wird nur ein kleiner Teil der Hautveränderung (beispielsweise mit der Biopsiestanze) aus einem repräsentativen Bezirk bevorzugt vom Randbereich entnommen. Bei Exzisionsbiopsien wird die gesamte Veränderung für die feingewebliche Untersuchung exzidiert, so zum Beispiel bei Verdacht auf das Vorliegen eines malignen Melanoms. Besondere bioptische Techniken im Rahmen der dermatologischen Diagnostik stellen die Muskelbiopsie (z.B. bei Verdacht auf Dermatomyositis) und in seltenen Fällen noch die Hodenbiopsie (Abklärung von Fertilitätsstörungen in der Andrologie) dar.

Entfernung oberflächlicher Läsionen:

- Kürettage bei epidermalen Veränderungen
- Scherenschlag bei kleinen gestielten Veränderungen

25.3.2.2 Einfache Entfernung oberflächlicher Hautveränderungen

Zur Abtragung superfizieller, überwiegend epidermal lokalisierter Hautveränderungen (z.B. bei Molluscum contagiosum, seborrhoische Warze,) eignet sich die **Excochleation** mit dem scharfen Löffel, auch in Kombination mit einer elektrokaustischen Verschorfung des Wundgrundes (z.B. bei Verruca vulgaris, aktinische Keratose). Kleine gestielte Veränderungen (z.B. gestielte Fibrome, sog. „skin tags") können in einfacher Weise mit einer feinen sterilen Schere an der Basis abgetragen werden. Zur Hämostase genügt meist ein Betupfen mit Fe-III-Chlorid-Lösung. Postoperativ kommen lokale Antiseptika bis zur Reepithelisierung zur Anwendung.

Exzisionstechniken:

- Stanzexzision
- Skalpellexzision

Wundverschluß:
- primär
- Nahlappenplastik
- Transplantation

25.3.2.3 Exzisionstechniken

Zur Entfernung und histologischen Untersuchung tiefergelegener Veränderungen sind Exzisionen notwendig. Diese können bei kleinsten Läsionen mit der Hautstanze erfolgen (Stanzexzision), größere Läsionen hingegen werden mit dem Skalpell exzidiert. In der Regel lassen sich alle kleinen und mittelgroßen Veränderungen spindelförmig (Abb. 25–4, 25–5a) mit der Möglichkeit zu einem primärem Wundverschluß exzidieren. Die Spindelachse orientiert sich hierbei parallel zu den Kraftlinien der Haut („relaxed skin tension lines"), die im Gesichtsbereich weitgehend dem Verlauf der Altersfalten folgen (Abb. 25–4), an den Extremitäten und am Rumpf sind sie überwiegend zirkulär orientiert. Wichtig für ein kosmetisch optimales Ergebnis ist auch eine gewebeschonende Arbeitsweise (der Exzisionsgröße angepaßte feine Instrumente) und eine ausreichende Mobilisation der Wundränder, um einen möglichst spannungsfreien Verschluß der Exzisionsspindel zu gewährleisten. Große Exzisionsdefekte hingegen, die nicht durch eine einfache Adaptation der Wundränder verschlossen werden können, machen die Anwendung von Nahlappenplastiken, Hauttransplanta-

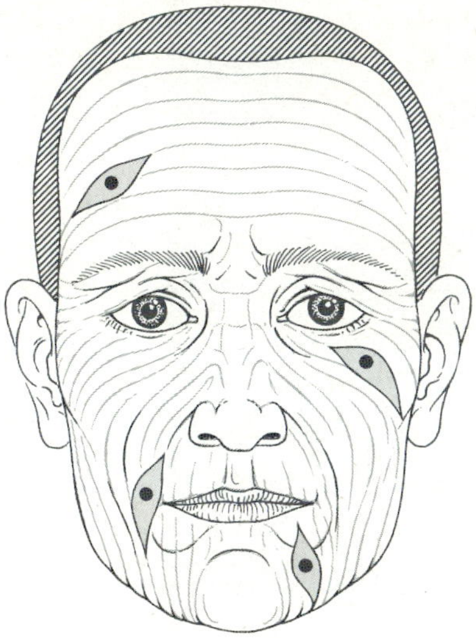

Abb. 25–4
Kraftlinien der Haut (relaxed skin tension lines) im Gesichtsbereich mit möglichen Schnittführungen für spindelförmige Exzisionen

tionen oder auch den Einsatz aufwendigerer plastisch-chirurgischer Techniken (z.B. vaskulär gestielte Fernlappen) notwendig.

25.3.2.4 Nahlappenplastiken

Nahlappenplastiken:

- Verschiebeplastik
- Rotationsplastik
- Transpositionsplastik

kosmetisch und funktionell der Transplantation überlegen

Grundsätzlich ist zur Deckung größerer Defekte die Haut aus der unmittelbaren Umgebung in funktioneller und auch kosmetischer Hinsicht am besten geeignet. Dieses Ziel läßt sich durch sog. Nahlappenplastiken erreichen, wobei benachbarte Hautpartien mit Hilfe von Verschiebungen, Drehungen oder Verlagerungen (Transpositionen) in den Exzisionsdefekt eingebracht werden. In Abhängigkeit von der Defektkonfiguration, der Größe und Lokalisation kommen unterschiedliche Standardverfahren zur Anwendung. Diese beinhalten Verschiebelappen-, Rotationslappen- oder Transpositionslappenplastiken. Einfache Beispiele sind in Abb. 25–5c,d,e zusammengestellt. Abb. 25–6a,b zeigt eine Verschiebelappenplastik zur Defektdeckung nach Basaliomexzision im Nasenflügelbereich.

25.3.2.5 Hauttransplantationen

Hauttransplantationen

- **Vollhauttransplantate:**
  - kosmetisch und funktionell höherwertig als Spalthaut
  - anspruchsvoll

Liegt ein Hautdefekt vor, der aufgrund seiner Größe durch einen primären Verschluß respektive eine Nahlappenplastik nicht versorgt werden kann, so sind bei intakten Wundgrundbedingungen und fehlender Notwendigkeit zum Ersatz tieferer Gewebestrukturen (z.B. Knorpel, Subkutis) freie

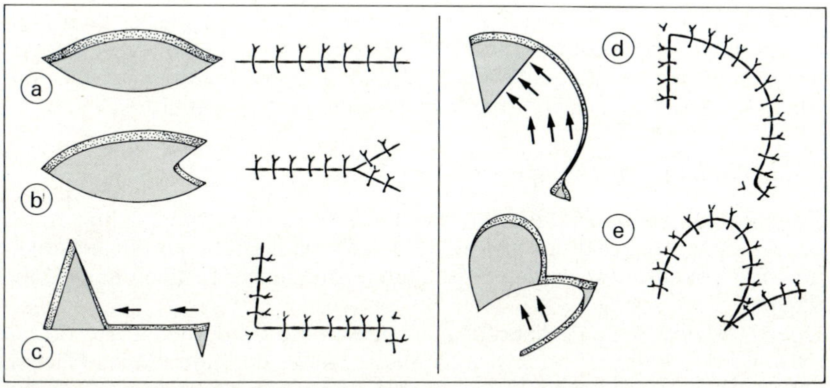

Abb. 25–5 Möglichkeiten des Wundverschlusses. a) Spindelförmige Exzision mit primärer Naht nach Wundrandmobilisation; b) M-förmige Exzision mit Y-förmiger Naht; c) Dreiecksförmige Exzision mit Verschiebelappenplastik; d) Rotationslappenplastik; e) Transpositionslappenplastik (Schwenklappen)

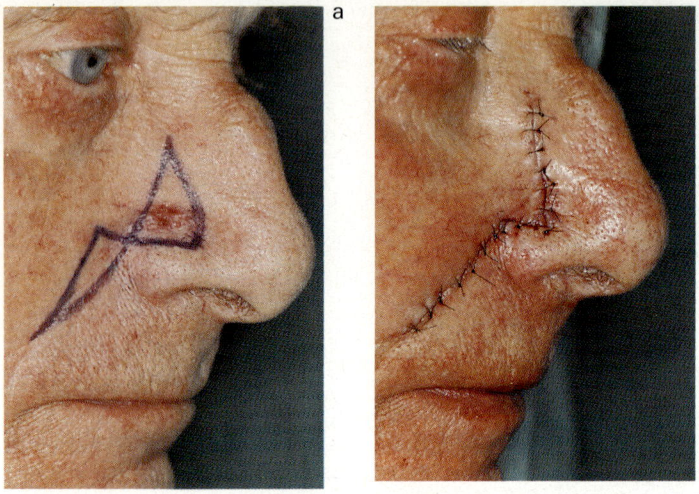

Abb. 25–6 Beispiel einer Nahlappenplastik zur Defektdeckung nach Exzision eines Basalioms am Nasenflügel (Verschiebelappenplastik). a) Eingezeichnete Schnittführung; b) Zustand nach Tumorexzision, Lappenmobilisation und spannungsfreier Naht entlang der Nasolabialfalte

Hauttransplantationen indiziert. Nach der Dicke lassen sich **Vollhautlappen** (Epidermis und gesamtes Korium) und **Spalthautlappen** (Epidermis und Koriumanteile) voneinander unterscheiden.

Vollhauttransplantate sind sowohl in ästhetischer Hinsicht (Farbe, Hauttextur) als auch funktionell (Dicke, Belastbarkeit) den Spalthautlappen überlegen. Sie sind allerdings in ihrer Größe limitiert, da die Entnahmestelle wieder verschlossen werden muß. Zudem verhalten sie sich in der Einheilungsphase wesentlich anspruchsvoller als Spalthaut und setzen daher optimale Wundgrundbedingungen voraus. Als Spenderregionen zur Entnahme von Vollhauttransplantaten für den Gesichtsbereich eignen sich vor allem die retroaurikulären-, präaurikulären- und supraklavikulären Hautpartien sowie Haut von der Oberarminnenseite, für andere Körperstellen beispielsweise die Haut der Leistenbeuge.

- **Spalthauttransplantate:**
  - kosmetisch und funktionell der Vollhaut unterlegen (geringe mechanische Belastbarkeit, farbliche Änderungen, Spätschrumpfung)
  - anspruchslos in der Einheilung
  - Vergrößerungsmöglichkeit zu einem Netzlappen („Mesh-graft")

Spalthauttransplantate (vor allem dünne Lappen) sind grundsätzlich anspruchsloser als Vollhautübertragungen. Vorwiegend werden mitteldicke Spalthautlappen (0,4–0,6 mm) transplantiert. Sie können im Gegensatz zum Vollhautlappen großflächig entnommen werden. Hierzu geeignet ist z. B. die Oberschenkelhaut. Die gewünschte Dicke und Breite des Lappens wird am Dermatom präoperativ eingestellt. Eine weitere Vergrößerung des Lappens zu einem Netz („mesh-graft"-Technik) ist mit Hilfe eines speziellen Schneidegerätes mit unterschiedlichen Vergrößerungsverhältnissen möglich. Nachteilig ist bei Spalthauttransplantaten die starke *Schrumpfungstendenz* (Spätkontrakturen mit Verziehung angrenzender Hautpartien), die *geringe funktionelle Stabilität* und die oft *unberechenbaren farblichen Veränderungen* (Hyperpigmentierungen, Depigmentierungen).

25.3.2.6 Dermabrasion

Dermabrasion:

Oberflächliches Abschleifen der Haut vorzugsweise bei Aknenarben, Rhinophym, professionellen Tätowierungen
Komplikationen:
- postoperative Superinfektionen
- Narben bei tieferem Schleifen (Laientätowierungen)
- Pigmentverschiebungen
- Infektionsrisiko für den Operateur

Zur Dermabrasion der Haut sind verschiedene motorgetriebene hochtourige, Schleifgeräte erhältlich (Abb. 25–3). Angepaßt an die jeweilige Indikation und Lokalisation werden Fräsen unterschiedlicher Feinheit und Größe benutzt.

Oberflächliche Schleifbehandlungen erfassen die Epidermis und eröffnen teilweise den Papillarkörper des Koriums. Solche dermabradierte Flächen heilen in der Regel narbenfrei ab. Die Reepithelisierung geht aus von den Epithelien der Hautanhangsgebilde. Mögliche Komplikationen stellen vor allem postoperative Superinfektionen und spätere Pigmentverschiebungen dar. Für die Operateure besteht ein Kontaminationsrisiko mit hochgeschleuderten „vernebelten" Blutstropfen und Gewebepartikeln (Tragen

von Schutzmasken). Bei positiver HIV-, Lues- oder Hepatitisserologie sollten Schleifbehandlungen daher unterbleiben. Eine superfizielle Hautschleifung kann versucht werden zur Besserung von residuellen Aknenarben im Gesichtsbereich (nicht geeignet bei wurmstichigen tiefen Narben) und zur Entfernung verschiedener oberflächlich gelegener Fehl- und Neubildungen (z.B. epidermale Nävi, Rhinophym), wobei mit Rezidiven gerechnet werden muß. Ebenso sind superfiziell lokalisierte professionelle Tätowierungen einer Schleifbehandlung mit günstigen Ergebnissen zugänglich. Die Entfernung der meist sehr tief in das koriale Bindegewebe reichenden Laientätowierungen erfordert hingegen eine Dermabrasion bis in tiefere Schichten der Lederhaut oder gar bis zur Subkutisgrenze mit dem Risiko erheblicher Narbenbildungen. Daher ist in solchen Fällen, wenn möglich, eine Exzision der tätowierten Hautareale anzustreben.
Eine wichtige Variante der abrasiven Therapie stellt die **manuelle Bürstenabrasion** der Haut zur Entfernung oberflächlicher Pulverpartikel (sog. *Schmutztätowierungen*) beispielweise nach Explosionstraumata oder Schreckschußverletzungen dar. Die eingesprengten Fremdkörperpartikel werden möglichst innerhalb der ersten 72 Stunden nach dem Unfallereignis durch einfaches Ausbürsten entfernt. Tiefere Partikel können in gleicher Sitzung mit feinen Hautstanzen exzidiert werden. Spätere Behandlungsversuche durch hochtouriges Schleifen hingegen sind meist erfolglos.

25.3.2.7 Elektrochirurgie und Kryotherapie

Eine gezielte *thermische Destruktion* erkrankter Hautstrukturen mittels Hitze- oder Kälteanwendung ist das Prinzip elektro- und kryotherapeutischer Verfahren.
Das elektrochirurgische Instrumentarium ermöglicht einen Einsatz bei unterschiedlichsten Indikationsgebieten. Feine Nadelelektroden sind zur Stichelkauterisation vaskulärer Veränderungen (z.B. Naevus araneus, senile Angiome) geeignet. Die Schneideelektrode dient als „elektrisches Messer" (Elektrotomie), falls bei Exzisionen gleichzeitig eine Hämostase und Verschorfung der Wundränder erwünscht ist (z.B. Exzision fistulierender Akne conglobata Herde, Abtragen analer Marisken). Mit der Drahtschlingenelektrode können kleinere gestielte Veränderungen abgetragen werden. Die Kugelelektrode wird zum flächenhaften Verschorfen superfizieller Läsionen eingesetzt (z.B. elektrokaustisches Abtragen aktinischer Keratosen oder vulgärer Warzen).
Einfach durchführbar ist die **Kryotherapie** („Kryochirurgie"), die jedoch zur Erzielung optimaler Ergebnisse eine entsprechend große Erfahrung voraussetzt. Zum gezielten Vereisen oberflächlicher Hautveränderungen kommen neben flüssigem Stickstoff (Auftragen mit dem Watteträger oder Verwendung in offenen Sprühgeräten) auch geschlossene Systeme mit speziellen, auswechselbaren Applikatorköpfen (Kryosonden) zur Anwendung. Hierdurch lassen sich sowohl gutartige Neubildungen (z.B. Verrucae vulgares) als auch Präkanzerosen (z.B. Morbus Bowen, aktinische Keratosen) beseitigen. Bei inoperablen älteren oder auch antikoagulierten Patienten kann die Kryotherapie zudem eine Alternative zur Radiatio in der Behandlung verschiedener Hauttumoren bieten. Eine weitere Indikation stellt die Vereisungsbehandlung von Narbenkeloiden dar, die sich hierdurch in einzelnen Fällen erheblich bessern lassen.

Elektrochirurgie:

- Elektrokoagulation oberflächlicher Läsionen (Kugelelektrode)
- „Trockenes" Schneiden von Gewebe (Messerelektrode)
- Abtragen gestielter Veränderungen (Drahtschlingenelektrode)
- Stichelkauterisation feiner Gefäße (Nadelelektrode)

Kryotherapie:

- Offene Vereisung mit Flüssig-N_2 auch als Sprayverfahren
- Geschlossene Systeme als Kryosonde

25.3.2.8 Lasertherapie

Gegenwärtig im klinischen Einsatz befinden sich für dermatologische Indikationsgebiete der *Argonlaser*, der *CO_2-Laser* und der *Neodym-YAG-Laser*. In Abhängigkeit von ihrer Wellenlänge führen sie im bestrahlten Gewebeareal zu unterschiedlichen biologischen Effekten. Diese beruhen in erster Linie auf thermischen Wechselwirkungen des absorbierten Laserlichtes im Gewebe und sind auch abhängig von der eingestrahlten Energiedichte (J/cm^2) und der Bestrahlungsdauer („Pulsdauer"). Die jeweiligen

Laserchirurgie:

- Argonlaser: oberflächliche Koagulation bevorzugt bei superfiziellen vaskulären Veränderungen (z.B. Nävus flammeus)
- Neodym-YAG-Laser: tiefe Koagulation, bevorzugt bei dicken vaskulären Veränderungen, stärkere Vernarbungstendenz

Tab. 25–6 Charakteristika verschiedener Lasertypen

Laser	Wellenlänge (nm)	Eigenschaften	Vorzugsindikation
Argonlaser	488,514	oberflächliche Koagulation	Nävus flammeus, oberflächliche Angiome
Neodym-YAG-Laser	1060	tiefe Koagulation	dickere Angiome
CO_2-Laser	10600	Vaporisation (defokusiert)	Tätowierungen
		Schneiden (fokusiert)	„Lichtskalpell"

- CO_2-Laser: Schneiden von Gewebe („Lichtskalpell"), Abtragen von Gewebe (z.B. Entfernung von Tätowierungen)

Eigenschaften und Vorzugsindikationen dieser Lasertypen sind in Tab. 25–6 zusammengestellt.
Während der Neodym-YAG- und der CO_2-Laser auch durch die kostengünstigere Elektrochirurgie, die Dermabrasion, die Skalpellchirurgie oder die Kryotherapie (je nach Indikation) ersetzt werden kann, besitzt der Argonlaser aufgrund seiner bevorzugten Absorption in Gefäßen (Hämoglobin) vor allem bei Naevus flammeus einen festen Platz in der dermatologischen Behandlung. Eine weitere Optimierung dieser „selektiven" vaskulären Destruktion wird durch den Einsatz von sog. Farbstofflasern mit exakt abgestimmter Wellenlänge („tunable dye laser") versucht, die eine maximale Energieabsorption in dem zu zerstörenden „Zielorgan" (Gefäß) mit noch besserer Schonung umliegender Gewebestrukturen ermöglichen.

26 Sexuell übertragbare Erkrankungen

A. Luger

Definition: Der Begriff „sexuell übertragbare Erkrankungen“ [Sexually Transmitted (besser: Transmissible) Diseases = STD] umfaßt eine Gruppe von Krankheiten, die durch mindestens 24 verschiedene Erreger (Bakterien, Viren, Protozoen, Pilze sowie Ektoparasiten) verursacht sind und die vorwiegend durch den Geschlechtsverkehr oder durch engen körperlichen Kontakt übertragen werden. Eine Ansteckung auf nicht venerischem Wege ist für die meisten der hier angeführten Erkrankungen eher die Ausnahme.
Klassifizierung: Die Einteilung der STD erfolgt der Ätiologie entsprechend (Tab. 26-1). Für die Praxis, vor allem aber zur Vereinfachung der Differentialdiagnose, bewährt sich auch ein Schema, das die WHO übernommen hat und das eine Ordnung nach der Art der Erstmanifestation oder nach dem führenden Symptom vorsieht.
Epidemiologie: Weltweit ist eine rapide Zunahme sexuell übertragbarer Infektionen zu beobachten. Auch Länder mit einem gut funktionierenden Gesundheitsdienst und einem hohen Standard an allgemeiner und persönlicher Hygiene in Europa und Nordamerika bilden diesbezüglich keine Ausnahme.

Die Zahl der gemeldeten Neuinfektionen in Deutschland und Österreich betrug 1989 3 bis 4 Syphiliserkrankungen pro 100000 Einwohner und 25 bis 30 Gonorrhoefälle pro 100000 Einwohner. Der Trend war 1988/89 bei Syphilis leicht ansteigend, bei Gonorrhoe leicht fallend. Die tatsächliche Zahl der Erkrankungen ist allerdings etwa 3–4 mal höher, weil weltweit nur etwa 25–30% der Erkrankungen zur Kenntnis der Gesundheitsbehörden gelangen. Einige nicht meldepflichtige STD kommen viel häufiger vor, z. B. Chlamydieninfektionen: bei 6000–14000 von 100000 schwangeren

Tab. 26-1 Ätiologische Klassifizierung der sexuell übertragbaren Erkrankungen

	Klinische Symptome		
Keim	Mann	Frau	Kind
I. Bakterien			
1. Neisseria gonorrhoeae	Urethritis Tysonitis Cowperitis Prostatitis Deferenitis Epididymitis	Zervizitis Bartholinitis Endometritis Salpingitis Oophoritis Perihepatitis Chorioamnionitis vorzeitiger Blasensprung Frühgeburt	Vulvovaginitis Urethritis Konjunktivitis
	Konjunktivitis Pharyngitis Tonsillitis Proktitis Sepsis Exantheme Arthritis Sterilität		

Sexuell übertragbare Erkrankungen

Definition
STD sind Krankheiten, die durch den Geschlechtsverkehr oder engen körperlichen Kontakt übertragen werden

Klassifizierung:
- Nach Art der Erreger in Krankheiten verursacht durch
  - Bakterien
  - Viren
  - Protozoen
  - Pilze
  - Ektoparasiten
- Nach klinischen Gesichtspunkten – dem typischen Symptom
  - Geschwür oder Erosion
  - Ausfluß
  - Lymphadenitis
  - makulo-papulöse Exantheme

Epidemiologie
Weltweit rapide Zunahme der STD
BRD und Österreich: pro 100000 Einwohner jährlich 2–3 Erkrankungen an Syphilis und 25–30 an Gonorrhoe aber 6000–14000 Chlamydien-Infektionen
Dunkelziffer:
3–4 × höher

Tab. 26-1 (Fortsetzung)

2. Chlamydia trachomatis Serotyp D-K	Urethritis Epididymitis Prostatitis?	Urethritis Bartholinitis Zervizitis Endometritis Salpingitis Perihepatitis extrauterine Schwangerschaft Chorioamnionitis vorzeitiger Blasensprung? Frühgeburt Abortus	Vaginitis Pharyngitis Otitis media? Pneumonie perinatale Mortalität
	Proktitis Keratokonjunktivitis Arthritis		
Serotyp L_1-L_3	Lymphogranuloma venereum einseitige Lymphadenopathie mit multiplen Abszessen und Fisteln Elephantiasis		
3. Mycoplasma hominis		Kindbettfieber Salpingitis?	
4. Ureaplasma urealyticum	Urethritis	Chorioamnionitis?	reduz. Geburtsgewicht
5. Treponema pallidum	Syphilis Schanker makulo-papulöse Eruptionen an Haut und Schleimhaut Gummen Organbefall		Kongen. Syphilis
6. Haemophilus ducreyi	Ulcus molle Ulkus, Lymphadenitis mit eitriger Einschmelzung		
7. Callymmatobakterium granulomatosis	Granuloma inguinale keine Lymphadenopathie flache Ulzera		
8. Shigella dysenteriae	Dysenterie		
9. Campylobacter fetus ssp. jejuni	Enteritis, Proktokolitis		
10. Gardnerella vaginalis 10a Bacteroides 10b Mobiluncus	Balanitis	Vaginitis	
11. β-hämolysierende Streptokokken (Gruppe B)		Chorioamnionitis	Neugeborene: Sepsis

Tab. 26-1 (Fortsetzung)

II. Viren			
1. Herpesvirus hominis (meist Typ 2)		Herpes genitalis Enzephalitis Meningitis Frühgeburt Spontanabort Zervix-Karzinom-Kofaktor	Herpes neonatorum Enzephalitis
2. Zytomegalie-Virus		Hepatitis Mononukleose interstit. Pneumonie aufsteigende Paralyse Taubheit (Guillain-Barré) hämolytische Anämie	Fetus: Entwicklungsstörungen, Mißbildung, gen. Retardierung, perinatale Mortalität
3. Hepatitis A-Virus		Hepatitis A, akut	
4. Hepatitis B-Virus		Hepatitis B, akut, chronisch, persistierend nekrotisierende Vaskulitis, Periarteriitis nodosa, Glomerulonephritis	
5. Human papilloma-Virus	Condylomata acuminata	Karzinom	Larynxpapillome
6. Poxvirus		Mollusca contagiosa	
7. Humane Immundefizienz-Viren (HIV)		Acquired Immunodeficiency Syndrome (AIDS) opportunistische Infektionen Tumoren Enzephalopathie	
III. Protozoen			
1. Trichomonas vaginalis	Balanitis	Urethritis Vaginitis Vulvitis	Vaginitis Vulvitis
2. Entamoeba histolytica	Amoebiasis, Proktokolitis		
3. Giardia lamblia	Giardiasis, Enterokolitis		
IV. Pilze			
Candida albicans		Candidosis Urethritis	
	Balanitis	Vaginitis Vulvitis	Balanitis Vulvitis Vaginitis
V. Ektoparasiten			
1. Sarcoptes scabiei		Skabies	
2. Phthirus pubis		Pediculosis pubis	

Aus A. Luger: Sexually Transmitted Diseases. In: Pediatric Dermatology. Grune & Stratton, Philadelphia etc. 1989, S. 465, 466.

Frauen sind in der Zervix Chlamydien nachweisbar. In den USA verursachten diese Infektionen im Jahr 1990 direkte (Krankenhaus, Arzt, Medikamente) und indirekte (Arbeitsausfall) Kosten in der Höhe von 3,5 Md. US$.

STD mit ulzerösen oder erosiven Läsionen

26.1 STD mit ulzerösen oder erosiven Läsionen (Tab. 26-2)

Dazu zählen: *Syphilis, Ulcus molle, Donovanosis, Herpes genitalis.*

Tab. 26-2 Grundzüge der Diagnose von STD mit ulzerösen oder erosiven Läsionen

1. a. Dunkelfeld
   b. Syphilis Serologie
   - negativ ↓
   - positiv → Syphilis
2. a. Ausstrichpräparat, Färbung (Giemsa oder Gram)
   b. Kultur
   - negativ ↓
   - positiv → Ulcus molle
     → Donovanosis
3. Schabeabstrich von der Basis des Defektes
   a. Färbung mit monoklonalen Antikörpern oder Papanicolaou (Hämatoxilin) oder Befundung nach Tzanck (Giemsa oder Pappenheim)
   b. Direkte Immunfluoreszenz
   c. Kultur auf McCoy-Zellen
   - negativ ↓ Weitere klinische und mikrobiologische Untersuchungen
   - positiv → Herpes simplex

Syphilis

Erreger:
Treponema pallidum
Inkubationszeit:
2–4 Wochen
Infektion
Durch Epitheldefekt
Direkt: Kontakt mit infektiösen Läsionen
Indirekt: (Selten) mittels Vektor
Hochinfektiös: Alle Läsionen der Frühsyphilis und der Syphilis congenita praecox
Praktisch nicht infektiös: Gummen

26.1.1 Syphilis

Erreger: Treponema pallidum.
Inkubationszeit: 2 bis 4 Wochen.
Infektion: Eine Ansteckung mit Syphilis ist nur möglich, wenn infektiöses Material (z. B. Absonderungen von nässenden Papeln) in körperwarmem, feuchtem Zustand von der Infektionsquelle auf die Haut oder Schleimhaut der Kontaktperson gelangt. Diese Bedingungen sind fast nur bei engem körperlichem Kontakt gegeben, in seltenen Fällen ist auch eine indirekte Übertragung mittels kontaminierter Vektoren (z. B. Trinkgefäße, Zahnstocher, Rasierutensilien) möglich. Die Infektion erfolgt fast immer durch einen Epitheldefekt.
Hochinfektiös sind alle Läsionen der Frühsyphilis und der Syphilis congenita praecox. Die Manifestationen der Spätphase sind praktisch nicht kontagiös.

Stadien:
Frühsyphilis
Primär und Sekundär-Stadium
Spätsyphilis
Tertiärstadium und Metasyphilis

Klinik:
Stadieneinteilung: Im Gegensatz zur älteren Literatur begnügt sich die moderne Syphilispathologie mit den Begriffen Frühsyphilis (früher: Primärstadium und Sekundärstadium) sowie Spätsyphilis (früher: Tertiärstadium und Metasyphilis).
Frühsyphilis: Zwei bis vier Wochen nach der Infektion entsteht an der Eintrittspforte der Erreger ein derbes, schmerzloses Geschwür mit glattem,

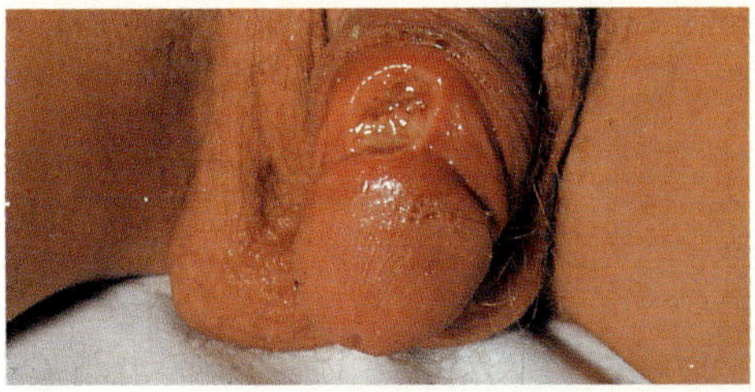

Abb. 26-1
Syphilis: Primäraffekt am inneren Präputialblatt (Foto: Univ. Hautklinik Graz)

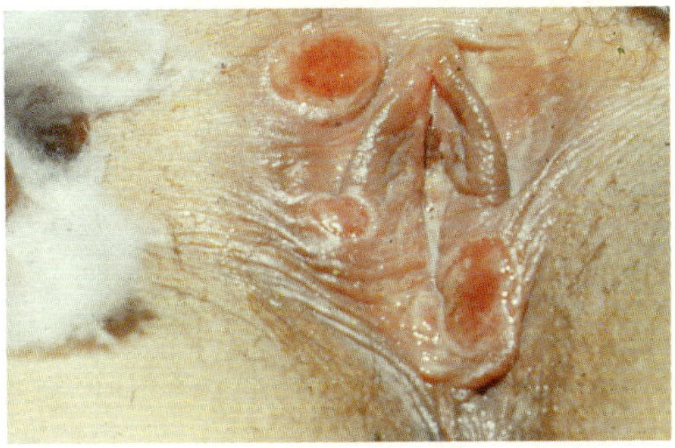

Abb. 26-2
Syphilis: Multiple Primäraffekte an kleinen und großen Labien

braunrot gefärbtem, meist samtähnlich imponierendem oder lackartig glänzendem Grund (**Primärsklerose,** Abb. 26-1). Manchmal können auch mehrere solche Geschwüre auftreten (**Multiple Sklerosen,** Abb. 26-2).
Während der vierten bis sechsten Woche bildet sich eine einseitige derbe, indolente Vergrößerung der regionären Lymphknoten. Geschwür und Lymphadenopathie werden als syphilitischer **Primäraffekt** oder als **Schanker** bezeichnet.
Die Primärsklerose findet sich meistens in der Genital- oder Perigenitalregion, kann aber auch an jeder anderen Stelle der Körperoberfläche lokalisiert sein, z. B. an den Fingern, an der Lippe, der Zunge u. a.
Die Entwicklung einer Primärläsion kann in Abhängigkeit von der Anzahl der Erreger, die durch die Infektionspforte in den Wirtsorganismus eindringen, geringfügig sein oder überhaupt ausbleiben. Bei etwa 40–60% aller Syphilitiker verläuft die Infektion während des Frühstadiums ohne klinisch erkennbare Manifestationen oder die Symptome bleiben unbemerkt.
Ab der neunten Woche können die Patienten im Anschluß an eine **Angina specifica** mit düsterroter Verfärbung der Schleimhaut des Pharynx und des weichen Gaumens (die gegenüber dem harten Gaumen scharf abgegrenzt ist) vorübergehend auch an grippeähnlichen Allgemeinerscheinungen leiden und Knochenschmerzen verspüren. Gleichzeitig entwickelt sich eine **generalisierte indolente Vergrößerung der Lymphknoten.**
Anschließend treten gewöhnlich blaß- bis braunrote, scarlatiniforme oder morbilliforme, klein- oder großfleckige, unscharf begrenzte, „verwaschen" imponierende makulöse **Exantheme (Roseola syphilitica)** auf (Abb. 26-3). Die Roseola juckt nicht, schmerzt nicht und verschwindet bei Druck mit dem Glasspatel. Anschließend oder später kann sich eine mehr oder minder dichte, unter Umständen über die gesamte Haut verstreute Aussaat von derben, runden bis ovalen, braunroten Knötchen mit einem Durchmesser von 1–2 mm (selten bis 1 cm) entwickeln **(papulöses Exanthem).** Die Kuppe der Knötchen ist glatt, später kann sich eine dünne Schuppe bilden, die rasch wieder abgestoßen wird. An intertriginösen Stellen und an den Schleimhäuten sind die Papeln meistens oberflächlich erodiert, sondern eine seröse Flüssigkeit ab, können zu wuchern beginnen und können breite, beetartig erhabene Plaques bilden **(Condylomata lata)**. An Handflächen und Fußsohlen sind die Papeln oft mit hyperkeratotischen Schuppen bedeckt und können ähnlich aussehen wie die Psoriasis.
Nicht selten ist ein generalisierter oder ein umschriebener, kleinfleckiger Haarausfall zu beobachten **(Alopecia diffusa** oder **Alopecia areolaris syphilitica).** Bei der zweiten Form sind die Herde unscharf abgegrenzt, der Kopf sieht aus wie „von Motten befallen".

Symptome
Primärstadium
Primärsklerose: Geschwür an der Infektionspforte
Primäraffekt (Schanker):
Primärsklerose und regionäre Drüsenschwellung

Übergang zum Sekundärstadium:
Angina specifica
Generalisierte Lymphknotenschwellung

Sekundärstadium:
- Exantheme: makulös, papulös
- Condylomata lata
- Seborrhoische Papeln (Corona venerea)
- Psoriasiforme Papeln plantar, palmar
- Alopecia diffusa
- Alopecia areolaris
- Schleimhautpapeln:
  - Plaques opalines
  - Plaques muqueuses

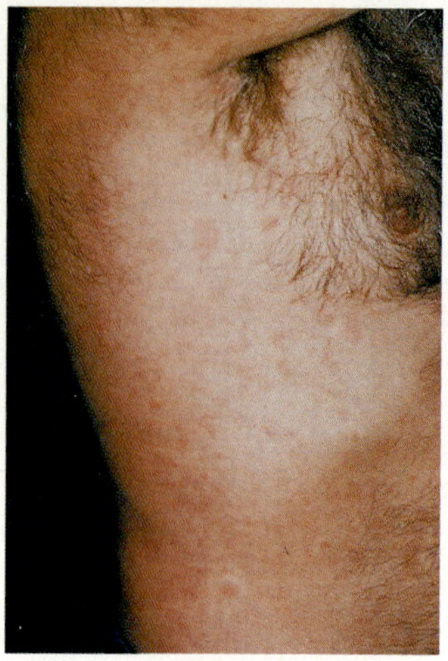

Abb. 26-3
Syphilis: Erstlings-Exanthem
(Foto: Dermatologische Abteilung, Krankenhaus der Stadt Wien-Lainz)

Maligne Syphilis
Pusteln und Geschwüre
Organmanifestationen:
- Iridozyklitis
- Hepatitis
- Nephritis
- Meningitis
- Meningoenzephalitis

An der Mundschleimhaut, eventuell auch am Genitale, an den Labien, seltener an der Glans, sind die erodierten Papeln von weißlichen fibrinösen Belägen bedeckt (**Plaques muqueuses, Plaques opalines,** Abb. 26-3).
Die Exantheme heilen innerhalb von 4 bis 12 Wochen spontan ab, Rezidive können bei etwa einem Viertel der Erkrankten auftreten. Das erste Exanthem ist meistens großfleckig, die Rezidivexantheme gewöhnlich kleinfleckig. Selten können sich im Sekundärstadium auch Pusteln und Geschwüre entwickeln **(maligne Syphilis).**
Auch **Organmanifestationen** können vorkommen.

Latente Syphilis
Asymptomatischer Verlauf
Manchmal Symptome durch Antibiotika unterdrückt
Nach Latenzstadium kann Neurosyphilis und kardiovaskuläre Syphilis auftreten

Latente Syphilis
Das Frühstadium kann, wie erwähnt, klinisch ohne faßbare Erscheinungen (asymptomatisch) oder mit kaum erkennbaren Manifestationen (oligosymptomatisch) verlaufen oder durch zufällige Antibiotikatherapie teilweise oder ganz unterdrückt werden. Die Erscheinungen der Frühsyphilis klingen auch ohne Behandlung nach einigen Monaten spontan ab **(Latenzstadium).**
Die latente Syphilis kann **nur** serologisch diagnostiziert werden; deshalb sollen bei jeder sich bietenden Gelegenheit Syphilisteste durchgeführt werden (s. Kap. Diagnose).

Spätsyphilis
Hautmanifestationen:
- Tubero-serpiginöse Syphilide
- Tubero-ulzero-serpiginöse Syphilide
- Gummen

Spätsyphilis
Hautmanifestationen: Die dermalen Läsionen der Spätsyphilis bestehen in der Regel aus solitären Herden.
Zunächst findet sich in einem solchen Herd oft eine Gruppe von linsen- bis bohnengroßen, derben braunroten Knötchen, die nicht selten girlandenförmig angeordnet sind **(tubero-serpiginöse Syphilide)** und manchmal geschwürig zerfallen können **(tubero-ulzero-serpiginöse Syphilide).**
Die typischen Manifestationen des Spätstadiums sind **Gummen,** blaß-, livid- oder braunrote, derbe, kaum schmerzhafte Knötchen oder bis hühnerei- oder gänseeigroße Knoten von derb-elastischer Konsistenz, die sich in sämtlichen Geweben des menschlichen Körpers bilden und exulzerieren können. Eine Lebensgefahr besteht nur bei besonderer Lokalisation, z. B. im Gehirn. Nach jahrelangem Bestehen kann Spontanheilung mit Narbenbildung eintreten. Für die Hautmanifestationen der Spätperiode ist die Prognose stets gut **(„benigne Spätsyphilis“).**

Organmanifestationen
- Kardiovaskuläre Syphilis:
  - Mesaortitis
  - Aneurysmen

Prognostisch ungünstige Erscheinungsformen der Spätsyphilis sind die **Organmanifestationen**
Kardiovaskuläre Syphilis
Sie manifestiert sich hauptsächlich an der Aorta (Periarteriitis und Endarteriitis der Vasa vasorum mit Epitheloid-Riesenzellgranulomen und Degeneration der Media). In den Läsionen sind spärlich Treponemen nachweisbar. Später greift der Prozeß auch auf Elastica und Muscularis über.

Der intravasale Druck auf die geschädigte Gefäßwand verursacht die Bildung von Aneurysmen und eine Ausweitung der Aorta ascendens mit Insuffizienz der Aortenklappe **(Mesaortitis).** Ein sackförmiges Aneurysma im Brustraum ist immer syphilisverdächtig.
Die Mortalität beträgt bei kardiovaskulärer Syphilis trotz moderner antibiotischer und chirurgischer Therapie 76–92%.

– Prognose
Mortalität bei 76–92%

Neurosyphilis
Eine klare Trennung der vielfältigen neurologischen und psychiatrischen Symptome ist oft nicht möglich, für die Praxis bewährt sich jedoch die Unterscheidung von 4 Formen:

- **Asymptomatische Neurosyphilis:** Eiweißwerte und Zellzahl im Liquor erhöht.
- **Meningovaskuläre Neurosyphilis:** Häufig Kopfschmerzen, Schlaflosigkeit, Schwindel, Sehstörungen, Doppelbilder, Paresen der mimischen Muskulatur, Hemiplegie, Lähmungen der Extremitäten, Aphasie und eine Parese des Nervus facialis.
- **Progressive Paralyse:** Beginn mit pseudoneurasthenischem Vorstadium, dem demente, manisch expansive, depressiv-hypochondrische, manisch depressive, paranoid halluzinatorische und delirante Zustandsbilder, oft mit „galoppierendem" Verlauf folgen können.
- **Die Tabes dorsalis** verläuft in 3 Phasen, dem analgetischen, dem ataktischen und dem paralytischen Stadium mit diversen sensorischen und moto rischen Störungen. Typisch ist die Bildung von trophischen Geschwüren an der (gefühllosen) Fußsohle **(malum perforans pedis).**

Prognose: Alle Formen der Neurosyphilis können in jedem Stadium der Entwicklung spontan abheilen. Die Mortalität liegt bei etwa 64%. Die Überlebenden benötigen zum Großteil eine ständige Anstaltspflege (Debilität, Lähmungen).

- Neurosyphilis:
  - Asymptomatische Neurosyphilis
  - Meningovaskuläre Syphilis
  - Progressive Paralyse
  - Tabes dorsalis
  - Mischformen

– Prognose
Spontanheilung möglich
Mortalität bei 64%
Anstaltspflege

Skelettveränderungen
Vorwiegend an den langen Röhrenknochen kann eine ossifizierende Periostitis mit schmerzhafter Schwellung und schalenförmiger Knochenauflagerung, eine Osteolyse mit Ausbildung von Defekten (Karies), eine endostale ossifizierende Ostitis mit Sklerosierung des Markraumes (Eburnisation) oder ein Gumma auftreten.

- Skelettveränderungen

Immunität
Der humorale Schenkel der Immunantwort reagiert prompt. Am Ende der zweiten Woche sind im Serum spezifische Antikörper der IgM-Klasse nachweisbar, 1 bis 2 Wochen später zirkulieren bereits Antikörper der IgG-Klasse.
Der zelluläre Schenkel wird gleichfalls aktiviert. Gleichzeitig tritt aber während des Frühstadiums auch eine Hemmung der gegen T. pallidum gerichteten zellulären Reaktionen ein.
Dies begünstigt die rasante Vermehrung der Treponemen und die Generalisierung der Erkrankung. Die Wechselwirkung zwischen Aktivierung und Hemmung der Immunreaktionen erklärt das Aufflammen und Erlöschen der Eruptionen der Frühperiode. Später tritt bei etwa 66% der Infizierten Spontanheilung ein.

Immunität:
Im Frühstadium zelluläre Immunität gehemmt, humorale Immunität nicht gehemmt

Kongenitale Syphilis
Die Infektion des Fetus kann jederzeit während der Schwangerschaft stattfinden, das Risiko ist für das Kind umso größer, je kürzer bei der Mutter das Intervall zwischen Ansteckung und Konzeption ist. Beträgt dieser Abstand mehr als 2 Jahre, dann erkrankt das Kind nur ausnahmsweise.
Neugeborene mit kongenitaler Syphilis sind meistens untergewichtig und sehen aus „wie ein kleiner alter Mensch mit einem großen Bauch" (Leber und Milz sind erheblich vergrößert).

Kongenitale Syphilis

Frühsyphilis nach pränataler Infektion
Symptome:
- Makulo-papulöse Exantheme
- nässende Papeln
- breite Kondylome
- syphilitischer Schnupfen
- Knochenveränderungen fast immer vorhanden
- PARROTsche Pseudoparalyse
- Organbefall

Frühsyphilis nach pränataler Infektion (Synonym: Syphilis congenita praecox)
Dieser Begriff umfaßt alle Krankheitsformen bis zum Ende des zweiten Lebensjahres.
Klinisch können sich an Haut und Schleimhäuten gleichartige Veränderungen finden wie bei Erwachsenen im Sekundärstadium. Typisch: Syphilitischer Schnupfen, Sattelnase, PARROTsche Furchen um den Mund.
Fast immer sind röntgenologisch Knochenveränderungen (Osteochondritis, Periostitis, Osteomyelitis) nachweisbar. Im Verlauf der Osteochondritis kann es an den langen Röhrenknochen zur Loslösung der Epiphyse kommen, die Extremität wird wegen der Schmerzen nicht bewegt: **Parrotsche Pseudoparalyse.**
Häufig sind innere Organe, z.B. Leber, Milz, Nieren (Nephritis), Lunge (interstitielle Pneumonie), endokrine Drüsen oder das Zentralnervensystem befallen, zudem bestehen Hepatosplenomegalie, eine generalisierte Lymphadenopathie, eine Anämie oder eine Thrombozytopenie.

Spätsyphilis nach pränataler Infektion
Symptome:
HUTCHINSONsche Trias:
- Defekte an den oberen bleibenden Schneidezähnen (s. Abb. 26-4)
- Taubheit
- Keratitis parenchymatosa

Spätsyphilis nach pränataler Infektion
Ab dem dritten Lebensjahr können Symptome auftreten, die der Spätsyphilis der Erwachsenen entsprechen. Typisch ist die **Hutchinsonsche Trias:** halbmondförmige Defekte an der Kaufläche der beiden mittleren oberen Schneidezähne, die meißelförmig konvergent verformt sind (Abb. 26-4) sowie Taubheit und Keratitis parenchymatosa.
Im Schulalter können Gummen vorkommen und durch Zerstörung der Nasenscheidewand eine Sattelnase verursachen. Auch eine Tabes oder Paralyse kann bereits um das 10. Lebensjahr auftreten.

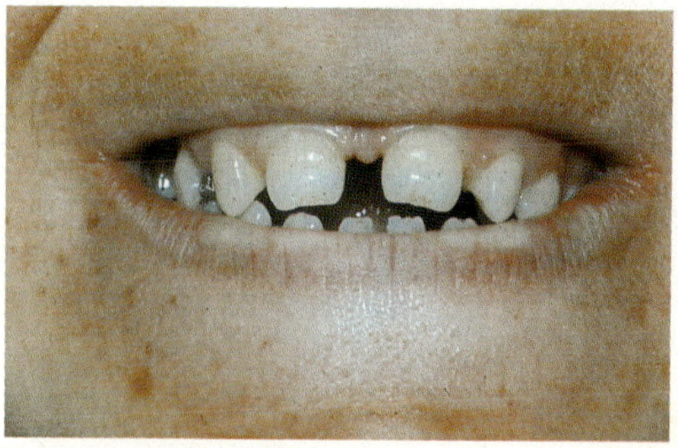

Abb. 26-4
Kongenitale Syphilis: Hutchinson-Zähne (Foto: Univ. Hautklinik Graz)

Endemische Treponematosen

Endemische Treponematosen
Der Begriff „endemisch" bedeutet das andauernde Vorkommen einer Krankheit in einem geographisch umschriebenen Gebiet.
Epidemiologie: Unter dürftigen sozio-ökonomischen Bedingungen und mangelnder Hygiene, hauptsächlich in tropischen Ländern, kann die Syphilis ausschließlich auf nicht venerischem Wege übertragen werden. Die Ansteckung findet im frühen Kindesalter statt. Spätsyphilitische Manifestationen im Zentralnervensystem, im Herz-Kreislaufsystem und pränatale Infektionen kommen nicht vor.

Klinisch 3 Verlaufsformen:
Endemische Syphilis, Yaws, Pinta
Erreger:
Morphologisch nicht unterscheidbar
Diagnose:
Gleiche Methoden wie bei venerischer Syphilis
Behandlung:
Gleich wie bei venerischer Syphilis

Klinisch können drei Verlaufsformen unterschieden werden, deren Erreger sich nur durch geringfügige Unterschiede im Proteinprofil, hauptsächlich in den Oberflächenproteinen unterscheiden. Die humorale Reaktion des Wirtsorganismus ist gleich wie bei venerischer Syphilis, ebenso die Antikörperproduktion.
Zur **Diagnose** werden die gleichen Tests eingesetzt, und die Beurteilung der Befunde erfolgt nach denselben Kriterien wie bei venerischer Syphilis.
Für die **Behandlung** gelten zum Teil eigene Richtlinien (s. Therapie).

1. Endemische Syphilis
Erreger: Treponema pallidum
Infektionspforte: Mundschleimhaut
Epidemiologie: Vorkommen in Ländern mit trockenem, heißem Klima

- **Endemische Syphilis** (Synonyma: Bejel, Njovera, Dichuchwa, Frangi u.a.)

Erreger: Treponema pallidum.
Infektionspforte: Meist Mundschleimhaut.
Epidemiologie: Vorkommen in Vorderasien, Südwestafrika, südlichen Teilen der Sahara und in angrenzenden Gebieten.

Klinische Manifestationen wie beim Sekundärstadium der venerischen Syphilis. Destruktive gummöse Tertiärläsionen sind gelegentlich zu beobachten.

- **Yaws** (Synonyma: Framboesie, Buba, Pian, Parru u. a.)

Erreger: Treponema pertenue.
Infektionspforte: Meist oberflächliche Exkoriationen an den Unterschenkeln.
Epidemiologie: Vorkommen in Zentralafrika, Südostasien, in den westlichen Pazifikregionen, in Südamerika und in der Karibik.
Klinisch entwickeln sich nach einer papulösen Primärläsion an der Infektionspforte die typischen weißlichen erodierten Plaques, später treten Hyperkeratosen und Pigmentverschiebungen sowie Knochenveränderungen auf. Im Spätstadium finden sich gelegentlich Gummen, die manchmal unter Hinterlassung von mutilierenden Narben abheilen.

- **Pinta** (Synonyma: Mal de Pinto, Karate, Azul, Boussarole u. a.)

Erreger: Treponema carateum.
Infektionspforte: Unterschenkel, Gesicht, Arme.
Epidemiologie: Die Verbreitung von Pinta ist auf Zentral- und Südamerika beschränkt.
Klinisch bilden sich an der Infektionspforte Erytheme, die in Infiltrate übergehen. Später entwickeln sich die charakteristischen De- und Hyperpigmentationen, die auch bis in das Spätstadium bestehen bleiben. Gummen kommen nicht vor.

Diagnose
Erregernachweis: In allen Läsionen des Frühstadiums finden sich reichlich Treponemen, in den Manifestationen des Spätstadiums sind kaum oder nur vereinzelt Erreger nachweisbar.
Für die **Untersuchung** im **Dunkelfeld** soll die Oberfläche von nässenden oder skarifizierten Läsionen mit einem trockenen Tupfer gereinigt und dann durch seitlichen Druck mit Holzspateln aus der Tiefe der Effloreszenz Gewebsflüssigkeit an die Oberfläche gepreßt werden **(Reizsekret).** Das Reizsekret wird mit einer Kapillarpipette angesaugt, auf einen Objektträger gebracht, eventuell mit einigen Tropfen physiologischer Kochsalzlösung vermischt, mit einem Deckglas bedeckt und im Dunkelfeld untersucht.
Die Treponemen sind korkenzieherähnlich spiralig gewundene Bakterien, die 6–20 nm lang und 0,09–0,18 nm breit sind. T. pallidum ist im Dunkelfeld an den 8 bis 20 steilen Windungen und an den drei typischen Bewegungen Rotation, Knickbewegung, Verlängerung und Verkürzung erkennbar.
T. pallidum kann auch mit markierten monoklonalen Antikörpern in luftgetrockneten Ausstrichpräparaten (nach Fixierung) nachgewiesen werden. Neuerdings werden zum Nachweis auch molekularbiologische Methoden angewandt (polymerase chain reaction).
Nachweis von Antikörpern im Serum: Der Nachweis von Antikörpern gegen Treponema pallidum im Patientenserum ist die einzige Möglichkeit, die Krankheit während der erscheinungsfreien Phase zu erkennen.
Gründet sich der Verdacht auf das Vorliegen einer Syphilis ausschließlich auf die Ergebnisse serologischer Tests **(latente Syphilis)**, dann soll ein zweites Mal Blut abgenommen und untersucht werden, bevor endgültig die Diagnose gestellt wird. Jeder Patient mit latenter Syphilis muß genau untersucht werden:

- dermatologischer Befund (Haut, Schleimhäute, Lymphknoten),
- Liquor cerebrospinalis,
- neurologischer Befund,
- Konfiguration und Durchmesser der Aorta,
- interner (kardiologischer) Befund,
- ophthalmologischer Befund (Cornea, Fundi),
- Hals-Nasen-Ohrenbefund.

Klinik: Frühstadium: Wie Sekundärstadium der venerischen Syphilis, Gummen kommen vor

2. Yaws
Erreger: Treponema pertenue
Infektionspforte: Unterschenkel

Epidemiologie: Vorkommen in Ländern mit feuchtem, heißem Klima
Klinik: Im Frühstadium typisch weißliche erodierte Plaques, später Hyperkeratosen, Pigmentverschiebungen und Knochenveränderungen

3. Pinta:
Erreger: Treponema carateum
Infektionspforte: Unterschenkel, Gesicht, Arme
Epidemiologie: Zentral- und Südamerika
Klinik: Erytheme, Infiltrate, De- und Hyperpigmentierungen
Gummen kommen nicht vor

Diagnose:
Erregernachweis

Dunkelfelduntersuchung

3 typische Bewegungen von T. pallidum:
- Rotation (Korkenzieher)
- Knickbewegung (Taschenmesser)
- Verlängerung und Verkürzung (Spiralfeder)

Nachweis von Antikörpern im Serum

Bei latenter Syphilis Untersuchung mit Liquorbefund

Antikörperklassen
IgM-Antikörper:
Erstes Zeichen der humoralen Immunantwort, verschwinden 3–6 Monate nach erfolgreicher Behandlung
IgG-Antikörper:
Etwas später gebildet, erreichen hohe Titer
Synthese wird nach Vernichtung der Erreger (Heilung) durch Memory-Zellen jahrelang fortgesetzt

Antikörperklassen

IgM-Antikörper (Molekulargewicht 970) können wegen ihrer Größe die Plazentabarriere und die Blut-Liquor-Schranke nicht passieren. Sie werden nur so lange gebildet, als Erreger im Organismus vorhanden sind und verschwinden 3–6 Monate nach der Behandlung. Ein reaktiver Befund in den IgM-Tests ist im Serum von Neugeborenen der Beweis für das Vorliegen einer pränatalen Infektion, im Liquor cerebrospinalis, bei intakter Schrankenfunktion, für eine aktive Neurosyphilis.

IgG-Antikörper werden etwas später gebildet, erreichen hohe Titer, die nach adäquater Therapie langsam abklingen. Nach Vernichtung der Erreger (Eliminierung des Antigens) wird die Synthese durch Memory-Zellen fortgesetzt, der Befund bleibt in niedrigen Titern meistens bis an das Lebensende reaktiv, besonders dann, wenn das Intervall zwischen Infektion und Therapie mehrere Monate oder Jahre betrug.

Testverfahren
VDRL-Test:
Cardiolipin-Antigen, quantitative Auswertung
hohe Titer:
aktiver syphilitischer Prozeß
Absinken der Titer nach erfolgreicher Behandlung
Biologisch falsch positive Ergebnisse bei Autoimmunopathien und Erkrankungen, die mit einem vermehrten Zellzerfall einhergehen

Testverfahren zum Nachweis von IgM- und IgG-Antikörpern

Der Venereal Disease Research Laboratory (VDRL)-Test: Gleichwertige Varianten sind der Rapid Plasma Reagin-(RPR), der Rapid Plasma Reagin Card- (RPRC) und der Toluidin Red Unheated Serum-Test (TRUST).

Im VDRL-Test wird als Antigen Cardiolipin, ein (unspezifisches) Diphospholipid verwendet, das mit Antikörpern reagiert, die gegen Substanzen der Mitochondrienmembranen gerichtet sind. Solche Autoantikörper (= Reagine = Wassermann-Antikörper) werden im Verlauf der Syphilis produziert, gehören zunächst der IgM-, später der IgG-Klasse an und verursachen im VDRL-Test eine makroskopisch erkennbare Flockung, die ab der vierten bis fünften Woche post infectionem nachweisbar ist und quantitativ entsprechend der Verdünnungsstufe, bei der gerade noch ein reaktives Ergebnis zu finden ist, angegeben. Hohe Titer (über 1:16) sprechen für das Vorliegen eines aktiven syphilitischen Prozesses. Nach erfolgreicher Behandlung der Frühsyphilis sinken die Titer während der folgenden Monate ab und der Test wird innerhalb von ein bis zwei Jahren „nicht reaktiv" (= negativ). Bei der Spätsyphilis kann die Reaktivität auf niedrigen Stufen (unter 1:8) aber jahrelang bestehen bleiben.

Biologisch falsch positive (bfp) Ergebnisse mit nicht reaktiven Befunden in den spezifischen Tests (FTA-ABS, TPHA) finden sich bei etwa 0,25–0,85% aller Patienten, vorwiegend bei Autoimmunopathien (z. B. systemischem Lupus erythematodes, rheumatischen Affektionen) sowie bei Krankheiten mit einem vermehrten Zerfall von Zellkernen (Mononukleose, Malaria, Psittakose, maligne Tumoren, Lepra lepromatosa).

FTA-ABS-Test:
– Antigen Treponema pallidum
FTA-ABS-Test positiv ab der 3. Woche der Erkrankung, bleibt auch nach erfolgreicher Therapie positiv

Im Fluoreszenz Treponema pallidum Antikörper Absorptions (FTA-ABS)-Test wird als Antigen Treponema pallidum verwendet. Die Keime werden auf dem Objektträger fixiert und die Antikörper aus dem Patientenserum binden sich an die Oberfläche der Treponemen. Sie werden dann durch einen mit Fluoresceinisothiocyanat (FTIC) markierten Anti-Humanglobulin-Antikörper im Fluoreszenzmikroskop nachgewiesen. Die Reaktivität tritt am Ende der zweiten, Anfang der dritten Woche der Erkrankung ein und bleibt auch nach erfolgreicher Behandlung meistens bis ans Lebensende erhalten.

TPHA-Test:
Reaktivität ab der 4.–5. Woche, bleibt auch nach Behandlung positiv

Der Treponema pallidum Haemagglutinations (TPHA)-Test und dessen Mikrovariante (MHA-TP) sowie die automatisierte Version des MHA-TP (AMHA-TP) zeigen eine Reaktivität in der 4. bis 5. Woche der Infektion an. Ab einem Titer von 1:80 gilt ein Befund als reaktiv. Der TPHA ist außerordentlich empfindlich und spezifisch. Bei unbehandelter Syphilis finden sich, besonders im Frühstadium, sehr hohe Titer, die auch nach erfolgreicher Behandlung jahrelang bestehen bleiben können.

ELISA-Test:
Standardisierte Antigene wie für VDRL- und TPHA-Test nicht verfügbar, daher Angaben über Spezifität und Empfindlichkeit nicht möglich

Der Enzyme Linked Immuno Sorbent Assay (ELISA) mit T. pallidum Antigen: Als Antigen dienten bei diesem Verfahren ursprünglich Ultrasonikate von T. pallidum, derzeit werden hauptsächlich Proteinfraktionen von T. pallidum eingesetzt.

Bisher gibt es leider kein standardisiertes Antigen wie z. B. für den VDRL- oder den TPHA-Test. Die Reagenzien werden in den einzelnen Laboratorien meist nur für den Eigenbedarf hergestellt und daher sind die Ergebnisse der jeweiligen Untersuchungsstellen kaum vergleichbar.

Testverfahren zum selektiven Nachweis von spezifischen Antikörpern der IgM-Klasse
Der IgM-FTA-ABS-Test wird wegen zahlreicher Fehlerquellen kaum mehr verwendet.
Beim **19 S-IgM-FTA-ABS-Test** wird der FTA-ABS-Test mit der reinen IgM-Fraktion des Patientenserums durchgeführt. Der Test ist hochspezifisch und empfindlich, aber kostenaufwendig. Die Reaktivität tritt am Ende der 2. Krankheitswoche ein und verschwindet 3 bis 6 Monate nach erfolgreicher Behandlung.
Der IgM-SPHA-Test ist eine Variante des TPHA-Verfahrens. Das Eintreten der Reaktivität ist im Primärstadium manchmal verzögert, ansonsten ist das Verfahren sehr gut empfindlich und spezifisch. Eine quantitative Auswertung ist möglich. Ein Titer ab 1:8 gilt als reaktiv. Nach erfolgreicher Behandlung sinkt der Titer rasch ab, und die Reaktivität erlischt innerhalb von 3 bis 6 Monaten.
Der IgM-ELISA-Test: Diese Variante des ELISA-Verfahrens hat dieselben Vor- und Nachteile wie die ELISA-Methode mit T. pallidum-Antigen. Ein verbesserter IgM-Test unter Verwendung der ELISA-Technik und monoklonaler Antikörper gegen T. pallidum **(Captia-M-Test)** befindet sich im Stadium der Erprobung und hat sich bisher durch seine hohe Empfindlichkeit und Zuverlässigkeit während des Frühstadiums der Erkrankung bewährt.
Indikation und Aussagewert der einzelnen serologischen Testverfahren (Tab. 26-3)
Die praktische Anwendung der Syphilisteste ist in Tab. 26-3 zusammengefaßt. Ein reaktiver Befund im TPHA- und im FTA-ABS-Test ist als Beweis für das Vorliegen einer Infektion mit Treponema pallidum zu werten und zeigt bei unbehandelten Patienten die Notwendigkeit einer Therapie an.
Das kontinuierliche Absinken des VDRL- und/oder des IgM-SPHA-Titers ist kennzeichnend für einen Therapieerfolg. Ein neuerliches Ansteigen des VDRL-Titers um mehr als zwei Stufen ist als Therapieversager oder als Reinfektion zu werten. Das Wiederauftreten reaktiver Befunde in IgM-Tests, deren Ergebnisse bereits mehrmals nicht reaktiv waren, zeigt eine Reinfektion an.

Nachweis von IgM-Antikörpern:
19 S-IgM-FTA-ABS-Test (= FTA-ABS-Test mit der isolierten IgM-Fraktion des Serums):
Beginn der Reaktivität:
Ende der 2. Woche
Negativ: 3–6 Monate nach erfolgreicher Behandlung

IgM-SPHA-Test:
Im Primärstadium manchmal erst spät reaktiv
Quantitative Auswertung
Erlöschen der Reaktivität 3–6 Monate nach erfolgreicher Behandlung

IgM-ELISA-Test:
Captia-M-Test
Reaktiver Befund in IgM-Tests:
Notwendigkeit einer Therapie
Kontinuierliches Absinken des VDRL- und/oder IgM-SPHA-Titers:
Therapieerfolg

Tab. 26-3 Indikationen und Aussagewert der einzelnen serologischen Testverfahren (WHO 1982)

Indikation und Aussagewert	Testverfahren mit	
	Lipoidantigen	Treponema-pallidum-Antigen
Suchtest	VDRL	AMHA-TP
Bestätigung der Diagnose	–	FTA-ABS
Aktivität der Erkrankung Ansprechen auf Behandlung (Beurteilung durch Kontrolle des Titerverlaufes)	VDRL-Titer	IgM-SPHA-Titer 19 S-IgM-FTA-ABS IgM-ELISA

Behandlung
Mittel der Wahl zur Therapie der Syphilis sind Betalactam-Antibiotika oder, als Ersatzpräparate, Tetrazykline sowie Makrolid-Antibiotika, sie wirken hauptsächlich während der Teilungs- und Synthesephase.
Bei Treponema pallidum beträgt die Generationszeit etwa 33 Stunden, bei den meisten Bakterien 15–45 Minuten. Zur Behandlung der Syphilis ist deshalb ein längerer Zeitabschnitt erforderlich als bei anderen Infektionen.

Behandlung
Mittel der Wahl:
Penizillin wirkt während Teilungsphase
Treponema pallidum:
Generationszeit 33 Stunden, daher lang anhaltende Penizillinspiegel erforderlich

Tab. 26-4 Therapie der Syphilis. Dosisempfehlung (WHO 1989, CDC 1989, Deutsche Gesellschaft zur Bekämpfung der Geschlechtskrankheiten 1989)

Präparat	Frühsyphilis	Spätsyphilis*
Benzathin-Penizillin (z. B. Retarpen)	1 × 2,4 Mill. E. im	3 × 2,4 Mill. E. im jeweils im Abstand v. 7 Tagen
Clemizol-Penizillin (z. B. Clemipen) oder Procain-Penizillin	täglich 1 Mill. E. im 10 Tage lang	täglich 1 Mill. E. im 15 Tage lang
Alternativen bei Penizillinunverträglichkeit		
Doxyzyklin (z. B. Vibramycin)	2 × tägl. 100 mg per os 15 Tage lang	2 × tägl. 100 mg per os 30 Tage lang
Tetrazyklin (z. B. Hostacyclin) Oxytetrazyklin (z. B. Aureomycin) Chlortetrazyklin (z. B. Terramycin)	4 × tägl. 500 mg per os 15 Tage lang	4 × tägl. 500 mg per os 30 Tage lang
Erythromycin	4 × tägl. 500 mg per os 15 Tage lang	4 × tägl. 500 mg per os 30 Tage lang

* Latente Syphilis ab dem 3. Jahr nach der Infektion oder bei unbekanntem Infektionsdatum, benigne Spätsyphilis und kardiovaskuläre Syphilis.

Wirksame Spiegel nach Verabfolgung von:
600000 E wasserlöslichem Penizillin: 3 Stunden.
600000 E Procain- oder Clemizolpenizillin: 24 Stunden.
600000 E Benzathinpenizillin: 3 Wochen

Alternativen bei Penizillinallergie:
- Tetrazykline
- Erythromycin

Neurosyphilis:
Wasserlösliches Penizillin G 2–4 Millionen E i. v. im Abstand von 4 Stunden für die Dauer von 10–14 Tagen
kein Benzathinpenizillin, sondern Clemizolpenizillin täglich 1 Million E i. m. für 20 Tage
50000 E/kg Clemizolpenizillin 1 × täglich für die Dauer von 10 Tagen, ab dem 3. Lebensjahr für 15 Tage, Alternativpräparat: Erythromycin

Penizillinallergie
Lebensgefährliche Schockreaktionen

Treponema pallidum ist sehr gut empfindlich gegen Penizillin, Resistenzen wurden bisher nicht beobachtet. Voraussetzung für eine wirksame Therapie sind gleichbleibende Serumspiegel von mindestens 0,03 E/ml für die Dauer von wenigstens 10 Tagen (Frühsyphilis) bis 15 Tagen (Spätsyphilis). Zur Behandlung werden aus Sicherheitsgründen wesentlich höhere Dosen verwendet. Für die Dosierung und die Intervalle zwischen den einzelnen Injektionen muß die Dauer der Depotwirkung der einzelnen Präparate genau beachtet werden (siehe Tabelle 26-4).
Bei Penizillinüberempfindlichkeit sind Tetrazykline und Erythromycin sehr gut wirksame Alternativpräparate (Dosierung siehe Tab. 26-4).
• Für die **Behandlung der Früh- und Spätsyphilis** ist die Dosierung in Tab. 26-4 angegeben.
• **Bei Neurosyphilis sowie bei Syphilis während der Schwangerschaft** gelten besondere Bestimmungen (kein Benzathinpenizillin, sondern Clemizolpenizillin täglich 1 Mio. E. i. m. für 20 Tage oder wasserlösliches Penizillin, 2–4 Mio. E. alle 4 Stunden i. v., 10–14 Tage lang. Ebenso für die **kongenitale Syphilis** (50000 E/kg Clemizolpenizillin 1 × täglich für die Dauer von 10 Tagen, ab dem 3. Lebensjahr für 15 Tage, Alternativpräparat: Erythromycin).
Ist Penizillin kontraindiziert, dann sollen bei Neurosyphilis Tetrazykline in gleicher Dosierung verabfolgt werden wie bei Spätsyphilis. Während der Gravidität und im Kindesalter dürfen Tetrazykline nicht gegeben werden, zur Behandlung muß Erythromycin eingesetzt werden.
• Für die Behandlung der **endemischen Treponematosen** ist die einmalige Verabfolgung von Benzathin-Penizillin die Methode der Wahl. Für **Massenbehandlungskampagnen** zur Ausrottung dieser Erkrankungen genügt die Hälfte der ansonsten üblichen Dosis.

Nebenwirkungen
Eine *Penizillinallergie* ist eine absolute Kontraindikation gegen jede weitere Anwendung dieses Antibiotikums. Bei neuerlicher Gabe kann ein anaphylaktischer Schock eintreten (s. Kap. 8.6).
Nach der ersten Verabfolgung von Penizillin oder der Einnahme von Tetrazyklinen bzw. Erythromycin kommt es nach 2 bis 6 Stunden durch Zerfalls-

produkte der Treponemen zum Auftreten von Fieber, Gelenks- und Kopfschmerzen, begleitet von einem beträchtlichen Ödem in den Läsionen **(Jarisch-Herxheimer-Reaktion)**. Die Erscheinungen klingen innerhalb von 2 bis 8 Stunden spontan ab und können durch gleichzeitige Gabe von 50 mg Prednisolon gemildert oder unterdrückt werden.

Gelangen bei intramuskulärer Injektion Depotpräparate (unbeabsichtigt) in ein Gefäß, dann können plötzlich schwere Allgemeinsymptome mit z.B. motorischer Unruhe, Todesangst, Verwirrtheitszuständen, jedoch **kein Kollaps,** auftreten **(Hoigné-Syndrom)**. Die Symptome sind wahrscheinlich durch Mikroembolien verursacht und klingen innerhalb von 2 bis 30 Minuten spontan wieder ab.

Jarisch-Herxheimer-Reaktion
Verursacht durch toxische Zerfallsprodukte

Hoigné-Syndrom
Mikroembolien nach intravasaler Verabfolgung von Depotpräparaten

Prognose

Die Infektion mit T. pallidum kann bei etwa zwei Drittel der Betroffenen ohne Behandlung abheilen. Bei unbehandelten Patienten erkranken 16% 3 bis 30 Jahre nach der Infektion an einer „benignen Spätsyphilis", 10% nach 20 bis 37 Jahren an kardiovaskulärer und 7% nach 15 bis 30 Jahren an Neurosyphilis. 67% bleiben bis zum Tod frei von spätsyphilitischen Manifestationen.

Die antibiotische Therapie führt in jedem Stadium der Erkrankung zur Heilung, allerdings verbleiben nach destruktiven Prozessen Narben oder Organschäden (z.B. Gummen, Neurosyphilis, kardiovaskuläre Syphilis).

Prognose der unbehandelten Syphilis
16% erkranken an Gummen
10% an kardiovaskulärer und
7% and Neurosyphilis
Spontanheilung bei 67%

Kontrollen

Klinische und serologische Nachuntersuchungen sollen während des ersten Halbjahres monatlich, dann vierteljährlich bis zum Ende des zweiten Jahres durchgeführt werden.

Kontrollen
Serologisch und klinisch 6 Monate lang monatlich, dann vierteljährlich bis zum Ende des 2. Jahres

Behandlung der Sexualpartner

Eine vorbeugende Therapie der Kontaktpersonen ist zulässig, wenn diese eine Behandlung ohne Diagnose den klinischen und serologischen Kontrollen vorziehen (Vermerk auf der Karteikarte vom Patienten unterschreiben lassen). Die Therapie erfolgt in diesen Fällen wie bei Frühsyphilis. Klinische und serologische Kontrollen müssen nach der prophylaktischen Behandlung bei negativen Befunden 3 Monate lang 1 × monatlich durchgeführt werden.

Behandlung der Sexualpartner:
Eventuell prophylaktische Behandlung

Meldepflicht

Jede neu entdeckte Syphiliserkrankung ist ohne Namensnennung dem Gesundheitsamt zu melden (s. gesetzliche Bestimmungen). Jede Meldung einer kongenitalen Syphilis muß in der BRD mit Namensnennung erfolgen.

Meldepflicht besteht

26.1.2 Ulcus molle

(Syn: Weicher Schanker, Schankroid, Chancre mou)

Ulcus molle

Erreger: Haemophilus ducreyi.
Inkubationszeit: 3–5 Tage.
Infektionspforte: Fast immer Genitalregion.
Epidemiologie: Das Ulcus molle kommt hauptsächlich in Afrika, Südostasien und Lateinamerika vor. Sporadische Fälle und begrenzte Epidemien wurden gelegentlich auch in Europa, vorwiegend in Hafenstädten, und in den USA beobachtet.
Klinik: An der Infektionspforte bilden sich linsen- bis münzgroße, flache, weiche, schmierig belegte, bei Berührung schmerzhafte Geschwüre mit überhängenden Rändern (Abb. 26-5). 1 bis 4 Wochen nach der Infektion entsteht eine schmerzhafte regionale Lymphadenopathie. Das entzündliche Infiltrat schmilzt relativ rasch ein, es bildet sich ein Abszeß, der dann nach außen durchbricht.
Diagnose: Im Ausstrich sieht man (UNNA-PAPPENHEIM- oder GRAM-Färbung) parallel gelagerte, rot gefärbte Stäbchen in „fischzugartiger" Anordnung.

Erreger:
Haemophilus ducreyi
Inkubationszeit:
3–5 Tage
Infektionspforte:
Genitalregion
Epidemiologie:
- Afrika
- Südostasien
- Lateinamerika

Klinik
Schmerzhaftes Ulkus mit Lymphangitis und Lymphadenitis (Abb. 26-5)

Diagnose
Ausstrich: Färbung

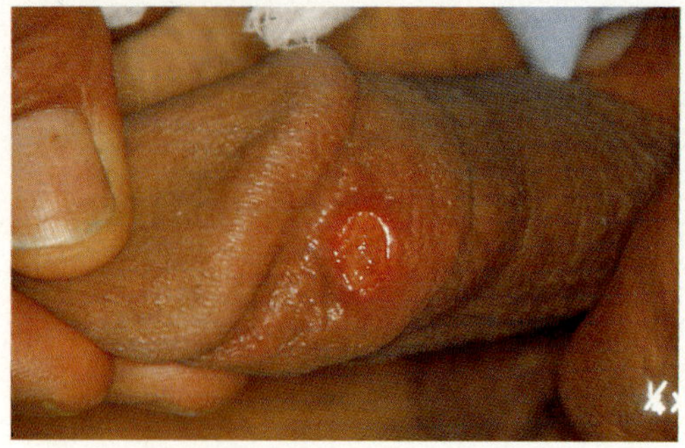

Abb. 26-5
Ulcus molle: Schmierig belegtes Geschwür mit unterminierten Rändern (Foto: II. Univ. Hautklinik Wien)

Kultur

Die Kultur gelingt auf Medien, die Blut oder inaktiviertes Patientenserum enthalten. Wesentlich ist der Faktor X.

Behandlung
Ceftriaxon 1 × 250 mg i. m. oder Erythromycin 4 × 500 mg/die per os 7–10 Tage lang

Behandlung: Die einmalige Verabfolgung von Ceftriaxon (z. B. Rocephin®) ist in einer Dosis von 1 × 250 mg i. m. verläßlich wirksam. Auch Erythromycin (z. B. Erycinum, Josalid u. a.) bewährt sich in einer Dosis von 4 × täglich 500 mg per os für die Dauer von 7–10 Tagen. Auch Sulfamethoxazol (400 mg) + Trimethoprim (80 mg) Tabletten (2 × täglich 2 Tabletten, für 7–10 Tage) sind wirksam. Die Behandlung führt stets innerhalb von 1 bis 2 Wochen zur Abheilung.

Kontrollen
6–10 Wochen nach Behandlung klinisch und serologisch

Sexualpartner
Keine prophylaktische Therapie

Meldepflicht besteht

Kontrollen: Wegen einer möglichen Simultaninfektion mit T. pallidum soll 6 bis 10 Wochen nach Behandlung eine klinische und serologische Kontrolluntersuchung durchgeführt werden.
Eine prophylaktische Therapie der Kontaktpersonen ist wegen der geringen Kontagiosität kaum erforderlich.
Meldepflicht besteht (wie bei Syphilis).

Granuloma inguinale

26.1.3 Granuloma inguinale (Syn: Donovanosis)

Erreger:
Calymmatobakterium granulomatosis
Inkubationszeit:
2 Wochen bis 3 Monate
Infektionspforte:
Genitalregion, selten extragenital
Epidemiologie:
Tropen weltweit
Klinik
Geschwüre mit unterminierten Rändern, die sich langsam ausbreiten
Spontanheilung möglich

Erreger: Calymmatobakterium granulomatosis.
Inkubationszeit: 2 Wochen bis 3 Monate (im Experiment 21–50 Tage).
Infektionspforte ist fast immer die Genitalregion, nur bei etwa 3–6% der Erkrankten liegt eine extragenitale Ansteckung vor.
Epidemiologie: Die Donovanosis kommt in den Tropen, hauptsächlich in Südostasien (Indien), Afrika, Australien, Lateinamerika, im Süden der USA und in der Karibik vor.
Klinik: An der Infektionspforte bildet sich ein kleines, derbes, blaßrotes Knötchen, das manchmal juckt, rasch zerfällt und in ein Geschwür mit unterminierten Rändern übergeht. Die Läsion ist schmerzhaft, die regionären Drüsen sind nur ausnahmsweise vergrößert (Mischinfektion). Später breitet sich das Geschwür aus, manchmal bilden sich rasch fortschreitende, ausgedehnte, gelegentlich auch tiefreichende Defekte. Durch Autoinokulation können multiple Herde entstehen. Spontanheilung ist möglich. Rezidive kommen vor. Eine hämatogene Streuung mit Befall von Knochen, Gelenken, Leber und Milz kann gelegentlich auftreten.

Diagnose: Ausstrich, Färbung nach GIEMSA

Diagnose: Im Sekret unterhalb der überhängenden Ränder finden sich nach Giemsa-Färbung im Zytoplasma großer mononukleärer Zellen die typischen „sicherheitsnadelförmigen", bipolar dunkel angefärbten Einschlußkörperchen, meistens in Gruppen von 20 bis 40 Organismen.
Die Kultur gelingt auf McCoy-Zellen.

Behandlung
Tetrazykline (2 g/die) oder Doxyzyklin (200 mg/die), gleichzeitig 1 g Streptomycin/die i. m. × 2–3 Wochen
Alternativ:
Sulfamethoxazol (400 mg) + Trimethoprim (80 mg), 2 × 2 Tab./die × 2–3 Wochen

Behandlung: Tetrazykline (2 g/die) oder Doxyzyklin (200 mg/die), gleichzeitig 1 g Streptomycin/die i. m. × 2–3 Wo. Alternativ: Sulfamethoxazol (400 mg) + Trimethoprim (80 mg), 2 × 2 Tab./die × 2–3 Wo.
Die Therapie führt stets innerhalb von einer oder mehreren Wochen zur Heilung mit Narbenbildung. Die Erkrankung kann in seltenen Fällen auch ohne Behandlung abheilen.
Kontrollen sind nach Abheilung der klinischen Manifestationen nicht erforderlich.

Eine **prophylaktische Therapie** der Kontaktpersonen ist wegen der geringen Kontagiosität und der langen Inkubationszeit **kaum sinnvoll.** **Meldepflicht** besteht nicht.

Meldepflicht besteht nicht

26.1.4 Herpes genitalis (s. Kap. 3.4)

Herpes genitalis (s. Kap. 3.4)

26.2 Weitere STD

Unter dieser Überschrift werden sexuell übertragbare Erkrankungen abgehandelt, die einen Ausfluß aus Urethra oder Zervix verursachen und/oder eine Vulvitis, Vaginitis oder Balanoposthitis verursachen (Grundzüge der Diagnose s. Tab. 26-5; 26-6.).

STD, die einen Ausfluß aus der Urethra oder der Zervix sowie eine Vulvitis, Vaginitis oder Balanoposthitis verursachen

Tab. 26-5 Grundzüge der Diagnose von STD mit Ausfluß

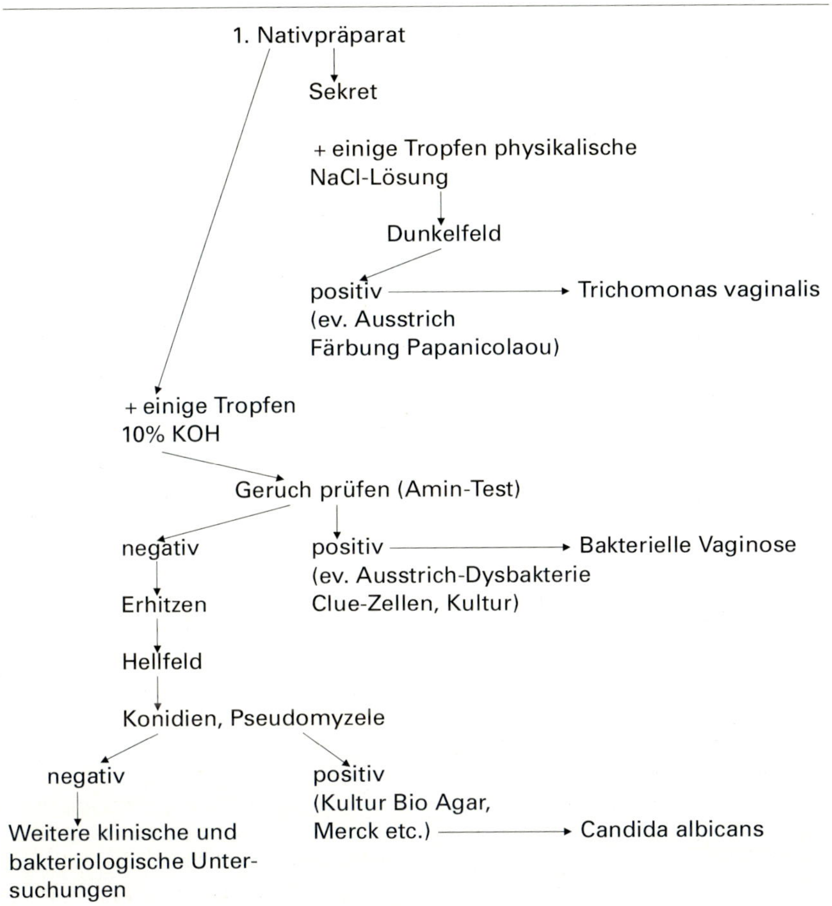

26.2.1 Gonorrhoe

Erreger: Neisseria gonorrhoeae
Inkubationszeit: 2 bis 4 Tage.
Infektion: Sie erfolgt durch Übertragung der Erreger im eitrigen Ausfluß von Schleimhaut zu Schleimhaut. Auch Schmierinfektion ist möglich.
Lokalisation der Erkrankung: Primär infiziert ist die Urethra, die Zervix und/oder das Rektum, der Pharynx und die Tonsillen sowie eventuell die Conjunctiva bulbi. In weiterer Folge kann die Gonorrhoe bei Kindern auch die Vulva und die Vagina, bei Erwachsenen die Adnexe befallen.

Gonorrhoe

Erreger
Neisseria gonorrhoeae
Inkubationszeit:
2–4 Tage
Infektion:
Schleimhaut zu Schleimhaut
Lokalisation
Zunächst Urethra, Zervix, Rektum, Pharynx, Tonsillen, eventuell Konjunktiva, bei Kindern auch Vulva und Vagina

Tab. 26-6 Grundzüge der Diagnose von STD mit Ausfluß

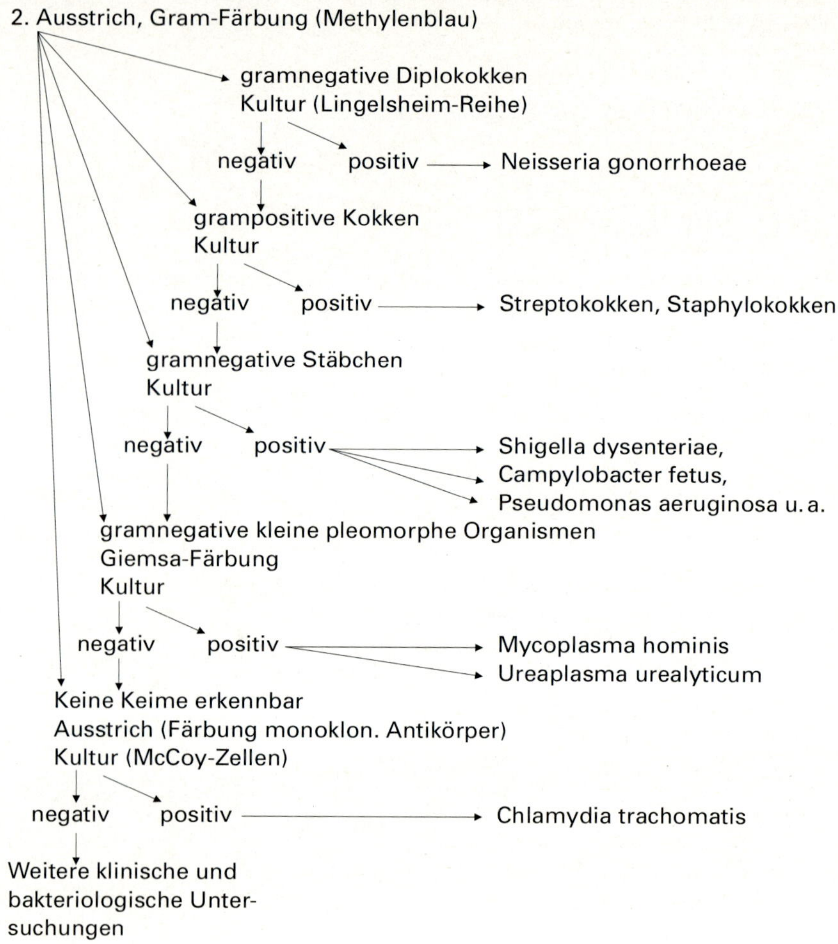

Klinik
Asymptomatische Verlaufsformen kommen vor

Frauen:
- Zervizitis
- Urethritis
- eventuell Pharyngitis, Tonsillitis,
- Proktitis

Komplikationen
- im Genitalbereich
- Während der Gravidität

Spätfolge:
irreversible Sterilität

Männer:
- Urethritis
- Komplikationen im Genitalbereich

Spätfolge:
Sterilität

Kinder:
- Vulvovaginitis
- selten Urethritis

Fernkomplikationen

Klinik

Asymptomatische Verlaufsformen: 20–40% der Männer und 50–70% der Frauen, die einer Ansteckung ausgesetzt waren, können klinisch erscheinungsfreie, aber infektiöse Keimträger sein. Auch oligosymptomatische Formen kommen vor und werden oft erst durch die Erkrankung von Kontaktpersonen entdeckt.

Bei Frauen ist die charakteristische Manifestation eine eitrige Zervizitis und/oder Urethritis, gewöhnlich ohne oder mit geringen subjektiven Beschwerden. Außerdem können auch das Rektum, der Pharynx oder die Tonsillen befallen sein. Bei 35% aller Frauen mit gonorrhoischer Zervizitis besteht auch eine Proktitis und bei 5% ist ausschließlich das Rektum befallen.

Im Genitalbereich können folgende Komplikationen auftreten: Bartholinitis, Endometritis, Salpingitis, Oophoritis, Periappendizitis, Pelveoperitonitis, ektopische Schwangerschaft, Chorioamnionitis, Frühgeburt und als Spätfolge eine irreversible Sterilität durch Obliteration der Tuben.

Männer erkranken zunächst an der typischen eitrigen Urethritis mit brennenden Schmerzen beim Urinieren. Der Verlauf kann durch eine Tysonitis, Cowperitis, Prostatitis, Deferenitis und Epididymitis kompliziert sein. Proktitis und Pharyngitis oder Tonsillitis kommen abhängig vom Infektionsweg vor. Als Spätfolge kann durch Verklebung des Ductus deferens Sterilität eintreten.

Bei Kindern verursacht die Infektion am Genitale eine Vulvo-Vaginitis, selten eine Urethritis.

Fernkomplikationen: Die benigne Gonokokkensepsis kann an der Haut

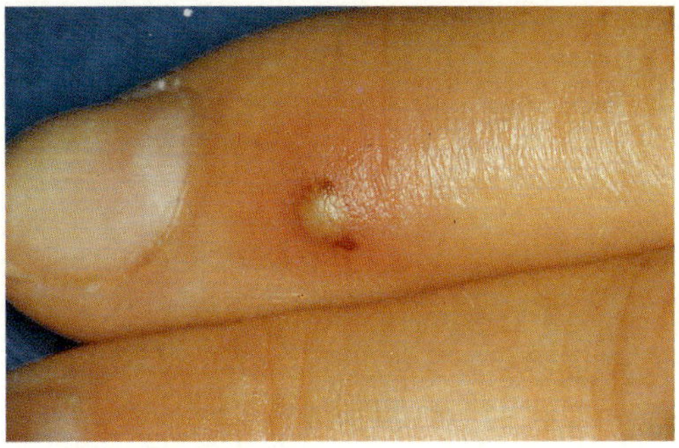

Abb. 26-6
Benigne Gonokokkensepsis, Pustel mit haemorrhagischem Hof (Foto: II. Univ. Hautklinik Wien)

hämorrhagische, vesikulo-pustulöse oder (selten) papulöse Eruptionen (oft nur 5–10 Effloreszenzen) sowie eine Monarthritis oder eine Polyarthritis hervorrufen (Abb. 26-6). Die Temperatur kann septisch, aber manchmal auch normal oder subfebril sein.
Bei Frauen kann sich außerdem ausgehend von einer Salpingitis oder Pelveoperitonitis, eine Perihepatitis sowie eine Perisplenitis entwickeln.

Gonokokkensepsis
Bei Frauen Pelveoperitonitis, Perihepatitis, Perisplenitis

Die Gonoblenorrhoe (Conjunctivitis gonorrhoica) mit eitriger Entzündung der Augenbindehaut und Lidödem als Folge einer Schmierinfektion führte vor Einführung der CREDÉschen Prophylaxe (Einträufeln einiger Tropfen 1%iger Silbernitratlösung in den Konjunktivalsack des Neugeborenen unmittelbar nach der Geburt) bei einem Drittel aller Fälle zur Erblindung.

Gonoblenorrhoe (Abb. 26-6)
CREDÉsche Prophylaxe

Diagnose
- **Ausstrich:** Das Sekret soll morgens vor dem Urinieren oder 2 bis 3 Stunden nach der letzten Miktion aus der Fossa navicularis (Mann) bzw. der Zervix und der Urethra (Frau), eventuell auch aus dem Rektum oder dem Konjunktivalsack oder dem Pharynx abgenommen und nach Gram gefärbt werden. Der Nachweis von intra- und extrazellulär gelagerten gramnegativen Diplokokken im Ausstrichpräparat rechtfertigt den Verdacht auf das Vorliegen einer Gonorrhoe und die Behandlung.

Falsch positive Befunde: Neisseria catarrhalis, N. pharyngis, Veilonella u. a.
Falsch negative Ergebnisse: bereits erfolgte Antibiotikabehandlung, unrichtige Färbetechniken.
Eine Darstellung mit (monoklonalen) Antikörpern gegen N. gonorrhoeae kann solche Fehlerquellen weitgehend ausschalten.
- **Kultur:** Beweisend für das Vorliegen einer Infektion mit N. gonorrhoeae ist nur die Isolierung der Erreger auf Selektivnährböden (z. B. Thayer-Martin-Medium u. a.) und die anschließende Differenzierung durch das Verhalten der Keime auf Nährböden mit Zusatz von Dextrose oder Maltose oder Laktose oder Saccharose (Lingelsheim-Reihe).
- **Der indirekte Erregernachweis** gelingt mit einer für diesen Zweck adaptierten ELISA-Technik. Eine Typisierung ist bei besonderen Fragestellungen in Speziallaboratorien möglich.

Diagnose
Ausstrich: GRAM-Färbung
Kultur auf Spezialmedien

Behandlung: Die Zunahme der Gonokokkenstämme, die gegen Penizillin resistent sind, hat dazu geführt, daß WHO und CDC in ihren Empfehlungen vom September 1989 dieses Antibiotikum für die Gonorrhoetherapie nicht mehr erwähnen.
- **Unkomplizierte Gonorrhoe:** 250 mg Ceftriaxon i. m. oder 2 g Spectinomycin i. m., 1 ×.

Behandlungsversager: Ciprofloxacin 500 mg p. os oder Cefotaxim 1,0 g i. m. oder Thiamphenicol 2,5 g, 1 × tgl. p. os für 2 Tage, eventuell Sulfamethoxazol und Trimethoprim.
Achtung: Die Cephalosporine können bei Penizillinüberempfindlichkeit wegen der Gefahr einer Kreuzallergie (30%) nicht gegeben werden.
- **Gonokokkensepsis:** Ceftriaxon 1 g täglich i. m. oder Tetrazykline 3 bis 7 Tage lang.
- **Die Gonoblenorrhoe:** 1 × 250 mg Ceftriaxon i. m.

Infizierte Neugeborene und Kinder von Müttern mit Gonorrhoe: 50 mg/kg Ceftriaxon 1 × i. m.

Behandlung

Unkomplizierte Gonorrhoe
250 mg Ceftriaxon i. m. oder 2 g Spectinomycin i. m., 1 ×
Bei Behandlungsversagern
Ciprofloxacin oder Cefotaxim oder Thiamphenicol, eventuell Sulfamethoxazol u. Trimethoprim
Gonokokkensepsis
Ceftriaxon 1 g täglich i. m. oder Tetrazykline 3–7 Tage lang
Gonoblenorrhoe
1 × 250 mg Ceftriaxon i. m.
Neugeborene und Kinder von Müttern mit Gonorrhoe: 50 mg/kg Ceftriaxon 1 × i. m.

Vulvovaginitis gonorrhoica infantum:
Ceftriaxon 50 mg/kg 1 × i. m.
oder Spectinomycin 40 mg/kg i. m.
1–2 × /die × 3 Tage
Prognose gut
Kontrollen:
4–7 Tage nach Therapie

Behandlung der Sexualpartner
Nach gründlicher Aufklärung empfohlen

Meldepflicht besteht

Erkrankungen durch Chlamydia trachomatis Serotyp D-K:

Erreger
C. trachomatis Typ D-K
Inkubationszeit
7–14 (4–30) Tage
Infektion
wie bei Gonorrhoe
Klinik
wie bei Gonorrhoe, aber meistens milder

Asymptomatische Formen
Frauen: Zervizitis, Urethritis
Komplikationen im Genitalbereich
Männer: Urethritis
Komplikationen im Genitalbereich
Frauen und Männer: Proktitis, Keratokonjunktivitis, Morbus REITER
Kinder: Pneumonie, Keratokonjunktivitis

Diagnose
Ausstrichfärbung mit markierten monoklonalen Antikörpern
Kultur auf McCoy-Zellen
Serologie unverläßlich

Behandlung
Tetrazykline 4 × täglich 500 mg p. os, 7 Tage; alternativ Erythromycin 2 g/die, 7–10 Tage
Neugeborene: Erythromycin-Sirup 4 x täglich 12 mg/kg per os für 14 Tage

Infektionen durch Mycoplasma hominis und Ureaplasma urealyticum

Pathogenetische Bedeutung ungewiß

• **Die Vulvovaginitis gonorrhoica infantum:** Ceftriaxon 50 mg/kg 1 × i. m. oder Spectinomycin 40 mg/kg i. m. 1–2 × /die für die Dauer von 3 Tagen.
Nach Antibiotikatherapie ist die **Prognose** gut, die akute Gonorrhoe heilt mit Restitutio ad integrum ab, nach chronischer Erkrankung und destruktiven Veränderungen können Obliteration (z. B. Tuben) oder Narben (z. B. Cornea) zurückbleiben.
4 bis 7 Tage nach Abschluß der Behandlung soll eine erneute Kultur angelegt werden. 6 bis 8 Wochen nach der Therapie sollte auch Blut für Syphilisteste abgenommen werden.
Eine prophylaktische Behandlung aller Kontaktpersonen ist wegen des hohen Infektionsrisikos sowie wegen der Möglichkeit latenter Infektionen und falsch negativer Untersuchungsbefunde nach gründlicher Aufklärung der betreffenden Personen zu empfehlen.
Alle Fälle von Gonorrhoe müssen (ohne Angabe des Namens) dem Gesundheitsamt gemeldet werden (s. gesetzliche Bestimmungen).

26.2.2 Erkrankungen durch Chlamydia trachomatis Serotyp D-K

Erreger: Chlamydia trachomatis, Serotyp D-K.
Inkubationszeit: 4–30, meistens 7–14 Tage.
Infektion: Wie bei Gonorrhoe.
Klinik: Asymptomatische Formen kommen häufig vor. Die Manifestationen der Chlamydieninfektionen sind jenen der Gonorrhoe sehr ähnlich, der Verlauf ist aber meistens milder. Die Komplikationen im weiblichen Genitaltrakt und die Erkrankungen der Neugeborenen kommen relativ häufig vor und können nicht selten lebensbedrohlich sein (siehe Tab. 26-1).
Frauen erkranken zunächst an einer Zervizitis und/oder Urethritis, Männer an einer Urethritis.
Komplikationen im Genitalbereich kommen bei beiden Geschlechtern hinzu.
Weiterhin können Frauen und Männer nach Analkontakt an einer Proktitis oder, durch Schmierinfektion, an einer Keratokonjunktivitis erkranken, eventuell kombiniert mit psoriasiformen Hautveränderungen (Morbus Reiter).
Bei Kindern können Pneumonie und Keratokonjunktivitis die Folge sein.
Diagnose: Im Aceton-fixierten Ausstrichpräparat sind die Erreger durch Fluoresceinisothiocyanat (FITC) markierte monoklonale Antikörper im Fluoreszenzmikroskop nachweisbar.
Die Kultur gelingt auf McCoy-Zellen.
Serologisch (ELISA-Technik) können bei Vorliegen von Komplikationen hohe Titer von spezifischem Anti-Chlamydien-IgG einen diagnostischen Hinweis bieten.
Behandlung: Tetrazykline 4 × täglich 500 mg p. os. für 7 Tage. Alternativ kommt Erythromycin 2 g/die für die Dauer von 7 bis 10 Tagen in Betracht.
Neugeborene sollen mit Erythromycin Sirup oder Tropfen (z. B. Paediathrocin®) 4 × täglich 12 mg/kg per os 14 Tage lang behandelt werden.
Prognose, Kontrollen und *Behandlung der Sexualpartner:* Wie bei Gonorrhoe.
Meldepflicht besteht nicht.

26.2.3 Genitalinfektionen durch Mycoplasma hominis und Ureaplasma urealyticum

Beide Keime finden sich relativ häufig im Urethral- und/oder Zervikalsekret sexuell aktiver junger Menschen. Die pathogenetische Bedeutung dieser Keime bei Urethritis und Zervizitis ist jedoch noch nicht mit Sicherheit geklärt. Der Nachweis von Mykoplasmen gelingt am besten durch Kultur auf Spezialnährböden.
Für die Therapie von Infektionen mit M. hominis wird Clindamycin (z. B.

Sobelin) 300 mg (bis 600 mg) 2× täglich per os 7–10 Tage hindurch empfohlen.
Infektionen mit U. urealyticum sprechen gewöhnlich gut an auf eine 7–10 Tage andauernde Therapie mit Erythromycin (z. B. Erycinum, Josalid u. a.) 4× täglich 500 mg per os.

Therapie:
- M. hominis: Clindamycin
- U. urealyticum: Erythromycin

26.2.4 Urethritis, Zervizitis, Vaginitis und Proktitis durch andere Bakterien

Urethritis, Zervizitis, Vaginitis und Proktitis durch andere Bakterien

Staphylokokken, Streptokokken der Gruppe B, auch **Pseudomonas aeruginosa,** können in seltenen Fällen eine Urethritis, Zervizitis oder Proktitis hervorrufen. Das Sekret ist oft hämorrhagisch tingiert. Die Übertragung von Streptokokken der Gruppe B während der Geburt kann für das Neugeborene lebensgefährlich sein (Mortalität 30–50%). Die Diagnose wird durch Ausstrich und Gramfärbung sowie durch Kultur gesichert.
Die Therapie erfolgt laut Antibiogramm.
Die Proktitis durch **Shigellen** (vorwiegend Shigella flexneri) oder durch **Campylobacter fetus ssp. jejuni** sowie durch **Entamoeba histolytica** oder durch **Giardia lamblia** kommt als Geschlechtskrankheit fast ausschließlich unter Homosexuellen vor.

26.2.5 Bakterielle Vaginose

(Syn. Aminkolpitis, Gardnerella vaginalis – Vaginitis)

Bakterielle Vaginose

Die bakterielle Vaginose ist nicht durch einen spezifischen Erreger verursacht. Bei dieser Erkrankung herrscht eine Dysbakterie der Vaginalflora vor unter Zunahme von obligaten Anaerobiern, insbesondere der fakultativ anaeroben Gardnerella vaginalis sowie einiger Bacteroides- und Mobiluncus-Spezies.

Ursache
Dysbakterie, statt normaler Vaginalflora: Gardnerella vaginalis und/oder Bacteroides und/oder Mobiluncus
Inkubationszeit
2–7 Tage

Klinik: Die Erkankung ist gekennzeichnet durch einen dünnen, grauweißlichen, schleimigen Ausfluß, der an der Vaginalwand haftet. Manchmal ist auch die Schleimhaut der kleinen und großen Labien entzündet. Charakteristisch ist der Geruch nach Fischen.
Die männlichen Sexualpartner sind gewöhnlich klinisch erscheinungsfrei.
Diagnose: Im gramgefärbten Präparat finden sich wenige Leukozyten und reichlich Epithelzellen, deren Oberfläche manchmal mit einem dichten Rasen gramnegativer kokkoider Stäbchen besiedelt ist **(Clue-Zellen).** Auf dem Objektträger werden dem Vaginalsekret einige Tropfen 10%iger KOH zugesetzt. Es entsteht ein intensiver Geruch nach Fischen **(Amintest). Der pH-Wert** des Vaginalsekretes liegt im alkalischen Bereich (mehr als 5,5). **Die Kultur** von G. vaginalis gelingt auf Spezialnährböden mit Zusatz von Schaf- oder Menschenblut. Für den Transport zu einem Laboratorium kann Stuart-Medium verwendet werden.

Klinik
Dünner, festhaftender, grauweißlicher Ausfluß, Geruch nach Fischen

Diagnose
Ausstrich: Clue-Zellen, Amintest, pH-Wert mehr als 5,5, Kultur

Therapie: Mittel der Wahl ist Metronidazol in einer Dosis von 2× täglich 500 mg per os für die Dauer von 7–10 Tagen oder 2 g per os 2× im Abstand von 48 Stunden. Nebenwirkungen: s. S. 398, Trichomoniasis.
Gewöhnlich tritt innerhalb von 1–2 Wochen Heilung ein.
Eine klinische und bakteriologische (Ausstrich) Nachuntersuchung ist eine Woche nach Abschluß der Therapie zu empfehlen.
Die Behandlung der Sexualpartner ist bei einer Dysbakterie im allgemeinen nicht sinnvoll. Bei rezidivierendem Verlauf sollen auch die klinisch gesund erscheinenden männlichen Sexualpartner nach eingehender Aufklärung Metronidazol erhalten in gleicher Dosis wie die erkrankten Frauen.
Meldepflicht besteht nicht.

Therapie
Metronidazol, 2 x/die 500 mg p.os 7–10 Tage oder 2 g p.os mit Wdhlg. nach 48 Stunden
Kontrolle
1 Woche nach Therapie
Behandlung der Sexualpartner
Nicht sinnvoll

Meldepflicht besteht nicht

Trichomoniasis

Erreger
Trichomonas vaginalis
Inkubationszeit
3–30 (häufig 9–19) Tage
Infektion:
T. vaginalis nur fakultativ pathogen
Epidemiologie
180 Mio. Neuinfektionen pro Jahr weltweit (WHO)
Klinik
Frauen: Symptome nur bei 10–50% der Patienten, Kolpitis, Ausfluß

Mann: Urethritis

Kind: Vulvovaginitis

Diagnose:
Nativpräparat im Dunkelfeld, birnenförmige Gestalt mit Geißeln, zitternde Bewegung
Ausstrich: (Methylenblau), schwieriger
Kultur: Spezialnährböden

Therapie
Metronidazolderivate (2x /die, 500 mg, 7–10 Tage)
Nebenwirkungen der Metronidazolderivate:
Neurologische, gastrointestinale Störungen, verstärkt durch Alkohol.
Metronidazole schwach wirksam gegen T. pallidum.
Verboten bei Schwangerschaft, stattdessen nur Lokalbehandlung möglich (Miconazol, Econazol)

Meldepflicht besteht nicht

Candidosis
(s. Pilzerkrankungen)

STD, in deren Verlauf eine Lymphadenopathie auftritt

26.2.6 Trichomoniasis

Erreger: Trichomonas vaginalis.
Inkubationszeit: 3–30 (häufig 9–19) Tage.
Infektion: Trichomonas vaginalis ist ein fakultativ pathogener Mikororganismus, der jahrelang auf klinisch erscheinungsfreier Schleimhaut als Saprophyt leben kann.

Klinik:
Frauen: Nur 10–50% der Frauen mit positivem T. vaginalis-Befund haben klinische Symptome. Meistens (bei 75% der Pat. mit Symptomen) besteht ein grauweißlicher, seltener ein gelbgrüner (20%) oder schaumiger (10%), oft übelriechender Ausfluß. Die Vaginalwände sind bei etwa 15% der Patientinnen entzündlich gerötet, selten auch das äußere Genitale. Die Portio ist meistens mit betroffen.
Trichomonaden werden auch in den Tuben bei Salpingitis, im Harn bei Zystitits und im Ureter bzw. im Nierenbecken bei Pyelitis gefunden.
Männer: Milde Symptome einer Harnröhrenentzündung mit weißlich-milchigem Ausfluß sind bei etwa der Hälfte der infizierten Männer nachweisbar. T. vaginalis wurde auch bei Zystitis, Prostatitis, Epididymitis gefunden.
Kinder: Eine Vulvovaginitis bei Mädchen kommt vor und ist meist durch Schmierinfektion (Mutter) verursacht. Eine Urethritis bei Knaben ist extrem selten.

Diagnose:
Nativpräparat: Auf dem körperwarmen Objektträger wird ein Tropfen Sekret mit einem Tropfen physiologischer Kochsalzlösung gemischt und im Dunkelfeld untersucht. Trichomonas vaginalis ist an der birnenförmigen Gestalt, den Geißelfäden am schmalen Ende und den raschen „zitternden" Bewegungen erkennbar.
Ausstrich: Der geübte Arzt kann Trichomonaden im methylenblau gefärbten Ausstrich erkennen. Eine bessere Darstellung durch Spezialfärbung (z. B. Papanicolaou) ist möglich.
Kultur: Eine Züchtung der Erreger gelingt auf Spezialnährböden.
Therapie: Metronidazolderivate (2 × /die, 500 mg, 7 bis 10 Tage lang).

Nebenwirkungen der Metronidazolderivate:
Neurologische und gastrointestinale Störungen, die durch **Alkohol** verstärkt werden.
Kontraindiziert bei Vorliegen einer Schwangerschaft; nur Lokalbehandlung mit Imidazolderivaten (Miconazol, Econazol) möglich.
Maskierung: Metronidazolderivate sind gegen T. pallidum schwach wirksam und können die Entwicklung frühsyphilitischer Manifestationen hemmen.
Die Behandlung führt stets zur Heilung. **Kontrollen** sind nach Abheilung der klinischen Manifestationen nicht erforderlich.
Die prophylaktische Therapie der Kontaktpersonen ist wegen der Möglichkeit latenter Infektionen und falsch negativer Untersuchungsbefunde nach entsprechender Aufklärung der Betroffenen zu empfehlen.
Meldepflicht besteht nicht.

26.2.7 Candidosis (s. Pilzerkrankungen)

26.3 STD mit Lymphadenopathie

- **Einseitige (regionale) Lymphadenopathie**
  - Syphilis (Primäraffekt)
  - Ulcus molle
  - Lymphogranuloma venereum
  - Herpes simplex – siehe Viruserkrankungen

- **Generalisierte Lymphadenopathie**
  - Syphilis (Sekundärstadium), Syphilis congenita praecox, Frühstadium von endemischer Syphilis, Yaws, Pinta
  - Zytomegalie (siehe Viruserkrankungen)
  - Acquired Immuno Deficiency Syndrome (AIDS)

26.3.1 Lymphogranuloma venereum

(Syn: Lymphopathia venerea, Lymphogranulomatosis inguinalis, klimatischer Bubo, Morbus Nicolas-Durand-Favre)

Lymphogranuloma venereum

Erreger: Chlamydia trachomatis Serotyp L_1–L_3.
Inkubationszeit: 7–12 (15–21) Tage.
Epidemiologie: Die Erkrankung kommt in tropischen Regionen, hauptsächlich in Mittel- und Südamerika, West- und Ostafrika sowie in Südostasien vor. In Europa ist die Krankheit selten, gelegentlich bei Tropenheimkehrern oder Prostituierten und Homosexuellen in Hafenstädten zu beobachten.
Klinik: An der Infektionspforte (Genitalregion, selten Mundhöhle) bildet sich ein indolentes kleines Knötchen, Bläschen oder Ulkus, das meist unbemerkt abheilt. 1 bis 4 Wochen (oder einige Monate) später entwickelt sich eine mäßig schmerzhafte Vergrößerung der regionalen Lymphknoten, welche durch Perilymphadenitis untereinander, aber auch mit der Epidermis und der Subkutis sowie der Faszie zu derben Paketen verbacken sind. Später treten multiple Abszesse auf, die nach außen perforieren und zunächst eitriges, später milchig-seröses Sekret absondern (Abb. 26-7).

Erreger
Chlamydia trachomatis Serotyp L_1 bis L_3
Inkubationszeit
15–21 Tage
Epidemiologie
Vorkommen in tropischen Regionen, selten in Europa

Klinik
Infektionspforte meist unbemerkt, Vergrößerung der regionalen Lymphknoten, Bildung multipler kleiner Abszesse, Durchbruch nach außen, Fisteln (Abb. 26-7:)
Spätfolge:
Elephantiasis genitoanorectalis

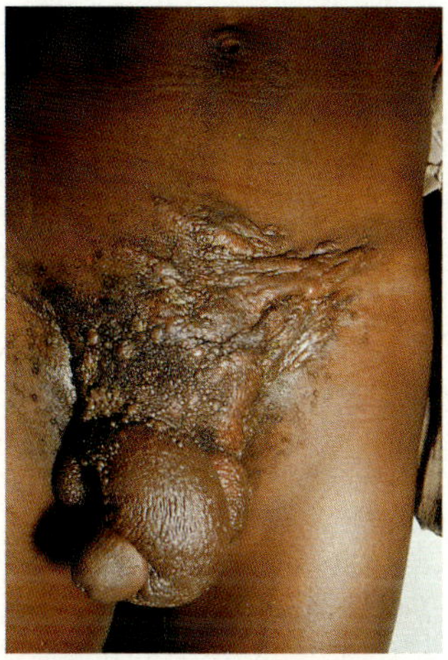

Abb. 26-7
Lymphogranuloma venereum (Nicolas-Durand-Favre): Lymphoedem, multiple perforierte Lymphknoten-Abszesse

Die Erkrankung kann in jedem Stadium spontan abheilen oder fortschreiten, die Lymphknoten der nächsten Station befallen und schließlich durch Obstruktion der Lymphwege zur **Elephantiasis genito-ano-rectalis** führen.
Die orale Infektion hat eine Vergrößerung der angulären, vorderen zervikalen, supraklavikulären und axillären, später auch der thorakalen Lymphknoten zur Folge. Dies führt zu einer Einengung des Pharynx und der Trachea. Solche Formen der Krankheit wurden deshalb gelegentlich auch mit einem Morbus **Hodgkin** verwechselt.
Diagnose: Ausstrich, Färbung mit markierten monoklonalen Antikörpern, Kultur auf McCoy-Zellen, serologische Befunde unverläßlich, Frei-Test oft falsch positiv.
Behandlung:
Mittel erster Wahl sind:
- **Tetrazykline**, Oxytetrazyklin (z.B. Terramycin), Chlortetrazyklin (z.B. Aureomycin), Tetrazyklin (z.B. Latycin, Hostacyclin) täglich 4 × 500 mg per os 21 Tage hindurch oder

Orale Infektion:
Gelegentlich Verwechslung mit Morbus Hodgkin

Diagnose
Ausstrich:
Färbung mit markierten monoklonalen Antikörpern
Kultur auf McCoy-Zellen
Serologische Befunde unverläßlich
Frei-Test oft falsch positiv

Behandlung:
Tetrazykline 4x500 mg/die, oder Erythromycin 500 mg 4x/die, oder Sulfamethoxazol/Trimethoprim 4x2 Tab./die, 3 Wo. lang

Kontrollen zu empfehlen

Behandlung der Sexualpartner nicht sinnvoll
Meldepflicht besteht

- Doxyzyklin (z.B. Vibramycin) 2 × täglich 100 mg per os für 21 Tage oder
- **Erythromycin** (z.B. Erycinum, Josalid u.a.) 4 × täglich 500 mg per os 21 Tage hindurch.
- Auch **Sulfamethoxazol (400 mg) + Trimethoprim (80 mg)** hat sich in einer Dosis von 4 × täglich 2 Tabletten für die Dauer von 3 Wochen bewährt.

Die Behandlung vernichtet zuverlässig die Krankheitserreger, kann aber bereits entstandene Schäden im Lymphsystem nicht beheben. Die Elephantiasis kann chirurgisch behandelt werden. Je nach Ausmaß der Erkrankung sind eine oder mehrere Nachuntersuchungen zu empfehlen.
Eine Therapie der Kontaktpersonen ist wegen der relativ langen Zeit, die zwischen Infektion und Diagnose meistens verstreicht, nur selten möglich.
Meldepflicht besteht.

STD, in deren Verlauf makulöse und/oder papulöse Eruptionen auftreten

⟹

26.4 STD mit Maculae und Papulae

- Syphilis
- Condylomata acuminata (siehe Viruserkrankungen)
- Mollusca contagiosa (siehe Viruserkrankungen)
- Pediculosis pubis (siehe Erkrankungen durch Ektoparasiten)
- Scabies (siehe Erkrankungen durch Ektoparasiten)
- Acquired Immuno Deficiency Syndrome (AIDS)

AIDS

26.4.1 Acquired Immunodeficiency Syndrome (AIDS)

Im französischen Sprachraum: SIDA (Syndrome d'Immunodeficience Acquise).

Erreger: HIV

Erreger: Seit 1987 hat man sich international auf die Bezeichnung der Erreger als Humane Immundefizienz-Viren (HIV) geeinigt. Bisher sind zwei Typen bekannt: HIV-1 ist in Zentralafrika, HIV-2 in Westafrika endemisch. Im deutschen Sprachraum ist lediglich HIV-1 von epidemiologischer Bedeutung, HIV-2-Erkrankungen betreffen hauptsächlich Personen, die sich im Ausland infiziert haben.

Infektion:
HIV hitzeempfindlich

⟹

Infektion, Kontagiosität, Infektionsrisiko
HIV sind hitzeempfindliche Retro-Viren mit geringer Kontagiosität. Die Infektiosität der Patienten nimmt mit fortschreitender Erkrankung zu.

HIV finden sich im *Blut*, in *Blutprodukten*, in der *Samenflüssigkeit*, im *Vaginalsekret*, im *Speichel*, in der *Tränenflüssigkeit*, im *Harn*, im *Stuhl*, im *Liquor cerebrospinalis*, in der *Muttermilch* und in der *Synovialflüssigkeit.*

Übertragung durch homosexuellen oder heterosexuellen Geschlechtsverkehr
Verabfolgung von kontaminiertem Blut oder Blutprodukten (iv-Drogenabhängige)
diaplazentar, perinatal

Die Übertragung erfolgt durch
- homosexuellen oder heterosexuellen *Geschlechtsverkehr* [bei homosexuellem Analkontakt ist der passive (rezeptive) Partner mehr gefährdet als der aktive],
- **Transfusion** oder Verabfolgung von HIV in Blut oder Blutprodukten,
- Weiterverwendung von HIV-*kontaminierten Spritzen* und Nadeln (unter iv-Drogen-Abhängigen),
- *Transplantation von HIV-infizierten Organen,*
- HIV-infizierte Mütter auf deren Kinder (diaplazentar, perinatal).

Infektiosität:
Hepatitis-B-Virus: 40-60x mehr infektiös als HIV
Keine Übertragung durch normale soziale Kontakte

Die Gefahr der AIDS-Übertragung durch zufällige Stichverletzungen mit kontaminierten Nadeln ist gering, das Infektionsrisiko beträgt etwa 0,5% gegenüber 20-30% bei Hepatitis B. Neben der Menge der angebotenen Keime ist auch das Vorhandensein von kleinen Verletzungen am Genitale sowie das Vorliegen von Entzündungen (Gonorrhoe, C. trachomatis-Urethritis) für das Zustandekommen einer Ansteckung von Bedeutung. Bei

Kontakt von Wunden (z. B. an den Händen) mit HIV-haltigem Blut ist das Infektionsrisiko jedoch hoch.
Die Gefahr der Übertragung durch Speichel ist sehr gering, aber es kann nicht ausgeschlossen werden, daß intensive Zungenküsse eine Infektion verursachen können.
Normale soziale Kontakte, z. B. Händeschütteln oder Berührung der intakten Haut, führen nach bisher verfügbaren Erfahrungen nicht zur Infektion. Auch eine HIV-Übertragung durch Nahrung, durch verunreinigtes Wasser, durch eine Tröpfcheninfektion (Husten, Niesen) oder auf fäkal-oralem Weg oder durch Insekten ist nicht beobachtet worden.
Inkubationszeit: 6–9, selten bis 10 Jahre.

Inkubationszeit
Meistens 6–9, selten bis zu 10 Jahren

Pathogenese

Das HIV dringt in Zellen ein, die an ihrer Oberfläche einen HIV-Rezeptor (= T_4- bzw. CD_4-Moleküle) tragen. T_4- bzw. CD_4-Moleküle sind Oberflächenantigene und kommen vor auf T_4-Helferlymphozyten (hauptsächlich), auf Makrophagen (Lungenalveolen, Gehirn, Darm, Haut), auf Monozyten, auf Antigen-präsentierenden dendritischen follikulären Retikulumzellen, auf B-lymphoblastoiden Zellen, die durch Epstein-Barr-Virus transformiert wurden, sowie wahrscheinlich auch auf einigen Endothel- und Darmepithel-Zellen.
Das HIV bindet sich an den T_4-(CD_4-)Rezeptor an der Zelloberfläche, dringt in die Wirtzelle ein und verliert dabei seine Hülle. Aus der Virus-RNA wird unter der Einwirkung eines Enzyms, der **reversen Transkriptase**, eine komplementäre DNA hergestellt. Ein Teil dieser DNA wird in das Genom der Wirtzelle eingebaut. Der andere Teil bleibt im Protoplasma liegen und dient bei Aktivierung der Zelle und bei Einsetzen der Virusreplikation als Vorlage für die Synthese der Virus-RNA. Diese RNA wird zusammen mit den inzwischen nach ihrem Muster gebildeten Virus-Proteinen an der Zelloberfläche zu einem Kapsid und zum Virion zusammengefügt, das durch eine Knospe die Wirtzelle verläßt. Die Hülle des neuen Virus besteht zum Teil aus der Membran der Wirtzelle.

Pathogenese:
HIV heftet sich an CD_4-Rezeptoren von Zellen (hauptsächlich T_4-Helfer-Lymphozyten) →
Eindringen in Wirtzelle →
Bildung einer komplementären DNA unter Einwirkung der reversen Transkriptase →
Integration in Genom der Wirtzelle (= Provirus)

Die in das Genom der Wirtzelle integrierte Virus-DNA (= Provirus) wird bei jeder Zellteilung an die Tochterzellen weitergegeben und ist als Bestandteil dieser Zellen weder körpereigenen Immunreaktionen noch einer Therapie zugänglich. Die parasitären Stoffwechselvorgänge in der infizierten Zelle, die Synthese von (körperfremden) Virus-Proteinen sowie die Veränderungen im Genom schädigen die Wirtzelle und führen schließlich zu deren Tod. Der zytopathische Effekt der HIV ist abhängig von der Anzahl der T_4-(CD_4-)Rezeptoren an der Zelloberfläche. Diese Rezeptoren finden sich reichlich auf T_4-Helferlymphozyten, spärlich dagegen auf Monozyten und Makrophagen. Zellen mit wenig CD_4-Rezeptoren können länger überleben. In Monozyten kann z. B. das Virus durch die Blut-Liquor-Schranke in das Zentralnervensystem transportiert werden.
Die weitgehende Ausrottung der T_4-Helferlymphozyten und der Ausfall der Interaktionen dieser T_4-Zellen mit anderen Komponenten des Immunsystems führt zu einer schweren Störung aller Immunreaktionen. Schließlich tritt eine fortschreitende Schwächung des gesamten Abwehrsystems bis zu dessen völligem Zusammenbruch ein. Der AIDS-Patient bringt keine gerichtete Immunantwort mit Bildung spezifischer Antikörper mehr zustande. Er kann nicht mehr sensibilisiert werden und zeigt keine Reaktion auf Substanzen, gegen die er vorher empfindlich reagiert hätte.

Ausrottung der T_4-Helfer-Lymphozyten bewirkt schwere Störungen aller Immunreaktionen

Epidemiologie: Bis 1.3.1991 wurden der WHO von 180 Ländern 334216 Erkrankungen an AIDS gemeldet. Davon entfallen auf die USA 161288, auf den deutschen Sprachraum 7522 [BRD 5266, ehemalige DDR: 25, Österreich 764, Schweiz: 1497], 85% der Erkrankten sind 20 bis 49 Jahre alt. Insgesamt sind weltweit etwa 5–10 Millionen Menschen infiziert. In Europa wurden bisher 47594 AIDS-Erkrankungen gemeldet. Bezogen auf die Gesamtbevölkerung ist die Zahl der AIDS-Kranken in Europa am höchsten in der Schweiz (225,1 Patienten pro 1 Million Einwohner, BRD 84,7, Österreich 78,9, USA 688,7). Die Krankheit bedeutet auch eine zunehmende schwere finanzielle Belastung des Einzelnen und des Sozialsystems.

Epidemiologie
Bis 1.3.1991: 334216 Fälle der WHO gemeldet
Insgesamt: 5–10 Milllionen Menschen infiziert

Risikogruppen: Von den AIDS-Kranken in Europa waren 50% homo- oder bisexuelle Männer (BRD: 72%, A: 49%, CH: 51%), 27% iv-Drogenabhängige, 2% drogenabhängige homo- oder bisexuelle Männer, 3% Hä-

Risikogruppen
Homo- und bisexuelle Männer, Drogenabhängige

mophiliekranke, 4% waren durch eine Bluttransfusion angesteckt worden, 7,7% waren auf heterosexuellem Wege infiziert worden, bei 2% fand eine Mutter-Kind-Übertragung statt und bei 5% war der Infektionsmodus unbekannt. Die Verhältniszahl Männer:Frauen war 7,4:1.

Trend
Rückgang bei Homosexuellen, Zunahme bei Drogenabhängigen
Gefährdet sind Personen mit häufigem Partnerwechsel

Die Verbreitung unter homosexuellen Männern nimmt langsam ab (Zuwachsrate 60,7%, Rückgang der Promiskuität, Prophylaxe). Infektionen durch Blutprodukte kommen in Europa und Nordamerika nicht mehr vor. Die Morbidität unter iv-Drogenabhängigen steigt weiter rapide an (Zuwachsrate 130,6%). Auch Übertragungen durch heterosexuellen Verkehr nehmen zu.
Das Risiko einer Infektion durch homo- oder heterosexuellen Geschlechtsverkehr besteht vorwiegend bei Kontakten mit Personen, die häufig den Partner wechseln **(Zufallsbekanntschaften)**.

26.4.1.1 Verlauf der Infektion

Klinischer Verlauf
Initialstadium: grippeähnliche Symptome, makulöses Exanthem

Das akute Initialstadium
Der Beginn der HIV-Infektion bleibt meistens unbemerkt. In einigen Fällen finden sich uncharakteristische Symptome ähnlich einem grippalen Infekt oder einer infektiösen Mononukleose, mit Fieber, Müdigkeit, Leistungsschwäche, Übelkeit, Appetitlosigkeit, Gelenks- und Muskelschmerzen, Kopf- und Halsschmerzen, einer generalisierten Vergrößerung der Lymphknoten, Splenomegalie und einem *flüchtigen, nicht juckenden, makulösen Exanthem* am Stamm. Manchmal bestehen auch meningo-enzephalitische Symptome. Die Beschwerden klingen innerhalb von etwa 8 bis 10 Tagen wieder ab. Während des Initialstadiums besteht eine Virämie, HIV-Antikörper sind im Serum erst einige Wochen später nachweisbar.

Latenzstadium: Antikörper erst 4–6 Wochen (bis zu 2 Jahre) nach Infektion nachweisbar. Klinische Symptome des Immundefektes treten 6–9 (selten 10) Jahre nach der Infektion auf

Das Latenzstadium
Die Teste zum Nachweis von Antikörpern gegen HIV im Serum zeigen etwa 4 bis 6 Wochen (ausnahmsweise bis zu 2 Jahre) nach der Ansteckung eine Reaktivität. Viele Patienten bleiben bei positiven HIV-Antikörper-Tests 6–9 Jahre (selten bis zu 10 Jahre) erscheinungsfrei.

Lymphadenopathie-Syndrom
Vergrößerung von extragenitalen Lymphknotengruppen

Das Lymphadenopathie-Syndrom (LAS)
Bei manchen Patienten tritt nach mehr oder minder langer Latenz eine deutliche Vergrößerung (mehr als 1 cm Durchmesser) von zwei oder mehreren extragenitalen Lymphknotengruppen auf. Diese Veränderungen bleiben einige Monate hindurch bestehen und klingen dann allmählich wieder ab. Bei 8-17% der Patienten kann jedoch ein Übergang in AIDS stattfinden. In den erkrankten Lymphknoten ist HIV nachweisbar.

ARC

Der AIDS-Related Complex (ARC) ist gewöhnlich das Prodromalstadium des Vollbildes der AIDS-Erkrankung und wird auch als **Prä-AIDS** bezeichnet. Die Diagnose eines ARC kann gestellt werden, wenn 2 der klinischen Symptome und 2 der Laborparameter vorliegen.

⇨

- **Müdigkeit**, Krankheitsgefühl, Konzentrationsschwäche, Leistungsabfall.
- **Gewichtsabnahme** von 10% des Körpergewichtes innerhalb von 3 Monaten.
- **Fieber** um 38° intermittierend oder anhaltend seit mindestens 3 Monaten.
- **Lymphadenopathie-Syndrom.**
- Ungeklärte **Diarrhoen** seit 2–3 Monaten, Nachtschweiß.

Laborparameter:
- Deutliche **Verringerung der T_4-Helferlymphozyten** auf weniger als 400/mm^3.
- Umkehr des **Verhältnisses T_4-Helfer-/T_8-Suppressor-**Lymphozyten auf weniger als 1:1 (Normalwerte: 1:1, 1–3,5).
- **Leukopenie,** Anaemie, Thrombozytopenie.
- Polyklonale **Hypergammaglobulinaemie.**
- **Anergie** bei Hauttestung mit Recall-Antigenen.

Das Vollbild von AIDS

Das Vollbild von AIDS ist charakterisiert durch das Auftreten von Infekten mit opportunistischen Erregern und/oder malignen Tumoren. 74,1% der Patienten erkranken an opportunistischen Infektionen, 13,2% an Kaposi-Sarkom, 2,9% an malignen Lymphomen, 2,5% an HIV-Enzephalopathie und 1,8% an HIV-Marasmus.

Der Morbus Kaposi bei AIDS weist als erstes Symptom oft uncharakteristische, blaßrote, linsen- bis münzgroße Flecken auf, die später einen lividroten Farbton annehmen und schließlich in flache Tumoren übergehen (Abb. 26-8). Die Hauterscheinungen sind oft sehr ausgedehnt, besonders am Stamm, im Gesicht, an der Mundschleimhaut, den Konjunktiven, dem Oesophagus, dem Magen, dem Kolon und dem Rektum. Häufig sind Lymphknoten (75%) und innere Organe (55%) befallen. Der Verlauf ist schwer, die übliche Therapie wenig wirksam, mit Remissionen bei nur etwa 30% der Patienten und einer Überlebenszeit von 12–24 Monaten. Histologisch besteht kein Unterschied zum klassischen Morbus Kaposi, der bevorzugt an den unteren Extremitäten auftritt.

Hautmanifestationen:
- Morbus Kaposi (Abb. 26-8)
- Orale haarige Leukoplakie (Abb. 26-9)
- Candidosis des Oesophagus
- Seborrhoische Dermatitis
- Psoriasis
- Medikamentös-toxische Exantheme kommen häufiger vor

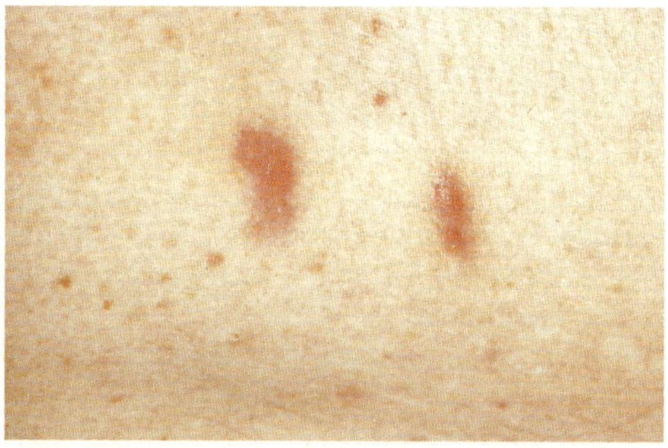

Abb. 26-8
AIDS: Kaposi-Sarkom, makulöse Manifestationsform
(Foto: Univ. Hautklinik Wien)

Die orale haarige Leukoplakie ist nicht durch HIV, sondern sehr wahrscheinlich durch das Epstein-Barr-Virus verursacht. Klinisch bestehen am Zungenrand schmerzlose, weißliche, unregelmäßig begrenzte Plaques mit filiformen (haarigen) Fortsätzen, die manchmal mit einer Candidosis verwechselt werden können (Abb. 26-9). Das Auftreten dieser Manifestationsform ist prognostisch ungünstig, etwa 50% der Betroffenen erkranken innerhalb von 16 Monaten am Vollbild von AIDS.

50–100% der AIDS-Patienten leiden an **Candida-Infektionen**. Die Candidosis des Ösophagus ist eines der wichtigsten Kriterien in der AIDS-Diagnostik. Während des Latenzstadiums ist das Auftreten einer Candida-Ösophagitis ein prognostisch ungünstiges Zeichen: 60% der Patienten erkranken innerhalb von 3 Monaten am Vollbild von AIDS.

Bei 10–80% der AIDS-Patienten findet sich nasolabial sowie im Bereich der Augenbrauen und des Kapillitiums eine typische **seborrhoische Dermatitis**, die durch ihre Ausdehnung und Therapieresistenz auffällt.

Die **Schuppenflechte** kommt unter HIV-Infizierten nicht häufiger vor als in der übrigen Bevölkerung, der Verlauf ist jedoch schwerer; häufig entwickelt sich eine Erythrodermie oder eine Psoriasis pustulosa. Die übliche Therapie ist wenig wirksam.

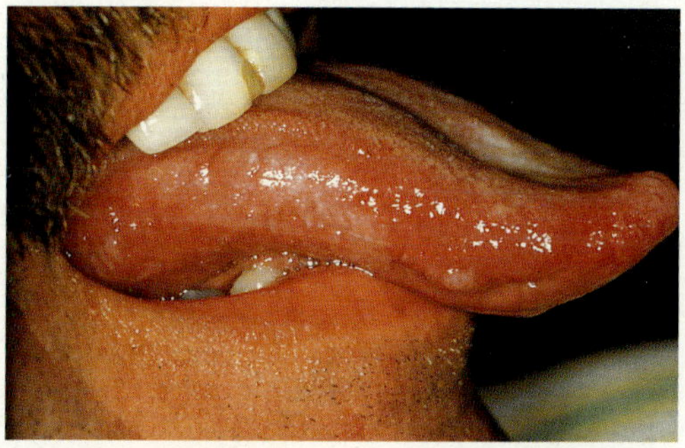

Abb. 26-9
Haarige Leukoplakie
(Foto: Univ. Hautklinik Graz)

50–70% der Patienten, die wegen einer Pneumocystis carinii-Pneumonie mit hohen Dosen von Cotrimoxazol behandelt werden, erkranken an **Sulfonamid-Exanthemen**, die ansonsten nur bei 1–3% der Behandelten zu beobachten sind. Die Exantheme klingen auch bei AIDS-Patienten trotz Fortsetzung der Behandlung spontan wieder ab. Ein Lyell-Syndrom entwickelt sich nur ausnahmsweise.

Gefäßproliferationen

Eine verstärkte Stimulation der Endothelproliferation, wie sie beim M. Kaposi beobachtet wird, kann bei AIDS-Patienten auch das Auftreten von **Teleangiektasien**, einem **Granuloma pyogenicum** oder einer **epitheloidzelligen Angiomatose** begünstigen.
Vielfältige andere Hauterscheinungen wurden bei HIV-Infizierten beschrieben, sind jedoch nicht typisch für AIDS.

Schwere Verlaufsformen von dermalen Infektionen:

Schwere Verlaufsformen von dermalen Infekten sind charakteristisch für den Immundefekt und finden sich vorwiegend bei:

⇨

- Herpes simplex
- Kutaner Kryptokokkose
- Herpes zoster (5–20 × häufiger)
- Molluscum contagiosum
- Dermatomykosen
- Syphilis

Andere Infektionen, wie Verrucae vulgares, Condylomata acuminata, Follikulitiden, Impetigo, Pityriasis versicolor und Scabies sind bei AIDS-Kranken oft durch das Auftreten von ausgedehnten Läsionen (Scabies Norvegica) und durch Therapieresistenz gekennzeichnet.

Interne neurologische Manifestationen im Kindesalter
s. entsprechende Lehrbücher

Interne neurologische Manifestationen im Kindesalter: s. entsprechende Lehrbücher.

Diagnose

26.4.1.2 Diagnose

Erregernachweis:
Kultur auf CD_4-Lymphozyten
ELISA-Technik
Polymerase-Chain-Reaktion

Erregernachweis: Kultur auf CD_4-Lymphozyten. Zum Erregernachweis aus dem Blut kann auch die ELISA-Technik und die Polymerase-Chain-Reaktion herangezogen werden.

Nachweis von Antikörpern
- ELISA-Test mit HIV-Protein
- Immunfluoreszenz-Test (mit HIV-infizierten Zellen)
- Western-Blot-Test

Der Nachweis von Antikörpern
- ELISA-Test (gleiches Prinzip wie in der Syphilisserologie) mit HIV-Protein als Antigen
- Immunfluoreszenz-Test (mit HIV-infizierten Zellen).

Beim **Western-Blot-Test** wird HIV in einzelne Proteine zerlegt. Mittels Elektrophorese werden diese Proteine dann ihrem Molekulargewicht entsprechend aufgetrennt und auf Nitrozellulosestreifen übertragen. Die Streifen werden mit Serum inkubiert, gewaschen, und durch markierte Anti-Human-Sera kann festgestellt werden, gegen welche Protein-Fraktion des Erregers der Patient Antikörper gebildet hat. Eine Abnahme der Antikörper gegen die Antigenkomponenten p17, p24 und p31 kann als prognostisch ungünstiges Zeichen gewertet werden.
Das ELISA-Verfahren ist die einfachste Methode zum Nachweis von Antikörpern gegen HIV. Bei Verwendung entsprechender Antigene sowie bei Einstellung des Testablaufes auf hohe Empfindlichkeit sind weniger als 1% falsch positive Ergebnisse zu erwarten. Dennoch muß jeder reaktive Befund in der Immunfluoreszenz und im Western-Blot-Test überprüft werden (Bestätigungsreaktion). Ist das Ergebnis auch in diesen Testen positiv, dann wird die Untersuchung wiederholt. Sind die Befunde neuerlich reaktiv, dann liegt die Fehlergrenze unter 0,1%; ein solches Ergebnis gilt daher als Beweis für das Vorliegen einer HIV-Infektion.

Suchtest: ELISA
Bestätigungsreaktion:
Western-Blot
Immunfluoreszenz

Der ELISA-Test wird als Suchreaktion verwendet, die Immunfluoreszenz und der Western-Blot als Bestätigungsreaktionen.

Die Polymerase-Chain-Reaktion beruht auf dem Prinzip, daß Virus-DNA in vitro nach Zugabe von komplementären DNA-Endstücken (Primer-Sequenzen) unter der Einwirkung des Enzyms Polymerase nachgebildet und vermehrt werden kann. Das Verfahren gestattet den Erregernachweis bereits eine Woche nach der Infektion.

Laborbefunde, die für das Vorliegen einer HIV-Infektion sprechen sind somit:

Laborbefunde, die für das Vorliegen einer HIV-Infektion sprechen

- Erregernachweis.
- Wiederholt positive Befunde in den Testen zum Nachweis von HIV-Antikörpern sowohl in den Such- als auch in den Bestätigungsreaktionen.
- Deutliche Verringerung der T4-Helferlymphozyten auf weniger als $400/mm^3$.
- Umkehr des Verhältnisses der T4-Helfer:T8-Suppressorlymphoyzyten auf weniger als 1:1 (Normalwerte 1:1, 1–1:3,5).
- Leukopenie, Anämie, Thrombozytopenie.
- Polyklonale Hypergammaglobulinämie.
- Anergie bei Hauttestung mit Recall-Antigenen.

Zusammenfassung
Eine Infektion mit HIV liegt vor, wenn:
- der Erreger nachgewiesen wurde
- HIV-Antikörper gefunden wurden
- klinische Symptome (entsprechend der CDC-Definition) vorhanden sind.

Allerdings kann der Erregernachweis mißlingen und Antikörper sind am Beginn (bis zur 4. bis 6. Woche oder länger) und am Ende der Erkrankung (wenn das Immunsystem zusammengebrochen ist) nicht nachweisbar. Negative Befunde in den entsprechenden Testen schließen somit das Vorliegen einer HIV-Infektion nicht aus. Die Möglichkeit, eine Diagnose aufgrund klinischer Kriterien zu stellen (CDC-Klassifizierung), ist daher in manchen Fällen von entscheidender Bedeutung.

Beweis für das Vorliegen einer HIV-Infektion:
- Erregernachweis
- Nachweis von HIV-Antikörpern
- Nachweis von klinischen Symptomen (Indikatorerkrankungen laut CDC-Definition).

Diagnose aufgrund klinischer Kriterien unter Berücksichtigung der Laborbefunde (CDC-Definition).
Die Centres of Disease Control (CDC) in Atlanta, USA, haben für Meldezwecke eine AIDS-Fall-Definition herausgegeben, die sich allgemein durchgesetzt hat, von der WHO übernommen wurde und auch wichtige Anleitungen für die Stellung der Diagnose enthält. Diese Definition gibt an, welche klinischen Manifestationen bei HIV-positiven Laborbefunden und welche Krankheiten trotz HIV-negativer Laborbefunde das Vorliegen von AIDS anzeigen (Indikatorerkrankungen).

26.4.1.3 Klassifizierung

Klassifizierung

CDC-Schema für die Stadieneinteilung von AIDS-Manifestationen Tab. 26-7

Die kaum mehr überschaubare Fülle von Symptomen und Befunden, die im Verlauf einer HIV-Infektion auftreten können, wurde nach verschiedenen Gesichtspunkten geordnet. Das von den CDC erarbeitete Schema hat sich weltweit durchgesetzt und ist von der WHO übernommen worden (s. Tab. 26-7). Daneben werden auch noch die Walter Reed-Klassifizierung und die Frankfurter Stadieneinteilung verwendet.

26.4.1.4 Therapie

Therapie:

Eine kurative Behandlung von AIDS steht bisher nicht zur Verfügung. Therapieversuche mit Suramin (= Bayer 205 = Germanin), Antimonwolframat, Trinatrium-Phosphonoformiat, Ribavirin, Asamycin LM 427 und anderen Präparaten waren enttäuschend.
Die neueren Virustatika können das Fortschreiten der Erkrankung zumindest vorübergehend aufhalten.

- Azidothymidin (= AZT)

- **Azidothymidin (AZT)**
  Das AZT hemmt die reverse Transkriptase und damit die Virusreplikation sowie den zytopathischen Effekt von HIV. Die intravenöse Verabfolgung von 7,5–15 mg/kg/Tag für die Dauer von 2 Wochen, gefolgt von einer peroralen Behandlung mit 15–30 mg/kg/Tag führt zu einem Anstieg der T_4-Helferzellen, Gewichtszunahme, Schwinden der Müdigkeit und

Tab. 26-7 CDC-Klassifizierung von HIV-Infektionen

Stadium	Untergruppe	Klinische Manifestationen
I	–	Akute Infektion (akutes Initialstadium)
II		Asymptomatische Phase (Latenzstadium)
	A	Laborbefunde bezüglich AIDS normal
	B	Laborbefunde bezüglich AIDS zeigen pathologische Werte
III		Persistierende generalisierte Lymphadenopathie
	A	Laborbefunde bezüglich AIDS normal
	B	Laborbefunde zeigen bezüglich AIDS pathologische Werte
IV		Klinisch manifeste Erkrankung
	A	Allgemeinsymptome (AIDS related complex = ARC, siehe S. 402)
	B	Neurologische Erkrankungen (HIV-Enzephalopathie, Demenz, Myelopathie, periphere Neuropathie)
	C	Sekundäre Infektionen (siehe Definition I.A.1–5, 9–12 und II.A.1–5)
	D	Sekundäre Malignome (M.Kaposi, Non-Hodgkin-Lymphome, primäre Lymphome des Gehirns)
	E	Andere Erkrankungen, die nicht in die Gruppe B, C und D eingeordnet werden können.

einer Besserung der neurologischen Symptome (Enzephalopathie). Das Kaposi-Sarkom bleibt unbeeinflußt.
Nebenwirkungen sind häufig schwerwiegend, meist aber reversibel. Von den Behandelten entwickeln 24% eine schwere Anämie, 16% eine Neutropenie mit weniger als 500 Zellen/mm^3. Relativ häufig sind auch Brechreiz, heftige Kopfschmerzen, Schlafstörungen und Fieber.
Das Präparat kann die Pro-Virus-DNA in den Chromosomen der Wirtzellen nicht beeinträchtigen. AZT müßte deshalb als Dauerbehandlung eingesetzt werden, um Rückfälle zu vermeiden, was wegen der zum Teil schwerwiegenden Nebenwirkungen kaum möglich ist.

- Dideoxycytidin (DDC)

- **2'3'-Dideoxycytidin (DDC)**
  Das DDC hemmt die Virusreplikation stärker als AZT. 0,03–0,09 mg/kg, alle 4 Stunden iv. oder per os, erwiesen sich als wirksam. Der Effekt ist ähnlich wie bei AZT. Die Nebenwirkungen sind dosisabhängig (Fieber, vorübergehende Exantheme, schmerzhafte periphere Neuropathien). Die Knochenmarksdepression ist wesentlich milder als bei AZT. Nach bisherigen Erfahrungen sind mit dem Präparat ähnliche Erfolge zu erzielen wie mit AZT.

- Kombination von AZT und DDC

- **Kombination von AZT und DDC**
  Die gleichzeitige oder alternierende Gabe von AZT und DDC mit immunstimulierenden Maßnahmen, z.B. Alpha-Interferon, erscheint erfolgversprechend und wird derzeit klinisch erprobt.

- Immunstimulierende Präparate

- **Immunstimulierende Präparate**
  Der Einsatz von immunmodulierenden Präparaten wie Interleukin-2 u.a. kann problematisch sein, weil eine Stimulierung der T-Zellen automatisch in infizierten Lymphozyten auch die Virus-Replikation in Gang setzt und dadurch unter Umständen einen negativen Effekt haben kann. Solche Präparate sollten deshalb gemeinsam mit AZT oder DDC oder anderen Substanzen, welche die Vermehrung von HIV hemmen, gegeben werden.

- Vielversprechend scheint die Gabe von **Colony stimulating factors** (= Zytokine, die Knochenmarksstammzellen und damit die Haematopoese anregen) in Kombination mit AZT und/oder CCD zu sein.
- **Das rekombinante Alpha-A-Interferon** ist primär beim M. Kaposi wirksam.
- **Bindung zirkulierender Viren**
  Komplexe von künstlich hergestellten (rekombinierten) antikörperähnlichen Molekülen, welche den CD-4-Rezeptor enthalten, binden HIV und schützen dadurch CD-4 tragende Zellen. Die Behandlung mit diesen Substanzen erscheint nach bisherigen Berichten vielversprechend, befindet sich aber noch im Stadium der klinischen Erprobung. Eine Kombination mit AZT scheint sich besonders gut zu bewähren.
- **Immunisierung**
  Eine aktive Immunisierung gegen HIV-Infektionen ist bisher nicht möglich.
  Die passive Immunisierung durch Verabfolgung von virusinaktiviertem Serum, das von asymptomatischen Spendern gewonnen wird und das Antikörper gegen HIV enthält, kann den Krankheitsverlauf nur vorübergehend mildern. Manchmal wurde sogar ein negativer Effekt beobachtet. Eine wirksame Behandlung ist auch damit nicht möglich.

Immunisierung derzeit nicht möglich

Opportunistische Infektionen
Diese werden mit den herkömmlichen Methoden behandelt. Gewöhnlich sind wegen des mangelhaften Ansprechens auf die Therapie höhere Dosen erforderlich als bei Pat. ohne Immundefekt. Die Wahl des Präparates, die jeweilige Dosierung und die Dauer der Therapie sind im Einvernehmen mit dem zuständigen Konsiliarfacharzt festzulegen.
Bei Candidainfektionen: Ketokonazol 200–400 mg/Tag, oder Amphotericin B 0,3 mg/kg/Tag durch 5–7 Tage eventuell gleichzeitig mit Flucytosin 100 mg/kg/Tag
Bei Pneumocystis carinii-Pneumonie: Cotrimoxazol (20–25 mg Trimethoprim + 75–100 mg Sulfamethoxazol/kg/Tag oder Pentamidin-Isothionat 4 mg/kg/Tag)
Bei Zytomegalievirus-bedingten Erkrankungen: Ganciclovir, 7,5–15 mg/kg/Tag
Bei Herpes simplex und Herpes zoster: Acyclovir 15–30 mg/kg/alle 8 Stunden iv oder 200–400 mg 5 × tgl. per os
Bei Toxoplasmose: Pyrimethamin 25 mg/Tag und Sulfadiazin 100 mg/Tag
Bei Kryptokokkose: Amphotericin B, 0,4–0,6 mg/kg/Tag für 6 Wochen, dann Erhaltungsdosis mit 100 mg/Woche; Flukonazol und Itrakonazol scheinen bessere Ergebnisse zu gewährleisten als das Ketokonazol (800–1000 mg/Tag).

Therapie opportunistischer Infektionen

26.4.1.5 Prognose

Prognose

Spontanheilung anscheinend nur selten
Überlebenszeit nach Auftreten von AIDS: maximal 3 Jahre
Seit Einführung von AZT verlängert

Eine Spontanheilung kommt nach einer HIV-Infektion anscheinend nur selten vor. Bisher ist es bei keinem Patienten gelungen, den Immundefekt zu beheben.
Die durchschnittliche Überlebenszeit nach Auftreten des Vollbildes von AIDS (CDC-Stadium IV) beträgt 8–14 Monate. Nach 2 Jahren sind 80%, nach 3 Jahren 95% der Patienten verstorben.
Prognostisch ungünstige Parameter sind:
- Lymphopenie, Thrombozytopenie
- Absinken der T-Helferlymphozyten auf weniger als 400/mm^3
- Absinken des Verhältnisses der T_4:T_8-Lymphozyten auf weniger als 0,5
- Auftreten der oralen haarigen Leukoplakie
- Auftreten der Candidosis des Oesophagus

26.4.1.6 Verhütung von AIDS

Verhütung von AIDS

Vermeidung der Übertragung

Vermeidung der Übertragung
Eine HIV-Infektion läßt sich durch gezielte Verhaltensmaßnahmen durch-

aus vermeiden, das zeigen deutlich die epidemiologischen Trends bei Homosexuellen und Drogenabhängigen. Wesentliche Hinweise finden sich in den folgenden Richtlinien.

- Sexualkontakte mit Personen, die häufig den Partner wechseln, besonders mit **Zufallsbekanntschaften**, sind mit einem hohen Infektionsrisiko verbunden und daher zu unterlassen.
- Die Anwendung von **Kondomen** senkt das Infektionsrisiko weitgehend, aber nicht vollständig.
- Die Gefahr einer HIV-Übertragung durch **Zungenküsse** ist gering, die Möglichkeit einer Infektion kann aber nicht ausgeschlossen werden.
- **Bei Mund zu Mund-Beatmung** sollen Zwischenmundstücke eingesetzt werden.
- **Die Verwendung von Einmalspritzen und Nadeln** ist besonders unter i. v.-Drogenabhängigen unbedingt notwendig.
- **Bei HIV-infizierten Schwangeren** ist eine medizinische Indikation zur Unterbrechung der Gravidität zu befürworten.
- **HIV-positive Mütter sollen nicht stillen.**
- **Zur Behandlung der Hämophilie** sind im deutschen Sprachraum nur mehr Virus-inaktivierte Faktor VII- und IX-Präparate erhältlich. Die Therapie ist somit gefahrlos.
- **Bluttransfusionen**. Das Risiko einer HIV-Übertragung auf diesem Wege ist durch weitgehende Sicherheitsmaßnahmen auf etwa 1:500000 gesenkt worden. Eine Infektion kann aber bis heute nicht mit absoluter Sicherheit ausgeschlossen werden, deshalb sollte nach Möglichkeit auf Plasmaexpander und ähnliches ausgewichen werden.
- **Zahnbürsten und Rasierapparate** sollten nicht von mehreren Personen benützt werden.
- **Mit Blut verunreinigte Geräte und Materialien** sind durch Kochen in Wasser (20 Minuten lang) zu desinfizieren.
- **Für die Händedesinfektion** genügen Präparate mit 70–80% Alkohol oder andere geprüfte Desinfektionsmittel.
- **Ärzte, Zahnärzte, Krankenschwestern und medizinisches Personal** sollten bei Verrichtungen an Patienten mit AIDS oder bei Hantieren mit Blut oder Harn von solchen Patienten stets Einmalhandschuhe tragen.
- **Das Inaktivieren von Blut** (30 Minuten bei 56° Celsius) genügt bereits, um HIV abzutöten.
- **HIV ist gut empfindlich gegen die meisten Desinfektionswirkstoffe**, besonders gegen Aldehyde und Aldehydgemische (Instrumente, Fußböden etc.).
- **HIV-Infektionen sind in Österreich unter Wahrung der Anonymität des Patienten meldepflichtig**. Die Zahl der Infizierten und die daraus abzulesenden Trends bieten den Gesundheitsbehörden wichtige Grundlagen für den Einsatz gegenepidemischer Maßnahmen. In Deutschland ist eine anonyme Meldung an die Gesundheitsämter möglich.

Meldepflicht besteht in Österreich

Meldepflicht (siehe gesetzliche Bestimmungen)
In Deutschland besteht keine gesetzliche Meldepflicht.
In Österreich sind klinisch manifeste Erkrankungen (nicht latente Infektionen) dem Gesundheitsamt unter Wahrung der Anonymität, aber mit Angabe der Initialen und der Geburtsdaten des Patienten zu melden.

Gesetzliche Bestimmungen zur Bekämpfung von AIDS

26.4.1.6 Gesetzliche Bestimmungen

Das Gesetz (BRD: BGBl.1., S.700, 23.7.1953 und BGBl.1, S.469, 2.3.1974, A: StGBl.152/1945, in der Fassung BGBl.54/1956) definiert als meldepflichtige Geschlechtskrankheiten:
Syphilis, Gonorrhoe, Ulcus molle und Lymphogranuloma venereum (NICOLAS-DURAND-FAVRE).
Die Maßnahmen zu Bekämpfung der Geschlechtskrankheiten, die das Gesetz vorschreibt, sind dem Sinne nach im Folgenden auszugsweise kurz wiedergegeben.

1. **Information des Patienten**
   Sobald die Diagnose einer Geschlechtskrankheit eindeutig feststeht, ist dem Patienten durch den behandelnden Arzt ein „Merkblatt für Geschlechtskranke" (er-

hältlich in den zuständigen Gesundheitsämtern) zu übergeben, und der Patient hat den Erhalt durch seine Unterschrift unter einem entsprechenden Vermerk in der Karteikarte zu bestätigen. Dieses Merkblatt enthält genaue Angaben darüber, wie sich der Patient zu verhalten hat, damit eine Weiterverbreitung seiner Erkrankung vermieden wird.

2. **Sexualpartner**
Der Patient muß dem Arzt die Namen und Adressen der möglichen Infektionsquellen sowie der Personen angeben, mit denen er in der Zeit zwischen Infektion und Diagnose seiner Erkrankung Sexualkontakt hatte. Der Arzt hat dafür Sorge zu tragen, daß diese Personen klinisch, bakteriologisch und serologisch untersucht und, bei negativen Befunden, solange in Kontrolle behalten werden, bis eine Erkrankung nachgewiesen oder ausgeschlossen werden kann. Begibt sich eine dieser Personen zu einem anderen Arzt in Behandlung, dann ist eine von diesem Arzt ausgefertigte schriftliche Bestätigung mit der Karteikarte aufzubewahren. Erscheint eine Kontaktperson nicht zu den vorgeschriebenen Kontrollen, dann ist eine namentliche Meldung an das Gesundheitsamt zu erstatten.
3. **Anonyme Meldung**
Jeder Arzt ist verpflichtet, pro Monat die Anzahl der in seiner Ordination neu diagnostizierten Fälle von Syphilis, Gonorrhoe, Ulcus molle, Lymphogranuloma venereum dem zuständigen Gesundheitsamt zu melden.
In Deutschland sind entsprechende Vordrucke (erhältlich in den Gesundheitsämtern) auszufüllen.
4. **Meldungen mit Angabe des Namens und der Adresse** müssen erstattet werden, wenn ein Patient der Behandlung fernbleibt, nicht zu den vorgeschriebenen Kontrollen erscheint oder wenn der begründete Verdacht besteht, daß er die Krankheit weiterverbreitet, obwohl er vom Arzt darauf aufmerksam gemacht wurde, daß er infektiös ist (siehe 1. und 2.).
5. **In allen Zweifelsfällen** ist es ratsam, das zuständige Gesundheitsamt (eventuell telephonisch) zu befragen.

Andrologie

27. Andrologie

B. Schütte

Beschäftigt sich mit den Störungen der
- Potentia generandi
- Potentia coeundi

Die Andrologie beschäftigt sich mit den Störungen der Zeugungsfähigkeit des Mannes. Im Vordergrund stehen die Störungen der Potentia generandi (= Fortpflanzungsfähigkeit), die von den Störungen der Potentia coeundi (= Fähigkeit, den Geschlechtsverkehr auszuüben) zu unterscheiden sind. Zum Verständnis der Fertilitätsstörungen ist die Kenntnis der Physiologie der sog. Hypothalamus-Hypophysen-Gonaden-Achse erforderlich.

Physiologie der Hodenfunktion

Hypothalamus-Hypophysen-Gonaden-Achse
(s. Abb. 27-1)

27.1 Physiologie der Hodenfunktion

Das Gonadotropin-Releasing-Hormon (GnRH) wird im Hypothalamus gebildet und durch Impulse aus dem übergeordneten Cortex beeinflußt. Es bestimmt die Freisetzung von Follikel-stimulierendem Hormon (FSH) und luteinisierendem Hormon (LH) aus der Hypophyse. FSH induziert die Spermatogenese durch Einwirkung auf die Sertolizellen, stimuliert die Sekretion von androgenbindendem Protein (ABP) durch die Sertolizellen, vermehrt die LH-Rezeptoren der Leydigzellen und vergrößert in der Pubertät das Hodenvolumen. LH hat als Zielorgan die Leydigzelle, die für LH und LH-ähnliche Substanzen (wie humanes Choriongonadotropin = HCG) spezifische Zellwandrezeptoren besitzen. Es reguliert die Testosteronbiosynthese (Abb. 27-1). Der negative Rückkopplungsmechanismus des Testosterons wie seiner Metaboliten 5α-Dihydrotestosteron und Östradiol ist bekannt. Mit einem Anstieg dieser Steroide kommt es zu einer verminderten GnRH-Freisetzung und dadurch zu einer verminderten LH- und FSH-Sekretion. Auch Inhibin, das von den Sertolizellen gebildet wird, hemmt selektiv die FSH-Sekretion (Abb. 27-1).
Sowohl der Hypothalamus als auch die Hypophyse und die Hoden können daher für *funktionelle Störungen* (= Hypogonadismus) verantwortlich

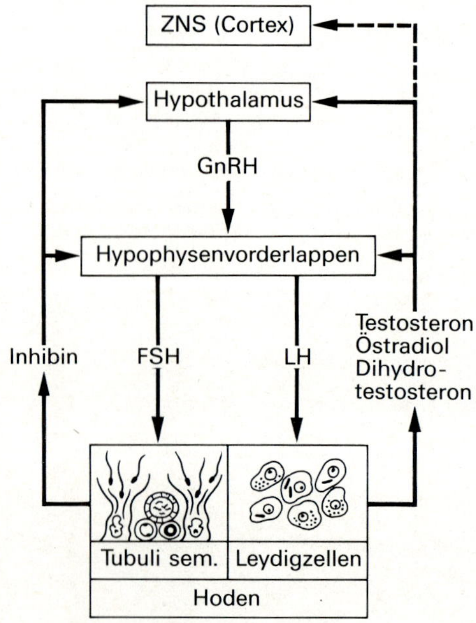

Abb. 27–1
Regelmechanismus zwischen Hypothalamus, Hypophyse und Hoden

sein. Je nach Lokalisation spricht man daher vom **primären** (= Hoden), **sekundären** (= Hypophyse) oder **tertiären** (= Hypothalamus) **Hypogonadismus**.

27.2 Diagnostik der Fertilitätsstörungen

Diagnostik der Fertilitätsstörungen

27.2.1 Routine-Diagnostik

Routine-Diagnostik

27.2.1.1 Anamnese

Anamnese

Bei einem Patienten mit Kinderwunsch lassen bereits im Erstgespräch folgende Fragen wichtige Rückschlüsse auf die Fertilität zu, z. B.:
- bereits vorhandene Kinder,
- Dauer des derzeitigen Kinderwunsches,
- Erkrankungen im Genitalbereich (Entzündungen und Geschlechtskrankheiten, Hodenhochstand, -torsion, Mumpsorchitis, Varikozele, Leistenbruch, Tumoren, Traumen),
- andere Erkrankungen (Diabetes mellitus, Hypertonie, Malignome außer Hodentumoren),
- Potenzstörungen (Ejaculatio praecox, Erektionsstörungen, Libidoverlust),
- Häufigkeit des Geschlechtsverkehrs und der Masturbation,
- Vorbefunde und ggfs. therapeutische Maßnahmen,
- exogene Noxen (Nikotin, Alkohol, Drogen, Hitzeexposition).

Auch sollte nach der Anamnese und dem Befund der Partnerin gefragt werden. Um alle diese Daten zu erfassen, ist die Benutzung eines standardisierten Fragebogens zweckmäßig.

27.2.1.2 Körperliche Untersuchung

Körperliche Untersuchung

Sie umfaßt die Beurteilung von:
- Körperproportionen
- Behaarungstyp
- Fettverteilung
- Genitale

Ursachen pathologischer Palpationsbefunde des äußeren Genitale:
- Hodentumor
- Entzündungen des Nebenhodens
- Varikozele
- Hydrozele

Sie umfaßt die Beurteilung der Körperproportionen, des Behaarungstyps (einschließlich Bartwuchs), der Fettverteilung und des Genitale.
Bei der Untersuchung des Genitale muß geprüft werden, ob das Präputium des *Penis* reponierbar ist, um eine Phimose auszuschließen bzw. Entzündungen oder Condylomata acuminata der Glans und des inneren Präputialblattes zu erkennen. Auch die Lage des Ostium urethrae ist von Bedeutung, das bei einer Hypospadie im Frenulumbereich mündet. Das Volumen der *Hoden* wird mit einem Orchidometer (z. B. nach Hynie) bestimmt und beträgt normalerweise 18–30 ml; Seitendifferenzen von 2–5 ml sind häufig zu beobachten. Die Konsistenz der Hoden ist fest und die Oberfläche glatt. Ein „steinharter", höckeriger, nicht druckdolenter Hoden weist auf einen Tumor hin. Knotenförmige Verdickungen oder Verhärtungen der *Nebenhoden* sind eine häufige Folge von Entzündungen oder Operationen. Eine *Varikozele*, meist linksseitig, ist durch ein Gefäßkonvolut im Skrotalfach tastbar, muß aber durch einen Valsalva-Preßversuch und eine Dopplersonographie gesichert werden. Bei einer *Hydrozele* erscheint der Hoden vergrößert und fühlt sich prall-elastisch an; der Nachweis erfolgt durch Diaphanoskopie (Durchleuchtung des Skrotums mit einer Lampe in verdunkeltem Raum) oder sonographisch. Zur vollständigen Untersuchung gehört auch die rektale Beurteilung der *Prostata*.

27.2.1.3 Spermiogramm

Spermiogramm

aus allen Untersuchungen an einem Ejakulat ergibt sich die Diagnose (Tab. 27-1 und 27-2)

Das Spermiogramm stellt die Summe aller Untersuchungen an einem durch Masturbation gewonnenen Ejakulat dar, aus der sich die Diagnose ergibt (Tab. 27-1; Normwerte Tab. 27-2). Vor einer derartigen Untersuchung muß die sexuelle Karenz 5 bis 6 Tage betragen. Das Ejakulat soll umgehend beurteilt werden und daher in der Praxis des Arztes gewonnen werden. Hierzu müssen entsprechend ruhige Räume zur Verfügung stehen, in

Tab. 27-1 Diagnosen nach den Befunden des Spermiogramms

	Sp. Dichte (Mill./ml)	Morphologie (% normal)	Motilität (% gesamt)
1. Normozoospermie	20–250	> 50	> 50
2. Teratozoospermie	20–250	< 50	⩽ 50
3. Asthenozoospermie	20–250	> 50	< 50
4. Oligozoospermie	< 20	⩽ 50	⩽ 50
5. Polyzoospermie	> 250	⩽ 50	⩽ 50
6. Nekrozoospermie	alle Spermatozoen unbeweglich		
7. Azoospermie	keine Spermatozoen im Ejakulat		
8. Hämatospermie	blutiges Ejakulat (sonst 1–7 möglich)		
9. Pyospermie	eitriges Ejakulat (sonst 1–7 möglich)		
10. Aspermie	kein Ejakulat bei normalem Orgasmus		

Tab. 27-2 Normwerte der Spermiogramm-Parameter (WHO 1987)

Physikalische Parameter	
Ejakulatmenge	2 – 6 ml
pH	7,0 – 7,8
Farbe	grau-weiß-gelblich
Geruch	kastanienblütenartig
Konsistenz	zähflockig
Morphologische Parameter	
Spermatozoen-Dichte	> 20 Mill./ml.
-Morphologie	> 50% normale Formen
-Motilität	> 50% beweglich davon
	> 25% progressiv
	< 50% unbeweglich
Rundzellen	< 5 Mill./ml
Biochemische Parameter	
Fruktose	> 1200 µg/ml
Carnitin	> 5 mg %

denen der Patient ungestört ist (ihm Toiletten oder Abstellkammern anzubieten, wie es häufig der Fall ist, ist menschenunwürdig!).
Selten ist ein Patient nicht in der Lage, das Ejakulat in der Praxis zu produzieren. In diesen Fällen muß er es zu Hause gewinnen und sofort in die Praxis bringen. Keinesfalls darf das Ejakulat durch ein Condom aufgefangen werden, denn ein Condom enthält Substanzen, die die Spermatozoen abtöten.

Physikalische Parameter umfassen:
- Ejakulatmenge
- pH
- Farbe
- Geruch
- Konsistenz

Physikalische Parameter

Sie umfassen Ejakulatmenge, pH, Farbe, Geruch und Konsistenz.
Ursachen pathologischer Befunde können z. B. sein:
Ejakulatmenge (normal: 2–6 ml): Sie ist bei zu kurzer sexueller Karenz oder zu häufiger Ejakulation vermindert.
pH-Wert (normal: 7,0–7,8): Bei Entzündungen von Bläschendrüsen, Prostata oder Nebenhoden ist er alkalisch, bei Verschlüssen der ableitenden Samenwege in Höhe der Prostata sauer.
Farbe (normal: grau-weiß-gelblich): Blutbeimengungen (= Hämatospermie) können auf eine Genitaltuberkulose oder chronische Infektion der Prostata hinweisen. Bei bakteriellen Entzündungen ist das Ejakulat intensiv gelb (= Pyospermie). Auch Medikamente, insbesondere Antibiotika, können die Farbe beeinflussen.
Geruch: Der typische, sog. kastanienblütenartige Geruch fehlt bei Prostataatrophie oder Entzündungen. Bei Infektion durch Escherichia coli ist er faulig.

Konsistenz: Ejakulat verflüssigt sich innerhalb von 15–20 Minuten. Frisches Ejakulat, das sofort dünnflüssig ist, weist auf Erkrankungen der Bläschendrüsen und Prostata hin.

Morphologische Parameter
Zu den klassischen Spermiogrammparametern zählen die Spermatozoendichte, -morphologie und -motilität. Aus ihnen leiten sich die Diagnosen Normo-, Oligo-, Poly-, Azoo-, Nekro-, Terato- und Asthenozoospermie ab (Tab. 27-1) (die Bestimmung dieser drei Parameter erfolgt mikroskopisch).
Spermatozoendichte (Syn. = Spermatozoenkonzentration): Sie wird in einer Zählkammer nach vollständiger Verflüssigung des Ejakulates bestimmt und in Millionen Spermatozoen/ml angegeben.
Spermatozoenmorphologie: An einem luftgetrockneten und z. B. mit Toluidinblau-Pyronin gefärbten Ejakulatausstrich wird von 200 Spermatozoen die Form des Kopfes, des Mittelstückes, der Geißel (Syn. = Schwanz) und ggf. das Vorkommen von Protoplasmaanhängen beurteilt sowie der Anteil normaler und pathologischer Formen in Prozent angegeben, sog. *Differentialspermiogramm.* Bis zu 50% fehlgebildeter Spermatozoen sind als normal (!) anzusehen. Die Pathologie der Spermatozoen ist ungemein vielfältig (Abb. 27-2).

Morphologische Parameter umfassen:
- Spermatozoendichte
- Spermatozoenmorphologie (Abb. 27-2)
- Spermatozoenmotilität

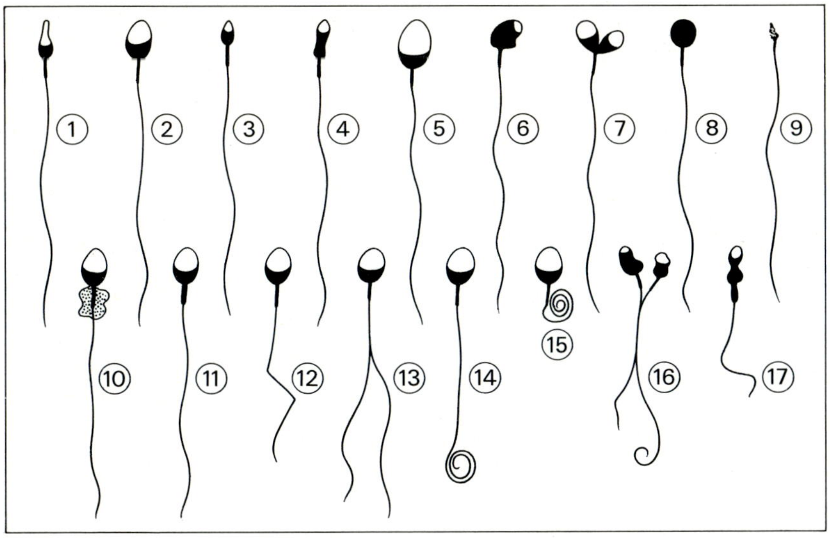

Abb. 27-2 Spermatozoen im Differentialspermiogramm: 1) normales Spermatozoon, seitliche Ansicht; 2) normales Spermatozoon, Ansicht von oben (helle Kappe = Akrosom) 3–7) Variationen von Kopfdeformitäten; 8) Rundkopfspermatozoon (das Akrosom fehlt); 9) dekapitiertes Spermatozoon (der Kopf fehlt); 10) unreifes Spermatozoon mit Protoplasmaanhang; 11) Spermatozoon mit verdicktem Mittelstück der Geißel; 12–15) Variationen von Geißeldeformitäten; 16–17) kombinierte Fehlbildungen des Kopfes und der Geißel

Spermatozoenmotilität: In der Routinepraxis wird die Motilität subjektiv am Nativpräparat geschätzt. Hierbei wird der prozentuale Anteil progressiv beweglicher, stationär beweglicher und unbeweglicher Spermatozoen sofort nach Abgabe des Ejakulates, nach 30, 60 und 240 Minuten bestimmt. Als Funktionstest zur Prüfung der Motilität dient der Penetrak®. Hierbei handelt es sich um Kapillarröhrchen, die mit Rinder-Zervikalmukus beschichtet sind. Die Messung der Penetrationstiefe der Spermatozoen in den Mukus erlaubt Rückschlüsse auf die Motilität unter physiologischen Bedingungen.
Rundzellen sind korpuskuläre Bestandteile des Ejakulates, die nicht im Nativpräparat, wohl aber im Differentialspermiogramm klassifiziert werden können. Zu unterscheiden sind unreife Keimzellen und Leukozyten.

Die klinisch wichtigsten **biochemischen Parameter** sind:
- Fruktose (= Produkt der Samenbläschen)
- Carnitin (= Produkt des Nebenhodens)

Bei letzteren ist eine bakteriologische Untersuchung des Ejakulates erforderlich.

Biochemische Parameter
Von klinischer Relevanz sind die Bestimmung der Fruktose und des Carnitingehaltes im Seminalplasma (Normwerte: Tab. 27-2).
Fruktose wird in den Samenbläschen gebildet und dient den Spermatozoen als Energiequelle. Gleichzeitig gibt sie auch einen Hinweis auf die Testosteronproduktion der Leydigzellen. Ein verminderter Fruktosewert kann daher Ausdruck einer Bläschendrüseninsuffizienz oder eines Testosteronmangels sein.
Carnitin ist ein geeigneter Parameter zur Prüfung der Nebenhodenfunktion, da es zu 95% im Nebenhoden gebildet wird. Bei Verschlüssen im Bereich der ableitenden Samenwege, sog. Verschlußazoospermie (s. 27.3.3.1.), fehlt Carnitin im Seminalplasma.

Spezielle Diagnostik

Chromosomenanalyse und Geschlechtschromatin
Sie sind für ein Klinefelter-Syndrom beweisend! (zur Klinik s. 27.3.1.1)

27.2.2 Spezielle Diagnostik

27.2.2.1 Chromosomenanalyse und Geschlechtschromatin

Eine Chromosomenanalyse ist bei Verdacht auf eine chromosomale Aberration wie z. B. Klinefelter-Syndrom indiziert und für die Diagnose beweisend (Tab. 27-3 und 27.3.1.1). Neben dem klinischen Befund, dem Spermiogramm und den Hormonanalysen gibt die Bestimmung der

Tab. 27-3 Übersicht der testikulären Störungen (= primärer Hypogonadismus) und deren Ursachen

Tubulussklerose
angeboren:
- Klinefelter-Syndrom
- (Myotonia atrophicans Steinert, extrem selten)

erworben:
- Mumpsorchitis
- Traumen
- Gefäßverschlüsse (z. B. Hodentorsion; Op-Komplikation nach Herniotomie, Orchidopexie)

Keimzellaplasie
angeboren:
- idiopathisches Sertoli-cell-only-Syndrom (= del Castillo-Syndrom)
- Sertoli-cell-only-Syndrom bei Kryptorchismus und XX-male

erworben:
- Sertoli-cell-only-Syndrom nach Radiatio und/oder Chemotherapie

Spermatogenetischer Stillstand
angeboren:
- idiopathisch (genetischer Defekt?)
- (Erbkrankheiten, z. B. Blooms-Syndrom, extrem selten)

Hypospermatogenese und/oder Differenzierungsstörungen der Spermatiden
angeboren:
- idiopathisch (Terato-, Astheno-, Nekro-, Poly- und (am häufigsten) Oligozoospermie)

erworben: (oft reversibel) (Oligozoospermie)
- Virusinfekte
- Hitzeeinwirkung (z. B. Varikozele, Fieber, Sauna)
- Toxine (z. B. Urämie)
- Medikamente (z. B. Cimetidin, Clonidin, L-Guanethidin, Ketoconazol, Reserpin, Salazosulfapyridin)

Carcinoma in situ (CIS)

Chromatinstruktur in Zellen der Mundschleimhaut (sog. Barr-Körperchen) einen wesentlichen Hinweis auf das Vorliegen einer Chromosomenanomalie. Mehr als drei Barr-Körperchen sind beim Mann pathologisch.

27.2.2.2 Hormonanalysen

Die Basalwerte von FSH, LH, Testosteron und Prolaktin werden mit Hilfe von Radioimmunoassays oder enzymatisch aus dem Blutserum bestimmt. Die Normwerte sind von den verwendeten Assays abhängig und daher laborunterschiedlich. Zum Ausschluß zirkadianer Schwankungen, vor allem des Testosterons, muß die Blutentnahme morgens zwischen 8 und 10 Uhr erfolgen. Die absolute Indikation zur Durchführung von Hormonanalysen ist bei Patienten mit Fertilitätsstörungen und Kinderwunsch gegeben, wenn eine Azoospermie oder Oligozoospermie von < 15 Millionen Spermatozoen/ml vorliegen. Ferner müssen sie bei Verdacht auf Störungen des Hypothalamus und der Hypophyse durchgeführt werden. Hormonelle Funktionsteste wie z.B. der GnRH-Test oder der HCG-Belastungstest bleiben Spezialfällen (z.B. bei Pubertas tarda) vorbehalten.

Hormonanalysen

Sie umfassen die Bestimmung von FSH, LH, Testosteron und Prolaktin
Wegen zirkadianer Schwankungen muß Blut für Testosteron morgens abgenommen werden!
Absolute Indikation für Hormonanalysen bei Fertilitätsstörungen sind eine **Azoospermie** oder **höhergradige Oligozoospermie**

27.2.2.3 Hodenbiopsie

Die Indikation zur Hodenbiopsie ist bei dem Verdacht auf eine Verschlußazoospermie gegeben sowie bei einer Oligozoospermie von < 15 Mill. Spermatozoen/ml bei **gleichzeitig** schlechter Motilität und Morphologie. Voraussetzung ist, daß das Gewebe in 5,5%igem Glutaraldehydphosphatpuffer fixiert und in Epon 812 eingebettet wird, um Semidünnschnitte, ggfs. auch Ultradünnschnitte anzufertigen. Nur so kann das Keimepithel – im Gegensatz zur konventionellen Paraffinschnitt-Technik – nicht nur quantitativ, sondern auch qualitativ beurteilt werden. Gewebestücke von Reiskorngröße sind für die Diagnostik ausreichend und auch repräsentativ!

Hodenbiopsie

Sie ist bei dem Verdacht auf eine Verschlußazoospermie sowie bei einer höhergradigen Oligozoospermie indiziert
Zur qualitativen Beurteilung des Hodengewebes sind **Semidünnschnitte** erforderlich (Paraffinschnitte sind ungeeignet!)

27.3 Fertilitätsstörungen

In der Bundesrepublik Deutschland sind etwa 10–20% aller Partnerschaften ungewollt kinderlos. Die Ursache hierfür liegt zu ca. 50% bei der Frau, zu ca. 40% beim Mann und in ca. 10% sind beide Partner betroffen. Voraussetzung für die Behandlung eines kinderlosen Paares ist die enge Kooperation zwischen Andrologen und Gynäkologen.
Bei Fertilitätsstörungen des Mannes ist die Pathologie des Hodens vielfältig. Hierbei sind Veränderungen, die primär im Hoden ablaufen, von solchen zu unterscheiden, die sich sekundär auf das Hodengewebe auswirken. Im Hinblick auf die klinische Relevanz ist eine Einteilung in *testikuläre, prätestikuläre* und *posttestikuläre Störungen* zweckmäßig.
Im folgenden sollen einige dieser Störungen, die häufiger in der andrologischen Praxis vorkommen, beschrieben werden.

Fertilitätsstörungen

10–20% aller Partnerschaften sind ungewollt kinderlos.
Davon liegt die **Ursache** zu
- 50% bei der Frau
- 40% beim Mann
- 10% bei beiden Partnern

27.3.1 Testikuläre Störungen

Sie umfassen alle Veränderungen, die primär das Hodengewebe betreffen. Man spricht daher auch vom primären Hypogonadismus (Tab. 27-3).

Testikuläre Störungen

= Veränderungen, die primär den Hoden betreffen, sog. primärer Hypogonadismus (Tab. 27-3).

27.3.1.1 Komplette Tubulussklerose

Die **komplette** Tubulussklerose stellt ein Endstadium ätiologisch unterschiedlicher Prozesse dar, die zu einer tubulären und interstitiellen Insuffizienz führen, so daß eine exokrine und endokrine Hodenfunktionsstörung resultiert.

Komplette Tubulussklerose

= Endstadium ätiologisch unterschiedlicher Prozesse, die, sofern beide Hoden betroffen sind, zur irreversiblen Zeugungsunfähigkeit führen

Klinik: Sind beide Hoden betroffen, wie z. B. beim Klinefelter-Syndrom, so besteht eine Azoospermie, das Hodenvolumen ist mit Werten von < 10 ml erheblich vermindert, ebenso Testosteron im Blutserum, während FSH und LH erhöht sind.

Histologie: Durch Verlust der Keimzellen und Sertolizellen sind die Tubuli seminiferi geschrumpft, sog. Tubulusschatten, und die Leydigzellen weisen degenerative Veränderungen auf.

Die Therapie dient vor allem auch zur Osteoporoseprophylaxe

Therapie: Patienten mit einer beiderseitigen kompletten Tubulussklerose sind zeugungsunfähig. Zur Erhaltung der sekundären Geschlechtsmerkmale, der Libido sowie zur Osteoporoseprophylaxe ist eine Substitutionstherapie mit Testosteron alle 4 bis 8 Wochen erforderlich!

Häufigste Ursache der kompletten Tubulussklerose:
- Klinefelter-Syndrom
- Hodentorsion
- Mumpsorchitis

Klinefelter-Syndrom: Es hat die Karyotyp-Formel 47,XXY. Die Häufigkeit beträgt 1:1000 Geburten. Neben o.g. Klinik weisen die Patienten oft eine Gynäkomastie, einen weiblichen Beckentyp und weibliche Fettverteilung, spärlichen Bartwuchs sowie eine Überlänge der Extremitäten auf. Intelligenzdefekte sind oftmals vorhanden, aber nicht obligat (s. auch 27.2.1.1).

Häufigste Fehldiagnosen der Hodentorsion:
- Orchitis
- Epididymitis

Bei Verdacht auf Hodentorsion muß **sofort** eine Hodenfreilegung erfolgen!

Hodentorsion: Sie tritt bevorzugt während oder kurz nach der Pubertät auf. Hierbei dreht sich plötzlich, oft nach körperlicher Belastung, ein Hoden mit dem Nebenhoden um seine eigene Achse. Dadurch entsteht ein Vernichtungsschmerz, der in den folgenden Stunden nachläßt, dann aber wieder verstärkt auftritt. Gleichzeitig kommt es zur Hodenschwellung. Sofern der Hoden nicht manuell detorquiert werden kann, muß er chirurgisch freigelegt werden. Zur Erhaltung der Hodenfunktion hat die Detorsion innerhalb von 4 bis 6 Stunden zu erfolgen! Die häufigsten Fehldiagnosen sind Epididymitis oder Orchitis, deren Folge die Hodenatrophie ist. Daher muß in unklaren Fällen eher einmal zu häufig die Diagnose Torsion gestellt und operiert werden, als daß abgewartet wird! Auch eine doppelseitige Torsion kann vorkommen.

Mumps im Kindesalter führt niemals zu einer Orchitis!

Mumpsorchitis: Sie manifestiert sich erst während und nach der Pubertät im Rahmen einer Mumpserkrankung. Eine kausale Therapie gibt es nicht. Es ist jedoch auf strenge Bettruhe und Kühlung der Hoden durch feuchte Umschläge zu achten. Außerdem empfiehlt sich eine antibiotische Abdekkung zur Vermeidung einer Sekundärinfektion. Eine Mumpserkrankung im Kindesalter führt niemals zu einer Orchitis und daher niemals zu einer Beeinträchtigung der Fertilität.

Keimzellaplasie

Definition
- komplette Insuffizienz der Samenkanälchen (angeboren oder erworben)
- Testosteronproduktion normal

27.3.1.2 Keimzellaplasie

Sowohl bei den angeborenen wie bei den erworbenen Formen (Tab. 27-3) liegt eine komplette Insuffizienz der Samenkanälchen vor, so daß die exokrine Hodenfunktion gestört ist. Demgegenüber ist die Testosteronproduktion normal.

Klinik: Das Hodenvolumen ist mit Werten zwischen 12–16 ml Volumen vermindert und es besteht eine Azoospermie. FSH ist oft erhöht, selten LH, Testosteron ist stets normal.

In den Samenkanälchen liegen ausschließlich Sertolizellen. Die Leydigzellen im Interstitium bilden normal Testosteron
Patienten mit einer Keimzellaplasie sind irreversibel zeugungsunfähig

Histologie: In den Samenkanälchen finden sich ausschließlich Sertolizellen und keine Keimzellen, sog. Sertoli-cell-only-Syndrom. Die Leydigzellen im Interstitium können regressive Veränderungen aufweisen.

Therapie: Keine. Patienten mit einer Keimzellaplasie sind zeugungsunfähig. Eine Substitutionstherapie mit Testosteron entfällt, da kein Hormonmangel vorliegt.

Spermatogenetischer Stillstand

Definition
Ätiologisch unbekannter, uniformer Abbruch der Keimzellentwicklung →exokrine (nicht endokrine) Hodenfunktion gestört

27.3.1.3 Spermatogenetischer Stillstand

Bei diesem Phänomen besteht ein ätiologisch bis heute unbekannter, uniformer Abbruch der Keimzellentwicklung auf einer Entwicklungsstufe, so daß die exokrine, nicht jedoch die endokrine Hodenfunktion gestört ist (Tab. 27-3).

Klinik: Das Hodenvolumen liegt mit 18–25 ml im Normbereich und im Spermiogramm ist eine Azoospermie nachweisbar. FSH ist meist normal, kann aber auch erhöht sein. LH und Testosteron sind stets normal.

Histologie: Die Spermatogenese läuft meist nur bis zur Entwicklung von Spermatozyten I im Zygotaen- oder Pachytaen-Stadium ab (Abb. 27–4a).
Therapie: Keine (s. 27.3.1.2.).

Patienten mit einem spermatogenetischen Stillstand sind irreversibel zeugungsunfähig

27.3.1.4 Hypospermatogenese und/oder Spermatidendifferenzierungsstörungen

Hypospermatogenese und/oder Spermatidendifferenzierungsstörungen

Definition

Sowohl bei der Hypospermatogenese als auch bei Differenzierungsstörungen der Spermatiden sind reife Spermatiden und Spermatozoen vorhanden; bei der Hypospermatogenese ist die Spermatogenese ausschließlich quantitativ vermindert, bei den Differenzierungsstörungen der Spermatiden ist sie quantitativ normal oder aber auch vermindert, und es überwiegen Akrosom-, Kern- und/oder Geißeldefekte der Spermatiden und Spermatozoen. Die Ursachen sind vielfältig (Tab. 27-3).

Klinik: Im Spermiogramm kann sowohl eine Oligo-, Terato-, Astheno-, Nekro- und Polyzoospermie vorliegen. FSH, LH und Testosteron sind in der Regel normal, ebenso das Hodenvolumen mit Werten zwischen 18–30 ml.
Lediglich bei Patienten mit einer höhergradigen Oligozoospermie von < 15 Mill. Spermatozoen/ml kann das Hodenvolumen ein- oder beiderseits unter 18 ml liegen. FSH ist in diesen Fällen zu ca. 20% erhöht, zu 1–2% vermindert und zu 78% normal.
Histologie: Zum Verständnis der Pathologie des Hodengewebes ist die Kenntnis des normalen Keimepithels erforderlich.

Sie umfassen nach dem Spermiogramm:
- Oligozoospermie
- Teratozoospermie
- Asthenozoospermie
- Nekrozoospermie
- Polyzoospermie

Normale Spermatogenese: Im Lumen der Samenkanälchen (= Tubuli seminiferi) liegen neben den Sertolizellen die Spermatogonien. Die früheste Keimzelle ist die Spermatogonie A pale, die sich durch einen hellen Kern auszeichnet. Aus ihr geht die Spermatogonie A dark hervor, die einen dunklen Kern mit zentraler Vakuole besitzt. Für den Ablauf einer normalen Spermatogonienteilung, sog. Spermatogoniogenese, sind beide Typen essentiell. Der Quotient der Spermatogonien A pale: Spermatogonien A dark beträgt normalerweise im Mittel 3:1. Es folgen die B-Spermatogonien und schließlich die Spermatozyten I und II. In den Fortsätzen der Sertolizellen liegen die Spermatiden, deren Entwicklung die Akrosom-, Kern- und Geißeldifferenzierung umfaßt (Abb. 27-3a).
Der Ablauf der Spermatogenese beträgt 74 Tage. Erst nach Abgabe der Spermatiden aus den Sertolizellen ins Lumen spricht man von Spermatozoen. Diese wandern innerhalb von 8 bis 17 Tagen durch den Nebenhoden, in dem sie ihre Reifung erfahren und gelangen dann ins Ejakulat.

Normale Spermatogenese (Abb. 27-3a)

Pathologie der Spermatogenese
Hypospermatogenese: Sie ist durch eine quantitativ gegenüber der Norm reduzierte Spermatogenese charakterisiert, bei der die Zahl aller Keimzellen proportional vermindert ist. Sie ist vor allem bei erworbenen Formen der Oligozoospermie zu beobachten und häufig reversibel (Tab. 27-3).

Pathologie der Spermatogenese
Hypospermatogenese

Differenzierungsstörungen der Spermatiden: Bereits in gefärbten Ejakulatausstrichen können zahlreiche pathologische Formen der Spermatozoen erkannt werden (Abb. 27-2). Dabei muß berücksichtigt werden, daß auch bei normaler Spermatogenese ein Anteil von 50% pathologischen Formen als normal anzusehen ist!
Hinsichtlich therapeutischer Maßnahmen sind die Art und das Ausmaß der Spermatiden-Differenzierungsstörungen von Bedeutung (Abb. 27-3b).

Differenzierungsstörungen der Spermatiden (Abb. 27-3b)

Akrosomdefekte: Das Akrosom entwickelt sich aus einem Bläschen, das vom Golgi-Apparat gebildet wird und mit dem Kern der Spermatide Kontakt findet, über den es sich kappenförmig ausbreitet. Es enthält Enzyme wie das Akrosin, welches für die Penetration des reifen Spermatozoons in die Zona pellucida des Eies verantwortlich ist. Fehlbildungen des Akrosoms sind sehr häufig und umfassen eine Fülle von Variationen, von denen einige in Abb. 27-3b schematisch dargestellt sind.

Sie umfassen:
- Akrosomdefekte
- Kerndefekte
- Geißeldefekte

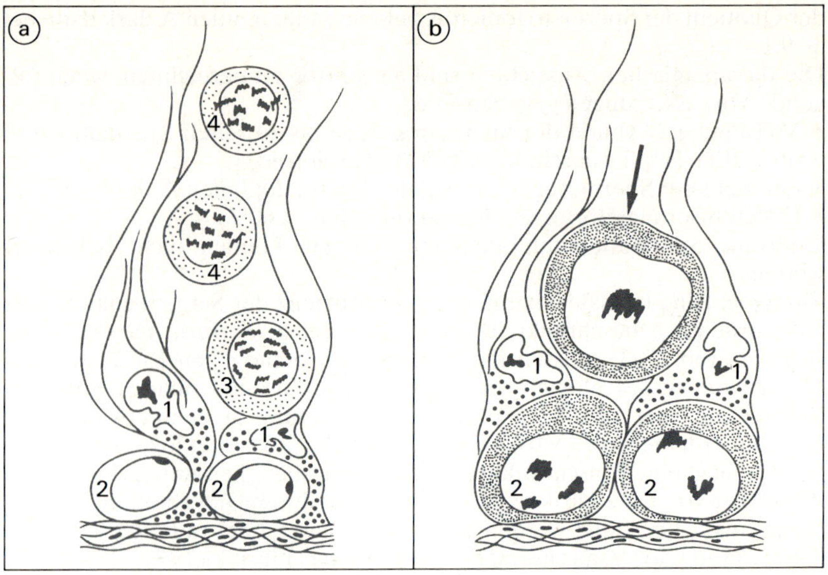

Abb. 27-4 Ausschnitte aus einem Samenkanälchen. a) **Spermatogenetischer Stillstand**: 1 = Sertolizelle, 2 = Spermatogonie A pale, 3 = Spermatozyt I im Zygotaen, 4 = Spermatozyten I im Pachytaen, degenerierend. b) **Carcinoma in situ (CIS)**: 1 = Sertolizellen, 2 = Tumorzellen, die einen peripheren Randsaum aufweisen (s. Pfeil)

Risikofaktoren für CIS:
- Azoospermie oder hochgradige Oligozoospermie
- ein oder beiderseitig subnormales Hodenvolumen
- palpatorisch und sonographisch **unauffällige** Hoden

Klinik: Als Risikogruppe gelten Patienten mit einem ein- oder beiderseits subnormal großen Hodenvolumen zwischen 10–16 ml. Die Hoden sind palpatorisch und sonographisch völlig unauffällig. Die Anamnese ist im allgemeinen „leer". Das Spermiogramm weist entweder eine Azoospermie, häufiger jedoch eine Oligozoospermie um 5 Mill. Spermatozoen/ml auf. FSH und LH sind selten erhöht, Testosteron und Prolaktin stets normal. Die Tumormarker Alpha-1-Fetoprotein und Beta-HCG sind immer negativ.

Histologie: In den Samenkanälchen finden sich neben Sertolizellen Tumorzellen, die fast doppelt so groß sind wie Spermatogonien (Abb. 27-4a,b). Sie haben einen großen Kern mit mehreren Nukleoli. Im Zytoplasma liegen unterschiedlich dicht miteinander aggregierte Glykogengranula, die einen peripheren Randsaum aussparen. Zytologisch weisen diese Tumorzellen alle Charakteristika von Seminomzellen auf, sie können sich bei Invasion ins Interstitium jedoch zu verschiedenen Keimzelltumoren entwickeln (s.o.) (Abb. 27-4b).

Therapie des CIS = Orchidektomie

Therapie: Bei einem CIS ist die Semikastratio das Mittel der Wahl. Eine prophylaktische Radiatio der Lymphknoten ist nicht mehr erforderlich.

Prätestikuläre Störungen

27.3.2 Prätestikuläre Störungen

Sekundärer (= hypophysärer) und tertiärer (= hypothalamischer) Hypogonadismus (Tab. 27-5).
Definition

⟹

27.3.2.1 Sekundärer und tertiärer Hypogonadismus

Hierunter sind alle angeborenen oder erworbenen Veränderungen der den Hoden übergeordneten Zentren, dem Hypothalamus (= tertiärer Hypogonadismus) und der Hypophyse (= sekundärer Hypogonadismus) zu verstehen, die sekundär zu einer Insuffizienz der exokrinen und meist auch der endokrinen Hodenfunktion führen (Tab. 27-5).

Die **Klinik** ist abhängig davon, ob ein Mangel an GnRH bzw. an FSH und LH prä- oder postpubertär auftritt!

Klinik: Sie ist abhängig davon, ob ein Mangel an GnRH bzw. an FSH und LH vor oder nach der Pubertät auftritt. Die Pubertät setzt im allgemeinen um das 12. Lebensjahr ein und beginnt mit einem Wachstum der Hoden, dem spontane Ejakulationen, Stimmbruch, Pubesbehaarung, Achselbehaa-

Tab. 27-5 Übersicht der prätestikulären Störungen und deren Ursachen

Prätestikuläre Störungen
Hypothalamus (= tertiärer Hypogonadismus)
angeboren:
Pubertas tarda
Kallmann-Syndrom
(Prader-Labhart-Willi-Syndrom, extrem selten)
erworben:
Schädelhirntraumen
Östrogene (exogen, z. B. bei Transvestiten; endogen z. B. bei Leberzirrhose)
Antiandrogene
Hypophyse (= sekundärer Hypogonadismus)
angeboren:
idiopathisch
(Pasqualini-Syndrom, extrem selten)
erworben:
Schädelhirntraumen
Tumoren
Entzündungen
Sonstige Endokrinopathien
hormonaktive Tumoren oder Hyperplasie der Nebennierenrinde
hormonaktive Lungentumoren
hormonaktive Hamartome der Leber
Hypothyreose
Mangelernährung (insbesondere chronischer Eiweißmangel)

rung, Längenwachstum und Bartwuchs bis zum 16.–17. Lebensjahr folgen. Bei der *Pubertas tarda* beginnt die Pubertät häufig erst um das 18. Lebensjahr. Die Ursache hierfür ist unbekannt.

Pubertas tarda

Beim *Kallmann-Syndrom* fehlt dem Hypothalamus die Fähigkeit zur GnRH-Synthese, so daß aus der Hypophyse keine Gonadotropine freigesetzt werden können. Darüber hinaus besteht infolge eines Anlagedefektes des Nervus olfactorius eine Anosmie oder Hyposmie. Bei beiden Störungen sind die Hypophyse und die Hoden normal angelegt.

Kallmann-Syndrom

Treten Erkrankungen der Hypophyse oder des Hypothalamus erst postpubertär auf (Tab. 27-5), so kommt es zunächst in Abhängigkeit von Ausmaß und Dauer des Gonadotropinmangels in den Hoden zu einem progressiven Keimzellverlust. Im Spermiogramm findet man zunächst eine Oligozoospermie. Erfolgt keine Behandlung, so resultiert infolge einer irreversiblen Tubulussklerose eine Azoospermie.

Die Diagnostik der hypothalamo-hypophysären Störungen ist die Domäne der Endokrinologie. Im andrologischen Patientenkollektiv entfallen auf diese Erkrankungen maximal 2%.

Therapie: Sowohl beim sekundären wie auch beim tertiären Hypogonadismus ist die kombinierte HCG/HMG-Therapie Mittel der Wahl. Beim tertiären Hypogonadismus wie beim Kallmann-Syndrom und auch zur Initiierung der Pubertät bei einer Pubertas tarda wird neuerdings die pulsatile Gabe von GnRH erfolgreich eingesetzt. Bei rechtzeitig beginnender Therapie kann eine Fertilität in über 90% erzielt werden.

Therapie
Kombinierte HCG-HMG-Behandlung

27.3.2.2 Sonstige Endokrinopathien und Mangelernährungen

Sonstige Endokrinopathien und Mangelernährungen
(Tab. 27-5).

Die in Tab. 27-5 aufgeführten Endokrinopathien, insbesondere der chronische Eiweißmangel, zählen ebenfalls zu den prätestikulären Störungen, die zu einer Beeinträchtigung der Potentia generandi wie auch der Potentia coeundi führen. Im Vordergrund dieser Erkrankungen steht jedoch das jeweilige Grundleiden, so daß sie im Rahmen der Andrologie keine Bedeutung erlangen.

Klinik:
- Impotentia generandi
- Impotentia coeundi

Posttestikuläre Störungen (Tab. 27-6).

= alle Veränderungen im Bereich der ableitenden Samenwege

27.3.3 Posttestikuläre Störungen

Sie betreffen alle angeborenen oder erworbenen Veränderungen im Bereich der ableitenden Samenwege (Tab. 27-6).

Tab. 27-6 Übersicht der posttestikulären Störungen und deren Ursachen

Posttestikuläre Störungen
Verschluß der ableitenden Samenwege
angeboren:
Mißbildungen des Nebenhodens und/oder des Ductus deferens
Aplasie des Nebenhodens und/oder des Ductus deferens
Mucoviscidose
Young-Syndrom
erworben:
Traumen
Nebenhodenentzündung (z. B. Gonorrhoe)
Unterbindung des Ductus deferens (z. B. Vasektomie)
Retrograde Ejakulation
endogen:
idiopathisch
diabetische Neuropathie
exogen:
Traumen (z. B. nach Querschnittslähmung)
Operationen im kleinen Becken (z. B. nach Lymphadenektomie)
Medikamente (z. B. Tranquilizer)

Verschluß der ableitenden Samenwege, sog. Verschlußazoospermie
Definition
Azoospermie bei quantitativ und qualitativ normalem Keimepithel des Hodens

27.3.3.1 Verschluß der ableitenden Samenwege

Unabhängig von der Ursache besteht eine Azoospermie bei quantitativ und qualitativ normalem Keimepithel des Hodens, sog. **Verschlußazoospermie**.

Klinik: Das Hodenvolumen liegt mit 18–30 ml im Normbereich, ebenso die Werte von FSH, LH und Testosteron. Neben einer Azoospermie im Ejakulat ist *Carnitin im Seminalplasma* als Parameter der Nebenhodenfunktion mit Werten von 1 mg% vermindert oder fehlt.

Histologie: s. Definition und Abb. 27-3a.

Therapie
Je nach Lokalisation:
- EVST
- VVST

präoperativ muß bei der Partnerin geprüft werden ob
- ein normaler Eisprung vorliegt
- die Tubenfunktion normal ist
- ein positiver Röteln-Titer vorliegt

Therapie: Bei Verschlüssen zwischen Nebenhoden und Ductus deferens wird nach mikrochirurgischer Entfernung eine Epididymovasostomie (= EVST) durchgeführt, bei Verschlüssen im Ductus deferens eine Vasovasostomie (= VVST). Eine Duktodeferentographie, d.h. Kontrastmittelfüllung des Nebenhodens und Ductus deferens präoperativ zur Lokalisation des Verschlusses, ist kontraindiziert, da dadurch iatrogen eine Wunde entsteht, die durch Narbenbildung zu einem weiteren zusätzlichen Verschluß führt! Darüber hinaus ist vor einer Operation erforderlich, daß bei der Partnerin die Eireifung (Basaltemperatur, Follikelreifung durch Ultraschall), die Tubendurchgängigkeit und der Röteln-Titer geprüft werden, denn nach erfolgreicher Operation des Mannes besteht immer die Möglichkeit, daß die Anastomose sich innerhalb von 6 Monaten wieder schließt. Daher müssen vor einer derartigen Operation beim Mann alle Voraussetzungen seitens der Frau gegeben sein, daß sie auch gravide werden kann. Eine Zweitoperation beim Mann ist im allgemeinen nicht erfolgreich.

Sonderformen der Verschlußazoospermie, die **nicht** behandelt werden können:
- Mukoviszidose
- Young-Syndrom

Sonderformen: Extrem seltene angeborene Verschlüsse der ableitenden Samenwege liegen bei der *Mukoviszidose* (= zystische Pankreasfibrose) und beim *Young-Syndrom* vor. Bei der Mukoviszidose besteht eine zystische Erweiterung des Nebenhodens, die zur Nebenhodenatrophie führt. Das Young-Syndrom zeichnet sich durch chronische sinopulmonale Infekte und eine Azoospermie aus, die durch pathologisches, zähflüssiges Nebenhodensekret bedingt ist. In beiden Fällen gibt es keine Möglichkeit einer Therapie.

27.3.3.2 Retrograde Ejakulation

Störungen der vegetativen Nervenversorgung oder des Blasenschließmuskels führen bei normaler Potentia coeundi und normalem Orgasmus zu einer Ejakulation in die Blase (Tab. 27-6).
Klinik: Es besteht eine Aspermie (Tab. 27-1) bei meist normalem Hodenvolumen und normalen Hormonwerten von FSH, LH und Testosteron.
Histologie: Das histologische Bild ist uncharakteristisch. Eine normale Spermatogenese kann ebenso beobachtet werden wie alle Formen einer gestörten Keimzellentwicklung.
Therapie: Durch Gabe von Midodrin, einem Alpha-Sympathomimetikum, kann nach i.v.-Gabe in ca. 70% der Fälle eine prograde Ejakulation ausgelöst werden.

Retrograde Ejakulation (Tab. 27-6)

Definition
Störungen der vegetativen Nervenversorgung oder des Blasenschließmuskels
→ Ejakulation in die Blase
Klinik:
- Aspermie
- normale Potentia coeundi und normaler Orgasmus

27.4 Spezialprobleme

Spezialprobleme

27.4.1 Immunologische Störungen

Immunologische Störungen

Hierbei muß zwischen Autoantikörpern im Seminalplasma des Mannes gegen seine eigenen Spermatozoen und Isoantikörpern im Genitaltrakt der Frau gegen die männlichen Spermatozoen unterschieden werden.
Autoantikörper gegen Bestandteile der eigenen Spermatozoen sind bereits im Nativpräparat durch *Agglutinationen* der Spermatozoen erkennbar. Am häufigsten treten Schwanzagglutinationen, seltener Kopfagglutinationen auf (Abb. 27-5a,b).

Agglutinationen der Spermatozoen
= Autoantikörper im Seminalplasma (Abb. 27-5a,b).

Unter Agglutinationen infolge von Antikörpern sind „Verklebungen" der Spermatozoenschwänze bzw. -köpfe zu verstehen, so daß die Spermatozoen trotz guter Eigenbeweglichkeit sich nicht voneinander trennen können und daher nicht in der Lage sind, im Genitaltrakt der Frau zu aszendieren.

Definition

⇐

Agglutinationen stellen ein erhebliches Konzeptionshindernis dar und sind von Aggregationen, bei denen Spermatozoen sich an Schleimfäden oder Rundzellen im Ejakulat anlagern (Abb. 27-5c), streng zu unterscheiden. Aggregationen haben keine pathologische Bedeutung.

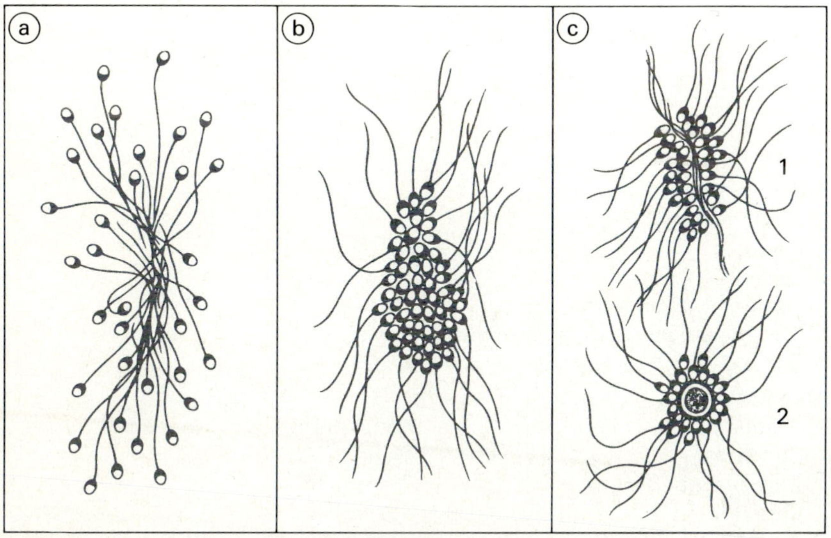

Abb. 27-5 Vergleich zwischen **Agglutinationen** (a + b) und **Aggregationen** (c). a) Schwanzagglutinationen und b) Kopfagglutinationen infolge Spermatozoenautoantikörpern; c) Aggregationen von Spermatozoen an einen Schleimfaden (1) bzw. an einer Rundzelle (2)

Therapie: Durch Gabe von Testosteron in hoher Dosierung kann die Spermatogenese bis zur Azoospermie supprimiert werden. Dadurch wird dem Organismus die Möglichkeit genommen, weiterhin gegen seine eigenen Spermatozoen Antikörper zu bilden. Nach Absetzen der Therapie kommt es zum Rebound-Phänomen, d.h. wieder zur normalen Spermatogenese. Agglutinationen treten dann in ca. 70% der Fälle nicht mehr auf.
Auch eine Behandlung mit Kortison wird vielfach als erfolgreich beschrieben.

Kryptorchismus

Definition
unvollständiger Descensus eines oder beider Hoden

Therapie:
Sie dient der Erhaltung der Zeugungsfähigkeit und soll früh (!), spätestens zwischen dem 3.–5. Lebensjahr, erfolgen

27.4.2 Kryptorchismus

Der Kryptorchismus umfaßt alle Formen des unvollständigen Descensus eines oder beider Hoden (= Maldescensus testis, Hodenhochstand). Hierbei können die Hoden abdominal, inguinal oder an der Basis des Skrotums liegen. Derartige retinierte Hoden sind von den seltenen ektopen Hoden zu unterscheiden, die bei ihrer Wanderung vom Retroperitoneum in eine subkutane Tasche außerhalb des Inguinalkanals gelangt sind. Pendelhoden dagegen sind normal deszendiert, können sich jedoch bei körperlicher Anstrengung oder bei Kälte in den offenen Leistenkanal zurückziehen.
Etwa 4–10% aller Knaben werden mit einem ein- oder beiderseitigen Hodenhochstand geboren. In 90–95% kommt es innerhalb des ersten Lebensjahres zum Spontandeszensus.
Therapie: Sie dient der Erhaltung der Zeugungsfähigkeit. Bemerkenswert ist, daß Patienten nicht nur mit beiderseitigem, sondern auch mit einseitigem Hodenhochstand trotz rechtzeitiger Therapie später in ca. 60–75% der Fälle eine Einschränkung der Zeugungsfähigkeit unterschiedlichen Ausmaßes aufweisen.
Die Behandlung sollte früh, spätestens zwischen dem 3. bis 5. Lebensjahr erfolgen und besteht in der Gabe von GnRH und HCG. Wenn kein Des-

Tab. 27-7 Ursachen der Gynäkomastie

physiologisch	
Neugeborenen-Gynäkomastie	
Pubertäts-Gynäkomastie	
Endokrinopathien	
Hypogonadismus (z.B. als Folge fehlender Therapie bei Klinefelter-Syndrom)	
Tumoren des Hypophysenvorderlappens (z.B. Prolaktinom, Kraniopharyngeom)	
Hormonaktive Hodentumoren	
Hormonaktive Nebennierenrindentumoren	
Hepatopathien	
Sonstige Erkrankungen	
Bronchialkarzinom	
Lepra	
Leukämie	
maligne Lymphome	
Niereninsuffizienz/chronische Hämodialyse	
Sarkoidose	
Medikamente	
Amphetamin	Ketoconazol
Cannabis	Methyldopa
Chlorpromazin	Östrogene
Cimetidin	Reserpin
Diazepam	Spironolacton
Digitalis	Testosteron
Gonadotropine	Antidepressiva
Isoniazid	Zytostatika

zensus erfolgt, ist die operative, spannungsfreie Verlagerung des Hodens ins Skrotum erforderlich.

27.4.3 Gynäkomastie

Gynäkomastie (Tab. 27-7)

Definition
Bildung eines Drüsenkörpers (in der Pubertät oder auch im Erwachsenenalter)

Bei der Gynäkomastie kommt es in der Pubertät oder auch im Erwachsenenalter zur Bildung eines Drüsenkörpers (Tab. 27-7).
Therapie: Die physiologischen Gynäkomastien bilden sich in der Regel innerhalb eines Jahres zurück. Bei Persistenz kommt, ebenso wie bei den familiären und idiopathischen Formen sowie beim Klinefelter-Syndrom, ausschließlich die Mastektomie in Betracht. Von den übrigen in Tab. 27-7 zusammengefaßten Erkrankungen, die mit einer Gynäkomastie einhergehen, steht die Behandlung des Grundleidens im Vordergrund. Bei einer Medikamenten-induzierten Gynäkomastie sollte versucht werden, die Behandlung auf andere Substanzen umzustellen.
Bei einer Gynäkomastie sind eine sorgfältige Anamnese und Untersuchung des Genitales erforderlich, da sie Zeichen eines hormonaktiven malignen Hodentumors sein kann.

Gynäkomastie kann Zeichen eines malignen Hodentumors sein!

27.4.4 Impotentia coeundi

Impotentia coeundi (Tab. 27-8)

Definition
Folgende Symptome treten einzeln oder kombiniert auf:
- Libidoverlust
- Erektionsschwäche
- Ejaculatio praecox

Sie umfaßt alle Störungen, die zu einem Libidoverlust, zu einer Erektionsschwäche und/oder zu einer vorzeitigen Ejakulation (= Ejaculatio praecox) führen und damit die Ausübung des Geschlechtsverkehrs unmöglich machen.
Von den in Tab. 27-8 aufgelisteten Ursachen rangieren psychische Faktoren infolge Partnerschaftskonflikten an erster Stelle. Auch Gefäßerkrankungen, Diabetes mellitus und Medikamente führen, entgegen laienhafter Vorstellung, weitaus häufiger zu Potenzstörungen, als hormonell bedingte Ursachen. Nur bei nachgewiesenem Hormonmangel ist eine Substitutionstherapie erfolgreich. Bei Patienten mit einer Impotentia coeundi steht die Diagnostik im Vordergrund. Sie erfordert eine enge Kooperation zwischen Andrologen, Urologen, Neurologen, Radiologen, Internisten und Psychologen/Psychiatern. Auch die Compliance der Patienten unter Einbeziehung der Partnerin stellt einen entscheidenden Faktor in der Behandlung dar.

Hormonelle Störungen als Ursache der Impotentia coeundi sind sehr selten!

Tab. 27-8 Ursachen der Impotentia coeundi

Impotentia coeundi
psychisch
organisch
Erkrankungen des Penis (z. B. Phimose, Induratio penis plastica)
Endokrinopathien
Hypogonadismus (z. B. als Folge fehlender Therapie bei Klinefelter-Syndrom, Pubertas tarda, idiopathische Hypophyseninsuffizienz)
Tumoren des Hypophysenvorderlappens (z. B. Prolaktinom, chromophobes Adenom, Kraniopharyngeom)
Klimakterium virile
Hepatopathien
Gefäßerkrankungen
Diabetische Angiopathie
Hyper- und Hypotonie
arterielle Verschlußkrankheit
Neurologische Erkrankungen
Medikamente (z. B. ß-Blocker, Cimetidin, Imipramin, Ketoconazol, Phenothiazin, Reserpin, Spironolacton)

Haut und Psyche

28 Haut und Psyche

S. Hödl

Haut und zentrales sowie peripheres Nervensystem stehen durch die gemeinsame embryogenetische Entwicklung aus dem äußeren Keimblatt (Ektoderm) in enger funktioneller Beziehung. Sichtbare Manifestationen für Interaktionen zwischen den beiden Organsystemen sind emotionell auslösbare vasomotorische Reaktionen wie Erröten, Blaßwerden, verstärkte Schweißbildung u. a. Negativ besetzte Erlebnisse und Streß können Hautkrankheiten wie Psoriasis, Neurodermitis, Urtikaria u. a. auslösen, unterhalten bzw. bestehende verschlechtern (Psychoneuralpathogenese von Hautkrankheiten).

Psychokutane Krankheiten
Projektion seelischer Störungen in die Haut

Bei **psychischen Erkrankungen** kann die Haut als Projektionsfeld für seelische Konflikte dienen (sog. **psychische Dermatosen** oder **psychokutane Krankheiten**). Sie erreichen deshalb häufig zuerst den Dermatologen. Die Kenntnis dieser in einer kranken Psyche wurzelnden Dermatosen ist von eminenter Bedeutung, weil sie nicht selten die einzige Möglichkeit der „Artikulation" der seelischen Erkrankung darstellen.

Diagnose psychokutaner Krankheiten
Unglaubwürdige Anamnesen der Dermatosen, Abweichungen von der klassischen Symptomatologie, auffälliges psychisches Verhalten

An eine psychische Genese von Hautkrankheiten ist prinzipiell zu denken, wenn das Gesamterscheinungsbild der Hautveränderungen nicht mit den üblichen klinischen Kriterien der spontan ausgelösten Dermatosen in Übereinstimmung zu bringen ist. Indizien hierfür sind ungewöhnliche Morphen, Verteilungsmuster und Verläufe der Läsionen. Bestimmte Hautveränderungen lassen sogar auf die Art der psychischen Krankheit schließen (Beispiel: Dermatozoenwahn als Leitsymptom produktiver Psychosen). Bei sich eigentümlich präsentierenden Dermatosen sollte immer der psychische Zustand des Trägers mitevaluiert werden, da nur bei gleichzeitiger Behandlung der psychischen Grundkrankheit Abheilung der kutanen Komponente des Krankheitskomplexes zu erwarten ist.

Psychokutane Krankheiten

Auslösung durch primär psychische Erkrankungen

28.1 Psychokutane Krankheiten

Diese Gruppe umfaßt Hautveränderungen, die durch **primär** psychische Erkrankungen ausgelöst werden.

Hautartefakte

Geometrische Konfiguration
Diskrepanz im Verteilungsmuster und im Verlauf der Hautläsionen
Oft einzige Artikulationsform seelischer Konflikte
Typisches Beispiel einer psychosomatischen Erkrankung!

28.1.1 Hautartefakte

Morphologisch sehr erscheinungsreich, dem Ideenreichtum und den Mitteln zur Selbstbeschädigung sind in Abhängigkeit vom Intelligenzgrad keine Grenzen gesetzt. Verwendet werden Säuren, Laugen, heiße Gegenstände, diverse Instrumente. Das morphologische Spektrum umfaßt Blasen, geometrisch konfigurierte Exkoriationen (Abb. 28-1), tiefere Hautdefekte und Narben, Klopf- und Schnürödeme, Pyodermien, faktitielles Pfeifer-Weber-Christian-Syndrom mit subkutanen Abszedierungen (Botryomykose, Abb. 28-2), diverse Erscheinungsbilder „hämorrhagischer Diathesen" (psychogene Purpura-Syndrome).

Dermatologischer Pathomimikry
Schlechte Nachahmung von Dermatosen

Diagnose des Artefakts: Unglaubwürdige und widersprüchliche z. T. abstruse Anamnesen und Entstehungsmechanismen, „unnatürlicher" Verlauf, schlechte Nachahmung des Verteilungsmusters einer Dermatose (sog. *dermatologischer Pathomimikry*) mit erhöhter Läsionsdichte in Reichweite

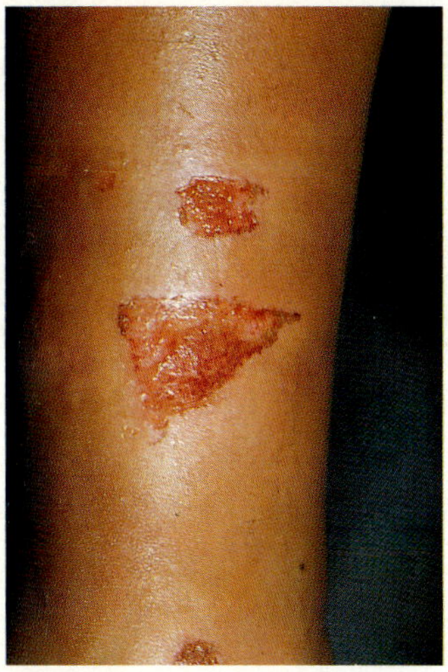

Abb. 28-1 Artefakte: Geometrisch konfigurierte Exkoriationen am Unterschenkel einer 33jährigen Patientin, die durch die Hautveränderungen verstärkte Zuwendung ihrer Umgebung gewinnen wollte

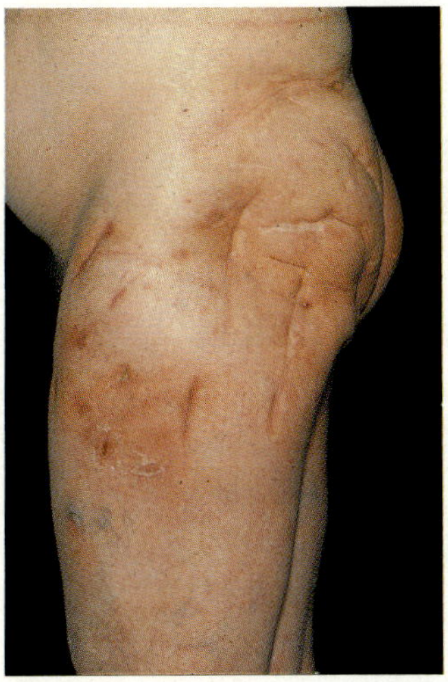

Abb. 28-2
Botryomykose bei einer 39jährigen ehemaligen Krankenschwester durch Selbstinjektion von Faeces unter die Haut. Neben multiplen Inzisionsnarben an Gesäß und Oberschenkel derber, teilweise fluktuierender subkutaner Prozeß an der linken Oberschenkelaußenseite

der dominanten Hand, Gleichgültigkeit gegenüber den Krankheitssymptomen und Abbruch der Hospitalisierung bei Artefaktvermutung.
Vorkommen: Überwiegend bei Frauen (DD: Simulation meist bei Männern). Gestörte Eltern-Kind-Beziehung, Neurosen (hysterische Konversion), „grenzwertige" Personalität; selten bei Psychosen. Klassisches Beispiel einer psychosomatischen Erkrankung. Patienten wollen durch Krankheitsnachahmung auf den inneren Konflikt aufmerksam machen (sichtbarer „Hilfeschrei" der Seele, Appellcharakter der Hautartefakte).
Bilanzartefakte sind vorwiegend von Simulanten zur Erlangung materieller Vorteile gesetzte Hautselbstbeschädigungen (z. B. bewußtes Aufrechterhalten eines Berufsekzems).
Prognose: Ungünstig. Unbewußte autoaggressive Tendenzen mit Verstümmelung und Krankheitsgewinn. Larviertes Suizidäquivalent.

Bilanzartefakte
Hautselbstbeschädigungen bei Simulanten zwecks Erlangung materieller Vorteile

28.1.2 Münchhausen-Syndrom (Asher 1951)

Klinik: Abenteuerliche Anamnesen, Automutilationstendenz mit Hautartefakten, Laparotomophilie (Bauchhaut „durchkreuzt" von Laparotomienarben), Blutungen aus Körperöffnungen, vorgetäuschte neurologische Ausfallserscheinungen.
Vorkommen: Bei Psychosen und schweren Neurosen.

Münchhausen-Syndrom

- Abenteuerliche und widersprüchliche Krankheitsgeschichten
- Automutilation
- Hämorrhagien
- vorgetäuschte Lähmungen

Psychogene Purpura

Meist manuell hervorgerufene schmerzhafte Hautblutungen mit Aussparung schwer erreichbarer Körperregionen
Haut als Projektionsfeld pathologischer Persönlichkeitsstrukturen

28.1.3 Psychogene Purpura (Gardner u. Diamond 1955)

Synonym: „Painful bruising"-Syndrom.
Klinik: Schmerzhafte, relativ derbe, zuerst hellrote, später bläuliche Ekchymosen ohne Nachweis einer Koagulopathie. Meist an den Extremitäten von Frauen mit ängstlicher Depression (Abb. 28-3). Hautblutungen werden als Konversionssyndrom gedeutet, bei dem die Haut als Projektionsfeld hysterischer oder masochistischer Persönlichkeitsstrukturen dient. Das *Auto-Erythrozyten-Sensibilisierungssyndrom* und die *Stigmatisierung* stellen weitere **Facetten** der psychogenen Purpura-Syndrome dar.

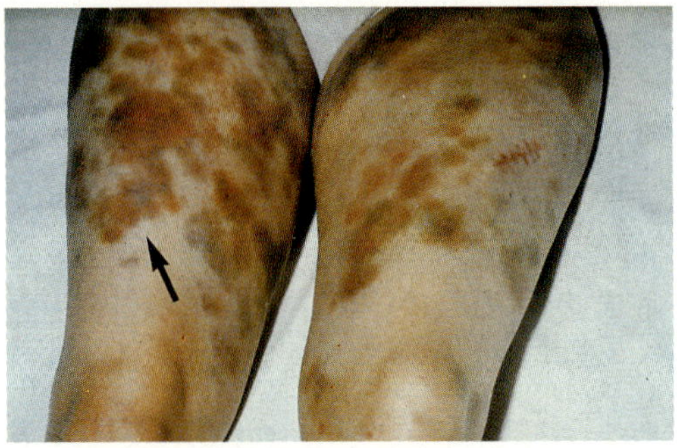

Abb. 28-3 Psychogene Purpura (Gardner-Diamond-Syndrom). An den Oberschenkeln einer 45jährigen depressiv verstimmten ängstlichen Patientin multiple, knotige bzw. plattenartige, schmerzhafte hämorrhagische Läsionen. Am rechten Oberschenkel fingerförmige Anordnung der Ekchymosen (Pfeil)

Hautveränderungen bei Psychosen

Dermatozoenwahn
Wahnhafte Vorstellung von einwohnenden Insekten in der Haut. Tiefgehende Defekte durch „Entfernungsversuche". Rückschluß auf produktive Psychose!

Ausschluß von **begleitenden Stoffwechselstörungen** und **malignen Erkrankungen**

28.1.4 Hautveränderungen bei Psychosen

Dermatozoenwahn: Selten; meist Frauen über 60 Jahre. Kribbelnde Mißempfindungen in der Haut werden durch einwohnende Insekten (dzt. aktuell Zecken), Milben, Würmer u. a. ausgelöst gedeutet. Durch „Entfernungsversuche" Kratzeffekte oder tiefgehende Defekte, hauptsächlich an Kapillitium, Gesicht, oberer Rückenpartie und Extremitäten. Drängen auf mikroskopische Untersuchung „entfernter Insekten".
Vorkommen: Bei toxischer Psychose, organischem Hirnsyndrom und bei Paranoia, paranoider Schizophrenie und Involutionsdepression.
Fahndung nach assoziierten Krankheiten: Glukose- und Leberstoffwechselstörungen, Nierenkrankheiten, Hirntumoren, Neurolues und maligne Lymphome.

Hautveränderungen bei Neurosen

Neurotische Exkoriationen
Zwanghafte Manipulationen von minimalen Hautveränderungen bis zu tiefen, wie ausgestanzten Defekten

Psychische Belastungen und Streß verstärken den Manipulationszwang
Weitere (Zwangs)neurosen
- Unbewußtes Ausreißen der Haare, Zilien und Nägel (Tricho-, Zilio- bzw. Onychotillomanie)
- Wangenkauen (Pareiophagie)
- ständiges Lippenschlecken
- Waschzwang u. a. Manipulationen

Zwangsvorstellungen
Furcht vor Ansteckungskrankheiten

28.1.5 Hautveränderungen bei Neurosen

Neurotische Exkoriationen
Minimale Hautoberflächenveränderungen werden als nicht tolerierbare Unvollkommenheit empfunden. In der Folge unbewußte rituelle Manipulationen (Kratzen, Zupfen) jeder „Läsion", bis der Zwang vorübergehend sistiert. Wiederholungen dieser Phasen führen zu immer größeren und tieferen wie ausgestanzten Substanzdefekten, die pigmentumsäumte Narben hinterlassen. Streß kann fördernd wirken. Betroffen sind meist unverheiratete ängstliche Frauen mit perfektionistischem Gehabe. Die Hautdefekte dienen als selbstbestrafendes Surrogat für Aggressionen gegen meist autoritäre Eltern, mitunter auch sexueller Befriedigung.
Weitere den (Zwangs)neurosen zuzuordnende Verhaltensstörungen sind Tricho-, Zilio- und Onychotillomanie, Pareiophagie (cheek biting), Lippenschlecken, Waschzwang, Lichen simplex chronicus, Akne excoriée.
In der Dermatovenerologie anzutreffende Zwangsvorstellungen sind Parasito-, Bakterio-, Venero-, AIDS- und Karzinophobien.

Auswirkungen bestehender Hautkrankheiten auf die Psyche
Die psychische Verarbeitung chronischer oder entstellender Hautkrankheiten ist individuell sehr verschieden; jüngere Patienten werden in ihrer psychodynamischen Entwicklung eher gestört als ältere. Jüngere Patienten zeigen deutliche affektive Störungen (depressive Verstimmung) und Ich-Inflation, ältere finden sich entweder mit ihrem Schicksal ab oder reagieren mit Angst oder Phobie. Besonders jüngere Patienten bedürfen einer psychotherapeutischen Betreuung, um psycho-soziale Störungen zu verhindern bzw. abzubauen.

Interaktionen zwischen Haut und Psyche
Störung der psychodynamischen Entwicklung durch entstellende Hautkrankheiten, besonders bei Jugendlichen
Simultane Behandlung der Hautkrankheit und psychotherapeutische Betreuung